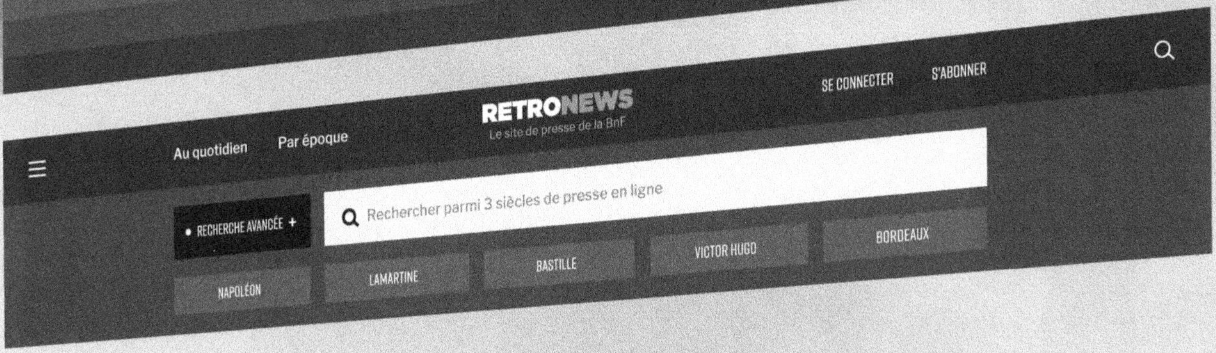

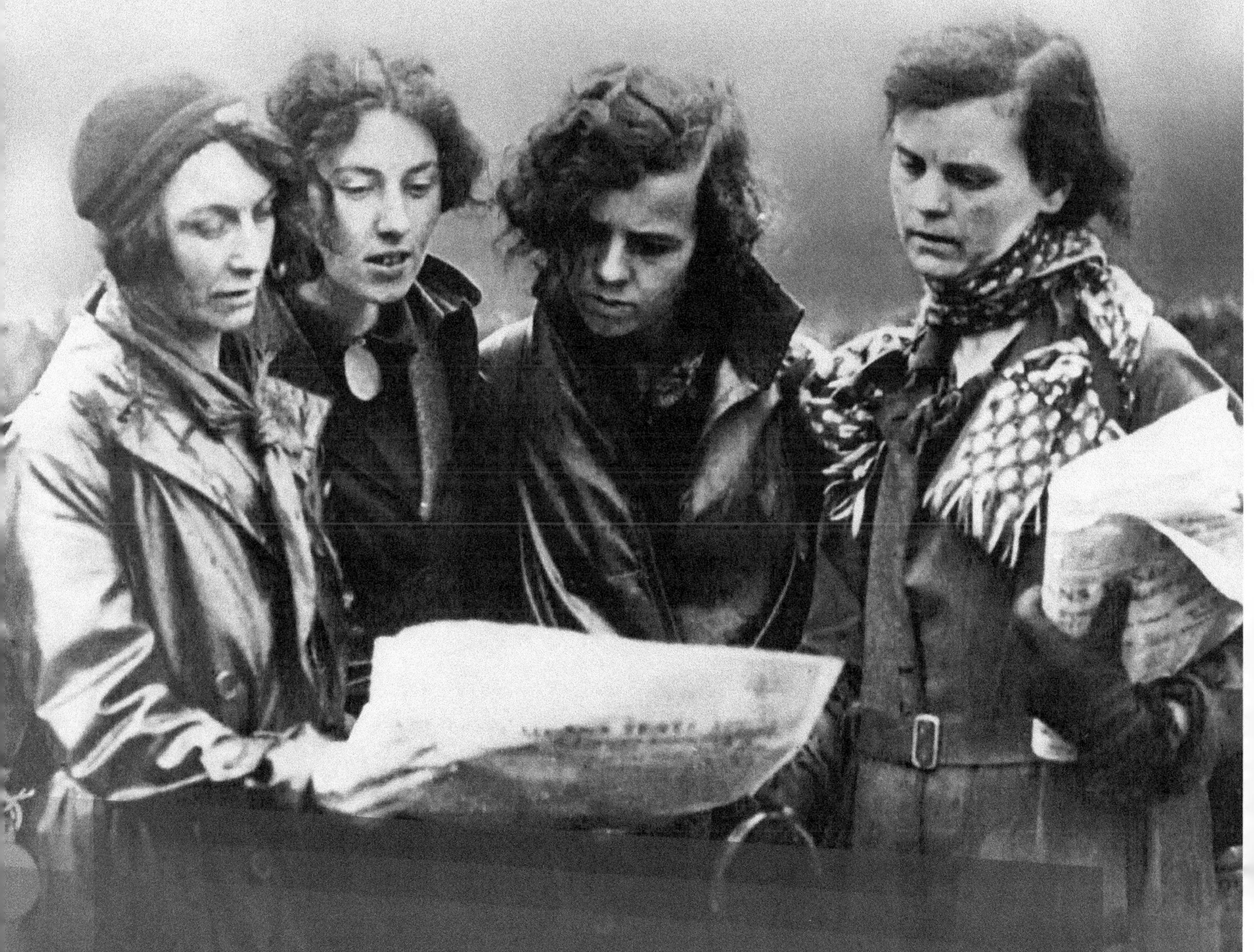

GAZETTE MÉDICALE
DE LYON

RECUEIL DES ACTES DE LA SOCIÉTÉ DE MÉDECINE

PUBLIÉE PAR

M. BARRIER

MEMBRE DE LA SOCIÉTÉ DE MÉDECINE, CHIRURGIEN EN CHEF DE L'HÔTEL-DIEU.

SIXIÈME ANNÉE. — 1854.

TOME VI.

LYON,

IMPRIMERIE TYPOGRAPHIQUE D'AIMÉ VINGTRINIER,

QUAI SAINT-ANTOINE, 36.

1854.

TABLE DES MATIÈRES DU TOME VI.

(*Les chiffres romains indiquent le numéro et les chiffres arabes indiquent la page*).

Bulletins.

Travaux originaux.

Séances de la Société de médecine.

Revue de la médecine lyonnaise.

Revue thérapeutique.

Bibliographie.

Variétés.

Feuilletons.

FIN DE LA TABLE.

SIXIÈME ANNÉE. N° 1. 31 JANVIER 1854.

GAZETTE MÉDICALE DE LYON

RECUEIL DES ACTES DE LA SOCIÉTÉ DE MÉDECINE

PUBLIÉE PAR LE DOCTEUR BARRIER,

MEMBRE DE LA SOCIÉTÉ DE MÉDECINE, CHIRURGIEN EN CHEF DE L'HÔTEL-DIEU.

Ce Journal est mensuel. — On s'abonne à Lyon : chez Ch. SAVY, place Louis-le-Grand, 14 ; chez Mme PHILIPPE, rue St-Dominique, 7 ; — à Paris, chez V. MASSON
L'abonnement est de 10 f. par an pour Lyon, 11 f. pour le reste de la France.—Tout ce qui concerne la rédaction doit être adressé à M. BARRIER, p. de la Charité, 7.

BULLETIN.

Société de Médecine de Lyon. — Publication de ses travaux. — Séance annuelle.

La Société de Médecine s'est occupée, dans les derniers mois de l'année qui vient de finir, du mode de publication le plus convenable pour ses travaux, et de ses délibérations est sortie une résolution que nous ne devons point passer sous silence, parce qu'elle est tout à la fois favorable à la *Gazette Médicale* et conforme aux véritables intérêts de la Société.

Parmi les associations qui, en France, ont entrepris de publier directement un journal périodique, il en est peu qui n'aient échoué après quelques années d'expérience. Il ne convient pas, en effet, à un corps constitué, de se mêler incessamment à une polémique, dans laquelle des individualités peuvent se trouver en lutte et abriter leurs débats à l'ombre de son nom. Il ne lui convient pas d'engager sa responsabilité morale et scientifique dans une œuvre de publicité ouverte à toutes les opinions, à toutes les doctrines, à toutes les théories, et de prendre sous son couvert les élucubrations et les prétentions médicales les plus excentriques. Il ne sied pas davantage à sa dignité de descendre au menu de la composition d'un journal et de surveiller les détails fastidieux d'une correspondance et d'une chronique qu'un jour voit éclore et qu'il faut souvent démentir le lendemain.

De plus, les journaux de médecine ont souvent été, pour les compagnies qui les ont publiés, un sujet de désunion pour leurs membres et l'origine de coteries que ne peut manquer de mettre en jeu une rédaction collective. Enfin, personne ne l'ignore, ils sont presque toujours un embarras compromettant pour des ressources lentement accumulées.

Les expériences de publicité périodique que la SOCIÉTÉ DE MÉDECINE DE LYON a tentées à diverses époques, justifieraient au besoin nos remarques. Cette assemblée en

Feuilleton.

Traité de la science médicale

par le docteur Ed. AUBER.

Mens agitat LIBRUM.

TROISIÈME ET DERNIÈRE PARTIE.

CHAP. I. — Tout le monde demeure d'accord, selon Condillac, qu'il est important d'avoir dans l'esprit plusieurs axiômes ou principes qui, étant clairs et indubitables, puissent nous servir de base pour connaître les choses ; ces principes sont les fondements et la lumière des *sciences*.

M. Auber, pénétré plus que personne de cette importance des principes qui constituent virtuellement la science médicale, leur a consacré l'exacte moitié de son volumineux traité, et l'on peut dire, — sans reproche, — qu'ici seulement commence l'enseignement, et que, dans notre premier feuilleton, il ne s'est agi que de prolégomènes.

Qu'est-ce d'abord que la science, en général ? — Une collection systématique de faits qui découlent d'un fait initial ou d'un fait-principe, dont l'existence doit être logiquement et expérimentalement constatée.

Le fait initial ou fait-principe contient donc tous les autres ; il es générateur, c'est-à-dire qu'il commence et qu'il domine la généralisation, sur laquelle reposent toutes les sciences. — Les mathématiques, par exemple, ont pour point de départ l'unité algébrique ; — la physique du monde est mue par la force électrique ; — la chimie a sa force chimique pour expliquer les phénomènes de l'affinité. « Faisons, dit M. Auber, pour le monde organique, ce que l'on a fait pour le monde inorganique ; admettons l'existence d'une force vitale (*vis vitæ*), comme on admet l'existence d'une force électrique, et à la faveur de ce mot, *force vitale*, qui désigne la cause inconnue de l'innervation, expliquons tous les phénomènes que présente le corps vivant, tant en santé qu'en maladie. — Les principes généraux de la science médicale se composent de toutes les vérités apportées par les différentes branches de la médecine ; — ils en sont l'expression, la substance et l'esprit, et de leur application méthodique résulte l'art de guérir, autrement dit l'*art médical*. »

CHAP. II. — Mais *force vitale* et *nature* sont termes synonymes, et l'auteur nous explique ce qu'il faut entendre par ce dernier terme, appliqué à la médecine.

était elle-même si convaincue, qu'en 1848, cessant de faire paraître son dernier journal, elle prenait congé du public par un avertissement où nous lisons le passage suivant : « L'intérêt scientifique que peut donner à un journal une « collaboration dévouée, ne suffit pas toujours pour en « assurer le succès. Une association, quelqu'active qu'elle « soit, ne peut lui communiquer cette unité de vues, cette « force de propagande qu'un rédacteur unique et respon- « sable possède seul et qui est le principe de son extension « et de sa durée. — D'ailleurs, ajoutait-on, les exigences « matérielles que la rédaction d'une feuille publique est « obligée de servir, font souvent échouer les efforts les « plus sagaces et les plus persévérants. L'éditeur en rap- « port avec un comité se croit en droit d'attribuer les irré- « gularités de la publication aux inconvénients d'une di- « rection multiple ; les embarras d'abord vaincus, renais- « sent sans cesse, deviennent insurmontables et entravent « l'œuvre à laquelle il prêtait son intermédiaire. »

Ces sages réflexions ont sans doute guidé la Société de Médecine dans la dernière délibération où elle a arrêté le mode de publicité à donner à ses travaux. Fidèle à une décision antérieure, elle a repoussé la création d'un nouveau journal proposée par quelques-uns de ses membres, et a adopté pour organe officiel la GAZETTE MÉDICALE.

C'est avec reconnaissance que nous enregistrons cette décision ; et, pour répondre à ce qu'elle a de flatteur pour nous, pour nous rendre plus digne de cette marque d'estime, nous ferons tous nos efforts pour améliorer notre œuvre. Quelques sacrifices qu'elle nous ait déjà imposés, nous ne reculerons pas devant ceux qui seront encore nécessaires pour agrandir autant que possible le champ de nos travaux et nous mettre au niveau des besoins de la médecine lyonnaise. Restreints comme nous avons dû l'être jusqu'à présent, nous n'avons fait de la *Gazette* qu'un recueil de travaux originaux, vivant de sa vie propre et toute locale. Désormais nous la ferons participer d'une manière plus active à la vie de la presse médicale française et étrangère, sinon en donnant une revue complète de tous les autres journaux, du moins en analysant les articles qui nous présenteront un intérêt pratique incontestable, et surtout en reproduisant d'une manière fidèle, quoique sommaire, soit les ouvrages, soit les articles de journaux émanant d'auteurs lyonnais. Nous redoublerons aussi d'efforts pour que les bulletins placés en tête de chaque numéro tiennent le lecteur au courant de toutes les questions d'actualité, telles que les maladies régnantes, les questions de police médicale et d'hygiène publique que des intérêts généraux peuvent soulever, les mesures administratives relatives à la médecine ou à la bienfaisance publique, les concours des hôpitaux, l'enseignement de l'École de médecine, etc., etc. Nous espérons, par nos efforts et grâce au concours si précieux de nos collaborateurs, répondre ainsi aux vœux et à la bienveillance de nos abonnés, dont le nombre a progressé chaque année depuis la fondation de la *Gazette*.

La Société de Médecine a tenu hier, 30 janvier, sa séance annuelle devant un auditoire composé de médecins en grand nombre et de quelques personnes notables de la ville. Tout s'y est passé avec la solennité que réclamait la circonstance et de manière à rehausser l'intérêt et l'éclat de la cérémonie.

La séance a été occupée, et l'on peut dire bien remplie, par la lecture du rapport de M. Rater, président sor-

---

La *nature* (mot créé par Hippocrate), — cet archétype de toutes nos théories médicales, — ce *primum movens et existens*, désigne la cause première de l'univers, de l'homme, — inconnue dans son essence (*quid divinum*) mais parfaitement connue par ses effets ou causes secondes ; — c'est elle qui entretient nos forces, répare nos pertes, se soulève contre tout ce qui trouble nos fonctions et élimine les substances nuisibles ; — c'est la chaleur vivifiante qui nous pénètre, — c'est l'agent invisible qui rend toutes nos parties irritables et sensibles, et qui préside, en un mot, à toutes nos fonctions vitales, physiologiques et pathologiques.

Sur cette proposition sacramentelle : LA NATURE NOUS FORME, NOUS CONSERVE ET NOUS GUÉRIT, l'auteur développe et soutient une thèse que signerait Lordat..., notre maître à tous.

Définition et apologie de l'instinct. — C'est le *quo natura vergit* d'Hippocrate.

M. Auber, partageant l'opinion du Dr Blaud, regarde la force vitale comme matérielle et ayant son siège dans l'appareil encéphalique ; c'est un véritable fluide électro-vital ?...

CHAP. III. — Nature de l'homme et ses facultés. — M. Auber soutient, d'après la *Genèse*, Hippocrate, Platon, Barthez et Lordat contre Descartes et Cabanis, que l'homme est composé d'un agrégat matériel, et d'un dynamisme double, formé par la force vitale et l'âme.

Saint Augustin reconnaît dans l'homme : — le corps, l'esprit et l'âme. — Les Pères de l'Eglise grecque enseignèrent aussi cette distinction établie par Platon, entre l'esprit et l'âme : *Non est idem mens et anima : aliud est enim quo vivimus, aliud quo cogitamus.*

Ces diverses puissances sont-elles des entités distinctes ou simplement des facultés d'un seul principe essentiellement *perfectible ?* — Ce principe est-il matériel et périssable, immatériel ou immortel ? — A cette difficile question, M. Auber répond : le corps de l'homme est le produit de ses propriétés vitales, physiques et chimiques ; son esprit est le fruit de ses facultés intellectuelles, c'est-à-dire de ce par quoi il connaît ; son âme est le fruit de ses facultés morales, c'est-à-dire de ce par quoi il a conscience du bien et du mal, et *connaît qu'il se connaît ;* en termes plus explicites, le corps animé est le sanctuaire de l'âme, l'esprit en est le ministre, et le corps, l'esprit et l'âme forment, par leur mystérieux ensemble, l'être humain, raisonnable, libre et responsable.

CHAP. IV. — La vie a été considérée successivement comme une cause (Ecole de Montpellier), comme un effet (Ecole de Paris), comme un état (Blaud), comme une loi (Cayol).

Toutes ces expressions, d'après M. Auber, sont bonnes et vraies à certains égards, mais pour se faire une idée juste de la vie, il faut les associer toutes dans une seule et même définition. — « La vie est le principe actif et le mouvement qui préside comme cause au développement, à l'accroissement et au perfectionnement des êtres. — La vie, c'est progressivement de l'affinité, de l'électricité, de la force vitale, de l'esprit, de l'intelligence et de l'âme. — La vie, jusqu'à l'esprit, jus-

tant, au nom de la commission des prix; par celle du rapport de M. Roy, au nom de la Commission de vaccine; par la lecture de M. Devay, sur la confraternité médicale, et enfin par l'éloge de Gauthier, prononcé par M. Diday, secrétaire-général.

La Société avait mis au concours les deux questions suivantes : 1° de l'administration des médicaments à haute dose; 2° de l'insuffisance des hôpitaux à Lyon et de la nécessité d'y créer une ou plusieurs succursales. La Société n'a reçu aucun Mémoire sur la première question et n'en a reçu qu'un seul sur la seconde. C'est ce Mémoire dont le rapport de M. Rater nous a donné l'analyse. La question y est traitée d'une manière satisfaisante. Cependant, tout en louant le travail consciencieux de l'auteur, la Commission a eu des lacunes à lui reprocher et des imperfections qui l'ont empêché d'adjuger le prix. Elle a accordé à l'auteur une mention honorable et un jeton d'or de cent francs. En entendant nommer le lauréat, M. Aillaud, l'auditoire n'a pu retenir un sentiment de douloureux regrets, en songeant que ce médecin, récemment enlevé par une mort prématurée, n'avait pu, avant de mourir, jouir de ce modeste mais honorable triomphe.

Le rapport de M. Roy, au nom de la Commission de vaccine, a offert comme de coutume les preuves du zèle qui anime les membres de cette Commission, et surtout son rapporteur, dont les efforts consciencieux ne sauraient fléchir devant les exigences de l'intérêt public. La propagation de la vaccine est aujourd'hui pour le Corps médical et pour l'Administration un de ces devoirs toujours présents, qui, en devenant une habitude, n'en sont que plus obligatoires. Il est fâcheux que la Société n'ait pas eu des fonds plus considérables à sa disposition pour allouer aux médecins vaccinateurs du département une récompense en rapport avec leurs services. Jamais le chiffre des vaccinations n'avait été aussi élevé, et par une coïncidence singulière, jamais les primes n'ont été aussi faibles. Espérons pour l'avenir moins de parcimonie de la part de l'Administration.

Le sujet choisi par notre confère, le docteur Devay, quoique bien souvent traité, peut l'être de tant de manières qu'il est en quelque sorte inépuisable. Sous divers points de vue, on peut y rattacher les intérêts professionnels et scientifiques, aussi bien que les devoirs et les droits des médecins les uns envers les autres. Un cadre qui renferme de tels éléments ne saurait être ingrat. M. Devay l'a dignement rempli, nous devons le dire, et les applaudissements qui ont couvert sa lecture ont dû le convaincre que par les pensées comme par le style il avait honorablement atteint son but.

C'est la lecture de M. Diday qui nous semble avoir obtenu les honneurs de la séance. La plume si fine et si spirituelle de notre secrétaire-général n'a jamais trouvé des traits plus heureux et de meilleur goût que ceux dont il a parsemé l'éloge de Gauthier. Si la tendance presque irrésistible des hommes d'esprit est d'en mettre partout et souvent trop, nous devons louer notre confrère d'être resté à cet égard dans une mesure juste et convenable. Le portrait qu'il a fait de l'ancien médecin de l'Antiquaille est d'une ressemblance parfaite, et le plaisir que nous avons eu à reconnaître cette figure si pleine de bonhomie, ce caractère si naïf et si original, cet esprit si modeste et pourtant si riche d'érudition et de connaissances solides, n'a pas été altéré par l'alliage de ces formules banales d'admiration dont on abuse si souvent dans les apologies académiques. L'histoire, la vérité et la mémoire d'un médecin regrettable ne

qu'à l'intelligence inclusivement, est un fait matériel et nerveux. »

Cette explication hypothétique me prouve simplement que, malgré l'intuition psychologique et le prestige du savoir, il est des limites que l'on ne peut franchir..... Pour moi, la vie est encore un abîme dont l'homme mesure la surface, et dont Dieu seul sonde la profondeur.....

L'auteur aborde plus heureusement la théorie des lois vitales; — les lois vitales sont la *plasticité*, la *sensibilité*, la *motilité* et l'*innervation*; — il montre en quoi elles diffèrent des lois physiques. — On peut ranger les lois vitales sous quatre groupes principaux qui embrassent les lois physiologiques, hygiéniques, étiologiques, pathologiques ou médicatrices.

C'est le docteur Blaud qui a élevé à la hauteur des dogmes appartenant au vitalisme hippocratique, les rapports et les conditions d'action préétablis entre les causes morbifiques et notre organisation et qu'il a nommés *lois étiologiques*; M. Auber leur a consacré un long commentaire.

Chap. v. — Entre la pathologie générale et la nosologie, il y a une différence étymologique et scientifique importante à établir. — La pathologie générale a pour objet la connaissance des maladies considérées dans ce qu'elles ont de commun, abstraction faite des traits caractéristiques qui les distinguent. — La nosologie est cette branche de la médecine qui traite de l'état morbide; elle comprend tout ce qui a rapport à l'histoire des affections et des maladies, causes, symptômes, signes, etc.

La nosologie comprend l'histoire entière de l'état morbide, — c'est-à-dire l'état complexe dans lequel la nature oppose les ressources de sa force médicatrice à l'action destructive de la cause morbifique, ou à l'altération déjà produite par cette cause morbifique.

L'état morbide comprend trois degrés, — l'indisposition, — l'affection — et la maladie.

Chap. vi. — L'étiologie ou la science des causes morbifiques est envisagée par l'auteur, d'une manière plus élevée, plus philosophique, que dans nos livres et nos écoles. — Au point de vue de la doctrine hippocratique, dit-il, la nature d'un état morbide est tout entière dans la nature de la cause qui le produit. C'est elle aussi qui, par le désordre qu'elle occasionne, provoque encore et détermine la réaction médicatrice de l'organisme dont les phénomènes forment, avec ceux de l'affection, le groupe *symptômatique* que l'on désigne sous le nom de maladie. — Le mot *symptôme* ne doit donc plus être employé indistinctement pour exprimer ces deux ordres de phénomènes, et les dix-sept variétés de causes morbifiques, dont la définition est aussi défectueuse que variable, dans nos auteurs, doivent se réduire à deux : causes immédiates et médiates.

Cette nouvelle division serait de la plus haute valeur, sans doute, pour la science et pour la pratique.

Chap. vii. — La pathogénésie est la partie de la pathologie qui a pour objet d'enseigner comment les causes morbifiques agissent sur l'économie; comment les maladies se forment, se développent et se

peuvent que gagner à un éloge compris et tracé comme l'a fait M. Diday.

F. Barrier.

Etudes sur le mode d'action des pessaires (1).

Mémoire lu à la Société de médecine de Lyon par le docteur GILLEBERT-DHERCOURT.

1. — Le genre de connexions de la matrice avec le vagin est tel que, dans tout déplacement de l'utérus, le canal vulvo-utérin éprouve dans sa forme, dans sa direction ou dans ses dimensions des modifications plus ou moins considérables.

2. — Certains faits, acquis par l'expérience ou par l'observation, autorisent à renverser les termes de la proposition qui précède et à dire, qu'un changement quelconque dans la forme, la direction ou les dimensions du canal vulvo-utérin peut entraîner un déplacement de l'utérus.

3. — Il résulte naturellement de là que le retour de l'utérus à sa situation normale rend au canal vulvo-utérin sa direction et ses dimensions premières, et *vice versa*, que les conditions les plus propres à remettre l'utérus en place sont celles qui tendent à restituer au canal vulvo-utérin sa forme, sa direction et ses dimensions normales.

4. — Partant de ce point de vue, l'examen le plus superficiel des moyens mécaniques employés pour le redressement ou pour l'élévation de l'utérus déplacé, prouve qu'en cette occasion on s'est laissé guider par des considérations d'une nature étrangère à celles qui précèdent. Ce fait constitue pour moi la source des déceptions si fréquentes qui ont porté le découragement dans l'esprit de beaucoup de praticiens et qui leur ont fait dire « que les déplacements de la matrice ne guérissent pas (Velpeau). »

5. — Un pessaire est, suivant Nysten, « un instrument que l'on introduit et qu'on place à demeure dans le vagin, pour maintenir la matrice dans sa situation naturelle, dans le cas de chute ou de relâchement de cet organe ou de hernie vaginale. »

Ailleurs (*Bibliothèque du médecin praticien*), cet instrument a été défini comme il suit : « Tout corps *plus ou moins solide*, placé à demeure dans le vagin, à l'effet de restituer à l'utérus sa situation normale, est un pessaire. »

D'après ces définitions, il semblerait que rien n'est plus simple que de replacer la matrice dans sa situation normale et de l'y maintenir; cependant, l'expérience prouve tous les jours le contraire et met en évidence l'imperfection des moyens employés à cet effet. Toutefois, c'est à l'aide d'expériences sur le cadavre que cette imperfection devient plus manifeste et que ses causes peuvent être plus aisément reconnues.

6. — Par exemple, que l'on mette à découvert l'intérieur d'un bassin de femme; et, qu'après avoir mesuré au compas d'épaisseur la distance qui sépare la fourchette du point de la paroi vaginale antérieure correspondant au col de l'utérus, et noté le degré d'élévation de la symphyse du pubis au-dessus du fond de l'utérus, on introduise dans le vagin un pessaire en gimblette (circulaire ou ovalaire), et qu'on l'y place convenablement; alors, si on prend de nouveau les mêmes mesures, on remarquera, peut-être avec étonnement, que celles-ci n'ont pas varié.

(1) C'est une partie détachée d'un travail que l'auteur se propose de publier sur la même matière.

---

terminent. — Science encore peu avancée; — dans l'état actuel de nos connaissances, elle se réduit 1° à des notions générales sur les causes morbifiques, 2° à la connaissance des actions spéciales ou communes qu'elles peuvent exercer sur l'économie, 3° à la connaissance de la réaction que celle-ci leur oppose.

Chap. viii. — Le mot *symptôme* a été employé de tout temps pour désigner les phénomènes apparents des maladies. — Il faut distinguer le symptôme du phénomène et du signe. — Au point de vue du vitalisme hippocratique et dans l'acception la plus générale du mot, le symptôme est « tout changement nuisible opéré par une cause morbifique dans le mécanisme ou dans le dynamisme de l'économie animale. » — Il y a des symptômes principaux, accessoires, passifs, actifs, pathognomoniques et les épigénomènes. — « Le symptôme, c'est tour à tour le cri de l'organisation qui se plaint et de l'organisation qui se défend, de l'organisation qui se détruit et de l'organisation qui se guérit, de l'organisation qui souffre et de l'organisation qui réagit. Cette division fondamentale est comme la colonne de feu qui éclaire et conduit les fidèles et les vrais croyants de la médecine. »

Chap. ix. — La séméiologie est la science des signes des maladies; — elle est le premier élément de la bonne ou mauvaise fortune du praticien : *medicinam autem optime faciet medicus, si ante præsenserit quid eventurum sit cuique affectus.* — C'est encore dans les livres d'Hippocrate, — que je viens de citer, — qu'on trouve les plus précieux documents sur cette importante et délicate matière. — Le signe est une conclusion que l'esprit tire du symptôme.

Chap. x. — A propos de l'action morbide ou de l'affection, — ce trouble matériel ou fonctionnel déterminé par la cause morbifique et rendu sensible par des symptômes, M. Auber risque l'interprétation la plus ingénieuse des modifications et des lésions morbides, — des productions morbides, — des affections proprement dites, — des affections des solides, des liquides et du genre nerveux.

Chap. xi. — Très-intéressante étude, au double point de vue de la pathologie et de la doctrine hippocratique, des affections réputées morbides et traitées comme telles qui ne sont que des mouvements organisateurs ou inévitables qu'on ne doit pas combattre, mais qu'il faut seulement surveiller et diriger conformément aux lois générales de la nature conservatrice et médicatrice.

Chap. xii. — Action médicatrice de la nature ou réaction; — ce chapitre est le judicieux commentaire de ce passage : « *Natura invenit sibi vias non ex cogitatione, et inerudita existens facit quæ expediunt.* La nature réagit contre l'affection de mille manières; M. Auber distingue trois classes de réactions, — simples, — composées, — compliquées.

La douleur est très-souvent un état salutaire; elle peut servir utilement au diagnostic et à la thérapeutique. — C'est ainsi, conclut l'auteur, que la nature fait tout concourir à son but, tout jusqu'à la douleur, qui est souvent le dernier excès du plaisir, comme le plaisir est le commencement de la douleur.

Le seul effet produit par la présence de l'instrument est borné à un écartement transversal des parois du vagin ; il est proportionnel au grand diamètre du pessaire ; mais, quel qu'il soit, cet effet ne peut contribuer en aucune façon à relever la matrice ; cela se conçoit facilement. On comprend de même que la distension transversale du canal vulvo-utérin ne peut être poussée au-delà de certaines limites sans que la longueur de ce même canal ne soit diminuée proportionnellement ; or, on ne pourrait amoindrir la longueur du vagin sans attirer nécessairement la matrice en bas, et par conséquent sans produire ou augmenter le prolapsus de cet organe.

7. — Les faits qui précèdent s'observent également pour les pessaires en bondon et pour les pessaires élytroïdes, avec cette différence, toutefois, que leur application donne lieu à un écartement transversal généralement moins considérable que celui qui résulte de la pose des précédents ; mais la longueur du vagin n'en reste pas moins ce qu'elle était avant l'introduction du pessaire, car le grand diamètre de chacun de ces instruments est insuffisant pour rétablir la longueur normale du canal vulvo-utérin ; or, d'une part, ces pessaires seraient insupportables s'ils avaient des dimensions plus considérables, et, d'autre part, comme nous le savons déjà, la restauration de la forme et des dimensions normales du vagin est nécessaire pour remettre la matrice à sa place.

Il paraît que telle était déjà sur ce point la pensée des anciens praticiens, puisque pour relever la matrice abaissée, ils introduisaient dans le vagin une longue bougie en forme de canule, dont on trouve la figure dans le cours d'opérations de Dionis (3me démonstration, fig. XX). Mais ils n'ont pas su en tirer une induction heureuse pour la thérapeutique des déplacements de l'utérus, car, cette bougie ne pouvant rester à demeure, en vue cependant d'assurer le succès de la réduction de la matrice, et par une contradiction inexplicable, ils plaçaient dans le vagin un pessaire en gimblette, c'est-à-dire, un pessaire à grand diamètre transversal. Malheureusement on peut nous reprocher d'avoir trop longtemps imité ce fâcheux exemple.

Ainsi donc, sans noter les inconvénients du séjour de ces différents pessaires dans le vagin, sans parler de leur mobilité, de leurs chavirements, etc., inconvénients qui sont reconnus par tout le monde, et dont je n'ai pas à m'occuper ici, j'appelle spécialement l'attention sur ce fait, savoir, que les pessaires, dont il vient d'être question, distendent le vagin transversalement, quand il faudrait qu'ils le développassent surtout dans sa longueur dont l'étendue a été accidentellement diminuée (1).

8. — Les pessaires à tige ou à bilboquet, terminés par une cuvette ou par une cuiller, sont également des instruments très-imparfaits, et dont l'action ne s'exerce que sur un point isolé et sans aucun égard pour les connexions de ce point avec les parties voisines. Pour cette raison, leurs effets manquent de certitude ; ils ne peuvent être utiles qu'autant qu'ils embrassent et retiennent le col utérin ; eh bien! le plus souvent ils le laissent échapper et vont porter leur action sur un autre point. En outre, ils sont plus gênants que tous les autres.

(1) Le *Bulletin général de Thérapeutique* vient de faire connaître un nouveau pessaire appelé *hystérophore* et dont l'invention est due à M. Schneeman, médecin du Hanovre. Les considérations qui précèdent s'appliquent exactement à cet instrument, qui n'agit qu'en distendant transversalement le vagin, et elles permettent de dire qu'il ne justifie pas le nom qu'il porte.

Chap. XIII. — Qu'est-ce que la maladie proprement dite ? — Après avoir énuméré toutes les définitions connues, M. Auber déclare qu'Hippocrate le premier a le plus élémentairement indiqué ce que c'est que la maladie, en nous apprenant que le remède est à côté du mal et que nous portons en nous la force qui peut nous guérir. — D'après ces premiers enseignements du père de la médecine, la définition formulée par Barthez est incontestablement la plus complète, la seule vraie. « La maladie est une modification du principe vital ; une *sorte de fonction propre à l'état pathologique*, qui, comme les fonctions de l'état physiologique, a *un but et consiste* dans un concours d'actions harmoniques régies par des lois primordiales. » En termes plus clairs, la maladie n'est pas autre chose que l'action médicatrice luttant contre l'action morbide, ou encore le combat de l'économie animale contre une cause morbifique qui porte atteinte à l'état de son mécanisme et à la régularité de ses fonctions. — Telle est la définition ou pour mieux dire, la description analytique de la maladie, comme l'entend et la comprend M. Auber, d'après l'école de Montpellier.

Chap. XIV. — La nomenclature médicale actuelle est réellement pitoyable, mais la perfectionner est impossible, par cette raison que la médecine a pour objet la vie et ses modifications, et que rien n'est mobile comme la vie. — M. Auber voudrait seulement épurer le langage de notre science, d'après les principes du vitalisme hippocratique, et il en donne des raisons logiquement admissibles mais qui me paraissent difficiles à l'essai.

Les mots *nature* et *essence des maladies* sont confondus dans une signification courante ; — C'est une grave erreur. — L'*essence*, la cause première, le comment et le pourquoi des choses est le secret de leur existence, comme de Dieu seul ; tandis que nous pouvons en savoir assez de leur nature tangible par leurs effets. — De là, M. Auber tâche d'aborder la solution de la *nature* des maladies, — appuyé sur le vitalisme, — et procédant par l'analyse médicale des divers états élémentaires qui les constituent.

La grande question du *siége des maladies* devait trouver sa place dans un traité de la science médicale, et M. Auber l'aborde avec un air de confiance qui nous gagne, — en faisant deux parts bien distinctes, — l'une pour l'affection qui seule peut avoir un siége, — et l'autre pour la réaction qui n'est qu'un foyer, un centre d'action plus ou moins éloigné de l'affection ; — en admettant des malades plutôt que des maladies et en déclarant qu'il importe moins au médecin vitaliste de savoir quel est l'organe affecté que de savoir par quoi il est affecté, de quelle manière il est affecté et comment il doit réagir contre toutes les choses dont il est affecté.

Chap. XV. — Enumération raisonnée des principales nosologies (classification des maladies) essayées depuis Hippocrate jusqu'à Delpech ; — celles de Sauvages, de Pinel et de l'Ecole de Montpellier sont plus spécialement appréciées, mais M. Auber donne la préférence à la dernière, parce que la division des maladies, comprise en trois grandes classes, — lésions physiques, organiques et vitales, — y

9. — On ne peut revendiquer, pour aucun de ces pessaires, le mérite d'avoir contribué à la cure la plus simple; les uns et les autres n'ont jamais produit qu'un soulagement relatif; et cependant leurs formes ont été variées jusqu'à l'infini. « Je ne sais, dit le professeur Gerdy, s'il en est une qu'on n'ait pas imaginé de leur donner (*Traité des pansements*, t. II, page 58). »

Il est vrai que de toutes ces formes aucune n'offre le moindre rapport avec celle du canal vulvo-utérin; qu'au contraire la plupart d'entre elles sont de nature à imprimer à la forme de ce canal des modifications notables qui troublent nécessairement les connexions naturelles du vagin et de l'utérus. D'où l'on est autorisé à conclure que l'inefficacité des pessaires en matière dure, réside dans la nature de leur forme qui, pour chacun d'eux, est déterminée, invariable et plus ou moins éloignée de celle du canal vulvo-utérin.

10. — Au contraire, certains corps mous, placés dans le vagin, apportent toujours un soulagement marqué et instantané aux femmes atteintes de déplacements de la matrice. Je citerai, par exemple, l'éponge, la bouteille de caoutchouc employée par M. Hervez de Chégoin, la vessie vide et insufflée au moyen d'un chalumeau, conseillée par Albucasis (1), et principalemant les pessaires à réservoir d'air en caoutchouc que l'on insuffle sur place.

Évidemment tous ces corps tirent cet avantage de la faculté qu'ils ont de se prêter à la forme du vagin et de développer plus ou moins les dimensions de ce canal sans en altérer la forme ni la direction.

En rapprochant ce fait des considérations contenues dans nos premières propositions, on est conduit à dire que le meilleur pessaire est celui qui relève et qui soutient la matrice en conservant au canal vulvo-utérin sa forme et sa direction normales.

11. — Ces considérations mettent en évidence les causes d'insuccès des pessaires composés de matière dure et ayant une forme éloignée de celle du canal vulvo-utérin; elles conduisent en même temps à reconnaître les raisons pour lesquelles les pessaires à réservoir d'air en caoutchouc, qui peuvent être insufflés sur place, produisent toujours un soulagement aussi marqué et aussi subit.

Mais aussi on est porté à penser, d'après elles, que la poche de caoutchouc ne conserve pas, dans le vagin, la forme qui lui a été donnée par le fabricant, et, par exemple, que l'exactitude manque au dessin, n° 3, représenté à la page 10 de la note de M. Gariel, sur les pessaires, et dont la reproduction a eu lieu dans le *Bulletin général de thérapeutique*, page 555 du tome XLIVe de ce journal. En effet, d'une part, la poche de caoutchouc ne se développe pas d'une manière sphérique dans l'intérieur du vagin, et d'autre part, après son insufflation, elle ne laisse pas exister autour du col de l'utérus ni derrière l'anneau vulvaire les vides qui sont indiqués dans ce dessin.

Ces deux points, essentiels pour la facile compréhension des effets des pessaires à air, m'ont été démontrés avec toute l'évidence désirable par mes recherches sur le cada-

(1) « Absyrte, pour maintenir réduite la matrice d'une jument, insinua dans la vulve une vessie vide et l'insuffla au moyen d'un chalumeau. Cette espèce de pessaire des hippiâtres a été conseillée pour la femme par Albucasis. « Accipe vesicam ovis, et intromitte vesicam totam in vulvam ejus, deinde suffla in canulam..... donec inflетur vesica intra vulvam. » Blegny, Bellocq, Levret s'en sont depuis servi : le premier pour soutenir le rectum, les deux autres pour y suspendre une hémorrhagie (Gerdy, ouv. cité, t. II, page 72). »

---

est établie, d'après les différences qu'elles présentent dans leur nature intime, source d'indications thérapeutiques spéciales.

CHAP. XVI. — Quand on connaît bien la marche naturelle des maladies, fait observer M. Auber avec une raison profonde, on est moins orgueilleux de ses succès et moins attristé de ses revers. — On sait comment la nature tue et comment elle guérit, on sait comment on peut se rendre utile. — Causes des maladies (*morborum decursus*); — types, — accès, — attaques, — périodes, — révolutions diurnes, — influence de l'âge et des saisons, — convalescence, — rechutes, — récidives, — jusqu'aux enseignements *secondaires* de l'anatomie pathologique, rien n'échappe au fin contrôle de l'auteur, de ce qui appartient à l'évolution terminale des actes qui constituent les maladies.

CHAP. XVII. — Le diagnostic est la connaissance exacte, positive, complète de tout ce qui appartient à la maladie; le diagnostic est fort difficile à établir, à cause du malade et de la maladie. — Deux conditions sont indispensables au médecin pour établir sûrement et promptement son diagnostic, — théorie large et élevée, — habitude des malades. — M. Auber admet deux sortes de diagnostics : le diagnostic de l'affection et le diagnostic de l'action médicatrice; le mal et le bien agissant l'un et l'autre à travers et par la sensibilité. — Sa manière d'examiner et d'interroger les malades concilie le vitalisme et l'organisme.

CHAP. XVIII. — La thérapeutique générale est cette branche de la médecine qui enseigne l'art de diriger et de régler l'action des forces vitales; or la nature ne peut accomplir son œuvre de conservation et de guérison qu'autant qu'elle s'assujettit à de certaines lois que le docteur Blaud appelle *lois pathologiques*. — Explication et application de ces lois, pour faire apprécier toute la prévoyance et tout l'art de la nature médicatrice.

Il y a deux sortes de lois pathologiques, savoir : les lois naturelles et les lois artistiques. — Les lois naturelles sont celles : 1° d'expulsion; 2° de neutralisation de la cause morbide; 3° de récorporation. — Les lois artistiques leur correspondent et portent le même nom; M. Auber traite *ex cathedrâ* des trois méthodes de traitement qui répondent à ces lois artistiques.

CHAP. XIX. — Résumé général et dogmatique des principes fondamentaux qui constituent la science médicale. — L'auteur termine, en rappelant la médecine à l'observation hippocratique et les médecins à l'esprit de corps, à l'honorabilité réciproque. « L'honneur particulier, dit-il, est dans l'honneur de tous, et de l'abnégation et du sacrifice de chacun à l'intérêt commun résultent exclusivement la gloire du corps, sa puissance et sa renommée. » — Ces belles paroles donnent raison à Sénèque : *Philosophia Platonem nobilem non accepit sed nobilem fecit*...

Après vous avoir donné la substance *maschée* du livre, pour parler comme le vieux Montaigne, — il me resterait, chers lecteurs, à vous en faire apprécier l'idée mère, le dogme générateur, le *mens agitat librum*; mais cette dernière étape serait trop difficile, puisqu'elle exigerait absolument que je quittasse le rez-de-chaussée du journal

vre; je vais exposer ici les résultats fournis par quelques-unes d'entre elles ; leur conformité avec les autres m'évitera le soin d'en citer un plus grand nombre.

12. — Dans toutes ces expériences, je me suis servi de pessaires de forme et de nature différentes, par exemple, de pessaires en gimblette, circulaires et ovalaires, en gomme vernie ou en caoutchouc vulcanisé, de pessaires en bondon et élytroïdes et de pessaires autocléïdes à réservoir d'air en caoutchouc vulcanisé. Je les plaçais successivement sur chaque sujet, et je répétais chaque fois la mensuration à la manière indiquée au paragraphe 6.

1° J'avais pris pour sujet de cette expérience le cadavre d'une femme d'environ 22 ans, qui n'avait pas eu d'enfant mais qui avait usé du coït.

La distance qui séparait la fourchette du point de la paroi antérieure du vagin, correspondant au col de l'utérus, prise au compas d'épaisseur avant l'introduction des pessaires, était de 80 millimètres.

Après l'introduction successive des pessaires en gimblette et en bondon, cette distance était *la même*.

Après l'introduction et l'insufflation du pessaire autocléïde, elle était de 109 millimètres.

La hauteur de la symphyse pubienne au-dessus du point correspondant au col utérin était, avant l'introduction des pessaires, de 113 millimètres.

Cette hauteur n'a pas varié après l'introduction des pessaires en bondon et en gimblette, tandis que l'insufflation du pessaire autocléïde l'a réduite à 75 millimètres.

La conclusion à tirer de ce qui précède est que le pessaire autocléïde étend le vagin et élève la matrice, ce que les autres ne font pas.

2° Le corps qui servit à cette expérience, avait appartenu à une femme de 35 ans, qui avait eu des enfants. L'utérus était ferme et assez volumineux, il était couché à droite du rectum, suivant l'axe du détroit inférieur et sur sa face postérieure, qui était en contact direct avec le fond du bassin.

La distance de la fourchette au point correspondant au col utérin était dans le principe de 86 millimètres.

Cette distance n'a pas varié par l'introduction des pessaires en gimblette et en bondon ; mais par l'effet du pessaire autocléïde elle fut portée à 111 millimètres.

De la fourchette au fond de l'utérus, il y avait dans le principe 123 millimètres.

Après l'application du pessaire autocléïde, il y avait 128 millimètres.

La hauteur du pubis au-dessus du premier point, avant l'introduction d'aucun pessaire, était de 92 millimètres.

La même, au-dessus du fond de l'utérus, avant l'introduction d'aucun pessaire, était de 93 millimètres.

Ces hauteurs n'ont pas varié par l'application des pessaires en gimblette ou en bondon, mais après celle du pessaire autocléïde, elles furent réduites, savoir : la première à 76 millimètres, la seconde à 60 millimètres.

La distance du fond de l'utérus au sacrum était dans le principe de 15 millimètres.

Après la pose et l'insufflation du pessaire autocléïde elle était de 30 millimètres.

Dans cette expérience, nous trouvons la double preuve de l'élévation et du redressement de la matrice.

L'élévation est prouvée par l'élongation du vagin dont l'étendue, ayant été portée par l'insufflation du pessaire autocléïde de 86 à 111 millimètres, a été accrue, par conséquent de 25 millimètres. Mais remarquons que, tandis

---

pour m'élever à la suite de notre intrépide explorateur de la pensée scientifique, à des hauteurs tellement transcendantales, que je risquerais d'y perdre la respiration, comme un touriste à sa première ascension sur le Mont-Blanc.

Traiter de la science de guérir implique deux obligations sérieuses, celle d'étudier tous les systèmes, — vapeurs de l'esprit humain en ferment, — derrière lesquels la vérité, comme l'astre du jour, se cache un moment de plusieurs siècles, pour briller plus tard et toujours... celle aussi de prendre conseil d'une expérience laborieusement acquise et d'un discernement poussé le plus loin possible par l'étude, pour oser dire et pouvoir soutenir que tel système mérite définitivement notre préférence sur tous les autres...

M. Auber croit au vitalisme hippocratique, tel qu'il a été pieusement conservé dans l'arche sainte de la moderne Cos ; il le préconise avec une rare souplesse de talent ; — il le développe avec lucidité et méthode ; — et, pour stimuler les vagues et récentes aspirations de notre rationalisme médical en défaillance, il sait le rappeler à chaque page et l'oppose avec une insistance presque héroïque, à toutes les pauvretés de l'école des cas, de l'organicisme, etc.

Il faut, en effet, plus de force qu'on ne pense pour écrire des lignes débordantes de vérité sur les *protestants de la médecine*, — sur l'éclipse totale d'un haut enseignement en France, — sur les vices de conformation de notre Académie impériale, — sur les exhorbitantes prétentions de la chimiatrie et du *cadavérisme* ; — pour prêcher, en un mot, l'hippocratisme en plein amphithéâtre de Paris.... Allez et évangélisez, noble apôtre de la noble doctrine, l'avenir vous attend, car votre œuvre, selon l'expression de la Bible, marchera avec vous !...

Parmi toutes les grandes questions de métaphysique médicale, il en est une surtout qui prime et passionne, — celle du PRINCIPE VITAL, — interminable combat d'Oromaze et d'Ahrimane qui s'est continué entre la *Revue médicale* et notre auteur.

Or, la dissidence est celle-ci : M. Sales-Girons a soutenu que le PRINCIPE VITAL ne doit pas s'appeler autrement qu'âme organique ; et M. Auber *s'imagine* qu'il y a deux âmes dans l'homme, — l'une pour la vie intellectuelle, — une autre pour la vie organique.

Jusques-là le malheur n'est pas grand, il vaut mieux avoir deux âmes que point. — Mais, en psychologie, les conséquences sont terriblement rigoureuses, à l'insu même de l'imprudent qui aura formulé des prémisses désavouées ou par la logique ou par l'orthodoxie ; — et la conséquence déductive de cette dualité systématique sur le principe vital a entraîné le docteur Auber... jusqu'à dire qu'il est probable que la cause qu'on nomme vie est matérielle.

Après avoir médité longtemps sur l'homme qui est à lui-même « le plus prodigieux objet de la nature, » Pascal convient qu'il ne peut concevoir ce que c'est que corps, et encore moins ce que c'est qu'esprit, et moins qu'aucune chose comment un corps peut être uni avec un esprit. — Un semblable aveu, exprimé avec toute la modestie du génie, me commande de n'accepter les âmes *organiques* que sous bénéfice

que le col de l'utérus a été porté à 25 millimètres au-delà de sa distance première vis-à-vis de la fourchette, pour le fond de la matrice, repoussé par la même opération, l'éloignement par rapport au même point ne s'est accru que de 5 millimètres. Ajoutons à cette observation celle qui suit : la hauteur de la symphyse pubienne au-dessus du col et du fond de l'utérus a été modifiée dans un sens contraire par le même fait ; le fond de l'utérus a été beaucoup plus exhaussé que le col, puisqu'il a été rapproché de la symphyse de 33 millimètres, tandis que le rapprochement du second vers le même point n'a été que de 16 millimètres. Enfin, un effet non moins remarquable, dû à la même cause, a été l'augmentation de la distance qui séparait d'abord le fond de l'utérus du sacrum. Tout cela n'a pu se produire qu'à l'aide d'un mouvement de bascule éprouvé par le corps même de la matrice sous l'influence de l'insufflation du pessaire ; c'est aussi ce qui a été constaté par les personnes présentes à cette expérience. Après cette opération l'utérus était non seulement relevé, mais il était encore replacé dans sa situation normale, suivant l'axe du détroit supérieur ; son fond était légèrement incliné en avant.

Voulant connaître les effets de la station verticale sur ce résultat, j'ai fait dresser le cadavre ; alors on a pu voir que la matrice était soutenue dans une situation relativement semblable par le vagin, auquel l'insufflation avait communiqué une fermeté assez notable et capable assurément de résister à la pression abdominale. Dans cet état la forme du canal vulvo-utérin était à peu près cylindrique.

13. — Il n'y a donc pas à en douter, l'insufflation du réservoir en caoutchouc vulcanisé ne fait autre chose que de développer uniformément le vagin en déplissant ses rides, et de lui donner une apparente solidité, tout en respectant la forme et la direction qui lui sont propres. Ceci est encore confirmé par l'observation suivante : le même réservoir d'air appliqué sur différents sujets donne sous le rapport de la forme des résultats également différents. Par exemple, dans le cas où le cul de sac postérieur du vagin est fort développé, la partie correspondante de la poche de caoutchouc prend une forme arrondie et un volume quelquefois plus considérable que pour le reste du canal ; chez les vierges, au contraire, où ce cul de sac est nul, l'insufflation donne au canal vulvo-utérin un volume à peu près égal partout, et son extrémité supérieure présente alors une forme à peu près conique (1).

En résumé, par l'insufflation du pessaire en caoutchouc, comme avec la vessie d'Albucasis, on opère en réalité l'insufflation médiate du vagin, c'est-à-dire que, par l'accumulation de l'air dans ce canal, on détermine son développement régulier et uniforme, en même temps qu'on le solidifie. Dès lors, le vagin constitue le soutien le plus normal et le plus convenable de l'utérus. C'est donc beaucoup mieux et plus qu'un simple obstacle opposé à la descente de la matrice, comme on le croit encore généralement, et notamment comme le pense encore M. Gariel, qui ne paraît pas être sorti de cet ordre d'idées.

14. — Sur le cadavre, la matrice est assez habituellement couchée au fond du bassin, dans une sorte de loge formée par la distension forcée de ses ligaments utéro-sacrés. Dans cet état, qui semble constituer un prolapsus au premier degré avec légère rétroversion, les ligaments ronds paraissent également distendus. En développant le vagin, comme il a été dit plus haut, l'insufflation du pes-

(1) Le toucher rectal peut dans une certaine mesure apporter son concours à la confirmation de ces faits.

---

d'inventaire, et, pour en consoler le docteur Auber, je lui dirais : — L'âme de saint Vincent de Paul et de Leibnitz suffit pour AIMER ET CONNAITRE (1), que voulez-vous de plus ?...

Les journaux, en rendant compte du *Traité de la science médicale*, ont été univoques sur son mérite littéraire ; — c'est un succès de plus que j'enregistre et qui ne doit pas plus énorgueillir un écrivain en veine que surprendre les lecteurs de l'*Essai de philosophie médicale* et de l'*Hygiène des femmes nerveuses*.

Le style du docteur Auber est une charmante et souple guipure qui pare fort à propos les nus un peu maigres de la science et lui permet de plaire d'abord aux yeux de tout le monde qui lit, pour gagner ensuite quelques intelligences à son culte... J'ai remarqué même que des plis de sa vieille robe s'échappait comme une senteur de patchouly, — présent de l'auteur, — qui neutralise celle des bouquins que nous ne pouvons plus supporter aujourd'hui... Et j'en ai conclu, avec Reveillé Parise, que « la science ne se trouve pas mal de l'esprit qu'on veut bien mettre à son service. »

Avant de terminer cependant, — la critique — que l'auteur accepte et réclame, doit tempérer les éloges donnés à son œuvre, en toute sincérité de conscience et d'admiration. — Oui, M. Auber, vous êtes maître passé dans l'exposition et le développement des disquisitions scientifiques ; — vous présentez, comme écrivain, des aspects qui ne sont pas en lumière et que je voudrais y mettre, — la distinction dans les idées, — la supériorité de cœur qui n'appartient qu'aux natures privilégiées, — et l'art d'*amabiliser* les choses sérieuses ; — mais il y a des *desiderata* dans l'ordre didactique de vos matières, dans le choix d'expressions plus calmes, à l'endroit de certains et de certaines... dans votre envie de marcher à l'inconnu au pas gymnastique...

Que votre seconde et prochaine édition soit *diminuée* et *augmentée*, comme l'a fait dernièrement M. Arsène Houssaye pour ses portraits du XVIIIe siècle.

Vous la diminuerez, par exemple, de plusieurs paragraphes d'histoire, — de redites qu'on n'excuse guère, même bien dites ; — et d'épithètes trop *mondaines* pour un livre aussi gravement beau que le vôtre.....

Vous l'augmenterez, sans doute, d'excellents conseils relatifs à la Déontologie, — et d'une étude aussi complète que possible des sources philosophiques de la systématisation que vous n'avez fait qu'indiquer.

La Rochefoucauld a écrit dans ses maximes : *Il y a des reproches qui louent* ; les miens doivent être du nombre : — il faut donner le poli au marbre, — et l'UNIQUE traité de notre grande et belle science médicale, — pour être et rester digne de son sujet, — exclut la moindre imperfection.

MUNARET.

(1) Devise de l'auteur.

saire en caoutchouc fait disparaître la tension de ces ligaments, ce qui explique parfaitement le soulagement que détermine instantanément chez les malades la pose de ces pessaires.

15. — Les expériences que j'ai rapportées plus haut m'avaient bien fourni la preuve que la tension uniforme des parois du vagin peut relever la matrice et même la redresser; je m'étais en outre assuré que le col utérin était alors immobile; on pouvait, en effet, incliner le corps de la matrice en avant ou en arrière, sans que ces déplacements fussent communiqués au col qui restait invariablement fixe. J'avais donc à rechercher à quelle cause je devais attribuer cette immobilisation du col utérin. A cet effet, après avoir placé et gonflé un pessaire, j'ai fendu, au niveau du point correspondant au col, en avant et latéralement, la paroi antérieure du vagin; j'ai pu reconnaître alors que le sac en caoutchouc, après avoir suivi tous les contours du canal vulvo-utérin et comblé tous les vides, se réfléchissait autour du col, puis se déprimait au-devant de lui, constituant ainsi au profit du museau de tanche une sorte de loge dans laquelle cette partie de l'utérus se trouvait fixée et immobilisée.

Cette nouvelle observation, en mettant en lumière un autre effet des pessaires à air, explique comment ces instruments peuvent être utiles aussi bien contre les déviations réductibles que contre le prolapsus de la matrice; elle permet également de comprendre pourquoi, faisant eux-mêmes office de cuvette ou de cuiller, ces pessaires rendent inutiles ces sortes d'appendices, qui sont encore fréquemment réclamés par beaucoup de praticiens trop dominés sans doute par les idées qui ont cours sur ce sujet.

16. — Je dois faire remarquer que les pessaires à réservoir d'air en caoutchouc n'ont qu'un poids insignifiant eu égard au volume qu'ils sont susceptibles d'acquérir; que de plus ce poids se trouve réparti sur les différents points des parois vaginales, de telle sorte qu'il ne peut déterminer l'extrémité supérieure du canal vulvo-utérin, à s'incliner soit dans un sens soit dans un autre, comme cela peut avoir lieu pour les pessaires en matière dure et pesante et de forme allongée.

L'introduction du spéculum dont la petite extrémité s'élève ou s'abaisse, suivant les mouvements de la main qui le dirige, peut donner une idée des effets que doivent produire les pessaires en matière solide et pesante et de forme allongée.

Quand elle est imprégnée de liquides, l'éponge partage jusqu'à un certain point avec ces instruments l'inconvénient d'avoir trop de poids, et par conséquent elle peut aussi contribuer dans certains cas à faire dévier la matrice.

17. — Je crois pouvoir conclure de ce qui précède, 1° que tout pessaire, dont la construction n'aura pas eu pour base l'idée de maintenir le mode de connexions de l'utérus avec le vagin, et dont la forme sera plus ou moins étrangère à celle de ce canal est un instrument imparfait et impropre au but qu'on se propose par son usage;

2° Que les pessaires en caoutchouc, qu'on insuffle sur place, constituent au contraire des releveurs et des redresseurs par excellence pour les cas de prolapsus ou de déviations de l'utérus (1), par cette raison qu'ils conservent au canal vulvo-utérin sa forme et sa direction normales.

18. — Je n'ai pas rappelé combien les malades s'épargnent de souffrances et de soins par l'usage des pessaires à réservoir d'air qui peuvent être insufflés sur place; M. Gariel l'a fait assez complètement pour que sur ce point il ne m'ait rien laissé à dire. Toutefois, je ferai observer que la prudence exige que la pose de ces pessaires ne soit pas toujours abandonnée à la malade elle-même ou à une personne inexpérimentée. En s'appliquant à la solution du problème contraire, M. Gariel s'est laissé aller à une illusion, qui m'a également trompé pendant un certain temps, mais dont je suis parfaitement revenu aujourd'hui. En effet, dans toute descente de matrice, cet organe étant dans un état plus ou moins prononcé de rétroversion, il se pourrait que l'insufflation opérée dans de certaines conditions fît heurter le fond de l'utérus contre l'angle sacro-vertébral, et qu'alors celui-ci portât obstacle au mouvement de bascule nécessaire pour redresser la matrice. J'ai remarqué des effets de ce genre sur le cadavre quand l'insufflation était pratiquée sans ménagement; certains faits observés par moi dans la pratique, m'ont confirmé dans la pensée que des effets de même nature peuvent se produire sur le vivant. Ainsi une femme, atteinte de prolapsus utérin au deuxième degré, placée dans le service de M. Barrier, n'éprouvait jamais autant de soulagement quand elle avait placé elle-même son pessaire que lorsque je m'étais chargé de cette opération. La raison de cette différence venait de ce que, avant d'insuffler l'instrument, je plaçais l'extrémité de la poche de caoutchouc sur la lèvre antérieure du col; le gonflement produit par l'insufflation faisait basculer celui-ci en le poussant en arrière, et replaçait ainsi la matrice dans la direction de l'axe du détroit supérieur. Pour les antéversions, c'est derrière la lèvre postérieure du col que l'extrémité de la pelotte doit être placée avant son insufflation. Je recommande cette manœuvre à l'attention des praticiens, et je crois inutile de démontrer qu'elle ne peut être exercée par la malade.

Une autre considération qui doit s'opposer au retrait journalier du pessaire, au moins dans les commencements du traitement, est la suivante. Les ligaments de l'utérus ne pouvant recouvrer leur tonicité qu'autant qu'ils cesseront d'être tiraillés, et les pessaires ayant précisément pour effet de faire cesser ces tiraillements, ces instruments manqueraient complètement leur but si leur application n'avait qu'une très-courte durée, fût-elle souvent répétée. Les alternatives trop fréquentes de tension et de relâchement me paraissent contraires au but qu'on se propose. Je

(1) M. Valleix leur a donné avec beaucoup de raison le nom de *redresseurs extra-utérins*.

conseille donc, tant que les douleurs lombaires ou inguinales ne sont pas dissipées ou considérablement diminuées, de ne retirer le pessaire que durant le temps nécessaire pour faire quelques ablutions, et de conserver la position horizontale pendant qu'on se livre à cette opération. Je pense, au reste, qu'il faut sous ce rapport se conduire avec le pessaire comme avec un bandage herniaire qu'on ôte après s'être couché, et qu'on replace avant de se lever. Quand on aura lieu de croire que les ligaments utérins ont repris leur tonicité, et qu'ils peuvent sans aide soutenir la matrice pendant la position horizontale, alors on pourra permettre le retrait quotidien du pessaire pour le temps de la nuit.

Au reste, cette manière de voir me paraît tout à fait en rapport avec celle que M. Valleix a exposée dans le numéro du 30 septembre dernier du *Bulletin général de thérapeutique*.

19. — J'ai indiqué les avantages des pessaires à air et les raisons sur lesquelles ces avantages reposent; je vais maintenant faire connaître les motifs qui m'ont porté à modifier l'instrument de M. le docteur Gariel.

J'avais souvent rencontré des malades qui s'étaient refusées à employer ce pessaire. Les causes de ce refus s'appuyaient tantôt sur une répugnance naissant au premier aperçu à propos du long appendice qui fait suite au pessaire et qu'il faut fixer au dehors par un moyen quelconque, tantôt, après un certain usage de l'instrument, sur les titillations, l'irritation même que cet appendice produit pendant la marche. D'un autre côté, j'avais observé, ainsi que plusieurs de mes confrères, que ce pessaire s'échappe facilement par la vulve; une étude attentive m'a permis de reconnaître que cet accident dépend de deux causes. Premièrement, dans le pessaire de M. Gariel, la tension de l'air s'exerce aussi bien dans le réservoir que dans le tube qui le termine; or, quand la pression abdominale, accidentellement accrue par un effort musculaire, vient à exercer sur le réservoir une action plus intense que de coutume, l'air abandonne celui-ci pour passer dans le tube : d'où il résulte tout à la fois une diminution dans le volume de la pelotte, et une augmentation du calibre du tube. Les conséquences de cet état de choses sont faciles à prévoir : le réservoir d'air, devenu moins volumineux, tend à s'engager plus aisément dans l'anneau vulvaire, qui de son côté est déjà plus dilaté par la tension nouvelle qui se fait dans le tube et dans l'espèce d'*infundibulum* auquel il est fixé. Il n'est pas surprenant que dans ce cas s'engageant petit à petit par l'anneau vulvaire, l'appareil entier s'échappe par la vulve.

La seconde cause de chute pour ce pessaire, est la perte d'air qui se produit lentement par les robinets; l'exiguité et la nature même de ces instruments les rendent en effet peu propres à contenir l'air. M. Valleix a observé cette perte d'air, et plusieurs autres confrères l'ont également constatée.

C'est pour obvier à ces inconvénients que j'ai fait fabriquer un pessaire en caoutchouc, auquel j'ai donné le nom d'*autocléïde*, eu égard à son mode de clôture. Il peut être entièrement contenu dans le vagin, et l'air ne peut s'échapper de son intérieur; il se compose : 1° d'un sac en caoutchouc, exactement sphérique et d'un obturateur caché dans une petite tige fixée sur un des points de la circonférence de ce sac; 2° d'une double canule destinée à saisir l'obturateur et à en faire jouer le mécanisme au moyen d'une pression exercée par l'opérateur sur deux rondelles disposées *ad hoc*; 3° enfin, d'un appareil à insufflation, communiquant avec les précédents à l'aide d'un tube en caoutchouc.

20. — Toutefois, on rencontre quelques femmes, qui laissent facilement échapper les pessaires à air, parce que chez elles, l'anneau vulvaire étant ou très-large ou très-lâche, le sac de caoutchouc manque en cet endroit d'un point d'appui suffisant, et que son adhésion aux parois vaginales ne peut à elle seule empêcher sa chute. Pour ces cas, je fais préparer des sacs de caoutchouc *multiloculaires*, c'est-à-dire que je fais placer près de la tige deux petits réservoirs supplémentaires qui communiquent avec le grand réservoir à l'aide d'une très-petite ouverture, et qui, recevant l'excédant d'air chassé du sac principal par un effort musculaire, étendent le diamètre transversal de tout l'appareil et s'opposent ainsi à sa chute. Ces petits réservoirs constituent donc comme deux ailerons à l'aide desquels le pessaire prend de nouveaux points d'appui sur les parois latérales du vagin au-dessus de l'anneau vulvaire. Leur action s'exerce en raison inverse de celle de l'effort qui tend à expulser l'appareil hors du vagin. Je ferai observer qu'en posant les pessaires *multiloculaires*, on doit s'appliquer à mettre les petits réservoirs en regard des parois latérales du vagin, afin que ces derniers ne gênent ni la vessie ni le rectum.

Les réservoirs multiloculaires peuvent être appliqués à différents cas, autres que ceux qui nous ont occupé jusqu'ici, par exemple, à la réduction d'un cystocèle ou d'un rectocèle, ou à l'obturation d'une fistule vésico-vaginale : pour cela, il suffirait de placer, sur un point déterminé de la circonférence du grand réservoir, le petit sac destiné à contenir la hernie ou à boucher la fistule.

Avec de semblables dispositions, le pessaire *autocléïde* répond à diverses indications, et il ne présente pas les inconvénients des autres pessaires en caoutchouc.

Je pratique l'insufflation du sac à l'aide d'un *clyso-à-pression*; avec cet instrument il est possible de régler à volonté l'introduction de l'air dans le sac, de la rendre prompte ou lente, mais toujours continue et non saccadée : la facilité avec laquelle le clyso à pression peut être manié, ajoute encore à la certitude et à l'efficacité des résultats. Néanmoins certains praticiens opèrent l'insufflation à l'aide de la bouche, d'autres, comme M. le docteur Garin, emploient pour cela le soufflet en caoutchouc du docteur Deleau. Peu importe au reste le mode d'insufflation, adopté par l'homme de l'art, s'il offre dans son application la puissance et la commodité réunies.

Pour extraire du vagin le *pessaire autoclêide*, il suffit de mettre la double canule en rapport avec l'obturateur et d'en presser la soupape ; l'air fuit, le pessaire se vide, et celui-ci peut alors être retiré avec la plus grande facilité.

Observations sur l'efficacité des préparations mercurielles dans le traitement du croup, par le docteur Levrat-Perrotton, ancien médecin titulaire de l'hospice de l'Antiquaille de Lyon, membre d'un grand nombre de sociétés savantes nationales et étrangères, etc.

Les Grecs, les Latins et les Arabes n'ont pas connu le croup, ou du moins ne l'ont pas distingué des autres affections phlegmasiques des voies aériennes ; ce fut Baillou qui, le premier, en 1576, en traça les symptômes et aborda son caractère anatomique, mais ce dernier ne fut bien démontré que par Ghisi, dans sa relation de l'épidémie de croup qui régna à Crémone en 1747 et 1748 ; dix-sept ans plus tard, Home publia la première monographie que nous ayons sur cette maladie. Rare chez les adultes, elle attaque ordinairement l'enfance de deux à sept ans ; les petits garçons présentent un quart d'exemples de plus que les petites filles.

Quelques auteurs, parmi lesquels nous citerons Rosen, Vichmann et Gœlis, ont prétendu que le croup ainsi que l'angine couenneuse était contagieux ; Home, Jurine, Albers, Valentin et Royer-Collard ont soutenu une opinion contraire : MM. Brettoneau et Guersant ont démontré la possibilité d'une contagion immédiate et médiate de cette grave affection. M. Grisolle, dans l'ouvrage duquel nous puisons en partie ces détails, partageant l'opinion des deux savants que nous venons de nommer, s'exprime ainsi : « D'ailleurs, la contagion étant parfaitement établie pour l'angine couenneuse, elle doit nécessairement exister pour le croup ; car c'est dans les deux cas la même maladie spécifique, ne différant que par le siége et coexistant souvent chez le même sujet. Le croup règne souvent épidémiquement ; la constitution épidémique dont la cause est tout à fait insaisissable, est presque toujours circonscrite à une petite localité, comme une ville, un quartier, ou même un établissement. »

Nous regrettons de n'avoir pu, dans notre longue pratique, rencontrer l'occasion de nous assurer de la valeur de chacune de ces deux opinions ; toutefois, nos remarques pratiques nous porteraient cependant à admettre celle des non-contagionistes. Quant aux caractères épidémiques, ils sont à peu près constants, et, si l'on observe des cas isolés de ces deux maladies ils sont très-rares.

Ces maladies se développent le plus ordinairement sous l'influence de cette température froide et humide que nous subissons si souvent dans nos contrées, surtout depuis la fin de l'automne jusqu'à la première période du printemps, et que le vent du nord rend encore plus dangereuse.

Le croup peut être confondu avec quelques autres affections des voies aériennes telles que la laryngite striduleuse dont les symptômes ont tant de ressemblance avec ceux du croup qu'on l'a appelée pseudo-croup, c'est aussi à la laryngite striduleuse qu'il faut rapporter une foule d'affections spasmodiques désignées sous diverses dénominations comme asthme aigu ou spasmodique, asthme de *Millar*, catarrhe suffocant, spasme de la glotte, inspiration rauque des enfants, angine de poitrine ; tous ces troubles fonctionnels en imposent rarement à un praticien exercé, et dans le cas où il y aurait erreur, cette erreur ne pourrait avoir des suites fâcheuses, puisque le traitement du croup peut quelquefois leur convenir parfaitement ; mais il n'en serait pas de même si le praticien méconnaissait l'existence du croup à travers ces affections spasmodiques ou nerveuses diverses dont nous venons de parler ; dans ce cas certainement il y aurait danger pour les jours du malade, attendu que son salut dépend de la spontanéité de la médication qui doit empêcher la transformation de la sécrétion phlegmasique des muqueuses laryngo-bronchique en une pseudo-membrane.

La laryngite striduleuse n'est bien souvent que le prodrôme d'une bronchite sub-aiguë, surtout chez les enfants ; chez eux, presque toujours des irritations catarrhales commencent par une toux sèche, voix rauque, avec un peu d'oppression ; dans quelques cas, les quintes de toux sont très-vives et accompagnées de suffocation ; elles n'amènent ni crachats ni mucosités. Cet état dure rarement plus de 24 à 48 heures et se transforme bientôt en un simple rhume, qui, confié aux soins hygiéniques et à des boissons adoucissantes et pectorales, se termine au bout de quelques jours ; mais, qu'on y prenne garde, si après ce laps de temps la toux reste sèche, la voix rauque et surtout aphone et la respiration difficile, il convient dès lors d'agir vigoureusement par tous les moyens que la science a en son pouvoir afin d'arrêter la marche d'une maladie telle que le croup qui, arrivée à une certaine période, se place au-dessus de tous les agents thérapeutiques possibles.

La laryngite striduleuse débute ordinairement très-brusquement, ce qui explique sans doute le trouble qu'elle occasionne du côté de l'appareil de la respiration, tandis qu'au contraire le croup se développe lentement ; presque toujours les sujets qui en sont atteints éprouvent une légère toux sèche pendant quelques jours, avant que les symptômes de suffocation n'éclatent. Lorsqu'il y a diphtérie, ce qui arrive dans quelques cas, les malades éprouvent un peu de douleur pendant l'acte de la déglutition ; mais, dans le plus grand nombre des cas, ce symptôme manque et la phlegmasie est bornée à l'entrée du larynx.

Dans la laryngite striduleuse, les accès de suffocation sont intermittents et diminuent d'intensité à mesure qu'ils se répètent plus souvent ; les malades sont agités et ont de la fièvre ; dans le croup, au contraire, sa respiration est toujours de plus en plus pénible, et s'il existe des instants de calme, ils ne sont dûs qu'à l'emploi des agents de toute espèce qui sont mis en jeu; et surtout à l'émétique qui provoque la sortie de mucosités filantes, et quelquefois même de fragments rudimentaires de pseudo-membrane.

TRAITEMENT DU CROUP.

Si la maladie commence par une angine pharyngée membraneuse, comme cela arrive dans quelques cas rares à la vérité, ainsi que nous l'avons dit, il faut se hâter de cautériser les parties malades avec l'acide chlorhydrique ou bien ce qui vaut mieux encore, selon nous, avec une dissolution de nitrate d'argent cristallisé. Ces caustiques sont portés très-avant dans la cavité du pharynx, au moyen d'une petite éponge fine qu'on a fixée au bout d'une plume ou d'uue baleine; bien qu'il soit difficile de pratiquer cette opération chez des enfants très-jeunes, on doit néanmoins toujours la tenter.

Lorsqu'au contraire la maladie débute par le larynx ou par la trachée-artère, la cautérisation étant dès-lors impossible, c'est à l'usage des moyens généraux qu'il faut avoir recours. Les saignées ordinairement si puissantes dans presque toutes les autres phlegmasies, ont peu de prise sur celle-ci. Toutefois, les saignées capillaires, sur le devant du cou, proportionnées à l'âge et aux forces des malades, ne doivent pas être tout à fait rejetées ainsi que le voudraient quelques praticiens, elles sont surtout utiles chez les sujets très pléthoriques.

Le célèbre Hufeland et MM. Bretonneau et Guersant, avaient depuis longtemps démontré l'efficacité du mercure contre cette maladie, administré soit à l'intérieur soit en frictions, à des doses sialogues. M. le docteur Nonat emploie, au contraire, les préparations mercurielles à des doses très-élevées, et ne provoque pas de salivation; c'est aussi le traitement que nous avons adopté, et l'on verra dans les observations qui suivent que jamais nous n'avons non plus remarqué de ptyalisme.

A côté des mercuriaux vient se placer l'émétique qui compte à lui seul de nombreux succès, et qui, combiné avec les premiers complètera aujourd'hui la médication la plus héroïque du croup. C'est donc à cette dernière que nous nous arrèterons, attendu que nous lui devons les succès qui sont l'occasion de ce travail.

J'avoue qu'avant d'avoir lu les intéressantes observations de M. Nonat, insérées dans le *Bulletin de Thérapeutique*, je n'aurais jamais osé employer 128 grammes d'onguent napolitain en frictions et 1 à 2 grammes de calomel à l'intérieur, en 48 heures; j'aurais craint de provoquer les accidents quelquefois si graves de la salivation, et cependant, ainsi que nous l'avons déjà dit, l'on verra que l'action de cet agent a été nulle du côté des glandes salivaires; on est obligé d'admettre ici qu'il existe certaines conditions pathologiques qui modifient les propriétés des mercuriaux, peut-être aussi est-ce parce que dans ce cas on les administre à haute dose qu'ils ne vont pas troubler la sécrétion des glandes salivaires. Nous savions déjà que, dans la métro-péritonite que l'on traite quelquefois par des doses énormes d'onguent mercuriel en frictions sur l'abdomen, on n'a pas vu non plus, que nous sachions, survenir les phénomènes du ptyalisme pendant ce traitement.

Maintenant, comment expliquer l'action salutaire des mercuriaux dans le traitement du croup? Cette difficulté qui se rencontre si souvent en thérapeutique au sujet d'autres médicaments dont le mode d'action sur l'économie est resté méconnu et dont on est réduit à ne constater que les effets, se présente encore ici; toutefois, M. le docteur Nonat pense que les mercuriaux ne sont efficaces dans le croup que parce qu'ils diminuent la plasticité du sang qui, comme on le sait, est très-grande chez les enfants, ce qui explique la fréquence des phlegmasies membraneuses chez eux; cette opinion nous paraît tout à fait rationelle.

Il est utile de continuer encore quelque temps l'usage des boissons pectorales, quelquefois additionnées de petites doses d'extrait d'opium ou de belladone ou bien encore de sirop de lactucarium, pour combattre une toux qui bien souvent reste encore tenace pendant les premiers jours, après la disparition des symptômes du croup; je me suis loué, dans ces cas, de l'emploi du sirop, et de la tisane de mousse perlée sucrée. Cette médication est secondée par un régime doux et lacté; dans quelques cas, on est obligé de placer un vésicatoire sur l'un des bras à titre de dérivatif.

La trachéotomie ou laryngo-bronchotomie, etc., suivant le lieu d'élection adopté, pratiquée souvent avec succès, depuis longtemps, pour extraire des corps étrangers introduits accidentellement dans les voies aériennes, a été mise en honneur, de nos jours, dans les cas désespérés du croup, par des hommes haut placés dans la science. Dans la question qui nous occupe, ce moyen extrême ne nous a pas paru donner des chances capables de compenser la gravité de l'opération; car il est bien difficile de préciser les cas où cette opération peut être de quelque avantage, et ces cas seraient seulement lorsque la maladie est bornée au larynx ou à la trachée-artère; mais si la fausse membrane s'étend, comme cela arrive assez souvent aux ramifications bronchiques, l'opération n'aura eu d'autres résultats que d'augmenter les souffrances du malade, et, le stétoscope, qui fait tant d'honneur à la mémoire d'un grand médecin, Laennec, si précieux pour le diagnostic des maladies des organes contenus dans la poitrine, est souvent bien infidèle pour établir les caractères différentiels de ces deux lésions pathologiques des voies aériennes.

Je n'émets ici qu'une opinion exempte de toute pensée critique, tant je suis persuadé que les hommes de l'art qui ont conseillé et pratiqué cette opération, n'ont obéi qu'à un sentiment généreux et à leur amour pour la science et pour l'humanité. En attendant que le temps, qui est toujours un grand maître pour décider toutes ces questions, m'ait rallié aux partisans de la trachéotomie, je m'incline néanmoins devant l'autorité des hommes qui l'ont préconisée dans ces derniers temps.

Enfin, je résume ces lignes que j'ai, peut-être trop rapidement et sans consulter mes forces, placées en tête de mes observations, en disant que, le croup constituant une des maladies les plus graves qui puissent atteindre l'espèce humaine, on ne saurait trop proclamer tous les agents thérapeutiques que l'expérience a sanctionnés comme propres à améliorer son traitement. En livrant mes observations à la publicité, j'ai donc voulu faire connaître avec tous ses développements une médication qui m'a paru précieuse, puisque j'ai eu le bonheur, depuis 1845, de sauver presque tous les enfants atteints de croup que j'ai traités; deux seuls sont morts, mais chez le premier le traitement fut mal administré par l'incurie des parents de cet enfant, et encore n'a-t-il succombé qu'au septième jour de la maladie et après des alternatives d'exacerbation et d'amélioration qui me laissèrent parfois l'espoir de le sauver; chez le second, je n'arrivai que pour constater un décès; il mourut 24 heures après ma première visite; ici la bronchotomie fut néanmoins pratiquée comme une dernière tentative de salut.

PREMIÈRE OBSERVATION.

Benoît L., âgé de 7 ans, d'une bonne constitution, assez développé pour son âge, ayant été rarement malade, est pris, dans la nuit du 1er au 2 février 1846, d'une toux sèche, voix rauque et aphône, respiration sifflante, face vultueuse; tête renversée, imminence de suffocation, pouls très-fréquent (ces détails me sont donnés par la mère de l'enfant); dans la nuit on donne, sans avis de médecin, 30 grammes de sirop d'ipéca, qui provoquent quelques vomissements sans produire d'amélioration dans la position du malade. Le 2 février, à 11 heures du matin, je le vois pour la première fois, et, mon diagnostic bien établi, ne me dissimulant pas la gravité de son état, je prescris l'application de 8 sangsues sur le devant du cou ; 90 grammes d'infusion de violettes avec addition de 5 centigrammes de tartre stibié et 30 grammes de sirop d'ipécacuanha à prendre par cuillerées tous les quarts d'heure ; sinapisme sur les membres inférieurs ; infusion béchique édulcorée avec du sirop de capillaire.

Cette médication énergique est suivie d'une amélioration remarquable; la journée du 3 se passe très-bien; la toux est rare ; bien qu'elle soit un peu sèche, elle semble néanmoins devenir catarrheuse. Toutefois, il est un symptôme qui persévère, c'est la voix rauque et aphône; notre petit malade reste une grande partie de la journée levé, mange deux légers potages et le soir il se met au lit paraissant aller très-bien. Dans la nuit, il dort et tousse peu. Le 4, de grand matin, il demande à boire, et sa mère arrivant auprès de lui, est effrayée de l'état de suffocation dans lequel elle le trouve : tous les accidents précédents ont reparu avec plus d'intensité. Nouvelles sangsues au nombre de 10 sur le cou; toutes les heures, 5 centigrammes de calomel, potion comme ci-dessus avec 20 centigrammes de tartre stibié qu'on administre de temps en temps et surtout lorsqu'il y a menace de suffocation. Frictions dans la soirée avec 12 grammes d'onguent mercuriel sur le cou, la poitrine et les aisselles; trois selles copieuses pendant la nuit et vomissements de mucosités filantes.

Le 5 au matin, la scène est tout à fait changée, la toux devient grasse, la respiration est facile, la voix est encore voilée mais nullement rauque ; le pouls est moins fréquent, il y a un peu de moiteur à la peau, on continue l'usage du calomel et des frictions mercurielles ; le 6, la convalescence est confirmée : boissons émollientes gommées sucrées, sirop de mou de veau, lait sucré, légers potages. Le 7, même médication, je cesse mes visites.

On a administré à mon petit malade en quarante-huit heures environ 15 décigrammes de calomel à l'intérieur, 112 grammes d'onguent napolitain en frictions et 25 centigrammes de tartre stibié; 18 sangsues ont été appliquées en deux fois. Si ma mémoire ne me fait pas défaut, je dirai que, dans tous les cas de croup que j'ai observés autrefois dans ma pratique, où j'ai cru qu'une deuxième application de sangsues devait être utile, les malades ont toujours succombé malgré tous mes efforts, voire même l'émétique à haute dose tant préconisé en pareil cas.

Ce premier succès et le souvenir de cette dernière circonstance m'ont dès-lors inspiré une grande confiance dans l'association hardie des mercuriaux au tartre stibié dans le traitement de cette grave maladie, et les observations suivantes ont pleinement justifié mes espérances.

DEUXIÈME OBSERVATION.

Le 25 mai 1847, Philippe D..., âgé de 3 ans 1/2, présente les symptômes du croup les mieux tranchés; un médecin du quartier est appelé à le visiter et prescrit une potion stibiée et l'application de deux sangsues sur le devant du cou; mais le pronostic de cet estimable médecin n'ayant pas convenu à la famille de cet enfant, bien qu'il fût l'expression vraie de la position grave de ce malade, je fus prié de le remplacer; mes craintes furent conformes à celles de mon confrère sur la gravité de cette maladie, et, après avoir sanctionné en tout point ce qui avait été fait, je conseillai en outre une friction toutes les heures sur la poitrine, le cou, les bras, et surtout sous les aisselles avec 4 grammes d'onguent napolitain, et à l'intérieur une prise de 0, 05 de calomélas, également toutes les heures. Lorsque la respiration devenait plus difficile, on administrait quelques cuillerées d'une dissolution de 0, 20 de tartre stibié dans 90 grammes d'eau pure jusqu'à effet vomitif; pour boisson, du sirop de gomme étendu dans de l'eau tiède, seule boisson que cet enfant veuille accepter. Cette médication a été suivie pendant cinq jours, et, le 30, elle est couronnée d'un plein succès ; la toux est grasse et la respiration normale; la voix seule reste encore rauque ; tout fait croire à un prompt rétablissement. Le 31, un paroxisme fébrile commence à six heures du soir et se prolonge très-avant dans la nuit. Le 1er juin, on injecte dans le rectum, à quatre heures du soir, une décoction de

20 grammes de poudre de quinquina dans 90 grammes d'eau, l'accès du soir ne reparait pas; à dix heures du soir, épistasis qui donne quelques grammes de sang; pour détruire un peu de toux qui persistait encore après la disparition de tous les symptômes du croup on a placé successivement, et à quelques jours de distance, un vésicatoire sur chaque bras.

Le 2 juin, un ver lombric énorme est rendu vivant par le siége; on n'en a pas aperçu d'autres. Je demanderais maintenant ce que sont devenues les vertus anthelmintiques du mercure pendant cette grave maladie?

Le 3, la convalescence est décidée; on accorde de légers potages au petit malade; depuis le 1er juin il n'a voulu boire que de la bière dans laquelle on étendait, toutefois à son insu, du sirop de gomme.

On a employé au traitement de ce malade 128 grammes d'onguent napolitain, 1 gramme 50 de calomel, 0, 50 d'émétique; aucun symptôme de salivation ne s'est manifesté.

TROISIÈME OBSERVATION.

B..., âgé de 6 ans, d'une assez bonne santé, est pris, dans la nuit du 1er au 2 juin, d'une toux sèche, voix aphône, respiration difficile et sifflante, pouls fréquent, face animée; les quintes de toux arrachent des pleurs à l'enfant à cause des douleurs vives qu'elles lui font éprouver dans la région du larynx. Le fond de la bouche, examiné avec attention, ne présente rien d'anormal; du reste la déglutition s'opère sans difficulté ni douleur : infusion de violettes édulcorée avec du sirop de gomme, looch blanc, 4 sangsues sur la face antérieure du cou, dont les piqûres saignent beaucoup. Le soir, aggravation des symptômes; la toux est sifflante et plus fréquente, l'agitation est extrême; potion à prendre par cuillerée de temps en temps afin de combattre la suffocation lorsqu'elle devient imminente, avec infusion de violettes, 60 grammes; sirop d'ipéca, 30 grammes; tartre stibié, 0, 05; toutes les heures 0, 05 de calomel, frictions toutes les heures sur le cou, les aisselles et la poitrine avec 2 grammes environ d'onguent napolitain.

Le 3, même état; chaque fois que l'on donne de la potion émétisée l'enfant rend des matières glaireuses filantes; les parents ont cru avoir remarqué une fois dans ces glaires des fragments de pseudo-membrane; même médication.

Le 4, la respiration est toujours difficile, la voix rauque et aphône; le malade a passé une nuit des plus agitées; persistance dans l'emploi des mercuriaux et de la potion émétisée : vésicatoire au bras gauche; le cinquième jour, amélioration des symptômes, respiration plus facile, toux moins sèche, vomissements spontanés de glaires plusieurs fois dans la journée; la nuit du 6 au 7 a été bonne : looch blanc, tisane de dattes et jujubes édulcorée avec du sirop de gomme; quelques cuillerées de lait sucré; enfin, les 7 et 8, le malade étant hors de tous dangers, je le confie aux soins de ses parents.

J'ai employé chez ce malade, en quatre ou cinq jours, 64 grammes d'onguent napolitain, 1, 50 de calomel et deux potions émétisées, c'est-à-dire 0, 10 de tartre stibié.

QUATRIÈME OBSERVATION.

J...., âgé de 5 ans environ, d'un tempérament lymphatique, sujet aux affections catarrhales et aux jetées rachétiques à la tête, se portait assez bien depuis un séjour d'un mois qu'il avait fait à Charbonnières, lorsque dans la nuit du 29 au 30 juillet, à 11 heures du soir, il éprouve une toux sèche et rauque; ces symptômes effrayent ses parents, et, à minuit, je suis auprès du petit malade. Sa toux est fréquente et sèche, l'oppression est extrême, la figure est vultueuse, la tête renversée, l'air s'échappe des poumons en sifflant, le pouls est à 125 pulsations au moins par minute. Ce tableau nous suffit pour établir un diagnostic du croup à ses prodrômes; aussi eûmes-nous aussitôt recours à l'emploi des moyens suivants : 3 grosses sangsues sur la face antérieure du cou, potion émétisée par cuillerées toutes les fois qu'il y avait menace de suffocation, toutes les heures une prise de 0, 05 de calomélas, une friction sur le cou, la poitrine et les aisselles avec un gramme d'onguent napolitain toutes les heures.

Le 30 au soir, le malade va mieux : même traitement; le 31, l'amélioration a fait de tels progrès qu'il n'est plus question de croup; la tisane de mousse-perlée sucrée, du lait sucré et de légers potages constituent la base de ma dernière prescription. Je cessai mes visites ce jour-là, attendu que je ne pensai pas que mon malade dût encore avoir besoin de mes soins; effectivement, mon pronostic s'est réalisé, et depuis lors J.... a continué à jouir d'une bonne santé.

En quarante-huit heures l'enfant a consommé 0, 10 de tartre stibié, 1 gramme de calomélas et 20 grammes d'onguent napolitain.

CINQUIÈME OBSERVATION.

P...., âgé de 6 ans, d'une faible santé, toussait depuis quelques jours, lorsque dans la soirée du 15 avril il présente les symptômes suivants : menaces de suffocation, toux sèche, voix aphône, respiration sibilante, douleur dans la région du larynx, tête renversée, agitation extrême, pouls fréquent, face colorée.

A dix heures je vois le petit malade, et le tableau que je viens d'esquisser ne me laissait aucun doute sur la nature de la maladie, je prescris : 1° infusion de violettes édulcorée avec du sirop de gomme; 2° toutes les heures une prise de 0, 05 de calomélas; 3° 90 grammes d'eau tenant 0, 10 de tartre stibié en dissolution qu'on administre par cuillerées de temps en temps lorsque la suffocation augmente; 4° des frictions d'heure en heure avec 4 grammes d'onguent napolitain sur le cou, la poitrine et sous les aisselles.

Le 16 au matin, la toux est moins sèche, la respiration normale, le sommeil paisible.

Il ne reste plus aucun des symptômes prodrômiques du

croup observé la veille : tisane de dattes et jujubes sucrée, lait sucré, looch blanc.

Ce malade a consommé, en douze heures de traitement, 30 grammes d'onguent napolitain, 0, 60 de calomélas et 0, 10 de tartre stibié.

Le 17, cet enfant allant très-bien, je cesse mes visites et conseille la tisane de mousse-perlée sucrée pour unique médication; huit jours plus tard le petit malade, accompagné de sa mère, est venu me faire une visite de remerciments.

SIXIÈME OBSERVATION.

Ma....., âgé de 4 ans, est pris spontanément, dans la nuit du 3 au 4 mars 1849, à onze heures du soir, et presque sans prodrômes, d'une toux sèche, voix rauque, respiration difficile et sibilante, face colorée ; ses parents, justement alarmés, me font prier de voir leur enfant; mais, indisposé moi-même, je renvoyai ma visite au lendemain matin : toutefois je conseillai l'application de 2 grosses sangsues dans la fossette sus-sternale, un demi-looch avec addition de 8 grammes de sirop de belladone, des infusions de violettes édulcorées avec le sirop de gomme, un cataplasme de farine de lin sur la poitrine et du coton sur les pieds recouvert avec du taffetas ciré.

Le 4 au matin, la prescription de la nuit a été scrupuleusement exécutée : les sangsues ont tiré beaucoup de sang; une piqûre saigne encore ; malgré cela, la toux est toujours sèche, la voix rauque et la respiration gênée; la face est néanmoins pâle, le pouls est très-fréquent; en un mot, il y a encore urgence d'agir : ajoutez à ces symptômes assez tranchés d'une laringo-bronchite croupale l'absence complète du mucus nasal. Même tisane et 12 prises de calomel de 0, 05 chacune à prendre une d'heure en heure, toutes les deux heures une friction sur le cou, la poitrine et les aisselles avec un gramme d'onguent napolitain; de temps en temps une cuillerée du mélange suivant : eau commune, 60 grammes ; sirop de gomme, 30 grammes, et tartre stibié, 0, 10.

A huit heures du soir, l'amélioration est étonnante ; toux rare et moins sèche, respiration plus facile, toutefois la voix est encore rauque, le petit malade a vomi plusieurs fois, et a eu d'abondantes selles. L'air morose, si inhérent à cette affreuse maladie, a fait place à la gaieté habituelle de Ma..... qui réclame ses jouets.

Le 5 au matin, nous n'avons plus qu'une légère bronchite à traiter; le malade a bien dormi, la toux est grasse et rare; le 6, cet enfant allant très-bien nous l'abandonnons entièrement aux soins de ses parents.

On a employé chez ce malade, en vingt-quatre heures, 12 grammes d'onguent mercuriel double, 0, 50 de calomel et 0, 05 d'émétique (1).

(1) L'*Abeille médicale* a inséré *in extenso*, en 1852, 25 novembre, l'observation d'un cas de croup excessivement grave guéri à l'aide des frictions mercurielles et du calomel uni à l'alun, par un des médecins distingués des environs de Paris, M. le docteur Thore fils, de Sceaux.

De la cautérisation destructive des amygdales, à l'aide d'un instrument imaginé par M. Barrier, par M. le docteur R. Philipeaux (1).

La cautérisation a été préconisée dans les temps anciens pour combattre une foule de lésions chroniques des amygdales. On s'en est servi, comme nous le verrons bientôt, pour détruire les indurations, les ulcérations, les fongosités et les cancers de ces organes.

Malgré l'autorité d'hommes recommandables, cette pratique est aujourd'hui tombée en désuétude, et si elle n'était pas encore appliquée pour arrêter les hémorrhagies auxquelles diverses incisions par l'instrument tranchant donnent lieu quelquefois, on ne la verrait plus figurer dans nos traités classiques de chirurgie.

DES INDICATIONS DE LA CAUTÉRISATION.

Mon intention n'est pas, en cherchant à réhabiliter cette méthode de traitement, de la prôner, et de la conseiller à l'exclusion de toutes les autres. Je conviens que les anciens en ont fait un grand abus. Quel est le chirurgien sensé qui voudrait aujourd'hui détruire de la sorte les gonflements lymphatiques des amygdales et leurs indurations? Quel est celui qui voudrait brûler avec un fer rouge les engorgements de ces glandes, aujourd'hui surtout que les procédés opératoires imaginés pour la résection de ces organes sont des plus simples et des plus expéditifs?

Mais si l'on doit bannir la cautérisation dans l'immense majorité des cas de lésions chroniques des amygdales, il en est quelques-uns cependant pour lesquels elle paraît offrir des avantages incontestables. Tels sont ceux, par exemple, d'ulcérations chancreuses de mauvaise nature lorsque, après leur extirpation, on voit se reproduire la maladie; lorsque, ayant enlevé une tumeur volumineuse, on a été forcé de laisser une souche sur laquelle les instruments tranchants n'ont aucune prise; enfin, lorsqu'une dégénérescence cancéreuse envahit ces organes, ou qu'une hémorrhagie succédant à une incision menace la vie des malades.

DE LA CAUTÉRISATION PAR LE FER ROUGE.

Pour pratiquer la cautérisation, les anciens préféraient l'emploi du cautère actuel aux caustiques, parce que l'application de ceux-ci était pour eux une chose très-difficile, et que, d'ailleurs, en les portant profondément dans l'arrière-bouche, ils étaient exposés à les voir fuser à travers les tissus, et produire dès lors des brûlures trop étendues et des accidents plus ou moins graves si le caustique venait à tomber dans les voies digestives ou aériennes.

Historique. — Mésué (2) qui paraît avoir osé le premier

(1) Ce mémoire est extrait d'un ouvrage que M. Philipeaux doit publier prochainement sous le titre suivant : *Traité complet, théorique et pratique de la cautérisation, d'après les leçons cliniques de M. le professeur Bonnet, de Lyon.*

(2) Velpeau, *Médecine opératoire*, t. III, p. 557.

porter des caustiques sur les amygdales, se servait en général du cautère actuel.

Brunus de Calabre s'en est aussi servi pour empêcher la renaissance des amygdales tuméfiées après leur résection. « *Illud autem quod securet à redditione ipsarum amygdalarum, post earum incisionem, est, ut locus cauterisetur; solent namque multoties redire* (1). »

Affinus de Calâbre et surtout Marc-Aurèle Séverin employèrent cette méthode de traitement dans une épidémie cruelle qui désola de 1521 à 1541 le royaume de Naples, et dont un des plus dangereux symptômes était une tuméfaction telle des amygdales, qu'un grand nombre d'enfants et de personnes avancées en âge périssaient par suffocation. Lorsque la tumeur avait un pédicule étroit, Marc-Aurèle se contentait de la simple excision et brûlait avec un fer chaud celles qui offraient une base très-large (2).

Mercatus (3) avait proposé de se servir, dans les cautérisations des amygdales, d'un cautère d'or, et avait recommandé de ne pas trop le chauffer; mais cette pratique fut, avec raison, abandonnée par ceux qui pratiquèrent après lui la cautérisation.

Cette méthode de traitement, tombée dans l'oubli pendant longues années, fut réhabilitée en Angleterre par Edme Mol.

J.-C. Pauli (4), premier professeur d'anatomie et de chirurgie à Leipsick, rapporte qu'un chirurgien de Londres détruisait avec succès les indurations des amygdales par le cautère actuel porté sur le siége du mal à travers une canule.

Wiseman (5), premier chirurgien du roi d'Angleterre, Charles II, prétend qu'Ed. Mol cautérisait les tumeurs des amygdales formées par congestion, en les traversant à trois ou quatre reprises différentes avec un fer rouge. Il assure même lui avoir vu mettre cette pratique en usage dans plusieurs cas, et toujours avec succès; et il ajoute qu'il l'aurait lui-même souvent préférée à celle des escharotiques dont il connaissait les inconvénients, sans les obstacles qu'il y rencontrait sans cesse tant du côté des malades que de celui des assistants.

Van-Swieten regarda cette méthode de traitement moins comme un secours efficace que comme une ressource extrême et périlleuse: « l'extirpation (6), dit-il, avec l'instrument tranchant, des amygdales squirrheuses est donc la seule ressource, puisque les caustiques sont dangereux, à moins qu'ils ne détruisent la tumeur très-promptement et en une fois. Mais lorsque la situation et autres inconvénients empêchent l'usage du bistouri, il faut abandonner le malade à son malheureux sort ou tenter des moyens que l'on regarderait comme téméraires dans des maladies, même les plus bénignes. Plusieurs praticiens ont appliqué sur ces tumeurs des cautères actuels; et quoique cela se fasse avec grand danger, il n'en est pas toujours résulté des effets funestes. »

Lieutaud, partageant à peu près les mêmes idées que Boerrhave, s'exprime de la sorte:

« Il y a des gens de l'art qui veulent qu'on attaque l'engorgement permanent des amygdales avec les cathérétiques ou le cautère actuel; mais cette méthode est abandonnée, quoiqu'elle ne soit pas toujours à mépriser. *Haud desunt qui has impugnare velint cathereticis; vel ipsomet cauterio actuali, sed eviluit hœc methodus, haud tamen semper despicienda* (1). »

Louis trouve la cautérisation actuelle très-utile après la résection des amygdales. « Je suis persuadé, dit-il, que le cautère actuel est plus facile, moins douloureux, plus sûr et qu'il est sujet à moins d'inconvénients que la résection (2). »

Manière de se servir du fer rouge. — Lorsque l'on voudra faire usage de la cautérisation actuelle dans les circonstances que nous avons signalées en commençant cet article, et notamment dans le cancer des amygdales on pourra, en suivant le conseil donné par Percy (3), se servir du cautère à roseau muni de sa canule « que l'on tiendra, dit-il, d'une main sur le lieu où l'escarre doit se faire, tandis que de l'autre on le dirigera dans sa cavité, ayant soin de ne pas le pousser trop loin et de ne pas le laisser trop longtemps en place à cause de la fumée acre que le patient a besoin de rejeter; quand il ne faudra que larder de pointes de feu une amygdale excessivement tuméfiée, on prendra une tige d'acier pointue par un bout et on pourra la faire parvenir jusqu'à la tumeur dans laquelle on l'enfoncera deux ou trois fois pour la faire rougir encore, et l'enfoncer de nouveau. » Mais comme l'opérateur, malgré toutes les précautions indiquées par Percy, ne sait pas la plupart du temps ce qu'il fait et ce qu'il lui reste à faire, et que de plus la canule finit par devenir presque aussi chaude que le cautère lui-même, si surtout on le laisse séjourner quelque temps dans son intérieur, et que de plus la fumée assez épaisse, ne pouvant s'échapper que difficilement, fatigue le malade, il vaut mieux garnir le palais d'une feuille de carton préalablement découpée sur sa forme et à laquelle

(1) Bruni, *Magna chirurgica*, 1252; Percy, *Pyrotechnie chirurgicale*, p. 245.

(2) Marc-Aurèle Séverin, *Pyrotechnie chirurgicale*, ch. 44; édition imprimée à Genève.

(3) Marc-Aurèle Séverin, *loco citato*, chap. 44.

(4) *Notes sur les abrégés d'anatomie et de chirurgie* de Wan Horne, 1707.

(5) *Of the tonsils light chirurgical Treatises*, vol. II, livre IV, ch. 7, p. 28.

(6) *Traité de chirurgie*, imprimé en anglais, édition de 1834, vol. XI, liv. IV, ch. 7, p. 28.

(1) *Synopsis universa praxeos medicæ*, t. I; *De morbis capitis externis*, lib. II, sect. 2, p. 415; *Mor. oris.*

(2) *Mémoire sur la résection des amygdales*, *Académie de chirurgie*, t. V, p. 432.

(3) *Pyrotechnie chirurgicale*, p. 250.

on laisse en devant une longue oreille qui, repliée sur la face, sert à la maintenir en place.

Des inconvénients de la cautérisation actuelle. — Cette méthode, malgré les avantages que lui ont attribués certains auteurs, a des inconvénients qui doivent la faire rejeter dans bon nombre de circonstances, et notamment dans le cancer des amygdales. Outre qu'il est très-difficile de porter le fer rouge dans des régions si profondément cachées sans porter atteinte aux parties avoisinantes, la cautérisation qu'il produit agit difficilement à une profondeur suffisante pour détruire le mal jusque dans ses racines; de plus, la fumée qui survient alors, fatigue beaucoup le malade et empêche le chirurgien de savoir au juste ce qu'il fait.

DE LA CAUTÉRISATION PAR LES CAUSTIQUES.

Les caustiques ont été, dans les temps anciens, employés par certains chirurgiens; mais comme leur application, en suivant les procédés ordinaires, est incommode et douloureuse, et que, par suite de la manière défectueuse qu'on a suivie, on est obligé de réitérer trop souvent les cautérisations, pour peu que les amygdales soient grosses, on n'a pas tardé à les bannir de la pratique chirurgicale. Le nitrate d'argent fondu (1), le sulfate de cuivre, le muriate d'antimoine liquide et l'acide sulfurique sont ceux qui ont été les plus usités. Cependant, grâce aux travaux et aux découvertes récentes, nous allons bientôt démontrer qu'avec des précautions convenables pour les maintenir solidement fixés sur le siége du mal, ils ont tous les avantages du cautère actuel sans en avoir les inconvénients.

Historique. — J'ai déjà dit plus haut que Mésué avait porté le premier les caustiques sur les amygdales. Après lui Junker (2) et Heister (3) donnèrent la préférence à la cautérisation potentielle. Ce dernier recommande de ne pas se servir des caustiques qui sont trop violents et vénéneux, de crainte que si par hasard il en parvient quelques particules dans l'estomac, ils ne produisent des maux pires que celui qu'on veut guérir. Il conseille de toucher, deux ou trois fois par jour, les amygdales tuméfiées avec un pinceau trempé dans une solution de muriate ammoniacal, et mieux dans de l'eau forte et la quantité de vif argent qu'elle peut dissoudre sur le feu.

Ces caustiques doivent être portés avec précaution au moyen d'un pinceau de linge bien essuyé. Le malade doit se gargariser après leur application. Il faut qu'il ait la tête penchée en avant pendant quelque temps pour avoir la facilité de rejeter la salive dont ces médicaments provoquent l'excrétion, et leur usage doit être continué jusqu'à ce que la brèche faite à l'amygdale soit très-étendue (4).

(1) Morand.

(2) *Conspect chirurg. tabul XCIII, de operat in cavitate oris*, p. 619.

(3) *Institution de Chirurgie.*

(4) Sabatier, médecine opératoire, t. III, p. 309.

Ce procédé, extrêmement vicieux, ne mérite pas d'être conservé dans la pratique. Cette cautérisation est trop légère pour détruire le mal et malgré toutes les précautions sur lesquelles a insisté Heister, le caustique doit fuser nécessairement à travers les tissus et produire des brûlures très-étendues; une partie même peut être avalée et occasionner dans le tube intestinal des accidents graves, sinon des empoisonnements; de plus, par cette méthode de traitement, on n'obtient la guérison que dans un temps fort éloigné, si tant est qu'elle puisse survenir.

Wiseman se servait de la potasse caustique, qu'il faisait pénétrer dans l'intérieur de la glande. Après avoir placé son malade au grand jour, la tête appuyée contre la colonne du lit et maintenue dans cette position, il assujétissait d'une main la langue avec un instrument convenable, pendant que de l'autre il appliquait sur le corps de la tumeur la pierre à cautère fixée sur un bâton; après quelque temps il la retirait, et touchait le même endroit avec un bâton de sapin trempé dans de l'huile de vitriol; il faisait ensuite gargariser la bouche, et il recommençait la série de ces manœuvres jusqu'à ce qu'il parvenait à diviser la glande en deux portions qu'il réséquait avec des ciseaux, et passait sur le reste de la tumeur la pierre de vitriol (1).

Ce procédé de cautérisation est aussi défectueux à plusieurs points de vue.

1° Malgré l'habileté du chirurgien, il est difficile, sinon impossible, que la potasse, en se dissolvant, n'aille pas attaquer les tissus ambiants; 2° la cautérisation, ainsi faite, est trop superficielle pour détruire les racines du mal. Si à ces deux inconvénients on ajoute celui qui résulte de la difficulté que l'on doit rencontrer le plus souvent à faire pénétrer le caustique dans l'intérieur de la glande endurcie, on comprend sans peine le juste abandon qui en a été fait. Dans une des deux observations rapportées par Wiseman, il est dit que l'opérateur fut fort incommodé par le flux extraordinaire d'une salive immense, dont l'écoulement dans la gorge de la malade la mit en danger d'être suffoquée.

DES AVANTAGES DE LA CAUTÉRISATION PAR LES CAUSTIQUES SUIVANT LE PROCÉDÉ DE M. BARRIER.

L'usage de caustiques puissants, tels que la pâte de chlorure de zinc et dont l'action peut être continuée pendant un temps plus ou moins long, nous paraît bien préférable au cautère actuel, si surtout on peut les appliquer sur le lieu même du mal sans être exposé à les voir couler ou fuser sur les parties avoisinantes.

Cette difficulté de fixer les caustiques a empêché, comme je l'ai dit plus haut, la plupart des anciens d'en faire usage. M. Barrier, chirurgien en chef de l'Hôtel-Dieu de Lyon, a résolu ce problème de la manière la plus favo-

(1) Louis, *Mémoire sur la résection des amygdales*, *Académie de chirurgie*, t. I, p. 511; édition de l'Encyclopédie.

rable. Il a fait construire un instrument tel que le représente la figure ci-dessous, qui offre par sa disposition une très-grande analogie avec des pincettes de cheminée ayant

Fig. 1. — Pince entière avec ses deux plaques dont l'interne offre des échancrures à sa circonférence.

Fig. 2. — Plaques de forme et de grandeur variables dont l'interne présente à sa surface convexe le fil qui fixe le caustique sur sa concavité.

Fig. 3. — Plaque vue par sa concavité, à bord très-élevé, formant une cuvette.

Fig. 4. — Plaque garnie du caustique, vue par sa concavité.

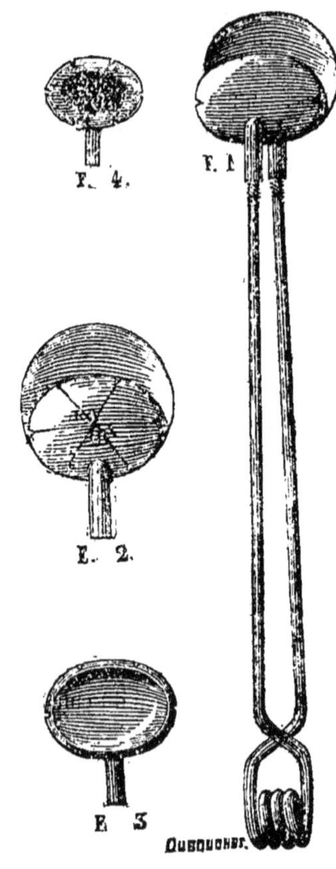

deux branches qui tendent à se rapprocher lorsqu'elles sont écartées par un mécanisme semblable à celui des serres fines ; chaque branche se termine par une plaque qui se visse sur la tige et peut, au moyen de plusieurs pièces de rechange, offrir une largeur en rapport avec l'étendue de la surface à cautériser ; l'une des deux branches entre dans la bouche, et va s'appuyer sur l'amygdale, tandis que l'autre reste en dehors et repose sur la branche de la mâchoire. La première seule est armée d'un caustique énergique, tel que le sparadrap de pâte de chlorure de zinc, que l'on fixe dans la concavité de la plaque, au moyen d'un fil que les échancrures de sa circonférence empêchent de glisser.

Au moyen de cet appareil ingénieux, le caustique ne peut fuser, retenu qu'il est dans la concavité de la plaque, dont la circonférence lui forme encore une barrière impossible à franchir lorsqu'elle se trouve appliquée sur la partie malade. A l'aide de cet instrument, on pourra désormais substituer les caustiques à l'emploi du feu dans toutes les circonstances où ce dernier était indiqué ; on ne s'exposera plus dès lors à brûler les parties avoisinantes, comme cela avait lieu quelquefois ; et enfin, la cautérisation ne sera plus pour les malades un sujet de répulsion, ni pour les chirurgiens une méthode incertaine. En effet, tandis qu'en employant le fer rouge, la fumée qui survient alors fatigue beaucoup le malade et empêche le chirurgien de savoir au juste ce qu'il fait, de pratiquer une cautérisation profonde, par le procédé nouveau tous ces inconvénients disparaissent, et l'application des caustiques se trouve ainsi réduite à un état de sûreté et de simplicité extrême.

Observation. — Une femme de 60 ans entre dans la salle Ste-Marthe le 2 juillet 1850. Elle portait depuis quelque temps une ulcération carcinomateuse de l'amygdale gauche qui avait déjà gagné une partie des piliers du voile du palais du même côté.

Comme la tumeur n'était pas saillante, et qu'elle était mal circonscrite, et que l'on ne pouvait pas espérer, en faisant usage de l'instrument de Fanhestock, de détruire le mal d'une manière complète, M. Barrier, tout en jugeant le cas très-grave et très-difficile à guérir, pensa que la cautérisation seule offrait quelques chances de succès. Après avoir excisé une partie du pilier antérieur du voile du palais, il introduisit dans l'arrière-bouche une des branches de l'instrument dont l'extrémité concave, munie d'un morceau de pâte de chlorure de zinc préalablement fixé dans cette situation par des fils, fut appliquée sur l'ulcération carcinomateuse, tandis que l'extrémité de l'autre branche, restée en dehors de la bouche, venait s'appliquer sur la région parotidienne. Le caustique, solidement fixé par cet ingénieux instrument sur le point malade, ne pouvait attaquer aucun tissu avoisinant.

Cette cautérisation, répétée à trois reprises différentes et pendant deux heures environ chaque fois, produisit une très-grande amélioration. Elle aurait très-probablement amené une guérison complète, si la malade avait eu plus de courage pour supporter la douleur inséparable de l'opération et du siége de la maladie, et n'avait pas voulu quitter l'hôpital avant la fin du traitement.

Cet instrument méritait de notre part une attention particulière, parce qu'il peut non seulement être utilisé pour les cas de cancer des amygdales ; mais encore pour d'autres maladies de la région bucco-pharyngienne, plus ou moins difficile à guérir.

Veut-on, par exemple, arrêter une hémorrhagie grave, suite de l'excision des amygdales, il suffit de remplacer le caustique par une éponge légèrement imbibée de perchlorure de fer pour obtenir un résultat immédiat des plus avantageux. Ce sera sans doute pour remplir cette indication importante que cet instrument se répandra le plus dans la pratique.

Rien n'est plus facile que de cautériser par ce procédé la face interne des joues. On adapte à la branche de l'instrument, qui doit pénétrer dans la bouche, une rondelle de l'étendue de la surface malade ; l'on y fixe le caustique, et on l'applique sur le siége du mal, tandis que l'autre branche appuye en dehors sur la branche de la mâchoire.

Non seulement cet instrument est applicable aux maladies de la région que je viens de mentionner ci-dessus, mais encore à certaines lésions du col de l'utérus, etc. Plus tard, lorsque je m'occuperai des maladies de cet organe, je signalerai les heureuses modifications que lui a fait subir M. Barrier pour pouvoir, à son aide, cautériser et détruire une des lèvres du museau de tanche, alors qu'elle se trouve malade ou hypertrophiée.

Note sur la solution iodo-tannique; de son emploi en chirurgie, et de son action coagulante sur le sang.

On sait, par une note présentée à l'Académie de médecine, il y a peu de temps, par le docteur Socquet, médecin de l'Hôtel-Dieu de Lyon, et M. Al. Guilliermond, pharmacien de cette ville, que l'iode qui est à peu près insoluble dans l'eau pure, peut s'y dissoudre en quantité considérable à l'aide du tannin, et forme avec ce principe astringent une combinaison particulière dont la nature ne paraît pas encore parfaitement connue. Ce n'est pas sous le rapport chimique ou pharmaceutique que je veux en parler ici. C'est sur son emploi thérapeutique que je veux appeler l'attention des praticiens en indiquant les résultats de mes premiers essais.

La solution iodo-tannique est depuis longtemps employée à l'intérieur par mon honorable collègue le docteur Socquet, dans les cas où se présente l'indication des préparations iodées et en particulier celle de l'iodure de potassium. Nous savons que notre savant confrère n'a eu qu'à se féliciter jusqu'à présent de ce nouveau mode d'administration de l'iode. J'y ai eu recours aussi chez un certain nombre de sujets scrofuleux, depuis deux ou trois semaines, et, si ce laps de temps est trop court pour juger de l'efficacité de ce médicament, j'ai pu au moins me convaincre qu'il est parfaitement supporté par l'estomac. J'ai donné la solution de façon à ingérer chaque jour d'abord cinq, puis dix centigrammes d'iode, sans aucun dérangement dans les fonctions, et je me propose d'atteindre des doses plus élevées. M. Guilliermond nous a fourni un sirop de ratanhia iodé très-agréable pour les malades et très-commode, dans lequel l'extrait de ratanhia joue, vis-à-vis de l'iode, le même rôle que le tannin, bien que cet extrait n'y soit pas à une dose aussi forte que dans le sirop de ratanhia ordinaire. M. Guilliermond a déjà reconnu qu'un grand nombre de principes astringents analogues au tannin et à l'extrait de ratanhia agissent sur l'iode de la même manière et le rendent soluble dans l'eau. J'ai aussi expérimenté la solution iodo-tannique à l'extérieur. Je l'ai employée en injections d'abord dans des fistules, suites d'abcès froids et dans l'hydrocèle, c'est-à-dire dans les cas où la teinture d'iode est devenue d'un usage vulgaire. Dans ces cas j'en ai obtenu des résultats aussi satisfaisants que si j'avais agi avec la teinture iodée. Dans l'hydrocèle, par exemple, les effets ont été absolument les mêmes; douleur vive au moment de l'injection avec irradiations dans les régions voisines, inflammation les jours suivants, sécrétion séro-plastique dans la tunique vaginale, résolution et guérison dans l'espace de vingt à trente jours.

En songeant à l'action du tannin sur le sang, et en particulier sur l'albumine, j'ai eu l'idée d'essayer la solution iodo-tannique comme agent coagulateur du sang. J'ai injecté des varices et j'ai produit un caillot moins prompt à se former que par le perchlorure de fer; mais très-sensible au bout de quelques heures, et accompagné, les jours suivants, d'une légère inflammation des parois veineuses. Cette inflammation, sans doute nécessaire pour que le caillot adhère aux parois de la veine, se dissipe en peu de jours, et l'on ne constate plus alors qu'un cordon dur, plein, où le sang ne circule plus et qui fournit la preuve que la varice est bien oblitérée.

Satisfait de ce résultat que je n'espérais pas aussi complet, j'ai cherché à me rendre compte du rôle respectif de l'iode et du tannin dans cette coagulation. Pour cela j'ai traité du sang, à sa sortie de la veine, avec deux solutions contenant la même proportion d'iode, mais une dose différente de tannin. On devait s'attendre à ce que le liquide contenant le plus de tannin coagulerait mieux le sang que l'autre; or, c'est tout le contraire que j'ai observé et fait constater à plusieurs reprises par les élèves qui suivent ma visite. C'est le liquide le moins chargé de tannin qui a donné le coagulum le plus ferme et le plus complet. Ce résultat inattendu semble montrer que l'iode exerce ici, grâce au tannin, une action très-particulière et dont il ne me paraît pas facile de donner l'explication. Ne sait-on pas, en effet, que l'iode pur mis directement en contact avec l'albumine ne la coagule point, mais s'y dissout? Si, au contraire, l'iode de la solution iodo-tannique coagule le sang, c'est sans doute en exerçant une action spéciale sur la fibrine ou sur les globules. Il y a là une voie ouverte à des recherches intéressantes. Pour nous, ce fait a surtout de l'intérêt en nous montrant que ce liquide est capable de coaguler le sang. Cette action m'a paru assez énergique pour qu'on doive l'étudier sous ce rapport, afin de voir si la solution iodo-tannique ne remplacerait pas avec avantage le perchlorure de fer dont on connaît les inconvénients, dans le traitement des anévrismes, des varices, etc. Je me propose d'approfondir ce sujet par de nouvelles recherches et de les publier si elles me paraissent dignes d'intérêt.

F. Barrier.

Lettre thérapeutique à M. A. Bouchacourt, professeur à l'école de médecine de Lyon.

Lyon, ce 22 décembre 1855.

Max. Stoll, ce grand maître, a écrit un chapitre intitulé: *De quelques petites choses d'une grande importance.* Je doute, que dans nos grands livres de médecine, on rencontre, dans un si petit espace, d'aussi grandes choses que celles que Stoll y a traitées. A mon sens, l'auteur a besoin d'être médité avec soin, car je ne sais ce qu'on doit admirer le plus de la profondeur des idées ou de la rectitude de jugement qu'on y remarque.

Aujourd'hui, mon cher confrère, je ne me sens ni disposé à vous parler philosophie médicale, ni théorie systématique ; je veux vous entretenir d'un tout petit objet qui a, je crois une certaine utilité au point de vue obstétrical ; non pas que j'aie la prétention d'avoir fait une découverte, ni même le mérite, s'il y en a, d'avoir le premier appliqué ce moyen ; je sais trop qu'on s'aperçoit, en cherchant bien, que la plupart des inventions n'en sont pas, et qu'il faut toujours revenir à cette banale vérité : il n'y a rien de nouveau sous le soleil, puis d'ailleurs j'ai là sous les yeux un *Traité*, par M. Levrat-Perroton, qui me fait voir que le fait dont je veux parler n'a pas été omis par lui. Je ne veux avoir à vos yeux, mon cher confrère, que le mérite de vous rappeler un fait peut-être oublié par vous. Ces divers points établis, j'entre carrément (selon l'expression du jour) dans mon sujet. Mon esprit étant toujours disposé à recevoir les enseignements que vous voulez bien me donner lorsque, ainsi que vous le faites avec moi, vous descendez des hautes régions de la science; je ne ferai aucune difficulté d'admettre les objections que vous suggérera votre haute raison sur ce que je vais vous dire, le plus simplement possible, des coliques utérines, et du seigle ergoté, qui font le sujet de cette lettre.

Vous savez beaucoup mieux que moi combien il est pénible de voir les femmes souffrir presque aussitôt après avoir échappé au danger très-grand qui résulte de l'enfantement et, comme nous le disait notre ancien maître Capuron, si bien que se passent les choses, je ne voudrais jamais répondre que la femme n'en mourra pas ; s'il est douloureux, dis-je, pour le médecin de voir souffrir, il est encore bien plns pénible de penser que les moyens recommandés en pareil cas n'ont aucune action : aussi viens-je aujourd'hui vous demander ce que vous pensez des coliques utérines, et vous dire les bons effets qu'on obtient de l'emploi du seigle ergoté immédiatement après l'accouchement.

Dionis, ce vieux praticien qui nous a laissé de si bonnes choses dans ses livres, réfute avec beaucoup de raison les hypothèses de Mauriceau sur la cause du mal qui nous occupe, et à présent que la science a marché, on voit que Dionis avait pleinement raison, sans que cependant sa théorie soit l'expression de la vérité, car il veut que la cause des coliques utérines après l'accouchement tienne à la cicatrisation des conduits qui doivent donner issue aux lochies, et il s'appuie sur ce que les femmes primipares en sont presque exemptes. Je ne sais si ma raison me trompe; mais il me semble que l'explication qu'on donne dans nos écoles modernes est infiniment plus rationnelle, et les symptômes ne sont dus qu'à l'effort produit par l'utérus pour se débarrasser des corps étrangers qui se trouvent en contact avec lui. Ici je m'arrête, ne voulant pas entrer dans des dissertations qui excéderaient les bornes d'une simple lettre, m'apercevant d'ailleurs que je pourrais dire avec Mme de Sévigné : « je ne sais plus être court. »

Dans ces derniers temps, l'Académie de médecine a discuté si l'on devait ou ne devait pas donner le seigle ergoté dans les accouchements ; moi, après les autres, je viens vous le recommander après l'accouchement dans le but de remédier aux coliques utérines. Les serviettes chaudes, l'opium, les cataplasmes n'ont aucune influence sur elles ; il faut que deux ou trois jours se passent pour qu'elles disparaissent. C'est pourquoi je donne dans ce cas-là, en deux prises, à une demi-heure d'intervalle, douze décigrammes de seigle ergoté au moment même où la tête du fœtus a franchi le détroit inférieur. Il est rare alors que les coliques se montrent, ou du moins qu'elles ne soient pas profondément modifiées. Depuis que je me suis décidé à en agir ainsi, j'ai rarement vu les femmes avoir des coliques, et je n'ai jamais eu d'hémorrhagies, même chez celles qui y avaient une disposition. Ce sont là des faits que je soumets à votre judiciaire, adoptant d'avance comme toujours ce que votre sagesse décidera.

LERICHE.

De l'emploi de la mixture Falcony pour la conservation temporaire des cadavres et la solution du problème des inhumations,

par le docteur G. LUPPI.

Si l'hygiène publique et la police médicale s'accordent toujours sur le choix des moyens lorsqu'elles se proposent le même but, elles diffèrent cependant jusqu'à se contredire lorsqu'il s'agit de fixer le délai des inhumations. Dans ce cas, tandis que l'une, au nom de la philanthropie, voudrait ménager, par la temporisation, une chance éventuelle en faveur des trépassés, l'autre, dans la crainte de dangers souvent fort graves, est contrainte de s'y refuser au nom de la santé publique. De ce conflit, entre deux ordres de précautions également légitimes, surgit un problème, dont la solution, pour être satisfaisante, ne doit laisser subsister aucune des questions qu'il soulève.

Parmi les nombreux moyens proposés jusqu'à ce jour pour arriver à cette solution, aucun ne remplit toutes les conditions voulues. Quelque recommandables qu'ils soient, comme preuve évidente de progrès et d'amélioration dans cette branche de la police médicale, tous cependant laissent quelque chose à désirer. D'abord, ceux qui se rapportent aux signes de mort réelle ou aux expédients pour la constater ne sont pas infaillibles, et ceux qui se rapportent à la conservation temporaire des cadavres ne remplissent pas les conditions d'applicabilité et d'innocuité. Ainsi, quoique les méprises des inhumations prématurées deviennent de moins en moins possibles, des exemples assez récents et toujours trop nombreux de personnes revenues à la vie lorsqu'on était sur le point de les enterrer, attestent l'insuffisance des précautions établies par la loi et exigent impérieusement une solution tout à fait irrépréhensible sur laquelle cette même loi puisse se reconstituer d'une manière définitive.

L'espoir de réussir à démontrer que le problème des inhumations se trouve complétement résolu par l'emploi de la mixture désinfectante et conservatrice de M. Falcony nous engage à traiter largement le sujet afin de faire ressortir toute l'importance d'une découverte qui nous semble appelée aux plus heureuses applications.

Cette mixture, qui n'altère nullement la peau, est douée de la double propriété de détruire toute mauvaise odeur et de conserver les substances animales privées de vie sans les détériorer, tout en absorbant les produits liquides et gazeux qui s'échappent d'un corps qui est en voie de décomposition. Elle agit donc comme *antiméphitique*, lorsque la décomposition est commencée, et comme *antiseptique* sans produire aucune altération chimique de nos tissus.

La propriété désinfectante de cette mixture a déjà été mise à profit pour une application qui ne laisse pas d'avoir un véritable intérêt. On sait qu'un réglement de police de la ville de Paris exige que les corps qui doivent être transportés au loin soient entourés de substances propres à en empêcher la décomposition pendant le voyage, ou tout au moins capables de neutraliser les conséquences de cette décomposition. Jusqu'à ce jour, faute de mieux, on se contentait d'un mélange de charbon pulvérisé et de tan, mélange dont le défaut capital, au point de vue de l'hygiène, est l'insuffisance de sa faculté conservatrice. Aussi, d'après un rapport très-favorable du Conseil de salubrité publique de Paris, constatant la supériorité de la mixture Falcony, M. le Préfet de police en a immédiatement autorisé la substitution qui, outre qu'elle n'inspire aucune répugnance aux familles, présente l'incontestable et précieux avantage de conserver plus longtemps et de désinfecter beaucoup mieux.

Au vote du Conseil de salubrité de Paris on peut ajouter le suffrage du Conseil de salubrité de Lyon, qui, à l'aide d'expériences irrécusables, a également constaté la possibilité de conserver intactes à l'aide de ladite mixture, et, pour un certain temps, les substances animales mortes, sans qu'il y ait à craindre en aucune manière le dégagement d'émanations désagréables ou malfaisantes. D'après ces expériences, M. le conseiller d'Etat, Administrateur du département du Rhône, n'a pas hésité à en permettre l'emploi.

Cette désinfection temporaire n'est pas restée longtemps dans le domaine des applications administratives. L'aspect agréable de la mixture, son parfum, la facilité de l'employer, la modicité de son prix et surtout sa faculté désinfectante bien constatée engagèrent bientôt les particuliers à s'en servir dans les enterrements ordinaires pour éviter les inconvénients d'une trop prompte décomposition.

Il n'est probablement personne, qui ayant été appelé à accomplir le pieux devoir d'accompagner à l'église et au cimetière un parent ou un ami, n'ait eu l'occasion de constater combien les émanations du cercueil rendent pénibles et même fréquemment repoussantes sinon dangereuses ces dernières cérémonies. Faisant abstraction même des désagréments inhérents à un genre de puanteur qui soulève en nous une répugnance instinctive, et ne tenant compte que du danger que les émanations cadavéreuses entraînent après elles, il est facile de se persuader de la convenance d'entourer de précautions des cérémonies dont l'innocuité est toujours fort contestable. Et à ce point de vue, on ne saurait trop recommander l'usage des antiméphitiques, non seulement pour masquer la fétidité, mais particulièrement pour neutraliser les miasmes, dont la présence ne nous serait dévoilée par aucune odeur. L'application de moyens purificateurs est indispensable dans toute circonstance d'enterrement, mais surtout lorsque le convoi funèbre doit traverser de grandes agglomérations de population.

Au lieu de chercher bien loin les causes des fléaux contagieux ou épidémiques, ne serait-il pas peut-être plus raisonnable de supposer qu'elles s'engendrent parmi nous, à notre insu, comme le fruit de notre confiance dans l'innocuité de tout ce qui échappe à nos sens! Il est hors de contestation que les causes d'une bonne partie des maladies, même sporadiques, résident dans l'atmosphère, et sans contredit les pays où l'état sanitaire est le plus satisfaisant sont ceux où l'on respire un air pur. Aussi longtemps qu'on n'aura pas établi d'une manière à peu près certaine que bon nombre de maladies, dont on ne sait préciser la cause, ne proviennent pas et ne sauraient provenir de l'actualité d'un principe morbifique spécial, on ne pourra regarder comme superflues les mesures de précautions les plus minutieuses qu'une croyance contraire pourrait suggérer. Aussi, ne serait-il ni scientifique ni prudent de faire bon marché de l'emploi des moyens antiloïmiques par la raison que rien ne nous décèle l'actualité des miasmes, et que lors même qu'ils existeraient, rien ne prouve qu'ils seraient assez réfractaires à l'action de l'atmosphère pour persister longtemps dans toute leur intégrité dangereuse.

Il serait sans doute hors de propos d'insister sur la convenance qu'il y a à adopter les mesures nécessaires pour nous mettre à l'abri de dangers qui ne se manifestent qu'au moment d'éclore. L'usage généralement répandu de purifier tout ce qui a appartenu à un mort nous témoigne d'une croyance radicale à la possibilité de transmission des germes morbifiques, même lorsqu'il ne s'agit pas de maladies contagieuses. Cette croyance, toute exagérée qu'elle puisse paraître, n'est pas dépourvue de preuves scientifiques qui l'appuient et qui démontrent que si les produits morbides ne sont pas heureusement toujours de nature à produire une infection générale, ils peuvent cependant agir plus ou moins défavorablement, selon la prédisposition et l'idiosyncrasie individuelles.

Dans l'incertitude où nous sommes du nombre et de la nature des maladies qui peuvent laisser après elles des miasmes plus ou moins persistants, l'application de moyens purificateurs serait à désirer dans tous les cas de décès. Ces moyens, qui satisfont parfaitement les exigences de l'hygiène privée, ne peuvent cependant satisfaire l'hygiène publique, qui à son tour réclame un autre ordre de précautions en vue d'empêcher que l'influence des exhalaisons cadavéreuses s'exerce sur un plus grand nombre de personnes. Du moment où la vie se retire d'un corps jusqu'à celui de l'inhumation, la présence d'un cadavre est presque toujours préjudiciable sinon absolument dangereuse. Mais malheureusement ce n'est que dans les circonstances d'épidémie ou de contagion qu'on est disposé à convenir de cette vérité, ou tout au moins à prendre des mesures de précaution qui souvent n'ont pas l'avantage de se concilier avec la philanthropie.

Ces indications hygiéniques relatives aux inhumations nous semblent satisfaites par l'emploi de la mixture Falcony, beaucoup mieux que par tout autre moyen purificateur connu, soit par la facilité de son application, soit par son innocuité, soit par son pouvoir anti-méphitique. Nous conclûrons donc au sujet de la propriété désinfectante de cette mixture, que son usage, en rassurant contre toute crainte d'infection, satisfait amplement aux exigences de l'hygiène publique.

(*La suite au prochain numéro.*)

VARIÉTÉS.

Société de médecine de Lyon. — Dans la séance du 9 janvier cette Compagnie a' élu, *vice-président*, M. Théodore Perrin; *secrétaires-adjoints*, MM. Garin et Rambaud.

Dans la même séance il a été procédé à l'élection de membres titulaires. La commission de présentation avait proposé quatre candidats. Trois seulement ont pu réunir le nombre de suffrages exigé par le réglement, ce sont MM. Arthaud, médecin en. chef de l'asile des aliénés de l'Antiquaille; Glénard, professeur à l'École préparatoire de médecine; Frêne, médecin de l'Hôtel-Dieu.

Cette triple élection porte à 41 le nombre des *membres titulaires* de la Société de Médecine de Lyon et qui sont MM. Artiaud, Barrier, Baumers, Bonnet, Bouchacourt, Boucher, Brachet, Candy, Davallon, Desgranges, Devay, Diday, Dime, Frêne, Foltz, Garin, Girin, Glénard, Gromier, Guilliermond, Lacour, Lavirotte, Lecoq, Mouchon, Passot, Perrin, Pétrequin, Peyraud, de Polinière, Potton, Rambaud, Rater, Rérolle, Reybard, Rollet, Rougier, Roy, Sauveton, Tavernier, Teissier, Vernay.

Les *membres honoraires* sont MM. Baumès, de Laprade, Gubian, Fouilhoux, Gensoul, Levrat-Perroton, Janson, Monfalcon, Pointe, Bouchard-Jambon, Pasquier, Sénac, Tissier, Viricel, Repiquet.

Association de prévoyance et de secours des médecins du Rhone. — Cette association, déjà si cruellement éprouvée par la mort de M. Pravaz, vient de faire une nouvelle perte dans la personne de M. Aillaud. Ce décès, qu'a précédé une très-courte maladie, laisse vacante une place dans la Commission générale. Les collègues de M. Aillaud et le bureau ont pensé qu'il ne valait pas la peine de remplir cette vacance, puisque trois mois à peine nous séparaient de l'assemblée générale annuelle, où une partie de la Commission devra être renouvelée. C'est à cette époque que sera présenté le compte-rendu des travaux de l'association depuis son origine. Nous ne doutons point qu'en présence des nombreuses questions traitées et résolues, des infortunes mieux secourues, tout médecin sensible et charitable ne rende hommage au zèle et à l'activité de ceux de nos confrères qui ont favorisé par leur énergique initiative et leur persévérance l'établissement et l'extension d'une œuvre toute de moralité et de bienfaisance.

Concours, le lundi 8 mai 1854, pour la place de chirurgien-major de l'hôtel-dieu.

Le conseil d'administration des hôpitaux et hospices civils de Lyon donne avis que le lundi 8 mai 1854, à huit heures du matin, il sera ouvert un concours public pour la place de chirurgien-major de l'Hôtel-Dieu.

Ce concours aura lieu à l'Hôtel-Dieu, devant le conseil d'administration, assisté d'un jury médical, et se composera de cinq séances, ainsi qu'il suit :

Premier jour. — Question d'anatomie et de physiologie, à traiter de vive voix.

Second jour. — Question de pathologie chirurgicale et accouchement, à traiter par écrit ; lecture des mémoires en séance publique.

Troisième jour. — Question de médecine opératoire, à traiter de vive voix : les concurrents pratiqueront sur le cadavre une opération chirurgicale.

Quatrième jour. — Question médico-chirurgicale, à traiter par écrit ; lecture des mémoires en séance publique.

Cinquième jour. — Examen clinique d'un malade choisi par le jury ; les candidats émettront de vive voix, en séance publique, leur opinion sur les symptômes, le diagnostic, le pronostic et le traitement de la maladie soumise à leur examen.

La question à traiter dans chaque séance sera la même pour tous les concurrents ; un d'entre eux, désigné par le sort, la tirera de l'urne dans laquelle auront été jetées les questions adoptées par le jury.

A la fin des épreuves, et après le vote du jury, l'administration nommera, s'il y a lieu, le chirurgien-major.

Conditions d'admission au concours.

1° Les candidats devront se faire inscrire au secrétariat de l'administration, à l'Hôtel-Dieu, quinze jours au moins avant le 8 mai.

2° Nul ne pourra concourir s'il n'est Français ou naturalisé Français, et s'il n'est porteur d'un diplôme de docteur en médecine ou en chirurgie, délivré par l'une des trois Facultés de médecine.

3° En se faisant inscrire, les candidats devront déposer leur acte de naissance, leur diplôme de docteur ; et, s'ils ne demeurent pas à Lyon, un certificat de moralité récemment délivré par le maire du lieu de leur résidence.

4° Avant de concourir, chaque candidat prend connaissance du réglement de l'Hôtel-Dieu, et s'engage à remplir, en cas de nomination, toutes les obligations que ce réglement impose au chirurgien-major.

Ces candidats pourront déposer au secrétariat leurs titres scientifiques, manuscrits ou imprimés, concernant la médecine ou la chirurgie : ces documents seront examinés par MM. les jurés.

Services et honoraires.

Le candidat nommé fera pendant six ans, à partir du 1er janvier 1856, le service d'aide-major ; il exercera ensuite les fonctions de chirurgien-major pendant six autres années, à l'expiration desquelles il conservera également pendant six années, sous la dénomination de chirurgien titulaire, le service indiqué par la délibération du 19 juillet 1848.

Les honoraires de l'aide-major sont de 400 francs par an ; ceux du chirurgien-major, de 720 francs ; l'un et l'autre ont, de plus, le logement et la nourriture à l'Hôtel-Dieu, ainsi que le chauffage et l'éclairage.

Le chirurgien titulaire est externe; il reçoit annuellement 600 francs de traitement et 600 francs de droit de présence.

Lyon, le 20 octobre 1853.

Les membres du conseil d'administration :

(Suivent les signatures.)

Le programme que nous venons de reproduire est la meilleure réponse aux craintes exprimées dans le corps médical sur la suppression des concours dans les hôpitaux de Lyon. Le concours qui doit s'ouvrir le 8 mai prochain, se relie à un plan définitif et régulier, qui permettrait d'instituer à époque fixe, le quatrième ou le cinquième lundi après Pâques, un concours de chirurgie les années paires, et un concours de médecine les années impaires. En échelonnant ainsi les nominations, on évitera les fournées qui affaiblissent toujours les titres les mieux mérités, et on relèvera les candidats malheureux par la perspective d'une revanche offerte à une époque certaine et peu éloignée. Mais pour établir ce recrutement régulier et périodique, le conseil d'administration a dû prévenir les embarras suscités par les vacances simultanées dans les services de chirurgie. En effet, au 1er janvier 1855, l'aide-major de l'Antiquaille entre en fonctions comme chirurgien-major. Au 31 décembre de la même année des changements semblables vont se faire à l'Hôtel-Dieu et à la Charité : M. Barrier devient chirurgien titulaire et cède à M. Desgranges la place de chirurgien-major. M. Valette quitte l'Hôtel-Dieu pour remplacer M. Bouchacourt dans les fonctions de chirurgien-major. Toutes ces mutations devaient occasionner trois concours dans le même moment. Pour éviter cet inconvénient, deux mesures ont été adoptées ; le concours du majorat de l'Hôtel-Dieu est avancé, et quoique l'aide-major soit nommé au mois de mai 1854, il n'entrera en fonctions que le 1er janvier 1856. En second lieu, la durée des fonctions de MM. Bouchacourt et Valette, comme chirurgien-major et aide-major, est prorogée jusqu'au 31 décembre 1855.

Ces renseignements que nous croyons vrais, suffiront pour faire apprécier une mesure dont l'initiative est due, nous le pensons du moins, à l'active et intelligente sollicitude du médecin distingué qui depuis dix ans a si bien représenté les intérêts médicaux dans le sein du conseil d'administration.

Deux autres mesures qui se relient à la précédente ont été également prises par notre administration hospitalière. La première est relative au médecin de l'hospice de l'Antiquaille ; la seconde à l'aide-major de la Charité. Jusqu'à présent le médecin de l'Antiquaille était nommé par le préfet sur une liste triple dressée par les soins d'un jury médical. Dorénavant il sera nommé au concours. Il était difficile de comprendre, en effet, pourquoi il y avait deux modes différents de nomination pour le chirurgien et le médecin, qui, en définitive, remplissent les mêmes fonctions. Il est bien entendu que la nomination des médecins du service des aliénés reste réservée au ministre de l'intérieur, conformément à la loi de 1838.

On sait que d'après une délibération du 19 juillet 1848, il avait été décidé que l'aide-major de la Charité remplirait sa suppléance dans l'établissement même pour lequel il est désigné. Il paraît que d'après une nouvelle délibération du 5 octobre 1853, l'aide-major de l'Hôtel-Dieu conservera un service permanent à l'Hôtel-Dieu. D'après ce nouvel arrangement, le service chirurgical de l'Hôtel-Dieu serait divisé en six sections et réparti ainsi, savoir :

Chirurgien titulaire externe	110 lits.
Chirurgien-major	130
Chirurgien aide-major (Hôtel-Dieu)	100
Chirurgien aide-major (Charité)	62
Professeur de clinique	62
	464

— Hospice du Perron. — La place de médecin de cet établissement est devenue vacante par la mort de M. Aillaud. L'administration a décidé que ce service serait confié désormais à MM. les médecins suppléants de l'Hôtel-Dieu à tour de rôle.

— Création d'un nouvel hôpital a Lyon. — Dans un rapport présenté par M. le conseiller d'Etat, à la Commission municipale de Lyon, sur les améliorations à introduire dans cette ville, nous avons remarqué le passage suivant :

« Quant au quartier de la Croix-Rousse, le vœu qui m'a été exprimé en son nom, c'est d'avoir un hospice qui dispense ses malades du long trajet qu'ils ont à faire pour aller chercher des secours à l'Hôtel-Dieu, et qui recueille ceux de ses vieillards qui sont dépourvus de ressources, sans les éloigner de leurs familles et de leurs amis.

« L'Hôtel-Dieu et la Charité ne suffisent plus, en réalité, pour l'accroissement qu'a pris la population des quatre communes réunies, et une succursale de ces deux établissements ne saurait être mieux placée que dans un arrondissement presque tout composé d'ouvriers.

« L'administration des hospices a déjà voté l'établissement de cette succursale, secondant ainsi le désir qu'a l'administration municipale de donner une satisfaction à la population de la Croix-Rousse, et vérifiant ces sages et conciliantes paroles que nous faisait entendre, il y a peu de jours, son président : « L'administration des hospices se « considère comme une émanation, une délégation de l'administra- « tion de la ville de Lyon, pour une partie des services commu- « naux. »

« Si, par suite des dépenses que nécessitera le nouvel établissement, le revenu des hospices devient insuffisant pour leurs besoins annuels, c'est la caisse municipale qui aura l'obligation d'y suppléer ; ainsi se trouve constaté le concours de la ville dans la création de l'établissement dont il s'agit de doter la Croix-Rousse. »

L'administration des hospices est, dit-on, sur le point d'acheter l'établissement des Trinitaires situé dans le quartier des Tapis. Si cette négociation réussit, on pourra établir, d'ici à quatre ou cinq mois, trois services de 100 lits chacun.

— Hotel-Dieu de Lyon. — M. le docteur Girin, médecin suppléant, a été installé, le 1er janvier, en qualité de médecin titulaire, en remplacement de M. Dime, arrivé au terme de ses fonctions. Le service médical est actuellement confié à MM. Bouchet, Devay, Gromier, Socquet, Teissier, L. Colrat, Girin et Pointe, professeur de clinique.

— Les tables tournantes. — Un membre de l'Institut, M. Babinet, vient de publier, dans la *Revue des Deux Mondes*, un curieux et savant travail intitulé : *Des tables tournantes au point de vue de la mécanique et de la physiologie*, et dont nous transcrivons les conclusions.

1° Que tout ce qui est raisonnablement admissible dans les curieuses expériences qui ont été faites sur le mouvement des tables où l'on impose les mains est parfaitement explicable par l'énergie bien connue des mouvements naissant de nos organes, puis à leur origine, surtout quand une influence nerveuse vient s'y joindre et au moment où, toutes les impulsions étant conspirantes, l'effet produit représente l'effet total des actions individuelles ;

2° Que dans l'étude consciencieuse de ces phénomènes mécanico-physiologiques, il faudra écarter toute intervention de force mystérieuse en contradiction avec les lois physiques bien établies par l'observation et l'expérience ;

3° Qu'il faudra aviser à populariser, non pas dans le peuple, mais bien dans la classe éclairée de la société, les principes des sciences. Cette classe si importante, dont l'autorité devrait faire loi pour toute la nation, s'est déjà montrée plusieurs fois au-dessous de cette noble mission. Il est à constater que l'initiative des réclamations en faveur du bon sens contre les prestiges des tables et des chapeaux a été prise par les membres éclairés du clergé de France ;

4° Enfin, les faiseurs de miracles sont instamment suppliés de vouloir bien, s'ils ne peuvent s'empêcher d'en faire, au moins de ne pas les faire absurdes. Imposer la croyance à un miracle, c'est déjà beaucoup dans ce siècle; mais vouloir nous convaincre d'un miracle ridicule, c'est vraiment être trop exigeant.

PRIX PROPOSÉS PAR L'ACADÉMIE DE MÉDECINE POUR 1854.

Prix de l'Académie. — De l'huile de foie de morue, considérée comme agent thérapeutique. Ce prix sera de la valeur de 1,000 fr.

Prix fondé par M. le baron Portal. — Anatomie pathologique des cicatrices dans les différents tissus. Ce prix sera de la valeur de 1,500 fr.

Prix fondé par Mme de Civrieux.—Déterminer, par des faits rigoureux et bien observés, l'influence positive des affections morales sur le développement des maladies du cœur. Ce prix sera de la valeur de 1,500 fr.

Prix fondé par M. le docteur Lefèvre. — De la mélancolie. Ce prix sera de la valeur de 3,000 fr.

Prix fondé par M. le docteur Capuron. — De l'albuminurie dans l'état puerpéral et de ses rapports avec l'éclampsie. Ce prix sera de la valeur de 1,000 fr.

Prix fondé par M. Nadau. — Ce prix, dont le concours a resté ouvert jusqu'au 31 décembre 1853, sera décerné, en 1854, à celui qui aura professé ou publié le meilleur cours d'hygiène populaire en 25 leçons.

PRIX PROPOSÉS POUR 1855.

Prix de l'Académie. — Déterminer par des faits précis le degré d'influence que les changements de lieux, tels que l'émigration dans les pays chauds et les voyages sur mer, exercent sur la marche de la tuberculisation pulmonaire. Ce prix sera de la valeur de 1,000 fr.

Prix fondé par M. le baron Portal. — Du goître endémique; étiologie, anatomie pathologique, prophylaxie; rapports avec le crétinisme. Ce prix sera de la valeur de 1,000 fr.

Prix fondé par Mme Bernard de Civrieux. — De la catalepsie. Ce prix sera de la valeur de 1,000 fr.

Prix fondé par M. le docteur Capuron. — *Question relative à l'art des accouchements.* — Des morts subites dans l'état puerpéral. Ce prix sera de la valeur de 1,000 francs.

Question relative aux eaux minérales. — Déterminer par l'observation médicale l'action physiologique et thérapeutique des eaux minérales *alcalines*, et préciser nettement les cas de leur application. Ce prix sera de la valeur de 1,500 fr.

Prix fondé par M. le docteur Itard. — Ce prix, qui est triennal, sera décerné à l'auteur du meilleur livre ou mémoire de médecine pratique ou de thérapeutique appliquée. Pour que les ouvrages puissent subir l'épreuve du temps, il sera de condition rigoureuse qu'ils aient au moins deux ans de publication. Ce prix sera de la valeur de 3,700 fr.

PRIX PROPOSÉS POUR 1856.

Prix fondé par M. le marquis d'Argenteuil. — Ce prix, qui est sexennal, sera décerné à l'auteur du perfectionnement le plus notable apporté aux moyens curatifs du rétrécissement du canal de l'urètre pendant cette troisième période (1850 à 1856), ou subsidiairement à l'auteur du perfectionnement le plus important apporté durant ces six ans au traitement des autres maladies des voies urinaires. La valeur de ce prix sera de 12,000 fr.

Les mémoires pour les prix à décerner en 1854 devront être envoyés à l'Académie avant le 1er mars, à l'exception du prix fondé par M. Nadau, dont le concours a été clos le 31 décembre 1853.

N. B. Tout concurrent qui se sera fait connaître directement ou indirectement sera, par ce seul fait, exclu du concours. (*Décision de l'Académie*, du 1er septembre 1838.) Les concurrents aux prix fondés par M. Itard, d'Argenteuil et Nadau, sont seuls exceptés de ces dispositions.

— ÉTABLISSEMENT THERMAL DE VICHY. — Nous avons annoncé, dans le courant de l'année dernière, que l'État s'était déchargé de l'administration de l'établissement de Vichy en faveur d'une compagnie, moyennant une allocation annuelle et la charge de travaux considérables à exécuter immédiatement, afin de maintenir la réputation de ces célèbres thermes. Faute de données certaines, nous n'avons pu parler des travaux d'amélioration des eaux et des bains qu'exécute la Compagnie concessionnaire, sous l'habile direction de M. Jules François, l'ingénieur en chef de toutes les eaux de France, et d'après les indications de l'habile inspecteur, M. le docteur Ch. PETIT, si compétent en pareille matière.

Maintenant que nous connaissons les importants résultats acquis dès aujourd'hui, nous nous empressons de les soumettre à nos lecteurs, en leur en garantissant l'authenticité.

Les grands chantiers ouverts pour la recherche et le captage des sources minérales, nous ont enrichi d'une abondance d'eaux minérale, dont on peut juger par les chiffres suivants : Dans la source de la Grande-Grille, la première des buvettes de Vichy, qui ne débitait plus que 3,400 litres par vingt-quatre heures, donne actuellement 96,000 litres par vingt-quatre heures, avec un volume de gaz très-considérable. Elle réunit tous les éléments pour devenir une des buvettes les plus importantes de l'Europe. Le Puits-Carré donnait par jour 172,000 litres; il fournit aujourd'hui de 245,000 à 255,000 litres. Sur ces deux sources seulement, on a réalisé un accroissement de 170,600 litres; c'est-à-dire une possibilité d'augmenter le total des bains donnés jusqu'à ce jour, d'un chiffre de 1,000 à 1,100. De grands travaux se poursuivent sur les sources Lucas et des Célestins; il faut augurer d'heureux résultats.

On peut, dès aujourd'hui, avancer que Vichy, convenablement aménagé, pourra fournir à son exploitation une quantité surabondante d'eaux minérales.

Les détails que nous venons de transmettre doivent faire désirer que la plupart de nos grandes sources minérales soient confiées à de riches compagnies qui seules sont capables d'en tirer le meilleur parti au point de vue de l'aménagement et de l'exploitation. Il paraît, du reste, que la Compagnie générale des eaux, qui va doter Lyon de fontaines d'eaux potables, a le projet de prendre la ferme d'un certain nombre d'établissements thermaux français.

— DES OFFICIERS DE SANTÉ ET DES MÉDECINS ÉTRANGERS EXERÇANT A PARIS. — La *Gazette hebdomadaire*, qui a été accueillie avec sympathie dans notre ville, a publié, dans son numéro du 27 janvier, une lettre médicale de son rédacteur en chef, M. Dechambre, dont nous extrayons le passage suivant relatif à une mesure que nous voudrions bien voir appliquer à notre ville. « Tandis qu'à l'étranger on semble disposé à se montrer bon compagnon à l'égard d'une médecine intruse, on ne se contente pas, en France (l'auteur a voulu dire Paris), de fermer les portes officielles à l'hérésie ; on s'arme de sévérité contre les légitimes enfants d'Hippocrate ; les officiers de santé et les médecins étrangers exerçant à Paris sont, à ce qu'il paraît, un peu épluchés par la Faculté. Vous connaissez la loi qui interdit aux officiers de santé la pratique de la médecine hors du département où ils ont été reçus. Soit nécessité, soit calcul, beaucoup d'entre eux, après s'être munis d'un titre en province, viennent tenter la fortune à Paris. Le nombre s'en est accru dans ces derniers temps, et peu s'en est fallu qu'on ne les vît se promener par bandes à la façon des Allemands en partance pour le Nouveau-Monde, comme si le Paris médical était un monde vierge! L'autorité a prescrit une information générale et mis les contrevenants en demeure de se pourvoir de titres réguliers. C'est par l'effet de cette mesure qu'ils sont tombés et tombent tous les jours entre les mains de la Faculté, et celle-ci, tout en s'abstenant de rigueurs tracassières, se montre justement exigeante envers les candidats. S'il y a beaucoup d'appelés, un peu plus même que ne le voudraient les intéressés, les élus ne sont pas très-nombreux, et *il y a des pleurs et des grincements de dents.* Qui oserait blâmer la Faculté? Elle n'ignore pas que les officiers de santé, créés surtout en vue des campagnes, sont proportionnellement plus nombreux dans les cités populeuses, et elle veut que, si on a l'ambition d'un vaste théâtre, on ne soit pas trop au-dessous de son rôle.

« Du même coup, on a fait la revue des médecins étrangers non pourvus d'autorisation. En ce qui concerne cette catégorie de médecins, le gouvernement est maître de disposer comme bon lui semble; mais, par une déférence également honorable pour ceux qui en donnent témoignage et pour ceux qui en sont l'objet, la Faculté est toujours consultée. Ici encore, elle s'est raidie contre les obsessions, et n'a pas eu de fâcheuses complaisances; delà des refus d'autorisation. La Faculté, en faisant montre de sévérité, a peut-être voulu préparer les voies à une innovation qui, selon nous, satisferait l'intérêt de l'humanité sans porter atteinte au principe de protection qui couvre l'étranger..... Un diplôme emporte et doit emporter, dans le pays où il a été délivré, un droit fixe et absolu, parce que l'autorité compétente du pays a déterminé elle-même les conditions de l'obtention. Le diplôme suppose la capacité, mais une capacité relative et conventionnelle dont la mesure a été donnée pour un lieu défini et par une autorité particulière. Du moment où le diplôme voyage, il n'a qu'une signification fort vague à l'égard du gouvernement à qui on le présente, et, dès lors, il devient nécessaire de vérifier si la capacité du titulaire, jugée suffisante ailleurs, est bien telle que ce gouvernement l'entend et l'exige chez lui. Autrement, on n'accorderait de protections aux étrangers qu'au détriment des nationaux. Nous sommes donc de ceux qui voudraient voir soumettre à quelques épreuves pratiques les médecins qui viennent demander pour un titre exotique, le bénéfice de la protection française. »

Nous sommes d'autant plus de l'avis de M. Dechambre que, dans certains pays, en Allemagne et en Suisse, par exemple, le diplôme n'a qu'une valeur honorifique et ne donne point le droit d'examen. Ce droit n'est accordé qu'après une série d'épreuves très-sévères subies au chef lieu du gouvernement.

— INSTITUT HYDROTHÉRAPIQUE DE SERIN. — Nous sommes priés d'annoncer que la place de médecin de cet établissement est vacante.

AVIS. — MM. les abonnés de la GAZETTE MÉDICALE *qui n'ont pas renouvelé leur abonnement, sont invités à le faire dans le plus court délai, s'ils ne veulent pas éprouver de retard dans l'envoi du journal.*

Lyon.—Imprimerie d'Aimé Vingtrinier, quai Saint-Antoine, 36.

SIXIÈME ANNÉE. N° 2. 28 FÉVRIER 1854.

GAZETTE MÉDICALE DE LYON

RECUEIL DES ACTES DE LA SOCIÉTÉ DE MÉDECINE

PUBLIÉE PAR LE DOCTEUR BARRIER,

MEMBRE DE LA SOCIÉTÉ DE MÉDECINE, CHIRURGIEN EN CHEF DE L'HÔTEL-DIEU.

Ce Journal est mensuel. — On s'abonne à Lyon : chez Mme SAVY, place Louis-le-Grand, 11 ; chez Mme PHILIPPE, rue St-Dominique, 7; — à Paris, chez V. MASSON
L'abonnement est de 10 f. par an pour Lyon, 11 f. pour le reste de la France.—Tout ce qui concerne la rédaction doit être adressé à M. BARRIER, p. de la Charité, 7.

BULLETIN.

Académie de Médecine.— Dangers du redressement intra-utérin des déviations de matrice.

L'Académie de Médecine, comme toutes les assemblées délibérantes, a souvent été accusée d'inaction. Elle semblait être bien plus une chambre d'enregistrement pour les innovations de la science qu'un aréopage rendant des arrêts et dirigeant l'opinion. Ce reproche serait aujourd'hui immérité. Depuis longtemps de stériles discours ne remplissent plus ses séances; aux débats interminables sur la contagion de la peste, sur le choléra, sur la fièvre typhoïde, ont succédé des discussions pratiques sur tous les sujets d'étude que le labeur quotidien met en relief. Le chloroforme, le perchlorure de fer, la vaccine ont eu leurs grands jours; de savants rapports qui resteront comme les modèles du genre par la conscience des recherches et la clarté de la rédaction, nous ont appris ce qu'il fallait croire de l'innocuité du chloroforme, des prétendus inconvénients de la vaccine et de la puissance du perchlorure de fer. Ce sont des questions désormais jugées et qui seraient restées longtemps encore en litige sans la solution qu'elles ont reçue de l'Académie.

L'école lyonnaise a fourni, comme d'habitude, sa pierre à l'édifice; les travaux qu'elle a publiés ont éclairé ou confirmé les conclusions admises, et l'autorité de son témoignage en a reçu un nouvel éclat. Elle ne fera pas défaut non plus, nous en sommes sûrs, dans la lutte qui va s'ouvrir entre des opinions contraires sur une autre question tout aussi grave, tout aussi intéressante que les précédentes et dont nous voulons par avance dire ici quelques mots. Il s'agit du pessaire à tige introduit dans l'utérus pour obtenir le redressement de cet organe.

Lorsque cette méthode, imaginée en Angleterre, fut importée en France, le plus grand nombre des praticiens ne l'accueillit qu'avec crainte; on redoutait à bon droit le séjour prolongé d'une tige résistante dans un organe éminemment irritable, centre de sympathies si nombreuses et si profondes. Plusieurs, après quelques essais, dûrent y renoncer. Cependant des observations multipliées, faites par M. Valleix, commençaient à ébranler l'opinion; près de cent cas de déviation traités par le redresseur utérin

Feuilleton.

De l'admission des filles-mères à l'hospice de la Charité et de l'amélioration de l'œuvre des enfants, *rapport présenté au conseil général d'administration des hospices de Lyon*, par M. E. FAYARD.

Messieurs,

L'amélioration de la condition civile, hygiénique et morale des malheureux enfants que l'imprévoyance et l'immoralité mettent chaque jour à la charge de la bienfaisance publique, préoccupe trop vivement votre sollicitude et celle de l'administration supérieure, pour que le travail que j'ai l'honneur de vous présenter au nom de votre commission des enfants, n'ait pas, à vos yeux, un caractère réel d'opportunité et d'urgence.

Je n'ai pas la prétention de vous présenter tout un système nouveau. Mon but, plus modeste, est d'améliorer ce qui existe, de perfectionner notre œuvre en corrigeant un mode de procéder qui m'a paru contre nature, et, dans une certaine limite, démoralisateur et meurtrier.

J'ai toujours pensé qu'il n'y avait de bon système que celui qui se conformait au dessein de la nature, qui veut que la mère allaite et élève son enfant. Mais je n'osais vous faire, à ce sujet, une proposition que je ne pouvais appuyer sur des précédents et justifier par des faits. J'étudiais, je cherchais, lorsque j'ai trouvé, à Paris, la réalisation heureuse et féconde des idées qui m'avaient été suggérées par la gestion de la tutelle de nos pupilles.

Avant de vous soumettre les nouvelles mesures proposées par votre Commission, permettez-moi de mettre sous vos yeux ce passage d'un ouvrage remarquable, qui résume très-bien la double difficulté que présente la triste condition des enfants trouvés : « Réduire beaucoup,

avec des succès presque constants et sans accidents sérieux, semblaient devoir convertir les plus incrédules. Mais, dans l'enthousiasme de la réussite et de la nouveauté, les dangers, tant qu'ils n'avaient pas abouti à de cruels revers, n'avaient été signalés qu'à demi : l'éveil devait venir d'ailleurs.

M. Broca, en faisant connaître à l'Académie un cas de mort par l'emploi du redresseur utérin, a ouvert les hostilités. Il a raconté que quatre applications de la tige intra-utérine, faites en cinq jours et seulement pendant cinq minutes chaque fois, dans un cas d'antéversion prononcée de la matrice, avaient provoqué une péritonite qui s'était terminée en douze jours par la mort. L'autopsie avait montré que cette péritonite partielle, accusée par de fortes adhérences, avait déterminé un étranglement interne, cause efficiente de la mort. Il a ajouté qu'à sa connaissance, MM. Cruveillier, Nélaton et Aran avaient tous les trois été témoins d'événements semblables, et qu'il espérait que l'Académie, appelée à se prononcer sur ce sujet, éclairerait par ses discussions un des points les plus difficiles de la médecine, le traitement des déviations de l'utérus.

Jusqu'à présent, MM. Nélaton et Aran ont jugé à propos de ne pas répondre à l'invitation de M. Broca, et ont paru confirmer par leur silence la sinistre signification du récit qu'ils ont entendu. M. Cruveillier, au contraire, a rapporté l'histoire très-intéressante d'une jeune femme stérile, qui avait eu recours au redresseur utérin pour remédier à une antéversion, cause présumable de son infécondité. Le traitement dirigé par M. Valleix, c'est-à-dire par les mains les plus capables de le faire réussir, avait eu pour résultat une métro-péritonite des plus graves. L'inflammation produite par quelques applications seulement du redresseur, avait, en cinq semaines, conduit au dernier degré du marasme et à la mort, cette jeune femme encore pleine de vie et de santé la veille de sa première expérience. M. Cruveillier a fait suivre cette observation de remarques tendant à établir : 1° *Que le cathétérisme utérin n'est pas toujours inoffensif*; 2° *qu'il ne peut remédier à une déviation de l'utérus*; 3° *que cette déviation, dans les cas de vacuité de l'organe, ne constitue pas un état morbide*; 4° *qu'elle n'est pas une cause de stérilité*. Nous reviendrons dans un instant sur les déductions de l'honorable professeur.

M. Velpeau a rappelé qu'à plusieurs époques, avant M Simpson et depuis M. Valleix, il avait essayé de redresser des utérus au moyen d'une tige introduite dans la cavité de l'organe et supportée par un pessaire. Chaque fois il avait été forcé de renoncer à ces tentatives, soit par l'insuccès, soit par les accidents de l'opération. Comme M. Moreau, il a dit que les succès n'étaient ni constants ni durables et qu'il avait été souvent consulté par des femmes qui avaient en vain et non toujours sans péril, demandé au redresseur des secours impuissants.

M. Valleix, dans un débat qui le mettait si directement en cause, ne pouvait se taire; il a écrit à l'Académie une lettre dans laquelle il s'applique à contester la valeur des faits cités par MM. Broca et Cruveillier, et à distinguer soigneusement le cathétérisme utérin, qui lui semble inattaquable, de l'emploi du redresseur à poste fixe dont l'application est subordonnée à des cas spéciaux et à des précautions nombreuses.

Tel est l'état de la question jusqu'au jour où le rapport de la commission nommée à ce sujet, ramènera sur le ter-

---

et d'une manière durable, le nombre des expositions des nouveau-nés, et, en même temps, maintenir et augmenter les améliorations qu'une bonne application des lois de l'hygiène et de l'instruction a manifestement apportées dans la condition matérielle et morale des enfants trouvés : tels sont les termes véritables de cette question d'économie politique, tel est le grand problème dont la société attend la solution (1). »

Ce passage pose très-nettement la question, et, sans nous flatter de la résoudre, nous espérons que les mesures nouvelles auront un résultat doublement utile, en rappelant aux mères leurs devoirs les plus sacrés, et en diminuant les charges des hospices et du département.

Nous avons dû diviser notre travail en deux parties, pour le rendre aussi complet que possible : l'une comprend l'admission à la Charité des filles-mères et les obligations qui leur sont imposées; l'autre concerne plus spécialement les enfants qui restent à notre charge.

I.

La femme enceinte qui se présente à la Charité doit s'adresser, d'abord, à un employé, pour lui remettre son extrait de naissance et un double certificat d'indigence et de résidence à Lyon. Ce n'est qu'après avoir rempli ces formalités préalables qu'elle peut entrer au cas fortuit, pour être soumise à l'examen de la sœur cheftaine, qui reconnaît si elle est ou non dans son neuvième mois de grossesse. — Pour échapper aux investigations embarrassantes de notre employé, et dissimuler leur domicile de secours, les filles enceintes ne se présentent qu'au moment des douleurs, bien sûres d'être admises alors, sans aucune des pièces voulues par les réglements. Aussi, depuis le mois de janvier 1852 jusqu'au 31 décembre, sur 1,177 femmes enceintes, 399 sont entrées au moment des doulenrs, c'est-à-dire près du tiers.

Une fois accouchée, la fille-mère n'a qu'une pensée, qu'un désir, c'est de quitter, le plus promptement possible, la Charité, et d'oublier le fruit de son inconduite ou de sa faiblesse. Nous faisons tout, il est vrai, pour la retenir davantage; mais nous travaillons en même temps à éteindre en elle tout sentiment maternel, et nous méritons un peu le reproche que M. le préfet du Rhône a adressé aux établissements de bienfaisance de notre cité, dans son rapport à la commission municipale sur le budget de l'agglomération lyonnaise (1).

---

(1) *Histoire statistique et morale des enfants trouvés*, par TERME et MONFALCON.

(1) M. Bret s'exprimait ainsi : « Les institutions charitables les meilleures ne sont pas à l'abri de la critique; il n'est pas même impossible que quelques-unes d'entre elles puissent amener des conséquences contraires à leurs bonnes intentions. Ainsi, et pour ne citer qu'un seul fait, on reproche à ces établissements d'affaiblir le lien du

rain les adversaires et les défenseurs de la méthode nouvelle. En attendant la discussion, qu'il nous soit permis de présenter, sous toute réserve, quelques aperçus contradictoires aux quatre propositions de M. Cruveillier.

1° Nous demeurons volontiers d'accord avec l'honorable professeur, que le cathétérisme utérin, même dans le sens limité de MM. Huguier et Valleix (celui de l'introduction passagère d'une sonde dans l'utérus), n'est pas toujours inoffensif. Les accidents survenus après trois minutes de séjour de la sonde dans la matrice, comme dans l'exemple de M. Broca, sont là pour le prouver, et nous repoussons d'autant plus librement ce procédé, que nous ne le croyons nullement indispensable pour le but qu'on veut atteindre, le redressement.

2° Mais que le redresseur intra-utérin ne puisse remédier à une déviation de matrice, voilà ce que nous ne saurions admettre malgré l'autorité imposante du nom de M. Cruveilhier.

On ne peut, en effet, révoquer en doute les guérisons opérées par un homme aussi connu, aussi distingué que M. Simpson, et par un observateur aussi habile, aussi digne de foi, et aussi estimable que M. Valleix; et si les faits qu'ont produits ces praticiens de grand mérite ne font pas connaître tous les inconvénients de leur méthode, on ne peut légitimement supposer que le résultat définitif ait été arrangé pour le besoin de la cause.

3° Une autre conclusion non moins en opposition avec les faits, c'est que la déviation de l'utérus en cas de vacuité n'est pas un état morbide.

Remarquons d'abord que cette troisième proposition constitue, avec la deuxième et avec la quatrième, une véritable pétition de principe; car, si la déviation, au point de vue morbide n'existe pas, il est bien certain, d'un côté, que ni la sonde utérine, ni le redresseur, ni aucun autre moyen ne doivent être appelés à y remédier, et, d'un autre côté, que la stérilité ne saurait résulter d'une disposition qui est parfaitement régulière.

Il est donc très-utile de démontrer que la déviation est, sinon dans tous les cas un état morbide, au moins toujours un état anormal, capable d'avoir les plus fâcheuses conséquences.

On peut facilement soutenir, comme le fait M. Cruveillier, que l'utérus mal retenu par des liens élastiques et flottants, subit l'impulsion, tantôt de la vessie, tantôt du rectum, suivant l'état de plénitude ou de vacuité de ces organes, et que, par conséquent, il n'a pas de situation fixe. Rien n'est plus vrai. Mais les déviations légères qui résultent de ces dispositions anatomiques ne constituent pas ce que notre compatriote Desgrange a le premier désigné sous les noms d'*antéversion* et de *rétroversion* Quand le col de l'utérus vient se cacher sous le pubis, ou quand il va s'appliquer en arrière contre le sacrum, personne ne s'avise de trouver qu'il est naturellement à sa place. Et si, comme il n'est que trop commun, cette position amène des malaises sans fin, et, qu'en la corrigeant par un moyen quelconque, on fasse disparaître les souffrances, dira-t-on encore que la déviation n'était pas morbide, et que les plaintes des malades avaient un autre motif? Alors que devient le fameux axiome : *Sublata causa tollitur effectus!*

4° Quant aux rapports de la stérilité avec les déviations de l'utérus, c'est une question sur laquelle nous n'insisterons pas. La stérilité est enveloppée de tant de mystères,

---

Nous vous proposons de changer le mode et les conditions d'admission des filles enceintes, et de substituer à notre système, celui plus rationnel et plus moral des hospices de Paris, qui a pour base l'intérêt bien entendu de l'enfant et la responsabilité de la mère, et pour moyens :

1° La visite préalable de la sage-femme en chef;

2° La production d'un certificat d'indigence et de résidence à Lyon ou dans le département du Rhône, au moins depuis un an;

3° L'obligation pour chaque mère d'allaiter son enfant pendant son séjour à l'hospice et de l'emporter à sa sortie.

Il n'y a d'exception que pour les mères qui sont hors d'état de nourrir leur enfant. Cette impossibilité doit être constatée par un certificat signé par la sœur cheftaine et par le chirurgien-major.

Comme complément de ces mesures, et pour en assurer l'exécution, les femmes enceintes sont interrogées sur leurs nom, prénoms, profession et domicile, par un employé qui constate leurs déclarations sur un bulletin spécial, lequel, après avoir été transcrit sur le registre des entrées, est transmis, dans les vingt-quatre heures, à l'administrateur de l'intérieur qui fait constater immédiatement, par une enquête à domicile, la vérité des déclarations.

Il n'est pas nécessaire de dire que les admissions d'urgence sont maintenues sans aucune justification d'indigence et de résidence, et ne craignez pas que l'on ait recours uniquement à ce mode exceptionnel d'admission; il ne dispense ni de l'interrogatoire, ni de l'enquête à domicile, qui permettent de vérifier promptement la sincérité ou la fausseté des déclarations des personnes admises. L'intérêt que les femmes étrangères au département ont à dissimuler leur domicile de secours, ne pouvant plus exister par suite des mesures proposées, elles ne chercheront pas à le cacher, et nous avons l'espoir d'éveiller chez le plus grand nombre le sentiment de la maternité, en les obligeant à allaiter et emporter leur enfant.

Il est constant, en effet, que la fille-mère qui refuse de voir l'enfant dont elle vient d'accoucher, ne veut plus s'en séparer lorsqu'elle l'a allaité quelques jours. Que chaque mère ait son enfant auprès d'elle, qu'elle entende ses vagissements, qu'elle soit dans la nécessité de le bercer, de le réchauffer dans ses bras, de lui donner son sein, de recevoir ses caresses, et toutes ses mauvaises résolutions s'évanouiront dans ce premier baiser de mère qui efface toutes les douleurs de l'enfantement. Eveillons dans son cœur le sentiment maternel, et il le

---

la famille, cette première base de toute société bien organisée. Le reproche peut paraître spécieux. En s'emparant de l'enfance dès les premiers jours, on s'expose à voir la maternité, sinon oublier, négliger au moins ses devoirs les plus sacrés. En recueillant la vieillesse, on autorise le sentiment filial à méconnaître les obligations qui lui sont imposées par les lois divines et humaines. C'est là un côté sérieux de cette importante question. »

que, pour dire qu'elle ne dépend pas d'une déviation de la matrice, alors même que cette déviation existe, il faudrait presque dire de quelle autre cause elle dépend, afin de mettre la proposition à l'abri de toute contestation.

Nous avons avancé plus haut que le redresseur intrà-utérin n'était pas indispensable pour redresser l'utérus dévié, et qu'il existait un autre moyen d'atteindre ce but. Ce moyen, dont nous avons fait souvent usage, est le pessaire sphérique en caoutchouc, inventé par le docteur Gariel, et avantageusement modifié à Lyon par M. Gillebert d'Hercourt. Mais avant d'exposer le résultat de notre expérience, nous voudrions examiner successivement en quoi consistent les déviations proprement dites de la matrice et ses déplacements; quelles sont les causes et les divers éléments des conséquences pathologiques que ces changements de position entraînent; quelles conditions il faut remplir pour y remédier, et comment les pessaires sphériques satisfont à ces conditions. Ces développements nous mèneraient trop loin; ils viendront naturellement dans un prochain numéro, lorsque nous aurons à entretenir nos lecteurs d'une communication faite à l'Académie sur le même sujet.

Aujourd'hui nous avons voulu seulement faire le premier pas dans la nouvelle voie où la *Gazette* s'est proposé d'entrer, en se mêlant davantage au mouvement médical de notre temps. Limitée par l'espace, et contrariée par la périodicité mensuelle de sa publicité, notre feuille ne peut contenir *in extenso* les débats de l'Académie de Médecine; elle en résumera dans son bulletin les parties les plus importantes. Organe de la médecine lyonnaise, la *Gazette* n'oubliera point pour cela son caractère essentiellement local; mais, sans se laisser distraire de ce qui est sa vie propre, c'est-à-dire des travaux de l'École de Lyon, elle s'efforcera de réfléchir de temps en temps la médecine française qui est la vie de tous.

J. GARIN.

Essais d'inoculation lacto-variolique tentés comme moyen de suppléer au défaut ou à l'impuissance du vaccin, par le docteur Bossu, ancien interne des hôpitaux de Lyon.

Ce sujet de notre thèse inaugurale ayant paru à notre excellent maître, M. Barrier, mériter, au point de vue pratique, quelque publicité, c'est avec autant d'empressement que de reconnaissance que nous profitons de son offre, d'en placer un extrait dans les colonnes de ce journal.

Notre travail est divisé en deux parties, dont la première comprend un exposé rapide des motifs déterminants des tentatives dont il s'agit, quelques réflexions sur la nature du vaccin, un résumé des principales preuves de la dégénération du vaccin et les divers moyens antérieurement tentés pour lui rendre sa puissance ou le reproduire, moyens que nous avons réunis en deux grandes catégories sous le nom de régénération naturelle et régénération artificielle.

De la régénération naturelle du vaccin. — Elle consiste dans l'emploi du cow-pox, c'est-à-dire de ce fluide que l'on trouve naturellement sur le pis des jeunes vaches qui donnent du lait. On s'accorde généralement à refuser ce privilége à ceux de ces ruminants que leur âge ou leur position particulière prive de cette sécrétion. Comme pour le vaccin, on distingue un cow-pox vrai et un faux cow-pox. L'un et

---

remplira bientôt. C'est le moyen le plus sûr d'empêcher les abandons. Par une inexplicable contradiction, nous redoutons les abandons et nous faisons précisément tout ce qu'il faut pour les provoquer !

A la jeune fille séduite et abandonnée, qui trouverait dans la tendresse maternelle la force de résister à de nouveaux entraînements, comme à la courtisane éhontée et sans entrailles, nous arrachons son enfant pour le confier à une nourrice mercenaire. Nous ne lui offrons ni appui, ni secours; nous ne lui donnons ni conseil, ni encouragement; nous substituons brusquement aux soins maternels une assistance gagée, et avant que la malheureuse mère ne soit relevée de ses couches, son enfant sera parti; — elle ne le reverra plus.

A la femme légitime, que la misère amène à la Charité, nous disons qu'elle doit emporter son nouveau-né, et nous commençons par l'en séparer tout le temps de son séjour à l'hospice; si elle sollicite, durant ses longues heures d'isolement, la faveur de voir son nouveau-né ou de lui donner son sein fatigué par une surabondance de lait, nous sommes sourds à ses prières, sans pitié pour ses souffrances, et elle ne le reverra qu'en partant. Elle sait qu'elle n'a nul secours à espérer, mais qu'elle peut laisser son enfant à notre charge, en adressant à M. le préfet une requête qui est presque toujours accueillie.

Notre facilité à garder tous les enfants naturels est un encouragement à l'abandon pour les femmes mariées, et, depuis 1850, le nombre des enfants légitimes admis à la Charité a considérablement augmenté.

En 1850, les admissions d'enfants légitimes étaient de 108. — En 1851, elles s'élevaient à 162, et, en 1852, à 214. — Du 1er janvier 1853 à ce jour, l'arrêté de M. le préfet, en date du 21 février 1851, a été strictement exécuté, et un seul enfant légitime a été admis par ordre de l'administration. Il y a déjà une diminution de 148 enfants à la crèche sur l'année précédente.

Les femmes mariées ne devraient pas être admises à la Charité, et, il y a sept ans à peine, elles refusaient d'y entrer. En 1845, sur 709 admissions, il n'y avait que 21 femmes mariées; et, en 1852, sur 1,177, il y en avait 160. Ainsi, de 1845 à 1852, le nombre des femmes mariées accouchées à la Charité a proportionnellement quintuplé. Aujourd'hui, elles préfèrent cet hospice à celui de l'Hôtel-Dieu.

Pourquoi ce changement s'est-il opéré? Pourquoi ces femmes n'éprouvent-elles plus de répugnance à se trouver en contact avec des prostituées ou des filles-mères? Pourquoi ont-elles perdu ce sentiment de pudeur qui leur faisait redouter leur admission à la Charité? Les motifs sont faciles à indiquer. Ils se trouvent dans l'affaiblissement des devoirs les plus sacrés de mère que nous avons encouragé en nous chargeant trop facilement des fruits de leur imprévoyance ou de leur inconduite. Des pères et mères sans tendresse et sans moralité ont considéré notre hospice comme une maison d'éducation gratuite, dans laquelle ils pouvaient placer leurs enfants pour quelques années ou pour toujours, et ils se sont exonérés ainsi de tout devoir et de

l'autre, suivant M. Bousquet, ont des caractères qui peuvent les faire distinguer, mais ils sont si peu marqués que l'erreur est très-facile, même pour les hommes les plus expérimentés. Aussi cet auteur, après s'être longuement étendu sur le diagnostic différentiel de ces deux cow-pox, se résume-t-il en disant qu'il n'y a qu'un moyen sûr de sortir d'incertitude, c'est d'inoculer la matière que contiennent les pustules qu'on peut découvrir. Mais ce cow-pox ne se trouve pas toujours quand et autant que la nécessité l'exigerait. C'est de là, sans doute, et probablement aussi de l'idée qu'on s'est faite de la nature du vaccin et du cow-pox, que naquit la régénération artificielle.

De la régénération artificielle du vaccin. — Elle comprend quatre moyens principaux ;

1° L'inoculation aux vaches ou à l'homme des eaux-aux-jambes, maladie particulière aux jeunes chevaux, laquelle apparaît vers les articulations inférieures des pieds pour former des vésicules nombreuses, qui se rompent et laissent écouler une lymphe âcre et fétide employée pour l'inoculation ;

2° L'inoculation sans piqûre du virus variolique aux vaches, dans l'espérance de voir se produire aussi des pustules de cow-pox. Pour cela, on enveloppe l'animal de la couverture d'un homme qui, atteint d'une variole confluente, est mort pendant la période de suppuration ; c'est le procédé du docteur Sunderland de Barnew ;

3° L'inoculation avec piqûre du vaccin à la vache, dans l'espoir qu'en passant par ce ruminant, sur lequel la production du cow-pox paraît spontanée, le vaccin prendrait toute l'activité et toute la faculté préservative du cow-pox naturel ;

4° Enfin, l'inoculation avec piqûre du virus variolique aux vaches, dans le même but que ci-dessus.

Tous ces procédés ont été l'objet d'expériences nombreuses avec succès, suivant les uns, sans résultats satisfaisants, suivant les autres ; enfin, M. Bousquet concluant d'après les résultats à peu près négatifs de ses propres essais, a décidé que le cow-pox naturel était le seul moyen véritablement efficace de renouveler le vaccin. Cependant les essais d'inoculation lacto-variolique que nous avons tentés, paraissent bannir tout espoir, sinon de régénérer le vaccin, tout au moins d'arriver à un résultat identique.

Après avoir rappelé des tentatives à peu près semblables aux nôtres, faites autrefois par M. le docteur Thiélé de Kassan, et par M. le docteur Robert de Marseille, tentatives postérieures à celles de M. Brachet, dont nous n'avons fait ici que multiplier les essais, nous terminons cette première partie de notre travail en citant les principaux passages d'une note adressée à ce sujet par ce professeur à l'Académie de Médecine, note qu'on peut trouver tout entière dans le N° du 31 mars 1852 de la *Gazette médicale de Lyon*.

Plusieurs fois déjà, sur la demande de M. Brachet, le Comité de vaccine, bien décidé à répéter ces expériences, en avait manifesté le désir au chirurgien-major de la Charité, seul placé à Lyon dans une position qui puisse satisfaire aux nombreuses exigences de pareille entreprise. Mais ceux qui se sont occupés ou s'occuperont d'un semblable sujet, comprendront facilement qu'on ait reculé plus d'une fois, moins devant les embarras pratiques qu'en face de la crainte bien légitime de transmettre à des enfants le germe d'une maladie dont on voulait les préserver, et qui est si facilement contagieuse. Aussi a-t-il fallu qu'à la persévérance de M. Brachet et du Comité de vaccine, se joignît chez M. Bou-

toute responsabilité.

Leurs enfants ont perdu leur état civil, et ils ont usurpé des secours qui ne sont dus qu'à des dénûments profonds et absolus.

En 1851, sur 188 redditions d'enfants régulièrement instruites, il y avait 60 enfants légitimes, 48 légitimés, 8 reconnus et 72 naturels.

En 1852, sur 149 redditions, il y avait 45 enfants légitimes, 31 légitimés, 7 reconnus et 66 naturels.

En oubliant que les misères irrémédiables ont seules droit à des secours, notre hospice a été détourné de son but, et nous devons nous hâter de l'y ramener, en laissant à la charité privée, dont les ressources sont inépuisables, la douceur de subvenir à des besoins accidentels et imprévus.

Ce n'est pas, on l'a déjà dit, lorsque des hospices pour tous les genres de misères s'élèvent autour de nous, que l'on peut refuser les bienfaits de la charité publique aux enfants trouvés dont la faiblesse, les besoins et le dénûment sont si absolus ; mais comme vous vérifiez scrupuleusement les titres du vieillard infirme et indigent à une assistance de quelques jours, vous devez vérifier les droits des mères à l'abandon temporaire ou définitif de leur enfant. Or, notre système vicieux et contre nature ne saurait être le dernier mot de la bienfaisance publique, et il suffit de le bien connaître pour en désirer un autre plus moral et plus humain. Celui que nous proposons nous paraît réunir ces deux conditions au premier chef ; seulement, il nécessitera un changement dans la distribution actuelle des salles d'accouchement, et quelques secours pour prévenir les abandons.

Ne vous effrayez pas, toutefois, de cette double dépense, qui sera largement compensée par la non-dissimulation du domicile de secours, et surtout par la diminution des enfants à la pension. Ne pas donner des secours aux mères indigentes que nous astreindrons à allaiter et emporter leur enfant, ce serait faire de l'économie administrative, et la mesure, réduite à de semblables termes, ne pourrait amener qu'un résultat désastreux, celui de la mort d'un nombre considérable d'enfants, tandis que nous désirons diminuer le chiffre des abandons et conserver la vie à un plus grand nombre de nouveau-nés.

Des secours divers pourront donc être accordés aux mères qui allaiteront leur enfant ou qui le placeront en nourrice. Les secours ne seront accordés qu'après enquête approfondie et visite à domicile, et sur la proposition du tuteur. Ils consisteront en layettes ou argent pour les mères qui allaiteront leur enfant, et pour celles qui placeront leur enfant en nourrice, l'administration paiera le voyage, un ou plusieurs mois de pension, et garantira les frais d'allaitement pendant dix mois.

Ces secours pourront être renouvelés, avec l'approbation du conseil, mais toujours après nouvelle visite à domicile et constatation préalable de l'existence de l'enfant. Ils entraîneront momentanément des dépenses assez fortes, dont le conseil pourrait s'effrayer s'il ne tenait pas compte de ce fait capital que les dépenses ne dépassant pas la 1re ou la 2e année, seront bien moins considérables en réalité pour

chacourt son désir ardent de rechercher et de faire le bien pour décider des inoculations qui furent commencées par M. Bouchacourt lui-même, et continuées par nous, sous sa direction, avec une prudence en ce cas bien plus louable que répréhensible.

M. Perraud, médecin des enfants fiévreux, s'est empressé de mettre à notre disposition les varioleux placés dans son service ; d'un autre côté, M. le docteur de Polinière et M. le docteur Roy, médecin de l'Hôtel-Dieu, l'un comme administrateur des hospices civils, et tous deux comme membres de la Commission de vaccine, ont mis la plus grande complaisance à nous faciliter les moyens nécessaires d'arriver au but désiré.

Nature et conditions du mélange inoculé. — Ce mélange consiste dans une proportion à peu près égale de virus variolique et de lait ; disons même que, dans le cas de disproportion, c'est toujours au dernier liquide que nous avons donné la prédominance. Mais pourquoi, nous dira-t-on, cette préférence accordée au lait sur tout autre liquide? A-t-il une influence particulière sur le virus variolique ou ne fait-il qu'en diminuer l'activité, comme on diminue celle de quelques acides en les étendant d'une certaine quantité d'eau? Sous ce rapport, on pourrait peut-être faire des recherches chimiques et microscopiques qui pourraient n'être pas sans intérêt ; nous avouons, en pareille matière, notre incompétence. Disons cependant que le lait nous semble préférable, parce qu'il est, comme le virus variolique, un produit de sécrétion animale, et qu'il est comme lui d'une facile absorption ; mais la salive, les larmes, la sérosité du sang sont aussi des liqueurs animales et facilement absorbables ; sans doute il ne serait pas inutile d'essayer ces divers liquides et d'autres aussi, leurs effets justifieraient peut-être la préférence accordée au lait, en démontrant une action modificatrice réelle de ce liquide sur le virus variolique. Pour le moment, il ne nous a été donné que de répéter les expériences de M. Brachet ; comme lui, nous avons dû employer le lait froid, et tel qu'il est donné aux malades de la Charité. Peut-être eût-il été préférable de se servir d'un lait récemment extrait, et n'ayant pas subi les altérations qui peuvent se produire sous l'influence du refroidissement, du temps de conservation, du contact prolongé de l'air, et même des substances que l'intérêt des fournisseurs peut y faire ajouter ou retrancher ; mais il est plus facile de faire ce que l'on peut que de faire ce que l'on désire.

Pour le virus variolique, il a été pris toutes les fois sur de belles pustules isolées, larges, encore vésiculeuses et distendues par une sérosité légèrement opaline : jamais au moment où cette liqueur se trouble et devient lactescente, en même temps que la pustule se flétrit, s'ombilique, et commence à se dessécher. Nous aurions expérimenté le virus dans ce dernier état, si le temps et les circonstances l'avaient permis ; car la différence dans l'âge et l'aspect du liquide contenu dans les pustules pourrait bien entraîner une différence dans les résultats locaux et généraux.

A l'égard des enfants varioleux auxquels nous avons emprunté le virus, ils sont au nombre de trois, deux petites filles et un garçon ; aucun d'eux n'avait été vacciné, et la maladie paraît chez eux s'être développée spontanément, sans contact qui ait pu l'occasionner.

Des deux filles, l'une avait vingt-sept mois et l'autre trois ans environ, le petit garçon avait sept ans ; tous trois avaient jusque-là joui d'une bonne santé et paraissaient d'une belle constitution. La plus jeune fille et le petit garçon nous ont

---

chaque enfant, que les frais de pension pendant dix ans.

Ne craignez pas que nous revenions à l'application de la loi du 27 juillet 1793, portant : « que toute fille-mère qui déclarera elle-même vouloir allaiter son enfant *aura le droit* de réclamer des secours de la nation. »

Ce n'est pas un droit que nous constituons, ce n'est pas une obligation que nous contractons, ce n'est pas une prime à la procréation des enfants illégitimes que nous accordons, c'est un secours temporaire, intelligent, discuté que nous offrons aux misères réelles et constatées. Il y a entre les deux systèmes toute la distance d'un droit rigoureux à un devoir de charité.

Après cet exposé des faits et des motifs, nous devons placer sous vos yeux quelques chiffres qui expliqueront et confirmeront nos conclusions.

En 1851, sur 2,861 enfants nés à la maternité de Paris, 1,025 ont été abandonnés, c'est-à-dire 35 p. % environ, et depuis l'adoption des mesures nouvelles que nous proposons, en trois mois, le chiffre des abandons est descendu à 4 p. % à la maison d'accouchement, et, à l'hospice des enfants trouvés, les abandons ont diminué de 19 p. %.

Chez nous, pendant le cours de la même année, sur 1,712 nouveau-nés, 1,414 sont restés à notre charge, c'est-à-dire 82 p. %.

A Paris, sur 3,489 femmes qui ont été secourues en 1851, 2,199 avaient encore leur enfant au 1er juillet 1851 et 1,290 avaient eu le malheur de le perdre. C'est 37 décès p. %, et la proportion est de 50 p. % pour les enfants trouvés reçus à l'hospice. L'avantage est donc de 15 p. % et les secours ont préservé de la mort plus de 500 enfants. Ce résultat seul devrait entraîner l'adoption du système parisien ; mais, il y a plus : les abandons après les dix mois de secours garantis par l'assistance publique ne sont rien ; car sur 1,355 enfants placés en nourrice au nom des mères, en 1851, 92 seulement avaient été déposés à l'hospice après les dix mois, et 601 avaient été repris et conservés par leurs familles.

Ces chiffres sont trop concluants pour rien ajouter, et nous croyons que, sous le rapport financier comme sous le rapport moral et matériel, le système parisien présente des avantages réels et incontestables. Quelques chiffres encore vous mettront à même d'apprécier, en pleine connaissance de cause, la position de nos pupilles et celle des enfants trouvés de la capitale.

D'une part, notre mortalité à l'intérieur est de 1 sur 19,45, et à Paris elle est de 1 sur 6,16 environ; c'est-à-dire trois fois plus forte que chez nous. D'autre part, nos redditions d'enfants sont plus considérables qu'à Paris et les naissances moins nombreuses, et cependant le chiffre total de nos élèves et celui des élèves de Paris ne répondent point à ces données. Ainsi, en 1851, le nombre des admissions à l'hospice a été de 3,940 enfants à Paris, dont 3,333 du premier âge, et de 1,756 à la Charité de Lyon, dont 1,712 du premier âge (de un jour à un an).

Le chiffre des redditions a été de 385 à Paris et il s'est élevé à 414

offert une variole de la plus belle apparence, mais discrète ; les pustules étaient nombreuses, larges et bien isolées. Chez la seconde fille, la variole était confluente, et plus grave par les symptômes locaux et généraux, remarque qui n'est peut-être pas sans importance pour les résultats obtenus par l'inoculation, et sur laquelle nous reviendrons.

Procédé opératoire. — Dans tous les cas d'inoculation directe, la pustule choisie était ouverte avec une lancette ordinaire ; une goutte de virus était recueillie sur l'extrémité de cet instrument, déposée sur une plaque de verre et mélangée avec une goutte à peu près équivalente de lait ; puis immédiatement, au moyen d'une lancette bien propre, l'inoculation du mélange était pratiquée, comme on le fait pour la vaccine ordinaire. Six piqûres ont constamment été faites à chaque bras, et six pustules en ont toujours été la conséquence.

Quant aux inoculations par transmission, elles ont été pratiquées comme on le fait habituellement pour la vaccine.

État et nombre des enfants inoculés. — Nous n'avons eu l'occasion d'inoculer que des enfants très-jeunes pour la plupart : ainsi 8 n'avaient que deux ou trois jours depuis la naissance, 6 avaient de cinq à sept mois, 4 avaient de un an à dix-huit mois, 2 avaient de trois à quatre ans, 1 seul avait atteint sa onzième année. En totalité, 21 enfants inoculés, chez lesquels nous avons cherché à ne point rencontrer de ces circonstances fâcheuses qui pouvaient nous faire douter du succès de l'opération. Tous paraissaient avoir une bonne constitution et une santé florissante ; deux seulement avaient été vaccinés quelques mois avant, sans résultats apparents, au moyen de vaccin ordinaire. Le nouveau mélange a fait naître de belles pustules.

Toutes ces inoculations n'ont pas été faites directement par le mélange lacto-variolique ; la plupart, au contraire, ont été faites par transmission. En voici le tableau général, sans distinction d'âge ni de sexe ; ce qui, en pareille circonstance, nous paraît sans utilité.

Cinq enfants ont été, à des époques différentes, inoculés directement avec le mélange de virus variolique et de lait.

Trois ont été vaccinés de bras à bras avec le liquide contenu dans les pustules obtenues de ces premières expériences : première transmission.

Trois ont été inoculés de bras à bras avec le liquide obtenu de ces nouveaux essais : deuxième transmission.

Quatre ont été vaccinés de bras à bras au moyen du virus provenant de cette seconde inoculation indirecte : troisième transmission ; même succès.

Trois ont été vaccinés au moyen du virus recueilli sur des pustules produites par la première transmission, et conservé pendant huit jours.

Deux ont été vaccinés au moyen du mélange conservé pendant onze jours.

Un, enfin, a été vacciné de bras à bras au moyen du liquide emprunté aux pustules survenues après cette dernière expérience.

Les deux premières inoculations directes ont été pratiquées par M. Bouchacourt lui-même, en présence de plusieurs personnes ; les autres l'ont été par nous sous sa bienveillante direction ; celles qui ont été faites sur des enfants de l'hospice ont été l'objet de l'observation attentive du chirurgien-major de la Charité ; les essais tentés plus tard sur des enfants de la ville ont été suivis également par nous avec le plus vif intérêt.

Dans tous les cas, les résultats ont été heureux pour le

---

pour nos pupilles. De ces deux faits importants, l'on serait autorisé à conclure que la population des enfants trouvés de Paris doit être plus du double de la nôtre, et il n'en est rien, parce que la mortalité modifie profondément tous les calculs.

La population totale des enfants trouvés à la charge des hospices de Paris était, en 1851, de 22,507, et elle était chez nous de 14,125 différence, 8,640 enfants en moins, savoir :

1° 13,787 élèves à la pension de 1 jour à 12 ans à Paris, et 8,334 élèves chez nous.

Différence en moins, 5,453 ;

2° 8,219 élèves hors pension à Paris, de 12 à 21 ans, et 5,254 élèves hors de pension chez nous.

Différence en moins, 2,965 élèves;

3° 249 élèves à la pension représentative, infirmes secourus, âgés de plus de 21 ans à Paris, et 537 élèves chez nous.

Différence en plus, 288 élèves à Lyon.

En 1851, il est entré par admission ou réintégration à l'hospice de Paris, 4,934 enfants; à la Charité, 2,450. Nous avons perdu 95 enfants à l'intérieur, et Paris 800. De 1 jour à 12 ans, il meurt 73 enfants sur 100 à Paris, et à Lyon 61. Différence, 12 p. % en faveur de notre hospice.

En 1851, 104 enfants des hospices de Paris ont été renvoyés à des départements étrangers, et ils ont produit 36,705 fr. A Lyon, 2 enfants ont été mis à la charge de départements étrangers, et ils ont produit 827 fr. 02 c.; en 1852, 186 enfants ont été reconnus appartenir à des départements étrangers, et ils ont produit 40,134 fr. 06 c. Déjà en 1850, 36 enfants avaient permis de recouvrer 16,271 fr. 72 c. Si j'insiste sur ces *ressources nouvelles*, c'est parce qu'elles peuvent faciliter les améliorations proposées, sans grever d'une manière sérieuse notre budget et celui du département.

Trois objections nous seront faites, sans doute, et nous devons y répondre d'avance :

1° Vous tuez la pudeur chez la fille-mère qui n'a failli qu'une fois, et vous la mettez dans l'impossibilité de gagner honnêtement sa vie ;

2° Vous sacrifiez l'enfant lorsque vous obligez la prostituée à allaiter et emporter son nouveau-né ;

3° Vous poussez les unes et les autres à l'infanticide.

Toutes les objections aboutissent plus ou moins directement à l'un de ces arguments. Il n'est pas nécessaire de faire de grands efforts pour les réduire à leur juste valeur, et démontrer que vous n'assumez aucune responsabilité morale en adoptant les réformes proposées.

Nous reconnaissons que la crainte du déshonneur est une cause réelle d'abandon. C'est une exception ; peu de filles-mères sont tourmentées par la honte ou le remords, et ce qui le prouve ce sont les rechutes nombreuses auxquelles elles s'exposent. Ce qu'elles redoutent, c'est l'embarras, ce sont les dépenses que l'éducation d'un enfant comporte, et d'après M. Gérando, 38 enfants sur 100 réclament

présent ; le seront-ils pour l'avenir ? Mais d'abord, parlons des phénomènes locaux et généraux que ce genre d'inoculation a déterminés.

1° *Phénomènes locaux.* Les symptômes locaux ou généraux ont été pour la plupart si uniformes, qu'il nous paraît inutile de reproduire isolément chaque observation, qui ne différerait le plus souvent des autres que par l'âge ou le nom de l'enfant inoculé ; d'ailleurs, nous ferons une mention spéciale des remarques particulières que nous avons pu faire.

L'inoculation pratiquée, rien n'était changé aux conditions générales au milieu desquelles se trouvait antérieurement chaque enfant ; quant aux piqûres, voici ce que l'examen, fait chaque jour à la loupe et à l'œil nu, nous a fait observer.

1er jour. A part la rougeur immédiate et passagère qui s'est manifestée autour des piqûres aussitôt après qu'elles ont été pratiquées, à part le petit caillot sanguin qui vient fermer la plaie, on n'aperçoit rien, ni au toucher, ni à l'œil nu, ni à la loupe.

2e jour. On ne sent rien au toucher et, à la loupe, on ne voit que le petit caillot noirâtre et sec dont il vient d'être parlé, mais si par un léger grattage on enlève ce petit caillot, à la place de la piqûre, on trouve un sillon très-étroit, autour duquel, dans une très-petite étendue, se voit une auréole d'un rose si tendre, que l'œil nu ne saurait sans prévention l'y remarquer.

3e jour. Le doigt et l'œil trahissent une légère élevure au niveau de chaque point piqué ; l'auréole rosée est encore bien pâle, mais sensible à l'œil nu ; le petit sillon placé au sommet de l'élévation est plus perceptible, comme s'il s'agissait d'une plaie dont les bords sont tuméfiés par l'inflammation.

4e jour. Tous ces phénomènes n'ont fait que s'accroître ; la rougeur est plus vive et plus étendue, la saillie plus large et plus prononcée : mais on ne trouve plus de trace du petit sillon précité : à sa place, au centre de l'auréole rosée, on remarque une petite tache d'un jaune clair, qui semble formée par une pellicule très-mince et soulevée par une très-petite quantité de sérosité citrine : cette tache ne fait pas un relief sensible sur l'auréole.

5e jour. Tous ces phénomènes prennent un développement rapide ; la tache centrale s'est élargie, la pellicule est devenue blanchâtre, et le fluide qu'elle semble renfermer paraît plus transparent et plus abondant ; l'auréole est d'un rose vif, et le doigt sent à sa circonférence un engorgement très-sensible.

6e jour. La rougeur est vive et étendue, l'engorgement plus profond ; il s'est formé une vésicule remplie d'une sérosité limpide.

7e jour. La vésicule s'est élargie et devient plus saillante. L'auréole rouge qui l'entoure est plus étendue ; aspect pustuleux.

8e jour. La pustule est déprimée ; tout autour s'élève un bourrelet résistant, inégal et rougeâtre : l'inflammation est vive, l'auréole érysipélateuse de chaque pustule se confond avec celles des pustules voisines.

9e jour. Tous les caractères ci-dessus se prononcent davantage, cependant l'engorgement circulaire est moins résistant ; les pustules, tout à fait semblables à celles du vaccin pour la forme, en diffèrent pour le volume : celles-ci, dans ces derniers temps, ne sont généralement qu'au nombre de trois ou quatre, et quelquefois moins, pour six piqûres : celles-là sont toujours en nombre équivalent aux piqûres : les premières sont très-volumineuses et entourées d'un cercle inflammatoire très-marqué, les secondes sont chéti-

---

seuls le secret pour leur admission ; c'est donc 62 p. % dont on pourrait exonérer les hospices.

Cet auteur remarquable par sa science de l'économie charitable, que nous sommes fier de compter parmi nos compatriotes, ajoute : « L'infortunée qui a failli, digne de pitié même après sa faute, obtiendra une protection inespérée ; elle recevra des conseils et un appui salutaires. Si elle n'a été qu'entraînée, victime de la séduction ou de la surprise, elle sera encouragée à se mettre en garde contre le retour du péril. Si elle est plus coupable, elle entendra des paroles qui pourront la ramener au sentiment de ses devoirs. L'espoir de la réhabilitation morale naîtra pour elle *du secours* qu'elle aura reçu. »

Ajoutons que la crainte de se charger d'un fardeau trop lourd, éloignera le séducteur qui devra subvenir à l'existence de sa concubine et à celle de son enfant.

Nous objectera-t-on les dangers d'un scandale flagrant pour l'enfant adultérin ? — nous répondrons : que si nous ne devons pas fermer la porte de notre hospice à cet enfant que sa mère ne peut avouer et élever près d'elle, nous n'avons pas le droit de lui livrer, sans condition, la subsistance du pauvre. Nous le recevrons, nous le placerons, mais la mère dans l'aisance subviendra à ses besoins.

La seconde objection, tirée de l'état d'abjection et de dégradation morale de la mère, serait sérieuse si la mesure proposée devait être appliquée aveuglément et sans exception. Il n'en est rien, et vous restez toujours investi du droit d'examen et d'appréciation qui vous permet de refuser à la mère indigne l'enfant qu'elle a abandonné plus ou moins longtemps. N'oublions pas, toutefois, que la loi ne permet point de refuser à la prostituée l'enfant dont elle vient d'accoucher, pas plus qu'on a le droit de confisquer l'enfant du criminel. Les tribunaux seuls peuvent restreindre les droits sacrés de la famille, lorsque les parents sont indignes de les remplir.

Le premier devoir de la société, c'est d'assurer l'existence du nouveau-né, et de préserver d'abord le corps, afin de diriger plus tard l'esprit. Or, il est établi, d'une manière irrécusable, par la statistique, que la mortalité est beaucoup moins forte parmi les enfants remis à leur mère, que parmi ceux admis dans les hospices. Cet avantage se retrouve même auprès de la courtisane-mère.

Ne vous préoccupez pas, d'ailleurs, de cette catégorie de filles-mères, elle fait l'objet d'une disposition spéciale. L'inconduite notoire et la spéculation immorale des mères qui se servent de leur enfant pour exciter la compassion publique en mendiant, sont un double motif de refus ou de retrait de secours.

Reste la troisième objection qui résume les deux précédentes, et qui est peut-être, la moins fondée des trois.

L'espoir de cacher la naissance de l'enfant est une provocation à la dissimulation de la grossesse et à la clandestinité de l'accouchement, qui conduisent à l'infanticide, et la facilité des admissions est une

ves et environnées d'une auréole d'un rose pâle : c'est le moment choisi pour la transmission.

10e jour. Tous les symptômes s'amendent, les pustules s'affaissent et se ramollissent.

11e et 12e jours. Les boutons jaunissent, deviennent bruns, et se sèchent ; l'inflammation a presque complétement disparu.

13e jour et suivants. Une croûte sèche remplace chaque pustule, tombe bientôt spontanément ou par le frottement, et laisse une surface rosée ; peut-être se forme-t-il une tache cicatricielle, comme pour la vaccine ; nous n'avons pas eu l'occasion de faire cette remarque.

Tels sont les phénomènes que nous avons observés chez dix-huit des sujets inoculés directement par le mélange ou par transmission, au moyen de ce même mélange préalablement conservé ou du liquide recueilli sur les pustules nées des précédentes inoculations et pareillement conservé pendant quelques jours dans les tubes bien clos avec de la cire d'Espagne. A quelques légers degrés près, les caractères extérieurs, la durée et la terminaison des pustules, ont été partout semblables et tout à fait conformes à ceux de la vaccine.

Cependant, dans trois cas, nous avons observé quelques phénomènes exceptionnels, qui, pour n'avoir qu'une importance secondaire, n'en méritent pas moins, dans cette circonstance particulière, d'être cités : chez deux nouveau-nés, deux ou trois des six pustules ont été, vers le 6e jour, entourées, sur le rebord externe de leur bourrelet, d'une ou deux petites pustules ombiliquées, et rougeâtres, qui n'ont pas dépassé le volume d'une tête d'épingle ordinaire ; elles ont disparu avec les grosses, dont la marche n'en a pas été modifiée ; il n'est pas rare d'observer de petites pustules semblables autour de celles que produit la vaccine ordinaire : aussi est-ce pour ne rien omettre que nous faisons mention de cette légère complication. Disons encore que, chez ces deux enfants, les symptômes généraux ont semblé un peu plus intenses, mais sans gravité inquiétante. Chez le troisième sujet, âgé de cinq mois, et d'une sensibilité extrême, les phénomènes locaux et généraux ont eu un peu plus de gravité : vers le 6e jour, il ne s'est pas seulement montré de petites pustules autour du bourrelet des grosses pustules, mais encore il en est apparu quatre éparses sur l'épaule droite et la partie inférieure du cou : celles-ci sont restées petites, vésiculeuses, non ombiliquées, et remplies d'un liquide blanchâtre, comme purulent : ces pustules ont disparu en même temps que les pustules d'inoculation ; le reste de la surface du corps n'a pas offert le plus léger bouton ; les symptômes généraux ont été assez intenses pour que, durant une journée, l'enfant ait repoussé les aliments et perdu de sa vivacité habituelle. Observons de suite que, pour ce dernier sujet, l'inoculation avait été pratiquée au moyen de virus pris sur une petite fille atteinte d'une variole très-confluente, et dont le produit virulent, sans doute très-énergique, n'a peut-être pas été sans influence sur le résultat obtenu ; l'impressionnabilité extrême de l'enfant pourrait bien aussi y être pour quelque chose : toutefois sa santé s'est promptement et parfaitement rétablie ; cependant, comme nous désirions arriver à la préservation sans accident redoutable, nous n'avons pas voulu transmettre la liqueur que nous aurions pu recueillir sur les pustules de ce dernier enfant.

2°. *Symptômes généraux*. Jusqu'au quatrième jour en-

---

voie ouverte non seulement à l'irresponsabilité, mais au mensonge et à l'hypocrisie, sans garantie pour la pudeur et le repentir. De plus, les hospices et le secret impénétrable dont ils sont entourés, n'ont pas empêché, il faut bien le reconnaître, les infanticides, qui sont plus nombreux en France et dans les pays catholiques que dans les pays protestants. Ils augmentent sans cesse. La moyenne était de 104 de 1831 à 1835, et, en 1849, le chiffre des accusés atteignait 207. La véritable cause de cette augmentation se trouve dans l'accroissement progressif et continu de la population, et dans le relâchement des mœurs, officiellement constaté par les statistiques criminelles.

L'expérience nous apprend que les infanticides sont commis, presque toujours, ou par des filles travaillant à la campagne, ou par des servantes, et ce ne sont pas, en général, des jeunes filles qui s'abandonnent à ce crime.

La croissance proportionnelle des infanticides, d'ailleurs, est bien plus considérable dans les départements où les tours sont maintenus sans surveillance, que dans ceux où il n'y a jamais eu de tours. Loin d'augmenter, les infanticides diminueront, lorsque la fille-mère sera bien convaincue qu'elle pourra conserver son enfant sans redouter pour lui et pour elle la misère.

Cessons donc, comme l'a écrit M. Remacle, de mettre notre sagesse à la place de la sagesse du Créateur. Ne prétendons pas guider la nature. Elle a donné à l'enfant, dans l'affection que lui porte sa mère, la meilleure des garanties ; mettons nos efforts à la développer, à la conserver, et non à lui substituer des expédients ordinairement inutiles, et dangereux quand ils ne le sont pas.

Une dernière objection contre les secours aux filles-mères nous sera peut-être présentée au nom de la morale et de la religion, et nous devons faire connaître quelques parties d'une lettre fort remarquable de Mgr l'évêque de Gap, en date du 18 juin 1841, au préfet des Basses-Alpes :

« Je suis loin de partager l'opinion de ceux qui regardent les secours à accorder aux filles-mères comme une prime d'encouragement à l'immoralité. Avec les précautions indiquées par l'autorité et la vigilance de l'Administration, cet abus n'est pas à redouter. Les secours doivent être accordés toujours en proportion et sur la preuve bien constatée des besoins ; et alors, qui pourrait nier que c'est un devoir de charité des plus impérieux de venir en aide à une fille-mère, tant coupable soit-elle, qui manquerait du nécessaire pour élever son enfant. Je reconnais aussi que relativement aux filles dont la grossesse aura été de notoriété publique, et que l'on pourra décider à remplir les devoirs de la maternité, la mesure est très-juste et me paraît bien appliquée.

Envisageant ensuite la position de la jeune fille séduite et abandonnée, Mgr de Gap ajoute : « N'est-ce pas une leçon trop dure pour une faute dont la pauvre mère n'est pas seule coupable ? Sera-t-elle toujours capable de la supporter, ou plutôt ne la pousserait-on pas à une de ces trois extrémités : l'infanticide, le suicide, la folie ? Mais je

viron, rien de remarquable : la santé était parfaite, l'appétit conservé, la soif normale, le sommeil tranquille ; vers le cinquième ou sixième jour seulement, l'enfant manifestait un peu d'anxiété, la peau devenait plus chaude et plus sèche, le sommeil légèrement agité et plus souvent interrompu ; l'appétit diminuait et la soif augmentait ; vers le huitième ou neuvième jour, ces symptômes commençaient à diminuer d'intensité : peu à peu l'ordre se rétablissait, et vers le douzième ou quatorzième jour, la santé ne se ressentait plus de l'orage qui l'avait un instant agitée. Tous ces phénomènes, loin de nous paraître inquiétants, nous semblent être l'indice d'une bonne et heureuse inoculation.

Tels sont les symptômes locaux et généraux, avec leurs rares complications, que nous avons observés : ils sont tout à fait ceux qui accompagnent une bonne vaccine. Mais ce n'est pas tout que d'inoculer telle ou telle substance, et d'en obtenir tels ou tels effets matériellement semblables à ceux produits par un virus dont les propriétés spécifiques sont universellement reconnues, en tant au moins qu'il conserve son précieux privilége ; il faut encore que les conséquences qu'on désire retirer du nouveau moyen employé soient également identiques. Or qu'obtient-on d'une bonne vaccine ? La préservation contre la variole. Arrive-t-on à cette heureuse conséquence par l'inoculation lacto-variolique ?

1° *L'inoculation lacto-variolique préserve-t-elle de la variole?* Pour le temps présent, nous croyons pouvoir répondre affirmativement ; pour l'avenir, c'est au temps et à l'expérience seuls qu'il appartient de pouvoir dire si la préservation est limitée ou illimitée, et, dans le premier cas, de fixer l'époque au moins approximative de cette limite, pour en conclure celle à laquelle la revaccination pourra être pratiquée, si elle était jugée nécessaire, comme beaucoup d'auteurs l'ont pensé. Quelles preuves pouvons-nous donner de la vertu préservative de l'inoculation lacto-variolique? Elles résultent de ce fait généralement admis, qu'un individu atteint de la petite vérole ne saurait être, peu de temps après cette maladie, vacciné avec succès, ou atteint une seconde fois de la variole, et réciproquement, qu'un sujet vacciné avec succès ne peut être, au moins pour un certain temps, atteint de la variole ou revacciné avec succès : chacune de ces maladies sert donc de préservatif contre elle-même, et l'une préserve réciproquement de l'autre. Or, s'il n'est pas possible de prouver l'identité du principe actif de la vaccine et du virus variolique, en tant au moins qu'il est mélangé au lait, on ne peut douter de l'identité des conséquences. C'est ce qui ressort de nos essais.

A deux époques différentes, et huit à dix jours après la disparition de tous les phénomènes produits par l'inoculation lacto-variolique, nous avons, à deux enfants, inoculé de bras à bras du virus-vaccin. Pour être aussi sûr que possible de notre expérience, nous avons chaque fois emprunté le virus à des pustules réunissant toutes les qualités physiques d'une bonne vaccination ; puis nous avons chaque fois, et dans le même moment, avec la même lancette, inoculé du virus extrait de la même pustule, à deux enfants à peu près du même âge, n'ayant été ni variolés ni vaccinés. Les résultats ne devaient-ils pas être les mêmes, s'il eût été possible qu'il en fût ainsi? Eh bien ! chaque fois, au commencement du quatrième ou cinquième jour, plusieurs boutons bien roses et assez saillants sont nés sur le bras des enfants non préalablement vaccinés, et y ont par-

---

suis porté à croire, d'après quelques informations, que ces cas particuliers sont très-rares, peut-être à peu près nuls dans le département.

« Au surplus, des exceptions auxquelles on ne satisfait pas, attestent au plus l'insuffisance de la mesure, mais ne peuvent la rendre mauvaise, lorsqu'elle atteint le bien général qu'elle s'est proposé (1). »

Ce langage, plein de noblesse et de charité, a trouvé plus d'un écho dans le clergé, et il est de nature à rassurer les esprits les plus timorés qui abritent leur inertie derrière l'opinion trop longtemps accréditée, que la facilité des admissions dans les hospices prévenait les infanticides.

Quelques-uns de nos honorables collègues seront peut-être surpris d'apprendre que la réforme proposée remonte, à Paris, à 1837, qu'elle a été l'objet de deux circulaires ministérielles, et qu'elle était, en 1848, appliquée dans 55 départements ! Rien n'est plus vrai, cependant, et si nous paraissons aujourd'hui novateurs, c'est que nous sommes restés étrangers au mouvement général qui s'est produit autour de nous, c'est que nous sommes restés stationnaires quand la grande majorité des départements entrait résolûment dans la voie indiquée, depuis 1840, par le gouvernement.

Le 25 janvier 1837, le Conseil général des Hospices de la capitale prit un arrêté qui portait, article 4 : « Les femmes enceintes ne seront admises à la maison d'accouchement qu'autant qu'elles prendront l'engagement de nourrir, pendant quelques jours, dans l'établissement, et d'emporter à leur sortie l'enfant dont elles seront accouchées, » — et article 5 : « Il pourra être accordé, sur la fondation Monthyon, des secours aux femmes qui continueront à nourrir leur enfant ou qui en prendront soin. »

Cette même année, un ancien préfet du Rhône, alors ministre de l'intérieur, après avoir signalé les avantages de ce système, dans son rapport au Roi, du 5 avril, sur les hospices et hôpitaux de France, ajoutait : « Cette mesure, au surplus, n'est pas entièrement nouvelle. Les sociétés de charité maternelle, dont l'action est si bienfaisante, fournissent un exemple dont l'autorité est imposante, et il suffirait, peut-être, d'organiser ces sociétés sur une échelle plus étendue. »

Ainsi, la pensée première appartient aux sociétés de charité maternelle fondées par une Reine martyre, et présidées successivement par la mère de Napoléon Ier et par les souverains de France. Par décret impérial du 2 février 1853, les sociétés de charité maternelle subventionnées par l'État, ont été placées sous la présidence et la protection de S. M. l'Impératrice, qui a bien voulu répartir entre elles une somme de 100,000 fr., lors de son avénement au trône.

(1) « Je suis convaincu, ajoute Mgr de Gap, que l'institution des tours est vicieuse, absurde, ruineuse pour les hospices ; qu'elle met tout à fait en défaut les règles de la justice et de la charité distributive, et que tôt ou tard on sera forcé partout de les supprimer. »

couru leurs phases habituelles ; au contraire, chez ceux qui avaient été soumis à l'inoculation lacto-variolique, pas le plus léger bouton, pas même la plus légère trace d'inflammation.

Étant démontrée l'action préservatrice du mélange lacto-variolique contre le vaccin, restait, pour se convaincre de leur identité d'action, à rechercher si le vaccin préalablement appliqué neutraliserait l'activité du virus lacto-variolique. Alors nous avons inoculé le mélange à un enfant antérieurement vacciné au moyen du virus vaccinal, dont il conservait au bras des marques évidentes ; des résultats négatifs ont confirmé nos prévisions. Ainsi donc le virus vaccinal et le virus lacto-variolique se neutralisent réciproquement, et peuvent par conséquent se suppléer au moins quant à leur but final, ce qui est le point important de la question.

Avant de nous résumer, il faut que nous répondions à quelques questions, et que nous fassions connaître quelques indications particulières qui ne nous paraissent pas sans importance.

1° *A quelle espèce de variole convient-il d'emprunter le virus à inoculer ?* On sait que ce genre de maladie pustuleuse peut se présenter sous des formes variées, suivant les conditions différentes dans lesquelles se développe l'affection, selon, par exemple, que le sujet a été vacciné ou non, qu'il est d'une constitution robuste ou délicate, d'un tempérament sanguin, nerveux ou lymphatique, d'une santé habituellement florissante ou débile ; aussi distingue-t-on la varicelle, la varioloïde et la variole. L'expérience a démontré que le principe virulent de ces trois variétés est le même, qu'il diffère seulement par l'intensité de ses effets pour les causes que nous venons de rappeler, peut-être aussi pour d'autres que nous ne connaissons pas. Il est également en général démontré que la variole ou la vaccine préserve contre l'une ou l'autre de ces trois formes de la variole ; mais, en considérant ces dernières sous le rapport de notre système d'inoculation, il nous a semblé que le virus emprunté à une variole bien confirmée devait plus certainement jouir de ses propriétés virulentes, et mieux préserver par son action plus énergique contre l'une et l'autre des variétés de l'affection pustuleuse ; c'est donc à la variole qu'il nous semble convenir d'emprunter le virus qu'on veut inoculer. Mais la variole elle-même se présente sous deux formes différentes : dans l'une, les symptômes généraux sont très-intenses, les pustules couvrent toute la peau et se confondent sur plusieurs points : c'est la variole confluente ; dans l'autre, les phénomènes généraux ont ordinairement moins d'intensité, les pustules sont moins nombreuses et rarement assez rapprochées pour se confondre : c'est la variole discrète. Persuadé que l'intensité variable des symptômes dépend de l'activité variable du virus, nous avons pensé choisir un virus d'une intensité moyenne, et cependant tout aussi préservatif, en l'empruntant à la variole discrète. On a vu quelles complications légères, il est vrai, mais néanmoins regrettables, ont suivi le cas unique pour lequel nous avons fait cet emprunt à une variole extrêmement confluente ; d'ailleurs, tous les expérimentateurs qui se sont occupés d'inoculation s'accordent à dire qu'en fait d'inoculation de virus spécifique comme moyen préservatif de la maladie qui lui donne naissance, c'est toujours au cas le moins grave qu'il convient d'en faire l'emprunt : c'est donc la variole discrète que nous avons préférée, c'est à elle que nous conseillons

L'exemple de ces sociétés a été suivi par les hospices de Paris, et préconisé, plus tard, par le gouvernement.

Par sa circulaire du 31 janvier 1840, le Ministre de l'intérieur engagea les administrations hospitalières à assurer des secours aux mères indigentes des enfants naturels, à l'effet de pourvoir aux premiers besoins, jusqu'à ce qu'elles pussent reprendre leurs travaux, afin d'amener la mère à donner son sein à l'enfant, dans l'espoir qu'elle éprouverait ensuite bien plus de peine à s'en séparer.

Le 6 août 1840, le Ministre de l'intérieur adressa la circulaire suivante aux Conseils généraux : « En repoussant des hospices les enfants que leurs parents étaient en état de nourrir, le Gouvernement a rempli un devoir de morale et de bonne administration ; mais en s'efforçant d'empêcher les abandons et de rattacher l'enfant à la mère, il n'a pas entendu que l'un et l'autre resteraient privés des secours dont ils pourraient avoir réellement besoin. En même temps que l'Administration a prescrit une certaine surveillance sur les expositions, elle a voulu que des secours fussent accordés, pendant un temps plus ou moins long, aux mères qui, au lieu d'abandonner leurs enfants, consentaient à les garder et à les nourrir. »

Sept départements accordèrent alors des secours aux mères, nous dit M. Valentin Smith, dans son excellent rapport à la commission des enfants trouvés de 1849, et au 1er janvier 1848, cinquante-trois départements étaient entrés dans cette nouvelle voie. Aujourd'hui, il y en a 62, et la moyenne des femmes secourues dans chacun de ces départements, en 1851, a été de 91. Total, 5,642 femmes secourues.

Pouvons-nous rester encore dans le *statu quo* et ajourner l'adoption des mesures dont les avantages moraux, matériels et économiques sont certains et évidents? Nous ne le pensons pas, et nous devons ajouter qu'en 1848, des 53 départements qui avaient fait l'essai des réformes proposées, un seul les avait abandonnées après une trop courte expérimentation. Ce département, c'est celui de l'Ain, qui peuple si largement notre hospice de la Charité, et qui lutte avec une si persévérante énergie, pour laisser à notre charge des enfants dont les mères lui appartiennent par leur domicile de secours.

Pour prévenir toute objection légale, qu'il nous soit permis de rappeler très-succinctement la législation sur les enfants trouvés ; elle est l'expression la plus vraie des phases diverses par lesquelles a passé cette institution, et des efforts tentés pour la solution de ce grand problème d'économie sociale, depuis saint Vincent de Paul jusqu'à nos jours.

L'article 4 d'un arrêté du Conseil d'État du 21 juillet 1670, en exécution de l'édit de juin 1670 pour les enfants, voulait que les expositions fussent l'objet de procès-verbaux, et les admissions devaient être le résultat d'une décision.

Cette sage prescription fut peu suivie, et Louis XVI s'en plaignait dans l'arrêt du 10 janvier 1779

Le décret du 20 septembre 1790, en supprimant les rentes, se-

d'avoir recours. Ce n'est pas tout encore : on sait que l'âge, le tempérament, et la santé habituelle d'un sujet peuvent amener des modifications sensibles dans les manifestations d'une maladie ; les diathèses spéciales doivent aussi avoir sur elles une grande influence. Toutes ces causes doivent probablement altérer le produit spécifique d'une maladie virulente ; les effets qu'on attend de son inoculation peuvent en être profondément modifiés, et même la santé du sujet inoculé en être compromise pour l'avenir. Cette dernière opinion, bien répandue dans le public, mérite plutôt d'être suivie que contrariée. Il y a donc avantage, de toutes manières, à préférer le virus spécifique d'un sujet sain et bien constitué ; nous dirons même qu'il convient, autant que possible, que l'âge de l'individu variolé se rapproche de celui qu'on veut inoculer, les différences d'âge pouvant amener des différences dans l'activité du virus et dans l'intensité des phénomènes obtenus. C'est ainsi qu'observant une proportion avantageuse entre le développement des organes digestifs d'un nourrisson et l'âge du lait alors convenable, un praticien conseille celui de la mère ou d'une nourrice accouchée depuis le même temps, à un lait d'un âge plus ou moins différent ; inutile de dire qu'en cas d'urgence, il vaut mieux passer outre ces considérations pratiques que d'exposer le sujet aux dangers d'une variole toujours redoutable.

2° *A quelle phase des pustules varioliques convient-il de recueillir le liquide à inoculer?* Nous n'avons pas eu le temps de faire, à cet égard, des essais comparatifs ; mais, comme dans toutes nos inoculations directes nous avons pris le virus au moment où les pustules étaient encore vésiculeuses et remplies d'un liquide séreux et limpide ; comme l'emploi de ce liquide nous a donné les résultats que nous avons fait connaître, nous sommes disposé à croire que c'est à cette période de la maladie qu'il convient d'en recueillir le produit, sans toutefois préjuger des résultats possibles à toute autre époque.

3° *A quel âge convient-il de pratiquer l'inoculation lacto-variolique?* Comme pour la vaccine ordinaire, cette inoculation peut et doit être faite à tout âge, suivant les circonstances ; mais, si l'on considère que l'affection variolique atteint plus particulièrement l'enfance, et qu'à cet âge par conséquent il existe une véritable prédisposition à cette maladie, prédisposition qui doit favoriser le développement artificiel de ses phénomènes ou de tous autres qui en constituent les moyens préventifs, c'est pendant l'enfance qu'il convient d'agir, et surtout durant la première année. De cette manière, on n'agira ni trop tôt pour s'opposer aux premières évolutions du nouveau-né, ni trop tard pour se laisser prévenir par une variole spontanée : on épargnera encore à l'enfant vacciné une impression d'autant plus pénible qu'il est arrivé à un âge plus capable de s'exagérer le mal qu'on peut lui faire que d'en comprendre l'importante nécessité ; on évitera enfin les conséquences d'une réaction d'autant plus vive que l'organisme impressionné est mieux développé et plus sensible.

4° *Quelles sont les conditions générales dans lesquelles il convient que se trouve l'enfant à inoculer?* En rappelant au commencement de notre travail, les principales causes qui peuvent rendre le résultat de la vaccine nul ou incomplet, nous avons fait pressentir que les mêmes écueils doivent se présenter pour l'inoculation lacto-variolique, puisque celle-

cours et indemnités, etc., pour le soulagement des maisons religieuses, établit qu'il serait pourvu aux besoins des hospices et hôpitaux par les municipalités et les départements respectifs, mais la loi du 29 novembre 1790, en déchargeant les seigneurs haut justiciers de l'obligation de nourrir les enfants abandonnés, mit cette dépense à la charge de l'État.

La constitution du 3 septembre 1791 promit la création d'un établissement général de secours publics pour élever les enfants abandonnés, et, après quelques essais, la fameuse loi du 28 juin 1793 établit le *droit* aux secours pour les enfants, les vieillards, les indigents et les filles-mères.

Les enfants trouvés ne purent être qualifiés, de par la loi, que du nom d'orphelins, et, le 4 juillet suivant, un décret les décora du nom d'enfants naturels de la patrie ; plus tard, en 1811, on voulut les appeler pupilles de la garde, et, en 1848, enfants de la patrie.

La liberté des abandons ainsi proclamée par la loi de 1793, les tristes conséquences ne tardèrent pas à se produire, et la loi du 27 brumaire an V punit d'une détention de trois décades celui qui portait un enfant abandonné ailleurs qu'à l'hospice le plus voisin.

L'arrêté consulaire du 25 vendémiaire an X, par son article 4, remit à la charge des départements les dépenses relatives aux enfants trouvés, et le décret du 19 janvier 1811 eut pour objet d'en diminuer le nombre, en réduisant les hospices dépositaires à un par arrondissement, et en mettant à la charge des hospices, dont on redoutait la facilité pour les admissions, la fourniture des layettes et toutes les dépenses intérieures, relatives à la nourriture et à l'éducation des enfants. L'article 1er indique très-nettement quelles sont les trois catégories d'enfants dont l'éducation est confiée à la charité publique, et l'article 23 annonce une peine contre ceux qui facilitent les abandons. Cette prescription, ainsi que toutes les autres qui avaient pour objet de réprimer l'abus des abandons, ont été mises de côté, et le décret s'est trouvé réduit à l'article 3, qui est ainsi conçu : « Dans chaque hospice destiné à recevoir des enfants trouvés, il y aura un tour où ils devront être déposés. »

Le secours instantané, préalable à tout examen, est une excellente mesure ; mais elle ne saurait affranchir des autres obligations imposées par le décret de 1811, et par les lois civiles et criminelles, en ce qui concerne les déclarations de naissances, les expositions d'enfants ou les suppressions et suppositions de part. Or, la facilité du dépôt a amené la liberté des admissions, ce qui est contraire à la lettre et à l'esprit du décret de 1811. Ainsi la raison, l'expérience et la loi condamnent notre système actuel, et il ne nous reste plus qu'à démontrer que nos anciens réglements étaient moins faciles pour les adoptions d'enfants que celui actuel.

Nous lisons dans le réglement de 1552, le plus ancien connu sur nos enfants : « Les petits enfants exposés ayant été reçus sont logés par l'économe au corps des nourrices et remis à une d'elles pour les *alaicter* jusqu'à ce que le recteur *tuteur* leur donne une nourrice hors

ei se pratique de la même façon, dans les mêmes tissus, et produit des phénomènes semblables.

Il convient donc généralement que le sujet à inoculer soit bien portant et possède une peau saine ou à peu près, parce que, dans le premier cas, l'absorption du virus et la réaction concomitante se rapprochent davantage de la perfection désirée, et que, dans le second, une altération préexistante des téguments ne vient pas s'opposer à cette même absorption et à la manifestation pustuleuse qui doit en résulter; enfin une santé satisfaisante ne rend pas nécessaire, pendant l'incubation, l'emploi de certains médicaments internes ou externes que l'expérience a démontrés nuisibles à l'action de la vaccine et qui, par analogie, doivent l'être à celle du virus lacto-variolique; ces précautions sont surtout indispensables quand il s'agit d'expériences concluantes, et qu'on a la liberté du choix; on comprend aisément que l'organisme, occupé à la fois par la maladie existante et par les remèdes administrés, ne pourrait que peu ou point s'occuper du virus préservateur qui se trouverait neutralisé par leur influence ou éliminé avec les sécrétions naturelles ou pathologiques que la maladie ou la thérapeutique peuvent provoquer.

5° *Le liquide renfermé dans les pustules issues de l'inoculation lacto-variolique peut-il se transmettre avec succès?* Oui, puisque nous venons de faire connaître les résultats heureux de trois transmissions successives; dans tous les cas, nous avons obtenu autant de pustules que de piqûres faites; toutes ont à peu près atteint le même degré de développement, et ont été accompagnées des mêmes phénomènes locaux et généraux.

6° *Ce même liquide, recueilli et conservé dans des tubes bien clos, conserve-t-il, comme le vaccin, ses propriétés virulentes?* Oui, car nous avons recueilli de ce liquide né d'une première transmission; puis, après l'avoir conservé pendant huit jours, nous l'avons inoculé à trois enfants, et nous avons obtenu des pustules aussi belles que dans toute autre circonstance.

7° *Le mélange lacto-variolique peut-il également être conservé et plus tard inoculé avec succès?* Oui encore, car nous avons recueilli dans des tubes et conservé pendant onze jours le mélange de virus variolique et de lait; puis nous l'avons inoculé à deux enfants avec un égal succès. Disons aussi que ce mélange, conservé pendant un temps, il est vrai, assez limité, avait conservé toute sa fluidité, contrairement à la prévision que la nature des liquides avait fait naître dans notre esprit.

8° *Le virus variolique pur est-il susceptible d'être conservé, mélangé plus tard, et inoculé avec succès?* A cette dernière question, nous répondrons encore affirmativement par deux faits qui nous sont étrangers et qu'on nous a communiqués. Pour éviter toute erreur durant nos expériences, nous placions dans deux boîtes différentes les tubes renfermant le vaccin ordinaire et ceux qui contenaient le liquide expérimenté: parmi ces dernières, se trouvaient placés quelques tubes remplis de virus variolique pur; la couleur différente de la cire d'Espagne qui les fermait nous suffisait pour les distinguer de ceux qui contenaient seulement du mélange lacto-variolique. L'un de nos condisciples, qui ignorait cette précaution, crut, en notre absence, prendre deux tubes de vaccin, et choisit fatalement parmi ceux qui renfermaient

---

la ville, ce qu'il fait cinq ou six jours après : pendant lequel temps le recteur doit s'informer d'où sont sortis ces enfants, et par qui ils ont été exposés, pour les faire prendre aux mères et poursuivre en justice ceux qui les auront exposés pour les faire punir. » Voilà une disposition nette et précise, et nous demandons que la première partie soit remise en vigueur.

Vous voyez comme nos devanciers étendaient loin leur surveillance sur les filles-mères. Il y a plus, d'après les règlements accordés entre les recteurs de l'Hôtel-Dieu et ceux de l'*Aumosne* générale, le 5 janvier 1639, « toutes les filles de joie qui avaient fait leurs couches dans l'Hôtel-Dieu étaient reçues et retirées dans la Charité, pour éviter qu'elles ne récidivent et n'offensent Dieu, et les recteurs de l'aumosne en disposaient comme ils voyaient bon *estre*. »

Le réglement de 1756 contient les deux dispositions suivantes, qui ont trait directement à la question que nous examinons : « Les enfants exposés, abandonnés ou délaissés dans l'enceinte de la ville, sont reçus dans l'hôpital lorsque, après une exacte recherche, l'on n'a pu découvrir ceux à qui ils appartiennent. Quant aux enfants exposés à la campagne, on ne les reçoit pas si le seigneur haut justicier des lieux où ils sont exposés ne contribue à leur dépense. »

Le chapitre 23 du réglement de 1765 reproduit les mêmes prescriptions pour découvrir le lieu du domicile des père et mère qui abandonnent leur enfant, afin qu'on puisse les leur faire reprendre, en leur donnant du pain pour les aider à les nourrir. On les y obligera même au cas qu'ils fassent quelque difficulté.

— Le chapitre 15 du réglement de 1756, dont la substance se trouve dans celui que nous venons de rappeler, était plus explicite encore relativement aux secours à donner aux filles-mères de la ville, pour aider à la nourriture de leurs enfants, jusqu'à ce qu'ils aient atteint l'âge de 15 mois. Lorsque la nécessité des parents était extrême, l'on donnait, outre l'aumône en argent, un trousseau pour l'enfant.

Dans le réglement de 1808, qui a remplacé celui de 1765, il n'est plus question des mesures que nous venons de rappeler, et cet oubli est probablement le résultat de la réaction contre le *droit* aux secours accordés aux filles-mères, par la loi de l'an II.

Ces réglements, qui sont l'œuvre de nos devanciers et qui ont régi nos hospices pendant plusieurs siècles, nous ont paru présenter plus qu'un intérêt historique, et nous vous proposons de les remettre en vigueur pour l'admission des enfants et pour les secours distribués aux filles-mères, abandonnant, très-volontiers, la partie inquisitoriale et répressive dont nos pères avaient accepté la délicate et pénible mission.

Des esprits distingués, mais prévenus, ont vu dans les réformes que nous demandons, des abus et des inconvénients très-graves. Ils les ont accusées d'être moins morales que celles de l'an II, et ils ont pensé qu'elles trouveraient des difficultés insurmontables dans notre cité.

Il n'est pas donné à l'homme de créer des institutions parfaites; mais de la fermeté et de la persévérance suffiront pour vaincre les abus que l'on redoute, et nous ne saurions trop répéter que les secours

le virus variolique pur, déjà recueilli depuis plus d'un mois; ce virus fut inoculé et produisit une belle variole discrète qui heureusement n'eut pas de résultat fâcheux. Le second fait nous a été récemment communiqué par M. Bouchacourt, qui, toujours préoccupé des recherches si bien commencées par lui, voulut savoir s'il n'obtiendrait pas du virus variolique pur les résultats qu'il tenait du mélange lacto-variolique; cette inoculation, pratiquée sur un nouveau-né, fut suivie d'une belle variole et du résultat le plus funeste. Tout en démontrant l'action énergique du virus variolique pur, ces deux faits prouvent bien que, mélangé au lait, il paraît subir une modification qui en localise les effets cutanés, et diminue sensiblement les effets généraux.

CONCLUSIONS.

De ces divers essais, et de ce fait observé à l'Hôtel-Dieu par M. Brachet, que sa salle, en 1833, fut infectée par la variole, et que les trois jeunes enfants par lui inoculés avec un mélange de lait et de virus variolique ont été épargnés, nous croyons pouvoir tirer les conclusions suivantes :

1° L'influence de l'inoculation lacto-variolique s'est localisée 18 fois, sur 21 cas, d'une manière complète; on a vu ce qui est arrivé dans les trois cas dont nous faisons une mention spéciale, et qu'on peut assimiler à beaucoup de cas analogues à la suite de l'inoculation vaccinale;

2° Les phénomènes généraux, bien que très-sensibles, n'entraînent pas d'altération inquiétante de la santé;

3° Les phases locales de cette espèce d'inoculation sont en tout semblables à celles de la vaccine;

4° Le fluide renfermé dans les pustules résultant de l'inoculation primitive est susceptible de transmissions successives de bras à bras;

5° Le fluide recueilli sur des pustules nées de l'inoculation directe ou indirecte, et conservé dans des tubes bien pleins et bien fermés, peut garder ses propriétés virulentes pendant un temps indéterminé, s'inoculer ensuite et se transmettre avec un égal succès;

6° Le mélange lacto-variolique et le virus variolique pur jouissent des mêmes avantages.

7° L'inoculation lacto-variolique préserve très-probablement de la variole, puisqu'elle préserve de la vaccine, et que réciproquement la vaccine préserve de l'inoculation lacto-variolique.

8° C'est à une variole discrète survenue chez un enfant sain et bien constitué qu'il convient d'emprunter le virus à inoculer; il faut même, autant que possible, que l'âge du sujet variolé se rapproche de celui de l'enfant à inoculer.

9° C'est au moment où les pustules varioliques sont encore globuleuses et demi-transparentes qu'il convient de prendre le liquide qu'elles renferment alors en abondance.

10° C'est durant la première année, et surtout dans les six premiers mois, que l'inoculation semble être le plus favorable.

11° Enfin, toutes les fois qu'il n'y aura pas urgence d'employer le préservatif, il importe que l'enfant à inoculer jouisse d'une santé satisfaisante, et présente une enveloppe cutanée sinon tout à fait, au moins à peu près saine.

Tels sont les résultats que nous ont fournis les essais que le temps et les circonstances nous ont permis de faire; telles sont aussi les conditions qu'il nous paraît indispensable de remplir pour assurer, autant que possible, le succès

---

ne seront pas obligatoires; ils ne constitueront pas un droit, ils ne seront accordés qu'à l'indigence réelle et constatée. Aux filles-mères qui sont dans une indigence absolue ou qui n'offrent aucune garantie de moralité, l'on pourra refuser leur enfant, suivant les circonstances; car, s'il est un très-grand nombre de filles de mœurs légères, il y a, heureusement, peu de mauvaises mères.

Outre les avantages que j'ai eu l'honneur d'indiquer, il en est d'autres, non moins dignes de fixer votre attention, que je dois vous faire connaître. De 1850 à juin 1853, les redditions d'enfants nous ont permis d'adresser 380 filles-mères à la société de Saint-François-Régis, et 203 mariages ont eu lieu. Ces redditions ont amené la légitimation de 156 enfants et la bénédiction religieuse de 37 mariages civils. Ces chiffres, en ajoutant l'autorité des faits aux réflexions sur le mariage civil et le mariage religieux d'un publiciste éminent, prouvent combien il importe de prévenir les abandons d'enfants, qui sont un encouragement au concubinage et à l'oubli de tous les devoirs.

Enfin, les difficultés d'application que l'on crée, par anticipation, nous paraissent exagérées, et l'on fait une injure gratuite à notre population et à celle des départements limitrophes, lorsque l'on prétend que des mesures qui ont de si heureux résultats partout ailleurs, ne sauraient amener, pour elles, aucune amélioration.

Je trouve la preuve du contraire dans l'empressement que les mères ont mis à réclamer leurs enfants pour les faire participer au don impérial, qui assure la somme de 60 fr. à chaque enfant retiré.

Les sages précautions que vous avez prises ne permettent pas de détourner ce secours de sa destination, et il a suffi pour rappeler à bien des mères leurs devoirs. Plus de 500 demandes ont été formées, et, malgré le généreux abandon de 40 fr. par reddition d'enfant auxquels vous aviez droit, les bienfaits du don impérial n'ont pu s'étendre qu'à 265 enfants, savoir :

132 enfants naturels;
87 enfants légitimes;
46 enfants légitimés;

dont 73 enfants de la naissance à 3 ans; — 106 enfants de 3 à 6 ans; — 46 enfants de 6 à 10 ans; et 40 enfants de 10 à 21 ans. Ainsi, une prime de 60 francs, payable à la majorité, seulement, des enfants réclamés, a permis d'en rendre 265, et elle a amené la légitimation immédiate de 5 enfants. Ces avantages moraux se traduisent, en outre, en une économie de plus de 100,000 fr., dont 73 à 80,000 au profit du département, et 20,000 à celui de nos hospices.

Ces résultats moraux et économiques, aussi curieux qu'intéressants, indiquent assez que la misère est la cause la plus active des abandons, et qu'un secours donné à la mère est le meilleur moyen de les prévenir.

Vous proposer de revenir en arrière de trois siècles, de faire revivre le réglement de 1552, peut paraître un progrès étrange, et cependant, compris comme nous le proposons, nous le croyons réel et de nature à arrêter l'accroissement continu et effrayant des enfants de toutes catégories à la charge de nos hospices.

(*La fin au prochain numéro.*)

de ce genre d'inoculation, comme celui de la vaccine ordinaire.

Sans doute le nombre de ces expériences est insuffisant pour démontrer *largement* l'innocuité et l'action préservatrice du virus lacto-variolique ; mais ceux qui se sont livrés ou se livreront à de pareils essais savent ou apprendront tout ce qu'il faut, en pareil cas, de temps et de patience pour triompher des divers obstacles qui se présentent à l'opérateur.

Cependant nos expériences auraient été plus nombreuses, si la saison avancée n'était venue y mettre forcément un terme, en nous privant des moyens vivants de les continuer.

Pour terminer à notre gré ce travail, nous voudrions pouvoir certifier que l'inoculation lacto-variolique donne un véritable vaccin, question qui, pour le moment, sera résolue affirmativement pour ceux-là seuls qui admettront, avec nous, que le vaccin, ou autrement dit le cow-pox, n'est autre chose que le produit d'une variole propre à la vache et pustuleusement localisée au pis de cet animal ; c'est dire que, jusqu'à présent, nous regardons les effets de nos inoculations comme une variole localisée aussi bénigne que la vaccine et préservative comme elle.

A défaut de vaccin, avec ce nouveau moyen préventif, le médecin placé en face d'une épidémie menaçante de variole ne verra plus, sans résistance, tomber autour de lui des victimes abandonnées à la fureur d'un ennemi qui offre contre lui-même une arme puissante et facile à manier.

Pareilles recherches sont, à nos yeux, un sujet bien digne d'occuper tout homme que sa position sociale ne détournerait pas d'un but qui demande beaucoup de temps et de patience. Réussir, serait trouver dans une maladie si justement redoutée une source de préservation qui ne tarirait qu'avec elle ; ce serait une conquête pour la médecine, un bienfait pour l'humanité.

Observations d'hystérie chez l'homme,

par M. Taulier, médecin à Cublize (Rhône).

Il me semble que quelques auteurs se hâtent un peu trop de conclure que l'hystérie est une maladie exclusivement réservée au sexe féminin et n'arrive qu'à deux époques, celles de la vie utérine et de la ménopause. Voici deux cas bien établis qui déposent hautement contre cette doctrine.

I.— G..., célibataire est âgé de 45 ans. Bien que ses cheveux châtains et ses yeux d'un bleu assez prononcé puissent faire croire qu'il est doué d'un tempérament lymphatique, néanmoins l'animation de tous ses traits, le teint fortement coloré de son visage et son caractère vif témoignent que chez lui c'est la prédominance nervoso-sanguine qu'il faut reconnaître.

Il y a vingt-huit ans cet homme reçut un violent coup de bâton à la nuque ; quelques heures après, il fut pris d'une attaque, c'est la seule qu'il ait eue depuis cette époque jusqu'aujourd'hui. Il a fait depuis une longue maladie qu'il ne peut définir, mais ce n'était rien de semblable à la première attaque. Le 12 décembre dernier, le lendemain d'une foire où il avait été pour des affaires, en dehors de toute autre circonstance capable d'amener le moindre dérangement dans les fonctions vitales et sans aucune cause appréciable, G.... se sentit pris d'une attaque en tout conforme à la première ; celle-là fut suivie d'une seconde, celle-ci d'une troisième, jusqu'à cinq dans le même jour et à peu près autant la nuit et d'une durée depuis quelques minutes jusqu'à demi-heure. Je ne fus appelé auprès de lui que le lendemain, vers les cinq heures du soir. Il sortait d'une attaque lorsque j'arrivai. Couché, en supination, il avait les membres inférieurs entièrement allongés sans écartement digne d'être noté ; les bras reposaient croisés sur la région épigastrique ; une sueur assez abondante couvrait tout le corps et la chaleur était générale ; les yeux encore larmoyants étaient rouges et gros. Je demandai si le malade avait pleuré, on me répondit que non ; mais qu'il en avait été ainsi dans toutes ses attaques, qu'il ne *pouvait empêcher ses yeux de se remplir d'eau* ; le pouls plein, large, n'était pas très vite ; je ne comptai pas les pulsations ; les battements des artères carotides et temporales étaient isochrones à ces derniers ; ceux du cœur étaient plus forts ; ils soulevaient assez sensiblement la main, malgré un certain degré de pression ; la langue était enduite d'une couche légère de mucosités blanchâtres à sa base et au milieu ; les bords et le limbe étaient d'un rouge vif, la parole était libre et les facultés morales et intellectuelles absolument intactes.

Désireux d'assister à un accès, puisqu'ils se reproduisaient à courts intervalles, j'attendis environ une heure ; ce temps je le consacrai à questionner et le malade et les assistants sur les symptômes qui caractérisaient l'attaque. Voici le fond des réponses qui me furent faites. Lorsque l'attaque vient, dit le malade, j'éprouve une forte douleur à la nuque retentissant dans toute la tête. Au même instant des sifflements, des chants de cigale font un tintamarre affreux dans mes oreilles ; une anxiété se fait sentir à l'épigastre, d'où elle monte comme une boule le long de la poitrine et se fixe au-devant du cou où elle produit un sentiment de strangulation ; ensuite elle descend au point d'où elle était partie pour remonter encore au cou et m'étrangler ; ce sentiment de va et vient d'une boule de l'estomac au cou et du cou à l'estomac dure autant que l'attaque, ce n'est que lorsqu'il cesse que tout rentre dans l'ordre.

Cependant d'autres symptômes plus alarmants, disent les assistants, se manifestent : les jambes s'allongent avec un craquement tel qu'on dirait que tous les os se disloquent, se raidissent et demeurent tout le temps dans la plus complète immobilité ; les bras s'allongent et se replient alternativement, faisant entendre le même bruit d'os qui se liment ou qui se brisent. Le malade cherche à saisir ceux qui l'entourent : il avait étreint une fois sa sœur qui eut grande peine à se débarrasser de ses embrassements. La tête est renversée par suite de la raideur tétanique de la partie postérieure du cou; il y a opisthotonos; les yeux fixes et tirés en haut ne laissent voir que la sclérotique, la cornée étant recouverte entièrement par la paupière supérieure. Mais les facultés morales et intellectuelles sont dans l'intégrité la plus parfaite; le sens de l'ouïe acquiert plus de finesse qu'à l'état normal. J'entends tout, dit le malade, mais je ne puis répondre aux questions qu'on m'adresse. Il faut noter aussi que les battements du cœur sont tumultueux et qu'ils fatiguent beaucoup le malade. Cet état dure, comme je l'ai dit, depuis quelques minutes jusqu'à demi-heure; ensuite, c'est une lassitude, c'est un brisement général pendant lequel le malade exécute avec beaucoup de peine le moindre mouvement. C'est l'indice de la fin de la scène, et après une heure ou deux de rémission complète c'est à recommencer. Telle avait été la position de ce malade depuis la première invasion de la maladie jusqu'au moment où je l'ai vu. Cet intervalle avait été de deux jours et une nuit.

Comme je n'aperçus aucun signe d'un nouvel accès et qu'au contraire le malade sentit d'un instant à l'autre renaître le bien-être, je me bornai à prescrire une potion anti-spasmodique à prendre par cuillerée d'heure en heure pendant cette nuit même et je me retirai.

Je suis resté cinq semaines sans revoir le malade. J'ai su depuis, de lui-même, que mon remède l'avait guéri et qu'il n'avait plus rien éprouvé.

Ce fait suggère plus d'une réflexion : 1° Il me semble que c'est là un cas d'hystérie le mieux confirmé; cela découle rigoureusement de l'analyse des symptômes, car ils sont pathognomoniques de cette maladie; 2° ce cas est encore remarquable soit par la brièveté, soit par la fréquence des accès; 3° mais ce qui est le plus frappant c'est que la même cause qui avait provoqué le premier accès soit restée vingt-huit ans sans renouveler le même désordre et qu'elle ne se soit pas éteinte dans un aussi long espace de temps, surtout il est curieux qu'elle n'ait joué aucun rôle dans la maladie qu'a éprouvé l'individu durant ce temps et qu'elle n'ait pas été emportée par elle; 4° n'est-il pas surprenant aussi que cette cause ait fait explosion sans provocation aucune du moins appréciable. Or, cet homme ne se souvient ni d'avoir éprouvé une frayeur ou une contrariété, ni de s'être livré à la colère ou à une joie trop vive, ni d'avoir fait des écarts de régime, car il est très-rangé; 5° il serait très-important de savoir si l'établissement d'un exutoire à la nuque triompherait du mal. Mais comment être sûr du succès si la maladie peut se déclarer même après vingt-huit ans? Quoi qu'il en soit, je crois que ce fait autorise à penser que l'hystérie n'est pas une maladie exclusive à la femme et que, par une conséquence nécessaire, le siége de cette maladie n'est pas uniquement dans l'utérus, mais bien quelquefois dans le cerveau et même dans l'estomac; car chez notre malade la douleur de la nuque et de la tête coïncidait parfaitement avec l'anxiété de l'épigastre, et c'étaient ces deux symptômes qui ouvraient la scène.

II.— Le second cas d'hystérie que je viens d'observer est relatif à une petite fille de 11 ans. Tous les attributs les plus caractéristiques de la prédominance nerveuse se présentaient chez cette enfant; sa précocité intellectuelle surtout était frappante; elle peignait ses sensations avec des couleurs vives. Aussi je la laissais parler et voici son récit presque dans les mêmes termes :

« Tous les jours, entre les huit et neuf, quelquefois dix heures du matin, je commence par sentir un froid dans tout mon corps; mes jambes, mes bras, ma tête ne font que trembler; je ne puis pas contenir ce tremblement, je saute, je ressaute sur ma chaise où j'ai peine à me tenir malgré tous mes efforts; il me semble à chaque instant que je vais sauter loin de mon siége; mes dents frappent malgré moi les unes contre les autres et font entendre un claquement très-fort. Tout cela dure environ demi-heure. Alors je me sens défaillir et je demande qu'on me mette au lit. Je ne puis me soutenir; là une scène nouvelle ne tarde pas à me tourmenter et à effrayer mes parents; malgré moi mes jambes s'allongent, s'écartent, se replient pour s'allonger encore et se replier de nouveau; mes bras s'étendent, reviennent, s'allongent encore en se tordant devant, derrière; on les entend craquer comme si les os se brisaient. Cependant il me semble que ma tête se fend et qu'elle va voler en éclats; quand je le puis, je la serre entre mes deux mains. Mes oreilles bourdonnent, sifflent, chantent, c'est un tintamarre de tous les diables, et puis je pleure, déchirée que je suis par des douleurs atroces que je ressens dans tout mon corps ; car quelquefois il se tord et se retord. D'autres fois je saute sur mon lit et tout cela involontairement. Au milieu de mes tourments je sens quelque chose qui monte de mon ventre jusqu'à mon cou, qui m'étouffe; je voudrais y porter les mains pour l'arracher, impossible. Cet état dure depuis une heure et demie jusqu'à deux heures. Alors je suis toute brisée; il me semble qu'on m'a frappé tout le corps avec un bâton et je suis toute couverte de sueur. L'eau me coule de partout. Alors aussi j'ai si grande soif qu'il me semble que je boirais indéfiniment. Je ne tarde pas à m'endormir dans cet état et à mon réveil je me souviens parfaitement de tout ce que j'ai éprouvé, et ma gaieté revient. A ces traits déjà si frappants de la maladie, les parents ajoutèrent, que pendant son attaque, leur enfant avait la tête fortement renversée, les yeux tournés tantôt en haut et tantôt en bas, tantôt d'un côté ou de l'autre, et qu'elle poussait des cris très-perçants.

A ce tableau, peut-on méconnaître l'hystérie; mais l'hystérie essentiellement intermittente? Le sulfate de quinine alterné avec les anti-spasmodiques avait amené quelque soulagement. N'ayant plus revu la malade depuis la fin de juin 1853, je ne sais si cette amélioration s'est soutenue.

Voilà bien un fait de plus qui permet de croire que

l'hystérie peut se déclarer avant la période utérine ; car il s'en fallait bien que cette petite fille fût à la veille de cette époque ; elle n'avait jamais éprouvé aucun des signes avant-coureurs de la puberté ; elle était du reste si chétive, si malingre qu'on pouvait présumer qu'elle ne deviendrait pas pubère de bonne heure et sans difficulté. Donc, encore loin de confirmer la doctrine qui place le siége de cette maladie dans la matrice, cette observation semble dire tout le contraire. Les fonctions de cet organe n'étant pas encore établies, il n'est pas possible qu'il soit le point de départ d'une affection qui est ordinairement provoquée dans l'opinion de ceux qui soutiennent cette thèse, par les désirs vénériens non satisfaits ou par l'abus de ces mêmes plaisirs. Mais ici il est de toute évidence que la maladie n'a pas été le résultat d'une semblable cause.

SOCIÉTÉ DE MÉDECINE DE LYON.

Séance publique annuelle.

Présidence de M. Rater.

L'ordre du jour se composait des lectures suivantes :

1° Éloge historique de Gauthier, par M. Diday.
2° Rapport de la Commission de vaccine, par M. Roy.
3° De la confraternité médicale, par M. Devay.
4° Rapport sur le concours des prix, par M. Rater.

I.

Éloge historique de A. Gauthier, médecin de l'hospice de l'Antiquaille; par M. Diday, secrétaire-général de la Société de médecine de Lyon.

L'histoire accuse, et trop souvent avec raison, les orateurs académiques de lui transmettre les traits des hommes qu'ils célèbrent dans une forme et des dimensions dont la mesure, toute conventionnelle, ne se justifie pas même toujours par le mérite de la vraisemblance. Devant cet idéal de perfections le jugement des contemporains hésite déjà, incertain s'il ajoutera foi plutôt à la parole officielle du panégyriste qu'au témoignage de sa raison qui cherche en vain dans le portrait cette ombre, ces défectuosités inévitables que la nature a laissées comme une marque distinctive sur tous les ouvrages sortis de ses mains. Et la postérité, malgré sa juste déférence pour les corps respectables dont l'assentiment sanctionne de pareils arrêts, s'étonnera à bon droit que tant d'illustrations ou de vertus aient pu, dans un même siècle, honorer l'humanité.

Celui dont je viens vous parler aujourd'hui est fait pour exciter une sensation toute différente. Si mes efforts ne restent pas trop au-dessous de mon modèle, si je parviens à rappeler la fidèle ressemblance de notre regrettable collègue, sa figure n'apparaîtra point entourée de ce prestige que nous nous plaisons à faire rayonner sur une tombe, peut-être pour nous en voiler à nous-mêmes la profondeur. Ce serait manquer à la mémoire de Gauthier que de le placer à une hauteur qu'il n'ambitionna jamais. En le voulant rehausser, on ne le rendrait pas seulement méconnaissable, on le dépouillerait de ses qualités les plus attachantes. Vrai, naïf et sincère, toujours et partout, il ignora à un rare degré l'art si universellement pratiqué de paraître autre et plus qu'on n'est. Et si son apologiste doit s'attendre à un reproche de la part de ceux qui ne l'ont point connu, ce n'est pas de leur présenter un héros trop au-dessus des faiblesses vulgaires, mais bien de vouloir leur donner pour exact un type devenu presqu'invraisemblable de nos jours, tant il rappelle celui de la nature humaine dans l'aimable et primitive nudité de sa candeur originelle.

Auguste Gauthier ne nous appartient point par le lieu de sa naissance ; mais, élevé dans la circonscription que Lyon peut justement appeler sa sphère médicale, il devait tôt ou tard se sentir par ses talents, par son pur amour de l'étude, attiré sur un théâtre où s'offrissent des aliments en rapport avec ses nobles instincts. Pourvu d'une instruction solide, il se rendit à Paris pour se préparer à la profession que sa famille lui avait désignée. Il y allait étudier le droit : il en revint médecin ! Changement dont les exemples multipliés honorent d'autant plus notre art qu'on n'en citerait que bien peu d'accomplis dans le sens opposé. Hippocrate marque d'un sceau de prédilection ces adeptes que la réflexion lui ramène. Ne faut-il pas, en effet, une invincible vocation pour les faire ainsi revenir sur leurs pas à l'entrée, déjà franchie, d'une carrière que le monde entoure généralement d'une considération supérieure ?

Tel que vous l'avez connu, Messieurs, et malgré son profond mérite, vous vous étonneriez sans doute d'apprendre que Gauthier eût atteint d'emblée l'une de ces hautes positions qui font l'honneur de la médecine lyonnaise. Des relations nombreuses, quelques patronages acceptés non sollicités, une alliance faite pour assurer à la fois son bonheur privé et ses succès professionnels, l'estime que son caractère imposait à tous, tant de favorables conditions ne l'affranchirent point de la loi commune qui, surtout en médecine pratique, met le temps au nombre des conditions indispensables de réussite. Mais ce temps que d'autres consument à gémir de ne le pouvoir abréger, notre jeune docteur ne le jugea point perdu ; car il ne le fut ni pour la charité, ni pour la science. Médecin des bureaux de bienfaisance, bibliophile intelligent et actif, il préludait avec amour, dans ce commerce dévoué avec les pauvres et avec les livres, aux fonctions qui devaient remplir sa vie, illustrer son nom. Et ce sera l'éternel honneur de sa mémoire, le durable orgueil permis à ses descendants de dire qu'il resta jusqu'à la fin fidèle à ce double culte. Plus de vingt années de clientèle gratuite ne purent éteindre son zèle. En dépit des nombreux travaux qui vinrent se disputer ses instants, il continua toujours à exercer ce pénible emploi, que la prudence humaine conseille, enjoint même de repousser, dès qu'on s'est élevé, comme le marchepied qui, alors, nuit plus qu'il n'a été utile, en diminuant aux yeux des spectateurs la hauteur à laquelle on a atteint.

Érudit, laborieux, philanthrope, à ce triple titre notre compagnie réclamait en Gauthier un associé de qui elle attendait à coup sûr lustre et profit. Aussi se l'adjoignit-elle avec empressement, dès son début, sans vouloir lui permettre de produire ailleurs que dans son sein des fruits dont elle pressentait toute la valeur. Déjà, du reste, l'attention publique avait été appelée sur lui par sa traduction de l'ouvrage latin de Hildenbrand, *Ratio medendi*. Un discours préliminaire sur l'histoire des cliniques, et des notes originales montraient à côté du linguiste habile le commentateur judicieux. On y reconnut le goût inné du vrai et du positif, la sagacité à interroger le passé au bénéfice du présent, caractères essentiels de son genre d'esprit, qualités dont il ne s'est départi dans aucune de ses publications ultérieures. — Membre de la Société, Gauthier lui appartint tout entier, s'incorpora en elle. Son immense instruction, son aptitude à interpréter la plupart des langues anciennes et contemporaines, précieux avantages pour nous, devenaient souvent pour lui un pesant fardeau. Jamais il ne refusa, il n'hésita même à accepter toutes les conséquences de l'heureuse prérogative qui nous le rendait un collaborateur unique. Si nos relations s'étendirent, si des échanges multipliés, des communications plus régulières nous ont initiés aux progrès de la science chez les étrangers; si la médecine lyonnaise a pu, elle aussi, faire parvenir jusqu'à eux le retentissement de ses travaux, le nom de ses représentants, c'est grâce à notre modeste collègue, qui apportait à cet ingrat et continuel labeur l'abnégation la plus absolue; mettant ses talents à la disposition de chacun de nous comme au service de la Société elle-même; ne songeant pas plus à les faire solliciter qu'à s'en prévaloir; oubliant, en un mot, qu'il était indispensable pour se souvenir seulement qu'il pouvait être utile. La place d'archiviste semblait faite pour ses goûts. Nous le vîmes avec reconnaissance accepter ce titre modeste mais tellement difficile à bien porter que ç'a été, on peut le dire, une des bonnes fortunes de la Société de trouver à Gauthier un successeur digne de lui.

Une position exceptionnelle était réservée à Gauthier, et devait, en lui révélant à lui-même sa véritable valeur, faire fructifier pour la pratique les qualités de son esprit qui, sans ce stimulant, fût peut-être resté un peu trop enclin à la contemplation. Vers la fin de 1830, il fut nommé médecin de l'hospice de l'Antiquaille. Vous apprécierez mieux que personne, Messieurs, la valeur des patrons que son mérite lui avait faits en retrouvant dans la composition du jury qui le désigna, les noms vénérés de Cartier, de Bouchet, Terme, Parat, Mermet, Viricel, Gillibert. Appelé en 1839 à prendre la division des femmes, il remplit jusqu'en 1847 ces pénibles et délicates fonctions. C'est là, c'est dans cette communauté de travaux, dans la suite non interrompue durant quatre années de douces et cordiales relations que je pus apprécier notre regrettable collègue; c'est dans ces souvenirs que j'ai puisé la confiance d'oser essayer de vous reproduire son image.

Chauve et légèrement incliné dès l'âge de maturité, Gauthier frappait au premier aspect par l'imposant caractère de rêveuse bonhommie répandue sur toute sa personne. Le large front perpétuellement exempt de rides verticales, la sérénité du visage, l'inculte vêtement, la démarche inégale et saccadée, tout trahissait une âme sincèrement oublieuse du corps, habituée à se replier en elle-même, asservie, loin des vulgaires instincts, dans une lutte incessante avec l'inconnu. Silencieux le plus souvent, s'il venait à parler c'était immanquablement avant ou après ce que, dans les usages du monde, on est convenu de nommer l'occasion. Moins jaloux de placer un mot que d'épancher une vérité, c'était à sa pensée qu'il répondait, jamais aux traditions habituelles de la conversation. Alors sa parole vive, impétueuse, comme déchaînée, son geste d'une animation croissante étonnait l'auditeur non moins par le feu si imprévu du débit que par l'intérêt toujours lié à ce qui sortait de sa bouche. Comme Marjolin, il aimait à répéter çà et là un mot, un membre de phrase : involontaire et fidèle écho de toute conviction fortement sentie. Mais, dans sa fougue oratoire, parfois un peu diffuse, le trait caractéristique, toujours présent, toujours saillant, était l'amour immuable de l'utile et du vrai. Loyalement attachée à ce culte, sa belle âme lui sacrifiait, sans ostentation ni réserve, les faux-dieux auxquels nous faisons tous une plus ou moins large place dans la combinaison de nos relations sociales. Je tiens de sûre et respectable part que dans son intérieur Gauthier était le même. Il avait en horreur les œuvres de pure imagination ; les *romantiques* l'exaspéraient; il aurait voulu borner aux notions positives toutes les connaissances de sa jeune famille, aux ouvrages de morale, d'histoire, de géographie, etc., toutes leurs lectures. — Cette passion, néanmoins, ne le rendait ni pédant, ni rigoriste. Trop naturelle pour le porter à se donner comme modèle, elle l'exposait seulement à de continuelles distractions au milieu du courant des intrigues et des préoccupations de la vie, dans lesquelles tant de gens voient leur but suprême, et qu'il traversait, lui, sans presque s'y sentir mêlé. Comment d'ailleurs l'intolérance eût-elle pu maîtriser cette adorable bonté, cette douceur voisine même de la faiblesse, cette délicate frayeur de toucher le moindre amour-propre? Tel fut notre excellent Gauthier; chez lui, le moral, insoucieux du physique, ne semblait pas soupçonner qu'il s'en pût faire une arme ou un masque. Cœur d'enfant, tête de philosophe, tout s'épanouissait librement au dehors. Aussi jamais, à qui le fréquentait, l'expérience n'apprit à rien rabattre de ce qu'il annonçait au premier coup d'œil. Il est aisé de le peindre : il eût été moins facile de ne pas l'aimer.

Transportez un tel homme, ainsi doué, ainsi dépourvu, à la tête d'un service d'hôpital, — à l'Antiquaille, — dans la salle des prostituées : ne frémissez-vous point pour lui, pour ses malades? La médecine hospitalière ne se fait pas seulement avec de l'expérience et du savoir. Elle exige de la tenue, une constante réserve, la dignité du ton, la fermeté des manières, une surveillance vigilante sur soi-même dans les moments de familiarité et d'abandon. Qualités d'autant plus nécessaires à acquérir que, sans elles, on perd tout ascendant, et par là tout pouvoir de consoler efficacement; d'autant plus difficiles à garder que le spectacle de tant de misères nous sollicite presqu'irrésistiblement à nous en départir. Mais si le praticien est souvent forcé, à la porte de la clinique, d'oublier qu'il est homme, combien ce devoir ne devient-il pas plus impérieux dans la division qui allait échoir à notre confrère? Ces femmes, rebut de la Société, insensibles à tout frein moral, élevées dans un milieu fatal de corruption et d'astuce, presqu'obligées de répondre par le cynisme au mépris, par le mensonge à l'oppression, se faisant entre elles un point d'honneur de l'exagération du vice, ne créent pas des conditions moins exceptionnelles au médecin qui les veut guérir qu'à l'observateur qui les veut étudier. Incapables même de sentir leurs plus pressants intérêts, pour elles le temps du traitement est une calamité, celui qui l'impose, un ennemi. Sur un mot, sur un geste, sur la moindre inadvertance, elles vont démasquer ses côtés accessibles, le circonvenir, le réduire par l'intimidation, la ruse ou les prières. Qu'il dépouille seulement une fois auprès d'elles la toge du docteur ou le manteau du sceptique, le voilà hors d'état de connaître leurs maux, impuissant à les combattre, infidèle par conséquent au mandat qu'il avait reçu, de prévenir la funeste diffusion de leurs souillures.

Jamais, on peut l'affirmer, le bon Gauthier ne soupçonna cet écueil; et jamais pourtant il n'y tomba. Comment donc, navigateur sans lest ni boussole, sur cette mer trompeuse, comment en fut-il préservé?... Par deux vertus qui remplacent tout quand on les possède à un pareil degré : la mansuétude inépuisable, la scrupuleuse religion du devoir. Son assiduité à l'hospice n'avait rien de cette exactitude banale qui, servile copiste de l'aiguille du cadran, se pique de partager invariablement entre le même nombre de malades le même segment de la journée. Un mobile plus élevé entraînait notre ami vers ses pénibles fonctions. Si, chaque matin, malgré son âge, vous le voyiez franchir en jeune homme la rude distance qui séparait le repos du travail, c'est qu'un double attrait lui dissimulait les fatigues de la route; c'est que, là haut, chaque lit lui promettait à la fois une peine à soulager et un problème à résoudre. Sans cesse aiguillonnés l'un par l'autre, l'amour du bien et l'ardeur scientifique l'attachèrent jusqu'au bout, d'esprit et de cœur, à cette laborieuse tâche dont jamais le terme ne lui offrit que la perspective d'un regret.

C'est ainsi que, sans se faire craindre, il parvint à être respecté. Faible mais bon, crédule mais impartial, on le savait aussi incapable d'une injustice involontaire que d'un manquement à ses obligations. Bientôt apprivoisées, ses redoutables clientes se sentirent subjuguées par cette charité angélique qui se vouait à leur service sans faste ni partage. Plus elles purent l'apprécier, plus la gratitude prit en elles la place des préventions défiantes. Singulière alliance de sentiments, et qu'une nature aussi exceptionnelle pouvait seule inspirer! Retrouvant pour leur bienfaiteur ce tact de femme, dernier survivant des attributs du sexe, elles savaient oublier l'homme pour ne voir que le médecin; et mieux que la robe traditionnelle de ses collègues de l'Hôtel-Dieu, son inoffensif maintien le protégeait contre l'ironie ou l'insulte. Un accord tacite réprimait le sourire, prévenait les abus, neutralisait l'esprit d'insubordination, résultat sans cesse imminent d'un laisser-aller que l'exclusive préoccupation scientifique justifiait si honorablement. Et c'était vraiment merveille de voir Gauthier, avec sa démarche à l'aventure, ses distractions de chaque instant, ses perpétuelles redites, cheminer insouciant entre deux rangées de rébellions contenues par la reconnaissance, sans remarquer l'hommage que ce silence même rendait à son caractère, sans se douter que sa seule vertu faisait toute la discipline!

Cette pratique spéciale où son dévoûment s'illustra par tant de services, ne lui fut pas moins profitable à lui-même. Tout érudit mérite plus ou moins le titre de flâneur de la science; et vous savez si Gauthier était organisé pour échapper à l'application de cette malsonnante épithète. Ses travaux à l'Antiquaille lui fournirent en même temps un but fixe et des sujets variés. Dès qu'il se fut initié à l'étude de la syphilographie, dès qu'il eut pu connaître les *desiderata* de cette branche plus exploitée que cultivée de la médecine, il se mit à l'œuvre avec un zèle stimulé par la juste espérance de devenir utile; et, d'année en année, il vous apporta le tribut de ses méditations. Ces publications, toutes honorablement mentionnées par les organes de la presse française et étrangère, se font remarquer par le mérite d'un style sobre, sans recherche, ne visant jamais à l'élégance, mais clair et le mieux fait pour graver sans fatigue dans l'esprit la pensée de l'auteur. Chacune, du reste, a son objet distinct. Dans ses RECHERCHES SUR L'HISTOIRE DE LA SYPHILIS, il développe, pour en nier l'ancienneté, d'ingénieuses considérations, qu'un homme aussi versé dans le commerce des classiques pouvait seul rendre à ce point saisissantes et péremptoires. C'est ainsi que, compulsant non seulement les traités de médecine, mais les poètes, les historiens grecs et latins, il montre, pour ainsi dire du doigt, dans leur texte, la page, l'endroit où ils auraient dû obligatoirement, fatalement nommer la syphilis, si elle eût existé à cette époque. Et, de leur silence il conclut avec une force entraînante de raisonnement à l'origine ultérieure d'un fléau que tous sans doute auraient signalé, s'il eût été contemporain d'un siècle si fertile en monuments littéraires. Cette recherche, d'ailleurs, n'avait point un caractère purement spéculatif. Car si l'affection eût pu exister et guérir dès les temps antiques, — comme le mercure était alors inconnu, — il en résultait un préjugé puissant en faveur de ceux qui contestent à tort la nécessité de ce spécifique dans les maux vénériens.

Après avoir ainsi enlevé aux novateurs la ressource des arguments tirés de l'histoire, Gauthier voulut attaquer plus directement encore leurs dangereuses utopies. L'année suivante, il publia un EXAMEN DES NOUVELLES DOCTRINES MÉDICALES SUR LE TRAITEMENT DE LA SYPHILIS. Là, discutant fait par fait, homme par homme, les statistiques apportées en preuves de la supériorité des traitements sans mercure, il prouve que de ces soi-disant guérisons, les unes concernaient des maux susceptibles de cure spontanée; les autres ont exigé un temps suffisant pour démentir les prétentions des systématiques; que la plupart n'ont été qu'apparentes et temporaires; que, pour toutes, le contrôle indispensable d'une vérification ultérieure a probablement manqué, puisque, à la première rechute, les malades ont naturellement dû préférer d'autres soins que ceux qui s'étaient une première fois montrés impuissants.

Néanmoins, et Gauthier l'exprime formellement, l'exagération des anti-mercurialistes eut du bon en restreignant la sphère et mitigeant les doses de ce précieux mais redoutable antidote, en enseignant l'importance du régime, enfin en ouvrant la voie à la découverte de spécifiques nouveaux. Ce dernier point de vue donna à notre collègue l'occasion d'un travail plus essentiellement pratique. Après une expérience de sept années, il crut le moment arrivé de faire connaître son opinion sur le plus efficace des succédanés du mercure. Il le pouvait d'autant mieux que, le premier à Lyon, il avait su l'employer à dose et à indications réellement curatives. Ses OBSERVATIONS PRATIQUES SUR L'EMPLOI DE L'IODURE DE POTASSIUM, honorablement distinguées par tous les cliniciens, portent le cachet d'un talent mûr, d'un esprit tout à fait en mesure de poser les règles définitives d'une méthode thérapeutique. Qu'a-t-on depuis lors, en fait d'indications, ajouté à cette proposition si féconde dans son laconisme : « L'iodure est administré avec un immense succès dans les cas où le mercure devient inutile ou nuisible; et dans bien d'autres cas où ce métal guérit, il peut entrer en concurrence avec lui. » Gauthier entrevit et démontra de bonne heure, par des succès, le moyen de guérir certaines formes de phthisie à l'aide des iodurés; et, à cet égard, dans nos tentatives actuelles, ce sont encore ses traces, son exemple que nous tâchons de suivre et d'imiter. Enfin le mode d'administration pour les doses du début et les véhicules divers, toutes conditions de premier ordre, est resté dans la pratique générale tel que Gauthier l'avait établi en 1845.

C'est par les détails intimes, par les mille petits incidents de la vie de tous les jours que le caractère se révèle. Sous ce rapport nul moins qu'un médecin d'hôpital n'a à redouter de voir son portrait passer à la postérité entaché d'un défaut de ressemblance. Ne retrouve-t-il pas chaque matin à ses côtés un argus sans méchanceté mais non sans malice, dont le jeune talent d'observation se consacre tout d'abord à scruter ses penchants, à deviner ses faiblesses? On ne trompe, pas plus qu'on ne la désarme, cette surveillance de tous les instants; et c'est pour l'avoir tour à tour exercée et subie que je crois pouvoir faire descendre jusqu'aux chefs de service cette maxime si vraie dans une autre sphère : « Il n'est point de héros devant ses internes. » — Pénétré du sentiment de sa compétence, je n'ai pas craint d'évoquer à ce tribunal posthume l'ombre de Gauthier. Presque contemporain de la plupart de ses élèves, j'ai interrogé leur témoignage, provoqué leurs déclarations les plus explicites. Et qu'ai-je recueilli, Messieurs? Des traits d'une naïveté charmante, qu'on se transmet encore aujourd'hui, le sourire aux lèvres avec les larmes aux yeux, tant ils ressuscitent dans son originale candeur l'ingénuité presqu'enfantine de celui qui n'est plus. Ici nous l'entendons jalouser sans détour la force physique d'un collègue à stature imposante. — Là, mis à bout de concessions par un malade en révolte, il cède, recule jusqu'à l'opportune arrivée d'un renfort inattendu. Aussitôt la scène change; il grossit la voix, menace, s'emporte, s'emporte, lui Gauthier! puis l'aggresseur parti, exulte et triomphe, fier de pouvoir, au moins une fois, se dire avec le timide personnage de la fable : « Je suis donc un foudre de guerre! » — En ville, devant un client qui nous aborde d'un air de familiarité, la plus vulgaire tactique, si nous ne l'avons pas reconnu, conseille de feindre le contraire. Véridique avant tout, Gauthier épuise son éloquence à démontrer au visiteur stupéfait qu'il le voit pour la première fois; et s'obstine, formalité inouïe au cabinet d'un spécialiste! à lui faire décliner ses nom et prénoms. — Un étudiant en médecine va le consulter, moins tourmenté d'une bronchite rebelle que de l'impression fatale toujours causée aux demi-savants par cette affection, si semblable à celle qui ne pardonne point : « Vous n'êtes pas phthisique, lui dit le consolateur, croyant pour cette fois devoir user de diplomatie, vous n'êtes pas phthisique. J'ai connu un jeune homme qui avait les mêmes symptômes que vous et qui est mort phthisique. Mais vous, vous n'êtes pas phthisique! »

Mais, à côté de ces taches légères, quels purs rayons de charité, quels trésors de tendre compassion pour les malheureux, de délicates prévenances pour ses confrères. Pour se faire de Gauthier un ennemi, il eût réellement fallu le vouloir, le vouloir avec acharnement, tant il s'entourait d'ingénieuses précautions pour ne heurter aucune susceptibilité. On s'en apercevait aux circonlocutions qu'il multipliait avant de punir ou de gronder. L'énergie cependant ne lui manqua jamais pour opérer le bien; et devant un projet qui compromettait l'aération de ses salles, l'on se rapelle encore, à l'Antiquaille, que sa juste fermeté sut faire plier la décision d'une administration mal conseillée. Mais la rigueur lui pesait, on peut le dire, plus qu'à ceux qu'elle allait frapper; et c'est avec ses élèves qu'il aimait ensuite à se dédommager des efforts qu'un moment de sévérité lui avait coûtés. S'informant en père de leurs progrès, de leurs espérances, il ne bornait pas au présent sa sollicitude. Jamais il n'en rencontrait un sans l'interroger sur le sort de tous ses camarades. Et Dieu sait si, dans la bouche de Gauthier, de telles questions prenaient l'apparence de cet intérêt factice que l'usage, la morgue ou le calcul soufflent à tant de protecteurs d'office. Son cœur allait au-devant des moindres occasions d'obliger. Un interne malade, mais plein de zèle, avait dû s'astreindre, avant d'entrer dans les salles, à prendre tous les matins un bol de lait. Un jour, plus souffrant, il s'était oublié un quart d'heure : Gauthier attendait. Le pauvre enfant accourt, pour réparer ce retard. Gauthier l'arrête; malgré ses vives instances, en dépit de sa confusion, il ne consent à commencer la visite qu'après l'avoir vu se mettre en règle avec son habitude. — Touchante minutie, Messieurs! Mettez-la en parallèle avec la fastueuse régularité de nos Dupuytren modernes; et dites où est l'humanité véritable!

La même division, à l'Antiquaille, offrit alors entre ses deux titulaires l'un de ces contrastes où la nature semble se plaire à nous montrer, dans l'ordre métaphysique comme au sein du monde matériel, un but identique réalisé par les moyens les plus divers. Issus, celui-ci du concours, celui-là de l'élection, sortis chacun de l'une des Facultés entre lesquelles l'antagonisme des doctrines se perpétue comme un héritage sacré, certes leur réunion sur le même théâtre devait paraître l'effet du plus singulier hasard! Le premier, théoricien profond, appuie de preuves si ingénieuses un nouveau système de nosologie spéciale, qu'on le voit pendant un temps tenir en échec la chaire parisienne la moins accessible aux capitulations. Le second se consacre à défendre les dogmes anciens, en les purifiant, l'histoire à la main, des altérations fruit de la crédulité et de l'ignorance.

Ici, l'on agit en vertu de l'induction; c'est elle qui remplit la feuille du cahier de visite comme la page du traité classique. Là, l'observation revendique ses droits : elle les reprend même avec usure; car il suffit presque à un remède d'avoir passé par l'Amérique ou l'Allemagne pour gagner ses lettres de naturalisation à l'hospice. Double tendance également préjudiciable, si l'excellent sens pratique, chez l'un, — chez l'autre, la timidité à essayer, la bonne foi à conclure ne venaient, comme un providentiel antidote, en prévenir les excès.

Le chirurgien, ardent, brusque, impétueux, s'isole dans son rang, sacrifie tout à la discipline; il la veut sans concessions, l'impose sans trève ni merci. Le médecin, doux, affable, communicatif, ne croit pas déroger en se mettant à la portée de ses malades : *subordination* est un mot inconnu dans son service, mais elle y vient naturellement, des inférieurs et non du chef. — L'un, polémiste fougueux, sans cesse sur la brèche, ne reconnaît, en fait de doctrine, que des séides ou des ennemis; il appelle la lutte, frappe comme les soldats de César, ne laisse aucun de ses rivaux sans l'avoir marqué en traits ineffaçables. L'autre, strict observateur du précepte évangélique, s'étudie avant tout à ne faire à autrui que ce qu'il voudrait supporter lui-même; il ajoute presque aux richesses de la langue en matière de périphrases et de précautions oratoires; même s'il prend la plume pour réfuter, il n'écrira pas un seul chapitre où une phrase spéciale n'aille obligeamment avertir l'auteur critiqué qu'il n'entend le contredire ni sur tous les points, ni sans appel. — Avec de si profondes oppositions, le hazard qui rapprocha ces deux hommes ne produisit point ce que l'on aurait pu attendre d'un pareil concours de talents. Entr'eux l'émulation ne pouvait s'allumer; car Gauthier n'avait rien du prestige qui l'inspire, ni de l'excitabilité nécessaire pour la ressentir. Fortuitement rassemblés, c'était un curieux spectacle de les voir également convaincus, également sincères, — arguant à satiété l'un de ses principes, l'autre de sa pratique, — se répondant sans s'être écoutés, — souvent animés comme adversaires quoique, au fond, d'un commun avis; tant chez chacun la même conviction procédait d'éléments disparates. Dans de telles conditions, l'accord même devait rester stérile; et, quand il y eut choc, on sait assez qu'il ne fut point de ceux d'où jaillit la lumière. Mais s'il ne put s'utiliser dans la collaboration ou par la controverse, ce contraste ne servit pas moins la science en faisant converger tant d'aptitudes diverses à la meilleure exploitation de ce fertile domaine qui a des récoltes pour toutes les cultures. Savants, médecins, Lyonnais, rendons à ces maîtres un reconnaissant hommage : ils ont donné à l'œuvre philanthropique de nos pères son baptême de science. Grâce à leurs efforts, l'Antiquaille est devenue une tribune!

Je voudrais arrêter là cette esquisse; mais il faut l'achever; il faut — c'est l'inévitable retour de ces souvenirs où le cœur se complaît — après la félicité la mieux méritée, vous montrer le terme fatal de ces biens périssables. Hélas! nul plus que notre cher collègue ne devait rendre ce devoir lamentable à remplir pour son historien? Si l'horreur du coup qui nous sépare est souvent adoucie par sa soudaineté ou par la fermeté stoïque de celui qu'il va frapper, le sort, près de sa tombe, nous a ravi même ces insuffisantes compensations. Devant la maladie comme toujours, Gauthier resta ce que la nature l'avait fait; jusqu'au bout il fut homme. La lente désorganisation dont il put mesurer les moindres progrès ajoutait les tortures morales à la cuisante épreuve de maux physiques sans interruption. N'attendez pas de moi, Messieurs, plus de courage à les peindre qu'il ne mit d'ostentation à les supporter. Pourquoi vous rappeler le navrant spectacle de cette douleur, naïve comme toutes ses impressions, mais inquiète, agitée, ne dissimulant ni une plainte, ni un pressentiment; allant partout solliciter des remèdes qu'il savait impossibles; n'acceptant ni distractions ni conseils; invoquant et incriminant tour à tour la médecine; ne songeant pas même à ménager la sensibilité de ses amis, de ses proches. Ah! sans doute, il pensait alors moins à ce qu'il avait fait qu'à ce qu'il méditait encore. Tige lentement développée, en pleine terre, à l'air libre, loin des hâtifs procédés de la culture artificielle, il lui en coûtait doublement de tomber à peine mûr, avant d'avoir porté tous ses fruits. — Le cœur, cependant quoique assoupi, avait ses moments de réveil. Que de déchirants adieux, que d'affectueux élans ont gravé pour jamais les cruelles scènes de ces derniers jours, dans la mémoire de ceux qui l'approchèrent! Pour ses enfants, pour sa veuve éplorée, le souvenir de ces marques suprêmes d'amour est la récompense bien méritée des soins touchants qui seuls purent jeter sur sa longue agonie la triste consolation de se sentir regretté tout autant qu'on regrette soi-même. — Les malheureux ne furent pas à cette heure plus qu'à ses jours prospères exclus de ce généreux intérêt qui les mettait en quelque sorte de la famille. Malade déjà, déjà alité, la situation d'une pauvre femme qu'il avait eu occasion de soigner à l'Antiquaille, obsédait sa pensée sans relâche; et il fallut, pour mettre un terme à ses charitables préoccupations, que la Sœur du service vint elle-même le rassurer sur l'état de sa protégée.

Et nous, Messieurs, de qui cette place restée vide attriste encore les regards, nous tous dont il fut le collègue et l'ami, sachons élever nos regrets à la hauteur de celui qui les inspire. Ce n'est point par de vaines larmes que veut être honorée la mémoire de l'homme de bien : culte stérile qui fait toutes les tombes égales devant la passagère émotion des premiers jours. Une juste émulation de ses vertus, voilà le seul hommage qu'il eût accepté. Lui former des imitateurs sera le louer dignement. — Jeunes médecins qui m'écoutez, la carrière encombrée qu'un diplôme vous ouvre offre à votre légitime ambition deux voies bien différentes : l'une de labeur, d'austérité, de devoir; elle est droite, mais escarpée : l'autre d'obséquiosité, de savoir-faire, d'intrigues; elle est douce et plus accessible. Les généreux instincts de votre âge vous détourneraient invinciblement de celle-ci, si d'imprudents avis ne venaient trop souvent grossir à vos yeux inexpérimentés les écueils de la première. Il est aujourd'hui d'usage que vos plus proches mentors obéissent à cette aveugle tendance; que, entre les deux dangers, ce soit plutôt contre ceux du puritanisme que la sollicitude paternelle cherche de bonne foi à vous prémunir. Dans cette enceinte où vos vrais intérêts sont mieux compris, où tant de maîtres aimés vous montrent, avec le but réalisé, la route la plus sûre pour l'atteindre, d'autres conseils vous attendent. Assez de complaisants vous répéteront que la vertu sans un peu d'artifice demeure méconnue et partant inutile, qu'on oublie inévitablement celui qui s'oublie soi-même, que la réputation et le succès valent bien au moins la peine qu'on les demande à qui peut les donner : langage licite en apparence, mais dont les tristes séductions ont égaré plus d'une conscience vacillante. Sur la pente fatale où il vous entraînerait, ce n'est pas ma faible voix qui vous arrêtera; c'est l'exemple de Gauthier. Voyez sa noble vie se dresser devant vous, sauvegarde d'autant plus imposante contre ces défaillances du cœur et de l'âme, qu'elle en resta exempte; comme le phare lumineux ne touche que du pied les rescifs qu'il éclaire. Places, honneurs, fortune, considération, s'il obtint tout, il l'obtint sans l'avoir payé de la moindre capitulation de conscience. Cette vie, sublime hyperbole de la vertu qui s'ignore, contient une leçon. Vous avez su la comprendre; vous êtes dignes de l'appliquer. Que l'hypocrisie, que l'adulation vous deviennent aussi odieuses qu'elles lui furent étrangères. Guerre ouverte aux préjugés qui voudraient courber votre front sous les fourches caudines de ces basses pratiques. Rompez avec les condescendances coupables qui, vous assure-t-on, en forment pour tout débutant dans le monde la rançon de succès. — Et à ceux qui, tremblants pour vos prétendus intérêts, essaieraient de vous effrayer sur le danger d'une telle résolution, faites entendre pour toute réponse le nom de Gauthier, — de Gauthier recueillant l'estime, le bonheur et la gloire, sans avoir fait à la plus excusable des exigences de l'opinion un sacrifice, une concession ou seulement une avance!

II.

Rapport de la Commission permanente de vaccine du département du Rhône pour l'année 1853.

Au nom d'une Commission, composée de MM. de Polinière, Rater, Diday, Brachet, Gubian, Perrin, et Roy, rapporteur.

Dans chacun de nos comptes-rendus nous avons cherché à combattre les erreurs et les préjugés qui, pendant l'année, avaient été mis en avant. C'est ainsi qu'en 1849 et 1850 nous avons dû attaquer les travaux de M. Carnot ainsi que les allégations de M. Bayard. Aujourd'hui notre tâche serait bien plus difficile, si nous n'avions été précédé dans la lice par M. le docteur Roche.

Mais le rapport de cet académicien a été l'objet de récriminations de la part de MM. Bayard (*Revue médicale*, 30 septembre et 15 octobre 1853), Carnot et Ancelon. D'après ces Messieurs, le travail de M. Roche ne prouvait pas, comme il le pense, la valeur de la vaccine. M. le docteur Bayard dit avec M. Carnot que la mortalité porte maintenant dans la jeunesse sur les affections du tube digestif. Ainsi, sur 465 décès, morts-nés à part, on a compté dans la semaine du 22 au 28 septembre 1850, 111 par entérites et fièvres typhoïdes, c'est-à-dire 1 sur 4, 19 (*Id.*, 30 septembre, page 374). Or, nous savons que ces Messieurs regardent les entérites comme des varioles internes-discrètes, et la fièvre typhoïde comme une variole interne toujours confluente.

Pour réfuter cette opinion, nous allons aussi emprunter les chiffres, non pas à la mortalité d'une semaine mais à celle d'un service d'hôpital pendant dix ans.

A l'Hôtel-Dieu de Lyon, salle Saint-Bruno, nous avons eu à traiter 15,289 malades depuis 1843 jusqu'en 1853; Nous avons compté parmi eux :

Affections de l'appareil respiratoire		4,557
Appareil digestif		2,580
Fièvres typhoïdes		507
— intermittentes		1,793
Rhumatismes		1,833
Appareil nerveux		1,039
— circulatoire		529
— cutané	varioles	391
	autres	306
— biliaire		181

Les autres maladies étaient dues à des affections des voies urinaires, syphilitiques, anémie, empoisonnement, vieillesse, etc.

La mortalité générale a été, sur ces 15,289 malades, de 2,108, 1 sur 7, 35. Il y a eu :

Par l'appareil respiratoire,		991 décès.	
— — digestif,		264	425
— fièvres typhoïdes,		161	
— l'appareil nerveux,		205	
— — circulatoire,		174	
— — cutané	varioles,	54	
	autres,	13	
— — biliaire,		37	
— fièvres intermittentes,		12	

Les 156 restant ont été causés par des maladies non classées dans ce tableau.

Sans parler de la petite différence que nous trouvons en faveur de notre service pour les affections du tube digestif et les fièvres typhoïdes réunies, sur le relevé fait par M. Bayard; la mortalité ayant été de 111 sur 465, c'est-à-dire 1 sur 4, 18; tandis que pour nous, sur 2,108 décès nous en avons 425, c'est-à-dire 1 sur 4, 96, nous ferons remarquer que les maladies des voies respiratoires ont, au contraire, une importance bien autrement grande, puisque leur mortalité atteint le chiffre de 1 sur 2, 12.

Maintenant, si nous étudions l'âge où les personnes ont succombé, nous trouvons pour les maladies du tube digestif qu'il y a eu :

De 12 à 20 ans	25 décès.
De 21 à 30 —	32 —
De 31 à 40 —	49 —
De 41 à 50 —	46 —
De 51 à 60 —	62 —
Au-dessus	50 —
	264 décès.

Que par conséquent 112, presque la moitié, ont porté sur des individus qui, par leur âge, remontaient à une époque antérieure, sinon à la découverte de Jenner, du moins à sa propagation officielle, puisque ce n'est que depuis 1803 que le ministre de la guerre exigea des élèves qui se destinaient aux écoles dépendant de ses bureaux un certificat de vaccine.

Faisant le même travail pour la fièvre typhoïde, on a eu :

De 12 à 20 ans	57 décès.
De 21 à 30 —	81 —
De 31 à 40 —	17 —
De 41 à 50 —	7 —
De 51 à 60 —	5 —
	167 décès.

En comparant ces deux relevés nous voyons que, si la fièvre typhoïde emporte beaucoup plus de jeunes gens que de vieillards, puisque sur 167 douze seulement ont été observés chez des individus âgés de plus de 40 ans, le contraire a lieu pour les maladies du tube digestif. Peut-on d'après cela, avec quelques adversaires de la vaccine, confondre toutes les affections du tube digestif et les fièvres graves désignées maintenant sous le nom de fièvres typhoïdes avec les varioles, à moins qu'on n'arrive jusqu'à dire que le cancer et les autres lésions organiques du tube digestif, si fréquentes depuis l'âge de 45 ans, ne soient aussi que des varioles internes; mais ce serait absurde.

Rien n'est plus difficile que d'introduire la statistique dans de pareilles questions. On peut torturer souvent les chiffres pour en tirer des conclusions fausses. C'est à l'observation bien faite et surtout dégagée de tout esprit de doctrine exclusive et de préjugés qu'on peut recourir pour demander une solution vraie. Eh bien! que nous apprend l'observation bien faite, que ce que nous désignons actuellement sous le nom de fièvre typhoïde, n'est pas autre chose que ce que les anciens médecins connaissaient sous la dénomination de fièvres essentielles. Entraînés que nous avons été par des manifestations anatomiques, sinon constantes du moins très-fréquentes, nous avons cru pouvoir réunir sous un même nom des états fébriles qui, se succédant souvent les uns aux autres, paraissent plutôt être des degrés d'une même maladie qu'une maladie différente.

La fièvre, désignée maintenant sous le nom de typhoïde, a donc préexisté à la vaccine, à la variole même; pourquoi vouloir la rattacher à cette dernière maladie? L'éruption intestinale? Mais elle manque très-souvent et la mort peut arriver avant ces phénomènes anatomiques qui, pour le véritable médecin, seront plutôt un résultat qu'une cause. Aussi sommes-nous très-souvent étonné de voir avec quelle partialité il faut dire le mot, certains organes de la presse, qui se disent les champions de l'hippocratisme et les ennemis de l'anatomisme moderne, soutiennent une opinion qui nous paraît aussi peu médicale que celle qui condamne comme nuisible à l'humanité la pratique d'une opération innocente en elle-même, et qui, de l'aveu de ses détracteurs, a conservé à la vie le quart des enfants nés depuis sa découverte, et cela en se fondant sur des analogies anatomiques très-contestables.

Quelle raison donne-t-on encore? que cette opération n'a fait que déplacer la mortalité qui anciennement enlevait le quart des enfants, tandis que ces enfants ainsi préservés de la mort se trouvent ensuite moissonnés par d'autres maladies dans l'âge de leur adolescence. Reprenons les chiffres donnés par nos adversaires.

M. Carnot dit qu'à Paris, en 1767, il y avait :

De la naissance à 15 ans	493 décès.
De 15 à 45 ans	177 —
De 45 à 100 —	330 —
Tandis qu'en 1844 :	
De la naissance à 15 ans.	358 décès.
De 15 à 45 ans,	321 —
De 45 à 100 —	213 —

M. de Feulins a fait la même recherche pour Montpellier :

De 0 à 15 ans (XVIIIe siècle).	557 décès.
De 15 à 45 —	135 —
De 45 à 100 —	308 —
En 1844 :	
De 0 à 15 ans	421 décès.
De 15 à 45 —	228 —
De 45 à 100 —	351 —

En étudiant ces tableaux nous trouvons que l'équilibre serait à peu près rétabli à 45 ans. Or, je le demande, n'est-ce rien pour la prospérité d'un pays que d'avoir moitié plus d'habitants de 15 à 45 ans, époque de la vie où l'homme est capable des plus belles choses. N'est-ce rien pour la société que de conserver pendant un quart de siècle et plus des êtres qui eussent infailliblement péri dans leurs premières années, emmenés par la petite vérole qui, pas plus que les fièvres graves, ne respecte les sujets forts et vigoureux pour n'attaquer que les enfants chétifs et misérables.

Maintenant une autre question non moins importante à résoudre serait de savoir si actuellement la fièvre typhoïde, les fièvres graves, si les affections aiguës du tube digestif font plus de ravages dans la jeunesse qu'anciennement la petite vérole.

De l'aveu de MM. Carnot et Bayard et en nous servant de leurs chiffres, il y avait anciennement à peu près la moitié de la population qui restait étrangère à la contagion. Or, je le demande à tout médecin non prévenu, peut-on dire maintenant que la fièvre typhoïde attaque la moitié de la population? Je ne crois pas qu'il y ait au monde une personne pour soutenir une pareille proposition.

Quant à l'identité de nature de ces maladies, M. le docteur Roche a démontré qu'elle n'existait pas, puisque on trouve des variolés atteints en assez grand nombre de fièvres graves et des personnes, qui antérieurement avaient été prises d'accidents typhiques, se trouver soumises à la variole.

Notre honorable collègue, M. le docteur Teissier, répondant à l'appel fait aux médecins a cité, dans un Mémoire qu'il vous a lu dans une de vos dernières séances, un certain nombre d'observations recueillies dans différents services de l'Hôtel-Dieu de Lyon. M. le professeur Brachet vous a, dans cette même séance, cité plusieurs faits analogues et très-concluants. Vous avez pensé qu'il serait utile et convenable de faire imprimer ce travail à la suite du Rapport de votre Commission de vaccine et de le faire ainsi connaître à tous nos confrères du département. Permettez-moi d'ajouter à toutes ces preuves celles que nous fournit M. le docteur Piérou, exerçant dans une petite localité du canton d'Anse. Dans une maison, les six personnes qui l'habitaient ont eu, en 1853, la fièvre typhoïde ; sur ce nombre deux avaient eu antérieurement une variole confluente ; ce qui n'empêcha pas la fièvre typhoïde d'être aussi grave que chez les personnes vaccinées. Un homme de 48 ans, soignant son fils vacciné, atteint de fièvre typhoïde et portant lui-même des traces de variole confluente antérieure, a eu la même fièvre que son fils ; tandis que sa femme, bien vaccinée, en fut exempte, quoiqu'elle eût soigné son fils et son mari, passant les nuits près d'eux pendant près de deux mois. Enfin, il cite encore deux femmes avec cicatrices varioliques nombreuses, atteintes plus tard de la fièvre typhoïde.

Rendons cependant justice à MM. Bayard de Cirey ; Ancelon de Dieuze ; ils n'osent pas proposer aux familles d'affronter le danger de la petite vérole survenant à l'improviste, ils conseillent de revenir à la pratique de l'inoculation qui, dans ces derniers temps, a également été conseillée par M. le professeur Trousseau.

Mais l'inoculation, pour être un peu moins dangereuse, que la variole, est bien loin d'être aussi innocente que la vaccine, car elle détermine souvent, malgré les précautions prises, malgré le traitement préparatoire, une variole confluente et même mortelle. Ce qui se passait dans la seconde moitié du siècle dernier le prouve suffisamment.

Il est surtout étonnant que ces médecins, partisans de l'inoculation, pour profiter des expériences faites à Marseille et à Lyon par MM. Robert et Brachet, n'aient pas eu la pensée de vanter un moyen qui pût diminuer la gravité de la variole inoculée en modifiant le virus par son mélange avec le lait.

Laissant de côté ces discussions, je vais maintenant vous entretenir des faits observés par nos confrères du département.

Un grand nombre de cas de petite vérole vous ont été signalés ; ils se montent au chiffre de 991, sur lesquels se trouvent 540 cas traités à l'Hôtel-Dieu et 72 traités dans le service des varioleux de l'hospice de la Charité.

La mortalité, cette année, a été considérable :

A l'Hôtel-Dieu de Lyon	113
A la Charité	31
4me arrondissement	59
Villefranche	55
Et sur les états	62
Total.	320

Peut-on signaler une cause à l'augmentation de la mortalité de cette année comparée à celle des années précédentes ?

MM. Payot, de Saint-Laurent; Charrin, de Condrieu; Robert, de Bessenay; Carrière, de Lyon; Malibran, de Saint-Rambert ont remarqué que cette année les varioles avaient une tendance plus grande à se compliquer de purpura hémorrhagica, que presque toujours ces cas étaient mortels. M. le docteur Malibran vous a cité l'observation d'un jeune homme, travaillant au chemin de fer, qui contracta une variole confluente avec taches de purpura. Au 4me jour une fissure se fit à la lèvre; cette fissure donna lieu à une hémorrhagie que ne purent arrêter ni les astringents ni la compression, pas même la cautérisation au fer rouge. Ce malade ne tarda pas à succomber.

Ces varioles avec purpura ont été également observées à l'Hôtel-Dieu de Lyon, dans le service de plusieurs de nos collègues aussi bien que dans le nôtre, et tous les médecins vaccinateurs sont d'accord à reconnaître que les personnes bien vaccinées n'ont offert que des varioloïdes bénignes quand elles ne présentaient pas la complication du purpura.

Passant à l'influence que la vaccine peut avoir sur d'autres maladies, nous signalerons deux cas de nœvi-materni, traités et guéris par la vaccine pratiquée sur les limites du mal, par M. le docteur Marjolin fils qui les a fait connaître à la société de chirurgie de Paris. Cette opération a dernièrement été tentée, par nos collègues, MM. Bonnet, Gromier et Richard. Notre confrère, M. Guichanet, de Vaise, a inoculé le vaccin sur le devant de la poitrine à de jeunes enfants atteints d'une coqueluche qui régnait épidémiquement au printemps dernier à Vaise. L'éruption parue, il la soignait et l'entretenait autant que possible. Il a obtenu plusieurs succès par cette pratique qui avait été déjà conseillée par plusieurs d'entre vous.

La spécificité du vaccin ne se mêlant à aucun autre virus est démontrée par les faits suivants. Le médecin que nous venons de citer vaccina, sans le savoir, un enfant atteint de la gale; la mère présenta son second enfant à la vaccination qui réussit très-bien et ne fut pas suivie d'affection psorique; dans une autre circonstance, il ne communiqua pas, par le vaccin, une dartre humide siégeant à la joue au frère d'un enfant qu'il avait vacciné.

Plusieurs de nos confrères semblent préférer le vaccin desséché sur les plaques à celui conservé dans les tubes.

M. Bonnaric, de Cours, cite une sage-femme de son canton qui lui a assuré conserver d'une saison à l'autre le vaccin desséché sur des lancettes.

M. Guichanet, qui confirme par ses expériences que le moment le meilleur pour recueillir le vaccin est du 5me au 7me jour, n'a obtenu aucun résultat de la croute qui dans le courant de l'année avait été vantée; il recommande de délayer le vaccin desséché avec un peu d'eau distillée.

M. le docteur Charrin, de Condrieu, a remarqué que le vaccin se développait plus promptement chez les enfants demeurant sur les bords du Rhône que chez ceux qui habitent la montagne.

Les revaccinations que nous ne cesserons de recommander, surtout en temps d'épidémie, ont été assez nombreuses. La plupart de nos vaccinateurs en ont pratiqué, mais avec des résultats différents. M. Finaz dit qu'on réussit dans les 2/5me des cas, surtout si on s'éloigne de la première inoculation.

M. Robert, sur 29 revaccinations n'a réussi que quatre fois, et encore deux des sujets revaccinés n'offraient aucune trace de vaccin antérieur.

Cette absence de toute cicatrice prouve combien il est urgent que la vaccination ne soit pratiquée que par des personnes instruites, et surtout que les enfants soient soumis à une seconde visite. Aussi, la Commission de vaccine autorise-t-elle MM. les vaccinateurs à prendre toutes les précautions qu'ils jugeront convenables pour arriver à ce résultat.

Nous profiterons de cette occasion pour réclamer de notre premier magistrat une ordonnance qui oblige Messieurs les instituteurs communaux à ne recevoir dans leurs établissements que des enfants munis d'un certificat de vaccine.

Cette mesure, qui devrait être générale, serait on ne peut plus utile et éviterait certainement un grand nombre d'épidémies meurtrières.

Peu de changements ont eu lieu dans notre personnel médical. M. le docteur Brachet a été réélu membre de la Commission par la Société. M. le docteur Ferrez, qui s'était toujours distingué par son zèle pour la propagation de la vaccine dans la commune d'Oullins, a donné sa démission. M. le docteur Aillaud, médecin de l'hospice du Perron, a été nommé pour le remplacer. M. Bonnaric, médecin à Cours, a été également appelé à remplacer M. le docteur Delaye, dont nous déplorions la perte dans notre dernier compte-rendu.

Un canton de l'arrondissement de Lyon n'a pas de médecin vaccinateur, c'est celui de Monsols. MM. Clément et Cothenet, médecins du canton de Beaujeu, ont bien voulu se partager ce travail, et pour les indemniser un peu de leur perte de temps, sur la proposition de la Commission, M. le Préfet leur a accordé une indemnité double pour les vaccinations pratiquées hors de leur circonscription.

Messieurs, le zèle de nos médecins vaccinateurs va toujours en augmentant; aussi, cette année, le chiffre des vaccinations a dépassé de beaucoup celui qui avait été le plus élevé.

Nous en avons enregistré 10,533, réparties ainsi qu'il suit :

Lyon	3,403
Arrondissement de Lyon.	2,803
— de Villefranche.	3,617
En dehors de la Commission	710
Total.	10,533

Dans l'arrondissement de Villefranche, un seul médecin ne nous a pas envoyé d'état, c'est M. le docteur Chanel, qu'un état maladif a éloigné de sa clientelle une grande partie de la belle saison. Nous apprenons avec plaisir que cet honorable confrère va beaucoup mieux et qu'il espère reprendre bientôt ses travaux.

Dans l'arrondissemeut de Lyon nous avons appris que M. Biféri était dans le même cas que M. le docteur Chanel, de Tarare. M. le docteur Bonnet, de Saint-Cyr, nous a envoyé ses états trop tard pour qu'ils puissent être compris dans notre tableau général. Un seul médecin, à Lyon, n'a pas répondu à notre appel.

C'est la première fois que nous voyons un pareil empressement de la part de nos confrères. Nous les prions de recevoir nos remercîments. C'est la meilleure manière de prouver à l'autorité que les sacrifices qu'elle s'impose pour cette œuvre de bienfaisance ne sont pas perdus, et cela nous permettra de demander une allocation un peu plus forte et qui soit tout à fait en rapport avec les services rendus.

Nous vous proposons, Messieurs, d'adresser des remercîments à nos vaccinateurs du département; de leur témoigner le regret infini que nous éprouvons, faute de fonds, de ne pouvoir leur décerner des médailles d'honneur. Nous signalerons à votre bienveillance :

MM. Clément, de Beaujeu.
Bonnaric, de Cours.
Petit, de Givors.
Monin, de Mornant.
Payot, de Saint-Laurent.
Cothenet, de Julliénas.

Pour le grand nombre de vaccinations qu'ils ont pratiquées.

Sur le rapport de la Commission permanente de vaccine, la Société de médecine de Lyon décerne une mention très-honorable aux médecins ci-dessus désignés.

Nous Conseiller d'Etat, chargé de l'administration du département du Rhône, arrêtons :

Vu l'arrêté de notre prédécesseur, en date du 20 mars 1844, portant organisation du service de la vaccine dans le département du Rhône;

Vu la liste des propositions dressées par la Commission permanente de vaccine pour la distribution des primes à accorder aux médecins vaccinateurs, à raison des vaccinations opérées pendant le cours de l'année 1853;

ARRÊTONS :

ARTICLE PREMIER. — Les médecins dont les noms suivent, recevront, à titre d'indemnité, savoir :

		pour vaccinations.	fr.	c.
MM.	CLÉMENT, de Beaujeu,	812	469	60
	BONNARIC, de Cours,	738	300	80
	PETIT, de Givors,	407	168	40
	MONIN, de Mornant,	382	158	40
	PAYOT, de Saint-Laurent-de-Chamousset,	326	136	»
	COTHENET, de Julliénas,	316	176	»
	DÉSARBRES, de Lamure,	298	124	80
	FLÉCHET, de Lamure,	296	124	»
	GUICHANET, de Lyon,	286	120	»
	PERRET, de Villefranche,	268	112	»
	ROBERT, de Bessenay,	253	107	80
	ARMAND, de Denicé,	217	92	40
	DAUVERGNE, de Lyon,	190	81	60
	LAGIER, de Saint-Symphorien,	177	76	40
	FINAZ, de Sainte-Consorce,	172	74	40
	PIÉROU, de Chazay,	156	68	»
	PETIT, de Thurins,	154	67	20
	CHARRIN, de Condrieu,	152	66	40
	CHAPOT, de Lyon,	145	63	60
	YGONIN, de Lyon,	135	59	60
	FÉLIX, de Vaugneray,	132	58	40
	JACQUET, de Belleville,	125	55	60
	FONTENELLE, de Pontcharra,	120	53	60
	GONNET, du Bois-d'Oingt,	116	52	»
	DUVIARD, de Lyon,	109	49	20
	MUNARET, de Brignais,	103	46	80
	BAUDRILLONNET, de St-Georges,	101	46	»
	AILLAUD, d'Oullins,	85	39	60
	ROUX, de Neuville,	82	38	40
	CARRIÈRE, de Lyon,	81	38	»
	GASSE, de Saint-Genis-Laval,	79	37	20
	MALIBRAN, de Saint-Rambert,	75	35	60
	CLÉMENÇON, de Lyon,	73	34	80
	MEYNET, de Lyon,	67	32	40
	SAINCLAIR, de l'Arbresles,	63	30	80
	ROUX, de Fontaines,	60	29	60
	DESPINEY, de Chasselay,	58	28	80
	CHASSAGNY, de Lyon,	55	27	60
	CALVATE, de Thizy,	54	27	20
	BONNARIC, de Lyon,	37	20	35

Lyon, ce 14 janvier 1854.

Le Conseiller d'Etat, chargé de l'administration du département du Rhône,

Signé : VAÏSSE.

Pour copie conforme :

Le Secrétaire-général,

Signé : BELLENGER.

Nota. — L'abondance des matières nous oblige à renvoyer au prochain numéro les lectures de MM. DEVAY et RATER.

De l'emploi de la mixture Falcony pour la conservation temporaire des cadavres et la solution du problème des inhumations,

par le docteur G. LUPPI.

(Suite et fin.)

Mais un tel usage, malgré son importance, n'est pas le seul auquel ladite mixture soit réservée. Tout en désinfectant les substances animales, elle conserve l'intégrité des tissus, et c'est en raison de cette double propriété que nous croyons pouvoir démontrer que le problème des inhumations est définitivement résolu. En effet, s'il est possible de conserver impunément un cadavre pendant un certain temps, et sans détérioration aucune, nous n'aurons plus à craindre l'attente des signes infaillibles de la réalité de la mort; réalité qui, aux termes de la science, n'est incontestable qu'après l'apparition des taches violettes, preuve d'un commencement de putréfaction.

Pour que le point de départ de nos conclusions fût à l'abri de toute contestation, nous avons cru indispensable de nous assurer par nous-même du degré de puissance conservatrice de ladite mixture. C'est pourquoi nous avons eu recours à l'obligeance de M. Barrier, chirurgien-major de l'Hôtel-Dieu de Lyon, qui a bien voulu mettre à notre disposition un certain nombre de cadavres et son cabinet d'anatomie. Nous avons choisi le cadavre d'un homme de 27 ans, mort depuis 48 heures, à la suite d'une fièvre dont nous n'avons pu connaître ni la nature ni la durée. Il présentait une infiltration œdémateuse aux membres inférieurs, et la peau abdominale un peu tendue par météorisme, toute parsemée de taches verdâtres qui annonçaient le prochain travail de la décomposition. Il nous offrait donc l'opportunité de faire un essai plus concluant.

Ce cadavre, placé dans une bière, et tout plongé dans la mixture conservatrice, dont nous avions rehaussé l'efficacité en doublant la dose des sels antiseptiques qui en forment la base, n'exhalait huit jours après aucune espèce d'odeur, et ne présentait aucune trace de décomposition. Quinze jours plus tard nous constatâmes la même absence d'émanations fétides et la même intégrité de la peau. Il en fut de même au bout de trois semaines ainsi qu'au bout d'un mois, lorsque nous décidâmes de mettre un terme à une expérience, que nou avions déjà poussée beaucoup plus loin qu'il ne le fallait pour arrêter notre conviction.

Un tel résultat qui ne laisse rien à désirer nous autorise à croire que, si l'hygiène peut se contenter du degré de puissance désinfectante de la mixture Falcony, la police médicale ne peut exiger davantage en fait de conservation temporaire. Et sans doute (au moins nous l'espérons) avec la certitude de ne nuire en aucune manière à la santé publique, la loi ne tardera pas à prescrire des mesures administratives, qui, sans cesser d'être aussi hygiéniques que celles actuellement en vigueur, seront en même temps plus conformes aux exigences de la morale et de l'humanité.

Ce sujet nous amènerait naturellement à parler des malheurs irréparables qu'entraînent les inhumations prématurées. Mais après tout ce qu'en ont dit nos devanciers, et particulièrement MM. les docteurs Monfalcon et de Polinière, dans leur remarquable travail sur la salubrité dans les grandes villes, nous ne pourrions, à vrai dire, rien ajouter de nouveau, ni tracer d'une manière plus éloquente l'atrocité des souffrances d'un homme enterré vivant. Nous ne pourrions qu'enrichir la liste donnée par les statistiques anciennes et modernes de quelques faits récents qui prouvent cependant que, même aujourd'hui, malgré les progrès incontestables de la science, les erreurs de ce genre ne sont pas sans exemple.

Mais puisque on pourrait, de la rareté des cas de personnes revenues à la vie au moment même de l'inhumation, conclure qu'il ne s'agit que d'exceptions malheureuses au-dessus de toute prévoyance humaine, quelques remarques sur la fausseté d'une telle conclusion ne seront pas inutiles. En effet, doit-on ne tenir compte que des personnes qui ont repris la vie, ou qui, trouvées dans leur tombeau dans une position extraordinaire, ont donné des preuves d'avoir vécu, pour rédiger une statistique des victimes des inhumations précipitées? Ce point de départ, bien que rassurant, nous amènerait à un faux résultat, puisqu'il faut observer que si le nombre des cas de résurrection avant ou après l'enterrement est relativement faible, considéré d'une manière absolue, il s'élève à un chiffre considérable, dont nous ne connaissons que ce que le hasard a bien voulu nous faire connaître. Or, est-il à présumer que le même hasard favorise précisément tous ceux qui vont être enterrés vivants, ou qu'un changement de position des cadavres viendra démontrer qu'ils sont revenus un moment à la vie?

Incontestablement non. La manière même d'enterrer les cadavres ne s'oppose-t-elle pas non seulement à la possibilité d'un changement de position, mais encore à la reprise de la vie? Bien enveloppés dans un drap (je parle des corps des personnes aisées), bien scellés dans une bière, présentant juste les dimensions de ce qu'elle doit contenir, confectionnée assez exactement pour ne laisser aucune communication entre l'air intérieur et l'air extérieur, et plongée six pieds sous terre, comment supposer qu'une vie qui ne serait pas éteinte ne s'éteignît pas immédiatement, ou que, même dans le cas peu probable d'un retour à la vie, le cadavre pût opérer un changement duquel inférer qu'il a vécu? Que dirons-nous des cadavres des hôpitaux? Tirés de leurs lits aussitôt après le dernier soupir, ils sont transportés dans des entrepôts et placés ordinairement sur des tables en marbre où ils attendent l'heure fixée pour leur enlèvement. Enveloppés et cousus dans une toile d'emballage, on les descend dans la fosse, on les place les uns à côté des autres, puis on les recouvre d'une couche de chaux et de terre. Croit-on possible qu'un homme qui ne serait mort qu'apparemment pût revenir à la vie dans de pareilles circonstances? Il est donc très-probable, pour ne pas dire absolument certain, que les malheurs dont nous parlons sont beaucoup plus fréquents qu'on ne le pourrait penser d'abord, et que pour s'en former une idée approximative il ne s'agit pas tant de déterminer le nombre des victimes qui ont vécu dans les tombeaux, que celui des personnes qui ont fini d'y mourir.

Le seul symptôme certain d'une mort réelle est un commencement de putréfaction. L'absence de la chaleur, et la roideur cadavérique ne suffisent pas toujours pour la constater. Or, pourra-t-on déterminer l'époque précise de l'apparition des taches qui annoncent la décomposition? Pourra-t-on fixer le temps pendant lequel il faudra conserver un cadavre pour les voir paraître? Pourra-t-on dire que tous les cadavres qu'on enterre présentent ce signalement d'un trépas irrémédiable? Nous ne le pensons pas. L'incertitude de la nature des causes qui retardent ou accélèrent cette putréfaction ne permet pas d'en fixer d'avance le moment, puisque si dans certaines circonstances elle a lieu entre le troisième et le sixième jour, dans d'autres, au contraire, elle devance de beaucoup ce terme ou n'arrive que longtemps après.

Cependant la loi a besoin d'établir un délai, ne pouvant accorder, comme règle générale, qu'on attende ce dernier renseignement séméiotique pour procéder à l'inhumation; l'hygiène publique le veut ainsi. Mais malheureusement la science n'ayant pas de données bien arrêtées, la loi n'a pas de base, ou si elle en a une, elle est tout à fait arbitraire.

Les législations grecque et romaine fixaient à quatre jours après la mort celui de l'enterrement; mais un tel délai qui est trop long dans un très-grand nombre de cas, tout en satisfaisant à l'éventualité d'une résurrection, ne remplit nullement, dans bien des circonstances, les conditions voulues par l'hygiène publique.

La loi actuelle des différents pays d'Europe n'est pas partout la même. Elle varie probablement en raison des climats, ainsi que des considérations spéciales en faveur des morts ou des vivants. Vingt-quatre, quarante-huit, soixante-douze heures, sont les délais les plus ordinaires accordés pour les inhumations en Europe. En France, un peu trop soucieux de ceux qui restent, au risque de nuire à ceux qui s'en vont, on a adopté le plus court délai, celui de vingt-quatre heures. Pour atténuer cependant les risques d'une inhumation trop précipitée, la loi a dû transiger, et a permis que le médecin puisse, dans des cas particuliers, retarder l'enterrement, lorsque des signes équivoques le font douter de la réalité de la mort.

Si la plus grande partie des maladies aboutissent à une mort réelle, il en est beaucoup qui se terminent par une mort apparente. Règle générale, toutes les fois que dans une maladie quelconque le système nerveux sera particulièrement affecté, ou, en d'autres termes, les symptômes nerveux prédomineront, la vie pourra se suspendre d'une manière plus ou moins complète, jusqu'à faire croire à une mort réelle. Une telle terminaison sera bien plus à craindre si la maladie a pour point de départ une lésion primitive du système nerveux, et particulièrement si cette lésion est de nature dynamique. L'apoplexie, la catalepsie, l'extase, les convulsions épileptiformes, l'hystérie, l' lipothymie, l'asphyxie surtout par immersion, l'ivresse, la congélation' les effets anesthésiques de quelques substances, certaines blessures' le tétanos, la commotion d'une partie quelconque de l'axe cérébro-spinal, les affections comateuses et léthargiques, les accouchements longs et difficiles, constituent autant de maladies directes ou indirectes du système nerveux, qui se terminent tantôt par la mort réelle, tantôt par la mort apparente. Dans toutes ces circonstances les précautions ne sauraient être trop minutieuses, et, entre autres, il ne faut pas oublier celle d'attendre les taches de décomposition avant de se décider à l'enterrement. Les exemples de suspension de vie qui ont duré trois, quatre ou cinq jours, ne sont pas extraordinairement rares, et personne n'oserait se prononcer d'une manière absolue sur l'espace de temps qu'il a fallu aux victimes d'une inhumation trop prompte pour se réveiller dans leurs cercueils. Des faits bien constatés font croire que la vie peut rester à l'état latent plus de dix jours.

Dans les moments de graves épidémies ou de fléaux contagieux, précisément lorsque toute exhalaison peut contribuer à la durée de la maladie ou à sa propagation plus rapide et plus violente, il est indispensable que les inhumations soient faites le plus promptement possible. La loi, dans cette circonstance, doit être rigoureuse : elle ne saurait trop l'être lorsqu'il s'agit de la santé de tous menacée. Rien de plus prudent que de faire disparaître le plus vite les cadavres à cause des miasmes qui peuvent s'en échapper. Mais aussi quel nombre de victimes ne laissent pas à craindre les inhumations précipitées dans les moments de choléra, de fièvre typhoïde, de peste, de fièvre jaune et autres maladies plus ou moins terribles si fécondes en morts apparentes? N'est-il pas hors de doute que plus la loi est hygiénique plus elle peut devenir meurtrière?

C'est dans de pareils moments, où une constitution morbide fait plus de ravages, que la conservation des cadavres serait indispensable, puisque l'histoire nous apprend que les cas de résurrection dans le cercueil se présentent surtout aux époques des maladies contagieuses ou épidémiques. Et cependant c'est dans ces circonstances même que la crainte des miasmes nous expose le plus souvent à commettre des erreurs dangereuses. Mais quel moyen d'ailleurs adopter pour se préserver des méprises, tout en sauvegardant les exigences impérieuses de l'hygiène publique?

Il y a longtemps qu'on a songé à la convenance de créer un service de médecins chargés de constater la réalité des décès et dans quelques villes cette mesure est en pleine activité. Généralement on se contente d'un certificat du médecin du défunt, qui la plupart du temps ne se trouve pas à l'heure de la mort auprès du malade, et qui ne constate presque jamais après si le cadavre présente ou non les principaux signes de la mort. Toutefois, cette institution de médecins vérificateurs utile en vue d'appliquer aux cadavres les moyens convenables pour rappeler une vie latente, ne pourrait parvenir à son but sans la constatation de la raideur cadavérique et du commencement de putréfaction, ce qui exige toujours un temps indéterminé, et conséquemment l'emploi de quelques moyens conservateurs.

L'usage des moyens conservateurs sera nécessaire jusqu'à ce qu'on ait découvert ou un signe infaillible de la mort, ou un procédé quelconque pour en démontrer péremptoirement la réalité. Mais, comme nous l'avons dit plus haut, parmi les symptômes fort nombreux et fort divers, à l'exception des taches putrides, nous n'en connaissons aucun qui ait une valeur séméiologique irrécusable. La mort n'a pas de caractères extérieurs qui soient pathognomoniques. De même que, parmi les moyens qu'on a crus capables de remettre en action une vie latente, et conséquemment de servir à distinguer la mort apparente de la mort réelle, nous n'en trouvons pas un seul indiqué auquel on puisse accorder une confiance absolue. Ni le feu, ni les alcalis, ni les caustiques, ni les scarifications, ni le courant électrique, ne sont pas toujours assez puissants pour faire jaillir une étincelle de vie, qui nous fasse reconnaître un état léthargique du système nerveux, et conséquemment la convenance de retarder l'inhumation. On a cru que l'absence de contraction d'un muscle soumis à l'influence d'un courant voltaïque pouvait être considérée comme une preuve irréfragable de la réalité de la mort. Mais en faisant du courant électro-galvanique un moyen infaillible de diagnostic, on n'a pas réfléchi, que, si les contractions peuvent se manifester dans un muscle en état de relâchement, elles n'auront pas lieu si le muscle est contracté. En effet, nous voyons dans la catalepsie zoo-magnétique les sujets soumis à l'action d'une pile de Volta ne pas bouger plus qu'un cadavre, ce qui nous amène à croire, que dans tous les cas de mort apparente où presque tout le système musculaire est en état de contraction spasmodique, l'électricité, n'importe le mode de son application, ne peut être considérée comme un moyen de contrôle assez sévère pour qu'il soit toujours prudent de s'y rapporter. Sans doute cet agent impondérable mérite d'être placé au premier rang parmi les ressources thérapeutiques dans les cas d'asphyxie par le charbon, par l'immersion, par les anesthésiques, et sans doute aussi qu'il y aurait convenance à ne jamais enterrer un mort sans l'avoir galvanisé. Mais comme moyen de savoir si la vie a disparu ou si elle est à l'état latent, le fluide électrique est loin de présenter les conditions d'infaillibilité nécessaires pour l'adopter en toute confiance.

Donc, puisqu'il est indispensable d'attendre le symptôme infaillible du trépas, la putréfaction, et puisqu'un retard dans l'inhumation peut devenir la cause de graves désastres, il est tout naturel de rechercher un expédient quelconque qui permette de temporiser sans aucun danger. Dès la plus haute antiquité on y a songé. Les pratiques religieuses qui sont arrivées jusqu'à nous de garder les morts ou dans les églises, ou dans les lieux disposés exprès avant de les enterrer définitivement, portent avec elles l'empreinte de cette pensée éminemment philantropique, de sauvegarder la vie d'un homme lors même que les apparences semblent prouver qu'elle l'a quitté.

Aujourd'hui les lois d'hygiène s'opposant à ce qu'on garde à domicile le corps d'un trépassé, aussi longtemps qu'il serait nécessaire pour constater la réalité de la mort, pour éviter un redoutable danger éventuel, il faudra ou entreposer les cadavres dans un dépôt d'observation pour un temps donné, ou s'opposer efficacement au méphitisme par l'emploi de substances conservatrices et désinfectantes.

Les dépôts consacrés à prolonger sur la terre le séjour d'un homme qui ne vit plus, ont été adoptés comme mesure de police médicale et hygiénique dans plusieurs villes d'Allemagne, et on pourrait presque dire dans toutes, puisqu'aujourd'hui il n'y a pas une localité de quinze cents âmes qui n'ait suivi l'exemple de Berlin, de Vienne, de Francfort, de Mayence et d'autres grands centres de population. Ces asyles de vie douteuse (comme les a définis Hufeland avec l'épigraphe *vitæ asylum dubiæ*, placée sur le fronton de la maison mortuaire de Weimar), ont déjà donné des résultats au-dessus de toute espérance, et qui auraient dû engager d'autres pays non moins civilisés que l'Allemagne à profiter d'une expérience aussi concluante. Si nous devons ajouter foi à ce que M. Lenormand rapporte, dans la seule ville de Berlin, dix personnes réputées mortes ont été rappelées à la vie dans l'espace de deux ans et demi. Ce qui fait faire à M. Victor Meunier la terrible réflexion que dix Français placés dans les mêmes circonstances auraient été très-probablement enterrés vivants. Réflexion à laquelle on peut en ajouter une autre non moins terrible encore, relative à la population de la ville de Paris, presque cinq fois plus considérable que celle de Berlin, circonstance qui présenterait dans le même intervalle l'affreuse probabilité de quatre à cinq fois plus de cas semblables.

Il faut ou contester la vérité de ces chiffres, ou convenir avec M. Murger que ceux qui s'en vont ont bien à se plaindre de ceux qui restent.

Toutefois ces maisons mortuaires ne sont pas exemptes d'inconvénients plus ou moins sérieux. L'accumulation des cadavres engendre très-facilement une accumulation de miasmes, qu'on n'est pas toujours bien sûr de neutraliser par le moyen de vapeurs antiloïmiques. En outre, dans certaines circonstances, les conditions de température qui seraient convenables pour ne pas contrarier le développement d'une vie qui est sur le point de s'éteindre ne sont pas celles qui pourraient être favorables dans d'autres. Par le fait même qu'il est extrêmement difficile de concilier complètement des indications qui diffèrent très-souvent avec les règles générales d'hygiène, il est donc à craindre que ces agglomérations de corps qui attendent de se décomposer pour être inhumés, se transforment en autant de foyers d'infection pour les vivants, et dans quelques cas même il n'est pas impossible qu'un corps qui ne serait mort qu'apparemment, placé dans des lieux pareils, n'y puise ce petit contingent de mauvaise influence qui peut l'entraîner à une mort réelle.

Un autre inconvénient se rapporte à la susceptibilité de quelques familles, qui croiraient payer trop cher un tribut à la santé publique, en entreposant quelqu'un des leurs dans un lieu de dépôt commun. A ce point de vue le problème se complique d'une autre considération, celle des convenances sociales, qu'il faudrait braver en imposant l'adoption d'une mesure générale, ou respecter en établissant des exceptions. Il ne serait ni aisé ni juste d'user de rigueur, et le système des concessions aurait ses inconvénients.

Entre ces deux extrêmes il y a toutefois un tempérament qui tout en conciliant ces diverses exigences ne froisse la liberté de personne, qui permet à la loi de ne pas heurter des convictions qu'il faut respecter, et de ne pas nuire en même temps à la santé publique qu'il faut protéger avant tout.

Lorsque, moyennant la garantie de précautions préservatrices, l'hygiène n'a pas à craindre le dégagement d'exhalaisons dangereuses, la loi peut permettre aux parents de garder chez eux les cadavres tout le temps qui est nécessaire pour constater la réalité de la mort. Il ne peut y avoir aucun inconvénient à accorder cette compensation à la douleur, pourvu qu'on s'assure de l'efficacité des moyens dont on veut se servir.

Il s'agit donc de plonger le cadavre dans un milieu chimique ou autre capable de détruire toute exhalaison au fur et à mesure qu'il s'en dégage, à absorber et neutraliser les liquides qui s'en échappent, tout en laissant le cadavre dans des conditions telles que rien ne s'oppose à l'éventualité d'un réveil.

Mais, pour mettre en saillie toutes les difficultés qu'il faut surmonter pour résoudre complètement le problème, il est bon de les énumérer. Outre les conditions principales rappelées plusieurs fois dans le courant de ce Mémoire, il en existe encore d'autres qu'il faut remplir, sans quoi tout moyen qu'on proposerait ne serait pas applicable.

Il faut premièrement adopter une mesure quelconque qui, tout en sauvegardant les exigences de la santé publique, respecte aussi les convictions et les sentiments individuels, lors même qu'ils toucheraient aux limites de l'exagération.

Il faut secondement que le moyen employé ne nuise en aucune manière aux cadavres et aux assistants, pour ne pas aboutir à l'inutile résultat de substituer à de mauvaises conditions d'autres conditions non moins à craindre.

Il faut, en troisième lieu, que le moyen conservateur puisse être employé chez la famille même du défunt; que son application n'offre pas de grandes difficultés; qu'il ne change pas sensiblement la température, et qu'il permette que de temps à autre on puisse essayer sur le cadavre les ressources thérapeutiques qu'un médecin éclairé pourrait croire convenables d'appliquer en vue de remettre en exercice une vie qui ne serait que suspendue.

Il faut, en dernier lieu, que les substances employées ne soient pas de nature à entraver les recherches de la médecine légale, pour empêcher qu'un assassin voulant se cacher sous l'apparence d'une douleur hypocrite, ne trouve dans la substance même qui aurait servi à perpétrer son crime le réactif le plus opportun pour conserver sa victime, et un complice complaisant pour dérouter la justice.

Les réactifs liquides ne remplissent pas mieux les conditions capitales du problème, qu'ils n'en remplissent beaucoup d'autres. S'ils assurent l'incorruptibilité, ils détruisent aussi toute chance de retour à la vie. Cette considération est bien assez grave par elle-même pour qu'il ne soit pas nécessaire d'en citer d'autres en vue de les proscrire. En effet, on y a renoncé, pour ne s'en servir que rarement dans le cas d'une mort bien constatée, si le cadavre doit supporter un long voyage; et même dans cette circonstance ils ne l'emportent pas sur d'autres moyens ni par la facilité de leur emploi ni par l'économie.

Ni les chlorures de potasse, de soude ou de chaux, ni l'emploi de tout autre procédé pour obtenir un dégagement de chlore, ni les aromates même à grandes doses, ni les essences, ni le charbon, ni le tan, ni autres poudres astringentes n'atteignent le but d'une manière complète : chacune de ces substances a ses inconvénients spéciaux qui empêchent de l'employer. Elles sont toutes ou trop peu désinfectantes ou pas assez antiseptiques, ou dangereuses, et incommodes aux vivants par leurs exhalaisons, ou préjudiciables en vue de l'éventualité de la résurrection du défunt. Et si parmi les moyens connus nous voulions nous servir de certains métaux vraiment conservateurs, nous heurterions de front la médecine légale qui défend d'employer les poisons le plus à la portée de tout le monde.

Ainsi, malgré le grand nombre d'expédients de conservation et de désinfection proposés avant la découverte de M. Falcony, on était encore à trouver celui qui pût satisfaire véritablement. On peut donc affirmer que ce problème n'était pas encore résolu, et qu'il l'est aujourd'hui, grâce à cette nouvelle acquisition que la science doit à M. Falcony. La mixture qu'il propose, en effet, est d'une application facile, possède une action conservatrice assez puissante pour permettre de constater la réalité de la mort; remplit parfaitement le but de supprimer toute exhalaison, et tout écoulement de matières putrides; n'altère en aucune manière le cadavre; n'entrave nullement les recherches médico-légales, protége en un mot les vivants de toute atteinte nuisible, et ménage les éventualités d'un retour à la vie. Ni la médecine légale la plus rigoureuse, ni l'hygiène la plus sévère, ni l'intérêt des familles dans les premiers moments de deuil ne sauraient rien demander de plus.

Ce serait cependant se faire une idée inexacte de la destination de cette mixture que de la croire assez puissante pour conserver indéfiniment les cadavres. Il ne faut pas la considérer comme un moyen d'embaumement, car elle en diffère essentiellement par le but et par les procédés. Une conservation trop prolongée des cadavres n'aurait d'ailleurs aucune importance ni pour l'hygiène ni pour la police médicale.

Il ne faut pas se dissimuler cependant, que si une conservation temporaire des cadavres suffit au point de vue dont nous nous occupons, la douleur, l'amitié, l'amour, la vénération, la reconnaissance pourraient exiger une conservation plus durable. L'usage très-ancien d'embaumer, quoique né d'une philosophie qui n'est plus la nôtre, existe cependant de nos jours ; mais les différents procédés connus ne pouvant constituer un moyen pour constater la mort, et, par contre, l'histoire nous offrant même des exemples de personnes qui ont donné des signes de vie pendant l'opération, et malheureusement trop tard pour être sauvées, l'embaumement même n'échappe pas à la nécessité d'une conservation préalable des cadavres.

Mais si la mixture de M. Falcony ne préserve les corps que pour un temps déterminé, par contre, les substances actives qui la composent, appliquées d'une autre manière, peuvent les conserver indéfiniment. Nous lisons, en effet, dans un des derniers numéros de la *Revue médicale*, que ces substances dissoutes dans un liquide aqueux, et injectées dans le système de la circulation, conservent les cadavres très-bien, comme elles conservent les préparations anatomiques, et les pièces anatomo-pathologiques immergées dans leur solution.

Voilà donc un autre mode d'embaumement par injection, à ajouter à ceux de MM. Chaussier, Gannal et Sucquet, mode que pour bien des raisons nous regardons comme préférable à cause de l'efficacité et de la stabilité des substances employées par M. Falcony. Le sublimé corrosif proposé par Chaussier, outre qu'il noircit et dessèche les corps jusqu'à les rendre méconnaissables, au point de vue médico-légale, tombe sous les considérations que nous avons exposées relativement aux poisons. L'acétate d'alumine de M. Gannal, d'après un rapport de M. Dumas qui date de 1837, ne conserve que tout au plus pendant cinq mois. Le chlorure de zinc même, lorsqu'il est combiné avec l'hyposulfite de soude, forme une combinaison qui n'est pas assez à l'abri de l'action de l'humidité et de l'oxygène pour se conserver longtemps sans un changement quelconque dans sa constitution. Il doit en être du chlorure de zinc (ainsi s'exprimait en 1847 devant l'Académie le rapporteur d'une commission nommée pour juger de la méthode de M. Sucquet) combiné avec les tissus animaux comme du chlorure de mercure. Nous ne parlerons pas du mélange d'acide sulfureux et d'acide carbonique proposé par M. Dupré, étant encore moins applicable que ceux que nous venons de mentionner.

Au surplus, les procédés d'embaumement ne se rattachent en aucune manière au problème des inhumations, et le peu de mots que nous en avons dit n'ont d'autre but que de constater une manière nouvelle de conservation des substances animales, et achever ainsi l'énumération de tous les procédés dont la science est redevable à M. Falcony.

Revenons à notre sujet pour conclure. Il serait à désirer que l'habitude d'employer les poudres désinfectantes devînt plus générale, et que les administrations et les autorités prissent, à cet égard, des mesures pour encourager par l'exemple et par les conseils l'adoption d'un moyen aussi conforme à l'hygiène et à l'humanité.

Lorsque cet exemple aurait démontré les avantages du nouveau procédé de conservation temporaire, il est probable que les réglements sur les inhumations seraient modifiés de manière à permettre à toutes les classes de la société, de ne procéder à l'enterrement des morts, que lorsque tout espoir de vie serait absolument dissipé. C'est alors qu'il deviendrait facile de créer des maisons mortuaires entourées de toutes les conditions hygiéniques et thérapeutiques à l'aide desquelles on serait certain, sans aucun inconvénient pour la santé publique, de ne jamais inhumer un homme vivant, ou de contrarier le retour à la vie dans le cas d'une mort apparente. Ainsi, il serait facultatif à chacun de garder chez soi un mort pour un temps déterminé, à condition de le soumettre à l'action conservatrice d'un moyen quelconque approuvé par les hommes de l'art, comme il serait facultatif aussi d'entreposer les morts dans un lieu consacré à les conserver pendant un temps suffisant pour éviter tout danger.

Nous ne pouvons que faire des vœux pour que notre conviction soit partagée par ceux qui peuvent la faire prévaloir. Nous espérons toutefois que l'importance qui se rattache à l'accomplissement de nos dernières conclusions n'échappera pas à la sagacité de nos administrateurs, toujours prêts à donner des témoignages de leur sollicitude lorsqu'il s'agit de satisfaire les véritables intérêts de leurs administrés.

Revue de la Médecine lyonnaise.

De l'emploi thérapeutique du seigle ergoté par M. Levrat-Perrotton. (Chez Savy, libraire.)

Comme la plupart des médicaments énergiques, le seigle ergoté n'a pu être introduit dans la pratique médicale sans susciter d'ardentes oppositions. Portée plusieurs fois devant l'Académie de médecine, la question de son utilité a été diversement résolue par des hommes haut placés dans la science et dont la parole devait faire autorité, et dernièrement, à l'occasion d'un mémoire de M. Chrestien, de Montpellier, M. Danyau est venu prouver que la question était encore pendante et même loin d'être résolue. Un *Traité sur l'action du seigle ergoté* a donc un mérite d'actualité. M. Levrat-Perrotton qui, une fois déjà avait attaché son nom à l'étude de cet agent thérapeutique a cru le moment favorable pour rajeunir et compléter son travail.

Précédé d'une introduction dans laquelle l'auteur résume brièvement l'histoire de l'ergot et les principales opinions qui ont été émises sur sa manière d'agir, l'ouvrage de M. Levrat est divisé en une série de chapitres dans lesquels sont traitées les diverses questions relatives à l'emploi du seigle ergoté dans les accouchements. L'auteur l'envisage successivement comme accélérateur du travail et comme moyen de remédier aux diverses hémorrhagies qui accompagnent l'état puerpéral. Passant à un autre ordre d'idées, il l'examine dans les hémorrhagies des surfaces muqueuses, les leucorrhées, les paralysies, etc. Soumettre à l'analyse la riche collection des faits que M. Levrat a réunis dans son livre serait dépasser les limites d'un simple compte-rendu. Nous nous bornerons à signaler quelques opinions de l'auteur sur les questions les plus importantes au point de vue pratique.

M. Levrat emploie presque exclusivement l'ergot sous forme de poudre. Il ne fait guère usage de l'ergotine que dans les cas d'hémorrhagie. Nous aurions aimé que l'auteur discutât les propriétés respectives des diverses préparations qu'on a voulu introduire dans la thérapeutique; celles que M. Bonjean a proposées et que la pratique de quelques médecins a fait presque généralement adopter méritait une discussion spéciale.

Rappelant les conseils de Desgranges, de Villeneuve, etc, sur l'utilité de la saignée avant l'administration de l'ergot, il ne croit cette précaution nécessaire que dans les cas où il y a menace de congestion vers le cerveau. L'inertie étant presque toujours liée à l'état de débilité de la femme, la saignée ne ferait qu'aggraver les accidents que l'on veut combattre.

Dans certains cas, M. Levrat se montre encore plus hardi, il n'attend pas que le col ait commencé à se dilater pour administrer l'ergot. Malgré quelques observations favorables nous ne croyons pas que M. Levrat rallie à lui les praticiens prudents. Dans le cas de convulsion l'ergot opérerait, d'après notre confrère, une véritable révulsion sur la matrice. Ce n'est pas, dit-il, lorsque les douleurs sont vives que les convulsions surviennent, c'est lorsqu'elles sont lentes. Quant à ces observations, touchant les propriétés hémostatiques du seigle ergoté, nous les trouvons moins complètes et moins probantes que celles relatives à son emploi dans les accouchements.

Préoccupé du résultat thérapeutique, M. Levrat passe légèrement sur les signes qui servent à fonder son diagnostic. On n'y retrouve pas toute la rigueur d'observation à laquelle la médecine actuelle attache tant de prix. Voulant que son œuvre brille par le côté pratique, l'auteur a exagéré les caractères propres à faire ressortir son but. Un exposé clair et simple de quelques observations analogues, il est vrai, mais offrant dans leur ensemble des différences assez tranchées qui doivent modifier plus ou moins les indications ne suffit pas pour tracer au praticien une ligne de conduite. Il importe toujours de démontrer sinon le mode d'action d'un agent thérapeutique, du moins l'opportunité de son emploi. A propos des hémorrhagies, par exemple, devra-t-on administrer le seigle ergoté dans tous les cas, dans une hémorrhagie active comme dans une hémorrhagie passive, dans une hémoptysie lorsqu'elle est le résultat d'une fluxion déterminée par un travail pathologique à son début, ou lorsque le poumon criblé de tubercules suffit à peine aux besoins de l'hématose.

Quoi qu'il en soit, l'ouvrage de M. Levrat est une œuvre sérieuse qui, sans résoudre toutes les questions qui se rattachent au seigle ergoté, pourra servir à éclairer certains points importants de la science obstétricale.

Du Bain d'air comprimé dans les affections des organes respiratoires et particulièrement dans la phthisie pulmonaire, par M. Francis Devay, *médecin de l'Hôtel-Dieu de Lyon.*

Le traitement des maladies de poitrine par le bain d'air comprimé est d'origine lyonnaise, et depuis le livre du docteur Pravaz, qui en est le fondateur et le législateur, rien d'important n'a paru sur ce sujet. La spécialité du moyen thérapeutique et les frais considérables d'établissement ont nui à sa propagation et ont empêché de l'apprécier à sa juste valeur. M. Devay a donc bien fait d'apporter le fruit de son expérience et l'autorité de sa raison à l'appui d'une méthode puissante qui compte à Lyon deux établissements modèles, et dont l'application en grand se poursuit en ce moment même à Nice par les soins du docteur Millet.

M. Devay a divisé son Mémoire en trois parties. Dans la première, il examine quel est le mode d'action du bain d'air comprimé. L'air condensé dans un vaste récipient ou cloche à air par une machine à vapeur agit momentanément sur l'hématose et sur la circulation, en déterminant une absorption plus grande d'oxygène et une aspiration plus puissante du sang veineux dans le ventricule droit; de là, d'une part, alimentation pulmonaire plus abondante, sang plus vitalisé; d'autre part, renouvellement plus rapide de la circulation veineuse, épuration plus facile du sang chargé du détritus des organes. Ce double mouvement physiologique de récorporation et de décomposition qui est le but de toute médecine philosophique appliquée aux diathèses, est surtout évident par l'action prolongée du bain d'air comprimé; et non seulement le bain d'air accélère directement cette espèce d'endosmose et d'exosmose physiatrique; mais il aide efficacement à l'obtenir, quand on la recherche par les moyens analeptiques ou altérants, jusque-là restés sans effets.

L'action immédiate du bain d'air comprimé n'est pas moins bien étudiée par M. Devay. Une respiration plus facile, plus large, une sédation circulatoire remarquable, un accroissement notable de la sécrétion urinaire, tels sont les phénomènes qui s'observent en état de santé comme de maladie et qui expliquent le bien-être qu'éprouve le malade, pendant la durée du bain, et les résultats thérapeutiques ultérieurs qu'il lui est permis d'espérer.

Ces résultats thérapeutiques, M. Devay, qui en fait l'objet de ses réflexions dans la seconde et dans la troisième partie de son travail, les examine dans les cas simples comme la bronchite, le catarrhe, la laryngite. Là, quelques bains d'air, cinq à six, suffisent pour la guérison. Dans l'emphysème pulmonaire, dans l'asthme essentiel, il y a eu seulement amélioration, éloignement et diminution des crises. En aucun cas l'effet n'a été préventif à longue échéance; les rhumes habituels sont revenus chaque hiver, malgré les bains pris pour en empêcher le retour.

M. Devay signale les bons effets des bains d'air dans les déformations graves du thorax survenues à la suite des épanchements pleurétiques prolongés et il cite un exemple de guérison de ce genre, semblable à celle si remarquable que M. Lacour a fait connaître dans ce journal même il y a quatre ans.

Mais le point capital de la question du bain d'air comprimé et la véritable pierre de touche de la méthode, était la guérison de la phthisie tuberculeuse. Ici encore, M. Devay rend bon témoignage à cette thérapeutique nouvelle; il cite sept cas avérés de tuberculisation pulmonaire, au premier et au deuxième degré de l'affection (un cas même avec caverne) et tous, un seul excepté, suivis de complet rétablissement.

Discutant les moyens de guérison employés dans la plupart de ces cas, l'auteur dit qu'il a administré de 60 à 160 bains de deux heures de durée et que, plus hardi que le docteur Pravaz, il les a fait prendre à la condensation d'une demi-atmosphère, soit à 40 centimètres environ de pression réglée par le manomètre à mercure, et cela sans aucun inconvénient.

Toutefois, dans ces divers traitements, il ne s'est point privé des ressources ordinaires de la thérapeutique. L'huile de foie de morue, les Eaux-Bonnes, celles du Mont-d'Or, les préparations auriques et la médication vomitive, suivant la méthode de Giovanni de Vittis, introduite en France par M. Bricheteau, ont tour à tour été employées sans préjudice des cautères sous-claviculaires en plus ou moins grand nombre. Enfin, l'auteur ne renonce au bénéfice du bain d'air que chez les malades atteints de lésions organiques du cœur et des gros vaisseaux, d'épanchements considérables des cavités pleurales, de pneumonies chroniques, étendues et suppurées, et chez ceux qui sont menacés par une prédisposition aux congestions et aux hémorrhagies cérébrales.

(*Gazette hebdomadaire.*)

Revue thérapeutique.

Du traitement de la phthisie pulmonaire par les inspirations d'iode pur, par M. Chartroule. — *Rapport à l'Académie de médecine, par* M. Piorry.

La plupart des moyens employés contre la phthisie ont été à peu près inutiles. Il n'est peut-être pas un seul des agents médicamenteux qui n'ait été proposé et approuvé comme un remède efficace, puis bientôt après oublié et abandonné. En sera-t-il ainsi de l'iode et des préparations iodées? M. Piorry ne le pense pas. Après les succès obtenus dans l'hydrocèle et dans les foyers tuberculeux des testicules, il était tout naturel de rechercher si l'on ne pouvait pas obtenir des résultats du même genre dans les cavernes pulmonaires ; il eut été très-difficile, si ce n'est impossible, et à coup sûr tout à fait téméraire, d'injecter de la teinture d'iode étendue d'une certaine quantité d'eau dans les voies aériennes ; dès-lors on dut songer aux vapeurs d'iode. D'abord on se servit de la teinture, puis de l'iode lui-même. M. Chartroule proposa à M. Piorry de substituer à la teinture d'iode, *l'iode pur tout en le dosant*. A partir de ce moment on employa la vapeur d'iode d'une manière générale, et à cet effet M. Chartroule fit confectionner un appareil et des cigarettes contenant chacune une quantité déterminée d'iode. Lors de leur entrée à la Pitié, les malades, soumis à cette médication, présentaient tous les symptômes physiques et rationnels observés dans les divers degrés de la phthisie. Chez tous, les symptômes furent constatés avec la précision habituelle au médecin de la Pitié ; en sorte qu'il n'est pas permis de douter de la réalité du diagnostic. Après un intervalle variable de quatre jours à trois mois de traitement iodé, il y avait presque constamment une diminution de 1, de 2, de 3 centimètres de l'étendue de la surface où existaient primitivement l'obscurité du son, la matité, la résistance au doigt, etc. ; qu'en même temps les signes stéthoscopiques révélaient fréquemment une amélioration sensible dans l'état des masses indurées : la respiration, par exemple, devenait meilleure ou les ronchus étaient moins longs et moins abondants. Et ce n'est pas seulement sur quelques malades et chez ceux qui étaient le moins gravement affectés qu'il en arrivait ainsi, mais sur la presque totalité : un assez grand nombre de phthisiques avec cavernes ont parus guéris.

Voici les résultats définitifs obtenus :

Amélioration marquée dans les caractères anatomiques et dans les symptômes	20 cas.
Disparition des caractères anatomiques appréciables et de la plupart des symptômes	7 —
Morts avec ou sans amélioration positive	4 —
Total.	31 cas.

Il faut noter que l'amélioration dans l'état normal des malades correspondait à une modification avantageuse survenue dans les symptômes fonctionnels, tels que la toux, l'abondance et l'aspect des matières expectorées, les phénomènes dits fièvre hectique, etc. Il est même arrivé que plusieurs femmes qui, sous l'influence du mal, avaient perdu une grande quantité de sang et dont les menstrues n'avaient plus lieu, ont vu, après quelques semaines, reparaître ces hémorrhagies physiologiques.

Le travail de M. le professeur Piorry a obtenu un grand succès à l'Académie, et si les conclusions suivantes qui le terminent sont confirmées sur une grande échelle on pourra considérer le nouveau traitement comme une véritable conquête thérapeutique :

1° Les aspirations de vapeur d'iode peuvent être utiles dans la curation de la phthisie ;

2° Dans un grand nombre de cas elles sont suivies d'une diminution dans l'étendue des parties indurées qui entourent les tubercules, et d'une amélioration dans les symptômes généraux ;

3° Il n'est pas probable que les phthisies elles-mêmes disparaissent sous l'influence de l'iode inspiré ;

4° Les inspirations de vapeur d'iode contribuent à la curation des cavernes pulmonaires dues à des tubercules ramollis ;

5° Dans les cas de ramollissement de la matière tuberculeuse dans le poumon, il peut arriver que la caverne qui en résulte se cicatrise spontanément.

VARIÉTÉS.

— Société de Médecine de Lyon. — Ont été élus : *Trésorier*, M. Teissier ; *membres du Comité de publication*, MM. Garin, Lacour et Teissier ; *correspondants étrangers*, MM. Rilliet, à Genève, Crocq, à Bruxelles, Dubouloz, à Coise (États Sardes) ; *correspondants nationaux*, MM. Abeille, à Paris, Bardinet, à Limoges, Barthez, à Paris, Bérenguier, à Rabastens-sur-Tarn, Dauvergne, à Toulon, Martenaux de Cordoux, médecin-major au 72e de ligne, Rimaud, à Saint-Etienne.

Hospices civils de Lyon. — Le 17 février, M. le Conseiller d'État, chargé de l'administration du département, a procédé publiquement au renouvellement partiel du Conseil d'administration de nos hospices, et a proclamé membres de cette compagnie : MM. Charrin, Brisson, L. Gauthier, Bodin, S.-Clair Duport, F. Aynard, G. Bouvard, Lassausse, de Coutances, Rambaud, avocat. Parmi les membres sortants se trouve notre confrère, M. le docteur de Polinière. C'est la première fois, depuis 1830, qu'aucun médecin ne fait partie du conseil hospitalier. Depuis cette époque, le corps médical avait été représenté par MM. les docteurs Gillibert, Viricel, Lortet, Mermet, Bouchet, Ferrez, Terme, de Polinière.

Les nouveaux administrateurs ont été installés solennellement. Cette cérémonie inaccoutumée avait pour but d'établir officiellement le nouveau mode de recrutement de l'administration hospitalière. Autrefois, l'administration désignait elle-même, au choix du Ministre de l'Intérieur, ceux de nos compatriotes qu'elle croyait aptes à gérer le patrimoine des pauvres. Actuellement, le premier magistrat du département nomme directement sans l'intermédiaire de la présentation. L'avenir décidera si l'on doit regretter un mode d'élection qui avait produit de bons résultats en constituant une administration intègre, indépendante et dévouée. Les nouvelles nominations prouvent que M. le Conseiller d'État tient à maintenir ces bonnes traditions.

En répondant à M. le président du Conseil, M. le Conseiller d'État ne s'est pas borné à rendre hommage aux membres sortants et à complimenter leurs successeurs. Rappelant très-habilement la plus-value considérable que la construction de la rue Impériale et du quai Joinville allait donner aux immeubles des hospices, M. Vaïsse a montré tout ce qu'il y avait de providentiel dans cet accroissement de ressources, en face des besoins de cette immense agglomération, toujours croissante, qui fait de Lyon une seconde capitale. Le nouvel hôpital qui va s'ouvrir dans le courant de cette année sur le plateau de la Croix-Rousse, indique suffisamment l'intention de faire participer la population malheureuse à cette bonne fortune. Mais M. le Conseiller d'État ne veut pas qu'on s'arrête là. Tout en rendant pleine justice aux améliorations intelligentes faites dans le quartier des aliénés de l'Antiquaille, il a signalé l'urgence de créer un asile plus digne du département, et plus en rapport avec les données de la science moderne. Le zèle de l'administration hospitalière et la persévérance bien connue de l'éminent fonctionnaire qui dirige le département, laissent entrevoir la réalisation prochaine de ce projet.

— Association médicale de prévoyance du Rhône. — La Société de Médecine a voté à l'unanimité, et sans discussion, une allocation de 200 francs à cette association.

— Statistique de Paris. — Il est né à Paris en 1852 ; 33,284 enfants, dont 16,810 garçons et 16,474 filles, dont 10,858 enfants naturels. Il y a eu 3,022 enfants morts-nés. Il est décédé 27,890 individus, dont 13,877 du sexe masculin et 14,013 de l'autre sexe. L'excédant des naissances sur les décès a été de 5,394 individus. Il y a eu 10,434 mariages. Il a été déposé à la Morgue 345 individus, et 592 individus sont morts de la petite vérole.

Il est né, en France, en 1851, 979,907 enfants viables ; il est mort 817,449 individus, et l'accroissement a été de 162,458. Il naît toujours 17 garçons pour 16 filles. Il naît en moyenne un enfant naturel sur 13.

La population de la France était, en 1820, de 30,451,187 individus ; en 1821, de 32,560,954 ; en 1836, de 32,540,910 ; en 1841, de 31,230,178 ; en 1846, de 35,401,764 ; en 1851, de 35,783,059.

— En 1852, la ville de Paris a consommé 49,495,398 kilog. de viande de boucherie, et 1,272,099 hectolitres de vin.

LYON.—IMPRIMERIE D'AIMÉ VINGTRINIER, QUAI SAINT-ANTOINE, 36.

SIXIÈME ANNÉE. N° 3. 31 MARS 1854.

GAZETTE MÉDICALE DE LYON

RECUEIL DES ACTES DE LA SOCIÉTÉ DE MÉDECINE

PUBLIÉE PAR LE DOCTEUR BARRIER,

MEMBRE DE LA SOCIÉTÉ DE MÉDECINE, CHIRURGIEN EN CHEF DE L'HÔTEL-DIEU.

Ce Journal est mensuel. — On s'abonne à Lyon : chez Mme SAVY, place Louis-le-Grand, 11 ; chez Mme PHILIPPE, rue St-Dominique, 7 ; — à Paris, chez V. MASSON.
L'abonnement est de 10 f. par an pour Lyon, 11 f. pour le reste de la France.—Tout ce qui concerne la rédaction doit être adressé à M. BARRIER, p. de la Charité, 7.

BULLETIN.

Maladies régnantes pendant le premier trimestre de 1854. — Anesthésie locale.

Nos deux derniers bulletins attiraient spécialement l'attention sur deux maladies dont la simultanéité et la longue prédominance imprimaient à la constitution médicale un double caractère d'épidémie et de gravité : la variole et la fièvre typhoïde. De ces deux affections, l'une, la typhoïde, a complètement disparu après avoir régné sans interruption pendant plus d'une année ; elle semble avoir expiré avec l'automne de 1853 ; car, depuis trois mois, nous n'avons pas reçu dans notre service de l'Hôtel-Dieu un seul cas de cette maladie. Est-ce au froid vif et prolongé qui s'est fait sentir dès le mois de décembre, qu'est due l'extinction de ce fléau ? Rien ne justifie ni ne dément cette hypothèse. Il est probable toutefois que l'influence typhoïdienne, qui a résisté si longtemps aux températures les plus diverses, aurait pu traverser encore cette phase climatérique, si l'une de ces causes mystérieuses qui épuisent, à une heure donnée, l'infection épidémique ne fût venue nous apporter un secours inexpliqué. Quoi qu'il en soit, la fièvre typhoïde a momentanément disparu. Constatons le bienfait sans trop nous préoccuper d'où il vient.

Malheureusement, la variole, sa compagne de toute l'année dernière, n'a pas abdiqué avec elle : nouvelle preuve de la complète indépendance des causes qui les produisent et les entretiennent ; et le froid de l'hiver, qui devrait, ce nous semble, avoir bien plus de prise sur l'exanthème cutané que sur la pyrexie interne, ne lui a rien ôté de sa force. Depuis quatre à cinq mois, la variole attaque peut-être un moins grand nombre de personnes, mais elle sévit avec autant de violence sur ceux qu'elle atteint. Nous l'avons vue présenter les complications les plus fâcheuses : prodromes insidieux, pétéchies, éruption confluente et irrégulière, phlegmasies sourdes des principaux viscères,

Feuilleton.

De l'admission des filles-mères à l'hospice de la Charité et de l'amélioration de l'œuvre des enfants, *rapport présenté au conseil général d'administration des hospices de Lyon*, par M. E. FAYARD.

(Suite et fin.)

II.

Je passe à la seconde partie, qui concerne plus spécialement les enfants à notre charge. Votre Commission a émis le vœu que M. l'Administrateur de l'intérieur de la Charité pût réaliser promptement la séparation de deux catégories bien distinctes d'enfants. Je veux parler des enfants allaités et des enfants sevrés de 1 an à 6 ans, que l'on désigne sous le nom d'enfants en dépôt, et dont le chiffre a atteint 176 en 1852. Voici la progression depuis 4 ans : en 1849, il y a eu 70 enfants en dépôt ; — en 1850, 107 ; — en 1851, 112 ; — et en 1852, 176.

Les soins à donner aux nouveau-nés ne sont point nécessaires aux enfants en dépôt, et, ces derniers étant admis à la crèche jusqu'à l'âge de 6 ans, il en résulte plusieurs inconvénients. La surveillance est plus difficile et le service moins bien fait. Des enfants de 2 à 6 ans sont toujours bruyants, et ils apportent souvent des maladies contagieuses pour des nouveau-nés. L'impossibilité où l'on est, parfois, de les coucher dans les petits lits de la crèche, oblige à les placer dans le dortoir des nourrices, où ils ne sont plus soumis à la surveillance directe des sœurs. Enfin, c'est un moyen facile, pour les parents, de laisser leurs enfants à notre charge.

Une séparation complète préviendrait tous les inconvénients et tous les dangers, et l'on arrêterait la progression effrayante des enfants en dépôt, si l'on exigeait, pour leur admission, la remise d'un procès-verbal du Commissaire de police, constatant l'abandon momentané de l'enfant.

Cette confusion nous amène à en signaler une autre bien plus grave, dont les conséquences seraient déplorables pour les familles, si elle était mieux connue. Je fais allusion à ce mode étrange d'inscription des enfants nés à l'hospice de la Charité, qui les fait tous comprendre dans la catégorie des enfants trouvés. Peu importe que la mère légitime ou naturelle, qui n'a jamais eu la pensée d'abandonner

et surtout des poumons : Tous ces accidents contre lesquels l'art échoue le plus souvent, l'ont rendue très-meurtrière.

Comme nous le disions déjà dans notre précédent bulletin, l'influence délétère qui perpétue la variole triomphe souvent de la préservation vaccinale et de l'immunité ordinairement attachée à une première attaque de l'exanthème. Aussi, la varioloïde, produit de cette influence affaiblie, mais non détruite, s'est-elle montrée plus commune encore que la variole même au milieu de notre population généralement vaccinée. Comme par le passé, bénigne le plus souvent, elle acquiert chez certains sujets une déplorable gravité.

Il faut reconnaître toutefois que ces exanthèmes, très-remarqués à cause de leur nature spéciale et de la frayeur qu'ils inspirent, ne forment, par leur nombre, qu'une très-faible minorité des maladies observées pendant l'hiver. Ce sont les affections broncho-pulmonaires qui en fournissent l'immense majorité. Bronchites de tous les degrés, recrudescence de tous les catarrhes habituels, plus ou moins compliqués d'emphysème et d'oppression asthmatique, pneumonie, pleurésies, phthisies tuberculeuses, telles sont les maladies presqu'exclusivement soumises à notre observation dans les hôpitaux comme en ville. Les circonstances climatériques, l'abaissement prolongé de la température, la fréquence des brouillards, depuis un mois des alternatives journalières de chaleur et de froid oscillant entre des limites fort éloignées, expliquent assez la prédominance de semblables accidents.

Dès les premières rigueurs de la saison, la phthisie pulmonaire a pris une marche rapidement funeste. Combien de jeunes gens nous avons vus s'éteindre tout à coup, alors que la période peu avancée des lésions physiques, et l'absence des symptômes, précurseurs ordinaires de la fin de ces malheureux, semblaient encore leur permettre les illusions d'un long espoir! Des complications phlegmasiques, des congestions brusques et profondes venaient suspendre le jeu des organes, avant que la fonte des tubercules et que l'abondance des crachats, des sueurs ou de la diarrhée, eussent épuisé lentement les sources de la vie. Ces morts inspirent la plus décourageante tristesse ; mais, au regret de voir mourir des hommes à peine au début de leur carrière ou dans la force de l'âge, se mêle, pour le médecin, une sorte de soulagement involontaire quand il voit cesser des douleurs qu'il ne peut pas toujours calmer, et disparaître des malades qu'aucun dévoûment, qu'aucun effort de la science ne doivent guérir.

A côté des phthisiques sont venus se placer un nombre plus grand encore de ces sujets déjà vieux ou vieillis par la souffrance, auxquels chaque hiver ramène un catarrhe pulmonaire plus ou moins pénible par la toux, par la suffocation, par l'abondance ou la difficulté des sécrétions muqueuses. Les mêmes circonstances météorologiques n'ont pas manqué de produire chez ces malades les mêmes accidents que chez les phthisiques, et les catarrhes pulmonaires chroniques n'ont pas fait moins de victimes que les tubercules.

En même temps que la saison exaspérait les symptômes des maladies anciennes, elle en déterminait une masse de nouvelles : les bronchites aigües ou d'origine récente

---

son enfant, l'emporte à sa sortie de l'hospice ; par cela seul qu'elle y a fait ses couches, son enfant est inscrit comme enfant trouvé. Vous comprenez combien cette fâcheuse confusion froisserait l'orgueil et le cœur des mères, si elles savaient que l'enfant dont elles ne se sont jamais séparées est inscrit sur le grand livre des enfants trouvés de la Charité. — Cette confusion a, de plus, le grave inconvénient de fausser tous les chiffres, et nous vous proposons de décider que les enfants nés à l'hospice de la Charité qui seront emportés par leurs mères légitimes ou naturelles, ne figureront plus sur le registre des enfants trouvés, abandonnés ou orphelins ; mais qu'ils formeront une catégorie à part, et seront inscrits sur un registre spécial, comme les enfants admis momentanément en dépôt.

Deux des six mesures qu'il me reste à vous proposer ne devant amener aucun changement dans votre budget, je ne ferai que les indiquer, bien persuadé qu'elles auront votre assentiment :

§ 1er. La vaccination des nouveau-nés le lendemain ou le surlendemain de leur entrée à la crèche n'offre pas toutes les garanties désirables. Nous comptons trop sur la certitude d'une opération parfois illusoire, malgré toute l'habileté de nos médecins, et votre Commission a pensé qu'il serait bien de retarder un peu cette opération, et de faire constater, huit ou neuf jours après, que la vaccine a reçu tout son développement.

Pour atteindre plus sûrement ce but, nous vous proposons de déclarer que les nouveau-nés seront vaccinés dans les trois premiers mois de leur envoi à la campagne, et qu'un certificat constatera, neuf jours après l'inoculation du vaccin, que l'opération a réussi. Nous ne vous proposons pas, d'ailleurs, une indemnité pour chaque certificat, parce que nous avons l'espoir de les obtenir gratuitement et régulièrement, si vous adoptez le système de délégués à deux degrés de la capitale.

§ 2e. Les boucles d'oreilles remplacent, pour nos pupilles, les colliers qui sont préférés à Paris. Ce n'est pas sur les avantages de l'un ou de l'autre signe récognitif que je désire attirer votre attention, mais sur le mode, tout différent, de procéder lorsque l'on enlève aux enfants ce signe de reconnaissance.

A Paris, le collier n'est détaché du cou de l'élève que lorsqu'il a atteint l'âge de six ans révolus, et il est dressé un procès-verbal constatant la rupture du collier et comprenant le signalement de l'enfant.

Chez nous, la rupture des boucles d'oreilles a lieu à trois ans, et nous ne faisons dresser aucun procès-verbal propre à assurer l'identité de l'enfant. Le moyen employé à Paris a paru offrir à votre Commission plus de garanties que le nôtre, et nous vous proposons de l'adopter.

§ 3e. Votre sollicitude pour vos pupilles vous a fait accorder dix vêtures, et pourtant elles sont d'une insuffisance notoire, malgré les soins éclairés de M. l'Administrateur de la partie qui n'a pu, jusqu'à ce jour, suppléer à la quantité que par la qualité des fournitures.

Comment espérer, en effet, que nos élèves seront proprement tenus avec une seule coiffe, et qu'ils ne souffriront pas du froid avec une unique paire de bas chaque année. Nous n'osons pas demander tout ce que prescrit la circulaire ministérielle du 21 juillet 1843, mais

comptent pour beaucoup dans le nombre total des affections régnantes, et, quoiqu'ordinairement curables, elles opposent plus de résistance à l'efficacité des moyens dirigés contre elles. Leur marche est entravée par les mêmes causes qui les rendent si fréquentes. Pendant le cours de l'hiver, elles ont présenté surtout un caractère que nous avons signalé déjà dans beaucoup d'affections, c'est la périodicité de leurs exacerbations : ce qui, en leur assignant la nature des fièvres catarrhales rémittentes, les rend plus longues et plus difficiles à guérir.

La pneumonie, après s'être montrée assez souvent pendant les froids rigoureux, devient plus fréquente depuis que le soleil réchauffe le milieu du jour, en laissant à la nuit une température qui s'abaisse jusqu'à la gelée ; c'est l'effet ordinaire de ces alternatives brusques ou régulières de la température. Cette année pourtant, elles semblent produire plus souvent la pleurésie que l'inflammation du tissu pulmonaire. Bien plus, il n'est pas rare de voir des épanchements pleurétiques survenir même dans le cours des simples bronchites, et marcher sourdement sans manifester leur origine par les douleurs habituelles du point de côté. Depuis quelques mois, ces épanchements primitifs ou secondaires se résolvent avec une lenteur désespérante, quelle que soit la série des médications employées pour les combattre.

Outre l'existence à peu près constante d'exacerbations périodiques, dont la médication spécifique triomphe avec plus ou moins de rapidité, ces affections broncho-pulmonaires présentent parfois une marche insidieuse qui déjoue le pronostic en apparence le mieux fondé. Alors que la diminution des symptômes et des lésions matérielles semble présager une prochaine guérison, des inflammations soudaines ou de brusques perturbations nerveuses amènent, en quelques heures, une mort inattendue. Nous pourrions penser que cette observation, faite dans la plus insalubre des salles de l'Hôtel-Dieu, ne doit pas se répéter ailleurs dans des conditions hygiéniques meilleures ; mais quelques cas d'accidents semblables survenus en ville, sans imprudence bien constatée et au milieu des soins les plus attentifs, nous font supposer qu'une influence supérieure n'est pas étrangère à ces revirements subits. Ces phénomènes, il est vrai, sont plutôt exceptionnels qu'ordinaires, et on les voit surtout chez des sujets malades depuis longtemps ou affaiblis par la répétition annuelle des catarrhes bronchiques.

Quoi qu'il en soit, toutes ces affections des organes respiratoires, graves ou légères, récentes ou anciennes, ont encombré et encombrent encore les hôpitaux. Elles constituent presque, à elles seules, la généralité des maladies régnantes. Dans tous les cas, il n'y a rien d'incertain dans leur origine : elles dépendent de causes parfaitement appréciables. Les impressions du froid ou de l'humidité, chez des sujets prédisposés ou imprudents, les déterminent toujours. Aussi, quels qu'en soient le nombre et la gravité, elles n'inspirent pas, à beaucoup près, autant de terreur que ces maladies épidémiques dont la cause inconnue planant sur tout le monde, peut atteindre indistinctement les personnes qui, par incurie ou par nécessité, se dispensent de tous soins, comme celles qui s'astreignent aux plus minutieuses précautions. Pour la même raison, quoique nous

---

nous avons pensé que deux coiffes, à raison de 24 cent. l'une, pour tous les enfants de un an à cinq ans, et que deux coiffes, à raison de 26 cent. 1/2 l'une, pour les filles de cinq à douze ans, ainsi que deux chemises de sept à dix ans, et surtout deux paires de bas de un an à dix ans, pour tous les enfants, étaient un complément indispensable de vêture, pour que nos élèves soient vêtus proprement et sainement.

La décence et la propreté exigent de plus un mouchoir de cou et un tablier pour les jeunes filles de deux à dix ans, et votre Commission n'a point hésité un instant à vous proposer cette augmentation de vêture, qui ne saurait être considérée comme une dépense superflue et de luxe. Ne redoutez pas de rendre la position de nos élèves préférable à celle des enfants des patrons auxquels vous les confiez. Les garçons n'ont jamais qu'un pantalon et une veste et les filles une seule robe. Tous, ils ne reçoivent que 75 cent. par an pour des sabots, et ils ne connaissent même pas les mouchoirs. Les criminels sont traités plus généreusement : tous ont des mouchoirs, toutes les filles ont des mouchoirs de cou, et le costume de la prison n'est pas le même l'été que l'hiver. Redoutons que le dénûment dans lequel nous laissons nos élèves ne leur fasse parfois envisager la condition matérielle des prisonniers comme préférable à la leur.

Vous voyez que nous ne donnons pas une entière satisfaction à des besoins réels et légitimes, pour ne pas imposer brusquement de trop lourdes charges à nos hospices, et nous laissons à d'autres le soin de compléter les améliorations que réclament la décence et l'humanité.

§ 4e. La partie morale et intellectuelle de nos pupilles, laisse beaucoup à désirer, et vous n'avez pas oublié que, l'année dernière, l'un de nos collègues signalait au Conseil un enfant de seize ans qui n'avait reçu aucune instruction religieuse. Un second fait actuel et identique nous impose le devoir d'insister à cet égard.

L'on peut être dissident sur le degré d'instruction purement intellectuelle qu'il convient de donner à nos élèves, mais non en ce qui concerne leur instruction morale, et l'obligation imposée aux patrons d'envoyer aux instructions de la paroisse, au moins pendant les 11e et 12e années, les enfants confiés à leurs soins est bien préférable aux prescriptions un peu vagues des articles 4 et 7 des devoirs et obligations des nourriciers. En l'état, ces articles n'ont pas de sanction, et il est bien difficile, pour ne point être impossible, d'en demander l'exécution, sans allouer une faible indemnité aux instituteurs primaires, pour les dépenses matérielles occasionnées par nos élèves, et sans donner quelques encouragements aux patrons.

Nous vous proposons d'entrer dans une voie nouvelle, qui assurera à nos élèves les bienfaits de l'instruction primaire et religieuse, et qui exercera une influence salutaire sur leur avenir. Le chiffre des dépenses n'aura rien d'exorbitant, et il est facile de le fixer, dès à présent, puisqu'il ne comprendra, pour l'instruction primaire, que les enfants âgés de six à douze ans révolus, et pour l'instruction religieuse, que des enfants qui auront atteint leur onzième année. 32,390 fr. 50 c., suffiront pour doter nos élèves de cet immense bienfait, en supposant que tous iront très-exactement aux écoles et aux instructions religieuses.

venions de rappeler l'encombrement des hôpitaux, on peut dire que la constitution médicale n'a pas été mauvaise cet hiver. Rarement on a vu si peu d'affections étrangères aux causes spéciales, inhérentes à la saison, et nous pourrions ajouter, inhérentes au climat de Lyon.

Faut-il compter parmi les affections dignes d'occuper une place dans notre courte revue, les éruptions furonculeuses dont beaucoup de personnes ont souffert? Cette indisposition, très-gênante et très-douloureuse, à moins qu'elle n'arrive jusqu'à produire des anthrax, n'est pas assez grave pour qu'on s'en inquiète; il suffit de la signaler comme une particularité du moment. Il en est de même de quelques panaris, développés sans doute sous l'influence de la même cause; mais dans cette esquisse très-peu variée des affections prédominantes, n'oublions pas d'assigner un rang aux nevralgies diverses dont nous n'avons pas cessé de rappeler la fréquence inusitée depuis plusieurs années. Tantôt isolées, tantôt compliquant d'autres maladies, leurs poignantes crises se font autant redouter que des accidents beaucoup plus dangereux.

Depuis quelques jours on commence à observer quelques coliques suivies de diarrhée, quelques embarras gastriques accompagnés de vomissements. Toutefois, ces légers symptômes gastro-intestinaux ne méritent pas de nous faire songer au choléra. Lyon, la patrie favorisée de tous les genres de catarrhes et de rhumatismes, semble tout à fait réfractaire à l'influence cholérique; tandis que la capitale, au contraire, n'échappe jamais au fléau dès qu'il s'approche de nos contrées. Cette année encore, comme nous le pressentions naguère, il y a fait une apparition, moins remarquée, il est vrai, que la précédente, parce qu'il s'est développé avec lenteur, qu'il a frappé peu de victimes à la fois, qu'il les a choisies surtout dans les hôpitaux, parmi les sujets atteints d'autres maladies graves. On le croyait éteint depuis plusieurs jours, lorsque, vers le commencement de ce mois, il a reparu avec assez de violence, toujours dans les salles primitivement envahies de quelques hôpitaux. Cette circonstance, quoique un peu rassurante pour l'ensemble de la population, n'entretient pas moins la crainte qu'il ne prenne tout à coup la funeste extension des épidémies précédentes. Espérons que ce retour inopiné sera le dernier, et que bientôt Paris, délivré de ce sujet d'alarmes, jouira de la même sécurité dont nous pouvons encore nous flatter.

— L'anesthésie locale a été expérimentée à l'Hôtel-Dieu de Lyon par M. Barrier, chirurgien en chef. Ainsi qu'on l'a vu à Paris dans presque tous les cas, elle n'a fourni que des résultats négatifs. Il est vrai que notre confrère ne l'a essayée que dans le but de prévenir la douleur de l'opération, et n'a pas eu occasion d'y recourir pour abolir la sensibilité dans des parties affectées de douleur morbide, comme l'a fait, avec succès, M. Hardi. Il est démontré aujourd'hui que l'épiderme présente en général aux vapeurs de chloroforme une barrière trop épaisse pour que la sensibilité puisse s'éteindre dans la peau. A plus forte raison les nerfs sous-cutanés sont-ils à l'abri de l'agent anesthésique employé de cette manière. Cette méthode d'anesthésie locale paraît devoir immédiatement retomber dans l'oubli qu'elle avait déjà subi une fois. L. Girin.

Voici le décompte par âge, et vous verrez s'il est possible de faire moins. J'ai pris pour base l'année 1851 :

1,131 enfants de six ans et sept ans, à raison de 50 cent. par mois, pendant 6 mois, pour papier, plumes, encre, etc., coûteront 3,393 fr.

2,491 enfants de 8 ans à 12 ans compris, à raison de 1 franc par mois, pendant six mois, coûteront 14,946 fr. par an.—Total, 18,339 fr. pour 3,622 enfants de 6 à 12 ans.

Les encouragements aux patrons pour l'instruction primaire et religieuse, coûteront :

1,696 fr. 50 cent. pour 1,121 enfants de 6 et 7 ans, à raison de 25 cent. par mois, pendant six mois;

7,473 fr. pour 2,491 enfants de 8 à 12 ans, à raison de 50 cent. par mois, pendant six mois;

4,872 fr. pour 1,218 enfants de 11 à 12 ans, envoyés régulièrement pendant six mois aux instructions de la paroisse, à raison de 4 fr. par élève chaque année. — Total: 32,590 fr. 50 cent., que nous n'avons pas l'espoir de dépenser pour nos 3,622 élèves aptes à profiter de l'instruction primaire et religieuse, puisque à Paris, pour un nombre double d'élèves et avec des encouragements considérables, l'on n'a payé que 41,374 fr. 55 c. en 1851. — 12 ou 15,000 fr., pendant plusieurs années, seront un crédit plus que suffisant pour faire face à cette dépense, à laquelle nous devons pousser avec activité et persévérance.

Ne nous berçons pas de l'espoir que nos élèves seront admis gratuitement dans les écoles. Les Maires refusent obstinément de les recevoir sur la liste des indigents de la commune; les uns prennent pour prétexte, dit M. de Watteville, que ces enfants sont étrangers à la commune, et les autres, qu'ils ne peuvent être classés parmi les indigents, puisque l'État ou le département est tenu de subvenir à leurs besoins et à toutes leurs dépenses. Nous sommes impuissants contre ce mauvais vouloir, et un très-grand nombre de nos élèves ne reçoivent ni instruction primaire, ni instruction religieuse.

§ 5° Une prorogation de deux années de pension est la conséquence nécessaire des obligations imposées aux patrons. Ce sera un acte d'encouragement et de bonne administration tout à la fois. Car, de 10 à 12 ans, il est fort difficile d'occuper utilement nos élèves. Ils sont dans l'impossibilité d'indemniser, par leur travail, les patrons, et la parcimonie et la rudesse de ces derniers les poussent trop souvent à la mendicité et au vagabondage. Une fois qu'ils ont contracté ces déplorables habitudes, il est fort difficile de les leur faire perdre, et ils se considèrent comme ayant *droit*, toute leur vie, à la bienfaisance publique.

Ce complément de pension proposé ne comprendra que 1,100 enfants, et il sera l'exécution du décret du 19 janvier 1811, qui fixe à 12 ans la cessation de la pension des enfants trouvés.

Les motifs qui ont déterminé votre Commission à proposer le chiffre de 3 fr. par mois, résultent de la comparaison des divers tarifs approuvés par l'autorité supérieure. Cinq départements ne paient pas de pension pendant les 11e et 12e années; ce sont les départements de la Corrèze, des Basses-Pyrénées, des Pyrénées-Orientales, de la Haute-Vienne et du Rhône. Un département, celui de l'Oise, n'en paie pas

Recherches et observations nouvelles sur le Daltonisme ou la fausse appréciation des couleurs, lues à la Société de Médecine par A. POTTON, médecin de l'hospice de l'Antiquaille.

Ces observations étaient recueillies depuis longtemps, lorsqu'un travail publié dans l'*Athœneum*, par M. W. H. Tyndall, a fixé l'attention sur le Daltonisme ou la fausse appréciation des couleurs. La presse périodique s'est emparée de cette question de pathologie, à cause des dangers qu'elle peut entraîner, des conséquences funestes qu'elle peut avoir, en quelques circonstances, dans l'usage des signaux colorés, employés sur quelques chemins de fer pour prévenir les accidents, annoncer le passage des convois, prescrire aux mécaniciens de retarder ou d'accélérer la marche, de changer les rails suivis par les voitures.

Ces premières études ont suggéré au docteur Georges Wilson, d'Edimbourg, de récentes et curieuses recherches, continuées après lui, par le professeur A. Thompson, de Glascow. Ce dernier, envisageant aussi la question dans ses rapports immédiats, directs avec certaines industries, n'hésite pas à affirmer que l'emploi des signaux colorés sur les chemins de fer ou ailleurs, est gros de périls pour le public.

Ce n'est pas à ce point de vue que je dois m'occuper du Daltonisme ; je me propose d'indiquer ses inconvénients, ses dangers même, dans un autre ordre de faits, lorsque cette singulière anomalie existe chez des sujets qui exercent des professions où la saine appréciation des couleurs est nécessaire pour constituer des œuvres d'art et de goût.

En 1795, le savant physicien, chimiste anglais, Dalton, lut à la Société littéraire et philosophique de Manchester, un mémoire remarquable sur les faits relatifs à la vision des couleurs. Une circonstance bizarre donnait à cette lecture un intérêt particulier : Dalton était frappé d'une aberration de la vision, que les Anglais ont désigné d'abord sous le nom de *daltonisme*, et qui, depuis, a reçu une foule de dénominations : *Colour-Blindness*, *Chromato-pseudopsis*, *Pseudo-chromie*, *achromatopsie*, etc. Je me servirai indistinctement de ces divers noms.

Dalton ne pouvait distinguer les couleurs entre le rouge, le rose, le pourpre et le bleu ; leurs caractères propres lui échappaient. Il expliqua cette affection en l'attribuant à la couleur des fluides contenus dans son œil. En effet, on trouva, après sa mort, le cristallin de ses yeux légèrement coloré de jaune ; mais on remarqua que les objets observés à travers le fluide n'en conservaient pas moins leur couleur naturelle. Ces observations, ces expériences furent faites d'après la volonté formelle de l'illustre philosophe, par son ami et son médecin, le docteur Ransome.

L'infirmité révélée par Dalton fixa l'attention des physiologistes, mais ses explications ne furent pas admises comme rigoureuses ; elles n'ont point été justifiées par les observations faites ultérieurement, dont un grand nombre est consigné depuis bientôt vingt ans, dans l'excellent recueil : *les Annales d'oculistique du docteur Florent Cunier*, de Bruxelles, qui m'ont puissamment aidé dans la rédaction de ce travail.

Harvey, Herschel, Magendie, Szokalski, le professeur Wartmann, de Genève, bien d'autres encore ont eu occasion d'étudier des cas de chromato-pseudopsie; ils se sont

---

pendant la 12e année. Deux départements, la Nièvre et le Cher, n'allouent que 2 fr. 50 cent. Vingt-cinq départements allouent de 3 à 4 fr., et vingt-huit autres allouent de 4 à 8 fr. pendant les 11e et 12e années.

En 1843, vous vous êtes déjà occupés de cette question, et vous avez apporté quelques modifications à votre tarif. Vous avez fait une excellente chose en augmentant les mois de pension des premières années, mais vous avez trop présumé des forces de nos enfants, lorsque vous avez pensé qu'ils pourraient indemniser les patrons par leur travail, et qu'il n'était plus nécessaire de payer une pension pendant les 11e et 12e années.

Ce rétablissement de pension est indispensable si vous voulez donner à nos élèves l'instruction qui leur est due d'après notre règlement, et nous ne pouvons demander aux patrons de nourrir et élever gratuitement nos pupilles, lorsque nous les mettons dans l'impossibilité d'exiger d'eux aucun service. — Ce que nous proposons n'est point une innovation, et la Commission des enfants trouvés de 1849 a prorogé jusqu'à 13 ans la nécessité de la pension, par l'article 52 de son projet de loi, portant : « L'enfant admis sera censé en nourrice jusqu'à 2 ans, en sevrage jusqu'à 6 ans, et en pension jusqu'à 15 ans. »

Nous ne croyons pas qu'il soit indispensable de pousser la prévoyance aussi loin, et nous demandons uniquement l'exécution du décret de 1811, qui est toujours la charte des enfants trouvés, aux droits desquels nous ne devons pas arbitrairement porter atteinte. L'article 10 du nouveau projet de loi, adopté en 1853 par la Commission du Corps législatif et par le Conseil d'État, est ainsi conçu : « La pension mentionnée aux § 1, 2, 3 de l'article 27 est accordée aux enfants jusqu'à l'âge de 12 ans, et peut être, par arrêté du Préfet, prolongée jusqu'à l'âge de 15 ans accomplis. »

Une dernière réflexion préviendra toute objection économique, et fera comprendre l'indispensable nécessité d'augmenter notre tarif. Il est inférieur à celui des sept départements dans lesquels nous plaçons nos élèves, de telle sorte que nous n'obtenons que les nourrices et les patrons qui n'ont pas été agréés par les hospices de leur département. Notre tarif parcimonieux nous force à confier nos élèves aux nourrices et aux patrons qui offrent le moins de garanties matérielles et morales, et nous sommes dans l'impossibilité d'opérer les changements que la triste condition de quelques-uns de nos élèves nécessite parfois d'une manière impérieuse.

Cet état de choses est intolérable, et il est urgent d'y mettre un terme.

Voici le tarif des départements dans lesquels sont placés nos élèves :

924 f.	Saône-et-Loire ;
768	Jura ;
750	Ardèche ;
696	Ain ;
678	Loire ;
612	Allier ;
564	Isère.

Notre tarif ne s'élève qu'à 516 fr., et la moyenne des 7 départements ci-dessus est de 713 fr. Nous ne proposons que 666 fr. parce

appliqués à déterminer ses causes. Suivant les uns, cette aberration est dûe à l'étroitesse de la pupille, qui devient moins susceptible de se dilater sous l'impression de la lumière; suivant les autres, il faut la rapporter à la coloration bleuâtre de l'humeur vitrée; il en est qui ont prétendu que la rétine est insensible à certaines couleurs; quelques-uns ont attribué ce vice de perception à une maladie du cerveau, ou seulement à une maladie de la partie du cerveau destinée à la sensation des couleurs; suivant eux-elle est paralysée. Bien d'autres opinions ou théories ont exercé la sagacité ou plutôt l'imagination des auteurs; mais ainsi que le dit M. d'Hombres-Firmas d'Alais, toutes sont très-controversables; d'après les exemples de pseudochromie que j'ai eus sous les yeux, d'après mes recherches personnelles, je repousse comme lui ces explications diverses. Chez huit individus frappés de pseudochromie, l'œil, dans son ensemble, a été, de ma part, le sujet d'un examen attentif. Plusieurs sujets même ont bien voulu se prêter à des observations répétées faites au moyen d'instruments d'optique, à la loupe. Je le déclare, constamment le volume des yeux m'a paru normal, naturel, les mouvements des organes protecteurs, aussi bien que ceux du globe lui-même étaient réguliers, la convergence était parfaite, la cornée transparente avait le diamètre et la forme ordinaires : rien de particulier n'existait dans sa convexité ou son aplatissement; l'humeur aqueuse se montrait parfaitement limpide dans la chambre antérieure; je n'ai rien noté d'anormal dans la coloration, la position, les mouvements de l'iris; la pupille était mobile, et l'ouverture parfaitement noire. Sur un seul malade âgé de 49 ans, la profondeur de l'œil offrait un jaune verdâtre plus sensible; mais, on sait que ce phénomène, en général, se produit avec l'âge; que le cristallin, la capsule, les milieux réfringents prennent alors une teinte plus ambrée; la coloration du cristallin, du reste, ne nuit pas à sa transparence.

Parmi les malades que j'ai suivis aucun n'avait eu, dans son enfance, de maux d'yeux graves, n'était sujet aux migraines, n'avait reçu de coups violents capables d'ébranler le système nerveux cérébral, n'avait eu des habitudes ou des vices susceptibles d'affecter spécialement le centre cérébro-spinal. Je n'ai rien pu recueillir de particulier sur les conditions de santé des familles, sur l'influence exercée par elles dans ces cas, si toutefois cette influence a existé. Bien que les malades ne se fussent aperçus que tardivement, en quelque sorte, par hasard, de leur infirmité, je suis disposé à la considérer ici comme originelle.

Il faut noter cependant que ce trouble singulier dans les fonctions de l'œil n'est pas toujours permanent; il peut exister d'une manière passagère, momentanée, accidentelle, se manifester comme épiphénomène d'autres désordres plus graves.

A la suite des contusions, des commotions cérébrales, des coups, des chûtes sur la tête, ou bien après la compression violente du globe oculaire, il arrive que l'on perd, durant un temps plus ou moins long, l'appréciation exacte des couleurs : il arrive encore que tous les corps revêtent alors une coloration brillante, rouge-feu, écarlate. Un fait analogue se produit, si l'œil a fixé avec persévérance une lumière trop brillante, le soleil, un foyer incandescent; si la vue se porte immédiatement après, sur des objets

---

que les encouragements aux patrons, pour l'instruction primaire et religieuse, pourront porter le prix des 11e et 12e années à 46 fr. Une augmentation de 159 fr. répartie sur 12 années vous paraîtra-t-elle trop considérable? Nous ne le pensons pas, et nous avons l'intime conviction que l'Administration supérieure et le Conseil général ne voudront pas que nos pupilles restent privés plus longtemps des secours que les départements voisins accordent à leurs enfants trouvés.

Un mot encore des encouragements aux patrons. La fondation Durand-Valesque, restreinte à 10 primes, n'est pas un stimulant assez puissant pour les nourriciers, et la récompense de 50 fr. qui doit être accordée en 1855 seulement, en vertu d'un arrêté du Gouvernement du 30 ventôse, an V, aux patrons qui auront conservé, sans interruption, depuis la 1re année jusqu'à 12 ans, les enfants confiés à leurs soins, et qui les auront envoyés exactement aux écoles de la commune, n'est qu'un encouragement nominal. Longtemps, il sera inapplicable, car la très majeure partie des patrons n'a point rempli les obligations morales imposées pour l'instruction de nos élèves. Il serait donc d'une bonne et prévoyante administration d'allouer une deuxième indemnité de 50 fr. au patron qui continuera à se charger d'un enfant de 12 ans, à la condition qu'il prendra l'engagement, soit de lui faire apprendre un métier ou une profession conforme à ses goûts et à ses facultés, soit à l'appliquer aux travaux de l'agriculture. Ce serait une dépense de 25 à 27,000 fr., et l'application de l'article 15 de l'arrêté du 30 ventôse, an V, qui n'a point été abrogé.

Cette augmentation de tarif sera un encouragement pour les nourriciers, et elle permettra de prolonger la durée des placements de nos élèves et de leur donner une famille adoptive, en remplacement de celle qu'ils n'ont pas connue.

§ 6. J'aborde la sixième et dernière mesure, qui est le complément des précédentes et qui doit exercer une grande influence sur la condition hygiénique, intellectuelle et morale de nos élèves placés à la campagne. Je veux parler des délégués auxiliaires indispensables de l'Administration, dont l'activité et la vigilance peuvent seules mener notre œuvre à bien.

Des plaintes nombreuses nous parviennent, presque chaque mois, sur l'insuffisance de nos délégués, et cette insuffisance explique, sans la justifier toutefois, la mollesse et l'inexactitude de quelques-uns d'entre eux dans l'accomplissement de leurs devoirs. Une organisation plus forte et plus complète permettra de faire cesser les abus, et d'améliorer d'une manière notable le sort de nos élèves, sans imposer de trop lourdes charges à nos hospices et au département.

Ici surtout, c'est par la comparaison qu'il sera facile d'apprécier les avantages du système à deux degrés que nous soumettons à votre approbation. Nous avons 7 délégués chargés de la surveillance et de l'inspection de nos élèves placés dans 7 départements, non compris celui du Rhône.

437 élèves, dont 7 au-dessous de 12 ans, sont placés dans le département du Rhône, sous la surveillance directe et assez incomplète du bureau des enfants, et 570 enfants, dont 34 seulement au-dessous de 12 ans, sont placés gratuitement en Savoie, sans aucune surveillance quelconque.

Nos délégués ont chacun de 927 à 1,474 enfants au-dessous

différents aux nuances plus douces, moins tranchées, elle n'en donne point la juste perception; l'œil est resté, en quelque sorte saturé par les couleurs fixées primitivement. M. Chevreul a étudié, analysé longuement ce fait dans son livre: *Sur le contraste simultanédes couleurs*; il en a donné une explication ingénieuse à laquelle sa théorie sert de base.

Quelques fièvres pernicieuses, diverses maladies des yeux, l'amaurose entr'autres, ont quelquefois l'acromatopsie pour symptôme précurseur, ou concomitant au début. Enfin, l'ingestion de certaines substances médicamenteuses peut, suivant quelques médecins, influer sur les fonctions de l'œil, modifier son système nerveux spécial, faire apercevoir les objets extérieurs sous un aspect autre que celui qu'ils offrent véritablement. On a prétendu, par exemple, que l'usage prolongé de la mousse de mer fait revêtir une teinte foncée, verdâtre à tous les objets qu'on examine.

Le daltonisme dont nous voulons parler, est une imperfection congénitale des nerfs optiques, caractérisée par un désordre spécial dans la vision des couleurs ou de leurs nuances; c'est un trouble fonctionnel qui existe sans aucune espèce de douleur, ou même d'impression pénible, sans altération organique appréciable par nos moyens d'investigation. La puissance visuelle n'est point affaiblie, les malades découvrent de très-loin, ont des images très-nettes, déterminent, comme tout le monde, la distance, le volume, l'ombre, le relief des corps, mais ils n'ont pas la conscience exacte de leur apparence, ils jugent des formes et non pas de la couleur. Cette aberration n'est pas toujours identique, elle offre des degrés, des variétés, des caractères spéciaux: lorsqu'elle est complète, ceux qui en sont affectés voient bien les objets extérieurs, mais sous un aspect uniforme et monotone qui les prive de la jouissance procurée par la vue des nuances infinies qui embellissent la nature, ou bien que l'art sait créer. Si on interroge ces individus, on reconnait que leurs impressions sont analogues à celles que nous éprouvons en regardant au travers d'un verre de couleur.

A ce degré, le mal est rare: le plus souvent, ou bien cette teinte terne ne porte que sur un certain nombre de couleurs, ou bien des couleurs très-différentes sont confondues en une seule; ainsi, le vert, le bleu, le rouge ne font qu'un; le marron et le noir sont semblables; le pourpre, le cramoisi, le rose paraissent gris. A la lumière artificielle, la confusion est plus sensible, l'infirmité plus manifeste encore.

Si, dans des dispositions physiologiques meilleures, la perception de quelques-unes de ces couleurs a lieu; si le rouge est différencié du vert; si le vert, le bleu, le marron ne sont pas pris pour le noir; le rouge, le rose, l'écarlate ne sont pas saisis: le vert, le marron, les nuances tendres, composées, dites *mode*, échappent à l'œil qui leur accorde à toutes le même caractère. L'appréciation d'autres fois manque de sûreté: il y a confusion, incertitude dans l'esprit; les malades sont dans le doute, hésitent à se prononcer, ils donnent des noms différents à deux mêmes couleurs; ils se trompent sur la détermination, sur le nom d'une couleur qu'ils connaissent parfaitement.

Un phénomène plus singulier encore est le suivant: chez quelques sujets, le sentiment des couleurs n'existe pas, au

---

12 ans à surveiller. Ce sont les chiffres extrêmes, et, eu égard au nombre total des enfants à la pension, hors pension ou à la pension représentative, ils s'élèvent de 927 à 2,148; ce qui donne, en moyenne, 2,018 enfants pour un délégué, tandis qu'à Paris il y a un sous-inspecteur pour 750 enfants.

Nos délégués sont chargés :

1° De faire une tournée dans l'arrondissement qui leur est confié au moins tous les trois mois, et ils doivent visiter chaque élève au domicile de sa nourrice ou de son patron;

2° De choisir et d'envoyer, chaque mois, à Lyon, le nombre des nourrices qui leur est indiqué par l'Administration;

3° De porter dans leurs tournées les états qu'ils ont dû préparer, afin de faire constater par les maires l'existence des enfants, et de pouvoir faire immédiatement les indications que nécessitent les mutations survenues par changement de nourrice, reddition faite au décès des enfants;

4° De recueillir de plus, pendant leur tournée, tous les renseignements nécessaires pour établir les paiements à faire, et ils achèvent, à leur retour, les états d'ordonnancement qui doivent être soumis au Receveur particulier, au plus tard dans les derniers jours du mois qui suit le trimestre à solder.

Cet envoi effectué, ils dressent le bordereau récapitulatif qui est envoyé à l'Administration avec toutes les pièces justificatives, dans les quinze premiers jours du deuxième mois, afin que la vérification puisse en être faite.

Tels sont les devoirs de nos délégués, d'après notre règlement, et voici en réalité comment les choses se passent: deux visites par an, seulement, sont obligatoires, et en fait elles sont bien moins fréquentes.

Deux de nos délégués, sur sept, sont médecins, et tous sont chargés de choisir les nourrices qu'ils envoient à la Charité. Il y a quelque chose d'étrange à confier ce soin à des hommes qui n'ont aucune connaissance spéciale, et leur choix n'offre pas de grandes garanties.

Quant aux états constatant l'existence des enfants et les visites des délégués, qui ne sait avec quelle déplorable facilité ils sont signés par les maires? Pour le plus grand nombre, c'est une simple légalisation; et malgré des états parfaitement réguliers, il est arrivé, bien des fois que nous avons acquis la certitude des non-visites des délégués.

Prétendra-t-on que les règlements existent, qu'ils sont suffisants et qu'il faut seulement tenir la main à leur exécution? La réponse est facile, et vous l'avez déjà pressentie, lorsque je vous ai fait connaître l'étendue de certains arrondissements et le nombre d'élèves que quelques-uns de nos délégués ont à inspecter. Ainsi la surveillance du délégué de Belley doit s'étendre à 2,814 enfants, dont 1,474 au-dessous de 12 ans; celle du délégué de Tournon et de Privas s'étend à 2,517, dont 1,300 au-dessous de 12 ans, et celle du délégué de Nantua et de Gex à 2,425 enfants, dont 1,213 de moins de 12 ans.

Ces chiffres accusent assez l'insuffisance de nos délégués, et notre règlement ne saurait être appliqué d'une manière utile et efficace.

Nous vous demandons avec d'autant plus de confiance d'augmenter le nombre de nos délégués, que cette augmentation de personnel n'apportera aucun accroissement dans le chiffre de nos dépenses. En effet,

même degré dans les deux yeux ; un œil peut être impressionné plus vivement que l'autre, lorsque l'acte s'accomplit isolément, avoir, par exemple, la conscience du rouge vif ou de l'écarlate, lorsque l'autre, s'il fonctionne seul, ne perçoit que le rose tendre, confond le vert avec le bleu, le marron ou le violet : la puissance visuelle est égale, mais l'impression exercée par les couleurs est différente. Pour que la perception soit exacte, il faut indispensablement que les deux organes se corrigent l'un par l'autre ; ce qui a lieu seulement lorsqu'il s'agit de couleurs complémentaires.

Dans l'état de la science, il est aussi difficile d'expliquer ces étranges anomalies, que de se rendre compte de quelques accidents du système nerveux dans d'autres points de l'économie : nous ne pouvons que les étudier dans leur manière d'être, que constater les suites plus ou moins fâcheuses qu'ils entraînent.

Ma première observation, celle qui m'a porté à m'occuper particulièrement du daltonisme, est bien ancienne déjà : elle a été faite sur un de mes parents, M. L. C., âgé de 20 ans. Ce jeune homme, d'une vigoureuse constitution, a sept frères ou sœurs jouissant d'une vue excellente. Après avoir terminé ses études, il est entré en qualité de commis chez un fabricant de soieries, son parent. Dans les premiers temps, employé aux travaux les moins importants, il accomplit ses devoirs de façon à satisfaire ses chefs, qui lui donnèrent un avancement rapide. Chargé de livrer les soies au teinturier et de les recevoir ensuite, les difficultés commencèrent. Lorsqu'il fallait déterminer les matières premières, après leur préparation, des erreurs fréquentes étaient commises ; ayant à reconnaître des étoffes fabriquées, à les classer suivant leurs dispositions ou leurs nuances, à chaque instant, M. C. était en défaut, il commettait, dans l'assortiment des pièces dites écossaises, des tissus quadrillés ou rayés, les fautes les plus grossières. Lorsqu'il fut bien avéré qu'on ne pouvait accuser ni son désir de bien faire, ni sa vigilance, on voulut rechercher l'origine de ces méprises incessantes, et bientôt il fut reconnu que ce jeune homme n'avait pas la conscience des couleurs ; il ne différenciait pas le rouge du marron, le vert du bleu ; les diverses espèces de rouge lui échappaient ; il n'y eut plus alors de doute sur l'existence du daltonisme. Continuer la profession de fabricant d'étoffes de soie fut reconnu chose impossible. M. L. C. tourna ses projets d'un autre côté, se fit disciple de Mathieu Dombasle, entra dans son Institut ; depuis lors, adonné à l'agriculture, il suit cette carrière avec distinction, il est aujourd'hui sous-directeur de l'École de la Saulsaie, dans le département de l'Ain.

La seconde observation a la plus grande analogie avec la précédente : elle concerne M. Félix B..., de Lyon, âgé de 22 ans. Fils de parents qui avaient fait des sacrifices pour son éducation, il était placé chez d'honorables industriels de notre ville. Les chefs réclamant des soies teintes, des étoffes de différentes couleurs, remarquèrent que ce jeune homme mettait une grande hésitation à les satisfaire, qu'il donnait fréquemment une nuance pour une autre ; on rapporta, dans le principe, à la timidité, à l'ignorance des choses et des lieux, ces erreurs répétées ; mais ensuite, comme le service était difficile, comme les ordres n'étaient

---

nos délégués n'ont pas un traitement fixe, mais une remise de 5 pour 100 sur les sommes qu'ils ordonnancent, et, en portant leur nombre à dix ou douze, ils auront encore un assez beau traitement pour que nous n'ayons pas à craindre de manquer de sujets probes, actifs et intelligents.

En présence de ce résultat si simple et si facile à réaliser, vous trouverez peut-être qu'il n'était pas très-nécessaire d'entrer dans les détails de l'organisation de nos délégués ; mais nous avons parlé d'un système à deux degrés, et ces détails étaient indispensables pour bien apprécier les avantages du système parisien, que nous avons hâte de vous faire connaître le plus succinctement possible.

Au lieu d'un délégué par département, il existe un sous-inspecteur par arrondissement, et même deux arrondissements, à raison de leur étendue, sont scindés et forment deux sous-inspections, en tout 30 sous-inspecteurs répartis dans 12 départements.

Leur titre de sous-inspecteur indique assez qu'il y a des préposés dont ils sont chargés de surveiller les opérations, et c'est la partie vraiment neuve et essentiellement bonne du système parisien. Les sous-inspecteurs dirigent le service, et ils sont secondés par des médecins résidant dans les divers cantons où sont placés les élèves.

Ils doivent visiter au moins une fois par trimestre les enfants placés sous leur surveillance, pourvoir à tous leurs besoins, payer toutes les dépenses, veiller à ce que les médecins, chargés de désigner les nourrices et de donner des soins aux enfants, s'acquittent exactement des devoirs qui leur sont imposés.

Ils dressent le mouvement général, en réunissant les mouvements partiels que les médecins sont tenus de remettre à la fin de chaque trimestre, et ils ordonnancent les dépenses de toute nature. Leurs autres attributions sont semblables à celles de nos délégués, et nous les passons sous silence pour vous entretenir des médecins dont le rôle est tout à la fois médical et administratif.

Le choix des nourrices leur est confié, et ils en adressent chaque mois un nombre déterminé aux sous-inspecteurs. A l'arrivée des enfants dans leur circonscription, ils constatent et mentionnent sur les livrets l'état dans lequel se trouve chaque enfant confié à leurs soins. Ils les visitent régulièrement au moins une fois tous les trois mois, et autant qu'il est nécessaire lorsqu'ils sont malades. Ils fournissent à leurs frais tous les médicaments nécessaires, et ils produisent des états contenant l'indication nominative de tous les enfants auxquels ils ont été appelés à donner des soins.

Ils vaccinent les nouveau-nés dans les trois premiers mois de leur envoi en nourrice, et constatent, neuf jours après l'opération, que le vaccin a produit son effet. Ainsi voilà trois visites assurées dans le premier trimestre, et les sous-inspecteurs peuvent se rendre parfaitement compte, d'après l'état de chaque enfant, des soins qu'il reçoit de sa nourrice. Ils dressent tous les trois mois le mouvement des enfants et le remettent au sous-inspecteur. Ils effectuent d'urgence les changements de chaque nourrice pour défaut de soins, perte de lait, etc., en informant sans retard le sous-inspecteur. Enfin ils recueillent, pour les remettre au sous-inspecteur, les effets des enfants qui viennent à décéder.

Vous voyez quelle est l'importance et la variété des fonctions des

pas remplis convenablement, il vint à la pensée des maîtres de surveiller le jeune commis dans ses actes : ils soupçonnèrent chez lui un défaut dans la vision ; voulant s'en assurer, ils l'interrogèrent sur la nature des couleurs d'étoffes placées sous ses yeux, et ils n'eurent pas de peine à se convaincre de l'existence de la pseudochromatopsie. Comme dans l'exemple qui précède, les couleurs et les nuances étaient méconnues. Après des expériences plus d'une fois répétées ; l'impossibilité pour M. F. B..... de continuer le genre de travail qu'il avait entrepris, fut démontrée ; il se placa dans un magasin de droguerie, où il se trouve actuellement depuis qu'il a quitté la fabrique.

Le nommé F. D..., employé chez MM. P. et F., fabricants de nouveautés, est arrivé à l'âge de 26 ans sans se douter que la vision ne s'exerce pas chez lui comme chez le plus grand nombre. Il a fallu les épreuves journalières, incessantes de sa profession pour l'en convaincre. Dans l'assemblage des étoffes, des échantillons, dans le choix des nuances pour leur disposition dans les placards, on s'est aperçu qu'il commettait à chaque instant les erreurs les plus grossières. Ne pouvant rapporter ces méprises à la négligence, ses patrons furent bientôt à même de reconnaître que ce jeune homme n'avait pas la sensation des diverses espèces de rouge ; il ne pouvait, il ne peut différencier la série de nuances depuis le café noir jusqu'au gris; il confond le cachou, le myrthe, le tourterelle, l'olive, ainsi que bien d'autres teintes qui ont reçu des noms conventionnels. Malgré son infirmité évidente, F. D... est encore employé dans la maison, mais il ne peut s'occuper de la fabrique proprement dite, il reste dans une position subalterne qu'il ne franchira probablement jamais.

M. Auguste M...., dans des conditions semblables, m'a présenté la même défectuosité. La vision offre des désordres analogues qui ont eu pour lui les mêmes fâcheux résultats, sont venus l'entraver dans sa carrière. Afin d'éviter des répétitions, je n'entrerai pas à son égard dans de plus amples détails; je le cite seulement comme un nouvel exemple de daltonisme.

Lorsque je réunissais les matériaux de ce Mémoire, j'ai soumis ces faits à plusieurs anciens et habiles teinturiers, en faisant appel à leurs souvenirs. Voici le résumé de leurs réponses : Il n'est pas très-rare d'observer dans les ateliers, des apprentis qui ne sont pas susceptibles de devenir de vrais ouvriers, qui ni ne possèdent, ni ne peuvent acquérir le sentiment des couleurs. Ces hommes, ou sont obligés de renoncer à la profession, ou bien ne peuvent être utilisés qu'en qualité d'hommes de peine. Je dois faire remarquer que je ne parle point des ouvriers qui ont vécu plus ou moins longtemps dans le métier, dont la vue s'est affaiblie, est altérée déjà, soit par l'âge, soit par les excès ou les maladies ; ceux-ci ont accidentellement perdu l'habileté, la délicatesse d'impressions dont ils ont donné la preuve autrefois. Je n'entends indiquer que les jeunes sujets chez lesquels une imperfection organique insurmontable semble s'opposer à l'exercice de l'art du teinturier. C'est le daltonisme, dans plusieurs de ces cas, qu'il faut accuser de donner naissance à cette impossibilité physique.

Ce mémoire était sous presse lorsque trois nouveaux cas se sont présentés à moi, dans des conditions spéciales; je dois les rapporter avec quelques détails : ils ont été ob-

médecins dans le système de l'assistance publique de Paris. Ce sont les premiers auxiliaires de cette administration, et vous comprenez quels services ils sont appelés à rendre et quelles garanties ils présentent pour l'amélioration de la condition hygiénique des enfants.

Les médecins qui donnent des soins à nos enfants ne sont pas choisis par nous. Ils ne sont appelés que par exception, lorsque les enfants sont malades. Chaque visite leur est payée un franc, non compris les frais de transport, qui sont de 50 cent. par 4 kilom. Les médicaments sont payés à part, et vous savez quels abus ont été signalés, l'année dernière encore, à cet égard.

Il serait superflu d'insister sur les avantages certains et palpables des réformes que nous soumettons à votre sanction. Elles ont trouvé des apologistes dans le cœur de chacun de vous, et il ne nous reste plus qu'à démontrer qu'il est facile de les adopter, sans détruire l'équilibre de notre budget. En semblable matière, les chiffres sont beaucoup, et ils arrêtent trop souvent des améliorations réclamées par une charité éclairée et par des misères profondes. Aujourd'hui, les chiffres sont pour nous comme les principes, et ils servent de base à notre travail.

Nos sept délégués ont en moyenne 2,018 enfants à surveiller, et ils reçoivent une rétribution de 3,539 fr. 50 cent. A Paris, il y a un sous-inspecteur pour 750 élèves, et chacun ne reçoit que 2,465 fr. 07 c.; différence, 1,074 fr. 33 cent. en moins pour les sous-inspecteurs de la capitale. En portant le chiffre de nos délégués à dix ou douze, ils auront encore de 1,200 à 1,400 élèves à visiter, et la tâche restera assez importante pour mériter tous leurs soins. Leur traitement sera au moins de 3,000 fr., et, pour cette amélioration, nous ne demandons aucune allocation nouvelle.

Un mot maintenant du budget de notre hospice de la Charité, comparé à celui des enfants trouvés de la capitale. Malgré l'augmentation de notre tarif, en 1843, pour la pension des enfants au-dessous de 10 ans accomplis, ce tarif est à peine la moitié de celui de Paris, et la dépense extérieure, qui est de 1,426,606 fr. 26 cent. pour 22,507 enfants, ne s'élève, à Lyon, qu'à 540,626 fr. 04 cent. pour 14,125 enfants, c'est-à-dire que la dépense extérieure, qui est de 63 fr. 38 c. par élève à Paris, est de 38 fr. 25 cent. seulement par élève à Lyon. Si l'on ne veut tenir compte que des enfants à la pension ordinaire et à la pension représentative ou extraordinaire, la dépense extérieure est. à Paris, de 101 fr. 71 cent. par enfant et, à Lyon, de 60 fr. 82 c.

Il résulte de ces chiffres que les enfants trouvés de la capitale sont plus généreusement secourus que les nôtres, et que, eu égard à la population totale des deux départements, nos élèves sont beaucoup plus nombreux. En 1848, la proportion des enfants de toutes catégories à la charge de la charité publique était de 1 sur 54 habitants dans le département du Rhône, et de 1 sur 77 dans celui de la Seine. Le département des Bouches-du-Rhône, qui était le 3me par rang d'ordre, ne présentait qu'un chiffre de 1 sur 106 habitants, et il était de 1 sur 1,134 dans les Vosges et de 1 sur 3,337 dans la Haute-Saône.

Cette énorme différence entre Lyon et Paris d'une part, et entre ces deux chefs-lieux de départements et tous les autres d'autre part, est un fait caractéristique et anormal qui s'explique naturellement,

servés par M. le docteur Barrier, chirurgien en chef de l'Hôtel-Dieu de Lyon, qui a bien voulu m'adresser les sujets dont je relate l'histoire.

Les trois frères Brun ont quitté leur pays des Hautes-Alpes pour venir habiter la ville, espérant par leur travail y trouver des moyens d'existence. L'aîné est entré chez un teinturier; il a reconnu, après quelque temps, qu'il n'appréciait pas d'une manière très-exacte certaines couleurs : le rouge, le ponceau, le marron, le violet foncé ne sont pour lui que différentes espèces de bleu. Lorsqu'on l'interroge à cet égard, il donne bien aux nuances leur nom véritable, mais, après un moment de réflexion ; un travail de comparaison, un effort de mémoire sont nécessaires pour répondre avec justesse. Depuis qu'il a la conscience de son infirmité, il a fait une véritable étude des nuances et des impressions qu'elles exercent sur lui; il prononce non pas sur ce qu'il voit, mais par ce que son expérience lui a appris, il juge en quelques sorte par induction. Une telle manière d'être le prive d'une partie de ses facultés, est très-préjudiciable à ses intérêts, il lui est impossible de travailler dans tous les ateliers, et quoiqu'ayant atteint aujourd'hui 24 ans, il songe à embrasser une autre profession.

Le frère cadet, âgé de 18 ans, est apprenti comme ouvrier tisseur chez un chef d'atelier qui l'a gardé quinze mois sans soupçonner son infirmité, mais dernièrement, Brun employant pour la fabrication d'une étoffe des soies de diverses nuances qu'il devait combiner suivant certaines indications qui lui étaient données, a commis, sans s'en douter, une erreur grossière; il a mélangé le rouge, le bleu, la pensée, etc., et confectionné une portion de pièce qui ne répond nullement à ce qui était demandé. Le chef d'atelier, responsable de l'ouvrage vis-à-vis du fabricant, demande actuellement la résiliation du contrat passé avec la famille du jeune apprenti, réclame des dommages-intérêts, et prétend avoir été trompé lorsqu'on lui a présenté un jeune homme presque aveugle suivant lui, puisqu'il ne distingue pas les couleurs les plus tranchées. La question est pendante en ce moment même devant le tribunal des prud'hommes. Les parents ont soutenu et démontré que Brun avait une excellente vue, n'avait jamais eu mal aux yeux. Des expériences ont été faites devant les juges, et, avant de prononcer le jugement, l'avis des hommes de l'art a été demandé. C'est à cette occasion que les docteurs Passot, Barrier et Potton ont été consultés : c'est là ce qui nous a révélé cet exemple de daltonisme, ce trouble fonctionnel dont on ne se rend pas compte dans le monde, que la famille et le jeune homme de très-bonne foi ignorent encore.

Le troisième frère Brun offre la même imperfection visuelle, mais, par la nature de ses occupations, il ne sera point exposé aux mêmes désagréments.

Poursuivant mes investigations, j'ai reçu de quelques négociants de notre ville les renseignements qui suivent : il est peu d'industriels attentifs qui, après un certain nombre d'années, n'aient eu occasion d'observer dans leurs magasins des jeunes gens, bien doués d'ailleurs, possédés du désir de bien faire, et cependant incapables d'harmoniser, de ménager des associations, des combinaisons de couleurs, de nuances, de créer des dispositions suivant les

---

et par la position exceptionnelle de ces deux grands centres de population, et par l'organisation bizarre de quelques hospices, qui n'ont leur maternité ouverte que trois mois de l'année. Tels sont les hospices de l'Ain et de l'Ardèche qui nous environnent, et pendant neuf mois, nous devons recevoir leurs filles-mères et leurs femmes indigentes.

Tableau comparatif des deux budjets de Paris et de Lyon, pour l'année 1851.

DÉPENSES INTÉRIEURES.

A Paris.	**A Lyon.**
483,271 fr. 73 c.	175,212 fr. 95 c.

Les layettes et les vêtures figurent dans ces chiffres pour 106.091 fr. 35 c. chez nous, et à Paris pour 223,722 fr. 78 c.; ces 223,722 fr. 78 c. s'élèveront cette année à 265,000 fr. par suite de l'augmentation des vêtures accordées aux élèves secourus par l'assistance publique de la capitale. C'est donc un tiers en plus pour ces derniers.

DÉPENSES EXTÉRIEURES.

A Paris.			**A Lyon.**		En plus à Paris.	
113,974 f.	85 c.	frais de voyage.	24,793 f.	25 c.	86,179 f.	69 c.
1,103,374	75	mois de nourr. et pension.	470,810	19	532,564	56
75,952	16	sous-inspecteurs.	30,932	99	45,019	11
41,574	55	encouragement p[r] l'instru.	Rien.			
42,250	»	indemnités de 50 fr.	payables en 1855 seulement.			
49,699	25	médecins.	9,890	10	39,809 f.	15 c.
»	»		4,197	50 dépenses diverses.		
1.424,625 f.	30 c.		540,626 f.	03 c.		

La différence de 89,179 fr. 60 c. pour frais de voyage, s'explique par ce fait : que les enfants trouvés de la capitale ne voyagent qu'en poste ou en chemin de fer.

Les secours pour l'instruction primaire et religieuse n'existent pas chez nous, et les indemnités aux patrons ne doivent être remises qu'en 1855.

La pension de chaque élève est beaucoup plus considérable à Paris qu'à Lyon, et la différence se traduit en un chiffre de 632,564 fr. 56 c., supérieur de 92,538 fr. 53 c. à la dépense totale pour nos élèves.

Enfin, les honoraires de nos médecins ne s'élèvent qu'à 9,809 fr., et, en les augmentant un peu, nous pourrions en avoir plusieurs par délégation qui rempliraient les mêmes fonctions que ceux attachés aux sous-inspections de Paris.

Aussi la population des enfants placés à la campagne augmente à Paris depuis 1849.

Au 1er janvier	1850,	elle était de	15,065
—	1851,	—	15,545
—	1852,	—	15,786

C'est une augmentation de 723 enfants en deux ans, et le chiffre des décès rend ce chiffre palpable.

			A Paris.		**A Lyon.**
Décès en	1848	—	2,132	—	905
—	1849	—	2,059	—	959
—	1850	—	1,551	—	825
—	1851	—	1,644	—	787

Différence, 488 décès de moins à Paris, et 118 seulement pour nos élèves.

règles et la connaissance de l'art; il est bien entendu qu'il n'est pas ici question de dessin ou de peinture. Ces sujets paraissent privés d'une faculté indispensable à la fabrique. Si on recherche la cause de cette défectuosité, on reconnaîtra qu'un trouble fonctionnel de l'œil n'y est point absolument étranger, on retrouvera à quelques-uns de leurs caractères, des variétés, des degrés plus ou moins saisissables d'acromatopsie. Dans ces conditions morbides spéciales, les lois du contraste simultané des couleurs, si bien établies et décrites par le professeur Chevreul dans son beau livre, n'existent pas, elles ne peuvent pas exister puisque les sens ne sont pas impressionnés par les éléments si divers qui constituent la base de la doctrine; le jugement ne peut s'exercer que sur un trop petit nombre d'éléments essentiels. Si on ne possède pas toute l'échelle chromatique, comment établir la comparaison?... Ainsi, le manque de goût peut dériver non pas d'un mauvais jugement, mais de l'impossibilité dans laquelle on se trouve de démêler ou d'adopter un juste rapprochement de couleurs. La détermination ne peut être parfaite lorsque la perception ne l'est pas, et *à fortiori* lorsqu'elle n'a pas lieu. Pour que les qualités du goût puissent s'exercer, arriver à ce qui plaît, *au beau*, il faut non seulement la justesse de l'esprit, mais un coup d'œil pénétrant qui n'omette rien dans les rapports harmoniques des œuvres de l'art.

L'étude, l'habitude, l'exercice peuvent bien développer, diriger, perfectionner le goût, mais le sentiment de *la beauté*, dans le sens que nous lui donnons actuellement, suppose toujours l'intégrité des organes et des fonctions au moyen desquels la beauté se révèle à nous. Si la perfection des organes n'existe pas, l'analyse devient impossible; et l'on sait qu'en esthétique aussi bien qu'en logique et en morale, cette méthode est la plus indispensable, étant la plus sûre. Pour bien sentir une œuvre d'art, il faut bien la comprendre; or, le sentiment du *beau* a pour propre dans les faits qui nous occupent, de ne naître qu'à la suite de la perception extérieure.

Je ne pousserai pas plus loin ces considérations générales, elles m'ont semblé toutefois nécessaires pour établir toute l'importance de la question.

Si, comme je le pense, ces données, ces principes sont vrais, il ne faut pas se persuader qu'ils ne s'appliquent qu'à un petit nombre d'exceptions. Les preuves du contraire vont être révélées par des chiffres.

Prévot dit que le chromato-pseudopsis se rencontre au moins une fois sur vingt individus. Le docteur Wilson rapporte que parmi ses élèves, il en a découvert deux exemples très-marqués, et que cinq autres se sont fait connaître à lui. Un des deux premiers malades a quatre parents atteints de la même affection. Des recherches, poursuivies parmi les étudiants d'Édimbourg, ont établi qu'il y en a un sur trente-sept ou trente-huit qui juge mal des couleurs. Séebeck a compté cinq cas sur quarante jeunes gens. Holland, Tyndall admettent des proportions plus considérables encore. Dans une réunion de trente personnes, j'ai rencontré aussi deux sujets atteints de daltonisme.

D'après divers observateurs, cet état particulier de la vision se rencontre presque exclusivement chez les sujets du sexe masculin, parmi les artistes, les chirurgiens, les teinturiers, les émailleurs... Je ne pense pas qu'on puisse admettre rigoureusement cette assertion; mais, je crois que les observations ont été plus faciles, plus fréquemment répétées, rendues plus évidentes dans ces professions parce qu'elles exigent l'appréciation plus nette des couleurs.

M. Davenne, directeur de l'assistance publique de la capitale, explique parfaitement les causes de ce progrès continu dans son compte rendu moral de 1852 : « L'active surveillance des sous-inspecteurs et les soins médicaux mieux administrés, en conservant la vie, dit-il, à un plus grand nombre d'enfants, ont transformé la diminution qui semblait devoir résulter d'un moins grand nombre d'abandons, en une augmentation réelle de population, augmentation onéreuse, il est vrai, pour les finances du département, mais dont l'humanité ne peut que s'applaudir et l'Administration s'honorer. »

Tel est le but vers lequel nous tendons et que nous avons la certitude d'atteindre par l'application ferme et patiente des mesures nouvelles qui, à Paris, en une année, ont préservé de la mort plus de 500 nouveau-nés.

Avant de vous soumettre ces mesures, qu'il me soit permis de vous remercier de votre bienveillante attention pour ce long travail, que j'ai voulu disculper d'avance de toute pensée novatrice.

Ce n'est pas une œuvre spéculative, et sans application intérieure; c'est un travail d'analyse, de comparaison, une sorte de mosaïque composée d'éléments d'origines diverses que j'ai réunis et coordonnés pour former un système qui a pour base la morale et la charité éclairée, et qui doit avoir pour résultat de réduire le nombre des expositions de nouveau-nés, et d'améliorer la triste condition des enfants à notre charge en diminuant les charges des hospices et du département.

Nous avons l'espoir, sinon de fermer, du moins de circonscrire la plaie affreuse des enfants trouvés, sans recourir à la hideuse lèpre de la taxe des pauvres qui dévore les pays protestants, et surtout l'Angleterre. Il résulte, en effet, d'un document officiel tout récent, que le nombre des enfants dans les maisons de travail des diverses unions et paroisses de l'Angleterre et du comté de Galles, s'élevait, le 25 mars 1851, à 49,452; et le 25 mars 1852, à 46,600, dont 5,297 étaient en état d'entrer en service.

Redoutons ce système funeste qui affranchit l'homme de toute prévoyance, de toute responsabilité, et qui fait dire aux indigents anglais : « nos enfants ne sont pas à nous: — ils appartiennent à la paroisse. »

Je termine par cette simple réflexion, que nous devons d'autant plus compter sur les heureux résultats obtenus par les hospices de Paris, que nous avons la certitude de trouver au sein de notre généreuse et bienfaisante cité, de puissants auxiliaires dans les sociétés de charité maternelle et dans l'ingénieuse et touchante institution des crèches et des salles d'asile, qui sont le couronnement de toutes les institutions d'assistance publique et de charité privée.

L'initiative du Corps législatif nous dispense d'appeler votre attention sur les sociétés de patronage dont la création remonte à l'arrêt du Conseil d'Etat du 21 juillet 1670. Réclamée en 1847, par M. de Watteville, cette institution se retrouve dans le projet de 1853, et, en rattachant d'une manière plus intime les enfants trouvés à la société, elle contribuera à en faire d'honnêtes et utiles citoyens.

Suivant le professeur Wilson, les femmes comparativement sont presque exemptes de cette altération, il affirme que chez elles on n'en connaît encore que cinq cas. J'ai quelques motifs pour soutenir qu'ils sont plus communs qu'on ne l'a dit.

Qu'il me soit permis de citer l'exemple d'une dame distinguée de notre ville. La confection, l'harmonie de ses vêtements, sagement entendues par sa couturière, ne laissent rien à désirer; et cependant sa mise, sa toilette sont loin d'être irréprochables; dans les ornements accessoires qu'elle porte, dans le choix des couleurs, des rubans, des fleurs, des colifichets qu'elle associe elle-même, il existe souvent la discordance la plus choquante avec les ajustements principaux. Le goût fait toujours défaut en cette circonstance unique. Pour m'expliquer cette manière d'être et de faire, plus d'une fois avec les précautions, la réserve qu'exigeait naturellement vis-à-vis d'une femme du monde, la délicatesse d'un pareil sujet, j'ai provoqué des conversations ou des causeries sur le choix, sur l'harmonie et le contraste des couleurs dans la parure, sur ce qui constitue non pas la richesse, mais le beau, et je suis arrivé à cette conviction que le manque de goût, que l'imperfection flagrante qui m'avait frappé, découlent non pas de l'absence du jugement, mais de la privation élémentaire des bonnes conditions sur lesquelles le jugement doit s'établir : sa vue ne détermine pas avec justesse la convenance ou la disconvenance des rapports. Chez cette dame, bien qu'elle soit loin de s'en douter, il existe une des variétés du daltonisme.

La femme d'un de nos collègues, morte aujourd'hui, qui a été aussi distinguée par son intelligence que par son instruction exceptionnelle, nous a permis d'observer les mêmes faits et dans les mêmes conditions; elle était affectée d'un daltonisme qui devenait pour elle une source de nombreuses et étranges erreurs.

Parmi les objets d'art, de nouveautés, de toilette, dont la confection est spécialement l'œuvre des femmes, on rencontre trop souvent des produits que le bon goût nous porte à rejeter. Ce serait, à notre avis, une erreur de croire que l'imperfection du sens de la vue est toujours étrangère aux vices indiqués. Le jugement erroné dans ces circonstances me semble pouvoir être rattaché, plus fréquemment qu'on ne le suppose, à l'existence d'un certain degré de pseudo-chromatopsie. Je manque d'observations précises pour affirmer d'une manière absolue; mais ce que j'ai vu d'une manière générale me paraît suffisant pour hasarder cette proposition, et surtout pour provoquer de nouvelles études sur ce sujet.

Ainsi, parmi les modistes, les fleuristes, les couturières, il est des femmes qui savent parfaitement exécuter un ouvrage qui leur est tracé, dont on leur indique les dispositions en fournissant les matériaux, mais qui sont incapables de se passer de guides et de surveillance; elles ne sont jamais que d'excellentes ouvrières parce qu'elles manquent de goût pour comprendre et créer elles-mêmes. Leurs impressions extérieures ne sont ni assez vives, ni assez justes pour donner naissance au sentiment du beau. Lorsque l'appréciation parfaite des couleurs manque, on ne peut espérer d'arriver à un arrangement harmonique dans leurs combinaisons principales, suivant les règles de l'art ou les caprices de la mode.

Je l'ai dit déjà, le goût véritable n'est pas un sentiment de convention, il s'appuie sur des données exactes offertes par la nature ou par l'art qui l'imite. Si donc, on n'a pas la conscience de quelques-uns des éléments que l'œil doit apprécier ou reproduire, l'acte de l'esprit qui en est le corollaire immédiat, reste nécessairement imparfait.

Avant de clore ce Mémoire, je dois déclarer, pour qu'on ne se méprenne ni sur le sens, ni sur la portée de mes paroles, qu'il n'a jamais été dans ma pensée, en m'étayant de quelques exemples isolés, de soutenir qu'en toute occasion le manque de goût est basé sur le daltonisme.

Des éléments très-complexes, les mœurs, les habitudes sociales, le milieu dans lequel nous nous trouvons, l'ignorance ou la culture de l'esprit, etc., etc., ont une grande influence sur nos sentiments et nos facultés, et par conséquent sur leurs manifestations. Un jugement défectueux, d'autres désordres intellectuels ou moraux peuvent aussi, je le sais, exister *a priori*, modifier nos sensations, sans que l'appareil des sens ait été impressionné, sans qu'un travail de comparaison ait eu lieu.

La réaction, si je puis m'exprimer ainsi, se produit du dedans au dehors tandis que dans l'ordre des faits que nous signalons, c'est l'inverse qui se manifeste. Je cherche seulement à établir ici que l'anomalie connue sous le nom d'acromatopsie est loin d'être rare, qu'elle peut exercer, qu'elle exerce réellement une influence incontestable sur les jouissances, le bien-être, l'aptitude professionnelle, la position, la carrière d'un certain nombre d'individus. En voici de nouvelles preuves, choisies entre mille.

Mon savant collègue à la Société d'Agriculture, M. le professeur Fournet, m'a cité l'exemple d'un élève de l'école des mines, forcé d'abandonner sa carrière, parce qu'atteint de daltonisme, il ne pouvait reconnaître les caractères physiques essentiels des minéraux, des échantillons qui lui étaient offerts. Lorsque dans un dessin il voulait reproduire un plan ou une figure, le carmin ou l'encre de Chine étaient identiques pour lui. Colardeau, né artiste, avant de se livrer à la culture des belles lettres exécutait des dessins très-remarquables, l'esquisse de ses portraits était fort ressemblante; mais n'ayant pas la juste appréciation des couleurs, les confondant entre elles, il défigurait tous ses ouvrages, quand il abordait la peinture; il dut y renoncer et ne fut plus que poète.

M. d'Hombres-Firmas, dans le Mémoire que j'ai déjà cité, parle d'un géologue de mérite, incapable de juger des couleurs qui caractérisent les terrains sur la carte de M. Dumas : les formations lacustres, néocomiennes et du lias sont les seules qu'il distingue; toutes les autres lui semblent lavées en gris et il les confondrait si son excellente vue ne lui permettait de suivre les lignes ponctuées et les lettres qui les indiquent.

Un homme, amateur de peinture, quoiqu'atteint de daltonisme, discutait avec pleine connaissance sur le dessin, le clair-obscur, la perspective d'un tableau, mais il se gardait bien de s'expliquer jamais sur le coloris ; il exaltait de même la beauté, la délicatesse des fleurs, leur parfum, mais il ne parlait jamais de leur éclat, de la richesse, de la variété des couleurs.

Un individu ne pouvait distinguer les fleurs du grenadier que par leur forme, elles étaient à ses yeux de la couleur des feuilles de l'arbuste.

Mon confrère et ami, M. le docteur H..., se trouve dans le même cas. Botaniste distingué, passionné pour l'horticulture, il se reconnut atteint de daltonisme en visitant une collection de dalhias dont il ne pouvait apprécier, déterminer les variétés ; déjà en dessinant, il lui était arrivé à lui aussi, de confondre la sépia, le carmin avec l'encre de Chine. Le trouble des fonctions visuelles qui existe chez le docteur H... a porté son attention sur ce point; il a fait des études et des observations qui l'ont conduit à reconnaître que la fausse appréciation des couleurs est une altération bien plus fréquente qu'on ne le pense communément.

Harris, Dalton citent un jeune homme qui, dans un jardin, sous l'arbre même, ne pouvait savoir si les cerises étaient mûres, il ne les voyait jamais rouges.

Un médecin, rapporte Holland, croit faire emplette d'un bonnet vert et il en achète un rouge; une dame donne commission d'acheter une robe verte, on lui en rapporte une couleur feu. J'ai rencontré et pu observer un officier du 57me de ligne, excellent militaire, qui n'a jamais vu que deux couleurs au drapeau tricolore de son régiment; l'habit bleu et les épaulettes rouges de ses soldats lui ont paru toujours de la même nuance. M. C. D., avocat à la cour de Lyon, entendant parler des nombreuses couleurs ou nuances qui sont données aux étoffes servant de vêtement, se plaignait un jour de ce que sa femme ne variait que très-rarement sa toilette. Ce reproche, qui était loin d'être fondé, nous fit soupçonner un cas nouveau de daltonisme ; nous acquîmes la certitude de son existence par une série d'expériences faites à diverses reprises.

J'ai fait connaître plus haut les résultats que peut avoir cette imperfection de la vue chez des industriels ou des ouvriers ; mais ce ne sont là que des désagréments, que des malheurs privés. Dans certaines conditions, les conséquences peuvent être plus générales, devenir plus funestes pour les autres. Aussi W. Tyndall, le docteur G. Wilson recommandent expressément de soumettre à un examen préalable sévère, tous ceux qui sur les chemins de fer, sont chargés de faire ou d'examiner les signaux afin d'éviter les dangers qui peuvent résulter de leur fausse interprétation.

On sait que, suivant les usages adoptés, le rouge est signe de péril, le vert d'avertissement, et le blanc de sécurité ; or, il peut arriver que ces signaux, mal vus ou confondus, deviennent la cause des catastrophes qu'ils sont destinés à prévenir. Pour parer à ces dangers, M. Locard, ingénieur du chemin de fer de Saint-Étienne, a substitué aux trois guidons de couleurs, l'usage d'un seul drapeau auquel des mouvements dans des sens, des directions inverses, sont imprimés comme signaux ou avertissements opposés.

Les recherches qui s'occupent de *la fausse appréciation* des couleurs dans ses éléments comme dans ses conséquences, qui indiquent les moyens de la découvrir en précisant ses caractères, sa fréquence, en appelant l'attention sur des faits trop peu connus, m'ont paru n'être point des études de simple curiosité ; elles sont susceptibles de rendre des services à l'industrie privée et à la sécurité publique, en nous apprenant que dans le choix de diverses professions qui touchent aux arts et vers lesquelles trop souvent le seul hasard des circonstances entraîne, il importe de consulter les facultés, les dispositions organiques des sujets avant de leur accorder la libre entrée dans une carrière, où leur aptitude physique quelquefois ne leur permettra pas de réussir, ou bien leur créera de sérieuses difficultés.

(Publié par décision de la Société de Médecine.)

Note sur le traitement de la gale par la méthode de MM. Bazin et Hardy, et sur les résultats que l'on obtient par son emploi.

A Monsieur le Rédacteur en chef.

Mon cher confrère,

Conformément au désir que vous m'avez manifesté, je m'empresse de vous transmettre quelques renseignements sur la réforme que j'ai introduite à l'Antiquaille dans le traitement de la gale, et sur les résultats que j'en ai obtenus. Pressé par le temps, je me bornerai, pour le moment, à un court aperçu, me réservant de revenir plus tard sur le même sujet et de le traiter alors avec plus de soin et d'étendue.

Lorsque MM. Bazin et Hardy firent connaître les résultats merveilleux qu'ils obtenaient dans le traitement de la gale, j'avais déjà bien souvent employé la pommade d'Helmerich, et j'y avais complètement renoncé, parce qu'elle me paraissait offrir de très-grands inconvénients. Ces inconvénients, je me hâte de le dire, provenaient de la manière vicieuse dont je l'employais. Me conformant aux prescriptions des auteurs classiques, je faisais faire aux galeux deux frictions par jour avec cette pommade et je leur prescrivais deux bains par semaine, soit simples, soit sulfureux. La gale guérissait lentement sous l'influence de ces frictions, et, au bout de peu de jours, on voyait presque toujours apparaître des éruptions artificielles, telles que des érythèmes, des eczémas, des lichens, etc., qui ne disparaissaient que difficilement. Il fallait alors cesser les frictions, souvent même avant que la gale fût complètement détruite, et combattre ces éruptions artificielles, ce qui rendait ordinairement le traitement fort long. J'avais atténué ces inconvénients en employant des pommades sulfo-alcalines de trois degrés différents, et en appropriant, autant que possible, le degré de la pommade à l'irritabilité plus ou moins grande de la peau.

Après différents essais, je m'arrêtai à l'emploi du liniment de Valentin, lequel se compose de 2 grammes de soufre sublimé, de 2 grammes de chaux éteinte et de 32 grammes d'huile d'amandes douces, avec ou sans addition de camphre. Ce liniment, employé comme la pommade d'Helmerich, c'est-à-dire, en faisant deux frictions par jour, présente beaucoup moins d'inconvénients que cette pommade. Les éruptions artificielles se présentent aussi quelquefois dans ce traitement, mais elles sont plus rares, et l'on peut souvent les éviter en ajoutant une plus grande quantité d'huile chez les personnes dont la peau est très-irritable. Ce liniment, qui est peu connu, est doué de propriétés anti-psoriques très-puissantes; aussi, en obtenais-je des résultats très-satisfaisants, ce qui m'avait engagé à l'employer d'une manière presqu'exclusive.

J'en étais là lorsqu'on annonça la possibilité de guérir la gale en deux heures. Cette assertion ne produisit sur moi, je l'avoue, qu'une faible impression. Je comprenais bien qu'il fût possible de faire périr en deux heures, et même dans un temps plus court, tous les acares qui existent sur le corps d'un individu, mais je ne pouvais admettre que l'on pût faire disparaître, en un temps aussi court, d'une part, les sillons et les vésicules qui sont le résultat direct de la présence de ces insectes, et d'une autre part, les papules, les pustules et les éruptions de toutes formes qui en sont le résultat éloigné. Cependant, j'essayai la nouvelle méthode et je fus bientôt convaincu que, si elle ne tenait pas tout à fait ses brillantes promesses, elle était du moins préférable à tout ce que j'avais essayé jusqu'alors. Aujourd'hui, c'est presque la seule que j'emploie, soit à l'Antiquaille, soit dans ma pratique privée. Il me sera donc bien facile de vous en faire connaître les résultats.

Il n'est pas douteux pour moi que l'on puisse, par une seule friction, faite avec tout le soin nécessaire et suffisamment prolongée, détruire tous les acares et leurs œufs, et transformer ainsi, en très-peu de temps, la gale en une maladie non contagieuse. Pour obtenir ce résultat, il faut que la peau soit convenablement préparée, que la friction soit faite par un malade intelligent, ou bien que le malade soit surveillé et dirigé, pendant sa friction, par une personne compétente. Si ces conditions ne se trouvent pas réunies, le résultat est incomplet; des vésicules et des sillons échappent à l'action de la pommade, et, par conséquent, quelques acares survivent à la friction, ce qui nécessite une deuxième et quelquefois une troisième friction.

Dans la méthode de MM. Bazin et Hardy, les inconvénients que je reprochais tout à l'heure à la pommade d'Helmerich, disparaissent presque complètement. Il est rare, en effet, que la friction unique qui la constitue, donne lieu à des éruptions artificielles, à moins qu'il ne s'agisse de malades dont la peau est douée d'une irritabilité exceptionnelle. Dans la presque totalité des cas, la démangeaison s'apaise, au moins en grande partie, après la friction, et les malades retrouvent, la nuit suivante, une partie du repos et de la tranquillité qu'ils avaient perdus.

Il résulte de ce qui précède que, si la méthode est employée pour une gale récente et dépourvue de toute complication, elle peut procurer et procure en effet toujours, quand elle est bien exécutée, une guérison rapide, complète et définitive.

Mais malheureusement il est assez rare que la gale se présente dans cet état de simplicité. Le plus souvent les malades, ignorant la nature de l'éruption dont ils sont atteints, ne réclament les secours de la médecine que lorsque la peau, irritée par les acares, par les ongles et par la malpropreté, s'est couverte d'éruptions de diverses formes qui se mélangent avec l'éruption principale et la masquent au point de la rendre quelquefois difficile à reconnaître. Dans des cas pareils, la friction prolongée peut bien encore détruire les acares et faire disparaître la gale proprement dite, mais les éruptions diverses qui couvrent la peau ne peuvent se dissiper en si peu de temps; de sorte que, si l'on peut affirmer que la gale n'existe plus après la friction, il est évident, du moins, que le galeux n'est pas guéri et que l'état de sa peau réclame encore des soins plus ou moins prolongés. Si alors il n'existe chez le malade aucune prédisposition aux affections cutanées, si l'éruption secondaire n'a été que la conséquence de la présence des acares et des autres causes irritantes qui ont agi sur la peau, cette éruption disparaît d'elle-même aussitôt qu'elle n'est plus entretenue par ces causes externes : *Sublata causa*, *tollitur effectus.* Mais si, au contraire, la gale survient chez un individu irrité déjà par un régime stimulant et âcre, par des privations, des veilles, des excès de fatigue, des peines morales, etc., ou, du moins, prédisposé d'une manière quelconque aux affections herpétiques, cette maladie agit comme cause occasionnelle et détermine, du côté de la peau, l'explosion d'une éruption qui devient bientôt abondante, qui est tenace, qui survit à la mort des acares, et qni nécessite un traitement approprié.

Pour bien apprécier les résultats que l'on obtient par l'emploi de la nouvelle méthode, il est donc nécessaire de diviser les galeux en trois catégories, savoir : 1° ceux qui sont affectés de gale simple, chez lesquels la nouvelle méthode peut procurer une guérison complète, presque instantanée. 2° Ceux qui sont affectés de gale compliquée d'autres éruptions, mais sans prédisposition herpétique; dans cette catégorie, la méthode nouvelle procure encore la guérison presque instantanée de la gale, et les éruptions secondaires disparaissent ensuite d'elles-mêmes, sous l'influence des moyens de propreté, en un temps plus ou moins long. 3° Ceux qui sont atteints de gale compliquée d'autres éruptions, avec prédisposition herpétique; ici la méthode nouvelle, après avoir guéri la gale, n'a plus aucune puissance contre l'éruption subsistante, qui serait, au contraire, exaspérée par elle, et qui réclame un traitement particulier.

Lorsqu'on est bien convaincu de la vérité de ce que je viens de dire, on doit s'étonner qu'on ait pu se décider à refuser d'admettre dans les salles tous les galeux qui se présentent à l'hôpital Saint-Louis. Car, enfin, ceux de la troisième catégorie ne peuvent pas être considérés comme guéris après l'emploi de la friction, et ils doivent être gardés dans l'hôpital, sinon comme galeux du moins comme dartreux. Je ne vois même pas qu'il soit possible de renvoyer ceux de la deuxième catégorie. Si leur maladie n'est plus contagieuse après la friction, si l'éruption dont ils sont couverts est susceptible de disparaître désormais sans aucun traitement, il n'en est pas moins vrai que leur peau offre encore un aspect repoussant, et qu'il leur est difficile de se faire admettre sans répugnance dans une société qui les repoussait avec effroi deux heures auparavant. Ajoutons qu'il n'est pas toujours facile ni possible de distinguer, *a priori*, les galeux qui doivent entrer dans la deuxième catégorie, de ceux qui appartiennent à la troisième, et nous arriverons à conclure qu'on ne devrait refuser, dans les hôpitaux civils, que les malades de la première catégorie, c'est-à-dire, que ceux dont la gale est simple ou compliquée d'une éruption secondaire peu importante.

J'ai déjà songé à renvoyer de l'hospice de l'Antiquaille, après la friction, tous les malades de cette dernière catégorie; mais j'ai hésité jusqu'ici dans la crainte que la gale ne leur soit communiquée de nouveau par leur linge et par leurs vêtements. J'ai demandé à M. l'administrateur de l'intérieur qu'il voulût bien faire établir une étuve où ces objets pussent être désinfectés pendant la durée de la friction. Je dois dire que M. Joly, qui administre l'Antiquaille avec autant de zèle que d'intelligence, s'est montré très-empressé d'accueillir cette idée, et je suis convaincu que si elle n'est pas encore réalisée, cela tient à des circonstances indépendantes de sa volonté.

Malgré les inconvénients que je viens de signaler et qui sont inhérents à la maladie, cette méthode de traitement présente encore de grands avantages. D'abord elle procure, en somme, une guérison plus rapide et ensuite elle occasionne moins de frais, ce qui ne doit pas être dédaigné dans les hôpitaux, non plus que dans la médecine des classes pauvres où la gale s'observe principalement.

Dans l'armée, cette méthode offre des avantages plus grands encore, car, outre l'économie de temps et de remèdes qu'elle procure, elle permet de laisser les militaires galeux dans leurs casernes, sans déranger en rien leurs exercices ou, tout au moins, de les traiter et de les guérir dans les infirmeries. Dans la majorité des cas, il est possible de se passer des hôpitaux pour le traitement des militaires galeux, puisque ce traitement n'exige, à moins de complications, qu'une baignoire ordinaire, du savon noir et de la pommade d'Helmerich que l'on peut avoir dans les infirmeries aussi bien que dans les hôpitaux.

Voilà, mon cher confrère, l'exposé sommaire des résultats que j'ai obtenus dans le traitement de la gale par la méthode nouvelle. Je désire que ces quelques détails puissent offrir un peu d'intérêt à vos lecteurs, et je vous prie de croire aux sentiments affectueux avec lesquels j'ai l'honneur d'être, votre tout dévoué,

RODET,

Chirurgien en chef de l'Antiquaille.

CLINIQUE MÉDICALE.

Hydropisie utérine en dehors de l'état de gestation. Observation recueillie à l'Hôtel-Dieu, dans le service de M. TEISSIER, par M. DARD, interne.

MM. Stoltz et Naegele, au congrès médical de Strasbourg en 1842, ont nié l'existence de l'hydrométrie en dehors de la grossesse. M. Teissier, dans un mémoire publié en 1842, réunit de nombreuses observations empruntées à Fernel, Franck, Mauriceau, Lisfranc, Jobert de Lamballe; il établit d'une manière évidente le diagnostic de cette affection, réfuta les objections présentées au Congrès de Strasbourg et prouva, par des faits incontestables, l'existence de l'hydrométrie. Voici la relation d'un nouveau cas qui s'est présenté récemment dans le service de M. Teissier, à l'Hôtel-Dieu de Lyon, et dont l'authenticité est à l'abri de toute contestation. Bouillot (Françoise), de Mâcon, âgée de 34 ans, habituellement bien portante, a eu trois enfants, le dernier il y a quatre ans; elle a toujours conservé depuis des douleurs dans le bas-ventre et dans les reins. Il y a dix-neuf mois que son ventre a commencé à grossir; il a continué à se développer pendant neuf mois. Dans cet espace de temps elle a eu deux fois ses règles, mais pendant quelques heures seulement; la première fois, un mois et demi après le début et la seconde trois mois après. La malade se croit enceinte, elle ressent des mouvements analogues à ceux du fœtus, ses seins sont gonflés, la sécrétion laiteuse est abondante. A l'apparition des premières douleurs elle se rend à la Maternité de Mâcon. Une sage-femme, après l'avoir touchée, lui dit qu'elle n'est sans doute pas enceinte; que, du reste, rien n'indique que le travail soit commencé. Les douleurs continuent et augmentent; elle perd environ trois litres d'eau et son ventre diminue un peu. A partir de ce jour, il y a eu pendant trois mois un écoulement d'environ deux litres chaque jour; son ventre a repris peu à peu son volume normal. Il n'y a jamais eu expulsion d'aucun corps étranger pouvant faire soupçonner l'existence d'une môle. Depuis cette époque, les règles reviennent régulièrement les premiers jours du mois, et, au milieu de chaque mois, pendant deux ou trois jours, elle perd chaque jour deux litres d'un liquide séreux. Pendant son séjour à l'Hôtel-Dieu, ses règles sont venues le premier du mois, et, le 15, elle a perdu un liquide alcalin analogue à la sérosité des ascites ; les linges et les draps qui en étaient imprégnés exhalaient une odeur analogue à celle des lochies. Le col, largement entr'ouvert, avait environ trois fois le volume normal ; il était ainsi que le vagin tout lubréfié par le liquide qui sortait de l'utérus. Cet écoulement dura trois jours ; pendant ce temps les seins étaient gonflés, douloureux et sécrétaient du lait. Ce phénomène se renouvelle tous les mois. Il ne peut y avoir aucun doute sur la nature de cette affection puisque nous avons assisté à l'écoulement du liquide. Cette observation présente, comme particularité remarquable, l'apparition des règles, en très-petite quantité il est vrai, sans écoulement du liquide de l'utérus, lorsque l'hydrométrie se forma la première fois. Elle n'a d'importance qu'au point de vue de la séméiologie, car la malade n'est restée qu'un mois à l'Hôtel-Dieu, temps nécessaire pour établir le diagnostic avec précision et exactitude, et, lorsqu'on aurait pu commencer un traitement, elle est sortie brusquement de l'hôpital.

Mémoire sur une nouvelle combinaison de l'iode et sur son application en médecine ;

lu à la Société de Médecine, par M. Socquet, médecin de l'Hôtel-Dieu et par M. Guilliermond, pharmacien, membre du Conseil d'hygiène et de salubrité.

L'iode est un médicament qui depuis longtemps a pris dans la thérapeutique un rang qu'il ne peut perdre désormais. Son action favorable, dans un grand nombre de maladies chroniques, est journellement proclamée par tous les médecins : c'est ainsi que les symptômes tertiaires de la syphilis, les scrofules, les affections tuberculeuses du poumon, le rachitisme, le carreau, le goître, etc., ont été heureusement modifiés ou complètement guéris par l'iode. Mais ce médicament étant très-actif, l'on a dû rechercher quelle était la forme pharmaceutique sous laquelle il manifesterait tous ses effets sans amener à sa suite de fâcheux désordres. Jusqu'à ce jour ce problème n'avait point été complètement résolu ; nous pensons avoir levé, sous ce rapport, toutes les difficultés dans la nouvelle combinaison iodique que nous proposons.

La propriété singulière que possède la solution aqueuse de tannin de dissoudre l'iode, propriété qui a été remarquée par l'un de nous, M. Socquet, nous a donné l'idée de la mettre à profit pour l'administration thérapeutique de cet agent précieux. Nous venons soumettre à l'appréciation des praticiens le résultat des recherches que nous avons entreprises dans ce but.

Nous avons divisé notre travail en trois parties, dans lesquelles nous traiterons successivement :

1° Des propriétés chimiques de la nouvelle combinaison ;
2° De ses préparations pharmaceutiques ;
3° De son usage dans diverses maladies.

PREMIÈRE PARTIE.

Propriétés et nature chimiques de la nouvelle combinaison.

Le tannin dissout l'iode, mais cette dissolution ne peut avoir lieu sans l'intervention de l'eau ; en effet, si l'on triture ensemble de l'iode et du tannin, on n'apercevra aucune réaction ; les deux substances seront mêlées et ni l'une ni l'autre ne se trouvera altérée ; si l'on ajoute de l'alcool à leur mélange, elles se dissoudront, mais on ne remarquera encore aucun autre phénomène chimique, quelque prolongé que soit le contact. Avec l'eau, au contraire, une réaction vive se manifeste presque subitement ; ces deux corps forment entre eux une pâte molle et élastique qui s'attache au fond du mortier dans lequel on opère, et finit par se dissoudre à l'aide d'une douce chaleur, dans une petite quantité d'eau. Le tannin peut ainsi dissoudre des quantités considérables d'iode : il peut en absorber jusqu'à la moitié de son propre poids. Ce qu'il y a de remarquable dans la dissolution de l'iode par le tannin, c'est que, si l'on s'arrête à une certaine proportion entre ces deux substances, on verra qu'il s'effectue entre elles une véritable combinaison chimique.

Sept grammes de tannin, un gramme d'iode, trois cents grammes (1) d'eau, forment, même à froid, une solution dans laquelle la présence de l'iode ne peut plus être accusée par le contact de l'amidon seul.

Cette solution, que nous appellerons iodo-tannique, est d'abord louche et laisse déposer sur les parois des vases qui la contiennent, une substance cristalline ; si l'on sépare cette substance par la filtration, la liqueur devient tout à fait limpide et le dépôt se change sur le filtre en une masse résineuse, élastique ; celle-ci est soluble dans l'eau bouillante et l'alcool froid ; la liqueur en retient si elle est assez étendue d'eau ; elle ne s'en dépouille complètement qu'en la faisant concentrer par l'évaporation. La quantité de cette substance qui généralement peut être séparée de la solution iodo-tannique, peut être évaluée au 6me en poids du tannin employé.

Ce dépôt ayant été lavé à l'eau froide et épuisé complètement, ne retient aucune trace d'iode. Ce métalloïde reste entièrement dans la solution qui surnage le dépôt ; celui-ci a une couleur brune, presque noire, rougit faiblement le papier tournesol, forme un sel insoluble avec la potasse, précipite la gélatine et les solutions d'alcaloïdes ; enfin ; il conserve les propriétés du tannin, mais d'un tannin altéré et qui constitue sans doute un nouvel acide qui a des rapports avec l'acide métagallique ; la solution iodo-tannique conserve sa transparence indéfiniment si elle en est entièrement dépouillée.

La solution iodo-tannique dans laquelle l'iode se trouve combiné est d'un brun tirant sur le rouge ; sa couleur s'af-

---

(1) Si on mélange le tannin et l'iode sans y mettre de suite la quantité d'eau nécessaire, on aura à supporter une vapeur légère mais acide qui remplira le laboratoire.

faiblit peu de temps après qu'elle a été préparée, elle finit ensuite par devenir permanente ; un papier bleu réactif trempé dans cette solution prend une couleur rouge plus intense que dans une dissolution équivalente de tannin pur ; elle précipite les sels de fer en noir, elle sépare la gélatine et les alcaloïdes de leur dissolution ; enfin elle se comporte comme la dissolution de tannin ; mais elle offre un avantage sur celle-ci, c'est de se conserver sans altération. La présence de l'iode y est tout à fait dissimulée, le goût et l'odorat ne peuvent la faire reconnaître, elle ne tache point la peau ; enfin elle coagule très-bien l'albumine ainsi que les sérosités morbides et le sang.

Nous avons dit que la solution iodo-tannique pourrait absorber une quantité d'iode égale en poids à la moitié du tannin employé ; cette nouvelle solution, que nous appellerons *tannique iodurée*, est fortement colorée ; elle a l'odeur de l'iode, elle ne perd point les propriétés inhérentes à la présence du tannin ; elle est soluble dans l'eau en toutes proportions et ne forme par la suite aucun dépôt dans le véhicule.

Quelle est la nature chimique de la combinaison qui se forme entre le tannin et l'iode ?

Pour arriver à la connaître, nous avons cru devoir soumettre la solution iodo-tannique à l'action des agents suivants : 1° à l'action de la chaux ; 2° à l'action de la gélatine ; 3° à l'action de l'acétate de plomb ; 4° enfin à l'action du calorique.

1° La chaux a formé dans la dissolution un dépôt de tannate de chaux qui a été séparé par le filtre : la liqueur filtrée a été évaporée et nous avons pu nous convaincre qu'elle contenait tout ou la majeure partie de l'iode à l'état d'iodure de calcium ;

2° La gélatine forme dans la solution iodo-tannique un précipité gris abondant (1) ; nous avons mis de la gélatine autant qu'il en a fallu pour séparer la totalité du tannin. Le dépôt de tannate de gélatine a été reçu sur un filtre et lavé à grandes eaux jusqu'à ce que la réaction du chlore et de l'amidon ne fît plus connaître la présence de l'iode ; le dépôt de tannate de gélatine, qui avait été lavé soigneusement et dépouillé de tout l'iode soluble à l'eau, a été calciné après avoir été mêlé avec une solution de potasse caustique concentrée, son charbon a été ensuite traité par l'alcool et celui-ci ayant été évaporé n'a pas fourni trace d'iode. L'iode était donc resté en entier dans la solution, mais fortement embarrassé d'une dernière quantité de tannate de gélatine dont il était difficile de l'isoler.

3° L'acétate de plomb dissous dans l'eau distillée a fait naître dans la solution iodo-tannique un précipité jaune qui a été reçu sur un filtre : additionné d'une nouvelle quantité d'acétate de plomb, il s'est formé dans la dissolution un nouveau précipité, mais qui cette fois était blanc. Il paraît que, dans cette réaction, l'iode abandonne d'abord le tannin pour se précipiter avec le plomb, et que la précipitation du tannate de plomb ne vient qu'après. L'iodure formé, a été traité par l'eau bouillante et filtré immédiatement ; par le refroidissement, nous avons vu se former les écailles brillantes qui, d'après l'observation intéressante de M. Boullay, sont particulières à l'iodure de plomb, et qui par des cristallisations successives auraient pu être débarrassées du tannate de plomb dont elles devaient être forcément imprégnées ;

4° Nous avons fait évaporer la solution iodo-tannique, nous l'avons essayée avec le papier amidonné pendant tout le temps de sa concentration et nous avons remarqué que tant qu'elle restait humide elle ne donnait pas de réaction iodée ; mais qu'aussitôt qu'elle approchait du point où elle devait se dessécher, un peu d'iode était mis à jour.

Nous avons pris une solution négative, contenant cinq grammes d'iode, trente grammes de tannin et un litre d'eau, et bien neutre au papier amidonné, nous l'avons distillée dans une cornue de verre jusqu'à réduction de quatre-vingts grammes ; les eaux distillées ont été reçues et fractionnées par cinquante grammes ; elles ont toutes été essayées au papier tournesol et n'ont pas décelé la plus petite quantité d'acide ; l'iode n'avait point non plus pénétré jusqu'à elles. Le liquide, qui était resté dans la cornue, ayant été retiré, a laissé déposer une petite quantité de l'acide brun que nous avons signalé plus haut, et ne s'est plus troublé depuis ; il était très-acide et ne donnait pas de réaction bleue avec l'amidon.

On peut tirer, pour conséquence des agents auxquels nous avons soumis la solution iodo-tannique, sur sa constitution chimique, que pendant le contact de l'eau, de l'iode et du tannin, une portion de l'eau se décompose ; qu'il y a formation d'acide hydriodique et qu'une proportion de tannin est transformée, par le fait d'une oxidation, en un tannin particulier moins soluble que le tannin ordinaire, et que le tannin non altéré forme avec l'acide hydriodique une combinaison soluble et stable, que la distillation même ne peut pas altérer. Au point où en sont nos travaux nous ne pouvons donner cette théorie que comme une probabilité, nous réservant de revenir plus tard sur un sujet qui, au point de vue chimique, nous paraît intéressant et pourra peut-être amener les chimistes à se prononcer sur la nature d'un corps encore peu connu.

DEUXIÈME PARTIE.

Préparations pharmaceutiques, formules.

La solution iodo-tannique se prête admirablement à toutes les formes pharmaceutiques pour l'usage interne ; nous n'en avons pas trouvé de plus commode et de plus convenable que celle d'un *Sirop iodo-tannique*.

Deux formules nous ont paru nécessaires pour l'usage externe ; la première, que nous appelerons solution *iodo-tannique normale*, parce que l'iode et le tannin s'y trouvent dans des rapports constants, et que ces éléments sont

(1) Quoique la gélatine ait séparé le tannin, la liqueur surnageante retenait toujours l'iode à l'état de combinaison.

combinés entre eux. La deuxième, que nous appellerons *iodo-tannique iodurée*, dans laquelle une partie de l'iode se trouvera libre, seulement à l'état de dissolution et agira par lui-même.

Dans les opérations que nous venons de rapporter, nous nous sommes toujours servi du querci-tannin : mais comme l'astriction désagréable de cette substance pourrait quelquefois la faire rejeter pour son administration interne, ainsi que le remarquent fort bien M. Trousseau, et M. le professeur Soubeiran dans une note récemment publiée sur les différents tannins, nous avons dû chercher si nous ne pourrions pas trouver, dans les autres végétaux, un succédanné avantageux qui puisse nous permettre de l'appliquer plus facilement à l'usage interne. Après en avoir examiné plusieurs, nous avons été assez heureux pour trouver à un haut degré, dans le ratanhia, la propriété de dissoudre l'iode et de se combiner avec lui.

C'est donc avec le tannin du ratanhia que nous préparerons les médicaments que nous destinerons à l'usage interne, réservant le querci-tannin pour l'usage externe.

Voici les formules que nous avons adoptées :

USAGE INTERNE.

Sirop iodo-tannique.

Prenez : Iode. . . . . . deux grammes (1).
Ext. de ratanhia . huit grammes.
Eau } Sucre } àa q. s. pr faire sirop 1 kilogr.

On aura soin d'employer un extrait de ratanhia entièrement soluble, l'extrait préparé dans le vide par M. Grandval nous a paru très-convenable à cet objet.

On fera dissoudre l'iode dans une très-petite quantité d'alcool et on le mélangera avec l'extrait de ratanhia dissous dans l'eau : le tout introduit dans un matras de verre, on laissera opérer la réaction pendant l'espace de quelques heures ; quand la combinaison aura eu lieu, on verra qu'il se sera formé un dépôt brun pulvérulent ; on le séparera au moyen du filtre ; on le lavera à plusieurs eaux pour enlever tout l'iode qu'il pourrait retenir ; on réunira les colatures, on les fera réduire sur une assiette exposée à la vapeur de l'eau bouillante ; enfin, quand elles seront suffisamment concentrées, on y ajoutera le sucre de manière à former un sirop ; celui-ci aura une couleur rouge magnifique, son goût sera agréable, il contiendra invariablement six centigrammes d'iode par trente grammes de véhicule ; il pourra être conservé sans altération et presque indéfiniment.

On aura soin de n'employer, pour faire ce sirop, que des vases de verre ou bien des bassines en fonte émaillées.

(1) Nous avons conservé une partie de cette solution aqueuse depuis trois mois sans qu'elle se soit altérée en aucune façon.

USAGE EXTERNE.

Solution iodo-tannique, normale.

La solution iodo-tannique neutre s'obtient en mêlant par trituration cinq grammes d'iode, quarante-cinq grammes de tannin, et mille grammes (1) d'eau. La solution est complète au bout de peu de temps, on la filtre et on la concentre, par une évaporation ménagée, jusqu'à ce qu'elle soit réduite à cent grammes, après avoir eu soin toutefois de bien l'examiner au papier amidonné.

Cette préparation pourra servir en injection dans les divers conduits recouverts d'une membrane muqueuse, tel que le canal de l'urètre, le vagin ; elle peut être employée avec avantage, en gargarisme, dans les gingivites scorbutiques.

Solution iodo-tannique iodurée.

Prenez : Tannin . . . dix grammes.
Iode . . . . cinq grammes.
Eau . . . . quatre-vingt-dix grammes.

Opérez la dissolution par trituration et achevez-la à l'aide d'une douce chaleur dans un matras en verre, placé au bain marie.

Cette solution offre l'avantage précieux de dissoudre l'iode complètement et de manière à ce qu'il ne se dépose jamais, quelle que soit la quantité d'eau avec laquelle on veuille l'étendre. Elle est soluble en toute proportion dans ce véhicule ; elle doit remplacer les solutions iodées faites avec l'intervention de l'alcool ou de la potasse.

Cette solution servira surtout à toucher les ulcères du col utérin, ceux qui surviennent aux gencives et déchaussent les dents, ceux qui ont leur siége à la voûte du palais : elle peut être employée sur les vesicatoires dénudés pour faire absorber l'iode ou en fomentation sur les genoux tuméfiés, à la suite d'une hydarthrose ; étendue d'une plus grande quantité d'eau, elle peut servir en injections pour les grandes surfaces séreuses, comme le péritoine, l'hydrocèle et les diverses tumeurs enkystées.

Telles sont les formules que nous proposons. Nous aurions pu en faire ressortir beaucoup d'autres, nous avons cru convenable de nous arrêter ; laissant au temps et aux besoins qui naîtront le soin d'étendre, à telle ou telle préparation, la formule de nos solutions iodo-tanniques normales, et de nos solutions iodo-tanniques iodurées.

(*La suite au prochain numéro.*)

(1) On ne parvient pas toujours, du premier coup, à obtenir la neutralité complète de l'iode, on y arrivera en fractionnant les doses et surtout en y ajoutant des quantités d'eau plus considérables; la dose de celle-ci ne paraît pas être indifférente à la combinaison entière de l'iode.

SOCIÉTÉ DE MÉDECINE DE LYON.

Séance publique annuelle.

Présidence de M. Rater.

(*Suite et fin.*)

III.

De la confraternité médicale,

Par M. Devay.

Messieurs,

Parler devant vous de la confraternité médicale, de ses obligations et de ses avantages, c'est entrer dans vos propres sentiments; c'est s'inspirer de vos traditions d'honneur. Ce qui pour d'autres serait considéré comme une leçon n'est vis-à-vis de vous que l'expression des tendances bien connues de la Compagnie, le résultat de son exemple. Le médecin étranger a depuis longtemps remarqué, en effet, que si la Société de médecine de Lyon sait tenir allumé le flambeau de la science, elle sait aussi aviver le foyer des sentiments confraternels. Agir ainsi c'est rendre la médecine plus puissante puisqu'elle devient plus considérée; c'est rendre sa pratique plus facile et plus douce, puisque l'homme de l'art ne marche plus à travers l'antagonisme, mais à travers la solidarité. Nous envisagerons la confraternité médicale, dans sa nature, dans ses avantages et ses devoirs, et nous considérerons ces devoirs sous deux aspects : les devoirs privés et les devoirs publics.

La confraternité médicale, fondée sur une bienveillance réciproque, sur le respect de ceux qui, comme nous, professent un art sacré, ne découle point comme partout ailleurs des devoirs de simple convenance; elle a le caractère d'une obligation. Nous concevons, en effet, la fragilité des liens qui unissent passagèrement les hommes voués aux affaires, mêlés aux événements ordinaires de la vie : Le hasard les assemble, les circonstances les désunissent. Mais chez nous les rapports ont plus de consistance et reposent sur une sorte de consanguinité, de parenté spirituelle, sur des connaissances et des labeurs communs, et l'on peut ajouter sur des souffrances communes. N'est-ce pas, en effet, sur le médecin que pèse plus particulièrement le poids du jour, celui des malheurs privés et celui des calamités publiques ? Sa personne n'est-elle point toujours une sentinelle avancée au milieu des périls que subit la société? N'est-ce point lui qui est en proie à ces accusations calomnieuses, provoquées dans l'intention d'échapper aux obligations de la gratitude? — Cette parenté repose encore sur des connaissances communes. Eh! quelles connaissances, Messieurs? celles qui ont trait à la nature humaine sous toutes ses faces, dans toutes les phases de son existence, dans toutes ses conditions.

La confraternité est donc de l'essence de la profession médicale. C'est, en effet, dans les carrières où le danger se montre, où l'existence devient incertaine, au milieu des situations les plus émouvantes et les plus dramatiques que la confraternité dût naître en quelque sorte spontanément. Elle marque alors, entre tous les membres, l'identité du but à atteindre et l'identité du péril. C'est pour cela que nous voyons l'homme le plus livré aux fatigues et aux chances du hasard, le moins assuré de son lendemain, consacrer par l'heureuse expression de *frères d'armes*, l'affectueuse sympathie qu'il éprouve pour ceux qui partagent avec lui les mêmes dangers et la même gloire. Or, l'usage a consacré, en médecine, sinon le même terme, un mot du moins exprimant une idée semblable à celle figurée par le langage du soldat. Lorsque, dans nos anciens colléges de médecine, nous voyons les membres se donner avec effusion le nom de confrères, nous nous sentons émus. Et puis, ne l'oublions jamais : dans notre profession la confraternité n'est souvent que la dette de la reconnaissance. Parmi ces jours heureux, trop courts, hélas! que la Providence nous ménage, ne devons-nous pas compter ceux qui s'écoulent à côté des médecins qui nous ont transmis les préceptes de l'art, qui nous ont alimenté de la doctrine? Quand plus tard nous les rencontrons, comme des émules, dans la marche ascendante de la vie, pouvons-nous, cédant aux inspirations de l'âpre concurrence, méconnaître en eux les instruments sacrés de notre initiation? Il y aurait là un outrage à la mémoire de notre plus glorieux ancêtre, qui a voulu lier entr'elles les générations médicales par le plus noble et le plus beau des serments! — Qu'ai-je besoin d'ailleurs d'appeler votre sollicitude sur un devoir que vous remplissez si bien? Nous avons pour témoignage la déférence respectueuse que votre Compagnie a toujours eue pour les Nestors de la science et de la pratique lorsqu'elle les a possédés dans son sein, les vœux unanimes qu'elle forme pour la prolongation d'une verte et saine vieillesse : tant elle sait que cette vie offre un modèle consolant et pur de devoirs fidèlement accomplis et de sincère confraternité!

Notre situation vis-à-vis d'un public sceptique et malveillant, nous enjoint de pratiquer entre nous cette solidarité, de serrer nos rangs. C'est à travers l'interstice opéré par nos inimitiés que les erreurs les plus préjudiciables s'introduisent dans le monde, que naissent en foule les hérésies médicales. Notre propre histoire est là pour l'attester. Le souvenir des discordes intestines entre les divers membres de la famille médicale, déposé au sein de la malignité publique, agrandi par elle, n'a pas peu contribué à déconsidérer l'art lui-même. C'est là surtout que se rencontre l'origine de ces plaisanteries traditionnelles sur la médecine ainsi que sur ses ministres. Par dignité pour notre science, nous voudrions pouvoir effacer ce souvenir de nos annales; mais la lutte eut trop de persistance et parfois trop de vivacité pour que cela soit possible (1).

(1) Voy. Pouchet, *Histoire des sciences naturelles, etc.*, p. 549, 1852. — Malgaigne, *Introd.* aux Œuvres d'Ambroise Paré.

Que le passé nous serve au moins de leçon; qu'il nous enseigne le dogme de la bienveillance et de la charité mutuelles! de même que pour accomplir les devoirs ordinaires de la vie il faut toujours de l'abnégation, ainsi pour l'accomplissement des devoirs qu'impose la confraternité, il faut planer au-dessus des petits intérêts et des rivalités d'amour-propre. Il faut embrasser l'essence même de la profession. Il devient impossible alors, sinon d'aimer, du moins de ne pas respecter l'homme qui est le ministre de cet art qui, d'après l'unanime conscience du genre humain, lorsqu'il est de sang-froid, est celui qui apaise le plus de douleurs. Si l'indignité de certains membres nous décourage; si nous voyons les pierres du sanctuaire se traîner dans la boue des places publiques, comme le disait Massillon, voilons ces tristes images et reportons nos yeux sur un autre tableau, sur celui que nous présente le juste obscur en médecine. Ce n'est point une création de fantaisie; le type existe, nous le connaissons et il fait sentir les douceurs de la confraternité.

C'est encore dans la profession médicale que l'on rencontre le plus souvent de ces natures fortement trempées qui ne se placent que sous la dépendance du devoir; qui se sont vouées au soulagement des souffrances humaines comme on s'assigne une mission; qui vivent au contact journalier des misères de la vie, sans autre perspective qu'un salaire modique mais suffisant à leur existence. Ce ne sont pas ceux-là qui acceptent avec murmure le pain de chaque jour; ils bénissent la profession qui en même temps qu'elle le leur fournit, leur donne avec usure les satisfactions du cœur et de l'intelligence. Telle est la simplicité de ce médecin, qu'on peut lui appliquer ce qu'a dit Rousseau de l'honnête homme supérieur : « Il n'est ni intrigant ni actif; il ignore le chemin des honneurs et de la fortune, et ne songe point à le chercher; il ne se compare à personne; toutes ses ressources sont en lui seul : insensible aux outrages et peu sensible aux louanges, s'il se connaît il ne s'assigne point sa place, et jouit de lui-même sans s'apprécier. » Il en arrive plus tard à désirer la fin de la vie, comme après avoir bien travaillé on désire la fin de la journée; il s'est résigné depuis longtemps au sort commun des êtres qu'il a vus sans cesse renaître ou mourir autour de lui.

Quand le moment viendra d'aller trouver les morts,
J'aurai vécu sans soins, et mourrai sans remords.

Après avoir reconnu que la confraternité est de l'essence même de la profession, nous devons traiter des avantages qu'elle procure et d'une partie des devoirs qu'elle impose. Tous les médecins ne sont point également convaincus des heureux résultats des sentiments confraternels pour ceux qui les cultivent. Il en est beaucoup qui ont à cœur de s'affranchir de ce devoir, et qui demandent à leur propre individualité et au public la raison de leur succès. Ils marchent hardiment dans la pratique, sans relation avec leurs confrères, qui ignorent leur origine scientifique, mais vaillamment soutenus par la société que les officiers de fortune surprennent toujours. Plaignons ces confrères qui, se sentant soutenus par l'aveugle déesse, méprisent leur propre famille. L'or ne console pas de tout. Au fond de tout cela, à travers tous ces succès de brigue, ces triomphes enfantés par des coteries incompétentes, on se demande un beau jour où est la consécration de ce talent. L'opinion publique tantôt si favorable, est la première à réaliser ce que le profond La Bruyère a proposé pour pénétrer jusqu'à l'homme pour évaluer son titre.

C'est qu'en effet, Messieurs, les confrères seuls consacrent le véritable mérite. En médecine tout le monde le reconnaît, l'opinion publique s'égare facilement sur le compte de la valeur du praticien. Elle est condamnée à bien des méprises touchant ses jugements sur les ministres d'un art qui se pratique en quelque sorte à huis-clos et opère sur les phénomènes les plus secrets de la vie. Ces actes n'ont point l'éclat, le retentissement de ce qu'on appelle une affaire bien conduite et qui peut de prime abord, par la matérialité du fait, donner une position considérable à un homme nouveau. C'est à la confraternité médicale à éclairer la société; c'est à elle à lui désigner les hommes de choix. Ai-je besoin de vous le dire, Messieurs, les médecins d'un haut mérite, qui n'ont point déchu dans la pratique et la moralité de l'art, n'ont-ils point tous été patronés par leurs confrères! Il en est beaucoup qui, au début de leur carrière, languissaient obscurément, sur lesquels le vent de la fortune ne soufflait pas et qui tout à coup ont vu le succès s'approcher d'eux : des confrères les avaient signalés et les avaient couverts de leur assistance morale. Il existe, en effet, dans l'ensemble de notre corporation, un esprit de justice, d'impartialité, qui, lorsqu'on l'interroge donne des jugements sûrs et indépendants. Les hommes qui ont l'honneur d'être distingués d'elle, peuvent se dire éprouvés : ils ont pour eux un témoignage incorruptible. Si l'œuvre vigilante de la confraternité n'a point toujours eu la puissance de faire assigner au mérite sa véritable place, elle a du moins atténué ce malheur. Il est des médecins, et vous en avez connus, que des talents réels, des connaissances étendues, de précieuses qualités morales n'ont pu mettre en évidence; ils sont demeurés toute leur vie dans la plus humble situation. Mais les sentiments de confraternité qui reposaient sur eux les ont consolés, et, en protestant contre un injuste oubli, ont adouci l'amertume de leur position.

Ainsi, un des plus grands avantages attachés à la culture des sentiments confraternels, est celui d'un appui et d'une assistance morale dans la carrière la plus épineuse. Un médecin d'une honorabilité notoire, d'un savoir éprouvé, est toujours sûr de trouver parmi ses pairs des voix qui le protégent contre la calomnie. Tous sont appelés à recueillir ces fruits, mais tous ne sont point élus. Il est certain que vous ne devez point cette protection à ceux qui non seulement ne la recherchent pas, mais qui semblent même l'éviter; à ceux qui pratiquent une médecine en dehors des données générales de la raison et de l'expérience des siècles. A ceux-ci vous ne devez que le silence. Votre confraternité ne peut s'exercer qu'avec réserve sur le praticien qui se jette notoirement dans les périls d'une scabreuse expérimentation thérapeutique, qui substitue ses tentatives incertaines à la pratique rationnelle de l'art. La société n'est que trop disposée à nous soupçonner de donner un peu à l'aventure, dans nos applications de la science à l'homme souffrant; par notre mesure, notre réserve, efforçons-nous de détruire cet injurieux préjugé. Dans notre conduite vis-à-vis des malades, maintenons-nous en un saint respect pour la vie de nos semblables et prenons garde surtout qu'on ne nous jette à la face l'outrageant reproche que M. Ch. Lacretelle adresse à si juste titre aux vendeurs d'opium de l'Angleterre :

Vous vendez du poison, mais vous n'en mangez pas (1).

Mais, comme nous le verrons dans un instant, cette réserve de la confraternité ne peut s'appliquer qu'aux médecins pour qui le malade n'est qu'un sujet d'expérience, dont la science est le prétexte, mais dont le vrai but, comme l'a dit M. Daremberg, n'est que trop souvent l'intérêt personnel. Un des plus saints devoirs de la confraternité est de donner de l'éclat aux innovations vraiment utiles.

Il est noble, et je dis plus, il est juste que la confraternité apporte son tribut particulier d'estime au médecin qui unit à sa mission pratique, celle non moins périlleuse qui a pour but de concourir, par ses travaux, à l'avancement de l'art. A cet homme qui multiplie si utilement ses efforts, vous devez une double reconnaissance, lorsque vous êtes assuré que l'amour de la science et de la vérité l'inspire, qu'il ne cède point à l'enthousiasme et à l'entraînement..... Mais aussi, oserais-je le dire, si des exemples malheureux ne m'y contraignaient, de pénibles devoirs ne vous restent-ils pas à remplir vis-à-vis de ces écrivains qui introduisent dans la science des éléments impurs, et l'entravent au lieu de la servir? Vous retirez votre confraternité comme vous avez retiré votre confiance de dessus ces organes infidèles de la science, vous êtes implacables pour le mensonge médical. Si vous restez indifférents vis-à-vis de ces ouvriers inutiles qui suent sur des travaux puérils, qui s'exercent sur des minuties scientifiques, vous devenez plus sévères envers ces écrivains qui, suivant l'expression de Bouvart, en parlant de Tronchin, font des emprunts littéraires sans laisser de reconnaissance à leurs créanciers.

Il vous est permis de rire, comme on se moque d'un travers, de ces praticiens qui, pour séduire la crédulité du peuple, enflent leur importance et se présentent comme seuls chargés du fardeau de la santé publique. Qui pourrait les représenter exprimerait l'empressement, l'inquiétude, la curiosité, l'activité, saurait peindre le mouvement. Votre expérience sait faire justice de ces forfanteries calculées, et reconnaître qu'en médecine les forces de l'homme ne peuvent dépasser certaines limites de succès. Vous savez trop souvent que ces Hercules de la pratique, si affairés, ne viennent d'aucun endroit, et ne vont nulle part; que la carrière médicale offre l'image de certaines contrées dont un penseur a dit : « Il y a un pays où les joies sont visibles, mais fausses, et les chagrins cachés, mais réels. »

Il est des circonstances nombreuses, dans lesquelles, un confrère doit porter un éclatant témoignage en faveur d'un médecin que des rumeurs aussi injustes que malveillantes, accusent d'une catastrophe qui n'est point l'œuvre de ses soins. C'est un devoir qui intéresse autant la science elle-même que la moralité de l'art; on doit porter ce témoignage énergiquement et sans réticence. J'ajoute ce dernier terme, car l'ambiguïté d'une justification de sa part ne fait alors qu'envenimer la situation où se trouve le confrère malheureux; l'expérience l'a démontré bien souvent. En voulez-vous un exemple? le voici : un personnage sur lequel l'attention publique se fixe, soit à cause de son rang, de l'intérêt qui s'attache à son âge ou à sa famille, est atteint d'une maladie insidieuse, à marche incohérente; aux médications énergiques qu'oppose le confrère à la gravité du mal, la mort succède. Les profanes, hommes pharisaïques, ne voient dans cette issue que la succession d'un fait à un autre, et appliquent de suite la brutale sentence : *post hoc ergo propter hoc.* La nature même du mal est débattue, l'homme de l'art est attaché au pilori de l'opinion. Ne permettons jamais en notre présence ces cliniques posthumes qui ont pour théâtre la place publique ou les salons; déclinons immédiatement la compétence des gens étrangers à notre profession. Ce n'est point seulement un confrère que vous n'aimez point peut-être, qui est le point de mire, mais c'est votre science qui est en cause, ce sont vos propres sentiments qui sont dénaturés. Il faut une fois pour toutes, que les Zoïles de notre art comprennent ceci : la pratique médicale inspire des sentiments d'abnégation dont ailleurs on n'a aucune idée. C'est moins peut-être une vertu naturelle chez le médecin qu'un résultat de la mission qu'il exerce. Pour lui le problème de la vie ou de la mort d'un client est souvent ainsi posé : si je demeure dans l'inaction, ou si je ne mets en usage que des palliatifs, le malade succombe; mais la famille est avertie, mais le public sait à quoi s'en tenir; ma réputation est sauve... Mais cependant je pourrais faire quelque chose de plus pour suspendre ce travail morbide; avant de m'avouer vaincu par la violence du mal, ne puis-je épuiser jusqu'aux moyens les plus précaires de la science? S'il existe encore quelques synergies dans cet organisme en défaillance, je puis les réveiller : et qui sait... Mais aussi des yeux de lynx sont fixés sur moi. Si la mort succède à mes tentatives, on dira que ce sont celles-ci qui l'ont précipitée. Alors... Il est

(1) Cité dans l'excellent livre de M. le docteur Max Simon : *Déontologie médicale.*

peu de médecins, il faut le dire à notre honneur, qui, en cette circonstance, demeurent longtemps dans cette hésitation du dévoûment; ils résolvent le problème en faveur de leur malade et assument librement sur leur tête les conséquences. Ce n'est point la seule fois que le médecin fait taire son intérêt privé et place sa personnalité au-dessous de l'intérêt commun; il dit bien souvent comme le bon Plutarque : « Plût à Dieu qu'il nous fût possible, quand nous allons dormir ou nous reposer, de prêter à d'autres notre vue, notre ouïe, je dis plus, notre prudence et notre courage. »

S'il faut soutenir un confrère dans ses revers, le défendre quand on l'accuse, doit-on moins l'applaudir quand il triomphe? Ici, Messieurs, il faut l'avouer avec regret, notre corporation subit l'atteinte de ce mal inhérent à l'humanité. On aime mieux se dévouer à un malheur que de vanter la félicité lors même que cette dernière est le fruit du labeur et de la justice. Vauvenargues a dit avec raison : « C'est une maxime inventée par l'envie, et trop légèrement adoptée par les philosophes, *qu'il ne faut point louer les hommes avant leur mort*. Je dis au contraire que c'est pendant leur vie qu'il faut les louer, lorsqu'ils ont mérité de l'être. C'est pendant que la jalousie et la calomnie, animées contre leurs vertus et leurs talents, s'efforcent de les dégrader, qu'il faut oser leur rendre témoignage. Ce sont les critiques injustes qu'il faut craindre de hasarder et non les louanges sincères. »

Les gens du monde saisissent parfaitement le sens de cette disposition malveillante, lorsqu'ils interrogent un médecin sur une cure qui a eu de l'éclat et qui excite leur enthousiasme. S'il reste froid, si son silence calculé cherche à amoindrir la raison du succès, on en tire deux conclusions qui sont l'une au détriment de l'homme, l'autre au détriment de la science. Vous me permettrez de passer sous silence la première. Quant à la seconde, c'est celle-ci; que l'art n'existe pas, car, si l'art existait, les médecins seraient solidaires et ils ne le sont pas. Donc cette cure est le fruit du pur hasard. Qu'est-ce, en effet, que ce sourire dédaigneux, si ce n'est un doute implicite sur la puissance de l'art? N'est-ce pas dire, le fait a eu lieu, c'est possible, mais nous ne reconnaissons point à notre science des procédés capables de le produire; il nous étonne comme vous, mais il est au-dessus de nos moyens d'action. Soyons donc solidaires les uns des autres dans nos succès, comme nous le sommes dans nos malheurs. Si, dans le premier cas, nous répudions un succès qui n'est point notre œuvre personnelle, si nous ne nous unissons pas au public dans nos éloges, nous diminuons dans l'opinion le crédit de notre profession, nous restreignons notre carrière d'artiste.

Quand, par le talent et les soins d'un de nos confrères, un malade se trouve contre toute attente arraché à la mort, quand on nous parle de nouvelles ressources mises en œuvre par un médecin, découlant des données de la science réelle, et non des artifices d'une thérapeutique mystique, de ce qu'on nomme ésotérisme médical; quand la notoriété commune est acquise à ces résultats, loin de les accueillir avec froideur, hâtons-nous de les répandre, de les signaler. Tout ce qui, dans notre art, resserre l'empire de la destruction tend à nous glorifier nous-même en glorifiant notre profession.

Un des plus dangereux écueils de la confraternité se trouve dans le changement des médecins par le malade, lorsque ce dernier a perdu confiance dans l'homme de l'art qui jusqu'alors lui avait donné ses soins. Nous ne faisons allusion ici qu'aux circonstances où ce changement s'effectue d'après la détermination libre et spontanée du client et non d'après certaines influences confraternelles. Car il ne peut venir dans la pensée d'assimiler aux devoirs de la confraternité le respect aux droits et à la propriété d'autrui. Cette infraction constitue un crime dans toutes les positions de la vie, l'obligation à laquelle ce précepte s'applique, rentre dans les lois de la morale universelle et non dans les devoirs particuliers des médecins entre eux, devoirs qui résident sur des sentiments plus délicats.

Lorsqu'un malade passe d'un médecin à un autre, dit le sage Hufeland, presque toujours il cherche à justifier cette démarche en disant beaucoup de mal du premier, à tort ou à raison, et malheureusement la politique des praticiens vulgaires les pousse à abonder dans ce sens, à déverser le blâme sur les méthodes de traitement qui ont été suivies avant eux. Ce n'est point ainsi qu'agit le médecin loyal. Il sent qu'une telle conduite manquerait de noblesse, eu égard à son confrère, et serait même cruelle envers le malade, qu'il affligerait doublement en lui faisant acquérir la conviction, non seulement que la peine et le temps ont été jusqu'alors dissipés en pure perte, mais qu'encore la maladie est devenue plus grave et incurable. On ne conçoit pas qu'un homme sensible puisse, par de pareilles déclarations, abreuver souvent d'amertume les derniers jours d'un être qui souffre. Sinon par ménagement, du moins par humanité, il doit approuver ce qui a été fait avant lui, apaiser les doutes du malade et chercher d'autres causes pour expliquer le défaut de succès.

On ne peut malheureusement pas déguiser la honte attachée à des procédés pareils à ceux que signale l'illustre archiâtre Allemand. Mais hâtons-nous d'ajouter que ces faits, plus rares que ne le suppose la malignité publique, sont envisagés avec horreur par la grande majorité des médecins. Que ne dit-on point dans le monde de ces réunions médicales, qu'une famille inquiète amène autour d'un malade en danger! Que de lazzis, renouvelés du temps de Molière, poursuivent ces consultations, regardées presque comme une pompe inutile, comme une satisfaction de vanité! Eh bien! Messieurs, est-il quelque chose de plus éloigné de la vérité que ce que supposent ces frivoles propos? S'il était permis à une personne du monde d'assister à ces graves réunions, qu'y verrait-elle? Une grande décence, un intérêt marqué, souvent exprimé avec sensibilité sur le sort du patient, des discussions lumineuses touchant les moyens les plus propres, soit pour conjurer le péril, soit pour affermir une santé chancelante. Elle serait non moins surprise de cette harmonie de vues, de pensées sur les principes généraux de l'art entre des médecins éloignés les uns des autres et qui souvent ne se connaissent point. L'ensemble de la médecine lui apparaîtrait alors moins composé d'éléments disparates, de doctrines fluctuantes comme le sont les impressions de l'esprit humain. Elle apercevrait peut-être, ce qui pour nous est une conviction éclairée, à savoir qu'il y a depuis Hippocrate jusqu'à nous, dans la succession des grands médecins, une solidarité de pensées et d'actes qui consacre la perpétuité, l'unité fondamentale de la médecine. Vous savez par expérience, Messieurs, quel fruit vous avez toujours retiré de ces réunions où de si graves intérêts sont en jeu. Outre ces inspirations soudaines, cette sorte d'éclair du génie médical qui se manifeste par le contact des esprits et qui ont illuminé le vôtre, vous êtes sortis de ces assemblées en admirant le talent et les lumières d'un confrère qui vous était jusqu'alors inconnu.

Nous n'avons fait jusqu'ici que tracer les principaux devoirs de la confraternité dans les rapports privés, entre membres de la même famille. Nous serions plus incomplet encore que nous ne devons l'être, vu notre insuffisance, si nous n'ajoutions quelques mots sur la confraternité considérée dans ses rapports avec certaines questions qu'on peut regarder comme de droit public en médecine, et qui soulèvent quelquefois dans le monde des controverses passionnées. Elles intéressent tellement la dignité de la société et la sécurité de la pratique, que les plus tièdes d'entre nous ne peuvent demeurer dans l'indifférence.

Les questions qui ont trait à la responsabilité médicale, celles qui frappent en quelque sorte matériellement le praticien, ont eu de tout temps le privilége d'émouvoir la corporation entière. Mais en ceci il est nécessaire que les médecins, s'ils veulent avoir gain de cause vis-à-vis de la société, confessent une même foi, s'unissent dans la promulgation d'une même doctrine. Cette doctrine n'est autre que la négation absolue de l'imputabilité médicale, de l'existence et de la raison d'une loi qui prétendrait rendre le médecin responsable de ses actes dans l'exercice *consciencieux* de sa profession. Les sages paroles de Double doivent toujours être présentes à notre esprit : « La responsabilité des médecins dans l'exercice consciencieux de leur profession ne saurait être justiciable de la loi. Les erreurs involontaires, les fautes hors de prévoyance, les résultats fâcheux hors de calcul, ne doivent relever que de l'opinion publique. Si l'on veut qu'il en soit autrement c'en est fait de la médecine. C'est un mandat illimité qu'il faut auprès des malades. L'art de guérir ne peut réellement devenir profitable qu'à cette condition. En fait donc de médecine pratique comme en matière de justice distributive, les médecins, non plus que les juges, ne sauraient devenir légalement passibles des erreurs qu'ils peuvent commettre de bonne foi dans l'exercice de leurs fonctions. Là, comme ici, la responsabilité est toute morale, toute de conscience ; nulle action juridique ne peut être légitimement intentée, si ce n'est en cas de captation, de vol, de fraude ou de prévarication. Ainsi le veut la juste intelligence des intérêts sociaux. » Il ne peut y avoir d'incertitude. Si, en effet, la doctrine rigoureuse de la responsabilité médicale est admise, il ne suffit pas de l'inscrire expressément sur la loi, il faut de plus poser nettement les obligations dont l'infraction constituerait une réelle culpabilité ; il faudrait, comme le dit M. Max Simon, en regard de la loi qui menace, placer une loi qui commande ; il faudrait en d'autres termes rédiger une médecine officielle. Ai-je besoin d'ajouter que, sur une autre question, celle de l'inviolabilité du secret, qu'on a voulu quelquefois et bien malheureusement rattacher à la police médicale, vous devez être unanimes ? Il faut que chacun respecte en vous un des plus nobles apanages de votre caractère, le droit d'asile dans la conscience du médecin.

La confraternité doit être vigilante lorsque le public se passionne pour certaines questions du domaine médical. Quand, par exemple, chacun résout à son gré un problème de responsabilité morale qui vient d'être agité devant les tribunaux. Ici les médecins, par les données spéciales que l'observation leur fournit, par leur manière d'envisager la nature humaine sous son double aspect, sont souvent en antagonisme avec les gens du monde, même les plus éclairés. La folie ne se traduisant, pour ces derniers, que par l'ensemble des phénomènes que présentent les insensés furieux renfermés à Bicêtre et à Charenton, ils ne peuvent point se rendre compte d'une éclipse partielle du sentiment de moralité chez un individu traduit devant la justice comme criminel. De là ces rumeurs, ces imputations malveillantes s'élevant de toute part contre les médecins qui au nom de la science viennent déposer en sa faveur. La médecine elle-même est compromise ; on l'accuse de mettre des conjectures à la place des réalités, et d'enlever ainsi un coupable aux légitimes exigences de la société. Votre confraternité ne peut rester muette. Chaque médecin dans sa sphère est tenu de réformer sous ce rapport l'éducation du public, de lui enseigner que ce qu'il désigne sous le nom de folie ou de démence a un sens fort restreint et est loin de comprendre toutes les formes de l'aliénation mentale ; qu'une science plus avancée a prouvé que les diverses facultés de l'intelligence peuvent se montrer isolément altérées dans la folie ; qu'il y a plus, l'intelligence peut rester parfaitement intacte et l'aberration ne porter que sur les sentiments moraux et les facultés affectives. Vous devez en même temps discerner votre cause de celle du matérialisme, flétrir les systèmes qui, en faisant consister tout l'homme dans l'organisation, ont agrandi le domaine de l'irresponsabilité. Mais, cette réserve faite, il faut que déposant un injuste préjugé la société s'accoutume à voir dans le médecin un interprête éclairé de la science, qui a pour mission de protéger un malheureux sur la tête duquel la vindicte de la justice pourrait s'égarer ! N'êtes-vous point d'ailleurs les descendants des Jean de Vier, des Zacchias, des Porta qui, au sein d'une ignorance universelle, eurent la puissance d'anéantir des préjugés terribles dont les conséquences nous font encore frémir, et de mériter ainsi toute la reconnaissance de la postérité?

Nous venons de considérer les principaux avantages et les principaux devoirs de la confraternité médicale, et nous avons remarqué qu'ils ne pouvaient être scindés; que le devoir appelle sa récompense. Mais nous n'avons point tout dit et nous n'avons point tout pu dire..... Ne voir dans la confraternité médicale que des formules de simple politesse, le maintien de convenances que des hommes bien nés doivent garder entre eux, c'est méconnaître sa nature et sa portée véritable. Non, il y a quelque chose de plus effectif. De ce que l'on nomme rapports de bonne confraternité entre médecins émane un esprit d'ensemble qui contribue à maintenir dans le corps la sagesse et la droiture. Cet esprit est encore dans l'état actuel des choses notre meilleure sauvegarde et vous ne sauriez trop faire de sacrifices pour le maintenir parmi vous. Fondée sur les idées du devoir, sur l'amour désintéressé de la science, la confraternité médicale élimine nécessairement de son cercle, le praticien qui met son art au service des mauvaises passions, celui qui vend de la science à faux poids. Elle isole en quelque sorte l'élément mauvais de la profession et le signale aux yeux qui veulent bien l'apercevoir. Lorsque les sentiments de confraternité resserrent efficacement un certain nombre de médecins honorables et instruits, lorsqu'ils leur inspirent l'unité de vue et de direction, on peut dire que ce noyau exerce sur l'ensemble une sorte de juridiction. Cet aréopage sans position officielle, dépourvu du pouvoir d'user de moyens disciplinaires, a néanmoins deux sortes de justiciables. A ceux qui font mal, il inflige les censures d'une opinion respectée; tandis qu'il approuve et défend même au besoin les hommes dignes de l'estime et de la confiance du public.

IV.

Rapport sur le concours des prix, fait au nom d'une Commission, composée de MM. de Polinière, Bracbet, Rougier, Pétrequin, Roy, Diday, Rater, président de la Société, rapporteur.

La Société de Médecine avait mis au concours la question suivante : *De l'insuffisance des hôpitaux civils de Lyon, de l'opportunité de créer un hôpital nouveau ou plusieurs succursales et de leurs conditions.*

Un seul mémoire a été envoyé sur cette importante question pleine d'intérêt et d'actualité. Le même sujet, posé en d'autres termes, avait été proposé par notre Compagnie il y a plus de trente ans sans recevoir de solution satisfaisante. Depuis lors que d'améliorations, que de changements heureux apportés à l'Hôtel-Dieu, à la Charité, à l'Antiquaille, par les administrateurs qui se sont succédé, surtout depuis dix ans ; des salles nouvelles ont été créées, le nombre des lits augmenté dans une proportion assez notable ; la propreté, le bien-être ont fait disparaître la répugnance que beaucoup de malades éprouvaient à entrer à l'Hôpital. La population a pris un accroissement considérable, de là insuffisance des hôpitaux civils de Lyon qui n'est niée par personne; question qui préoccupe tous les hommes sérieux, surtout les médecins et les administrateurs de la chose publique.

Comment se fait-il qu'un seul mémoire vous ait été adressé sur cette question? Cela tient sans doute à deux causes : la première c'est que d'après votre règlement, les membres de votre Société ne peuvent concourir à une question posée par elle ; la seconde vous a été signalée ; la Société de médecine de Lyon n'a point de moyen de publicité ; ses relations sont peu étendues, elle vit trop de sa propre vie; espérons qu'un jour, qui n'est peut-être pas éloigné, cet état de chose sera modifié ; il en résultera certainement un grand bien pour votre association (1).

Le Mémoire que vous avez reçu porte pour épigraphe : *jamais de la nature il ne faut s'écarter.*

L'auteur divise son sujet en trois parties : 1° insuffisance ; 2° opportunité ; 3° conditions hygiéniques.

1° *De l'insuffisance des hôpitaux civils de Lyon.* L'auteur la considère sous plusieurs rapports : dans le nombre des lits; dans les choses nécessaires aux malades, dans les ressources possibles des hôpitaux. Il tire les preuves de cette insuffisance de lits, du grand nombre de malades, des moyens que la charité chrétienne emploie pour les secourir, du jugement des hommes les plus compétents sur ces questions, de la comparaison du séjour moyen des malades dans les hôpitaux de Paris et de Lyon; enfin de la différence du nombre de lits dans ces maisons.

L'auteur passe en revue ces différentes questions; il résulte pour lui de cette étude qu'il y a insuffisance de lits en temps ordinaire, et il se demande ce qui adviendrait en cas d'épidémie. Il regarde avec raison, comme une chose des plus utiles, les *salles d'attente.* En effet, comment assainir celles qui sont occupées, si on ne peut transporter les malades ailleurs ; où les mettre si on n'a pas d'autres salles et si on faisait toujours ce qui se fait à présent ; on diminue la quantité d'air respirable que doit avoir chaque malade. Et quoiqu'il soit évident pour l'auteur de ce travail que les lits de malades manquent à la société lyonnaise, il préférerait en diminuer le nombre que de ne pas avoir de *salles d'attente*, moyen puissant de salubrité. Votre Commission partage complètement cet avis et sait gré à l'auteur d'insister sur ce point, comme

---

(1) Depuis l'adoption de ce rapport, la Société a décidé que la Gazette Médicale serait à l'avenir l'organe officiel de la Société. F. B.

l'a fait notre honoré confrère, M. Pointe, dans son *Histoire de l'Hôtel-Dieu de Lyon*.

La même insuffisance, et dans une grande proportion, existe pour les hospices, surtout depuis l'agglomération lyonnaise. A la Charité, au Perron, partout les demandes d'admission sont considérables, et souvent la mort arrive avant la réception.

L'auteur énumère avec détails tous les moyens de secours dont dispose la ville de Lyon, les bureaux de bienfaisance, le Dispensaire général, le Dispensaire spécial, dont M. Munaret fut le fondateur et dont le nom, dit-il avec raison, sera placé par l'histoire entre les bienfaiteurs de notre ville; il rappelle avec bonheur la promptitude avec laquelle de pauvres sœurs, venant de Paris, ont fondé aux Brotteaux, dans un temps très-court, un hospice où elles soignent déjà près de 200 personnes âgées et incurables, en ne faisant appel qu'à la charité; ce qui ne peut s'expliquer, dit-il avec raison, que par la puissance bien grande de cette vertu chrétienne et par les besoins pressants que la population lyonnaise a de maisons hospitalières.

Pour s'éclairer davantage sur la question d'insuffisance, l'auteur en appelle au jugement des hommes spéciaux; il cite l'opinion de MM. de Polinière et Monfalcon qui établissent, dans leur *Traité de Salubrité*, que 2,500 lits restent à peine pour un département composé de 500,000 âmes. C'est donc un lit pour 200 habitants; *les secours sont donc insuffisants, la nécessité de créer de nouveaux hôpitaux est donc démontrée*. Vaise, la Croix-Rousse et la Guillotière, villes véritables, doivent avoir l'établissement le plus utile, un *hôpital*.

L'auteur attache avec raison la plus grande importance au jugement des hommes qu'il vient de citer, mais il ne se borne pas là; parce que, dit-il, c'est la partie la plus controversée de la question, la plus essentielle et où les preuves ne sauraient trop abonder; il fait appel ensuite à la comparaison des malades et du nombre des lits de Paris avec le nombre de ceux de Lyon. Il résulte de ces tableaux statistiques faits avec beaucoup de soin, que l'agglomération lyonnaise a encore besoin de 1,120 lits occupés et 607 de réservé, soit 1,727 lits pour que Lyon puisse soigner ses malades pauvres comme le fait Paris. De cette comparaison avec les hôpitaux de Paris, l'auteur tire avec raison cette conclusion *qu'il y a insuffisance de lits dans les hôpitaux de Lyon*, et, chose singulière, la statistique est ici complètement d'accord avec l'opinion de MM. de Polinière et Monfalcon à peu de choses près, car l'auteur demande 207 lits de plus, ce qui s'explique par les salles d'attente nécessaires; ce qui prouverait que quand les chiffres sont groupés sans idée préconçue, ils peuvent avoir le langage de la raison et de la vérité.

Toute cette partie du travail a mérité l'éloge unanime de votre Commission. L'auteur du Mémoire qui vous est présenté distingue avec sagacité l'insuffisance des *lits*, des *secours* et des *ressources*, il y a là une analyse logique, pénétrante, qui, en divisant les différents sujets du problème, aide puissamment à le résoudre. Les chiffres précis qu'il expose, indépendamment du mérite de la solution qu'ils donnent, resteront comme documents très-utiles à consulter.

Ce rapprochement entre les ressources que présente la ville de Paris et la ville de Lyon, pour prouver l'insuffisance numérique des lits dans notre ville, a une grande portée; il est probant et récèle un talent remarquable de déduction mathématique et d'interprétation rationnelle des données fournies par les chiffres. Un de ces tableaux complète heureusement tout ce qui précède en montrant les ressources officielles comparées à celles qu'on vote séparées, ressources bien capables de subvenir à la fondation et à l'entretien de l'augmentation de lits jugés nécessaires à l'agglomération lyonnaise et que l'auteur, d'accord avec les faits, les chiffres et les hommes les plus compétents, a jugées nécessaires aujourd'hui. Que sera-ce lorsque plusieurs lignes de chemin de fer aboutiront à notre ville; que sera-ce lorsque embellie par des rues larges, des eaux, elle réunira la propreté à la beauté de son site et de ses environs. N'oublions pas que d'ici à un petit nombre d'années si nous avons la paix et la stabilité si désirable de l'autorité, Lyon, notre patrie, est appelé à devenir une grande cité, et la Société de médecine s'applaudira d'avoir mis au concours la question qui nous occupe.

L'auteur ayant prouvé d'une manière aussi évidente que possible, selon nous, que l'augmentation du nombre de lits est une chose indispensable, il propose de centraliser davantage encore toutes les ressources des pauvres. Cette pensée, poursuivie depuis longtemps par l'Administration et peut-être encore plus aujourd'hui qu'autrefois, aurait, selon moi, le grand inconvénient de diminuer les ressources, les legs. On aime souvent à voir figurer son nom sur différentes listes de souscriptions; heureusement quelquefois aussi on aime à faire partie de l'Administration de l'œuvre de bienfaisance dont on est un des créateurs; l'Administration des hôpitaux aurait-elle, avec tout le zèle possible et dont elle est animée, créé en si peu de temps l'établissement des Petites Sœurs des Pauvres. Ce sont des réflexions que vous soumet la Commission sur cette grave question et dont la solution, au point de vue de l'auteur, aurait, selon nous, peut-être beaucoup d'avantages, mais aussi l'inconvénient de tarir ou de diminuer les secours que la charité chrétienne verse tous les jours dans la main des malheureux.

L'auteur de ce Mémoire voudrait que cette Administration générale eût toutes les ressources nécessaires pour supporter les charges. Après avoir expliqué, ce qui d'ailleurs nous est connu à tous, la manière dont fonctionne et se renouvelle le Conseil administratif de nos hôpitaux, il rappelle que chaque membre de ce Conseil a des attributions spéciales; que depuis douze années un médecin éminent par les qualités de l'esprit et du cœur dirige le service médical, qu'un jurisconsulte est chargé des affaires contentieuses et plaide les intérêts des pauvres avec un zèle infatigable..... L'auteur fait des vœux pour qu'un de Messieurs les curés de Lyon entre au Conseil et y apporte aussi sa part de lumière; il voudrait aussi que le préfet et l'archevêque ne fussent pas des présidents de nom, mais de fait, afin de bien connaître les besoins des hôpitaux et concourir à les satisfaire.

Toutes les pages dans lesquelles ces idées sont développées sont écrites avec une grande convenance, elles sont d'un digne et noble cœur, que l'amour de l'humanité pousse et dirige vers des améliorations désirables. Nous n'approuvons cependant qu'avec réserve la manière dont se renouvelle le Conseil d'administration des hôpitaux; si ce mode a des avantages, il a aussi de grands inconvénients entr'autres de ne jamais déplacer la majorité et d'empêcher la minorité de faire triompher ses idées...

2° L'insuffisance des hôpitaux étant démontrée, l'auteur s'occupe de l'*opportunité de créer un hôpital nouveau ou plusieurs succursales.* Suivant lui, il n'y a pas seulement nécessité, mais urgence; l'humanité en fait une loi, la politique une obligation, la religion un devoir. Nous dirons que cette amélioration, s'il est possible, doit marcher avec les autres projetées ou les suivre de près. Quand on voit tout ce qui a été fait depuis trente ans dans les hôpitaux de Lyon, surtout dans ces dernières années, on doit penser combien cette idée doit préoccuper le Conseil des hôpitaux, et l'Administration lyonnaise, qui n'ignore ni les besoins impérieux, ni les ressources sur lesquelles on doit compter.

Après avoir résolu la question d'opportunité, l'auteur examine s'il convient de créer un hôpital nouveau ou des succursales. Pour résoudre cette importante question il prend pour modèle l'organisation hospitalière de Paris : l'*Hôtel-Dieu de Lyon* serait le pendant de l'Hôtel-Dieu de Paris, de ses succursales et de l'hôpital clinique; l'*Antiquaille* le serait de l'hôpital Saint-Louis, de l'hospice du Midi, de *Bicêtre*, de la *Salpétrière* (pour les maladies de la peau, les *hommes* et les *femmes aliénés*); la *Charité* le serait de l'hôpital des Enfants malades, de la Maternité, de l'hospice des Enfants trouvés et orphelins; enfin, l'*hospice* à créer recevrait les malades analogues à ceux de Bicêtre, de la Salpétrière et des Incurables; Lyon aurait alors un *hôpital général* (Hôtel-Dieu); *deux hôpitaux spéciaux*, la *Charité*, l'*Antiquaille*, et un hospice qui serait à fonder, non à la Croix-Rousse, ni aux Brotteaux; mais dans le domaine du Perron qui a toutes les sympathies de l'auteur.

Ce qui frappe d'abord dans ce projet, c'est de laisser les aliénés à l'Antiquaille; que d'inconvénients signalés par tous ceux qui se sont occupés des maladies mentales, et qui sont sensibles même pour les gens du monde et qu'il est inutile de développer ici. Ne serait-il pas dangereux de concentrer dans l'Hôtel-Dieu toutes les maladies aiguës, de charger les services qui le sont déjà beaucoup, d'encombrer les salles de varioleux, de fièvres typhoïdes.

Quant aux services spéciaux que réclame l'auteur, ils existent; n'y a-t-il pas les maladies de la peau, les vénériens, les aliénés, qui seront bien mieux placés au Perron, à la campagne, loin du bruit et du tumulte de la ville ?

Dans cette deuxième partie, l'auteur est toujours parti de principes généraux; cette marche est sûre d'éblouir, mais pour qu'elle porte la conviction dans les esprits, il faut que les principes eux-mêmes soient d'une justesse incontestable et non inspirés par les besoins de la conclusion à prendre, ainsi que cela paraît ressortir dans le commencement de cette deuxième partie de la question, pour justifier la préférence accordée à un seul hospice nouveau sur plusieurs succursales.

L'auteur reconnaît cependant que si un hôpital devait s'élever dans l'une des trois anciennes villes, il conviendrait que ce fût à la Croix-Rousse, par la raison que c'est le lieu le plus éloigné de nos hôpitaux, le plus salubre; il y aurait, selon nous, bien d'autres motifs à faire valoir, mais ce n'est pas là le projet de l'auteur du mémoire; il choisit un endroit où selon lui il pût rencontrer toutes les conditions principales de salubrité que devraient présenter tous les établissements hospitaliers, ce qui constitue la dernière partie de la question qu'il me reste à vous faire connaître.

3° L'auteur dit avec raison que les premières *conditions* des établissements hospitaliers sont la salubrité et l'économie, et que ces deux conditions se trouvent réunies au Perron mieux qu'ailleurs; l'auteur rappelle les guérisons inespérées qui ont lieu dans cet hospice par la seule action vivifiante de l'air, mais il oublie qu'il y a au Perron un médecin instruit, et que les incurables qui y entrent sont souvent privés de secours depuis longtemps; nous sommes loin cependant de ne pas croire à cette bienfaisante influence de l'air, du repos, de la tranquillité d'âme.

L'auteur examine ensuite la situation du domaine du Perron, les voies de communication qui y conduisent, sa situation, sa salubrité naturelle; il ne doute pas qu'on n'y trouve de l'eau en abondance, mais il faut la chercher; cela est un point capital pour l'établissement d'un hospice aussi considérable; il s'arrête peu à cette considération qui selon nous est de la plus haute importance, et si jamais le projet de l'auteur prenait de la consistance, c'est par là qu'il faudrait débuter; puis il examine l'air, la situation des vents, la position du soleil par rapport aux bâtiments, qui seraient placés sur le plateau; la lumière, l'électricité, attirent successivement son attention. La plus grande partie de ces chapitres sont des lieux communs sur la salubrité en général, avec cette conclusion inévitable que chaque élément de salubrité existe au suprême degré au Perron. Puis enfin l'auteur se livre à des digressions sur l'exposition et le paysage environnant le Perron, et sur la supériorité de la salubrité de la campagne sur celle de la ville; il rappelle l'immense service rendu à l'Hôtel-Dieu par le promenoir et la proportion dans laquelle la mortalité a diminué depuis sa création. Par ce fait seul M. de Polinière a signalé son passage administratif d'une manière impérissable.

Messieurs, je suis arrivé à la fin de l'analyse et de l'appréciation de ce long Mémoire, qui a sans doute coûté beaucoup de travail et de réflexions à l'auteur : le style en est clair, souvent incisif ; il paraît plutôt mis à la portée des gens du monde que destiné aux médecins. Ce sera un avantage, car les vérités, sans être discréditées par la simplicité des expressions, les popularisent ainsi plus facilement.

Ce projet très-rationnel, si on adopte comme suffisantes et déterminantes les considérations invoquées par l'auteur, est plus probant contre les succursales (envisagées au point de vue économique), que pour la conclusion qu'il voudrait faire prévaloir ; il dégrèverait d'un petit nombre de malades la population de l'Hôtel-Dieu (le nombre des sœurs ne serait plus assez grand pour soigner un plus grand nombre de maladies aiguëes), l'encombrerait des malades les plus capables de souffrir des miasmes résultant et de sa situation, et de son encombrement futur ; il peuplerait à peine la Charité, et ne serait bon, en un mot, qu'au point de vue du Perron. Mais ce travail contient, sans doute, de très-utiles renseignements, groupés avec beaucoup d'intelligence, et qu'on pourra toujours consulter avec avantage.

D'après ce que je viens de vous lire, vous voyez que l'auteur a bien traité la première et la deuxième partie de la question, et que la troisième a été considérée sous un point de vue tout à fait différent que le programme posé par la Société, qu'il ne traite nullement la question, et n'atteint pas le but qui a été proposé par la Société ; c'est pour cela que la Commission propose de décerner à l'auteur du Mémoire une médaille d'encouragement représentée par un jeton d'or.

La Société de Médecine a adopté à l'unanimité les conclusions du rapport de M. Rater ; elle a appris avec un douloureux regret que l'auteur du mémoire signalé par la Commission des prix était M. le docteur Aillaud, médecin de l'hospice du Perron, membre de la Commission générale de l'Association médicale de prévoyance, qu'une mort prématurée vient d'enlever à sa famille et à ses amis.

Procès-verbaux.

Séance du 20 février 1854. — Présidence de M. Bonnet.

Correspondance. — La Société reçoit : 1° une lettre de M. Ébrard, secrétaire de la Société de médecine de Nîmes, qui annonce que le sujet mis au concours par sa Compagnie pour l'année 1855 est le suivant : *Quels sont les moyens thérapeutiques qui, employés dès le début des fièvres graves, peuvent le plus sûrement en enrayer la marche.* Le prix est de 200 fr.

2° La thèse inaugurale de M. le docteur Bossut, ancien interne des hôpitaux de Lyon, intitulée : *Essais d'inoculation lacto-variolique tentés comme moyen de suppléer au défaut ou à l'impuissance du vaccin.*

M. le secrétaire-général demande que, vu l'importance de la question, un rapport soit fait sur ce travail. M. Lacour est nommé rapporteur.

3° Un discours de M. Auguste Marseille sur *les avantages des académies de médecine sous le rapport scientifique et professionnel.*

4° Le numéro du 15 février de la *Revue médicale.*

5° Le *Journal académique* de la Loire-Inférieure.

Élections. — La Société procède à la nomination de son trésorier, en remplacement de M. Perrin, élu vice-président.

M. Teissier est nommé trésorier.

Mémoire et discussion sur le daltonisme.

M. Potton lit un travail original intitulé : *Notes et observations sur le daltonisme ou fausse appréciation des couleurs.* (Voir plus haut.)

M. Arthaud se cite lui-même comme un exemple de daltonisme ; il ne peut distinguer les couleurs les plus tranchées à moins qu'elles ne soient en présence les unes des autres.

M. Gubian croit que l'achromatopsie vient d'une lésion du cerveau, attendu que plusieurs de ceux qui en sont atteints offrent en outre quelques perversions intellectuelles ; il nomme un de ses anciens collègues et un peintre lyonnais, d'un mérite distingué, qui apportaient dans l'appréciation des choses de la vie la même excentricité que dans celle des couleurs.

M. Lacour pense que le peintre nommé par M. Gubian et dont les œuvres étaient d'une vigueur de coloris remarquable, n'offrait pas un exemple de daltonisme, car l'harmonie des tons, sans laquelle toute bonne peinture ne saurait être, ne cessait pas d'exister dans ses tableaux. Il réclame ensuite contre l'induction tirée du daltonisme à l'excentricité ou à l'aliénation et constate l'exactitude de la description faite par M. Potton de cette étrange affection dont il est lui-même un exemple à ajouter à ceux qui ont été relatés dans son Mémoire. C'est ainsi qu'étant interne à l'Hôtel-Dieu il lui était impossible de tenir un compte exact de la nuance des cheveux ou des yeux des malades à l'appréciation de laquelle le chef du service, M. Gubian, attachait une certaine importance pour la détermination précise du tempérament. Le jour, c'est surtout le vert et le rouge qu'il confond le plus aisément, tandis qu'il se trompe moins sur le blanc, le bleu, le noir et le gris ; mais, à la lumière, cette distinction devient impossible et à part le blanc la confusion est générale.

M. Bouchacourt confirme le daltonisme de M. Arthaud en lui rappelant qu'une certaine bordure de tapisserie *rose* et *verte* était entre eux un sujet fréquent de discussion ; M. Arthaud ne voyait qu'une nuance là où M. Bouchacourt en voyait deux. Ne pourrait-on pas, ajoute l'honorable collègue, faire des recherches sur les rapports des couleurs qui sont le plus susceptibles d'être mutuellement prises les unes pour les autres ? La question, selon lui, vaut la peine d'être posée.

M. Brachet reconnaît le daltonisme permanent dont a parlé M. Potton, mais il en existe un qui est passager et qui se développe sous l'influence de telle ou telle impression de lumière ou de contractilité oculaire. L'examen de cette achromatopsie particulière serait intéressant. Quant à la cause physiologique, M. Brachet pense qu'il faut la chercher dans quelque état spécial de la rétine ou même du cerveau.

Suivant M. Bonnet, il y a trois sortes de daltonisme : le premier et le plus simple est le *daltonisme accidentel* ou passager, le deuxième est le *daltonisme congénital* ou permanent, et le troisième le *daltonisme amaurotique.* Le *daltonisme accidentel* a été très-bien décrit par M. Chevreul ; il résulte de la confusion qui s'établit naturellement entre une couleur quelconque du spectre solaire regardée pendant longtemps à un jour intense et celle qui, pour la composition de la lumière blanche, est sa complémentaire. A ce sujet, M. Bonnet expose en quelques mots la théorie de M. Chevreul sur les rapports complémentaires des couleurs primitives et secondaires du spectre et sur les effets de leur contraste simultané. Il fait voir que ce savant physicien a posé ainsi la loi du daltonisme accidentel et répondu d'avance à la question que faisait tout à l'heure M. Bouchacourt sur les couleurs les plus propres à être confondues.

Le *daltonisme congénital* que M. Potton a très-bien fait connaître confond toutes les nuances et atteint tous les degrés. Il ne peut emprunter à la loi de M. Chevreul que des données vagues et d'une induction nécessairement fautive.

Quant au *daltonisme amaurotique*, M. Bonnet annonce que ce qu'il a à en dire lui vient en grande partie d'un habile opticien de Lyon qui a fait sur ce sujet des études spéciales très-ingénieuses. Cet opticien s'est occupé, dit-il, avec un rare succès du traitement de l'amaurose par les verres de couleur. Il fait passer devant les yeux du malade, au moyen d'une lanterne magique, des verres de diverses nuances et qu'il varie suivant des principes trop longs à développer. En se livrant à ces expériences, il a été frappé de voir que les amaurotiques prenaient fréquemment une couleur pour une autre et qu'ils étaient affectés d'une véritable aberration visuelle. Mais, ajoute M. Bonnet, cette aberration, pas plus que le daltonisme congénital, n'est conforme aux principes posés par M. Chevreul.

Y a-t-il un traitement du daltonisme par l'emploi des verres de couleur? Cela est possible. Mais, sous ce rapport, il n'y a rien de fait. Seulement M. Bonnet pense que dans une étude sur ce sujet il faudrait tenir grand compte de la loi sur le contraste simultané et sur le contraste successif des couleurs, dont les données lui semblent les plus propres à ramener la vision à son type normal.

M. Brachet pense que la loi de M. Chevreul ne peut pas expliquer les aberrations de la vision chromatique, attendu que cette loi a pour point de départ la vision normale et que l'achromatopsie procède d'un état morbide de la vue.

M. Potton dit que les recherches de M. Wartemann, de Genève, comme les siennes propres, confirment ce qu'avance M. Brachet et viennent donner un démenti à la loi du contraste simultané ou successif des couleurs.

Le secrétaire-général, P. Diday. Le secrétaire du Bureau, J. Garin.

REVUE THÉRAPEUTIQUE.

Traitement de l'hémorrhagie cérébrale.

M. le docteur Durand-Fardel a consacré une certaine étendue, dans son *Traité des maladies de la vieillesse*, à l'examen des soins à donner pendant et après l'attaque d'apoplexie. Comme les conseils qu'il donne, diffèrent beaucoup de la manière de voir adoptée généralement, nous avons cru utile de les reproduire textuellement.

« Dès que l'attaque survient, on doit débarrasser le malade de ses vêtements et de ce qui peut entraver la circulation; le tenir dans un endroit frais et bien aéré, la tête découverte, élevée ainsi que le tronc; réchauffer les extrémités; s'abstenir de frictions, d'inhalations ou de boissons excitantes; se contenter d'eau fraîche ou même glacée si la déglutition est possible.

« Qu'y a-t-il à faire de plus? L'observation d'un grand nombre de faits nous a convaincu qu'il faut être, à ce moment, très sobre de moyens thérapeutiques, d'émissions sanguines en particulier, et que la médecine expectante, dans les limites que nous allons indiquer, est alors la plus convenable. Que l'on réfléchisse en effet à ce qui se passe : une déchirure vient de s'opérer dans la substance cérébrale; du sang s'est épanché. Tout cela est accompli avant qu'aucun secours ait pu être apporté, et n'est susceptible à cette époque d'aucun retour. Il est donc inutile de chercher à agir sur l'épanchement lui-même. Quelles indications restent alors à remplir? combattre l'état d'hypérémie dont on suppose que l'encéphale est le siége : 1° de peur qu'un second effort hémorrhagique ne vienne se surajouter au premier; 2° pour se hâter de dégorger les vaisseaux de la tête, dont la plénitude vient s'ajouter à la compression exercée par le sang épanché.

« Mais il ne faut pas oublier qu'un redoublement de l'effort hémorrhagique ne s'observe que dans des cas très-rares, et que le fait de l'hémorrhagie elle-même a dû opérer sur les vaisseaux hypérémiés de l'encéphale un dégorgement notable. Maintenant si l'on considère que l'épanchement, une fois produit, présente, comme on l'a vu plus haut, une tendance manifeste et continue vers la guérison; que s'il est très-considérable, avec rupture du foyer au-dehors, il est au-dessus des ressources de l'art comme de la nature elle-même; que s'il est de petite dimension, il ne constitue qu'une affection légère, au point de vue du péril direct qu'elle entraîne pour la vie, on devra se demander si, dans les cas difficiles, douteux, périlleux, mais avec chances de salut encore, les émissions sanguines ne peuvent pas entraîner à de sérieux inconvénients.

« La nature a besoin de toutes ses forces pour réparer d'aussi graves désordres, pour surmonter l'ébranlement causé par une telle blessure du cerveau, pour suppléer à la quantité d'action nerveuse soudainement soustraite par la lésion même du cerveau et par la compression du reste de l'encéphale. Chez les vieillards, les notions que nous possédons sur la pneumonie hypostatique, cause la plus commune de mort à la suite de l'apoplexie, nous enseignent les graves inconvénients qui peuvent résulter d'un affaiblissement rapide et considérable de l'organisme. En outre, il n'est pas seulement nécessaire de respecter les forces de l'économie, pour que celle-ci puisse suppléer à l'amoindrissement des centres nerveux déchirés et comprimés; il faut encore leur ménager les moyens de fournir au travail de réparation et de cicatrisation des foyers hémorrhagiques, travail qui commence aussitôt l'hémorrhagie accomplie.

« Ainsi, impossibilité d'agir sur l'épanchement hémorrhagique, nécessité de ménager les forces de l'économie, voilà les deux faits qui dominent à l'époque dont nous nous occupons. Reste l'indication de combattre ce qu'il peut demeurer, dans le cerveau, d'hypérémie. C'est uniquement pour y satisfaire que l'on doit tirer du sang à la suite d'une attaque d'apoplexie hémorrhagique; mais il est évident qu'une fois réduit à cette unique indication, on devra se dispenser de ce luxe, c'est-à-dire de cet abus d'émissions sanguines dont on se croit en général obligé d'accompagner toute attaque d'apoplexie...

« Ces diverses considérations sur l'inutilité et sur l'inconvénient des émissions sanguines abondantes, à la suite des hémorrhagies cérébrales, sont basées sur notre propre expérience, qui nous a appris que, dans les hémorrhagies graves, l'emploi des émissions sanguines ne paraît exercer aucune influence appréciable sur la marche des symptômes, non plus que sur l'issue de la maladie; que dans les apoplexies accompagnées de chances de guérison, les premiers amendements que l'on saisit dans les symptômes, et que l'on attribue en général aux émissions sanguines, se montrent aussi souvent avant la saignée, surtout quand des circonstances particulières ont forcé de la retarder; enfin que si, d'une manière générale, la marche des symptômes propres à l'apoplexie nous a paru peu influencée par l'emploi des émissions sanguines, nous ne pouvons nous empêcher de croire, sans nous dissimuler la difficulté de telles appréciations, que le développement de pneumonies mortelles a été plus d'une fois favorisé sous nos yeux par ces mêmes émissions sanguines.

« En même temps que nous cherchons à prévenir les praticiens contre l'abus des émissions sanguines, nous leur conseillons de s'abstenir, après une attaque d'apoplexie hémorrhagique, de toute thérapeutique active, telle que vésicatoires, drastiques, etc., et parce que nous n'en comprenons pas l'utilité, et parce que nous n'en avons jamais retiré aucun avantage appréciable. Maintenir sur les extrémités une révulsion douce et continue; débarrasser d'abord les voies digestives à l'aide de lavements purgatifs et de purgatifs huileux, recourir ensuite à l'aloès, au calomel ; soutenir le malade à l'aide d'une alimentation légère, mais effective; surveiller l'état de la poitrine, et, tout en proscrivant d'une manière générale les vomitifs, employer l'ipéca au moins à dose fractionnée, si les bronches s'engouent, et surtout appliquer alors au-devant de la poitrine un large vésicatoire ; plus tard, si le malade s'affaiblit, s'il est d'un grand âge, si le langue se sèche, le soutenir à l'aide de vin généreux pris en petite quantité, essayer d'agir plus directement sur le cerveau par un vésicatoire à la nuque : telle est, pour nous, la seule thérapeutique que réclame une attaque d'apoplexie. »

De l'orchite aiguë par effort musculaire; par M. Dulac.

Cette affection, moins rare peut-être que l'on ne pense, a été longtemps contestée. M. Velpeau est le premier qui ait voulu écouter ce que les malades disaient de l'effort qu'ils avaient été obligés de faire, effort qui avait été immédiatement suivi d'une vive douleur ressentie d'abord au cordon spermatique, et qui gagnait ensuite le testicule. M. Dulac n'a pas de peine à démontrer, d'après les dispositions anatomiques de la région de l'aine et d'après ce qui se passe pendant l'effort, que toutes les parties constituantes du cordon spermatique peuvent être facilement comprimées. Cette compression admise, la cause de l'orchite, suite d'effort musculaire, est expliquée. Au moment de la contraction des muscles abdominaux, une vive douleur se fait ressentir sur le trajet du cordon spermatique, et quelques heures après paraît l'inflammation du testicule. Cette inflammation, le plus souvent bénigne, peut aussi passer à l'état chronique. M. Dulac rapporte quatre observations qui démontrent incontestablement la réalité de cette cause.

(*Revue thérapeutique du Midi*).

Traitement abortif de l'orchite blennorrhagique par les cautérisations superficielles au moyen de l'acide azotique.

L'épididymite blennorrhagique aiguë est une affection habituellement très-douloureuse, qui oblige presque toujours les sujets à garder le lit pendant un, deux ou même trois septénaires. L'expérience a appris à M. Chassaignac, que des applications irritantes sur le scrotum faites au moyen de l'acide nitrique, font cesser très-promptement cette douleur, en même temps qu'elles diminuent sensiblement la période aiguë de l'affection, et abrégent notablement la durée, habituellement indéfinie, de l'engorgement épididymaire consécutif. Ainsi, au lieu de recourir au traitement antiphlogistique habituellement employé contre l'épididymite blennorrhagique, M. Chassaignac fait des applications d'acide nitrique sur le scrotum, et administre, concurremment avec cette médication topique, les moyens connus comme antiblennorrhagiques proprement dits, et particulièrement un mélange de cubèbe et de copahu, à la dose de dix grammes de chaque substance. Ces applications se font de la manière suivante : Un pinceau de charpie ou de coton cardé est plongé dans l'acide nitrique, puis promené sur la surface injectée de la bourse malade. C'est là ce que M. Chassaignac appelle le suspensoir à l'acide nitrique, parce que, sous l'influence de cet agent, le scrotum se crispe en quelque sorte, fait remonter le testicule, et entre peut-être pour quelque chose dans la résolution de l'engorgement par l'action mécanique de la compression. L'application, pour produire la rapide terminaison des accidents, ne doit être ni forte ni prolongée, auquel cas elle donne lieu à l'escarrification et plus tard à la suppuration, mais seulement très-légèrement transcurrente, de manière à produire le simple parcheminage de l'épiderme. M. Chassaignac a déjà soumis une soixantaine de malades à cette méthode, et n'a eu qu'à se féliciter des résultats prompts et décisifs auxquels elle a donné lieu.

(*Annales médic. de la Flandre occidentale*).

Emploi de la scrophulaire aquatique dans les ulcérations scrophuleuses; par M. Sère (de Muret).

Un homme de 45 ans. d'un tempérament lymphatique, d'une corpulence grêle, portait depuis des années, sur les parties latéréles du cou, un certain nombre de ganglions indurés. En 1836, plusieurs de ces ganglions s'enflammèrent et donnèrent lieu à un foyer purulent. M. Sère, consulté au mois de juin 1838, apprit que des remèdes très-divers avaient été mis en usage sans beaucoup de succès : à cette époque, en effet, quatorze ulcérations présentant le caractère scrophuleux dévoraient les régions jugulaires. Présumant que le nom de la *scrohpulaire* provenait peut-être d'une propriété anti-écrouelleuse, M. Sère résolut de s'en assurer. Il fit préparer un extrait de scrophulaire, qui fut journellement pris par le malade sous forme de pilules et à dose croissante ; en même temps, des feuilles fraîchement écrasées étaient localement appliquées sous forme de cataplasmes. Le résultat en fut heureux, car à la fin du mois d'août, c'est-à-dire en moins de trois mois, toutes les ulcérations étaient cicatrisées. (*Revue thérapeutique du Midi*).

Fistule à l'anus traitée avec succès par les injections de perchlorure de fer : par M. A. Miergues fils, docteur-médecin.

M. V. J..., atteint de fistule à l'anus survenue à la suite d'un abcès au scrotum, s'étant refusé à une opération chirurgicale, fut traité pendant près de deux ans par divers topiques et injections, entre autres par celles de nitrate d'argent et les injections iodées, qui n'amenèrent aucun changement dans son état.

Lorsqu'il vint me consulter, la fistule offrait un bourrelet muqueux, par où s'écoulait une sérosité purulente et grisâtre ; et par suite des obstructions successives du méat externe, il s'était produit de petits abcès passagers. Je prescrivis les injections de teinture de rathania, qui, en pénétrant dans le rectum, donnaient au malade des envies d'aller (ces injections ne furent pratiquées qu'après avoir dilaté l'ouverture au moyen de l'éponge à la cire). Ce moyen fut vainement employé pendant un mois ; alors je le traitai par les injections d'eau hémostatique de Pagliari, qui, dans quinze jours, avaient à peine modifié l'état des sécrétions. Pensant que la guérison se ferait trop attendre, si toutefois elle devait avoir lieu par ce moyen, je fis une petite injection avec le perchlorure de fer pur, n'ayant rempli la seringue qu'au tiers ; la douleur fut vive, mais de courte durée. Des injections journalières furent faites avec le mélange suivant :

Eau de Pagliari. . . . 120 grammes.
Perchlorure de fer. . . 30 —

Au bout de huit jours, le malade était tout à fait guéri ; il ne restait plus qu'un petit bourgeon charnu qui disparut par la cautérisation au nitrate d'argent. Notre malade a fait depuis lors plusieurs longs voyages en diligence sans éprouver le moindre inconvénient. (*Ibid*).

Revue de la Médecine lyonnaise.

Sur la spécificité de la Blennorrhagie et sur le traitement de la blennorrhée, par M. Pierre Viguier, *chirurgien interne de l'Hôtel-Dieu et de l'Antiquaille de Lyon.*

Le Mémoire de M. Viguier, composé au point de vue des idées nouvelles de la syphilographie contemporaine, est cependant moins qu'il ne semble un hommage rendu aux doctrines de M. Ricord.

En effet, après avoir annoncé que le chirurgien novateur de l'hôpital du Midi refuse à la blennorrhagie toute *spécificité* comme inflammation, et qu'il ne lui reconnaît point de *virulence* à moins d'ulcère primitif, l'auteur cherche à prouver qu'elle a pourtant une *spécificité* propre en dehors de la *virulence*.

Pour atteindre ce but, il distingue la phlegmasie du canal urinaire en *urétrite* et en *blennorrhagie*. Le type de la première est cette irritation secrétante plus ou moins vive qui succède à un abus de coït ou de boisson et qui se dissipe spontanément ou sous l'influence des moyens hygiéniques les plus simples. La seconde, suite d'un coït impur, c'est-à-dire infectant ; elle a pour cortège les symptômes si connus de cette maladie, dont la spécificité a pour caractère et la lenteur de son évolution, et l'intensité de la période d'état, et les complications de sa marche et l'intarissable durée de son écoulement, qui ne disparaît jamais assez bien de lui-même pour qu'on soit entièrement à l'abri d'une récidive spontanée et pour ainsi autochtone. « Quoique la « science, dit M. Viguier, ne soit pas encore parvenue à trouver dans « le pus blennorrhagique la cause de la spécificité, un virus comme dans « le pus chancreux ; il n'en est pas moins vrai que l'inflammation dont « il provient et qu'il reproduit se distingue radicalement par ses allu- « res et son génie des inflammations simples du canal de l'urèthre. La « blennorrhagie, en un mot, est une individualité nolosogique parfaite... « et si nous ne trouvons rien qui puisse nous dévoiler le secret de sa « contagion, il vaut mieux, en présence d'un fait en désaccord avec « la théorie reçue, attendre de l'avenir la lumière, que de la torturer « pour la faire rentrer dans le cadre que l'on a tracé d'avance. »

Nous approuvons fort cette sagesse de l'auteur ; mais il nous semble que cette doctrine est moins neuve qu'elle ne paraît, et que la spécificité de la blennorrhagie était une croyance de l'ancienne école avant qu'elle n'eût été battue en brêche par la nouvelle.

La partie pratique de ce travail, consacrée au traitement curatif de la blennorrhée, se termine par ces deux conclusions :

1° La blennorrhagie est toujours curable par le copahu et le cubèbe ;
2° La blennorrhée ne peut être guérie qu'en passant par l'état aigu.

De ces deux préceptes, l'un exige, pour que le copahu et le cubèbe aient toute leur efficacité, qu'on attende le moment opportun, c'est-à-dire la chute de la période de rémission et de déclin spontané du mal ; l'autre qu'on fasse naître ce moment opportun, c'est-à-dire celui où la blennorrhée, excitée par un moyen quelconque, se réveille et devient une blennorrhagie passagère qui réclame alors l'emploi des mêmes spécifiques.

Ces deux propositions sont développées avec ordre, avec lucidité et parfois avec ce bonheur d'expressions légères que comporte le sujet et qui rappelle de temps en temps le souvenir du maître.

(*Gazette hebdomadaire.*)

Étude sur les fongus de l'urètre chez la femme au point de vue de l'anatomie pathologique et du traitement opératoire ; d'après la clinique de M. Pétrequin, par le docteur Hugues Chatin, *ancien interne des hôpitaux de Lyon.*

Une malade, entrée dans le service de M. Pétrequin, a donné à M. Chatin l'occasion d'étudier les tumeurs qui, suivant lui, ont été généralement confondues avec les polypes des ouvertures naturelles. Les symptômes observés étaient les suivants : douleur vive dans la région hypogastrique, besoins fréquents d'uriner, fongus occupant le méat urinaire, s'engageant dans l'urètre à la profondeur d'un centimètre, adhérant par une surface presque égale à celle de son développement extérieur, très-rouge, d'une apparence framboisée, formé d'une série de petits mamelons réunis sur lobules. Ce qui doit différencier, dit-il, les fongus de l'urètre des autres tumeurs et surtout des polypes, c'est que le fongus est très douloureux et non pédiculé.

Le fongus extirpé a offert la structure suivante : trame celluleuse plus ou moins raréfiée, très-vasculaire, donnant beaucoup de sang par la pression et ne laissant pour résidu qu'une couche mince de tissu cellulaire. Le traitement employé par M. Pétrequin a été l'excision et la cautérisation par le chlorure d'antimoine. La guérison s'en est suivie.

L'auteur de cet article a voulu surtout établir qu'il existe une différence bien tranchée entre les fongus et les polypes des ouvertures naturelles sous le rapport des symptômes et du traitement. Pour appuyer ce qu'il avance, il s'étaye sur ces deux caractères : que le fongus, contrairement au polype, est douloureux et non pédiculé. Le premier caractère n'est pas exact, car il est des polypes excessivement douloureux. Voici ce que dit Breschet à cet égard : « Quelques polypes peuvent être touchés et médiocrement comprimés sans faire sentir de douleur, tandis que d'autres ont une sensibilité morbide telle que le moindre contact du doigt y développe de la douleur. »

Le second caractère est détruit par ce que dit l'auteur lui-même, car la tumeur excisée n'adhérait pas par une surface égale, mais presque égale à son développement extérieur, ce qui revient à dire qu'elle avait un pédicule. D'ailleurs, il est des polypes non pédiculés. Ici, je laisserai encore parler Breschet : « Les polypes de l'utérus sont primitivement globuleux, la partie contenue dans le vagin se dilate, tandisque celle qui est encore contenue dans la cavité du col de la matrice se moule sur le canal et prend alors la forme d'un pédicule. Il en est de même de tous les polypes qui se développent dans des cavités. »

Quant au traitement, quoi qu'en dise le docteur Chatin, il n'est autre que celui des polypes en général.

Trouver une différence dans un ou deux symptômes d'une maladie n'est pas une raison pour faire deux maladies d'une seule. Ce n'est pas chose indifférente que de briser les rapports des lésions morbides. Au lieu de diviser, il faudrait grouper afin que de l'analogie des maladies, forcément séparées, on pût cependant faire jaillir l'analogie du traitement. Depuis Sauvages date la tendance d'imposer un nom nouveau à chaque symptôme d'une même affection et cette tendance plus que toute autre a enrayé les progrès de la médecine et de la chirurgie. Il serait donc utile de rayer du cadre nosologique le mot de fongus et de rapporter les maladies désignées sous ce nom soit aux tumeurs érectiles, soit aux cancers ou aux polypes.

Une autre remarque qu'appelle la lecture du travail de M. Chatin, c'est que l'existence de ces polypes muqueux de l'urètre est moins rare qu'il ne semble l'admettre. Déjà, dans ce même journal, M. Garin avait établi, soit par des recherches bibliographiques, soit par le témoignage de l'expérience, que les polypes de l'urètre sont particulièrement fréquents chez la femme, et que si le praticien n'est pas plus souvent invité à s'en occuper, c'est que beaucoup de ces tumeurs ne causent aucune souffrance ni aucune gêne et passent inaperçues. Quant au traitement, l'excision et la cautérisation sont depuis longtemps les moyens les plus efficaces et les plus employés.

(*Revue médicale.*)

Note sur le mode d'action des anesthésiques et le mécanisme des accidents qu'ils produisent, par M. Tabourin, *professeur à l'école vétérinaire de Lyon.*

Dans cette note, M. Tabourin a voulu établir que les anesthésiques, et particulièrement l'éther et le chloroforme dans les cas de mort qu'ils ont causés, ont agi non seulement en vertu de leurs spécificité propre, c'est-à dire comme agents toxiques ; mais encore en vertu d'une transformation commune à tous les liquides volatiles, c'est-à-dire comme éléments gazeux absorbés par les muqueuses bronchiques et transportés dans le sang. En effet, les expériences sur les animaux prouvent que les liquides volatiles introduits dans les veines s'y comportent comme l'air injecté dans les mêmes conduits circulatoires ; ils rendent le sang spumeux dans le cœur, coupent par tronçons la colonne sanguine dans les veines et les artères et causent la mort par l'obstacle mécanique qu'apporte à la circulation leur métamorphose gazeuze dans le sang. M. Tabourin ne connait aucun moyen de prévenir l'effet toxique non plus que l'absorption des principes anesthésiques; mais il crois que l'accident une fois arrivé, un des moyens à ajouter à ceux déjà connus serait une large saignée des veines les plus rapprochées du cœur, telles que la jugulaire ou la basilique, afin de favoriser par leur ouverture l'expulsion des produits aériformes développés dans le sang par suite de l'absorption directe de l'éther ou du chloroforme dans les voies respiratoires.

(*Gazette hebdomadaire.*)

Influence du balancement du navire sur la production du mal de mer, par le docteur Sémanas.

Le mal de mer, malgré les nombreux écrits dont il a été le sujet, reste encore à expliquer. Ni les spasmes nerveux du diaphragme, ni le frottement des intestins entre eux, ni l'instabilité de l'équilibre circulatoire, ni l'anémie cérébrale accidentelle, ni l'intoxication miasmatique marine, ni la perversion visuelle, etc., n'ont pas encore pris droit de domicile dans l'opinion comme cause directe du mal de mer.

M. Sémanas, pour qui cet étrange malaise n'a d'autre cause qu'un miasme particulier émanant de la mer, a publié à l'appui de sa théorie un livre dans lequel il propose le sulfate de quinine comme le spécifique certain de cette infection nouvelle. Ce livre, pour n'être pas sans mérite, n'a pas moins été de la part des sociétés savantes et de la presse médicale l'objet des plus vives critiques. Ces critiques n'ont point ébranlé les convictions de l'auteur, et M. Armand, à son tour, étant venu contester l'autorité de l'intoxication marine au profit du balancement du navire, M. Sémanas a répondu à ce dernier adversaire par une note où nous remarquons ce qui suit :

D'abord, suivant M. Sémanas, M. Armand en concluant du balancement du navire au mal de mer n'a fait que raisonner d'après le principe *post hoc, ergo propter hoc.* S'il en était ainsi, dit-il, le mal de mer devrait toujours être proportionné au balancement du vaisseau, c'est-à-dire être violent pendant la tempête, ordinaire sur une mer simplement agitée, mais non orageuse ; enfin nul sur une mer tranquille et par le calme plat. Or, d'après M. Sémanas, il n'en est pas précisément de la sorte; mais comme l'auteur ne peut nier qu'il y ait un certain rapport entre ces deux faits, agitation des flots et mal de mer, il aime mieux y voir une confirmation de sa thèse, laquelle veut que là où la vague est plus agitée, là aussi il y ait plus d'émanations miasmatiques et partant plus de nausées et de vomissements.

Pour nous, nous aurions mieux aimé que le spécieux auteur de l'intoxication marine nous eût expliqué comment l'habitude de la mer ou ce qu'on appelle le pied marin fait généralement triompher de l'infection des miasmes de la mer? Comment on se préserve le plus souvent de leur influence en se couchant dès l'abord au fond de sa cabine ou en plein air sur le pont du navire; comment cette infection n'atteint pas en masse les habitants des côtes ou au moins les étrangers qui viennent passagèrement s'y établir? Et, si le balancement du vaisseau n'est pour rien dans le mal de mer, nous voudrions savoir comment il se fait que certaines personnes subissent les atteintes d'un mal analogue partout où un mouvement analogue aussi vient les surprendre, comme par exemple celui de l'escarpolette ou le roulement d'une voiture, ou le simple roulis d'un bateau à vapeur, etc.

Ces explications, sur lesquelles M. Sémanas n'a fait que glisser au lieu d'appuyer, auraient plus ébranlé notre foi en faveur de l'infection miasmatique marine, que les arguments les plus subtils contre l'influence du balancement du navire dans la production du mal de mer.

(*Gazette hebdomadaire.*)

VARIÉTÉS.

Société de médecine de Lyon. — M. Bonnet, nouveau président, remplace dans la Commission permanente de vaccine M. Rater, président sortant. Dans la séance du 20 mars il a été procédé à la nomination de la Commission des prix. Ont été élus : MM. Brachet, Desgranges, Gubian, Pétrequin et Roy. MM. Bonnet, président, et Diday, secrétaire-général, en font partie de droit.

— Académie de Lyon. — L'Académie a tenu, le 8 mars, une séance publique, dont le programme touchait par plus d'un point à la médecine et avait attiré plusieurs de nos confrères. Un discours sur la statistique et l'éloge de M. le docteur Terme, tels étaient les deux sujets plus particulièrement dignes de notre curiosité. La statistique, la plus élastique de toutes les sciences, si toutefois on peut accorder le titre de science à un ordre de données problématiques que chacun interprète à son gré ; la statistique est vantée par quelques savants, et on sait qu'à Paris il existe un petit groupe de médecins qui, sous le nom d'école numérique, a la prétention de tout soumettre à son contrôle. Toutefois, malgré le talent incontestable de quelques-uns de ses apologistes, la statistique n'a pu s'acclimater dans la médecine française, car comme le disait avec raison un des représentans les plus judicieux de la presse médicale, M. Dechambre, en parlant des abus de chiffres, faits par les adversaires de la vaccination : « Même quand elle travaille sur des éléments connus, la statistique n'est pas exempte de contradictions, parce que la combinaison des éléments, le groupement des chiffres peuvent varier comme la perspicacité des hommes. C'est bien pis encore, quand il s'agit de dégager du milieu d'éléments nombreux, compliqués, divers comme les temps et les lieux, souvent livrés à un pur hasard, de dégager un seul élément pour en déterminer l'influence spéciale dans le mouvement de la population. » Aussi, quoique M. Valentin Smith ait donné à sa lecture sur la *Philosophie de la statistique* un vif intérêt par de curieuses recherches et par l'éclat soutenu du style, il s'est montré plus ingénieux, plus spécieux que positif et concluant.

L'auditoire, tout en rendant justice aux efforts du récipiendaire que nous venons de nommer, a paru applaudir plus gaîment et plus chaleureusement la boutade spirituelle due à la verve toujours jeune de M. de

Montherot, notre aimable poète. Il était impossible de se moquer avec plus de grâce et, disons-le, avec plus de raison des étranges questionnaires imposés à la plupart des fonctionnaires publics.

M. Guillard a été très-heureux dans l'*Éloge de M. Terme*; il eût été difficile de faire ressortir avec plus d'indépendance et dans un plus noble langage la vie et les travaux, les actes et les services de l'un des plus dignes maires de Lyon. Quoique M. Terme ait peu pratiqué la médecine, sa vie, si noblement remplie, se rattache par trop de côtés à notre profession, depuis la fondation du Dispensaire général et la présidence du Conseil d'Administration des hôpitaux, jusqu'à sa collaboration à l'Histoire des Enfants trouvés, et à son Mémoire sur les eaux de source, pour que nous ne nous empressions pas de recommander la biographie écrite par M. Guillard.

— Association de prévoyance et de secours des médecins du Rhône. — Six semaines seulement nous séparent de l'époque où la Commission générale rendra compte au public de ses actes et de ses travaux. En lisant le rapport si encourageant de M. le docteur Perdrix à l'Association de la Seine, nous avons trouvé quelques fragments d'une correspondance avec le secrétaire-général de l'Association du Rhône. Nous les reproduisons parce qu'ils traduisent les préoccupations incessantes de la Commission générale de Lyon pour le succès d'une œuvre éminemment morale.

M. le docteur Diday nous écrivait : « D'après nos statuts, presque calqués sur les vôtres, notre association est établie pour les médecins du département du Rhône (art. 1er); en outre, selon l'art. 25, un cinquième du fond de secours peut être distribué en secours à des docteurs en médecine non sociétaires, à des officiers de santé, à leurs veuves et à leurs enfants. Ces deux articles rapprochés l'un de l'autre ne décident point la question de savoir si des médecins étrangers, se trouvant de passage à Lyon, sont dans le cas de recevoir des secours sur ce cinquième. »

La question posée dans la réunion des médecins du Rhône avait reçu des interprétations diverses : les uns soutenaient que, par la lettre des statuts, tout médecin étranger au département est sans prétention aucune à réclamer les bienfaits de l'institution; d'autres demandaient que le principe étant douteux, on le laissât tel, sauf à l'appliquer dans l'un et l'autre sens, selon le cas. Une troisième opinion insistait pour l'interprétation la plus large et la plus charitable.

« Dans ce conflit de sentiments, ajoutait le docteur Diday, la *Commission générale* a décidé que nous ne pouvions mieux faire que de prendre l'avis et de suivre l'exemple de notre sœur aînée. Comme ses propres statuts laissent la porte ouverte à de semblables difficultés et qu'elles se sont sans doute produites plus d'une fois depuis votre fondation, il doit y avoir, sinon une jurisprudence arrêtée, au moins des habitudes prises à cet égard. »

Voici ce que j'eus l'honneur de répondre à M. le secrétaire-général de l'Association des médecins du Rhône : « A Paris, le cas dont il s'agit se présente assez souvent pour que les Commissions générales se tiennent en garde contre un entraînement qui deviendrait préjudiciable aux intérêts de l'œuvre et n'accueillent qu'avec une extrême réserve ces demandes qui sont habituellement écartées par l'ordre du jour. » Mais, pour rendre hommage à la vérité, je disais : « Il y a eu dans un temps déjà éloigné quelques exceptions en faveur de médecins français qui, tombés malades à Paris, se trouvaient dans le dénûment et dans l'impossibilité de se rendre à destination, et, dans ce cas même, le secours n'était accordé qu'à une faible majorité. La Commission générale de l'Association des médecins du Rhône, ajoutais-je, comprendra que nos institutions doivent, avant tout, se garder de créer des précédents regrettables; que fondées par les médecins d'un département, elles trouveront toujours un grand avantage à s'en tenir aux termes mêmes de leurs statuts. En principe, les demandes de secours, faites par des personnes qui n'habitent pas le département de la Seine, ne sont pas admises, et même antérieurement à l'extension de l'Association des médecins de Paris à tout le département de la Seine, les demandes qui arrivaient de la banlieue ne devaient pas être accueillies. Les décisions de toutes les commissions générales ont été favorables à ce principe. Agir autrement c'eût été ouvrir la porte aux abus, nuire aux personnes qui peuvent prendre part au sixième du fonds de secours, et s'exposer, d'ailleurs à commettre des erreurs, par défaut de renseignements suffisants, qui ne peuvent jamais être pris d'une manière exacte que dans les circonscriptions de l'Association et par des Commissions désignés à cet effet parmi les sociétaires. »

Cette correspondance fut communiquée à la Commission générale. M. Orfila, qui présidait pour la dernière fois la réunion voulut bien donner une entière approbation au fond et à la forme de la réponse.

— Hôpitaux civils de Lyon. — Le Conseil d'Administration vient de publier un Mémoire intitulé : *Considérations sur la salubrité de l'Hôtel-Dieu et de l'hospice de la Charité*. Ce Mémoire a pour but de faire connaître les améliorations hygiéniques introduites dans nos deux grands établissements hospitaliers depuis 1830. L'auteur, M. de Polinière, a réussi à prouver, à l'aide de faits nombreux et irrécusables, que dans un hôpital la diminution de la mortalité dépend essentiellement de l'influence de la salubritéet que, comme le disait Pringle, « on ne peut jamais compenser le manque d'air pur par le régime et par les remèdes. » Notre éminent confrère a su défendre cette thèse avec un talent d'observation et une élévation de vue qui révèlent à la fois le praticien savant et l'administrateur éclairé. Nous espérons faire connaître bientôt le nouvel opuscule dont la lecture fait assez voir quel vide le docteur de Polinière laisse dans le Conseil d'Administration.

— Nécrologie. — La chirurgie française vient de faire une perte immense dans la personne de M. Roux, professeur à la faculté de médecine, chirurgien de l'Hôtel-Dieu, membre de l'Institut. M. Roux, dont le talent n'avait pas vieilli, dont la parole écoutée pendant plus de cinquante ans par tant de générations d'élèves, avait conservé toute sa verve, et dont la main n'avait rien perdu de sa merveilleuse dextérité, allait mettre le sceau à sa réputation par la publication d'un grand ouvrage de chirurgie pratique, lorsqu'à la fin de janvier dernier il fut frappé de la maladie à laquelle, après une convalescence douteuse, il vient de succomber dans sa 74e année.

— Faculté des sciences de Paris. — Sur le rapport très-motivé du ministre de l'instruction publique, une chaire de physiologie générale est créée à la Sorbonne. Dans ce nouvel enseignement « la physiologie sera exposée, en entier, sans arrière-pensée d'application, uniquement en vue de faire admirer la nature avec plus d'intelligence, d'en faire aimer le Créateur avec plus de conviction. » Le nouveau titulaire est M. le docteur Claude Bernard, « savant que l'Europe connaît, que l'Académie des sciences a quatre fois couronné et qui se recommande non seulement comme expérimentateur, mais comme inventeur. »

Bulletin bibliographique.

Des métamorphoses de la Syphilis. Recherches sur le diagnostic des maladies que la syphilis peut simuler et sur la syphilis à l'état latent, par Prosper Yvaren, D. M. P., précédées du rapport fait à l'Académie impériale de médecine, 1 vol. in-8. — Chez Mme Savy, libraire, à Lyon, place Bellecour, no 11.

Des fièvres intermittentes miasmatiques ou légitimes, de leur nature et de leur traitement. Nouvelle théorie de l'intermittence, par le Dr L. J. Masurel, de Lille (Nord), médecin aide-major de première classe. in-8. — Prix : 1 fr. 50. Chez Mme Savy, libraire.

LYON, — IMPRIMERIE D'AIMÉ VINGTRINIER, QUAI SAINT-ANTOINE, 36.

SIXIÈME ANNÉE. N° 4. 30 AVRIL 1854.

GAZETTE MÉDICALE DE LYON

RECUEIL DES ACTES DE LA SOCIÉTÉ DE MÉDECINE

PUBLIÉE PAR LE DOCTEUR BARRIER,

MEMBRE DE LA SOCIÉTÉ DE MÉDECINE, CHIRURGIEN EN CHEF DE L'HÔTEL-DIEU.

Ce Journal est mensuel. — On s'abonne à Lyon : chez Mme SAVY, place Louis-le-Grand, 11; chez Mme PHILIPPE, rue St-Dominique, 7; — à Paris, chez V. MASSON. L'abonnement est de 10 f. par an pour Lyon, 11 f. pour le reste de la France.—Tout ce qui concerne la rédaction doit être adressé à M. BARRIER, p. de la Charité, 7.

BULLETIN.

Inoculation lacto-variolique, ses succès, ses revers et ses dangers. — Des réformes hygiéniques dans les hôpitaux de Lyon et de leur influence sur la mortalité, à propos du livre de M. de Polinière.

I.

Saisie en 1851 de la question des inoculations lacto-varioliques par l'un de ses membres les plus éminents, M. le professeur Brachet, la Société de Médecine la renvoya à son comité de vaccine, qui confia au chirurgien en chef de la Charité la mission délicate de répéter et de contrôler les premières expériences. M. Bouchacourt, après avoir longtemps résisté aux instances de ses collègues, se décida, vu l'importance du sujet et l'utilité qui pouvait en résulter, à les commencer en 1852. La première série de ces expériences a été relatée dans la thèse de M. Bossu, reproduite en grande partie dans ce journal. Ces premiers succès, tout en faisant une large part à l'espérance, avaient laissé plus d'un doute dans l'esprit de l'expérimentateur; ce doute, il voulait le lever en se remettant de nouveau consciencieusement à l'œuvre. Ces derniers résultats, différents des premiers, viennent d'être communiqués à la Société de Médecine, qui a consacré deux séances à l'examen et à la discussion de l'ensemble des faits recueillis à l'hospice de la Charité. Ces faits ont une telle importance qu'il suffit de les exposer simplement pour qu'ils emportent avec eux leur enseignement sans l'intervention de la critique.

On doit se rappeler que le point de départ des expériences date de 1852. A cette époque, trois nourrices étant entrées chacune avec leur enfant dans le service de M. Brachet à l'Hôtel-Dieu, une d'entre elles fut prise de variole confluente. Craignant pour les enfants l'imminence de la contagion, et, en l'absence d'un vaccin véritable, notre savant confrère eut l'idée de vacciner ces trois nourrissons avec un

Feuilleton.

De l'assistance publique relativement aux secours médicaux dans les campagnes.

Non moins curieuse qu'instructive est l'étude des solutions cherchées par les diverses sociétés civilisées à ce problème sans cesse renaissant : atténuation, extinction du paupérisme. En deux méthodes principales nous semblent se partager les moyens qu'on a tentés contre ce grand mal qui travaille surtout les sociétés modernes. On a essayé d'en combattre les causes, d'en tarir les sources; efforts infructueux! Ces causes se dérobent à nos coups, non seulement par leur complexité, mais encore par les transformations incessantes qu'elles subissent d'une époque à l'autre. Elles varient suivant l'influence qu'elles reçoivent des mœurs, du degré de civilisation, des conditions politiques, des exigences nouvelles du commerce, de l'industrie et de mille autres circonstances plus ou moins accidentelles. C'est l'hydre de la société.

Si les causes en sont si variables, les effets, c'est-à-dire la forme, le fond, les conséquences de la misère sont restés à peu près les mêmes. On les a attaqués. Efforts insuffisants! on a combattu des symptômes.

La question en est encore là. Il n'est plus permis, même aux esprits les moins clairvoyants, de ne la point apercevoir inscrite en lettres plus grosses que jamais au frontispice de notre siècle. Il n'est plus permis, si ce n'est à quelques intéressés aveugles, de ne voir dans les révolutions qui ont agité certains peuples depuis soixante ans, la France surtout, autre chose que des phénomènes politiques, qu'un déplacement de l'autorité. On commence à le comprendre de nos jours. Les tentatives faites dans ces derniers temps pour améliorer le sort des classes malheureuses en fournissent le témoignage. La charité privée si inépuisable, si ingénieuse dans notre pays, on dirait que la société tout entière l'a prise en main, et a voulu la fortifier en la régularisant. De là, la loi sur l'assistance publique discutée et votée par la législative, et la création de ces nombreuses sociétés de prévoyance et de secours mutuels qu'on favorise et encourage.

Nous n'avons pas l'intention d'examiner jusqu'à quel point ces moyens, dont toute la puissance d'ailleurs est dans l'association, nous ont rapprochés du but à atteindre; il faudrait toucher aux bases de

mélange de virus variolique et de lait de vache naturel. Au bout de trois jours, les piqûres présentèrent la rougeur pustuleuse de la vaccine, et chaque bouton se développa comme s'il fût provenu du virus vaccin; il n'y eut point d'infection ni d'éruption générale. S'il était vrai, se dit M. Brachet, que le virus vaccin ne soit, comme le prétendent quelques médecins, que le virus modifié en passant par la vache, cette modification ne dépendrait-elle pas du lait renfermé dans la mamelle et la tétine de l'animal, et ne serait-il pas possible de l'obtenir en mêlant un peu de lait au virus variolique? Ce mélange fut fait dans la proportion d'une goutte de chaque liquide; l'inoculation fut pratiquée à chaque bras des trois enfants, nous avons dit quel en fut le résultat. M. Brachet frappé, et il devait l'être, de cet heureux résultat, reconnut lui-même que les expériences n'étaient pas complètement satisfaisantes. Il se demanda d'abord si les pustules étaient varioliques ou vaccinales, si elles avaient véritablement préservé de la variole, et, dans l'affirmative, il resterait à déterminer si le préservatif a agi comme virus varioleux ou comme virus vaccin.

M. Bouchacourt fut effrayé de la mission qui lui était confiée. Il savait, par M. Villeneuve, de Marseille, que les inoculations lacto-varioliques tentées par M. Robert avaient chez quelques sujets amené une éruption générale; il redoutait les mêmes conséquences. Néanmoins, il se mit à l'œuvre. Les expériences commencèrent au mois de mai 1852, et furent suivies pendant tout l'été par M. Bossu, interne à la Charité. Vingt et un enfants furent inoculés; on mêla par parties égales du lait de vache et du fluide recueilli au septième jour sur un bouton de variole discrète. On fit deux à trois piqûres à chaque bras, et pour que l'identité de méthode fût parfaite entre la vaccination nouvelle et la vaccination ordinaire, on vaccina le second enfant avec les pustules du premier; le troisième avec celles du second, et ainsi de suite jusqu'à la troisième génération. De plus, trois inoculations furent faites avec le virus de la première conservé pendant huit jours, deux avec le même conservé pendant onze jours. Voici ce qui arriva : pour le dire avec ordre, il faut distinguer les *effets* du vaccin lacto-variolique en *locaux* et *généraux*, et les effets locaux en *immédiats* et en *consécutifs*. Les *effets locaux immédiats* consistèrent en ce qu'aucune des piqûres ne manqua jamais. Cela tient peut-être au soin qu'on mit à les faire; mais il n'est pas tellement ordinaire dans les vaccinations habituelles, qu'on doive se dispenser de le signaler. Parmi les *effets locaux consécutifs*, il faut remarquer surtout le très-grand rapport de ressemblance des pustules lacto-varioliques et des pustules vaccinales; cependant l'identité n'est pas complète. Ainsi l'inflammation de la peau est plus prompte d'un ou de deux jours; elle est plus vive, plus profonde, la papule est plus dure et se sent plus avant dans le derme. La vésicule et la suppuration ont la même apparence dans les deux cas. Mais la pustule est moins régulière dans l'inoculation variolique, moins saillante, moins déprimée à son centre, d'un cercle moins large que dans l'inoculation vaccinale. M. Bossu a peut-être outré la res-

---

la civilisation actuelle, difficile et périlleuse entreprise que nous ne tenterons pas. Réjouissons-nous plutôt des résultats avantageux obtenus déjà ou possibles à obtenir.

Bornant notre point de vue à un côté de la question sur lequel ont été faits, dans ces derniers temps, quelques travaux peu connus, nous ne considérerons la misère que sous son aspect le plus déplorable, la maladie; nous n'étudierons de l'assistance publique, que ce qui est relatif aux secours médicaux.

Les indigents, c'est-à-dire les membres d'une société qui ont besoin d'être secourus de cette société même, se divisent, ce me semble, en deux catégories : la première comprend ceux qui, par défaut de forces physiques ou intellectuelles, par la nature de leur profession, par la charge d'une famille nombreuse, par de vicieuses habitudes (paresse, débauche), et par mille autres causes enfin, sont incapables de travailler, ou ne peuvent se suffire par leur travail. Ce sont les *indigents permanents*. A eux les hospices, quand ils sont vieux ou infirmes, les hôpitaux quand ils sont malades, les secours des bureaux de bienfaisance, les dispensaires, les *dépôts de mendicité* ou bien la *prison* (vagabonds, c'est-à-dire sans domicile et mendiants).

Dans la seconde catégorie se rangent tous ceux qui, valides et vivant au jour le jour de leur travail quotidien (domestiques, ouvriers, journaliers, etc.), sont jetés bien vite sous le joug de la misère par les variations de l'industrie, les chômages forcés, la maladie. Ce sont les *indigents accidentels*. Ils retombent momentanément dans la première catégorie, et y restent quelquefois. Mais, dans certains cas, bien qu'elle soit le plus souvent insuffisante, ils ont l'aide des sociétés de prévoyance et de secours mutuels, dont quelques uns peuvent faire partie.

A quelque catégorie qu'ils appartiennent, ces malheureux de diverses conditions redeviennent égaux devant la maladie. « De quoi l'homme de travail souffre-t-il le plus dans sa vie de douleur, a dit un éminent publiciste, c'est de la maladie qui le prive du travail même, et qui le laisse sans remède, sans linge, sans feu, sans médecin et souvent sans pain, au milieu de sa femme et de ses petits enfants criant misère! » Consolons-nous cependant; les hôpitaux, les dispensaires, les secours médicaux à domicile sont alors, à divers titres, de précieuses ressources. Mais elles ne sont offertes aux malades pauvres que dans les grands centres de population. Les indigents des campagnes en sont dépourvus. Ce sont eux que la maladie laisse sans médecin, sans linge, sans remède!...

L'organisation des secours médicaux dans les campagnes devait donc éveiller toute la sollicitude des législateurs. Or, voici ce que contient à ce sujet la loi sur l'assistance publique du 15 août 1851 :

« Article III. — Les malades et incurables des communes privées d'établissements hospitaliers pourront être admis aux hospices et hôpitaux de l'arrondissement désignés par le conseil général, suivant un prix de journée fixé annuellement par le préfet, d'après le prix de revient de l'exercice précédent.

« Article IV. — Les communes qui voudraient pour leurs indigents jouir du bénéfice des articles III et IV, en supporteraient la dépense.

« Toutefois le Conseil général pourra déterminer dans quel cas et dans quelle proportion le département viendra en aide aux communes dont les ressources sont insuffisantes. »

Ces dispositions répondent-elles aux besoins? Non. D'abord les établissements hospitaliers ne sont ni assez nombreux ni assez vastes. Et

semblance. Quant à l'analogie de transmission et de conservation des virus propres aux deux inoculations, elle a été entière. On a recueilli l'un et l'autre virus de la même manière sur des plaques et dans des tubes; on les a conservés un certain nombre de jours; on a introduit dans des tubes le lait de vache et le virus variolique tout mêlés, et on les a ouverts au moment d'en faire usage, et, dans tous ces cas, la vaccination s'est également bien accomplie, et a parcouru également ses périodes.

Sans revenir sur les détails circonstanciés relatifs à la marche des pustules d'inoculation, donnés par M. Bossu, M. Bouchacourt a rappelé que plusieurs furent entourées vers le sixième jour de quelques petites pustules ombiliquées et rougeâtres qui n'ont pas dépassé le volume d'une grosse tête d'épingle, et se confondaient bientôt avec les grosses pustules dont elles rendaient la forme plus irrégulière. La suppuration, la formation, la chute de la croûte n'ont pas semblé différer, sauf un peu plus de lenteur, de ce qui se passe ordinairement à la suite de la vaccine. Les symptômes généraux ont apparu vers le sixième jour: l'enfant manifestait un peu d'anxiété, la peau devenait plus chaude et plus sèche, le sommeil légèrement agité et plus souvent interrompu; l'appétit diminuait et la soif augmentait; vers le huitième ou neuvième jour, ces symptômes perdaient de leur intensité; à la fin de la seconde semaine, tout était rentré dans l'ordre. Chez dix-huit enfants, les choses en restèrent à cette éruption locale et à ces symptômes généraux. Chez trois autres, les pustules apparurent sur le reste du corps, mais en petit nombre; les symptômes généraux ont été assez intenses dans un cas durant une journée, pour que l'enfant ait repoussé les aliments et perdu sa vivacité naturelle. Chez aucun de ces trois malades cependant, on ne put dire que cette éruption secondaire générale fût une véritable variole.

Ainsi donc, ces premières expériences témoignent de l'innocuité du fluide lacto-variolique. Qu'ont-elles appris sur son efficacité préservatrice? A deux époques différentes et huit à dix jours après la disparition de tous les phénomènes produits par l'inoculation lacto-variolique, le virus vaccin fut inoculé à deux enfants de bras à bras; ni l'un ni l'autre ne présenta le plus léger bouton, la plus légère trace d'inflammation, tandis que deux autres enfants, qui n'avaient été ni vaccinés ni inoculés avec le fluide lacto-variolique, eurent une très-belle éruption vaccinale; ainsi donc le mélange lacto-variolique préservait contre le vaccin. La réciproque a été vraie: le mélange inoculé à un enfant antérieurement vacciné au moyen du virus vaccinal dont il conservait au bras des traces évidentes, n'a amené aucune éruption. M. Bossu était donc autorisé à dire « le virus vaccinal et le virus lacto-variolique se neutralisent réciproquement. »

Un point restait à éclaircir. Malgré ces premiers et encourageants succès, malgré l'innocuité de cette inoculation, ne pouvait-on pas se demander si les chances heureuses dans lesquelles on avait opéré ne s'étaient pas réalisées quelquefois et ne pouvaient se reproduire encore à la suite d'inoculations varioliques ordinaires? Consultant les auteurs qui se sont occupés d'inoculations vario-

puis, les communes, en leur supposant du bon vouloir, ne pourront jamais, même aidées par le département, subvenir à des dépenses de cette nature (1).

Au médecin mieux qu'au législateur est donné de sonder la profondeur de cette détresse et de trouver le remède au mal. De là, quelques projets d'organisation médico-rurale élaborés par d'honorables confrères, et dont nous nous proposons de rendre compte. Tels sont, entre autres, le travail de M. Cazin, de Boulogne-sur-Mer (2), dont nos lecteurs ont déjà pris connaissance dans ce journal (avril, mai, juin 1852), celui que vient de publier M. Maugenest, de St-Amand (Cher) (3), et surtout le remarquable mémoire de M. Danvin, présenté à l'Académie d'Arras, en 1852 (4).

Sans entrer dans tous les détails des plans proposés, nous dirons d'abord qu'ils se partagent en deux catégories: 1° Secours médicaux à domicile; 2° traitement des malades dans les hôpitaux. C'est surtout sous ce double point de vue que nous avons l'intention d'envisager cette question d'assistance publique.

Disons tout de suite que l'adoption d'un de ces projets à l'exclusion de l'autre est chose impossible. Mais auquel donner la plus large part? Les avis sont partagés.

Les législateurs de 1851, plaçant au second rang les secours hospitaliers, se sont plus particulièrement préoccupés de l'assistance médicale à domicile. Elle leur a paru plus économique, plus efficace, plus légitime, plus morale, plus politique et plus avantageusement distribuée que l'assistance collective donnée dans les hôpitaux (1).

Bien que l'expérience ni le raisonnement lui-même ne conduise à ces conclusions, quelques médecins, adoptant ces idées plus spéculatives que pratiques, ont élaboré plusieurs projets d'organisation médico-rurale calqués sur les sociétés de bienfaisance et les dispensaires établis dans la plupart des grandes villes.

Depuis plusieurs années déjà, quelques départements ont établi chez eux, pour le service de santé rural, des médecins cantonnaux chargés, soit aux frais des communes (Bas-Rhin, Moselle, Saône-et-

(1) « N'espérons pas que les communes sans revenu, et c'est à vrai dire le plus grand nombre, consentent à distraire la moindre parcelle de leur impôt, pour fournir leurs malades pauvres de médecin et de pharmacien. » (Timon.)

« Une caisse municipale presque toujours vide, l'inertie la plus complète, et quelquefois même l'opposition la plus absurde, voilà, la plupart du temps, ce qu'on rencontre lorsque, pour faire le bien, on réclame le concours volontaire des communes rurales. » (Cazin.)

(2) *De l'organisation de la médecine des pauvres dans les campagnes, considérée au point de vue administratif, hygiénique et thérapeutique*, par F. J. Cazin, médecin à Boulogne-sur-Mer, membre correspondant de la Société nationale de médecine de Lyon.

(3) *Aperçu d'une organisation médico-rurale en France*, par le docteur L. Maugenest, médecin des épidémies pour l'arrondissement de Saint-Amand (Cher).

(4) *De l'insuffisance du secours médical à domicile, et de la nécessité d'hôpitaux cantonnaux*, mémoire présenté à l'Académie d'Arras par le docteur Bruno Danvin, médecin de l'hospice et du bureau de bienfaisance de St-Pol, etc.

(1) Voir les rapports de M. de Melun, de M. Thiers, de M. Dufaure, représentants du peuple.

liques depuis Timoni, Pilarinus, La Condamine, Guyot, de Genève, jusqu'à Salmade, Désoteux et Valentin, et le livre si intéressant et si complet de M. Bousquet, on ne peut se dissimuler que dans un grand nombre de cas la bénignité de l'éruption générale secondaire ne soit le fait dominant, et, pour ne pas remonter plus haut, il suffit de rappeler les expériences faites en 1830 et 1831 par les médecins de Versailles ; une première année ils n'obtinrent, avec l'inoculation variolique pure, que des *boutons locaux* ; en 1831, les mêmes expérimentateurs, répétant leurs inoculations, eurent une double éruption. On ne sait pas assez aujourd'hui, dit M. Bousquet, que l'inoculation donnait souvent une éruption locale exclusivement bornée au bouton d'insection ; lui-même en a fait plusieurs fois l'expérience.

Au mois d'août 1853, les vaccinations gratuites de la Charité avaient cessé faute de sujets ; celles de l'intérieur étaient en souffrance; quelques varioles se présentant dans la maison, M. Bouchacourt crut le moment favorable de tenter une inoculation variolique justifiée par les circonstances actuelles et par les données expérimentales citées plus haut. Un enfant âgé d'un jour fut inoculé, le 31 août, avec du virus variolique pris à un sujet de huit ans qui en était au huitième jour d'une éruption discrète. Pendant les sept premiers jours tout se passa comme chez les sujets inoculés avec le fluide lacto-variolique. Après la fièvre du cinquième jour qui se prolongea le sixième, les pustules étaient arrivées au septième à leur état de complet développement; et, rien n'annonçait qu'il dût y avoir infection générale. Au huitième jour, quelques taches rouges élevées apparaissent à la face, au thorax, et descendent aux membres, la fièvre revient avec plus de chaleur et d'agitation. Bientôt l'éruption variolique secondaire se prononce, elle est en pleine suppuration le cinquième et le sixième jour à dater de son invasion. Vers le septième la dessication se faisait régulièrement, mais l'enfant ayant été pris de muguet, de diarrhée, il succomba le seizième jour à dater de l'inoculation, le neuvième à partir du développement de l'éruption variolique. Ce revers, qui ne prouve rien contre l'inoculation lacto-variolique ni en faveur de l'inoculation variolique, permit néanmoins d'étudier comparativement l'éruption locale et celle qu'avait déterminé l'inoculation d'après les idées de M. Brachet. M. Bouchacourt n'a pu constater aucune différence. Ici l'éruption variolique secondaire a été en plus sans cependant avoir offert les caractères bien nets d'une variole ordinaire. Aux pustules varioliques se joignaient quelques bulles pemphigoïdes, des plaques érythémateuses et par place des groupes de vésicules herpétiques. Ce qu'on observa encore, ce fut la marche rapide de l'éruption variolique, sa dessication irrégulière mais non subite, enfin, une différence essentielle entre les pustules d'inoculation et celles d'origine varioleuse.

Évidemment, si l'on avait douté un instant de l'influence modificatrice du lait, cette dernière mais unique inoculation simple replongeait dans de nouvelles incertitudes. Sur ces entrefaites, le vaccin revenait meilleur, plus abondant; le chirurgien de la Charité crut devoir attendre pour com-

Loire), soit aux frais du département (Loiret), non seulement de traiter les malades indigents des communes, mais encore de l'inspection des enfants trouvés en nourrice dans la circonscription, de la police médicale, de l'hygiène publique et de la statistique médicale.

On sait que le congrès médical de 1845, occupé sérieusement de cette question, a rejeté en principe l'établissement de médecins cantonaux. Ce service exclusif dépendant directement de l'autorité supérieure, lui a paru porter atteinte à l'indépendance du corps médical. Sur le rapport du docteur Requin, il a adopté ces conclusions que je crois devoir rappeler ici :

« 1° La création de médecins cantonaux n'est pas nécessaire pour assurer le service de santé des campagnes. Elle porterait une atteinte grave aux intérêts du corps médical;

2° Il sera créé des dispensaires ruraux;

3° Le service médical sera fait dans ces dispensaires par tous les praticiens de la circonscription, librement appelés par les malades pauvres;

4° Les pauvres de la campagne qui auront des maladies impossibles à traiter à domicile, seront adressés à un hôpital du département, et là traités aux frais du budget départemental. »

M. le docteur Cazin, adoptant à peu près ces propositions, a cherché les moyens de les rendre praticables ; il voudrait qu'à cet effet il fût créé : 1° Une caisse de bienfaisance affectée au service des indigents malades des communes rurales, à laquelle ces communes contribueraient pour la moitié ou les deux tiers, suivant leurs ressources, et le département pour le reste. Cette caisse serait confiée au percepteur des Contributions directes résidant au chef-lieu de canton;

2° Une commission cantonale de bienfaisance composée de cinq membres, présidée par le maire du chef-lieu de canton ou par le juge de paix, et, à leur défaut, par le membre le plus âgé;

3° Une commission communale de charité dans chaque village composée du maire, du curé et d'un conseiller municipal;

4° Un service médical (médecins de charité et pharmacies).

La commission cantonale pourrait remplir les mêmes fonctions que les bureaux de bienfaisance. Elle s'occuperait, de concert avec les médecins, de l'hygiène publique et même privée.

L'indemnité à accorder à chaque médecin de charité, indemnité fournie par une allocation spéciale portée au budget de la caisse de bienfaisance rurale, serait proportionnée au nombre des voyages, aux distances parcourues, aux soins donnés, constatés par les rapports de commissions communales et ceux des médecins eux-mêmes.

M. le docteur Maugenest propose de son côté de diviser chaque département en circonscriptions médicales, et d'en former *autant* qu'il y aura de médecins dans le département qui auront accepté les honorables fonctions de médecin rural. *Tout* médecin, docteur ou officier de santé, *aurait droit* à une circonscription médicale. Là où il y aurait plusieurs médecins habitant la même localité, le sort attribuerait à chacun d'eux la circonscription qui serait confiée à ses soins. Dans ce cas, les médecins *changeraient* de circonscriptions *chaque année*.

Le médecin rural serait tenu de visiter sa circonscription *une fois* au moins *par semaine*. Le jour en serait indiqué et *resterait invariable pour toute l'année*. Mais si quelque épidémie, ou si la constitution médicale l'exigeait, il pourrait *être requis, par qui de droit*, à faire deux, même trois tournées par semaine, sans augmentation d'indemnité.

mencer de nouveaux essais. Il désirait que son interne, M. Bossu, soutînt sa thèse, espérant que cette épreuve qui a été une fois de plus honorable à l'École de Lyon, susciterait une discussion utile et provoquerait de nouvelles lumières.

Le 18 mars 1854, reprise des inoculations lacto-varioliques avec les mêmes précautions, les mêmes soins et peut être plus de confiance que la première fois. Du virus fourni par les pustules d'une variole discrète arrivée au septième jour chez une femme en couche, âgée de vingt-un ans, fut inoculé, mêlé avec du lait, à un enfant médiocrement développé, âgé de trois jours. Chez lui l'éruption locale fut longue à apparaître, trois pustules seulement se développèrent, elles étaient complètes le 26, et le lendemain une éruption générale discrète qui prit bientôt les apparences de la variole, annonçait qu'il y avait eu infection; en tout il y eut une quarantaine de pustules varioliques, quelques bulbes de pemphigus, un abcès à la mamelle gauche et une éruption miliaire; l'enfant fut assez gravement malade, il prit le blanchet, la diarrhée et finit par guérir; vers le milieu d'avril, on l'envoyait en nourrice.

Du pus provenant des pustules d'inoculation de cet enfant fut transmis à un petit garçon, âgé de neuf mois, auquel on pratiqua en même temps deux piqûres avec une lancette imprégnée du virus vaccin pur; développement de l'éruption locale, et plus tard apparition d'une variole presque confluente. Reprise du virus sur cet enfant et transmission de l'éruption locale, suivie de l'éruption variolique chez un troisième sujet qui guérit. Le second, moins heureux, succomba à une pneumonie double. On eut grand peine à discerner chez le sujet à double inoculation les pustules vaccinales de celles de provenance lacto-variolique. Cependant les caractères constatés dans la première série d'expériences se retrouvaient encore et jusqu'au bout sur l'un des bras surtout; la pustule vaccinale fut plus petite, mieux ombiliquée, plus régulière, moins profonde. Ce qu'il y eut de remarquable, c'est que ces pustules vaccinales, mises seules à contribution pour un autre enfant, lui donnèrent d'abord une éruption locale analogue, suivie, au bout d'une semaine, d'une variole très-discrète. Ce dernier enfant prit le blanchet, sa faiblesse, déjà grande au moment de l'opération, augmenta et la mort survint le 24 avril, dix-neuf jours après avoir été inoculé. Un enfant du même âge, mais plus fort, auquel fut faite l'inoculation dite lacto-variolique de deuxième transmission, eut encore une variole discrète; il est en voie de guérison.

Sans entrer dans une discussion dogmatique, en ne consultant que cette seule série d'expériences malheureuses, ne peut-on pas la comparer aux secondes inoculations des médecins de Versailles, l'opposer aux inoculations de 1852 et modifier, pour le moment, les conclusions favorables qu'on avait cru devoir en tirer? Sans toucher au principe qui les a inspirées, sans se faire illusion sur des causes d'erreur, d'insuccès dépendantes de la méthode opératoire, du choix des sujets, de la saison, de la constitution épidémique, etc., etc, n'est-il pas permis d'abord de s'arrêter en face de dangers que des circonstances si légères, si imprévues, peuvent provoquer. C'est cette première conclusion, qu'a adoptée notre loyal confrère, ajournant à d'autres époques où la privation,

---

L'indemnité accordée au médecin rural serait en rapport avec l'étendue de sa circonscription. Elle devrait être, suivant M. Maugenest, de 25 *centimes* par kilomètre parcouru. Les indigents recevraient alors gratuitement de lui les consultations et tous les soins à domicile. Il serait en outre affranchi de sa patente. De plus un *tarif* serait établi pour les visites et consultations aux personnes non indigentes. Le prix de la visite serait de *un* à *trois* francs *au plus*, selon le degré d'aisance ou de fortune du malade. Les consultations données à la *station* même du médecin seraient de *un* franc seulement. Le prix des visites et des consultations serait payé *séance tenante*. *Ne seraient point tarifés* la réduction des fractures, les accouchements et toutes autres opérations majeures chez une personne non indigente.

Un conseil de discipline, composé de médecins ruraux, serait établi dans chaque arrondissement; il serait présidé *par le préfet* ou *le sous-préfet*, etc.

M. Guibert (*Courrier médical*), faisant meilleur marché de l'indépendance si chère au corps médical, demande qu'on établisse en France une vaste *administration* médico-rurale, dont la tête serait à Paris, *entre les mains du gouvernement*. Une loi fixerait à 18 millions le budget de cette administration; cet impôt porterait le nom de taxe sanitaire rurale. Cette loi ordonnerait que tout citoyen fût passible de cette taxe, en sus et au prorata de ses impositions directes et rurales. La France rurale serait divisée en quinze milles cercles, en prenant pour base la population et non le territoire. A chaque cercle serait attaché un médecin qui recevrait un traitement fixe de 1,200 fr. « de plus, dans les localités où il ne tiendrait pas les médicaments, il aurait droit d'exiger de la part du malade une indemnité *fixée* comme il suit pour chaque visite :

1° 50 cent. pour tout malade payant de 50 fr. à 200 fr. d'impôts;

2° 1 fr. pour ceux payant de 200 fr. à 300 fr. d'impôts;

3° 1 fr. 50 c. pour ceux payant de 300 fr. à 400 fr. d'impôts;

4° 2 fr. pour ceux payant de 400 fr. à 600 fr. d'impôts;

5° Au-dessus de 600 fr. d'impôts le médecin de cercle aura le droit de se faire payer comme médecin *libre*.

Les individus payant moins de 50 fr. d'impôts ne devront rien au médecin du cercle pour ses visites.

Dans les cercles où le médecin *public* tiendra les médicaments, les visites seront gratuites pour les malades payant moins de 300 fr. d'impôts; et pour ceux payant plus de 300 fr., ses visites seront payées au même taux que celles des médecins, ses collègues, ne tenant pas la pharmacie; toutefois si le malade va prendre les médicaments ordonnés par son médecin du cercle *ailleurs que chez lui*, celui-ci pourra exiger le prix des visites comme s'il ne tenait pas de médicaments... »

« *Le chef de l'État nommera* à tous les emplois de l'administration médico-rurale, etc... »

Il serait trop long de faire ou de répéter ici toutes les objections majeures auxquelles prêtent ces projets. Mais il en est une que nous ne voulons pas passer sous silence parce qu'elle est fondamentale, qu'elle semble le plus oubliée, et que nous la trouvons exposée avec un talent remarquable dans le beau travail de M. le docteur Danvin.

l'altération du virus vaccin, l'imminence d'une épidémie variolique reportent tout naturellement la pensée à la courageuse conduite de Jenner, qui, en pareille occurence, lui, le promoteur de la vaccine, ne craignit pas d'inoculer son propre enfant. Ce serait le cas de mettre à profit l'idée de M. Brachet et de Robert, de mêler le lait au virus variolique, avec la certitude que s'il n'atténue pas son action préservatrice, il n'augmente pas son influence morbifique. Sans vouloir prendre d'autres conclusions, la Compagnie tout entière, par l'organe de MM. Brachet, Roy et Diday, membres de la Commission de vaccine, s'est associée à la réserve désormais justifiée du chirurgien en chef de la Charité.

II.

Parmi les causes qui agissent le plus sur le chiffre de la mortalité, les épidémies, même les plus meurtrières, ne viennent qu'après l'insalubrité. Cette différence, étrange en apparence, due à l'action temporaire des unes et à l'influence incessante de l'autre, peut être facilement constatée par l'histoire des grandes villes et mieux encore par celle de leurs édifices nosocomiaux. L'hygiène, en effet, joue un si grand rôle sur la destinée de la population de ces établissements, qu'elle domine tous les autres moyens de secours, et que sans elle la thérapeutique la plus rationnelle, la plus énergique, est impuissante. Les principes qui découlent de ce fait irréfragable ont été vérifiés, contrôlés si souvent par les praticiens qui ont observé les grandes agglomérations de malades, qu'ils peuvent être considérés comme un code de police sanitaire en dehors duquel la charité publique, loin d'être une sauvegarde, devient un danger. Ce sera l'éternel honneur des médecins d'avoir les premiers éclairé l'opinion publique sur le véritable régime hygiénique des hôpitaux, et les laborieuses recherches de Tenon, malgré leur date déjà ancienne, resteront comme un témoignage irrécusable de leur sagacité et de leur sollicitude. Il nous est agréable d'ajouter à cette parenté illustre le Mémoire judicieux et instructif qu'un des notres, M. de Polinière, vient de publier sous le titre modeste de : *Considérations sur la salubrité de l'Hôtel-Dieu et de l'hospice de la Charité de Lyon.*

Le but de cette publication est de faire connaître les améliorations successives introduites, depuis 1830, dans nos deux grands établissements hospitaliers, et l'influence qu'elles ont exercée sur l'abaissement de la mortalité ; d'où la conclusion rigoureuse de la puissance de l'hygiène et de l'utilité de l'intervention de la science en matière d'hôpital. Cette démonstration revenait de droit à notre actif et savant confrère initié, par une longue expérience, à l'amour du bien public, et par ses études et ses fonctions aux moyens de le réaliser. Dans ce travail remarquable à tant de titres, nous devons tout d'abord signaler deux lacunes, que nous regrettons d'autant plus qu'elles étaient faciles à combler et qu'elles donnent à l'ensemble un caractère exclusif. Pourquoi, par exemple, avoir mis en dehors des *Considérations* l'hospice de l'Antiquaille, soumis au même régime administratif que l'Hôtel-Dieu et la Charité, et où des travaux dirigés avec intelligence ont pu transformer, aussi bien que possible, un ancien couvent en un hospice spécial où les épidémies sont inconnues et où la mortalité ne dépasse pas le

Cet honorable confrère, philanthrope judicieux et éclairé, envisageant la question à un point de vue plus large et plus pratique, s'applique à démontrer l'insuffisance des secours médicaux à domicile. Ce mode d'assistance, surtout pour les malades pauvres des campagnes, devrait être, suivant lui, l'exception, et le recours aux hôpitaux, la règle générale. Or nous savons que c'est en sens inverse que les législateurs de 1851 ont résolu ce problème.

« C'est que nos hommes d'état, comme dit M. Danvin, n'ont pas vu, n'ont pas touché la plaie du pauvre; n'ont pas vu, n'ont pas sondé sa misère ; n'ont pas vu, n'ont pas visité les cloaques infects où il gémit ; n'ont pas vu, n'ont pas compris les conséquences mortelles de cette détresse immense, suite inévitable de l'insuffisance du salaire, du nombre excessif des membres de la famille, de l'entassement, du manque de l'air respirable, de la lumière, de la nourriture, du vêtement, de l'abri domiciliaire. Il faut être médecin et médecin de campagne ou des bureaux de bienfaisance pour savoir et apprécier, en les mesurant, ces douloureuses perplexités de l'indigent malade qui agonise sur son grabat, au milieu de la stérile désolation des siens, quand il n'est pas seul, abandonné, dans sa chaumière ! »

Et notre confrère, s'appuyant sur une série de faits, soit observés par lui, soit empruntés à des écrits d'une haute valeur et d'une grande moralité, nous retrace une peinture désolante mais vraie des conditions hygiéniques de la demeure du pauvre, du domicile de l'indigent.

« Que nous apprend la pratique, dit-il, (et nous ne pouvons mieux faire que de le laisser souvent parler lui-même), que nous apprend la pratique, que nous enseigne la fréquentation quotidienne de ces masures humides, basses, sans air, sans soleil, sans carrelage, quelquefois sans foyer, encombrées de litières de paille pourrie, au-dessous desquelles sont pratiqués des trous sans clôture où se déposent des pommes de terre et des oignons qui germent ; masures à une seule chambre, où s'accomplissent toutes les opérations ménagères, préparations des repas, lessives ; où s'exercent des métiers bruyants, des industries personnelles infectes ; où, suivant la judicieuse remarque de M. le docteur Villermé, le jour commence une heure plus tard, et finit une heure plus tôt ? C'est là que s'entasse et que grouille une fourmilière d'êtres vivants de tous les âges ! Que nous démontre l'examen de ces caves, de ces greniers où vivent pêle-mêle avec les hommes, des animaux à exhalaisons malsaines, comme les porcs, les lapins, les chèvres, sans parler des chiens, des chats, des pigeons, des autres volailles, reléguées dans un coin du logis sur un fumier méphitique, et s'y nourrissant de débris immondes à côté d'êtres humains, leurs commensaux ? Que d'ouvriers de l'agriculture, que de palefreniers, que de valets d'auberges couchent dans les étables et dans les écuries ! Mais pourquoi assombrir un tableau qui déjà soulève le cœur et fait pleurer la charité ?

« Dans ces conditions, ajoute l'auteur, dans ces conditions qui sont faites aux indigents, aux nécessiteux, que dis-je, à une très-forte proportion des ouvriers agricoles, il est impossible :

1° Que la maladie ne naisse pas au milieu d'eux ;

chiffre des établissements les mieux favorisés. Pourquoi aussi, à propos de l'Hôtel-Dieu, avoir circonscrit ses progrès dans une certaine limite. N'eût-il pas été plus juste et non moins instructif de tracer aussi l'histoire circonstanciée des améliorations matérielles et morales réalisées dans cet antique maison de pauvres depuis son origine. Les administrations, comme les gouvernements et les familles sont liées par une solidarité que rien ne peut détruire. Les marques d'estime données par M. de Polinière aux administrations qui ont précédé celle de 1830, quoiqu'empreintes de beaucoup de convenance, ne nous paraissent pas une rémunération suffisante. Lorsqu'en 1802, sous l'influence réparatrice du Consulat, le conseil hospitalier fut reconstitué, son programme était tracé d'avance; c'était de rétablir, à force de patience, d'habileté et d'économie le patrimoine dissipé pendant la tourmente révolutionnaire. Ces désastres réparés par une gestion prudente, les administrateurs de 1821, aidés par la munificence du duc d'Angoulême purent achever le côté septentrional du monument en se conformant au plan de Soufflot avec un respect qui ne fut pas imité quinze ans plus tard.

Ces réserves faites, hâtons-nous de rendre pleinement justice à l'administration de 1830. Elle sut profiter de deux avantages rarement unis : renouvelée tout entière, et par là, complètement homogène, elle put procéder avec cette unité de vues que nécessitent de grandes mesures; riche de ressources accumulées depuis trente ans, elle put consacrer à ses réformes de puissants moyens. Elle se mit donc résolûment à l'œuvre. Animée de cette ardeur qui stimule les hommes nouveaux et qu'augmente encore l'ambition un peu dédaigneuse de faire autrement et mieux que leurs devanciers, l'administration nouvelle justifia, plus qu'il n'est d'usage, les espérances si souvent fugitives que fait naître une révolution. Il faut le dire, l'ensemble des travaux exécutés depuis lors a transformé, sinon les dispositions générales de nos deux principaux hôpitaux, du moins les conditions hygiéniques de ces vastes asiles des misères humaines. Le récit détaillé de toutes ces améliorations comporterait plus de temps et d'espace que nous n'en pouvons consacrer à ce sujet. Il nous suffira de les énumérer brièvement pour rappeler à la mémoire trop tôt oublieuse des contemporains, des réformes qu'on trouve si naturelles qu'elles paraissent avoir toujours existé.

Dans la construction de l'Hôtel-Dieu, de ce magnifique et déplorable hôpital, suivant l'expression de M. Trousseau, Soufflot s'était plutôt préoccupé de la beauté des lignes architecturales que des notions les plus élémentaires de l'hygiène. C'est ainsi que les salles ont des proportions exagérées et que le sol est morcelé en de petites cours, disposition d'autant plus mauvaise, que les bâtiments élevés qui les entourent empêchent l'air et les rayons du soleil d'y pénétrer largement. On conçoit quelles précautions inouïes et incessantes étaient nécessaires pour éviter les émanations méphytiques. Aussi, dès 1832, de grands travaux furent consacrés à l'assainissement que rendait plus urgent l'imminence du choléra alors à Paris. Après avoir procédé au curage des égoûts, à la réparation des canaux, à l'établissement de fosses inodores, à la réfection du pavage des cours, au blanchiment des murs, on éleva une machine à vapeur destinée à fournir de l'eau à tous les étages, pour les besoins du service et le main-

2° Que la maladie non contagieuse ne se propage point parmi eux ;

3° Que la maladie contagieuse n'infecte pas les membres de la famille ;

4° Que le principe absolu de l'isolement des malades soit observé et pratiqué ;

5° Que les individus sains ne couchent pas avec les malades ;

6° Que le repos des patients soit assuré ;

7° Que les malades qui sont dans des caves, dans des galetas, dans des taudis, véritables chenils humains d'où s'exhalent incessamment des miasmes méphitiques et délétères, puissent guérir quand leurs maladies sont tant soit peu graves ;

8° Que les soins donnés à ceux qui souffrent soient convenables, suffisants, utiles;

9° Que ces soins de la famille ne forcent pas à un chômage néfaste ceux qui s'y dévouent, et qui pourtant ne peuvent vivre que de leur travail personnel ;

10° Que l'interventien médicale soit efficace, parce que les remèdes ne sauraient être administrés avec les précautions nécessaires, à des heures utiles, avec l'intelligence désirable au milieu de conditions hygiéniques mortelles par elles-mêmes;

11° Qu'il n'y ait pas abus et gaspillage dans l'emploi des remèdes, et même souvent soustraction frauduleuse au détriment des malades d'une partie des moyens donnés à ceux-ci pour se guérir;

12° Qu'il y ait, au domicile des patients, les ustensiles divers indispensables à tout malade ;

13° Qu'il soit facile de renouveler, au milieu de cet entassement fatal d'êtres humains, et quelquefois d'animaux logés pêle-mêle, au milieu des cris des enfants, des bruits du travail, de l'air asphyxiant, d'une température malsaine, de l'insuffisance du mobilier, du manque de tous les éléments de la salubrité, de tous les éléments accessoires, mais exigé de la thérapeutique; qu'il soit facile, disons-nous, de renouveler le linge, les literies, les couvertures mouillées par la sueur, de ventiler l'appartement, de respecter le repos et le sommeil des malheureux qui sont là gisant sur la paille, de désinfecter leur milieu, etc. ;

14° Que les bureaux de bienfaisance subviennent à une si grande variété de besoins ;

15° Que l'intervention de la charité publique et privée constitue un véritable secours et soit suffisante ! »

Et puis, pour surmonter tant d'impossibilités matérielles et morales de quelles ressources disposent les établissements de charité? Outre qu'un grand nombre de communes sont sans bureaux de charité, et sans un centime de revenus, « on ne compte, dit M. Watteville (1), que sept villes qui aient plus de cent mille francs de revenu. Un grand nombre de bureaux n'ont pas plus de 8, 12, 18 ou 20 fr. Quel bien peut opérer un établissement de bienfaisance qui possède des ressources aussi insignifiantes?

Comparez, au contraire, les conditions qui environnent les malades

(1) *Rapport sur les établissements de bienfaisance*, 1846.

tien général de la propreté. Pour compléter les mesures de salubrité et pour empêcher la viciation de l'air, le linge sale fut soumis à une ventilation permanente, on éloigna les amphithéâtres de dissection, la morgue, le dépôt des morts, et on supprima la boucherie qui occupait tout le côté nord dans la direction de l'est à l'ouest. Ce n'était pas simplement une réunion de boutiques destinées à l'étalage de la viande fraîche, c'était aussi un abattoir et une tuerie.

En même temps que ces mesures hygiéniques étaient prises, et entraient peu à peu dans les habitudes des servants, l'administration reprenait progressivement possession des parties de son périmètre envahi par des masures insalubres, et qui usurpaient ainsi une place utile aux malades et empêchaient le renouvellement de l'air. La construction de l'aile méridionale, en complétant à l'est la façade de l'Hôtel-Dieu, permit d'augmenter le nombre des lits rendu plus insuffisant encore depuis la suppression des lits doubles. Car il est pénible de dire que la décision de 1787, en vertu de laquelle chaque lit ne devait recevoir qu'un seul malade, ne fut mise à exécution que le 1er mai 1832. Il est juste d'ajouter que, depuis cette époque, elle a été respectée. On ne pouvait, sans de graves inconvénients, accroître cette réunion déjà trop grande de malades. C'est ce que M. de Polinière comprit bien vite en prenant place dans le Conseil d'Administration. Il proposa hardiment de créer des promenoirs destinés aux convalescents, afin « d'assainir, par l'accès de la lumière et du soleil, divers locaux jusqu'alors obscurs, insalubres et impropres à tout service, à rouvrir des fenêtres murées, à en percer plusieurs dont le besoin était impérieux ; à procurer, par le moyen d'une large ventilation transversale, le renouvellement facile et incessant de l'air confiné dans les cours et les salles des malades. » Cette perspective si belle n'avait qu'un mauvais côté, c'est qu'elle enlevait aux hôpitaux 20,000 fr. de rente ; « mais, ajoutait notre confrère, qu'est-ce qu'une telle perte d'argent, si l'on acquiert à ce prix des convalescences plus franches et plus promptes, un séjour moyen des malades plus court, une diminution sensible dans la mortalité. » Ces considérations, appuyées par un de nos édiles distingués, M. Clément Reyre, eurent un plein succès, et, dans l'année suivante, en 1843, seize maisons de la rue Bourgchanin avaient disparu pour faire place à une plantation d'arbres.

Moins imposant que l'Hôtel-Dieu, l'hospice de la Charité fondé au commencement du XVIIe siècle, sur les plans du P. Martel-Ange, fut construit dans des proportions infiniment plus convenables. Les bâtiments y sont moins élevés ; les salles, plus petites, sont desservies par des galeries, et les cours, plus spacieuses, y rendent le renouvellement de l'air plus facile. Tout y était si bien coordonné pour la commodité et la salubrité, qu'on s'explique difficilement les mutilations qu'on avait fait subir à toutes les parties de l'édifice, avant la restauration complète de l'œuvre primitive qui ne date que de 1835. Les cours étaient encombrées par des constructions ignobles, par des cabanes qui masquaient les fenêtres du rez-de-chaussée et servaient d'ateliers, de latrines, d'écuries. Les galeries élégantes qui règnent à tous les étages avaient, pour la plupart, complètement disparu pour faire place à des entrepôts. Il avait fallu pour cela murer les arcades et les fenêtres des salles qui s'ouvraient sur les galeries ; or, c'é-

dans les hôpitaux, « où les secours sont administrés avec méthode, avec ensemble, sitôt que le réclame l'état périlleux des malades ; où tous les moyens de soulagement sont sous la main ; où les conseils des médecins sont distribués à toute heure du jour ou de la nuit ; où des infirmiers intelligents et expérimentés veillent au chevet de chacun ; où des sœurs de charité prodiguent les soins de leur ministère avec une infatigable et religieuse ardeur ; où l'administration publique intervient à chaque instant avec sa haute surveillance ; où l'être souffrant ne manque ni de consolations spirituelles, ni de secours matériels ; où la maladie se guérit plus vite et plus sûrement ; où le patient est tranquille au physique comme au moral ; où il peut recevoir la visite des siens, et leurs témoignages d'affection et d'intérêt ; où il trouve un bien-être qui lui est inconnu et lui échappe dans sa lugubre demeure ; où enfin le désespoir n'a que beaucoup moins d'accès sur lui. » Faites cet important parallèle et vous ne pourrez nier la prééminence de l'assistance hospitalière.

M. Danvin demande donc que les secours médicaux dans les hôpitaux soient plus généralisés ; il se garde bien de rejeter l'assistance médicale à domicile ; largement établie et administrée sagement, elle serait, au contraire, un complément indispensable et très-efficace.

S'appuyant sur des évaluations sérieuses, empruntées à des hommes considérables (Neker, Degérando, Chamousset, etc.), et sur les statistiques officielles plus récentes de MM. de Gasparin, Watteville, il estime qu'il suffirait d'un hôpital de 150 lits par population de trente mille âmes ; ce serait un total de dix-hu cents hôpitaux pour toute la France. Or nous en possédons déjà treize cent trente-huit environ, il ne s'agirait donc que de la création de quatre cent soixante deux établissements hospitaliers.

M. Danvin démontre ensuite que la question financière n'est pas hérissée d'obstacles sérieux, et que l'exécution du projet qu'il propose serait exécutable en dix années. Ces établissements seraient fondés concurremment par la commune, le département et l'État, à l'aide, par exemple : 1° de la vente d'une partie des biens communaux improductifs ; 2° à l'aide de centimes spéciaux votés par les conseils généraux ; 3° d'un impôt somptuaire frappé au profit des établissements de charité ; 4° de l'aliénation même des immeubles des hospices et hôpitaux, à la condition formelle du placement du produit de la vente en rentes sur l'État ; 5° de quelques millions votés annuellement par le corps législatif. Ajoutez à ces ressources les sacrifices que s'impose la charité privée, sacrifices qui, suivant M. Émile de Girardin, sont égaux aux sommes que distribue la charité publique, y compris les 42 millions prêtés par les monts-de-piété.

L'auteur n'ignore pas les objections qui ont été faites, même dans ces derniers temps, contre le système des secours hospitaliers ; il les combat une à une, et montre qu'elles sont plus spécieuses que fondées. La plus grave de toutes, celle qui a trait aux inconvénients majeurs de l'insalubrité résultant d'une réunion plus ou moins grande de malades, perd beaucoup de sa force en face des améliorations notables introduites depuis quelques années dans le régime intérieur des hôpitaux. Et puis, dans la construction des nouveaux hôpitaux à établir,

taient précisément les fenêtres donnant accès aux rayons solaires qui se trouvaient ainsi supprimées. Ce n'est pas tout : la plupart des salles étaient converties en deux entresols par le moyen d'un faux plancher qui les divisait dans toute leur longueur. On montait par une échelle à l'entresol supérieur, où un homme de taille moyenne ne pouvait se tenir. Pour déraciner tant d'abus et détruire ces causes d'insalubrité, la chose était moins difficile qu'à l'Hôtel-Dieu, et devait exiger moins de dépenses. Il suffisait de démolir pour restaurer et assainir. En 1835, les travaux commencés sous la direction d'un homme de goût, M. V. Arnaud, furent continués par les soins de M. de Polinière. En quelques années, l'intégrité de l'édifice fut partout rétablie avec une scrupuleuse fidélité, et, par suite d'une meilleure entente des locaux, on put créer dans l'intérieur du claustral une clinique d'accouchements et une division pour les enfants malades de la ville.

Après avoir esquissé les changements considérables apportés au prix d'énormes sacrifices dans le régime intérieur et matériel de l'Hôtel-Dieu et de la Charité, il est temps de se demander quelle a été leur influence sur la population hospitalière. M. de Polinière a examiné cette importante question avec la précision la plus rigoureuse. Il a représenté le mouvement de l'Hôtel-Dieu dans deux périodes composées chacune de quinze années : la première s'étend de 1823 à 1837 inclusivement; la seconde part du 1er janvier, époque où l'action des travaux d'assainissement a commencé à se manifester, et se termine au 31 décembre 1852.

Dans la première période, sur 197,669 malades, 26,114 sont morts. Dans la seconde, le nombre des malades a été de 232,054, et celui des morts de 25,693. C'est-à-dire que, dans la première période, il y a 1 décès sur 7,50 malades, et dans la deuxième 1 décès sur 9,03.

En d'autres termes, quand, dans la première période, 100 malades donnent 13,15 morts, le même nombre de malades ne donne, dans la seconde, que 11,07 morts. Enfin, suivant une règle de proportion, la seconde période aurait dû présenter . . . . 30,527 décès.

Elle n'en a donné que . . . . . 25,693 »

C'est une différence de . . . . . 4,834 décès.

En face d'un tel résultat, n'est-il pas permis de conclure avec l'auteur des *Considérations* : « il est de toute évidence que voilà 4,834 malades arrachés à la mort et qui auraient inévitablement, fatalement succombé, s'ils n'avaient pas été placés dans un milieu plus salubre et entourés de plus de chances de guérison. »

A l'hospice de la Charité comme à l'Hôtel-Dieu, la mortalité a diminué en raison de l'assainissement. La population de cet établissement est divisée en catégories très-diverses, dont il serait trop long de passer en revue les mouvements particuliers. On trouvera dans le Mémoire de M. de Polinière une étude comparative pleine d'aperçus ingénieux et de réflexions judicieuses. Comme nous devons être bref, nous nous bornerons à rendre compte du mouvement général. Les tableaux statistiques comprennent deux périodes de huit années. La première commence le 1er janvier 1834, et finit au 31 décembre 1841; la seconde embrasse les huit années qui ont suivi la restauration matérielle du claustral.

Pendant les huit dernières années, on a reçu 12,148 individus de plus que dans les années précédentes, et il n'y a eu que 2 décès en plus; le chiffre de la mortalité s'est abaissé de 1 sur 11 à 1 sur 14. Cent personnes admises dans la première période donnent 8, 99 ou presque 9 décès, tandis que dans la seconde ce même nombre d'ad-

---

ne suivrait-on pas, à plus forte raison, toutes les règles d'une hygiène bien entendue. Or, on sait que de nombreuses études ont été faites à ce point de vue, on n'aurait qu'à les mettre en pratique.

Tout ce chapitre, un des plus élégamment écrits du Mémoire de M. Danvin, est admirable de logique, et montre que l'auteur a étudié à fond ce sujet, et qu'il le possède tout entier. Du reste, M. Danvin a déjà, en 1845, publié sur cette matière un travail remarquable : *Traité de l'organisation de la médecine*, et le Mémoire dont nous venons de donner une idée sommaire, n'est en quelque sorte qu'un appendice à cet ouvrage important.

Cette grave question de la prééminence des secours hospitaliers sur les secours à domicile a déjà été agitée à différentes époques, et a reçu des solutions contradictoires. En 1822, l'Académie de Lyon, qui avait mis ce sujet au concours, décerna une mention honorable à un Mémoire de M. Joseph Soviche, dans lequel cet honorable confrère plaidait la cause des hôpitaux.

Aujourd'hui l'étude de l'organisation de l'Assistance médicale dans les campagnes est à l'ordre du jour. Deux Académies ont déjà, à notre connaissance, dans ces dernières années, proposé cette question au concours; la société académique de la Loire inférieure a demandé en 1850 : *Quels seraient les moyens les plus efficaces et en même temps les plus économiques d'organiser la médecine des pauvres dans les villes et dans les campagnes?* L'Académie de Rheims a, de son côté, ouvert un concours, en 1852, sur l'Assistance publique; elle demandait un projet d'organisation du service sanitaire pour les indigents des campagnes. Le travail de M. Danvin nous semble répondre sous un point de vue essentiel à la double question dont il s'agit.

Aussi, avec l'Académie d'Arras, à laquelle M. Danvin a présenté son Mémoire et qui l'a bien accueilli, faisons-nous des vœux pour que les propositions motivées de notre estimable confrère soient prises en sérieuses considérations. Oui, dirons-nous aussi : « l'assistance hospitalière doit être humainement et socialement, au nom de l'égalité et de la charité chrétiennes, étendue aux campagnes, généralisée sur tous les points utiles de l'empire, et par conséquent, réorganisée en France sur de larges bases, » nous rappelant ces paroles d'un grand penseur, d'un observateur profond (M. de Cormenin. *Entretiens du village*) : « C'est le devoir de la société de ne laisser périr, ni de misère, ni de froid, aucun de ses membres. Car les hommes ne se sont mis en société que pour se garantir mutuellement leur existence. La religion, la morale, la justice, l'égalité ne souffrent l'énorme disproportion des richesses qu'à la condition, bien facile à remplir, de secourir ceux de nos frères à qui tout manque, feu, lumière, nourriture, logement, vêtement, remèdes. »

D. Al. Chavannes.

missions ne donne que 7,003 décès.

Suivant la proportion, la seconde période aurait dû donner.	5,166 décès.
et n'en a compté que	4,088 «
C'est une différence de	1,078 décès.

M. de Polinière fait remarquer avec raison que cette diminution, déjà très-satisfaisante, l'eût été bien davantage, si, d'une part, l'influence maligne de la constitution médicale de 1847 ne s'était pas fait si cruellement sentir, et, si, d'autre part, les encombrements de personnes n'avaient pas, pour ainsi dire, paralysé dans certains services l'action vivifiante des agents hygiéniques.

En terminant cette revue rétrospective des travaux qui ont si heureusement influé sur la mortalité, nous voudrions pouvoir dire quelle part d'initiative en revient à ceux de nos confrères qui ont eu l'honneur de siéger dans le Conseil d'Administration. Avant 1830, soit coïncidence, soit parti pris, l'élection n'avait jamais fait sortir de l'urne le nom d'un médecin. Après la révolution de juillet qui inaugura l'influence administrative des classes lettrées, cette exclusion cessa pour se renouveler aujourd'hui, après un quart de siècle. Dans la première promotion qui suivit le changement de gouvernement, le corps médical accueillit avec sympathie les noms honorés de MM. Gilibert, Viricel, Lortet et Mermet; l'année suivante, il vit entrer au Conseil MM. Bouchet, Ferrez et Terme, et enfin plus tard, en 1842, M. de Polinière. Ce n'était pas trop présumer que d'espérer beaucoup des efforts réunis d'hommes si compétents; il nous en coûte de dire que la plupart déclinèrent ou réduisirent le mandat important qui leur était confié. MM. Viricel, Lortet et Mermet se retirèrent peu de jours après leur nomination; M. Gilibert, qui occupait le fauteuil de la présidence avec autant d'autorité que de distinction, se démit de ses fonctions à la fin de la première année, et M. Bouchet en fit autant l'année suivante. Trois seulement de nos confrères remplirent leur mission jusqu'au bout; ce furent MM. Ferrez, Terme et de Polinière. Ce n'est donc qu'en faveur de ces trois honorables médecins que nous pouvons revendiquer un contingent d'honneur pour les réformes intelligentes qui ont contribué à conserver plusieurs milliers de nos compatriotes. Encore risquons-nous de déplaire à M. Ferrez en faisant peser sur lui une portion même modique de responsabilité dans les énormes dépenses que ces changements ont occasionnées et qu'il ne considérait que comme des ressources de moins. C'est donc, en définitive, MM. Terme et de Polinière qui ont le plus de droit à notre reconnaissance. Président presque dès son entrée au Conseil, M. Terme fut le premier instigateur des réformes. Doué d'un esprit pénétrant, d'une grande netteté de vues, d'une volonté énergique, il sut résister à cette force d'inertie qui lasse les plus fermes dans ces établissements séculaires où l'empire de la routine est si tyrannique. M. Terme quitta les hôpitaux pour se vouer à des fonctions plus élevées où il put entreprendre d'autres travaux d'embellissement et d'assainissement qui rendront sa mémoire chère et durable à la cité. Dans l'appréciation des actes de M. Terme, ses amis ont fait bon marché de sa qualité de médecin et l'ont vanté surtout comme économiste. C'est un grand tort, suivant nous; comme médecin, il a fondé le Dispensaire général et il a fait triompher dans les hôpitaux les vrais principes de l'hygiène publique; comme économiste, au contraire, il a écrit, avec M. Monfalcon, l'*Histoire des enfants trouvés*, œuvre remarquable sous plus d'un rapport, où les idées de saint Vincent-de-Paul sont jugées, non avec l'esprit de la charité catholique, mais dans ses rapports avec le budget du département.

Quant à M. de Polinière, l'unité de sa carrière exclusivement médicale a rendu son intervention administrative plus large et plus féconde. En effet, familiarisé par l'étude avec le mouvement médical contemporain, en rapport incessant par sa clientèle avec les malades et les médecins, membre actif du Conseil de Salubrité, de l'Association de Prévoyance, de l'Académie et de la Société de médecine, refusant toute fonction où les connaissances médicales n'occupaient pas la première place, notre confrère, en restant un éminent praticien, a pu, mieux qu'aucun autre, connaître et soutenir les intérêts de l'humanité et de la science.

Le tribut d'éloges que nous nous plaisons à rendre à la coopération intelligente et dévouée que le docteur Polinière a apportée pendant douze ans dans le Conseil d'Administration, fait assez pressentir combien sont vifs les regrets qui suivent sa retraite. En l'absence d'un successeur devons-nous jeter l'alarme? Telle n'est pas notre pensée. Il nous a toujours semblé que la présence d'*un seul* médecin dans le Conseil n'était pas indispensable, et qu'elle pourrait être remplacée avantageusement par l'organisation plus complète du comité médical des hôpitaux, que l'Administration a l'habitude de convoquer deux fois par an. Ce comité, dont les attributions sont actuellement mal définies, pourrait rendre de grands services si l'un de ses membres présentait annuellement un compte-rendu dans lequel seraient exposées les améliorations les plus propres à réaliser la pensée chrétienne qui a présidé à la fondation des hôpitaux, c'est-à-dire, consoler, soulager et guérir.

A. Lacour.

Du jour et de la nuit considérés dans leurs rapports avec les maladies, par M. A. Jaumes, *professeur de pathologie et de thérapeutique générales à la Faculté de Montpellier.*

Le jour et la nuit ont sur la vie des influences salutaires. Ces influences peuvent devenir nuisibles quand elles ne sont pas d'accord avec les besoins du système. En outre, par cela seul que l'homme bien portant en est modifié, on est en droit d'affirmer qu'il en est de même pour l'homme malade. La pathologie a intérêt à connaître ce genre d'effets.

Il eût été inopportun de traiter un pareil sujet à l'époque, non encore éloignée, où le pouvoir morbifique de plus grandes vicissitudes atmosphériques était à peu près méconnu. Grâce à une meilleure disposition des esprits je puis aujourd'hui reprendre cette vieille étude sans provoquer trop de dédain.

Les qualités froides, chaudes, sèches, humides, etc., du jour et de la nuit sont, en définitive, les éléments constitutifs de celles qui appartiennent aux saisons régulières, intempériques, aux climats. Sous ce rapport, ces qualités se retrouvent dans d'autres causes, dont la puissance est incontestée. Ce n'est pas de ce côté que je désire attirer l'attention.

Je veux parler de la nuit et du jour considérés en eux-mêmes, abstraction faite, autant que possible, des parties du sujet implicitement étudiées à l'occasion d'autres articles de l'étiologie.

La nuit et le jour comprennent dans leur réunion un intervalle de 24 heures, appelé nycthémérum ou nycthémère (νὺξ nuit, ἡμέρα jour). Peut-il y avoir des provocations morbifiques provenant des phénomènes qui se succèdent dans ces limites? quelle est la nature de ces provocations? Voilà ce que je me propose d'examiner.

Les périodes nocturne, diurne, se remplacent trop vite réciproquement, pour que toutes elles impriment au corps vivant des changements profonds et durables. Aussi faut-il regarder de près pour apercevoir leur influence pathologique. Mais, si petite qu'elle soit, il est utile de la connaître. Nous verrons que, de concert avec d'autres agents, elle concourt à la formation de plusieurs maladies, et qu'elle suscite des changements dans la marche, les symptômes d'un plus grand nombre encore. Évidemment, il est inutile d'en fournir les raisons, cette cause exerce plus d'empire sur les affections aigues que sur les chroniques.

Afin de mieux apprécier la part qui lui revient, je dois déterminer en quoi elle consiste. Les anciens, selon un procédé qui leur était familier, en donnaient une idée à l'aide de comparaisons. Un nycthémère était pour eux l'image en raccourci de la vie humaine, laquelle présente, comme lui, une nuit, un matin, un midi, un soir. La similitude était moins sujette à objections lorsqu'ils cherchaient les analogies dans les phases de la révolution annuelle. L'hiver, en effet, représente assez bien la nuit; le printemps est l'équivalent du matin; le soleil, aux heures de midi, rappelle l'été; l'automne est suffisamment indiqué par le soir.

De là, division du nychtémère en quatre constitutions dont chacune était semblable par sa nature à la saison correspondante. J'aurai occasion de faire ressortir ce qu'il y a de vrai dans ces analyses. Mais j'éprouve le besoin d'être plus précis, plus exact.

Je n'atteindrais pas ce but si je conservais les quatre constitutions admises par les anciens. Elles durent trop peu, et leurs effets ne se prononcent pas assez pour être signalés et décrits. Nous ne risquerons pas de nous perdre dans les infiniment petits, en prenant les choses extrêmes dans la révolution de 24 heures, la nuit et le jour. Dans ces limites, nous aurons deux constitutions à traits accentués et divers. L'observation en sera facile et à l'abri de l'erreur.

Étudions les mutations apportées dans l'économie vivante par la nuit et par le jour.

Les végétaux en présentent de considérables qu'il suffit de rappeler. Les animaux, l'homme surtout, dont la sensibilité est plus vive, la fonctionnalité plus étendue, doivent certainement en offrir davantage.

Que se passe-t-il dans notre espèce?

L'absence des stimulus, chaleur, lumière, bruit, caractérise la nuit. Les fonctions provoquées par ces stimulus subissent une sédation qui invite au repos. Le sommeil ajoute ses propres effets à ceux de la nuit. C'est donc pendant le sommeil qu'il convient d'étudier ce que la vie nocturne offre de spécial.

Les fonctions des sens, d'intelligence, de locomotion sont interrompues. Celles qui opèrent la première élaboration des matériaux alibiles venus du dehors se trouvent notablement amoindries. La digestion est effectivement plus paresseuse; la respiration plus rare absorbe moins d'oxygène, exhale une moindre quantité d'acide carbonique; la circulation se ralentit; la chaleur baisse; les absorptions cutanée, muqueuse perdent de leur activité; les excrétions urinaires, fécales, sont point ou peu nécessaires.

Le matin, les actions dont je viens de parler sortent de leur engourdissement, elles s'exercent avec une énergie croissante qui diminue vers le soir. Alors un sentiment bienfaisant de fatigue nous invite à les laisser de nouveau reposer dans le sommeil.

On se tromperait en croyant que la sédation de la nuit est générale, absolue. La force vitale n'abdique jamais complétement son activité. Celle-ci diminuant d'un côté augmente d'un autre. Le repos se fait à l'aide d'un changement dans la direction et dans l'emploi des forces. Il y a donc pendant la vie nocturne une action qui prédomine et profite de tout ce qui est laissé en disponibilité. C'est la nutrition qui s'accomplit dans les profondeurs moléculaires des parties et prend son entier développement, lorsque les organes ne travaillent plus ou travaillent moins dans l'intérêt de la communauté.

Ces vues théoriques sont confirmées par l'observation, par l'analogie.

La nutrition atteint l'apogée de sa vigueur dans la vie fœtale, qui est un sommeil continu, et que les anciens comparaient si ingénieusement à la nuit. Le besoin de dormir se maintient, quoique moins pressant, tant que le corps prend de l'accroissement. Il diminue dans l'âge adulte, époque où l'agrégat reste stationnaire. Il est aussi faible que possible pendant la vieillesse, parce qu'alors la fonction assimilatrice décline progressivement.

Tout égal d'ailleurs, le sommeil favorise l'embonpoint; la veille porte à l'amaigrissement.

L'hiver est la saison où les nuits sont le plus longues; c'est aussi celle où le mouvement nutritif se dessine davantage. L'influence prédominante de l'hiver, quand elle n'est pas excessive, donne aux habitants des pays septentrionaux une haute stature et un grand volume de chairs. C'est par là que l'hiver ressemble à la nuit, selon la remarque des anciens.

Les conclusions suivantes me paraissent donc vraies :

Le jour est particulièrement le temps de la vie expansive qui multiplie les relations du corps avec son milieu. La nuit est le temps où le corps s'isolant autant que possible de ce milieu, la vie se concentre et s'applique silencieusement à la restauration de ses instruments. Ces deux modes sont indispensables l'un à l'autre. L'un consiste à faire agir les organes remis en état par la restauration nocturne, à recevoir, à dégrossir les matériaux alibiles. Dans l'autre, la vie se retire en dedans pour utiliser ces matériaux.

J'ai dit que la succession du jour et de la nuit se faisant en peu de temps, il était difficile qu'il en résultât des mutations durables pour l'économie. Cela est très-contestable pour les habitants des latitudes rapprochées des pôles. On sait que, de ce côté, la durée des jours croît de plus en plus en été et diminue en hiver, à tel point qu'au pôle même, l'année entière se compose d'un seul jour et d'une seule nuit d'égale durée. Il serait intéressant d'étudier la pathologie des lieux où cette situation est la plus prononcée, en vue de s'assurer si la prolongation si grande des phases diurne et nocturne ne modifie pas les maladies d'une manière sensible. Malheureusement les observations nous manquent. Nous savons que le génie inflammatoire est le plus fréquent ; c'est à la durée du froid que cette particularité doit être rapportée. Mais il y a sûrement d'autres modalités morbides inconnues encore et que nous ne pouvons rattacher à leurs causes. Je possède un seul fait capable d'éclairer la question dont je m'occupe, je le dois à mon collègue, M. Martins, qui l'a recueilli sur les lieux mêmes.

En Laponie, à l'époque du jour continu, les voyageurs dorment d'un sommeil léger, interrompu et peu réparateur. Ceci est dû à un état d'excitation du système que je n'hésite pas à mettre sur le compte de la longue durée des stimulus diurnes, qu'un défaut d'habitude ne permet pas de tolérer. Cette indisposition disparait dès qu'en s'éloignant du pôle on retrouve la nuit. Les étrangers ne cèdent pas seuls à la provocation excitante dont je parle. Elle se fait sentir aux enfants nouveau-nés d'une façon plus grave. L'insomnie s'accompagne chez eux d'amaigrissement, et ils succombent en assez grand nombre. De là est venu l'usage, généralement adopté, de transporter les jeunes enfants en Norvège où le soleil se couche. Là ils dorment, se développent, et prennent la vigueur nécessaire pour résister plus tard à l'influence morbifique des grands jours du pays natal.

Il serait curieux de poursuivre ce genre d'observations, et d'étudier, au point de vue étiologique, les influences diurne et nocturne ainsi prolongées.

Dans nos climats tempérés nous remarquons des conséquences analogues à celles dont il est question dans le fait de M. Martins, chez les personnes qui abusent de la vie expansive et la continuent pendant la nuit. Leurs maladies sont caractérisées par un éréthisme compliqué bientôt d'un état d'asthénie. Cela est en rapport avec la cause, excitation trop prolongée d'une part, et de l'autre réparation insuffisante.

La santé s'altère d'une façon différente lorsque c'est la vie nocturne qui prédomine vicieusement. Les stimulus du jour faisant défaut à l'hématose, à la digestion, ces fonctions fournissent des produits imparfaits et la nutrition en souffre. Les sujets qui dorment trop, restent enfermés, ne font pas d'exercice, sont exposés à des engraissements de mauvaise nature, au lymphatisme, à l'anémie, à la chlorose.

On le voit, il existe une étroite solidarité entre les fonctions du jour et celles de la nuit. Elles se préparent et se complètent réciproquement, à la condition qu'elles atteindront et ne dépasseront pas certain degré. C'est pour cela que l'harmonie de l'ensemble risque d'être rompue quand les différences entre les qualités du jour et celles de la nuit sont portées à l'extrême, quand des nuits très-froides succèdent à des jours très-chauds. Le corps vivant est alors fortement impressionné en sens contraire, et comme il faut qu'il passe de l'une de ces situations à l'autre dans un court espace de temps, la brusquerie du passage amène des perturbations fâcheuses, lesquelles, selon les localités et les saisons, contribuent à la formation de plusieurs maladies, parmi lesquelles je citerai les fièvres intermitentes, la fièvre jaune, beaucoup de coliques dites végétales, etc.

Une autre infraction, mais qui provient d'un fait dépendant de notre volonté, consiste à placer le repos dans le jour et l'action dans la nuit. Le stimulus diurne rend le sommeil incomplet et la réparation en pâtit. Se livrer à l'action lorsque le soleil est couché, c'est lutter contre la sédation propre à ce temps du nycthémère. Un pareil désaccord entre l'individu et son milieu use graduellement ses forces, et le livre désarmé aux autres causes morbifiques.

Enfin, pour ne rien oublier d'important dans l'énumération des influences nocturnes et diurnes qui peuvent être nuisibles, je dois rappeler que certains agents provoquant plus sûrement leurs effets pathologiques pendant la nuit que pendant le jour, il y a de cela une raison que tout le monde admet ; elle se tire de l'activité plus grande acquise par ces agents à l'époque dont je parle. Ainsi, le froid, le froid humide, les effluves fournis par le sol, par les eaux ont intrinsèquement plus de puissance après le coucher et avant le lever du soleil. Mais il est également démontré par l'observation, qu'une personne endormie est plus exposée à l'action malfaisante de ces causes qu'une personne éveillée ; pourquoi en est-il ainsi? Longtemps on a cru que l'absorption périphérique, étant augmentée pendant le sommeil, introduisait dans le corps une plus grande quantité de la substance morbifique ; il est maintenant reconnu que cette absorption diminue au contraire. Il faut donc chercher une autre explication.

Pendant le sommeil, les organes en tant que chargés de maintenir les relations avec le milieu qui nous entoure, sont, dans le repos, par conséquent momentanément affaiblis. Au moment où la vie est ainsi recueillie pour accomplir une fonction essentiellement intime, la lutte avec l'extérieur n'a lieu qu'avec des chances défavorables pour elle, et, pour peu que l'agent provocateur soit énergique, il doit l'emporter. Voilà pourquoi le sommeil nous laissant désarmés vis-à-vis des influences nuisibles du dehors, il est important de nous mettre autant que possible à l'abri de ces influences quand nous dormons. Pendant la veille, l'activité vitale se déployant vers la périphérie, le corps est en mesure de résister à son milieu avec plus d'avantages. Quelle que soit, du reste, la valeur de l'interprétation que j'en propose, le fait est certain et, tout égal, d'ailleurs, les causes atmosphériques, effluviennes, miasmatiques, contagieuses, épidémiques, agissent plus fortement sur nous pendant la nuit que pendant le jour.

Tout le monde sait qu'un certain intervalle de temps s'écoule entre le moment de l'impression produite par une cause morbifique et celui de l'explosion de son effet. L'activité periphérique de la veille est une des circonstances capables de retarder l'invasion lorsqu'elle occupe assez le système pour le distraire, et empêcher la formation du travail morbide. Le sommeil est, au contraire, généralement favorable à l'éclosion des maladies; parce qu'alors la nature vivante livrée à elle-même est plus en mesure d'agir selon ses tendances et ses instincts actuels. Ce fait du même genre que celui des personnes qui, portant le germe d'une maladie, conservent les apparences de la force et de la santé tant qu'elles sont absorbées par une occupation sérieuse, et tombent malades dès qu'elles s'abandonnent au repos du corps et de l'esprit.

Un dérangement de la digestion est fréquemment la cause déterminante des maladies auxquelles le sujet est déjà disposé. La digestion se fait plus difficilement la nuit que le jour ; le sommeil surtout lui est défavorable. Il n'est donc pas surprenant que ce soit pendant ce temps qu'apparaissent les indigestions, les apoplexies gastriques, le choléra-morbus sporadique, etc. L'ancien usage qui plaçait le repas à midi était plus hygiénique que l'usage moderne qui le fixe aux heures du soir ; il est bon d'avoir l'estomac à peu près libre au moment du coucher. Les vieillards devraient particulièrement se conformer à cette règle.

Pourquoi les attaques d'asthme surviennent-elles pour la plupart pendant la nuit? N'est-ce pas parce que l'amoindrissement que subit alors normalement la fonction respiratoire est une cause occasionnelle appropriée. Ce que je dis de l'asthme est pareillement vrai des dyspnées symptomatiques d'une lésion du cœur, d'une hydropisie, etc. Ces dyspnées sont plus fréquentes généralement et plus intenses quand le soleil est couché.

Les fièvres à fond asthénique, à genre automnal, débutent ordinairement le soir, cela est dans l'ordre ; car le soir, après les dépenses nécessitées par la vie diurne, le corps vivant, moins vigoureux qu'à un autre moment de la journée, subit plus aisément l'influence des causes débilitantes.

Les maladies inflammatoires, au contraire, se trouvant liées à un accroissement vicieux de la nutrition, il est naturel que le temps de leur commencement soit celui où cette fonction acquiert son summum de développement. L'observation montre, en effet, que leur apparition a lieu de grand matin. Les attaques de goutte sthénique, régulière, éclatent aussi aux mêmes heures de la matinée. Quand ces attaques viennent plus tard, la goutte a pris ou tend à prendre un caractère asthénique.

Les maladies bilieuses se rattachent à la lésion d'une fonction essentiellement diurne ; elles devraient donc commencer pendant le jour ; mais comme elles s'allient presque toujours à l'élément phlogistique, leur début habituel se fait le matin, plus tard cependant que les affections inflammatoires pures et légitimes.

Le mouvement d'expansion qui s'établit le matin facilite l'éruption des exanthèmes fébriles, et provoque les hemorrhagies par sthénie.

L'heure des accès d'une fièvre intermittente est une circonstance qui mérite d'être prise en considération pour déterminer la nature de cette fièvre. Quand celle-ci est inflammatoire, l'accès débute de grand matin. Les accès des tierces se montrent plus tard; aussi les tierces sont la plupart bilieuses. Les quotidiennes et les quartes, à qui le caractère asthénique est familier, ont leurs accès le soir et dans la nuit.

Les redoublements des maladies fébriles offrent une signification analogue ; ils correspondent aux heures du début. La nuit est un temps de repos relatif pour les personnes atteintes de maladie inflammatoire. Les pneumonies de cette nature se modèrent dans leurs symptômes pendant la nuit ; la dyspnée est moins pénible. Cette sédation contraste avec l'aggravation nocturne que je faisais remarquer tout à l'heure des dyspnées non inflammatoires. Le jour est pareillement le temps de souffrance dans les maladies bilieuses. Au contraire, les maladies catarrhales asthéniques s'exaspèrent à l'entrée de la nuit pour s'adoucir le matin. Cela s'observe surtout dans les affections fortement empreintes du cachet automnal, quel que soit leur nom nosologique, fièvre d'accès, fièvre pourprée, fièvre muqueuse, dysenterie, etc.: quelquefois le contraste est frappant. Ramazzini nous a laissé l'histoire d'une fièvre populaire éminemment automnale, qui, dès le coucher du soleil, prenait une intensité effrayante, et laissait le matin les malades soulagés au point qu'ils se croyaient guéris; plusieurs se promenaient dans les salles au grand étonnement des spectateurs.

Lorsque, dans les maladies aiguës où les exarcerbations ont lieu le soir, ces accès anticipent et se rapprochent de la matinée, cela indique un changement de nature de la maladie qui devient inflammatoire. Cela est généralement d'un heureux augure quand la réaction est modérée; dans tous les cas, cette anticipation annonce une évolution plus active, une marche plus rapide, vers la fin heureuse ou malheureuse. Tandis que c'est un signe que la maladie s'attarde, que l'adynamie survient et augmente, si les redoublements qui se montraient de bonne heure reculent vers le soir. Le jour et la nuit règlent donc les moments des exacerbations et des rémissions. Souvenez-vous que plusieurs autres causes peuvent masquer cette influence, et donner le change au praticien inattentif. Je dis ce qui se passe quand la maladie est simple, quand aucune complication ne dérange son cours naturel.

Les changements apportés dans une maladie par le jour et par la nuit concourent donc à en révéler la nature. Un sujet éprouve-t-il une diminution dans la faculté de voir à partir du lever du soleil (nyctalopie), c'est une raison de croire que l'œil est le siége d'une excitation morbide, laquelle est naturellement aggravée par la lumière diurne. La cécité, au contraire, arrive-t-elle pendant la nuit seulement (héméralopie), c'est à un état torpide de l'organe qu'il faut penser.

On rencontre dans la pratique des ophtalmies qui s'exaspèrent chaque nuit malgré l'absence de la lumière. Ce fait étrange cesse de surprendre si l'on admet, ce qui est vrai dans la plupart des cas, que la maladie est catarrhale, scrofuleuse et de nature asthénique. Admettez sans hésiter un caractère pareillement asthénique dans les rhumatismes, dans les syphilis, qui font souffrir notablement pendant la nuit, sans qu'on puisse expliquer cet accroissement de douleurs autrement que par l'influence nocturne.

La proposition suivante est donc vraie : l'aggravation des maladies pendant le jour est un symptôme de l'affection sthénique inflammatoire. Cette aggravation pendant la nuit indique un état morbide opposé.

J'achèverai l'ébauche dont je trace les principaux traits en rappelant que, dans les maladies aiguës, les événements les plus importants se préparent dans la nuit pour s'accomplir au commencement de la journée; cela s'observe pour les crises. *Non gravis ante crisim*, a dit Hippocrate. On le voit, la physiologie pathologique ressemble sous ce rapport à la physiologie hygide; c'est pendant le recueillement de la nuit que la nature vivante dispose ses moyens pour exécuter et produire à la période suivante. Ce travail préparatoire est silencieux chez l'homme bien portant; il est douloureux et pénible chez l'homme malade. La multiplicité des décès aux premières heures du jour, à la suite des maladies aiguës, est un fait aisément explicable après ce que je viens de dire.

J'ai montré comment le jour et la nuit pouvaient concourir à la production des maladies, en modifier la marche et les symptômes. Je me résume et je dis :

L'influence nocturne est sédative; elle amoindrit l'action des organes fonctionnant dans leur entier et pour le bien commun. Pendant ce repos, la nutrition qui répare ces organes et maintient leur intégrité atteint son plus haut degré de vigueur. L'influence diurne est excitante; elle provoque et soutient les fonctions diminuées pendant la nuit, et favorise la désassimilation. Par conséquent, la nuit est une cause déterminante des maladies par asthénie, et les aggrave. Le jour remplit un pareil rôle par rapport aux maladies sthéniques.

A l'aide de ce principe, on explique d'une façon naturelle plusieurs phénomènes pathologiques, dont les relations avec chacune des périodes du nycthémère deviennent ainsi évidentes.

L'étude de ces phenomènes fournit des signes diagnostiques et pronostiques d'une valeur incontestable.

Il serait à souhaiter que les événements nocturnes des maladies fussent mieux observés qu'ils ne le sont dans la pratique habituelle.

J'établis, sur les données exposées dans le présent article, un principe pratique dont les applications sont très-nombreuses.

Voici ce principe : placer, autant que possible, les agents thérapeutiques à la période du nycthémère, où le système vivant est le plus disposé à agir dans le sens vers lequel on désire le porter.

Ainsi, le moment opportun pour les calmants narcotiques, antispasmodiques, antiphlogistiques et autres, est la nuit. Alors tout concourt, au dehors comme au dedans, à l'effet désiré. La nuit est pareillement le temps favorable à l'action des toniques radicaux; ils sont généralement mieux tolérés alors que pendant la veille.

La maladie indique-t-elle l'emploi des excitants, et surtout des excitants diffusibles? c'est le matin et pendant la nuit qu'ils seront le mieux placés.

On choisit avec raison l'heure matinale pour l'administration des émétiques. La réflexion justifie ce choix, puisqu'à ce temps de la journée, le corps vivant se livre naturellement au mouvement périphérique que les vomitifs sont appelés à provoquer.

C'est encore le matin que les sudorifiques et les moyens propres à appeler vers la peau une éruption, une crise, ont le plus de chances de succès.

La digestion étant une fonction diurne; il n'est pas surprenant que l'expérience ait appris aux praticiens à alimenter les malades pendant le jour.

Je ne pousse pas plus loin cette énumération, si le lecteur a compris et adopté les principes qui sont la base de mon travail, il pourra de lui-même en déduire les autres corollaires que je suis obligé de passer sous silence.

École préparatoire de médecine et de pharmacie de Lyon.

Compte-rendu statistique de la clinique médicale pendant les mois de novembre et décembre 1853, par le Dr BOURLAND-LUSTERBOURG, chef de clinique.

M. le professeur Pointe est dans l'usage d'inaugurer le cours de médecine dont il est chargé, par un discours, sur un sujet se rattachant le plus directement possible à l'objet même de son enseignement. C'est ainsi qu'il a traité successivement : de l'anatomie pathologique, de l'analyse appliquée à l'étude de l'art de guérir, et enfin l'année dernière de l'enseignement clinique. Cette année, au lieu d'un discours sur un sujet donné, il a préféré consacrer une partie de ses premières conférences à l'exposition de quelques considérations générales sur l'enseignement de la médecine pratique. Il a tracé le tableau des connaissances qu'il est nécessaire d'acquérir pour devenir médecin, déterminé la place des études cliniques dans la hiérarchie des sciences médicales, et fait connaître les conditions dans lesquelles devaient se trouver les étudiants pour bien profiter de cet enseignement; puis, quittant le chapitre des considérations générales, et abordant plus directement celui des études pratiques, il a défini la clinique médicale : *la science qui apprend à connaître et à traiter les maladies, qui sont du domaine de la médecine, en soumettant tous les faits dont elles se composent, à l'appréciation de nos sens et de notre intelligence.* Cette étude, a dit le professeur en concluant, s'appuie donc sur l'inspection des malades et sur les réflexions que cet examen, fait par nos sens, peut suggérer à notre esprit.

Nous nous proposons de donner un résumé succinct des leçons faites par ce professeur, dans les salles confiées à cet effet à l'École de médecine par l'Administration de nos hôpitaux.

Pendant les deux premiers mois de l'année scolaire actuelle (novembre et décembre 1853) les élèves ont vu passer dans ce service 179 malades (108 hommes et 71 femmes) (1).

Le tableau suivant fera connaître les maladies qu'ils ont présentés et leur fréquence respective.

	Malades	Décès.
Fièvres typhoïdes	12	1
— intermittentes	16	2
— éruptives. Varioles confluente	19	7
— éruptives. Varioles discrète	2	»
— éruptives. Varioles varioloïde	11	»
Tubercules pulmonaires	25	7
Pneumonies	2	»
Pleurésies	1	»
Bronchites aiguës	22	»
— chroniques	5	»
Amygdalite	1	»
Maladies du cœur	2	1
Chlorose	9	»
Dégénérescence organique de l'estomac	5	»
Ictère	2	»
Diarrhées	9	»
Maladies de l'encéphale et de la moelle	7	2
Rhumatisme aigu	8	»
— chronique	8	»
Érysipèle facial	2	»
Métrite	3	»
Suites de couches	8	»
Totaux	179	20

(1) Le service de la clinique se compose de deux salles, d'une de 30 lits pour les hommes, l'autre de 20 seulement, pour les femmes.

Quoique les fièvres typhoïdes figurent en assez grand nombre sur ce tableau, leur bénignité et la régularité avec laquelle elles ont marché vers la guérison (un seul malade a succombé), doivent les faire considérer comme un reliquat de l'épidémie qui a régné dans nos hôpitaux, pendant l'automne.

Elles n'ont été le sujet d'aucunes conférences.

Seize cas de fièvres intermittentes, quotidienne, tierce et quarte ont été soumis à notre observation.

Considérés sous le rapport du degré de simplicité ou de gravité de leur état, ces malades peuvent être divisés en trois catégories.

M. le professeur Pointe pense, que dans les cas les plus simples, il est convenable de ne pas attaquer brusquement la maladie, par une médication énergique, il commence par prescrire des boissons délayantes, quelques tempérants et parfois quelques agents thérapeutiques destinés à combattre les phénomènes morbides prédominants, s'il y en a, tels que sinapismes aux extrémités, looch, etc..., s'il y a complication de céphalalgie ou de bronchite.

C'est en leur appliquant une médication aussi simple que nous avons vu plusieurs des malades dont nous parlons attendre vainement un nouvel accès et quitter nos salles biens portants, après y avoir fait un très-court séjour ; la force médicatrice de la nature, surtout quand elle est aidée par de bonnes conditions hygiéniques, suffit alors pour guérir.

Deux fébricitants de cette première catégorie ont été dans ce cas ; un premier accès a été constaté, et quoiqu'ils soient restés huit jours à la clinique, aucun autre accès n'a été observé. La fièvre de ces deux malades affectait le type tierce.

D'autres malades, au contraire, au jour prévu, ont été pris d'un second ou d'un troisième accès, qui a suffisamment éclairé le diagnostic, pour que l'on put en toute assurance prescrire les fébrifuges ; dans ce cas, la médication simple, et en quelque sorte préventive, par laquelle on a commencé le traitement, a eu l'avantage d'améliorer l'état général des malades, d'assurer ainsi l'efficacité des anti-périodiques qui sont indiqués, et dans le cas d'un diagnostic qui serait resté douteux après un premier examen, de prévenir le passage d'un simple état fébrile, à celui d'une fièvre aiguë grave, qu'une médication énergique et intempestive au début aurait pu précipiter.

C'est ainsi aujourd'hui qu'en traitant les symptômes prodromiques du choléra ou la cholérine, l'on prévient l'apparition des symptômes cholériques les plus graves.

Le nombre des malades de cette catégorie était de neuf, la moyenne de leur séjour à l'hôpital a été de quatorze jours. Les fièvres qu'ils présentaient, affectaient, deux le type quotidien, six le type tierce, un le type quarte.

La troisième et dernière catégorie de nos fébricitants, se composait de malades revenus d'Afrique dans un état très-avancé de cachexie paludéenne, (fièvre hectique, peau sèche et aride, engorgement de la rate, infiltration plus ou moins générale, retour irrégulier des accès intermittents); avec ces malades, la conduite du médecin a été bien différente, une médication active a été immédiatement prescrite; les préparations de quina et un régime analeptique ont été dirigés contre l'état paludéen, le caractère fébrile intermittent et contre l'intumescence de la rate; l'infiltration séreuse, l'ascite ont obligé quelquefois d'associer aux fébrifuges les agents thérapeutiques appropriés à chacune de ces complications.

Trois malades sur seize appartenaient à cette catégorie; le premier, mineur à Mouzaïa (Afrique), est sorti complètement rétabli. Depuis un mois il n'avait pas eu de fièvre; toutes ses fonctions étaient revenues à l'état normal; et cependant ce malheureux, malade depuis quatre ans, épuisé par les travaux pénibles de sa profession, par l'action du climat, et par la privation de tout ce qui aurait pu l'aider à lutter contre d'aussi pernicieuses influences, était dans un état déplorable, et que l'on aurait pu croire désespéré, lorsqu'il entra à la clinique.

Les deux autres ont succombé; l'un, fiévreux de notre Bresse, avait été envoyé à l'hôpital de Lyon dans un état qui ne laissait aucun espoir de guérison; le début de sa fièvre remontait à sept ans.

L'autre avait contracté sa maladie en Sologne, chacune des étapes du voyage qui l'avait amené à Lyon, avait été marquée par un séjour plus ou moins long dans un hôpital, sa fièvre datait de trois ans, pendant lesquels on pouvait compter à peine six mois apyrétiques.

A l'occasion du traitement des fièvres intermittentes graves, l'attention des élèves a été plusieurs fois appelée, sur l'abus de l'emploi des sels de quinine administrés à haute dose; un tel usage de ces préparations, quand on est obligé d'y revenir souvent, entretient l'appareil digestif dans un état de surexcitation qui peut dégénérer en phlegmasie chronique, et se terminer par quelque dégénérescence organique. En conséquence des faits nombreux de ce genre, observés dans les cliniques, M. le docteur Pointe partage l'opinion des praticiens qui ont posé en principe que les sels de quinine ne doivent pas être administrés à haute dose sans une nécessité bien reconnue. Il pense que ces doses doivent en outre varier suivant le tempérament, la constitution des malades, et surtout suivant les conditions hygiéniques au milieu desquelles ils vivent. Ainsi plusieurs de nos malades, atteints de fièvres intermittentes invétérées, qui avaient été plusieurs fois coupées en Afrique, avec des doses élevées, quatre-vingts centig. un gramme et plus, l'ont été de nouveau et assez facilement à la clinique, sous l'influence de doses qui ont oscillé entre quarante et soixante centigrammes, sans jamais dépasser ce dernier chiffre.

Trente-deux sujets atteints d'affections varioliques ont été traités à la clinique pendant les mois de novembre et de décembre :

Dix-neuf varioles confluentes,

Deux varioles discrètes,

Onze varioloïdes;

S'appuyant 1° sur la gravité des cas de varioles qui ont été observés;

2° Sur le chiffre assez élevé des individus antérieurement vaccinés et bien vaccinés, qui ont présenté des varioles confluentes;

3° S'appuyant, enfin, sur ce fait généralement admis, que l'organisme a plus d'aptitude à contracter la variole en temps d'épidémie qu'à toute autre époque, M. le professeur a logiquement été amené à conclure :

1° Qu'il est urgent que l'autorité gouvernementale prenne des mesures propres à déterminer les familles à faire vacciner tous leurs enfants dans les premiers six mois de leur existence;

2° Les mêmes mesures administratives devraient prescrire des revaccinations pratiquées tous les huit ou dix ans, jusqu'à quarante ans au moins;

3° Dans le cas d'apparition d'une épidémie, les mêmes mesures obligeraient à des revaccinations générales, atteignant même les individus déjà plusieurs fois revaccinés.

M. le professeur faisant, sur ce dernier point, une excursion en dehors de son service, nous a rapporté l'observation suivante :

M. le docteur Landry, inspecteur des enfants trouvés du département, s'était déjà revacciné lui-même, sans résultat à diverses époques, lorsque l'année dernière (1853) se trouvant en tournée pendant une épidémie de petite vérole, il se piqua fortuitement la main avec une lancette chargée de virus vaccin; quelque légère qu'eût été cette piqûre, elle n'en fut pas moins suivie de l'apparition d'une éruption vaccinale très-bien caractérisée, et de la nature de laquelle il était impossible de douter.

Sur les trente-deux varioleux qui ont été observés à la clinique, sept seulement ont succombé; de ce nombre, trois offraient des varioles confluentes adynamiques compliquées d'hémorrhagies passives, les quatre autres présentaient aussi des varioles confluentes compliquées au début de phénomènes ataxo-adynamiques ; l'un de ces derniers malades, mort pendant la période de suppuration, était cependant porteur de cicatrices vaccinales nombreuses (six plaques gauffrées de la plus belle apparence).

Un autre, entré à l'Hôtel-Dieu pour une sciatique, était un domestique de la campagne fortement constitué, et non vacciné. La pensée qu'il pourrait facilement prendre la petite vérole dans le voisinage de plusieurs sujets qui en étaient déjà atteints, et qu'attendu son âge (26 ans) et la force de sa constitution, cette maladie pourrait être fort grave, fit immédiatement prescrire sa vaccination. Malheureusement cette ordonnance ne fut pas exécutée, et les prodromes d'une affection variolique ne tardèrent pas à se manifester; l'éruption fut confluente, et des symptômes d'adynamie, parmi lesquels on remarqua des hémorrhagies passives, vinrent la compliquer. Une chose surtout frappa les assistants, ce fut la singulière analogie de forme qui existait entre la maladie exanthématique de ce jeune homme avec celle d'un malade voisin, atteint d'une variole discrète pemphigoïde; ce dernier guérit, le premier succomba.

Nous avons souvent observé des furoncles et des abcès chez les varioleux convalescents. M. le professeur Pointe, convaincu par l'expérience de l'inefficacité des diverses médications mises en usage en pareil cas, a été amené à regarder ces suppurations comme des conséquences de la maladie, auxquelles il est impossible de soustraire les varioleux dans certains cas; les convalescences sont plus longues il est vrai, mais les malades ne guérissent pas moins bien, quand il ne se présente pas d'autres complications.

M. Pointe se contente, dans ces cas, de soutenir les forces par un régime convenable, et il applique à chaque dépôt le traitement qui lui serait appliqué en toute autre circonstance.

Nous terminerons cette note par quelques mots sur trois paraphlégies consécutives à une lésion de la moëlle.

Le professeur en appelant l'attention des élèves sur les phénomènes principaux de la myélite; douleurs lancinantes dans les régions dorsale et lombaire, affaiblissement des membres inférieurs, lésions de la sensibilité; s'est particulièrement occupé de ces dernières.

Il regarde la sensation de froid, comme l'un des premiers symptômes qui se manifestent; c'est, suivant lui, un signe pathognomonique, précurseur de la perte de la myotilité. Souvent c'est là le seul phénomène morbide qu'éprouvent les malades, pendant les premières années de l'invasion du mal.

Deux des paraplégiques, qui sont venus à la clinique, considéraient eux-mêmes cette sensation de froid, comme le début de leur maladie.

Comme exemple de la précocité de ce symptôme, et de sa fréquente apparition, avant que la maladie de la moëlle ait pris un certain degré de gravité, le professeur nous a cité l'observation d'un homme de lettres, âgé de soixante ans environ, d'un tempérament bilioso-sanguin, d'une constitution grêle qui éprouve depuis plus de vingt ans une sensation de froid très-pénible, siégeant à la jambe et au pied droit; cette douleur se fait sentir de temps en temps, elle se réveille parfois après un repas copieux. On le voit alors rechercher le voisinage du foyer, mais il parviendrait plutôt à se brûler les pieds qu'à se les réchauffer.

Depuis cinq ans seulement il éprouve quelques douleurs lancinantes dans la région dorso-lombaire, douleurs qui ont été suivies d'un léger affaiblissement dans la motilité du membre inférieur droit, sans cependant empêcher au malade de se livrer, comme par le passé, aux occupations habituelles de la vie.

Nouveau procédé de réunion applicable aux déchirures du périnée et à celles de la cloison recto-vaginale; lu à la Société de Médecine par M. Reydard.

J'ai décrit, en 1842, un procédé de réunion à peu près semblable à celui qui fait le sujet de cette note; mais comme les modifications que je lui ai fait subir ne manquent pas d'une certaine importance, j'ai jugé à propos d'appeler de nouveau l'attention sur ce procédé opératoire.

Il s'agit d'un mode de réunion simple, facile et surtout d'une efficacité plus certaine que les sutures qu'il est destiné à remplacer. On verra, par l'observation que je rapporte plus bas, qu'il a réussi dans un cas difficile ou les moyens ordinaires de réunion avaient échoué deux fois.

Pour en faire ressortir tous les avantages et en même temps pour en mieux faire comprendre le manuel opératoire, je rappellerai en peu de mots quels sont les différentes variétés de déchirures périnéales.

Les fentes du périnée sont incomplètes ou complètes : les premières sont celles qui intéressent le périnée jusqu'au rectum exclusivement. Elles peuvent comprendre le sphincter de l'anus ou bien s'arrêter à une distance variable au-devant de lui. Les secondes sont celles qui réunissent complètement l'anus avec le vagin et qui empiètent plus ou moins sur la cloison recto-vaginale.

Parmi les déchirures du premier ordre, celles qui intéressent le sphincter anal sont à coup sûr les plus importantes. Elles donnent lieu à une infirmité dont les femmes demandent avec instance à être débarrassées.

Quelquefois la déchirure s'arrête à l'intestin et les bords de la plaie se réunissent à angle très-aigu sur le rectum : même dans ces cas les matières stercorales et les gaz intestinaux s'échappent involontairement et semblent passer du rectum dans le vagin. D'autres fois la déchirure est plus étendue, elle dénude l'intestin et le laisse à découvert sur une très-large surface. Ces cas sont plus graves, parce qu'il peut être très-difficile d'enlever la cicatrice qui recouvre l'intestin lorsqu'on fait l'avivement de la déchirure.

Quant aux fentes périnéales qui n'intéressent pas le

sphincter, elles ont beaucoup moins d'importance que les premières : c'est seulement parce qu'elles favorisent les descentes de l'utérus et qu'elles peuvent avoir des conséquences fâcheuses au point de vue des rapports conjugaux qu'on est autorisé, si les femmes le désirent, à y porter remède.

La plaie qui provient de la déchirure périnéale est-elle fraîche, elle présente deux surfaces qui se réunissent devant le rectum, l'une est à droite et l'autre à gauche. Chacune de ces surfaces présente un bord inférieur ou périnéal et un bord supérieur ou vaginal.

Déchirure de la cloison recto-vaginale. — Les déchirures périnéales complètes présentent aussi plusieurs variétés suivant l'étendue plus ou moins grande des tissus qu'elles intéressent; comme les précédentes, lorsqu'elles sont fraîches, elles offrent deux surfaces saignantes, l'une à droite, l'autre à gauche, mais chacune de ces surfaces à trois bords libres; l'un supérieur ou vaginal, l'autre postérieur ou anal, et le troisième inférieur ou périnéal. Assez ordinairement ces surfaces saignantes sont contiguës, de telle sorte qu'il n'est pas besoin d'exercer sur elles de grands tiraillements pour les affronter exactement. D'un autre côté, les tissus du périnée sont si souples, qu'il n'est pas nécessaire de pratiquer les incisions latérales recommandées par Dieffembach pour les mettre en rapport.

I. MANUEL OPÉRATOIRE. — La déchirure incomplète du périnée, ainsi que la déchirure complète comprenant la cloison recto-vaginale, n'exigent pour leur réunion que des instruments simples et peu nombreux : il suffit de six aiguilles ou de six épingles droites, d'un morceau de sonde en gomme élastique, qui peut être remplacé par un morceau de caoutchouc, de trois fils cirés et d'un porte-aiguilles.

On aura des épingles ou des aiguilles de trois longueurs différentes. Les plus longues auront 5 à 6 centimètres, la plus courte en aura 3 à 4. Le morceau de sonde de gomme aura 3 à 6 centimètres de longueur et 12 à 14 millimètres de diamètre.

On aura la précaution d'introduire dans sa cavité un bout de sonde de plus petite dimension, pour que la pointe des aiguilles s'y implante avec plus de solidité. Toutefois le cylindre de caoutchouc me paraît préférable à la sonde. On doit aussi choisir de préférence des épingles d'acier trempé et à grosse tête en émail.

La déchirure périnéale et recto-vaginale étant fraîche ou ancienne, mais ses bords étant très-exactement avivés, on devra procéder à sa réunion de la manière suivante :

Cette opération se compose de trois temps : 1° de l'introduction des épingles dans les lèvres de la plaie ; 2° de leur introduction dans le cylindre de sonde ; 3° du rapprochement de la tête des épingles avec les fils.

1er *Temps.* — Les aiguilles ne doivent pas passer d'une lèvre de la plaie à l'autre, c'est-à-dire traverser les deux lèvres au même niveau, comme dans la suture enchevillée : introduites par le périnée de bas en haut ; un peu d'arrière en avant et de dehors en dedans, je leur fais traverser chaque lèvre de la plaie isolément, dans le sens de sa largeur, et je les fais ressortir dans le vagin à quelques millimètres au-dessus du bord vaginal de la plaie. Je place ainsi et successivement trois épingles dans la lèvre gauche de la plaie, en commençant près de l'angle anal de la solution de continuité et en piquant la peau à un centimètre de la surface saignante. Une bonne pince, quand les doigts de la main gauche ne suffisent pas, sert à soutenir les tissus pendant qu'on les traverse ainsi.

Les trois premières épingles étant introduites et autant que possible sur la même ligne d'arrière en avant et à peu près à un demi centimètre de distance l'une de l'autre, je les abandonne pour introduire les trois autres épingles dans la lèvre gauche de la plaie. L'introduction de ces dernières s'exécute de la même manière que les précédentes, c'est-à-dire dans la même direction et à la même distance du bord périnéal de la plaie.

Ainsi implantée dans chaque lèvre de la plaie, la tête des épingles se présente dans le périnée, sous deux rangées, l'une à droite et l'autre à gauche, lesquelles sont séparées par un intervalle d'environ un centimètre et demi ou deux centimètres au plus. Mais pour pouvoir les placer convenablement, c'est-à-dire à une distance égale les unes des autres et des bords de la plaie, il sera nécessaire de faire coucher la malade sur le côté droit, les cuisses fortement fléchies sur le bassin. Ce n'est que dans cette position que le périnée se dessine bien.

J'ai dit que j'enfonçais les épingles à quelque distance du bord périnéal de la plaie, d'arrière en avant et de dehors en dedans et que je faisais ressortir leur pointe au-dessus du bord vaginal de la plaie ; introduites de cette manière, elles embrassent une plus grande épaisseur des bords de la plaie du côté du périnée que du côté du vagin, et elles pénètrent dans cette cavité dans une direction assez oblique pour que la pointe de la rangée d'épingles du côté droit vienne se croiser avec la pointe de la rangée d'épingle du côté gauche : telle est en un mot leur direction, que si l'on compare la distance de leur point d'entrée par le périnée, avec la distance de leur point de sortie dans le vagin, on trouve qu'elles circonscrivent un espace triangulaire dont la base est en bas et le sommet en haut : c'est un V renversé.

2e *Temps.* — Lorsque j'ai placé les deux rangées d'épingles, ainsi que je viens de l'indiquer, je saisis une à une les épingles de la première rangée (celle de droite), et je les enfonce successivement dans le morceau de sonde ou dans le petit cylindre de caoutchouc que j'ai soin de fixer dans le vagin, au-dessus de la vulve, avec les doigts de la main gauche ou avec une pince. Les épingles de la première rangée une fois enfoncées dans la sonde, je les abandonne et je procède à l'implantation de celle de la deuxième rangée. Toutes doivent être fixées sur la sonde suivant une même ligne. Les épingles d'une rangée doivent s'implanter dans la sonde, le plus près possible, de celles de la rangée opposée, de manière à devenir presque contiguës par le rapprochement de leurs têtes. En pénétrant dans le cylindre elles y sont fichées assez solidement pour qu'il n'y ait pas danger de les voir s'échapper de la plaie avant son entière cicatrisation : mais le cylindre n'a pas seulement pour usage de fixer les épingles dans la plaie ; comme il est élastique, il permet qu'on leur imprime encore un mouvement dans lequel les épingles d'une rangée se rapprochent de la rangée opposée ; elles trouvent en quelque sorte dans leur implantation sur le cylindre un point d'appui qui permet de s'en servir comme d'un levier au moyen duquel les surfaces saignantes sont exactement rapprochées et solidement contenues.

Lorsqu'on rapproche la tête des épingles qui sont implantées dans la lèvre droite de la plaie, de celles qui sont enfoncées dans la lèvre gauche, on met en rapport immédiat, on presse même les bords de la division, l'un contre l'autre et on en favorise l'adhésion. Les épingles, ainsi rapprochées, sont fixées dans cette position avec autant de fils qu'il y a d'épingles dans chaque rangées et ces derniers sont arrêtés après qu'on les a passés deux ou trois fois autour des épingles, d'abord, par un nœud simple, puis par un nœud à rosette.

Ainsi que je l'ai déjà dit, le rapprochement des bords de la division s'opère sans effort et sans tiraillement, d'abord parce qu'ils sont habituellement contigus et ensuite parce que les tissus du périnée sont très-souples et si souples qu'il n'est pas besoin, je le répète, de recourir aux incisions latérales recommandées par Dieffembach pour les mettre en rapport.

Dans ce mode opératoire, les surfaces saignantes sont pour ainsi dire réunies à plat, c'est-à-dire qu'elles se touchent par toute leur surface, comme deux planches qu'on collerait ensemble. C'est même l'uniformité du contact des surfaces saignantes, résultat constant de notre procédé, qui le distingue des sutures et lui donne sur elles une véritable supériorité ; en effet, dans ces dernières bien que les bords de la division soient solidement contenus, ils ne se touchent jamais par toute la largeur de leur surface. Les fils qui les embrassent, agissent sur eux comme une ligature, ils leur font éprouver une constriction circulaire qui les plisse, les fronce et en diminue considérablement l'étendue. Souvent même, dans ce froncement, la coaptation cesse d'être exacte, c'est-à-dire qu'on met en rapport une partie de la plaie avec la peau ou la muqueuse et c'est probablement là une cause fréquente de non réunion.

Ce procédé de réunion, ainsi que je l'ai déjà dit, s'applique aussi et de la même manière aux déchirures de la cloison recto-vaginale. Seulement, dans ce dernier cas, les épingles devront avoir un peu plus de longueur que dans le cas de fentes périnéales simples. Les deux premières devront aussi être placées plus près l'une de l'autre que dans les déchirures simples ; on aura surtout la précaution, en enfonçant la première de ces épingles dans l'épaisseur de la lèvre de la plaie, de la placer très-près de la même membrane muqueuse du rectum et de la faire ressortir dans le vagin, trois à quatre millimètres au-dessus de la commissure de la plaie.

II. SOINS CONSÉCUTIFS. — Après l'opération, la femme devra rester couchée, les cuisses rapprochées, pendant une huitaine de jours.

On a dit que pour que l'opération réussit, il fallait ne pas laisser uriner la femme naturellement. Dans ce cas, les uns ont conseillé de placer une sonde à demeure dans la vessie, les autres de pratiquer le cathétérisme évacuant toutes les 6 à 8 heures. Pour moi, je crois que ces précautions sont inutiles et je laisse uriner la malade tout naturellement, en lui recommandant toutefois de se tourner à plat-ventre pour satisfaire le besoin. Dans cette position les dernières gouttes d'urine ne peuvent pas couler sur la plaie. Avec cette précaution et celle d'engager dans le vagin une pièce de baudruche, qui ressort par la vulve, je garantis suffisamment le périnée et la plaie du contact de l'urine.

Mais, s'il n'est pas nécessaire de faire uriner la malade artificiellement, il importe au contraire beaucoup, après ces opérations, dans celles qui s'adressent surtout à la déchirure de la cloison recto-vaginale, d'empêcher la malade d'aller à la selle naturellement.

Ce ne sont pas seulement les efforts de défécation qu'on a à redouter dans ces cas ; la dilatation du rectum par les matières stercorales, par les gaz intestinaux, peut encore empêcher la réunion adhésive de la plaie : peut-être même que le simple contact de ces matières pourrait s'y opposer ; alors ce sont leurs parties fluides qui pénètrent dans la plaie par une sorte d'imbibition.

Pour empêcher la malade d'aller à la garde-robe après l'opération, il faudra nécessairement vider le tube intestinal par des purgatifs légers et par des lavements. A partir de cette époque et aussitôt après l'opération, on la mettra aussi à la diète la plus complète ; ou du moins on la privera de toute espèce d'aliment solide. On lui administrera aussi des lavements opiacés, du laudanum, par exemple, pour éteindre les besoins. On n'accordera que des bouillons, des gelées animales, des biscuits, quelques œufs durs.

On débarrassera l'intestin des matières stercorales qui peuvent y arriver par des lavements d'eau tiède, administrés soir et matin avec une seringue d'enfant, à laquelle on adapte le bout d'une grosse sonde en gomme, ouverte par côté. La sonde n'est retirée que lorsque l'eau de l'injection est entièrement ressortie. Avec cette précaution et celle de laisser à demeure une bougie de 5 à 6 millimètres dans le rectum, afin de laisser échapper les parties fluides et les gaz intestinaux, on préviendra sûrement les causes capables de s'opposer au succès de l'opération.

On fixe la sonde dans le rectum en l'attachant à celui des chefs du bandage en T qui passe entre les cuisses.

La plaie ne réclame aucun pansement. On la visitera cependant trois à quatre jours après l'opération pour rapprocher de nouveau les épingles, si l'on s'aperçoit que les bords de la plaie ne sont plus assez exactement rapprochés. Mais on devra apporter la plus grande attention à ce pansement, c'est-à-dire soulever les fesses avec soin pour ne pas arracher les épingles et écarter les bords de la division. Mais mieux vaut en général laisser les choses en l'état, car les épingles n'étranglant pas les parties, elles ne les coupent point, et celles-ci ne cessent pas de se toucher immédiatement, jusqu'à entière cicatrisation.

Du septième au huitième jour, on pourra enlever l'appareil; on apportera à ce pansement beaucoup de soin, afin de n'exercer aucun tiraillement sur la plaie : ainsi après avoir coupé les fils qui rapprochent les deux rangées d'épingles, on saisit celles-ci et on les retire les unes après les autres avec les doigts de la main droite, pendant qu'avec une sorte de pince ou avec les doigts de la main gauche, on fixe et on tient dans l'immobilité le morceau de sonde dans lequel elles sont implantées.

III. OBSERVATION. — La nommée X..., âgée de 32 ans, demeurant aux Charpennes, présente une déchirure du périnée qui s'étend jusqu'au rectum et comprend le sphincter anal. La déchirure intéresse aussi un peu l'ouverture anale, si bien que les vents et les matières stercorales les plus fluides, qui s'échappent involontairement, semblent sortir du vagin et passer par la vulve. La malade était si persuadée que les matières s'échappaient par la vulve, que nous avons longtemps cherché si une ouverture fistuleuse ne mettait pas en communication le rectum avec le vagin.

Chez cette femme la déchirure avait aussi un peu dénudé le rectum, en sorte que cet organe était très-mince et exactement réduit à ses membranes muqueuse et musculeuse.

Cette déchirure constituait une grave infirmité, car je le répète, les gaz intestinaux et les matières stercorales s'échappaient involontairement : aussi la malade s'était-elle décidée à se laisser opérer et l'avait-elle été deux fois dans l'espace de trois mois qu'elle a passés à l'hôpital de Lyon en 1853, du mois d'août au mois de novembre. Les deux opérations n'avaient amené aucun changement favorable à son état.

L'opération par notre procédé a été pratiquée au domicile de la malade le 1er février 1854, en présence de M. Lambert docteur médecin, de M. Dron interne à la Charité et de notre honorable collègue, M. Rollet.

La déchirure qui datait de sept ans et qui avait été occasionnée par une couche laborieuse, a été exactement avivée par l'ablation de la cicatrice dont la dissection a été longue et difficile. Nous avons en quelque sorte excisé une partie de la muqueuse vaginale et des grandes lèvres, de telle sorte que nous avons donné à la nouvelle plaie plus de surface qu'elle n'en présentait immédiatement après la déchirure périnéale.

Lorsque l'avivement a été pratiqué, nous avons implanté les épingles, d'abord dans la lèvre droite puis dans la lèvre gauche, en commençant d'arrière en avant et à un centimètre environ du bord périnéal de la division. Après leur avoir fait traverser les lèvres de la plaie dans la direction que j'ai indiquée et après les avoir fait ressortir dans le vagin, nous avons procédé au second temps de l'opération. Chaque épingle a été successivement implantée dans un morceau de sonde en gomme porté préalablement dans le vagin et fixé avec le pouce et le doigt indicateur de la main gauche.

Après leur implantation dans la sonde, nous avons rapproché la tête des épingles et nous les avons contenues avec un fil noué par un nœud simple, puis par un nœud à rosette. Quatre épingles ont seulement été implantées, savoir : deux dans chaque lèvre de la plaie. Quoique l'affrontement des lèvres de la division nous ait paru suffisant, nous avons cependant placé un point de suture entortillé en avant, sur les grandes lèvres, par précaution et comme pour garantir l'écartement des bords, en cas de mouvement.

Après l'opération la malade a été placée dans son lit, couchée à la renverse, les cuisses rapprochées. Elle a gardé cette position pendant huit jours sans éprouver le besoin d'aller à la selle. Pour uriner, la malade se couchait sur le ventre. Elle pouvait aussi se coucher de côté, en ayant soin de ne faire aucun mouvement capable d'écarter les cuisses. Celles-ci étaient attachées avec un mouchoir. Le cinquième jour une des épingles implantée dans la lèvre gauche de la plaie, celle qui était le plus rapprochée de l'ouverture anale, a été arrachée, en écartant les fesses pour visiter la plaie. Mais déjà la réunion était en partie faite et rien n'a été changé. Le septième jour, la réunion étant complète, les épingles ont été retirées. La malade qui est guérie peut actuellement retenir ses vents et les matières fécales. Le constricteur de l'anus a recouvré ses fonctions.

(*Publié par décision de la Société de médecine*).

Recherche du manganèse dans le sang,

Mémoire présenté à la Société de médecine par M. GLÉNARD, professeur de chimie à l'École de médecine de Lyon.

Le manganèse prend depuis quelques années une importance très-grande en médecine. Ce métal, considéré naguère comme inutile, et dont le nom figurait à peine dans les traités de matière médicale, semble devoir aujourd'hui, sous le patronage de plusieurs chimistes distingués et de savants praticiens, prendre place parmi les substances les plus dignes de fixer l'attention du physiologiste et du médecin. C'est que ce corps dont on s'était si peu occupé jusqu'ici au point de vue physiologique et médical, qui s'était seulement montré à Fourcroy et à Vauquelin dans les poils et les cheveux a été depuis peu l'objet de recherches, de travaux importants, en suite desquels on lui a attribué une part essentielle dans l'organisation animale; et qui ont fait découvrir dans ses préparations pharmaceutiques des propriétés médicales intéressantes et d'une nature toute spéciale.

En effet, plusieurs chimistes se croient actuellement autorisés à considérer le manganèse comme un des éléments essentiels du sang ; ils le regardent comme un de ces principes inorganiques qui contribuent d'une manière nécessaire à la constitution chimique normale du sang, et dont l'existence est indispensable à l'accomplissement régulier des phénomènes de la vie. Ces chimistes, MM. Millon, Hannon, Burin du Buisson, ont publié successivement des mémoires, des analyses qui paraissent justifier parfaitement cette manière de voir.

Ainsi M. Millon, en 1847, a adressé à l'Institut un Mémoire dans lequel, faisant connaître les résultats de nombreuses analyses du sang exécutées à l'aide d'une nouvelle méthode, il annonce que le manganèse existe dans le sang normal, qu'il y existe constamment; et, après avoir établi son siége dans le caillot sanguin, évalué les proportions de ce métal par rapport à celles du fer, il conclut que le manganèse est un principe constituant nécessaire du sang; il va même jusqu'à admettre dès à présent la possibilité de maladies par défaut ou par excès de ce principe. M. Hannon, plus tard, en Belgique, publie un travail très-étendu, à la fois chimique et médical, sur le manganèse, par lequel il confirme les faits énoncés par M. Millon.

Enfin, M. Burin Du Buisson a fait paraître à Lyon, en 1853, dans la *Gazette Médicale* un Mémoire sur la même question et intitulé : *Sur l'existence du manganèse dans le sang.* Par ce travail, le plus complet, le plus détaillé, l'auteur apporte de nouvelles preuves à l'appui des faits allégués par ses devanciers, les précise plus nettement et y ajoute des observations nouvelles. Ainsi il établit que le manganèse du sang se trouve, comme le fer, exclusivement dans la matière colorante; il détermine la quantité de ce métal qui y est normalement contenue; puis, par des analyses comparées de sang sain et de sang malade, il reconnaît que les proportions du manganèse peuvent varier comme celles du fer; mais il montre en même temps que ses variations correspondent à divers états morbides. Enfin, poursuivant le manganèse du sang jusque dans les transformations pathologiques de ce fluide, il va le chercher dans le pus, où il le retrouve; nouvelle preuve de l'existence du manganèse dans le sang.

Voilà l'origine, l'explication de l'espèce de célébrité qu'a acquise tout-à-coup le manganèse en médecine. Telles sont les causes qui ont tiré ce métal de l'obscurité où on le laissait depuis longtemps pour l'élever au rang de principe nécessaire à l'organisation animale, et lui faire jouer dans le sang un rôle que le fer seul remplissait jusqu'ici (1).

Mais le manganèse conservera-t-il toujours cette importance récente? s'installera-t-il définitivement dans la place qu'on lui assigne? Peut-on admettre comme parfaitement établies les idées de M. Millon? comme suffisamment concluants les faits qui leur servent de base? A vrai dire, telle ne paraît pas être l'opinion générale. La majorité des physiologistes et des chimistes n'a pas adopté cette manière de voir; on ne se croit pas encore en droit de considérer le manganèse comme un élément du sang; on ne croit même pas au fait fondamental, à l'existence habituelle de ce métal dans le sang. — Ainsi, M. le professeur Bérard, dans ses savantes leçons de physiologie, refuse d'ajouter le manganèse à la liste des principes constituants du sang, et il croit devoir laisser à son inventeur la responsabilité de l'idée d'une *chlorose manganique*. Ainsi, MM. Robin et Verdeil, dans leur récent *Traité de chimie anatomique*, persistent à traiter le manganèse du sang de *principe accidentel*, tout en résumant les résultats consignés dans le mémoire de M. Burin Du Buisson, mémoire si précis, si détaillé et qui semblait pourtant bien fait pour dissiper tous les doutes qu'auraient pu laisser dans l'esprit les travaux de M. Hannon et de M. Millon. — Bien plus et c'est là un motif suffisant de doute, un chimiste d'une habileté bien connue nie formellement l'existence constante du manganèse dans le sang. M. Melsens, en effet, dans ses analyses, dans ses recherches multipliées, aboutit à des conclusions contraires à celles de M. Millon. Il ne trouve pas de manganèse, ou bien quand il en trouve, c'est en quantité insignifiante, à peine appréciable.

En définitive, il résulte de cet exposé que les titres qui ont été invoqués pour élever le manganèse au rang où on a essayé de le placer ne sont pas encore suffisamment établis, qu'ils ont besoin d'être vérifiés de nouveau; on peut encore se demander si ce métal est ou non un élément du sang. Or, l'expérience seule peut répondre à cette question. Ce n'est que par des analyses très-multipliées, exécutées dans des conditions très-variées, que pourra se constater la vérité du fait fondamental établi peut-être un peu témérairement par M. Millon. Jusque-là on ne peut qu'imiter la savante prudence de M. Bérard et de MM. Robin et Verdeil.

Pour mon compte j'ai eu à me repentir de n'avoir pas adopté cette sage réserve, d'avoir pris un peu inconsidérément parti dans la question. Dans une leçon que je fis à l'École de médecine au mois de mars dernier et dans laquelle je traitais des principes constituants inorganiques du sang, je crus devoir, confiant dans le témoignage des auteurs que j'ai cités, nommer le manganèse. Tout avait été disposé d'avance, avec grand soin, pour prouver l'existence dans le sang des substances que je signalais et les rendre pour ainsi dire visibles.

(1) A ces causes je devrais ajouter les recherches remarquables de M. le professeur Pétrequin, qui plus que toutes ont mis le manganèse en lumière, mais comme elles sont d'une nature purement thérapeutique, je ne puis leur donner place dans cette note d'une nature toute chimique.

Je réussis à les faire apparaître toutes par l'action des réactifs appropriés, le manganèse seul se déroba à mes recherches, je ne pus en montrer trace. L'expérience donna donc un éclatant et public démenti à mes paroles. Toutefois, je ne regrette pas cette espèce d'accident; car, craignant d'une part d'avoir mal opéré et me rappelant d'autre part les négations de M. Melsens, ainsi que le doute généralement professé par les chimistes à ce sujet, je conçus le dessein d'approfondir cette question. C'est dans ce but que j'entrepris les expériences qui sont l'objet de cette note; je les publie dans la pensée que, si on les trouve insuffisantes pour fixer dès à présent l'opinion sur cet important sujet, elles témoigneront toujours de mon ardent désir de concourir à la découverte de la vérité.

Les expériences que j'ai entreprises au mois de mars dernier avaient pour objet d'établir par de nouvelles analyses la réalité des faits avancés par MM. Millon, Hannon, et Burin Du Buisson. Je me proposais de répondre par mes propres recherches aux questions suivantes : 1° le manganèse existe-t-il réellement dans le sang normal? 2° ce métal y existe-t-il toujours, et par suite nécessairement? 3° la quantité de manganèse contenue dans le sang est-elle fixe ou susceptible de variations? 4° ces variations sont-elles capables d'influencer l'organisme, ou, en d'autres termes, peut-on dire qu'il y ait des maladies par défaut ou par excès de manganèse dans le sang? Quoique bien résolu à pousser jusqu'au bout mes recherches, je fus obligé de m'arrêter aux deux premières questions. On verra bientôt pourquoi.

J'ai cru devoir opérer exclusivement sur du sang humain. J'en ai d'abord fait une ample provision], qui a été recueillie par M. Delore, interne des hospices et préparateur du Cours de chimie. Ce sang provenant des saignées *de la porte* de l'Hôtel-Dieu, fourni par des individus hommes ou femmes, le plus souvent pléthoriques, me paraissait offrir les conditions les plus propres à y faire découvrir le manganèse. Je m'en suis procuré 35 à 40 saignées. On les apportait à mesure au laboratoire. Là, le sang était aussitôt chauffé dans une capsule porcelaine et on le séchait fortement, jusqu'à lui faire éprouver un commencement de carbonisation; puis la masse desséchée, cassante était aussitôt introduite dans un bocal en verre bien lavé. Ma provision de sang sec obtenue ainsi s'est élevée à quatre kilogr., qui représentaient au moins dix litres de sang humain. C'est ce produit qui a servi presque exclusivement aux expériences, aux analyses que je vais exposer.

1°

300 grammes de sang sec équivalant à près de 1000 grammes de sang liquide, ont été incinérés dans une capsule de platine par fractions successives de 50 à 60 grammes chaque. Pour compléter la destruction des matières carbonées qui résistaient à l'action de la chaleur et de l'air, on a ajouté sur la masse incandescente, à plusieurs reprises quelques gouttes d'eau distillée. Il est résulté de cette opération une cendre rougeâtre. — Cette cendre a été lessivée pour la débarrasser des sels solubles. Le résidu de cette lixiviation bien séché, puis calciné, a été mis en contact pendant trois heures avec de l'eau régale, à une douce chaleur, puis le liquide a été porté jusqu'à l'ébullition. Après repos on a décanté et ajouté de nouvelle eau régale, qui après avoir été chauffée sur la matière, a été décantée à son tour et mêlée à la première. — Tout ne s'est pas dissous, il est resté un léger résidu noir. Je l'ai reconnu formé principalement de charbon et d'un peu de silice. Le liquide acide a été évaporé à siccité, puis le résidu a été traité par l'eau distillée, dans laquelle il s'est parfaitement dissous. Dans cette solution devaient se trouver le fer et le manganèse, etc. On a procédé à la séparation du fer. Pour cela la liqueur a été additionnée de chlorhydrate d'ammoniaque, et presque neutralisée par l'ammoniaque liquide; alors on y a ajouté du succinate d'ammoniaque bien neutre, et chauffé le tout modérément pendant quelques instants, puis on a abandonné au repos. Après quelques heures, le succinate de fer s'était déposé entièrement; la liqueur surnageante incolore, ne donnant plus de précipité par le succinate, ne contenait plus de fer; mais elle devait retenir le manganèse. On l'a filtrée et évaporée à sec; le résidu, après avoir été fortement chauffé pour chasser le chlorhydrate et détruire le succinate ammonique, a été traité par un peu d'eau régale qui l'a dissous complètement. La liqueur acide évaporée à sec, a fourni un résidu qui a été repris par l'eau distillée. C'est dans cette solution que devait se trouver le manganèse. On en a pris une petite partie qui, essayée par divers réactifs, a donné les résultats suivants :

Ammoniaque liquide	Point de précipité.
Cyanure jaune Cyanure rouge	Point de précipité ni de coloration.
Sulfhydrate de soude	Point de précipité.
Carbonate de soude	Précipité blanc peu abondant.

Comme l'on voit, le carbonate de soude seul a donné une réaction positive; mais cette réaction n'appartient pas exclusivement au manganèse. Il a fallu pousser plus avant cet examen. Tout ce qui restait de la liqueur, les 4/5e, a été traité par le carbonate de soude. Le précipité qui s'est produit a été recueilli sur un filtre, lavé, séché, et soumis aux essais suivants :

Chauffé au rouge sur la lame de platine, il n'a pas changé de couleur; la petite masse calcinée a rougi du papier de curcuma mouillé et ramené au bleu du papier de tournesol rougi.

Fondu avec la potasse caustique il ne l'a pas colorée en vert.

Chauffé au chalumeau avec le sel de phosphore et le borax il n'a pas donné de perle de couleur améthyste.

Évidemment le précipité n'avait aucun des caractères qui appartiennent au manganèse. Qu'était-ce donc? En le traitant par un peu d'acide acétique il a été facile de le dissoudre de nouveau, et dans la solution j'ai reconnu la chaux.

Dans cette première opération je n'ai donc pas trouvé de manganèse.

2°

Pour cette opération, j'ai pris 500 grammes de sang sec; ce qui représente environ un litre et demi de sang liquide. Je pensais avoir plus de chances de rencontrer le manganèse en opérant sur une plus grande quantité de sang. J'ai opéré de la même manière que la première fois, à cela près que j'ai achevé l'incinération à l'aide de quelques cristaux de nitrate d'ammoniaque. Cette addition a abrégé le travail et facilité la destruction des matières organiques à tel point que le traitement par l'eau régale m'a laissé à peine un résidu charbonneux. Cette opération, pas plus que la précédente, ne m'a donné du manganèse.

3°

Avant d'aller plus loin, j'ai voulu savoir si la méthode que je suivais, si ma manière d'opérer n'étaient pas la cause des résultats négatifs que j'obtenais. J'ai cherché à m'assurer que je ne perdais pas le manganèse dans le cours de l'opération. Dans ce but, j'ai pris 400 grammes dans ma provision; je les ai arrosés avec 30 grammes d'eau contenant 0 gr. 1 de sulfate de manganèse. (Cette quantité de sulfate de manganèse représente moins de manganèse par litre de sang que ne l'indiquent les expériences de M. Burin Du Buisson.) Puis j'ai opéré exactement comme dans les analyses précédentes. J'ai parfaitement retrouvé le manganèse. Les réactions nettes, tranchées que j'ai obtenues m'ont démontré non seulement que la méthode était bonne, mais elles m'ont encore fait voir qu'il n'était pas nécessaire d'agir sur une si grande quantité de sang pour constater la présence du manganèse. Alors je recommençai deux nouvelles analyses par les mêmes procédés; mais n'ayant pas ajouté de sulfate de manganèse, je ne pus constater aucune trace de ce métal.

4°

J'avais remarqué en lisant le Mémoire de M. Burin Du Buisson, qu'il avait opéré la carbonisation du sang dans un creuset de porcelaine. Je pensai que de là pouvait provenir la différence de nos résultats. La porcelaine, si souvent manganifère, pouvait avoir cédé un peu de manganèse à la potasse du sang. Pour vérifier le fait je fis un essai dans ces conditions-là. Je n'ai pas obtenu de manganèse. Mais, en exagérant ces conditions, c'est-à-dire en employant un creuset de terre, j'ai pu constater des traces sensibles du métal cherché. Il est donc possible, quand on calcine le sang dans un creuset de terre, et même (je le crois encore malgré l'expérience ci-dessus) dans un creuset de porcelaine, si la calcination est prolongée, il est possible, dis-je, de trouver dans ce sang du manganèse qui n'y existait cependant pas.

5°

Désespérant de trouver de cette manière le manganèse du sang, j'étais disposé à renoncer à sa poursuite et à me borner à ces expériences, croyant pouvoir conclure que ce métal n'y existait pas. Cependant les assertions de M. Burin Du Buisson étaient si formelles, ses conclusions si positives, que je conservai encore quelques doutes et je me décidai à continuer. Seulement je changeai de procédé, dans l'espoir d'arriver au but en prenant un autre chemin.

J'essayai d'abord d'employer l'eau régale. 200 grammes de sang sec furent introduits peu à peu dans une cornue munie d'un récipient et contenant un demi-litre d'eau régale. Je chauffai; le liquide qui distilla fut remis dans la cornue jusqu'à ce qu'il ne se manifesta plus de réaction. Alors je laissai refroidir. Je séparai ensuite le liquide d'une couche graisseuse et résineuse à la fois qui s'était solidifiée à la surface et je soumis la liqueur acide aux traitements usités pour la recherche des métaux. J'ai fait trois expériences de cette manière; aucune d'elles ne m'a fourni trace de manganèse. Mais j'ai pu dans l'une d'elles constater nettement la présence du plomb, que du reste j'avais déjà rencontré dans mes précédentes analyses.

Après ces essais par l'eau régale, j'imaginai de traiter le sang sec par un mélange d'acides sulfurique et azotique. L'opération marche très-bien, les matières organiques se détruisent très-rapidement et d'une manière presque complète; il n'en reste qu'une substance jaunâtre qui a l'aspect d'une graisse. J'ai pu, à l'aide de ce procédé, retrouver facilement les divers principes fixes du sang, mais je n'ai pas rencontré le manganèse. De trois opérations que j'ai faites ainsi, aucune n'a donné trace de ce métal. Mais j'ai fait une observation qui mérite d'être signalée ici. En évaporant le liquide acide j'ai obtenu une masse de cristaux d'acide oxalique qui s'étaient produits pendant la réaction. Cet acide est donc un des produits de transformation des matières albumineuses du sang sous l'influence du mélange des acides sulfurique et azotique.

6°

Décidément le manganèse du sang était introuvable pour moi, quelle que fût la méthode employée; mais avant de finir j'ai voulu faire quelques essais par le procédé de Millon, ce procédé qui a été le point de départ du manganèse du sang.

Quatre mesures de 100 grammes de sang ont été recueillies sortant de la veine de quatre individus différents, et introduites aussitôt dans autant de flacons contenant chacun 200 grammes d'eau distillée. Puis chaque mélange a été versé dans un flacon de 2 litres environ rempli de chlore gazeux. J'ai suivi, de point en point, pour la conduite de l'opération, les indications fournies par l'auteur du procédé. J'ai pu constater que l'un de ces sangs contenait du manganèse; c'étaient des traces, mais des traces non douteuses. Les trois autres n'en contenaient point. Je regrette de n'avoir recueilli aucune indication sur le tempérament, l'état physiologique, le genre de vie, etc., de l'individu à qui ce sang manganifère avait appartenu; je m'attendais si peu à y trouver le manganèse que je négligeai cette précaution. Toutefois cette expérience était très-importante pour moi. C'était une sorte de contrôle des expériences antérieures; je pouvais désormais être sûr que le manganèse ne m'aurait pas échappé dans mes analyses; que si je n'en avais pas trouvé dans le sang examiné c'est qu'il ne s'y trouvait pas.

Voici une dernière expérience à laquelle j'attache une grande importance; elle a été exécutée sur un sang qu'on avait toute raison de croire *a priori* saturé de manganèse. En effet, ce sang provenait d'un ouvrier travaillant aux mines de manganèse de Romanèche, qui s'est fait saigner, non pour cause de maladie, mais comme on dit, *par précaution*. Il a l'habitude de se faire saigner ainsi tous les ans. M. le docteur Reyssier, suivant la demande qui lui avait été faite, a eu l'obligeance de recueillir ce sang et de me l'envoyer. On me l'a remis au commencement du mois d'août; son poids s'élevait à 336 grammes. Comme cette analyse devait être pour moi d'un grand intérêt, je me disposai à lui consacrer les soins les plus minutieux; comptant trouver du manganèse, je me disposai à le trouver sûrement. Le sang a été séché d'abord dans une capsule de porcelaine, puis carbonisé dans une cuillère de fer forgé, bien décapée; on a cessé la carbonisation dès que la masse n'a plus dégagé de gaz; le sang était alors converti en un charbon poreux et léger. Ce charbon a été mis dans un creuset de platine chauffé au rouge. Pendant la calcination, j'ai constamment dirigé dans le creuset aux trois quarts fermé, un courant d'air que je produisais en soufflant dans un long tube recourbé et effilé à son extrémité. Grâce à ce procédé, que je crois devoir recommander, l'incinération a été prompte et complète; le résidu rougeâtre s'est dissous dans les acides sans laisser trace de charbon. Les cendres ont été lavées pour séparer les sels solubles, et la partie insoluble a été soumise aux traitements propres à en isoler les métaux.

Contre mon attente je n'ai pas trouvé de manganèse dans ce sang.

RÉSUMÉ ET CONCLUSIONS.

En résumé, j'ai analysé, par divers procédés, le sang de 40 individus d'âge, de sexe, de tempérament divers; aucun d'eux n'était affecté de ces maladies que l'on dit coïncider avec l'absence ou la diminution du manganèse dans le sang, et je n'ai rencontré qu'une seule fois le manganèse.

Bien plus, j'ai analysé le sang d'un mineur de Romanèche, mineur constamment enveloppé de poussière manganique, qui en absorbait par la respiration, par la peau, par la déglutition, et dont le sang devait par conséquent être saturé de manganèse, je n'ai pu y découvrir trace de ce métal.

Que dois-je maintenant conclure de ces résultats? Quelles réponses puis-je faire aux questions que je m'étais proposé de résoudre par ces recherches? Évidemment je me vois conduit forcément à adopter l'opinion de M. Melsens, qui comme moi n'a pas pu ou n'a pas su trouver le manganèse du sang. Aussi, sans m'arrêter aux assertions des expérimentateurs que j'ai cités, sans me préoccuper des faits contraires qui se sont produits dans leurs analyses, prenant mes propres expériences pour base de ma conviction, je conclus ainsi qu'il suit :

1° Le manganèse n'est pas un élément essentiel du sang humain. On ne le rencontre pas habituellement dans le sang.

2° Le manganèse peut se trouver accidentellement dans le sang, mais en quantité très-faible qui me paraît inférieure à celle qui a été indiquée.

3° Il ne paraît pas que le manganèse pénètre dans le sang par la respiration ou par la peau, au moins sous forme de bioxyde.

Dans l'impossibilité où je suis encore de m'expliquer comment, par des chemins semblables, j'ai pu arriver à des résultats si opposés à ceux de mes devanciers, j'espère qu'on me pardonnera de croire ce que j'ai vu plutôt que ce que j'ai lu.

(*Publié par décision de la Société de médecine.*)

Mémoire sur une nouvelle combinaison de l'iode et sur son application en médecine;

lu à la Société de Médecine par M. Socquet, médecin de l'Hôtel-Dieu et par M. Guilliermond, pharmacien, membre du Conseil d'hygiène et de salubrité.

(*Suite et fin.*)

TROISIÈME PARTIE.

Note clinique sur l'emploi des préparations iodo-tanniques dans diverses maladies.

Les maladies dans lesquelles nous avons employé, depuis six mois, le sirop iodo-tannique avec succès, sont les bronchites chroniques, les tubercules pulmonaires ou mésentériques, les engorgements glandulaires du cou, les flux muqueux intestinaux ou utérins, avec hypertrophie du col, les aménorrhées. Sans doute, l'on pourrait avoir recours à cette préparation dans tous les cas où l'iode et ses composés ont été conseillés, mais le temps nous a manqué pour en vérifier l'application dans ces nombreuses circonstances.

Nous voulons seulement, dans cette courte notice, appeler l'attention des praticiens sur l'efficacité et l'innocuité complètes de cette nouvelle combinaison. Nous diviserons les observations que nous voulons présenter en trois catégories, suivant que les maladies se rapporteront aux organes de la poitrine, de l'abdomen ou aux glandes du cou.

A. *Maladies des organes de la poitrine.*

Les bronchites chroniques, les vieux catarrhes et les tubercules pulmonaires à tous les degrés, ont été soumis à notre nouvelle préparation iodo-tannique. Nous n'avons eu qu'à nous applaudir de son emploi. Nous en avons porté successivement la dose jusqu'à faire prendre 30 centigrammes d'iode pur par jour, et jamais nous n'avons vu survenir le moindre malaise, même chez les femmes très-délicates. Nous avons constamment observé :

1° Une diminution très-marquée, et souvent une disparition complète de la diarrhée colliquative chez les phthisiques. Dans ces cas, nous ordonnons, en même temps que le sirop iodo-tannique, un ou deux lavements par jour, contenant chacun 5 à 6 centigrammes d'iode combiné au tannin (un gramme de solution normale).

2° Une diminution dans l'état fébrile du pouls, dans la chaleur de la peau et surtout de celle de la paume des mains, et un amendement dans les sueurs nocturnes.

3° Une toux moins quinteuse, des crachats plus faciles, moins abondants, enfin une respiration plus libre.

4° Les vieux catarrhes, les bronchites récemment passés à l'état chronique, ont été constamment, les premiers notablement modifiés, les secondes toujours guéries.

5° Enfin nous avons, dans trois cas, obtenu une guérison complète des tubercules pulmonaires, dont deux au premier degré, le troisième déjà parvenu au deuxième. Nous disons guérison complète, en ce sens que les craquements humides et les gargouillements avaient tout à fait disparu lorsque les malades ont quitté l'hôpital, et qu'à la place de ces bruits anormaux la respiration normale avait reparu. Ces guérisons seront-elles durables? je ne puis rien affirmer sous ce rapport, car quelques mois ne suffisent point pour porter un tel jugement.

Parmi les observations de guérison, je rapporterai les suivantes.

1re Observation.

Tubercules pulmonaires au deuxième degré. — Emploi du sirop iodo-tannique. — Guérison.

Barthélemy Fournel, âgée de 16 ans, d'un tempérament lymphatique bien marqué, à lèvres grosses, et présentant deux petites glandes au cou, est admise le 4 mai 1853, au n° 60 de la salle des Deuxièmes Femmes à l'Hôtel-Dieu. Cette malade, qui exerce la profession d'ouvrière en soie, fait remonter le début de sa maladie à six mois. A cette époque elle s'enrhuma, fut prise d'une toux assez vive, qui s'apaisa au bout de quelques jours; puis dégénéra en une espèce de catarrhe (ce sont ses expressions) et fut accompagnée d'oppression. Elle avoue avoir craché le sang il y a trois mois, une fois ; mais ce crachement ne s'est pas renouvelé. Cette malade s'est bien amaigrie ; l'appétit est encore bon, mais les digestions sont pénibles et suivies de trois à quatre selles liquides dans les 24 heures. Elle accuse un grand essoufflement dès qu'elle veut marcher, et ses forces ont beaucoup diminué.

La percussion donne un son mat sous la clavicule gauche ; le son paraît naturel sous la droite.

A l'auscultation, à gauche, en avant, l'on entend des craquements humides, mêlés à quelques râles plus humides, se rapprochant du gargouillement. La voix et la toux retentissent à travers les parois de la poitrine. A droite, en avant, sa respiration est bruyante, accompagnée de râles sibilants, au milieu desquels il semble que l'on distingue quelques rares craquements.

En arrière, à gauche, l'oreille perçoit dans la fosse sus-épineuse quelques craquements humides, sans gargouillement, et, à droite, dans les mêmes points correspondants, une respiration assez pure.

Prescription : Sirop iodo-tannique, 30 grammes, dattes et jujubes, bouillon pectoral.

12 mai. — Le dévoiement a cessé, les nuits sont meilleures ; il semble à la malade que sa respiration est plus facile. Les craquements humides persistent, mais les râles de gargouillements ne sont plus perçus. (Sirop iodo-tannique, 40 grammes).

13 mai. — L'amélioration a fait des progrès sensibles ; l'état général est meilleur, l'état local est le même. (Sirop iodo-tannique, 50 grammes).

Nous persistons dans cette médication jusqu'au 20 juin. A cette époque, la malade avait repris de l'embonpoint ; elle était gaie, presque pas essoufflée ; la matité a presque disparu ; les craquements sont presque remplacés tout-à-fait par le murmure respiratoire ; la voix ne retentit plus. (Même prescription).

Cette jeune fille sort tout-à-fait guérie dans les derniers jours du mois de juillet.

Remarque. — Evidemment, nous avions sous les yeux, dans ce cas, une phthisie qui tendait à passer du premier au deuxième degré, et même y était passée en partie. Nous l'avons guérie : mais, loin de nous la pensée de présenter notre sirop iodo-tannique comme un spécifique contre cette terrible affection. Nous ne serons point toujours aussi heureux ; mais nous dirons que ce moyen, s'il n'est pas infaillible, est au moins très-utile dans les affections de poitrine tendant à la phthisie, et que son usage n'a jamais été suivi des accidents que l'on a reproché aux autres préparations d'iode.

Aujourd'hui, nous administrons ce sirop dans toutes les affections chroniques des bronches, dans tous les degrés de la phthisie, et nous avons constamment obtenu des amendements remarquables dans tous les cas.

B. *Maladie des organes abdominaux.*

1° *Diarrhée chronique.* — Dans ces maladies qui succèdent assez souvent aux dyssenteries, ou compliquent d'autres affections telles que les tubercules pulmonaires et mésentériques, les squirrhes, les cancers invétérés, nous avons obtenu de remarquables résultats par l'emploi de cette préparation iodo-tannique. Plusieurs engorgements des glandes du mésentère qui s'accompagnaient de diarrhées muco-séreuses abondantes ont été notablement modifiés. Nous en avons vu quelques-uns disparaître au bout de trois mois, lorsqu'ils n'étaient point volumineux, d'autres suspendre leur marche ascendante : en même temps l'appétit se réveillait et les digestions devenaient plus faciles. Nous avons vu enfin plusieurs de ces malades placés, par ce traitement, dans des conditions assez favorables pour nous laisser espérer plus tard une guérison complète.

Dans ces circonstances, nous prescrivons par la bouche le sirop iodo-tannique, et la solution iodo-tannique normale en lavement; cette dernière à la dose de 1 gramme par chaque lavement, et nous en administrons parfois deux par jour. Cette dose a semblé un peu élevée pour quelques malades, et alors elle provoquait quelques coliques accompagnées d'un léger ténesme rectal. Nous la diminuons dans ces cas de moitié, et nous arrivons toujours à pouvoir formuler 1 gramme, c'est-à-dire cinq centigrammes d'iode pour un seul lavement. Nous prescrivons d'abord un seul de ces lavements le soir, puis deux dans les vingt-quatre heures. Nous ne sommes pas encore allé au-delà de cette dose, celle-ci nous ayant paru suffire jusqu'à ce jour.

En même temps, nous donnons le sirop depuis 25 jusqu'à 40 grammes et même 50 gram. en plusieurs fois dans les vingt-quatre heures, ce qui fait environ quatre cuillerées à bouche par jour au maximum. Nous débutons toujours par 25 grammes : le sirop est généralement pris pur la moitié le matin, et l'autre moitié le soir.

L'on voit, par ces explications, que les malades peuvent prendre ainsi 15 à 20 centigrammes d'iode par jour. Cette dose suffit pour amener d'heureux résultats après quinze jours ou un mois de son administration. Jamais les malades ne se sont plaints de douleurs ou de pincements gastriques ; aucun d'eux n'a accusé des tiraillements du côté de la poitrine. Jamais enfin nous n'avons vu jusqu'ici se développer aucun des symptômes *iodiques* signalés par les auteurs. En un mot, cette préparation (sirop iodo-tannique) nous a semblé, parmi toutes les combinaisons iodées, celle qui était le mieux supportée, et qui, à doses égales et même moindres, produisait de plus grands effets. Les enfants prennent même avec plaisir le sirop iodo-tannique, tandis qu'il faut toujours vaincre une certaine répugnance pour leur faire avaler les autres préparations connues.

Nous nous contenterons, pour appuyer ces conclusions, de citer l'observation suivante :

2° Observation.

Diarrhée et lientérie. — Sirop iodo-tannique. — Guérison.

Madame Pic, herbagère, exposée à toutes les intempéries des saisons en raison de la profession qu'elle exerce sur une place publique, a été prise d'une dyssenterie violente au mois de mai 1853. Les selles étaient peu abondantes, muco-sanglantes, et les épreintes très-vives. La malade fut traitée chez elle pendant un mois. A cette époque, l'état aigu avait disparu, mais elle avait conservé une telle facilité d'aller à la selle, qu'elle était obligée, chaque fois qu'elle buvait ou prenait quelques aliments. de se présenter aussitôt sur le vase. Elle prit, par le conseil de son médecin, plusieurs médicaments astringents, entre autres, le cachou, en lavement et en boisson ; puis l'on en vint à quelques opiacés. Cette médication fut suivie de quelque soulagement, qui ne tarda pas à disparaître. Telle était la disposition de madame Pic lorsqu'elle vint nous consulter, au mois de juillet. Elle était extrêmement faible ; son teint était sub-ictérique ; ses traits amaigris, étirés, décelaient une grande souffrance ; enfin, il existait aussi de l'œdème aux chevilles. Nous conseillâmes, sans beaucoup d'espoir, 30 grammes de sirop iodo-tannique, à prendre en deux fois, demi-lavement de un gramme de solution iodo-tannique chaque jour, infusion légère de menthe ; régime maigre.

Notre étonnement fut grand, lorsque quinze jours plus tard la malade vint nous voir et nous remercier de l'avoir guérie. Son teint avait repris des couleurs, les digestions se faisaient sans douleur, l'appétit était bon, et la malade n'allait plus que deux fois à la selle dans les vingt-quatre heures. Les matières étaient demi-solides, rendues sans épreintes, sans colique. Nous lui conseillâmes de continuer encore pendant quinze jours le sirop iodo-tannique, de supprimer les lavements et d'ajouter à ses aliments un peu de viande,

Cette médication a été couronnée d'un plein succès ; aujourd'hui, madame Pic jouit d'une bonne santé.

Remarque. — Cette observation est remarquable sous plus d'un rapport ; nous nous contenterons d'en faire ressortir la gravité et de faire remarquer qu'après un traitement long et bien dirigé, la maladie qui menaçait de devenir incurable, fut promptement guérie par le sirop et la solution iodo-tanniques. Ici la cure nous semble tellement liée à l'emploi de cette nouvelle combinaison iodique, qu'il nous semble inutile de rien ajouter pour en faire ressortir l'évidence.

Nous avons eu l'occasion de guérir plusieurs diarrhées chroniques par le même moyen ; mais nous nous bornons pour le moment à l'observation qui précède, ayant l'intention de développer ces faits dans un travail ultérieur plus complet.

2° *Écoulement vaginaux et utérins.* — Depuis deux mois nous avons mis à l'épreuve la solution iodo-tannique en injection et en application locale prolongée, dans les flux muqueux utéro-vaginaux, en même temps que nous faisons prendre à l'intérieur l'iode sous la forme de sirop. Voici ce que nous avons observé :

Dans les quatre circonstances où nous avons jusqu'ici eu l'occasion d'avoir recours à cette nouvelle médication, le flux utéro-vaginal était toujours notablement amendé, soit en qualité, soit en quantité, au bout de huit jours, en même temps les douleurs lombaires s'apaisent. La première injection iodo-tannique coagulait sur le champ le mucus vaginal et utérin et en formait une masse blanche opaque, résistante. Telle est, du reste, l'action constante de notre solution sur les liquides albumineux. Aujourd'hui 20 décembre 1853, trois de ces malades sont à peu près complètement guéries. La quatrième, dont je relate ici l'observation, l'est tout fait.

3e Observation.

Utéro-vaginale.—Solution iodo-tannique en injection et à l'intérieur.— Guérison.

Madame L., âgée de vingt-cinq ans, blonde, au teint rosé, à chair blanche un peu molle, est accouchée, il y a six ans, d'un garçon; l'accouchement a été heureux, et les suites de couches naturelles. Madame L. nourrit elle-même son enfant jusqu'à l'âge de deux ans. Pendant tout cet espace de temps sa santé fut parfaite; mais, quelques mois après le sevrage, sous l'influence de peines morales et de fatigues corporelles, elle vit apparaître un léger écoulement blanc, accompagné de quelques douleurs lombaires. Peu à peu cet écoulement augmenta, et, un an plus tard, il exigea que madame L. se garnît de linge. A cette époque, les douleurs lombaires étaient vives, lui laissant à peine quelques instants de répit; les digestions lentes, pénibles, accompagnées de flatuosités, d'alternatives de constipation et de dévoiement: amaigrissement.

Inquiète sur sa santé, madame L. consulta plusieurs médecins renommés de Lyon, qui lui conseillèrent des injections avec la décoction d'écorce de chêne, de roses de Provins, l'eau blanche, des bains sulfureux, et, sous l'influence de cette méthode de traitement, la leucorrhée diminua, mais elle était encore assez abondante; en même temps elle se plaignait de tiraillements dans l'estomac, d'un serrement de poitrine et de palpitations revenant à la moindre émotion.

Tel était l'état de cette malade lorsqu'elle vint nous consulter, dans le mois de septembre de cette année (1853). Nous ne voulûmes entreprendre aucune espèce de médication avant d'avoir examiné le col utérin au spéculum, opération à laquelle jusque-là elle s'était refusée. Elle s'y décida, non sans peine, et voici dans quel état nous trouvâmes les organes.

La muqueuse vaginale, abondamment baignée par un liquide blanc-séreux, et douloureuse sous l'introduction de l'instrument, présentait en arrière trois petites plaques rosées, de l'étendue d'un centime environ; ces plaques n'étaient point le résultat d'une ecchymose, car leur rougeur disparaissait en partie sous la pression. Dans le reste de son étendue, il existait de nombreuses granulations.

Le col utérin, de la grosseur d'une noix ordinaire, offrait sur sa lèvre postérieure une ulcération à fond rougeâtre, granuleux, saignant au moindre attouchement, et se prolongeant évidemment dans la cavité du col. Elle occupait environ la moitié de l'étendue de la lèvre postérieure, et tout autour se dessinait une auréole livide qui disparaissait insensiblement après quelques lignes d'envahissement. La surface ulcérée sécrétait une matière blanche comme purulente, qui se mêlait à un mucus plus dense et filant, fourni par l'intérieur du col.

Après avoir soigneusement détergé les parties, nous portâmes sur l'ulcère et fîmes pénétrer dans la cavité du col un bourdonnet de charpie, fortement imprégné d'une solution très-concentrée iodo-tannique: nous en badigeonnâmes également toute la paroi vaginale à mesure que nous retirions le spéculum. A l'intérieur, nous fîmes prendre soir et matin une cuillerée à bouche du sirop iodo-tannique, en recommandant de faire trois fois par jour des injections avec la solution iodo-tannique, mais étendue au quart. Repos complet, régime doux.

Dès le surlendemain de l'opération, l'écoulement semblait avoir diminué, mais huit jours plus tard, il était, au dire de la malade, de moitié au moins plus modéré; les douleurs lombaires avaient aussi éprouvé le même abaissement, et l'appétit semblait renaître.

Nous fîmes, à cette époque, un nouvel examen au spéculum. Les plaques rouges qui siégeaient à la partie postérieure du vagin avaient disparu; les granulations étaient moins marquées, le col utérin s'était réduit environ de moitié, ainsi que l'ulcération, autour de laquelle l'auréole rougeâtre était moins sensible.

Nouvelle application locale de la solution concentrée iodo-tannique iodurée. Continuation des mêmes moyens à l'intérieur et en injection.

Huit jours plus tard, madame L. se trouva tout à fait bien; elle put se lever et se promener sans trop de fatigue dans ses appartements. Appétit bon, les forces reviennent.

L'ulcération est presque guérie, le col utérin presque à l'état normal, écoulement peu sensible. (Sirop iodo-tannique trois cuillerées à bouche par jour. Le reste, *ut supra*). A la fin du mois de novembre, la guérison est achevée; l'embonpoint est revenu, et tout fait espérer, aujourd'hui 20 décembre, que cet état satisfaisant ne se démentira pas.

Cette observation nous a frappé par la promptitude avec laquelle le mal a disparu. Sans doute, l'on ne réussira pas toujours avec cette rapidité et cette perfection, mais ce fait est pour nous un grand encouragement à essayer de nouveau notre médication iodo-tannique dans d'autres circonstances semblables. C'est ce que nous nous proposons de faire dès que l'occasion s'en présentera.

C. *Engorgements scrofuleux des glandes du cou.*

La pensée d'employer notre sirop iodo-tannique pour combattre les engorgements scrofuleux du cou, a dû naturellement se présenter à notre esprit. En effet, c'est surtout contre ces affections que l'on a vanté depuis trente ans les préparations iodées. Les beaux travaux de M. Lugol ont surabondamment prouvé, dans ces dernières années, que dans toute la matière médicale nul agent n'était plus apte à combattre cette maladie. Les analyses chimiques ont aussi prouvé que certaines substances vantées contre les engorgements scrofuleux, telle que l'éponge marine, les varecs, l'huile de poisson, renfermaient toujours une plus ou moins grande quantité d'iode.

Nous avons donc voulu, à notre tour, tenter, dans les engorgements scrofuleux, l'administration de notre préparation iodo-tannique.

Depuis trois mois, nous n'avons eu que cinq cas dans lesquels nous ayons pu suivre sans interruption l'emploi de cette préparation. Trois de ces malades étaient âgées de 18 à 20 ans, les deux autres n'avaient que 12 ans.

Toutes présentaient de chaque côté du cou un chapelet de glandes, dont quelques-unes offraient la grosseur de deux noix réunies. Chez les malades de 18 à 20 ans, la glande thyroïde offrait aussi un volume marqué. Chez celles-ci, depuis trois mois que nous les avons mises à l'usage de notre sirop iodo-tannique, la glande tyroïde a beaucoup diminué de volume; mais les glandes n'ont point présenté une amélioration proportionnelle: seulement, les plus grosses commencent à se diviser en d'autres petites glandes, ce qui annonce une tendance à la résolution.

Chez les deux plus jeunes filles, âgées de 12 ans, les choses se sont passées plus heureusement; car aujourd'hui, 25 décembre, la maladie a presque complètement disparu, et ce n'est qu'en palpant avec beaucoup d'attention que l'on aperçoit quelques petites glandes à peine de la grosseur d'un haricot. Leur santé est parfaite sous tous les rapports, et en continuant encore pendant quelque temps le sirop iodo-tannique, nous sommes convaincu qu'il ne restera chez ces deux enfants aucune trace de la maladie scrofuleuse.

Ajoutons qu'ici l'amélioration est d'autant plus remarquable que pendant trois mois, durant l'été, ces malades avaient été soumises à l'usage de l'huile de foie de morue, à la dose de quatre cuillerées à bouche par jour. Cette huile était, du reste, mal supportée; l'on était obligé de la suspendre pendant quatre à cinq jours à chaque quinzaine, car elle amenait de la diarrhée et finissait par provoquer quelques vomissements.

La dose à laquelle nous avons employé chez ces scrofuleux le sirop iodo-tannique a été la suivante: d'abord une cuillerée à bouche matin et soir; puis trois, et enfin aujourd'hui les deux plus âgées en prennent quatre sans répugnance, sans éprouver le plus léger malaise. Nous nous proposons d'en élever la dose d'ici à quelque temps, si quatre cuillerées n'amènent pas une amélioration assez prononcée et plus rapide.

CONCLUSIONS.

Des observations que nous avons relatées dans cette notice, et des faits que nous avons eu l'occasion de contrôler dans notre pratique, nous croyons devoir tirer les conclusions suivantes:

1° La combinaison iodique que nous proposons, étant d'une solubilité parfaite, se prête par cela même à un haut degré, à l'absorption de l'iode; elle est par conséquent très-propre à développer les effets dynamiques de cet agent.

2° La substance avec laquelle est combiné l'iode étant de nature végétale, se brûle peu à peu en absorbant l'oxygène une fois qu'elle est introduite dans le torrent circulatoire: elle laisse ainsi se dégager lentement, mais d'une manière continue l'iode, celui-ci se présentant alors pour ainsi dire à l'état naissant aux organes malades, réagit sur eux d'une manière douce, modérée, et ne peut jamais amener à sa suite d'accidents sérieux.

3° L'absorption de la combinaison iodo-tannique est plus facile et plus complète que celle de l'huile de foie de morue ou des diverses huiles iodées et iodurées que l'on a proposées dans ces derniers temps.

En effet, l'absorption de notre sirop iodo-tannique non concentré a lieu presqu'immédiatement et complètement par les nombreuses veines de l'estomac, comme cela arrive pour toutes les boissons aqueuses. Or, l'on sait que les choses se passent bien différemment quand il s'agit de l'assimilation des substances grasses. En effet, celles-ci descendent en grande partie intactes de l'estomac dans le duodénum: là elles sont émulsionnées par la bile, puis elles se mêlent au suc pancréatique, lequel les dédouble en glycérine et en acide gras; et ce n'est qu'après toutes ces opérations qu'elles peuvent pénétrer dans les vaisseaux chylifères. Tels sont les faits que les belles expériences de M. Claudius Bernard ont fait connaître.

Or, il est facile de comprendre combien une telle complication de procédés employés par la nature, pour faire arriver dans nos humeurs une quantité, d'ailleurs indéterminée, de substances grasses, doit entraîner d'incertitude quant aux doses réelles d'iode qui sont absorbées. Cette incertitude disparaît lorsqu'il est question d'une combinaison dont l'eau seule est le dissolvant; car ici, aucune perte du médicament par les selles ne peut avoir lieu, toute la dose prescrite étant rapidement et facilement transmise dans nos fluides. Le médecin connaît donc ainsi mathématiquement la quantité absolue d'iode dont il peut tirer partie en réalité, tandis qu'il ne possède que des approximations lorsqu'il a recours aux combinaisons iodées, grasses, et même aux divers iodures métalliques. Que les choses se passent ainsi que nous venons de le dire, nous en trouvons la preuve dans les deux observations suivantes:

M. Soubeiran n'a jamais pu retrouver dans les urines d'un homme qui prenait chaque jour un gramme de tannin, ni de tannin, ni d'acide gallique (*Journal de pharmacie et de chimie*, décembre 1853, p. 412). C'est là une preuve péremptoire que tout le tannin a été complètement brûlé, et transformé en eau et en acide carbonique sous l'influence de la respiration.

D'un autre côté, nous avons fait aussi quelques recherches sur la présence de l'iode dans les urines des malades qui prenaient notre sirop iodo-tannique : le papier amidonné humecté de l'urine de ces malades et soumis à l'action du chlore, n'a pu déceler aucune trace d'iode. Cette observation prouve que tout l'iode est employé à se combiner à nos organes, et qu'aucune partie n'était superflue (1) !

Telle est, sans doute, la raison pour laquelle l'iode, même à une dose faible, possède dans cette combinaison une puissance thérapeutique supérieure à celle de ses autres préparations pharmaceutiques, telles que la teinture, l'iodure de potassium ou de fer.

4° Notre préparation iodo-tannique est tout à fait définie, du moins en ce sens que pendant sa manipulation il ne se fait aucune perte d'iode, puisque même soumise à la distillation, la solution iodo-tannique ne laisse échapper qu'une eau aussi pure que l'eau distillée, comme on l'a vu plus haut. Les autres combinaisons végétales, comme l'iodure d'amidon soluble, sont loin d'offrir cet avantage. En effet, pendant la préparation faite à chaud de cet iodure, il s'échappe toujours à l'état de vapeur une certaine proportion d'iode qui varie à chaque opération, et qu'il est impossible de déterminer exactement. Il en résulte un médicament qui ne sera jamais semblable à lui-même, ce qui est un immense inconvénient pour la pratique.

5° Le sirop iodo-tannique ne laissant après lui aucun goût désagréable, est pris avec plaisir par les malades, circonstance très-importante quand il s'agit de faire la médecine chez les enfants, et même chez certaines personnes adultes très-délicates. L'iode, sous cette forme, nous a toujours paru être supportée avec une admirable tolérance.

6° La nouvelle combinaison iodée que nous proposons est stable ; car, après plusieurs mois, la combinaison dans laquelle l'iode avait été engagé n'avait point été modifiée.

7° La préparation iodo-tannique offre un avantage qu'on n'a cessé de rechercher, celui de combiner l'iode avec une substance végétale afin que son action fût moins violente et son assimilation plus facile, imitant en cela les produits qui contiennent *naturellement* de l'iode, comme les huiles de foie de morue, les fucus, etc., etc.

(*Publié par décision de la Société de Médecine.*)

SOCIÉTÉ DE MÉDECINE.

Séance du 6 mars 1854. — Présidence de M. Bonnet.

Correspondance. — La Société a reçu 1° une lettre du Ministre de l'Instruction publique qui accuse réception de la réponse à sa demande des travaux imprimés de la Société, et qui la renouvelle en disant qu'il n'a pas reçu la première série desdits travaux.

M. Lacour explique à la Société que la qualification de 1re série appartient aux travaux de la Compagnie à l'époque de sa reconstitution au commencement de ce siècle, et que, certainement M. le Ministre ne les réclamerait pas s'il savait qu'ils ont 50 ans de date.

M. le secrétaire-général voudra bien, en conséquence, écrire à M. le Ministre pour l'informer de cette particularité ;

2° Une lettre de MM. Rilliet et Barthez, qui remercient la Société d'avoir bien voulu les admettre au nombre de ses membres correspondants.

3° Le numéro du 28 février de la *Revue médicale de Paris.*

4° Le dernier numéro de la *Gazette médicale de Lyon.*

5° Le programme des prix de la Société Havraise qui met au concours la biographie du botaniste Lesueur pour un prix de 300 fr.

Archives. — M. Pasquier, archiviste, apprend à la Société qu'une partie de ses archives, les pièces anatomiques surtout, sont déjà en mauvais état, et qu'elles ne tarderont pas à se détériorer encore davantage, si on ne les place pas dans d'autres conditions, et en conséquence il propose ou de les déposer à l'Ecole de médecine pour y servir à l'instruction des élèves, ou de nommer une commission qui avise et fasse quelque proposition à ce sujet.

La Société charge son bureau de prendre une détermination à cet égard.

Rapport. — M. Gubian lit un rapport sur un travail manuscrit de M. le docteur Sonnet, médecin de l'hôpital de la Charité à Montévidéo, intitulé : *De la Chlorose.*

M. Sonnet, dans ce travail, s'est posé le problème de déterminer la nature de la chlorose, et la manière d'agir du fer. Il repousse au préalable toutes les définitions qui ont été données de cette maladie ; il pense qu'elle est toujours consécutive, et subordonnée à l'aménorrhée, et par conséquent qu'elle ne peut exister que chez la femme, et seulement pendant sa période de fécondité ; il affirme que c'est toujours une maladie asthénique et inflammatoire, et secondairement, que si elle guérit par le fer, c'est parce que ce métal est un médicament antiphlogistique et hyposthénisant, et non pas du tout parce qu'il restitue au sang les globules perdus.

M. le Rapporteur repousse absolument et condamne ces diverses assertions ; il pense que l'auteur changera d'opinion après une observation plus attentive, et après avoir reconnu ce qu'il y a de foncièrement différent entre les palpitations des pléthoriques et celles des chlorosiques ; il termine en citant une observation intéressante de sa pratique qui prouve une fois de plus l'action chimique, stimulante et corroborante du fer ; il conclut en proposant de voter des remercîments à l'auteur, et de faire publier son œuvre, dans les travaux de la Société tout en répudiant très-nettement ses doctrines émises.

M. Peyraud, qui réprouve également les idées de M. Sonnet, insiste pour que la Société repousse toute espèce de responsabilité, et la laisse tout entière à l'auteur. Il entre dans quelques détails sur l'action du fer, et montre qu'il y a quelques espèces de chlorose où ce métal ne peut être supporté, et dans lesquelles on réalise d'excellents résultats en excitant l'hématose au moyen d'un bain d'air comprimé.

M. le secrétaire-général annonce que M. Sonnet a demandé le titre de membre correspondant, et que c'est pour appuyer sa candidature qu'il a envoyé le travail analysé par M. Gubian.

M. Bonnet demande s'il suffit pour être inscrit sur la liste des candidats d'envoyer des paradoxes plus ou moins aventurés sur la chlorose.

M. Devay appuie l'opinion de M. Bonnet, par des exemples empruntés aux Facultés de médecine.

M. Gubian pense que la Société ne doit tenir compte que de la valeur de l'homme et du talent qu'il montre.

(1) Ceci n'a lieu qu'autant que l'on n'élève pas la dose au-dessus de 10 centigrammes d'iode. A une dose plus forte nous avons toujours pu reconnaître l'iode dans les urines

M. Rollet insiste en faveur de l'inscription du candidat en disant qu'il a envoyé d'autres travaux plus importants, dont M. le Rapporteur n'a pas parlé.

Après une courte discussion, la Société, sur la proposition de M. Rougier, décide que l'inscription de M. Sonnet sera ajournée jusqu'à production de nouveaux titres, où jusqu'à ce que les manuscrits dont a parlé M. Rollet aient été mis à la disposition de la Société.

Mémoire sur une nouvelle combinaison d'iode et de tannin. — M. A. Guilliermond lit un Mémoire sur ce sujet, fait en commun avec M. Socquet. (Voir plus haut).

DISCUSSION. — M. BARRIER, après avoir rappelé qu'il a déjà publié une note sur l'emploi externe des préparations iodo-tanniques, dit qu'il a depuis continué ses expériences, et que comme il le préjugeait déjà, l'iode dans cette préparation est très-bien supporté par l'estomac à la dose de 0 10 c., et qu'il produit des effets heureux et marqués dans les affections scrofuleuses. Employée à l'extérieur, la solution n'a pas toujours réussi; elle a échoué complètement entre ses mains, une fois pour une hydrocèle, et deux fois pour des varices. C'est en vain qu'il a cherché à retrouver de l'iode dans l'urine.

M. DESGRANGES a retrouvé de l'iode en abondance dans l'urine de deux malades affectés d'abcès froids, dans lesquels il avait injecté la liqueur iodo-tannique iodurée. Il a également retrouvé du tannin dans ces mêmes urines, et il a remarqué cette particularité, que l'iode était éliminé le premier, et le tannin en dernier lieu quand l'iode avait complètement disparu. Il a retrouvé l'iode dans les urines chez un malade où la liqueur avait été employée en pansement sur un ulcère.

Dans ces diverses recherches, M. Desgranges s'est servi de l'acide sulfurique azoteux qu'il regarde comme le réactif le meilleur et le plus sensible pour déceler la présence de l'iode et de la liqueur de Labarraque pour retrouver le tannin que personne n'avait encore indiquée pour cet usage.

M. BARRIER fait observer qu'il n'a recherché l'iode dans les urines que chez des malades qui avaient pris à l'intérieur de la liqueur iodo-tannique neutre et non iodurée, et par conséquent que ses recherches n'ont pas porté sur les mêmes cas que ceux cités par M. Desgranges.

Le Secrétaire général, P. DIDAY. Le secrétaire du Bureau, J. GARIN.

Revue de la Médecine lyonnaise.

De la rupture de l'ankylose et de sa combinaison avec les sections sous-cutanées. — *Nouvelle observation recueillie par M. le docteur* PHILIPEAUX, *ancien interne des hôpitaux de Lyon.*

M. le professeur Bonnet a consacré à cette méthode un chapitre fort détaillé dans son *Traité de thérapeutique des maladies articulaires* dont la *Gazette médicale* a rendu compte l'année dernière. Le but du Mémoire de M. Philipeaux est de montrer par l'expérience la supériorité de la nouvelle méthode sur toutes les autres. Ce travail peut être divisé en trois parties : la première est consacrée à l'historique de la méthode ; la seconde aux procédés opératoires ; la troisième à la relation très-circonstanciée d'un fait très-heureux, tiré de la pratiquée de notre éminent compatriote. La partie historique doit être mentionnée dans ce compte-rendu, parce qu'elle indique les phases diverses et les transformations successives de la méthode. On sait que la rupture des ankyloses, abandonnées depuis longtemps, fut remise en pratique il y a une quinzaine d'années par M. Louvrier. Cet orthopédiste se servait d'une puissante machine à extension, qui rompait instantanément les moyens d'attaches et rendait ainsi à l'articulation son mouvement perdu. Les premiers succès séduisirent bientôt les praticiens, puis une série de revers, en provoquant un rapport défavorable de l'Académie de médecine, jeta le discrédit le plus complet sur le procédé hardi de l'orthopédiste de Pontarlier. En vain Mathias Mayor tenta d'en appeler du jugement académique ; ses opinions ne purent faire revivre la méthode qu'il défendait. M. Philipeaux rappelle ensuite les travaux de Dieffenbach qui décomposait le problème en combinant la section des tendons musculaires avec la rupture forcée des adhérences ; puis ceux de M. Palasciano, de Naples, qui pratiqua la section sous-cutanée des tendons des muscles fléchisseurs, celle des muscles biceps et triceps et de l'aponévrose fémurale externe, suivie de la flexion de la jambe comme moyen de rompre l'ankylose. C'est en 1847 que M. Bonnet vit pratiquer ces opérations par le chirurgien napolitain, et qu'il appela sur elles l'attention de la Société de médecine de Lyon. Peu de temps après l'ingénieux professeur mit lui-même en pratique les idées du praticien italien, et chercha à les perfectionner par l'emploi des appareils de mouvement dont son esprit inventif enrichit la thérapeutique articulaire. Ici surgit une différence dans les procédés employés par les deux opérateurs. M. Palasciano pique la peau du côté du jarret et coupe muscles et tendons d'arrière en avant ; M. Bonnet coupe d'avant en arrière. D'après M. Philipeaux, ce procédé a l'avantage de prévenir sûrement les abcès, ainsi que la lésion du nerf poplite externe, toujours à craindre lorsqu'on pique la peau du côté du jarret.

En étudiant l'histoire du traitement de l'ankylose et des divers procédés proposés pour atteindre ce but, on ne peut s'empêcher de reconnaître la différence qui sépare les premières et les dernières tentatives. En effet, Louvrier, à l'aide de sa machine, ramenait violemment dans l'extension le membre qui s'était coudé à angle plus ou moins aigu, et lorsque, par sa force extensive, la machine était parvenue à rompre tous les moyens d'attache, et à ramener le membre dans l'extension, on le maintenait immédiatement dans cette position en le couchant dans des gouttières droites. La violence des douleurs, les déchirements des muscles, des tendons, des aponévroses et des ligaments articulaires étaient suivies souvent d'une luxation du tibia en arrière, et toujours d'une violente inflammation, que l'extension forcée et immédiate du membre venait encore aggraver. Aujourd'hui on érige en précepte qu'après l'opération faite par les sections sous-cutanées combinées avec les forces musculaires de l'opérateur, il faut replacer le membre dans un appareil, mais au degré de flexion qu'il avait avant la rupture, jusqu'à ce que la douleur et l'inflammation se soient calmées. Aussitôt ce résultat obtenu, M. Bonnet cherche à rendre au membre l'exercice de ses fonctions perdues à l'aide d'appareils ingénieux, décrits et dessinés dans le *Traité de thérapeutique articulaire*.

Dans l'observation qui termine le Mémoire de M. Philipeaux, il s'agit d'une ankylose du genou droit, résultant d'une arthrite rhumastismale, survenue chez une dame de Jemmapes. Cette dame, douée d'une bonne constitution, fut atteinte, il y a douze ans, d'un rhumatisme qui, d'abord ambulant, finit par se fixer sur le genou droit. Quatre ans après, une chute détermina dans la même articulation une violente arthrite ; le genou se tuméfia, la jambe se fléchit et la malade ne put plus marcher sans béquilles. L'affection ayant résisté à une série de moyens énergiques, la malade réclama l'assistance de M. Bonnet. On constata une forte flexion de la jambe sur la cuisse avec un raccourcissement de 0 m. 18 c. ; l'articulation était encore susceptible de quelques mouvements, preuve que l'ankylose était fibreuse. M. Bonnet n'hésita point à opérer. Après avoir éthérisé la malade, ce chirurgien fit la section sus-rotulienne du muscle triceps crural, par son procédé *antéro-postérieur* et crut inutile de sectionner les tendons du jarret trop peu rétractés. Après cette section préalable, l'opérateur fléchit fortement la jambe sur la cuisse, rompit ainsi les adhérences de la rotule, du tibia, et par des mouvements alternatifs de flexion et d'extension du membre, combinés avec des tractions énergiques, il parvint, au bout de dix minutes environ, au redressement presque complet du membre et à sa direction normale. Après cette opération, le genou fut plié autant qu'il l'était avant et placé dans l'appareil à redressement. La tuméfaction, la douleur et la chaleur qui survinrent ensuite dans l'article se dissipèrent par le seul bénéfice du repos. Sept jours après l'opération, on commença l'extension graduelle du membre. Quelques incidents intercurrents troublèrent momentanément, mais sans danger, les suites de l'opération. Un mois environ après les premières manœuvres opératoires, on put remplacer l'appareil à redressement par le tuteur articulaire propre à permettre des mouvements de flexion et d'extension au genou opéré. Après huit jours de repos dans cet appareil, la malade put faire exécuter à sa jambe quelques mouvements d'extension et de flexion, en s'aidant d'une corde et d'une poulie; la douleur du genou disparut peu à peu; deux mois après l'opération elle put entreprendre des courses en s'aidant d'une béquille, et, au bout d'une semaine, retourner en Belgique.

Cette observation n'a pas besoin de commentaires, car elle constitue un des plus beaux résultats de la nouvelle méthode et montre les avantages incontestables qu'on est en droit d'attendre d'elle.

(*Journal de Médecine de Bruxelles*).

Notice sur la lèpre des environs de Nice, par M. Baumès, *ancien chirurgien en chef de l'hospice de l'Antiquaille.*

On sait que M. le docteur Baumès, dont la santé avait été ébranlée par l'abus des travaux de cabinet et les fatigues incessantes d'une nombreuse clientèle, s'est retiré à la campagne. Sous l'influence du repos et de l'air des champs, notre savant confrère a retrouvé son ancienne vigueur et il utilise ses loisirs à enrichir la littérature médicale qui lui doit déjà d'utiles et nombreuses productions qui ont illustré son nom. C'est ainsi que, depuis sa retraite, nous avons eu à enregistrer le succès qui a accueilli le *Traité pratique des diathèses*.

Quoique le nouveau travail que nous annonçons soit de moindre valeur, il mérite aussi d'être signalé, soit parce qu'on y retrouve les qualités qui distinguent les productions antérieures de l'ancien chirurgien en chef de l'Antiquaille, soit par l'intérêt même du sujet.

La lèpre tuberculeuse, dans le moyen âge, si répandue en Europe, disparut presque en entier de notre continent à partir du XVIIe siècle. Dès cette époque, on ne l'observe plus que dans quelques localités isolées, et tandis que dans le XIIe siècle il n'y avait pas dans certaines provinces de la France, de bourg ou de commune qui n'eût sa léproserie particulière, à la fin du XVIIe siècle on ne la trouve plus qu'exceptionnellement dans quelques points isolés. Chose digne de remarque, toutes ces localités, dernier refuge de la lèpre, sont situées sur le littoral méditerranéen : tels sont, par exemple, les Martigues et Vitrolles en Provence, et, dans le Roussillon, les environs d'Elsm.

C'est aussi sur les côtes de la Méditerranée que M. Baumès, dans une récente excursion, vient d'observer cette horrible maladie.

Il existe, à quatre lieues de Nice, un endroit nommé la Turbie, où se trouvent, de temps immémorial, des familles de lépreux. Les conditions climatériques de ce village sont favorables, et néanmoins la lèpre y existe et s'y perpétue de père en fils en frappant exclusivement ceux des enfants qui présentent une grande ressemblance avec l'ascendant atteint de la lèpre. Cette maladie n'est pas contagieuse, et on n'a jamais vu qu'elle se soit développée après l'âge de trente ans. Elle ne détermine jamais la gangrène des extrémités : elle n'est pas annoncée par les taches cuivrées avec insensibilité de la peau, qui sont un des caractères distinctifs de l'éléphantiasis des Grecs. Ici les tubercules sont d'abord sous-cutanés, sans changement de couleur à la peau; plus tard, ils deviennent douloureux et la peau subit alors une altération dans sa couleur. Lorsque la mort arrive, les malades sont en proie à des douleurs d'entrailles, avec diarrhée très-forte, suppuration abondante et extrêmement fétide des tubercules ulcérés, et enfin délire continuel.

Les malades qu'a visités M. Baumès n'étaient pas encore arrivés à cette période ultime de la maladie, mais il a pu constater sur eux, avec les symptômes précédemment indiqués, l'aspect léonin de la face, la chute des cils, la déformation éléphantiasique des extrémités : chez un malade, toutes les fonctions internes, y compris la digestion, s'exécutaient bien ; chez une fille, à une période très-avancée de la maladie, des altérations profondes de l'appareil digestif purent être facilement constatées.

M. Baumès n'a pu savoir quel était exactement le nombre des lépreux de ce village, ni comment la lèpre y avait pénétré ; toutefois, d'après le rapport du curé de la Turbie, il n'a pas paru à M. Baumès que le nombre des lépreux fût considérable, et, sur la demande de M. le Gouverneur de Nice, notre confrère a formulé quelques moyens qui lui ont paru capables de faire disparaître entièrement cette affreuse maladie de ce point d'un littoral favorisé, où elle se maintient avec une persistance si fâcheuse.

La présence de la lèpre à la Turbie est une tache pour Nice, et Nice tiendra à honneur de la faire disparaître au plus vite en adoptant les sages mesures qui lui ont été indiquées pour arriver à cet heureux résultat. De nos jours, le champ des maladies de la peau est assez vaste et assez décourageant à cultiver, pour que l'homme de bien ne désire de le voir s'aggrandir, ni par l'apparition de maladies nouvelles, ni par le retour de celles qui ont frappé nos pères et dont la Providence nous a si heureusement délivrés.

(*Revue thérapeutique du Midi*).

VARIÉTÉS.

Suspension des cliniques non officielles a l'Hôtel-Dieu de Lyon. — On connaît aujourd'hui l'arrêté par lequel l'administration des hôpitaux de Lyon a, provisoirement, suspendu dans les salles de l'Hôtel-Dieu l'enseignement clinique non officiel. Une note de la *Gazette hebdomadaire*, insérée sans les commentaires qui en auraient modifié le sens, et reproduite ensuite par tous les organes de la presse médicale ou même politique, a donné lieu à quelques interprétations regrettables, bien qu'assez difficilement admissibles. Ainsi, on a pu croire que des *médications excentriques* avaient été réellement signalées et qu'il avait pu s'en suivre pour l'Administration un rigoureux devoir. Il est donc vraiment fâcheux que la *Gazette médicale*, à laquelle revenait naturellement le soin de publier un fait qui a causé une certaine émotion, même dans les zônes éclairées, mais mal renseignées de notre ville, n'ait pas pu s'en acquitter en temps opportun et de manière à prévenir toute méprise.

La mesure que certes nous déplorons, et qu'on ne saurait défendre qu'au point de vue des intentions qui l'ont dictée, loin d'impliquer une appréciation quelconque de telles ou telles pratiques médicales, procédait exclusivement d'une simple préoccupation d'ordre matériel et de police administrative. Les médecins de l'Hôtel-Dieu, forts de leur conscience et des honorables sympathies que l'Administration elle-même leur a témoignées en cette circonstance, n'ont pas voulu faire, à un bruit sans fondement, une réponse qui, venant d'eux, pouvait paraître intéressée, et dont le développement obligé risquait de ne les plus laisser seuls en cause. Ils ont préféré se taire et attendre une solution définitive plus conforme à la justice, comme à l'intérêt bien entendu des études et des malades.

Espérons que la modération dont ils ont fait preuve leur sera comptée. Espérons que l'enseignement libre, qui est non seulement autorisé mais encouragé dans toutes les écoles de médecine, qui a toujours été en vigueur à Lyon, et qui est une source d'émulation pour l'enseignement officiel, non moins qu'un encouragement pour les médecins qui doivent un jour y prendre part, ne sera que passagèrement suspendu; espérons surtout que l'Administration des hôpitaux, si digne à tous égards de sa haute mission, après avoir constaté son droit d'initiative dans l'institution réglementaire de l'enseignement clinique, ne voudra pas priver longtemps la médecine lyonnaise de l'une de ses manifestations qui peuvent le plus contribuer à la célébrité de nos hôpitaux et dédommager le mieux de l'absence d'une Faculté la seconde ville de l'empire.

— SOCIÉTÉ DE MÉDECINE DE LYON. — Une commission d'*hydrologie* a été nommée dans la séance du 10 avril. Elle se compose de MM. GLÉNARD, professeur de chimie à l'Ecole de médecine; GROMIER, médecin de l'Hôtel-Dieu, et RÉROLLE, inspecteur-adjoint des eaux thermales de Bourbon-Lancy.

— CLINIQUE MÉDICALE DE L'HÔTEL-DIEU. — M. le Dr DEVAY, professeur suppléant à l'Ecole de médecine, a ouvert à l'Hôtel-Dieu, le 25 avril, le cours de clinique interne du deuxième semestre, dont il est momentanément chargé. Dans cette première séance, il a passé en revue quelques points généralement négligés de l'étude clinique; il s'est attaché surtout à faire ressortir la prééminence du *diagnostic médical*, par rapport au *diagnostic anatomique*. Nous reproduirons, du reste, cette première leçon. Un auditoire nombreux et sympathique, composé d'élèves de l'Ecole et de plusieurs médecins, a, par ses applaudissements, montré à l'honorable professeur qu'il comprenait toute l'importance de cette partie si difficile de l'étude de la médecine.

— HOSPICE DE L'ANTIQUAILLE. — M. RODET, chirurgien en chef, a commencé, jeudi 27 avril, un *Cours public sur les maladies vénériennes*; il le continuera tous les jeudis à onze heures.

— CONCOURS DU MAJORAT DE L'HÔTEL-DIEU DE LYON. — Les épreuves commenceront le 8 mai, dans la salle du Conseil d'Administration. Le jury est composé de MM. BARRIER, BONNET, BOUCHACOURT, BOUCHET, COLRAT aîné, DE POLINIÈRE, LEVRAT-PERROTON, POINTE, RICHARD, RODET et SOCQUET. Les candidats sont MM. BAUMERS, FAIVRE, PHILIPEAUX, anciens internes des hôpitaux de Lyon, LEGOUEST, professeur agrégé au Val-de-Grâce, et RIEUX, ancien interne des hôpitaux de Paris.

— ASSOCIATION MÉDICALE DE PRÉVOYANCE DES MÉDECINS DU RHÔNE. — L'assemblée générale aura lieu le jeudi, 18 mai prochain, à trois heures précises, au palais St-Pierre. L'ordre du jour est fixé ainsi qu'il suit: 1° *Discours* par M. de POLINIÈRE, président; 2° *Compte-rendu* par M. DIDAY, secrétaire-général; 3° *Eloge de* Charles PRAVAZ, par M. MUNARET, membre de la Commission administrative. Ce programme présente assez d'intérêt et de variété pour qu'il soit inutile d'engager nos confrères à assister à cette réunion de famille. Ils ne sauraient accueillir avec trop de sympathie la persévérance et le soin avec lesquels le Bureau et la Commission exécutive ont triomphé de tous les obstacles qui accueillent les associations naissantes.

— SOCIÉTÉ DE SECOURS MUTUELS DES OUVRIERS EN SOIE DE LYON.— COMPTE-RENDU DE 1853. — Les sociétés de secours mutuels, encouragées et soutenues par l'Etat, se développent partout avec une rapidité digne d'attention. Le principe d'association et de solidarité sur lequel ces sociétés reposent passe dans les habitudes, et le temps n'est pas loin où les corporations d'arts et métiers de l'ancienne France, régénérées et élargies, donneront à la France nouvelle un vaste réseau d'institutions de bienfaisance très propres à diminuer les charges de l'assistance publique, et qui, sans coûter rien au budget, répandront dans toutes les classes de la population, en même temps que de précieuses ressources, les habitudes si salutaires de la prévoyance et de l'économie domestiques.

Au premier rang de ces institutions, il faut compter, dans notre ville, la *Société des secours mutuels des ouvriers en soie*. Fondée, il y a quatre ans, sous les hospices de la Chambre de Commerce, qui l'a généreusement dotée d'une rente annuelle de 50,000 fr., cette société accorde à ses membres, en retour d'une cotisation annuelle de 24 fr. pour les hommes et de 18 fr. pour les femmes:

1° Les soins du médecin;

2° La délivrance gratuite des remèdes;

3° Un secours de 2 fr. aux hommes et 1 fr. 50 aux femmes pour chaque journée de maladie;

4° La fourniture à prix réduit des bains, bandages et autres appareils;

5° Le secours mutuel et l'accouchement gratuit aux femmes en couches, après une année au moins d'association;

6° Les soins du médecin aux enfants et aux jeunes apprentis pour un abonnement annuel de 2 fr.;

7° Les frais de mariages et de sépulture;

8° Une prime annuelle de 20 fr., irrévocablement acquise au sociétaire pour lui constituer dans sa vieillesse une pension viagère garantie et servie par l'Etat.

Avec de tels avantages et les moyens assurés de les maintenir, la Société des ouvriers en soie ne pouvait manquer de prospérer. Elle compte aujourd'hui plus de deux mille cinq cents associés. Le Rapport sur l'exercice de 1853, présenté par le président de la Commission exécutive au Conseil d'Administration, le 3 mars dernier, constate que sept cent dix-sept sociétaires ont été secourus pour maladie temporaire, et que vingt-six sont décédés. Plus de 25,000 fr. ont été distribués en secours d'argent aux malades, et les dépenses totales: d'administration, d'honoraires des médecins, des secours en nature, en argent et de tout genre accordés aux sociétaires se sont élevées à 66,375 fr. Malgré ces grandes dépenses, le fond de réserve de la Société se monte à 164,420 fr. dont le revenu payé par l'Etat augmente les ressources annuelles de l'association.

La supputation et la comparaison des diverses dépenses des deux dernières années montrent que tandis que la Société, eu égard aux cotisations versées, dépensait, en 1852, 7 fr. 46 c. pour les hommes et 13 fr. 46 c. pour les femmes de plus qu'elle n'en recevait, cet excédent, en 1853, n'a plus été que de 41 cent. pour les premiers et de 6 fr. 41 cent. pour les dernières.

Les résultats sont on ne peut plus rassurants pour l'avenir de la Société; ils ont été obtenus, dit le Rapport, sans que les services en aient reçu la moindre atteinte, par une économie bien entendue et par le fait de l'admission de nouveaux sociétaires dans de bonnes conditions de santé. Cette amélioration, déjà très-satisfaisante, ne peut manquer de progresser encore, et tout porte à croire qu'arrivée au chiffre de trois mille associés, la Société verra ses dépenses en frais administratifs et secours mutuels de toute nature s'équilibrer avec le rendement des cotisations. C'est alors, et à mesure qu'elle dépassera ce chiffre, que l'Administration pourra donner un plus libre cours à ses intentions généreuses, créer des bains et des lavoirs, établir une maison de convalescence à la campagne, envoyer ses malades aux eaux minérales, pourvoir plus longtemps aux besoins des invalides et des incurables, et accomplir en un mot tous les progrès que comporte l'œuvre de bienfaisance à laquelle elle s'est consacrée avec tant de zèle et de désintéressement.

LYON.—IMPRIMERIE D'AIMÉ VINGTRINIER, QUAI SAINT-ANTOINE, 36.

SIXIÈME ANNÉE. N° 5. 31 MAI 1854.

GAZETTE MÉDICALE DE LYON

RECUEIL DES ACTES DE LA SOCIÉTÉ DE MÉDECINE

PUBLIÉE PAR LE DOCTEUR BARRIER,

MEMBRE DE LA SOCIÉTÉ DE MÉDECINE, CHIRURGIEN EN CHEF DE L'HÔTEL-DIEU.

Ce Journal est mensuel. — On s'abonne à Lyon : chez M.[1] SAVY, place Louis-le-Grand, 11 ; chez Mme PHILIPPE, rue St-Dominique, 7 ; — à Paris, chez V. MASSON. L'abonnement est de 10 f. par an pour Lyon, 11 f. pour le reste de la France. — Tout ce qui concerne la rédaction doit être adressé à M. BARRIER, p. de la Charité, 7.

BULLETIN.

Concours pour la place de chirurgien-major de l'Hôtel-Dieu. — Séance annuelle de l'Association de prévoyance et de secours des médecins du Rhône. — Rapport de M. Depaul sur le traitement mécanique des déviations utérines.

Le concours qui vient de donner à l'Hôtel-Dieu un de ses futurs chirurgiens-majors, a été une lutte remarquable, dont les émouvantes péripéties ont tenu cinq longs jours en haleine l'attention et le jugement du public, non moins que l'ardeur et les espérances des concurrents.

C'est qu'aussi le prix de la lutte était digne de la plus noble ambition.

La chirurgie, en effet, si humble à son origine et qui n'obtenait de la médecine régnant en souveraine qu'une dédaigneuse protection, l'éclipse aujourd'hui dans le monde. Ses œuvres que leur extériorité même et leur caractère dramatique recommandent davantage à la foule, lui ont conquis la popularité. Elle domine. Longtemps vassale ou traitée de parvenue, elle se voit partout à présent céder le haut du pavé et le char qui la porte à son tour éclabousse parfois sa rivale.

Ce qui est vrai à Paris, pour l'École, pour l'Académie, pour la Société tout entière, ne l'est pas moins parmi nous : à Lyon, la chirurgie plus que la médecine est en possession des honneurs et de la fortune. Aussi a-t-on raison de se demander pourquoi en présence des éventualités brillantes d'un concours qui conduit au premier rang, les candidats sont presque toujours en si petit nombre. A l'approche de chaque lutte nouvelle, l'opinion publique nomme d'avance tous ceux que leur mérite semble appeler à un enviable avenir ; puis le moment venu, il faut qu'elle décompte avec elle-même, trompée dans son attente. D'où vient ce mécompte? De plusieurs causes.

D'abord, le programme du concours embrassant dans son ampleur presque toutes les parties de l'art de guérir, la difficulté de s'approprier un si vaste bagage retient tous ceux qui ne sont pas préparés de longue main et qui désespèrent de suppléer à leur imprévoyance par un travail

Feuilleton.

Assemblée générale de l'Association de prévoyance et de secours des médecins du Rhône, tenue au palais Saint-Pierre, le 18 mai 1854.

I.

DISCOURS DE M. DE POLINIÈRE, PRÉSIDENT :

Messieurs,

Depuis le jour où, sous la présidence de notre vénérable doyen, M. le docteur Viricel, vous étiez réunis dans cette enceinte, à l'effet d'entendre la lecture des statuts de l'Association et de les sanctionner par votre signature, la Commission provisoire qui s'était spontanément chargée du soin de les rédiger et d'assurer la fondation de notre société, avait poursuivi sans relâche le but qu'elle s'était proposé.

Vous vous rappelez que, grâce à ses efforts persévérants, une nouvelle assemblée générale, convoquée sous les auspices de l'autorité supérieure du département, nous permit, le 15 novembre 1852, de porter à votre connaissance le décret émané du chef de l'Etat, qui nous conférait enfin une existence légale. Ce fut alors que vous procédâtes officiellement par le scrutin à la nomination des membres du bureau, auquel s'adjoignit la Commission générale, dont les membres sont désignés par le sort.

Mais, constituée presque dans les derniers jours de l'année 1852, l'association des médecins du Rhône ne date son exercice régulier qu'à partir du 1er janvier 1853. Quoique naissante à peine, notre société a déjà révélé ce qu'elle est dans le présent, et ce qu'elle peut être dans l'avenir.

Si l'association des médecins du Rhône se bornait à répandre des secours pécuniaires, elle n'accomplirait qu'une partie de sa mission. Celle-ci est plus haute et plus étendue ; car l'association s'occupe des intérêts publics tout autant que des intérêts privés.

forcé de quelques mois. Certes, cette difficulté est réelle; elle est sérieuse et nous ne prétendons pas qu'on la puisse franchir à pieds joints.

Cependant, qui n'a remarqué comme nous, à la lecture des questions déposées dans l'urne pour chaque épreuve, que bien peu sortaient, sur lesquelles un jeune médecin encore frais d'études classiques, ne pût improviser, après vingt minutes de réflexion, une dissertation orale ou écrite de quelque valeur. A plus forte raison, quel candidat intelligent et d'une préparation suffisante ne serait capable du même effort, surtout s'il considère qu'on tiendra nécessairement plus de compte de ce qu'il va dire que de ce qu'il sera forcé d'omettre, et que l'art de disposer un sujet, de le développer, de le faire ressortir par le style et par la parole peut masquer ou combler bien des lacunes. Sans doute, pour un tel travail, il faut, avec des connaissances acquises, une aptitude particulière. Le concours suppose en effet, outre l'érudition, une mise en œuvre à laquelle doivent contribuer à la fois et la présence d'esprit, et le talent d'écrire, et l'élocution. Mais le succès est à ce prix; qui n'en possède à certain degré les conditions essentielles n'est point né pour le triomphe. Il peut être un savant chirurgien, il ne sera jamais le héros d'un concours.

Un autre motif moins pardonnable que le précédent, arrête plus d'un compétiteur; c'est la crainte d'un revers. Tel aurait pu concourir et se repent peut-être de ne l'avoir fait, qui se croit justifié en excipant d'une préparation incomplète, des risques redoutés du *fiasco*, enfin des meilleures intentions pour une lutte prochaine. Sotte excuse et qui ne trompe que lui-même! Comptez-vous, jeune présompteux, réussir d'emblée au concours du majorat? Il n'y a qu'une place et vous la voulez d'un bond! « *Non* « *licet omnibus adire Corinthum*, *una die.* » Il n'est pas donné à tous d'aller en un jour à Corinthe. Et pour oublier ce vieux dicton de la Grèce, vous refusez l'occasion d'essayer vos forces, comme si vous étiez sûr de ne point faillir une autre fois; vous renoncez aujourd'hui à la possibilité, que dis-je, à la certitude d'un antécédent honorable, sans voir que cet antécédent sera peut-être le grain d'or qui demain fera pencher en votre faveur le plateau de la balance.

Mais l'élite de l'école lyonnaise n'est pas seule à déserter la lice; les étrangers aussi ont perdu la route de nos concours. Parfois appelés à embellir la victoire de nos compatriotes, c'est aux influences locales qu'ils reprochent leur défaite. Il n'en est rien pourtant. Quand le caractère fier et indépendant des jurys lyonnais ne serait point au-dessus de pareille allégation, l'assentiment désintéressé, unanime et constant du public déposerait au besoin de l'intégrité de leur justice et de la liberté de leur choix. Et d'ailleurs, les noms des Baumès, des Nichet, des Bonnet, des Colrat et de tant d'autres dont le talent seul a fait parmi nous le droit de cité, ne sont-ils pas là pour prouver que la carrière est ouverte à tous et que tous peuvent en sortir vainqueurs.

Ce sont toutes ces causes réunies, l'imprévoyance ou la paresse des uns, la timidité ou l'erreur des autres, qui ont ôté au dernier concours l'attrait du nombre. Cinq candidats s'étaient fait inscrire; trois seulement ont concouru, et disons-le tout de suite, avec persévérance, avec fermeté, avec distinction. Ce sont MM. Baumers, Faivre et Philipeaux : ajoutons qu'aucun d'eux, même des vaincus, n'a

---

Au milieu de ce débordement de charlatanisme qui revêt les formes les plus variées pour abuser cruellement d'une crédulité trop confiante, l'association cherche à sauvegarder la société et signale par tous les moyens en son pouvoir, les manœuvres honteuses et coupables, les abus, en un mot, relatifs à l'exercice de la médecine et de la pharmacie.

Pour chacun des membres qui la composent, l'association resserre les liens de la confraternité et devient un point d'appui moral. Refuge assuré contre les attaques injustes qui ne respectent ni le talent, ni le caractère du médecin le plus adonné à l'accomplissement de ses devoirs, elle veille au maintien de la dignité du corps médical; prévient le danger ou l'atténue; elle console et soutient. C'est la famille avec ses affections réciproques, avec ses secours et ses ressources que féconde l'ensemble de ses membres rapprochés et confondus dans une même pensée de mutualité généreuse. Telle est, messieurs, l'association à laquelle chacun de vous prête son concours et qui puise sa vitalité dans l'union des volontés dévouées à notre belle profession qu'aucune autre ne surpasse en dignité, ni en utilité. — Notre devise est toute chrétienne : aimez-vous et sachez vous entr'aider.

Depuis longtemps, les médecins du département de la Seine nous ont devancé dans cette voie honorable. En présence des services signalés que rend chaque jour leur association, ils applaudissent à l'initiative courageuse de l'un d'entre eux, M. Orfila. Aussi, ce professeur éminent, dont la vie fut partagée, avec un égal bonheur, entre la culture de la science et les travaux de l'administration, se glorifiait-il particulièrement de son œuvre devenue grande et féconde.

Parmi tous les titres qui consacrent à jamais l'illustration de son nom, celui de président-fondateur de l'association était l'objet de sa prédilection toute particulière, il y attachait le plus grand prix. Nous en retrouvons la preuve dans les comptes-rendus annuels, qui empruntent de la plume animée de M. le docteur Perdrix un si vif intérêt. Interprète des sentiments unanimes, M. le rapporteur ne se lasse pas en racontant les actes de cette institution, de répéter le nom du fondateur et de bénir ses bienfaits.

Il nous appartient aussi de rendre un pieux hommage à la mémoire de celui que nous avons tous admiré comme éloquent professeur, comme savant célèbre, et que plusieurs d'entre nous ont salué du titre d'ami. Car ses nobles inspirations sont devenues les nôtres, et l'on doit reconnaître que les associations médicales, déjà nombreuses en France, ont été enfantées par la pensée première et la première fondation dues à cet ardent amour du bien qui animait M. Orfila.

Ce que nos confrères de Paris ont réalisé serait-il au-dessus de nos forces? Loin de nous cette crainte! et en effet, lorsque notre institution aura compté, comme celle

aujourd'hui à se repentir de ses glorieux efforts (1).

Ce serait un long et fastidieux travail que d'analyser minutieusement et de comparer entre elles les cinq épreuves de ce concours. Nous aimons mieux, s'il se peut, reproduire d'ensemble les principaux traits de la physionomie

(1) Les cinq épreuves du concours tirées au sort ont eu lieu du 8 au 12 mai, dans l'ordre et avec les conditions qui suivent :

1° ANATOMIE ET PHYSIOLOGIE. — *Du cervelet et de ses fonctions.* Leçon orale de 40 minutes après 40 minutes de préparation.

2° CHIRURGIE. — *Du mal de Pott.* Mémoire écrit et lu en séance par le candidat après cinq heures de rédaction.

3° CHIRURGIE OPÉRATOIRE. — *De la trachéotomie.* Leçon orale de 20 minutes et pratique de l'opération sur le cadavre.

4° DISSERTATION MÉDICO-CHIRURGICALE. — *Du cancer.* Mémoire écrit et lu en séance par le candidat après cinq heures de travail.

5° CLINIQUE. — *Tumeur blanche du coude chez un enfant de 12 ans.* Leçon orale de 20 minutes après 10 minutes d'examen.

Les autres questions déposées dans l'urne par le jury et lues en public après chaque épreuve étaient les suivantes :

1re Epreuve.

Anatomie et physiologie des hémisphères cérébraux.

Anatomie et physiologie de la moelle épinière.

Du nerf de la cinquième paire.

Du nerf pneumogastrique et de ses fonctions.

Du cœur et de ses fonctions.

Du système veineux en général et des différences de ce système dans les trois grandes cavités.

Du système veineux abdominal et de ses fonctions.

Des glandes en général, anatomie et physiologie du rein.

Des mamelles et de leurs fonctions.

2e Epreuve.

Des fractures du crâne.

Des fractures du col du fémur.

Des tumeurs du sinus maxillaire.

Des rétrécissements de l'urètre.

De l'anthrax.

De la gangrène sénile.

De la pourriture d'hôpital.

Des complications de la délivrance.

3e Epreuve.

De l'amputation du bras dans l'articulation scapulo-humérale.

De la résection de l'extrémité supérieure de l'humérus.

De l'amputation de la jambe.

De l'amputation partielle du pied. — Pratiquer la désarticulation tarso-métatarsienne.

De la ligature de l'artère axillaire. — Pratiquer cette ligature au-dessous de la clavicule.

De la ligature de l'artère iliaque externe.

De la ligature de l'artère crurale.

Du trépan.

De l'opération de la cataracte par extraction.

De l'ablation du globe de l'œil et des cas qui l'exigent.

4e Epreuve.

De la rétention d'urine.

De l'hématurie.

De la métrorrhagie.

De l'épistaxis.

Du phlegmon diffus.

Des tumeurs du crâne.

De l'empyème.

De la gangrène sénile.

De l'infection purulente à la suite des opérations.

De l'emploi des anesthésiques dans le traitement des maladies chirurgicales.

5e Epreuve.

Diagnostic et traitement d'une tumeur blanche.

---

de Paris, plusieurs années d'existence, ne sera-t-elle pas à même d'étendre sa sphère d'action et d'accroître ses largesses? Pendant l'année qui vient de s'écouler, notre association n'a pas été infructueuse : Secours pécuniaires, assistance morale, intervention paternelle dans des conflits qui menaçaient les intérêts d'un ou de plusieurs de ses membres ; ce sont là des services dont elle peut s'honorer et que je me borne à indiquer, puisqu'ils sont exposés dans le compte-rendu qui va vous être soumis.

En devenant plus forte par le nombre, plus riche par l'augmentation progressive d'un fonds social dû aux souscriptions et à des donations dont l'éventualité n'est pas douteuse, notre association, nous en avons la confiance, saura reproduire à Lyon, dans cette seconde capitale de la France, les actes mémorables et touchants que recueillent les annales de l'association médicale de la Seine. Non seulement celle-ci a subvenu à de grandes infortunes, mais encore elle a abrité dans son sein plusieurs de ses membres poursuivis et sommés par le ministère public de divulguer des confidences intimes, des secrets confiés à leur honneur. L'association les a protégés et défendus d'une manière active et puissante. Les poursuites ont cessé et le religieux dépôt du secret est resté inviolable.

Notre association ne tardera pas à se placer dans les mêmes conditions de force et de prospérité. Cette perspective, Messieurs, n'est point illusoire, car elle résulte de l'appréciation de notre situation actuelle.

Nous n'aurions donc à vous présenter que les témoignages d'une satisfaction complète, si nous ne sentions notre âme contristée par des regrets que le temps n'a point effacés : ils se ravivent dans cette réunion solennelle, où nos regards se portent avec tristesse sur trois places vacantes, celles des confrères que la mort a frappés : MM. Montain, Pravaz et Aillaud. Prononcer les noms de ces hommes de bien, c'est rappeler le dévouement à la science, c'est réveiller le souvenir d'utiles services rendus à l'humanité.

Messieurs, avant de céder à votre juste impatience d'entendre les lectures qui sont l'objet essentiel de cette séance, je demande à acquitter une dette de cœur envers les membres du bureau et de la Commission générale. Animés de la même sollicitude pour l'accroissement de notre institution, tous ont rivalisé de zèle. La tâche de chacun de nous a été rendue facile par un échange de conseils et de procédés affectueux qui ne s'est jamais démenti. Aussi, puis-je dire que nos fréquentes réunions n'ont cessé d'offrir le véritable type de l'association franche et loyale de confrères pleins d'une cordialité mutuelle. — Je prie messieurs les membres du bureau et de la Commission générale d'agréer l'expression de ma profonde gratitude pour le concours qu'ils m'ont prêté avec tant de bienveillance.

des concurrents et montrer par quelles qualités particulières chacun d'eux est, en définitive, sorti de la lice plus heureux, plus brillant et plus honoré.

Tous les trois, anciens internes de nos hôpitaux et d'une estime méritée, MM. Baumers, Faivre et Philipeaux se recommandaient à la bienveillance du jury et à l'intérêt du public à des titres divers.

Héritier d'un nom cher à la médecine lyonnaise, auteur d'une thèse inaugurale remarquable sur les corps étrangers du genou et d'un Mémoire original sur l'usage d'un nouveau forceps de son invention, récemment encore chef de clinique d'accouchement de notre Ecole, M. Baumers, qu'un concours antérieur pour le majorat avait déjà grandi dans l'opinion, était d'avance promis au succès ; et par là même qu'on ne pouvait s'attendre à le lui voir si vivement disputé, il a doublement fait honneur à la flatteuse présomption dont il était l'objet.

Le caractère général des épreuves de l'honorable candidat a été l'érudition. Mais l'érudition, si elle a ses inappréciables avantages, a aussi ses inconvénients. Ceci peut avoir l'air d'un paradoxe, et pourtant rien n'est plus vrai. L'érudition, en effet, par la culture excessive de la mémoire et le respect asservi des auteurs, énerve parfois l'intelligence et lui ôte ce ressort et cette spontanéité qui sont la source de toute valeur originale. Un érudit possédera à merveille l'ordre historique de son sujet ; il aura l'étendue du plan, la clarté de l'exposition, la correction du style ; il sera exact, complet, méthodique, classique en un mot, mais rarement ses œuvres porteront l'empreinte de cette rigueur et de cette puissance de logique, de cette concision et de cette harmonie de forme, enfin de ces ardeurs communicatives de l'âme qui entraînent et qui sont les attributs d'une intelligence libre de frein et se mouvant d'elle-même dans la sphère de ses conceptions. Eh bien ! nous ne craignons pas de le dire, car certaines qualités sont réciproquement exclusives : ce n'est ni l'ordre, ni la clarté, ni la correction, ni l'abondance qui ont manqué à M. Baumers, mais peut-être un peu de cet esprit critique qui juge au risque de se tromper, de cette individualité qui s'accuse nettement aux yeux de tous, de cette chaleur oratoire qui subjugue une assemblée et enlève les suffrages. Savant et réfléchi, plus tourmenté du désir de bien faire que de bien dire, tour à tour lisant pour mémoire un chapitre didactique de chirurgie irréprochable, ou dans le discours, se parlant à soi-même plus qu'à ses juges, M. Baumers a paru quelquefois oublier l'avis du divin Horace qui ne défend pas de charmer en instruisant. Cet oubli aurait pu lui être fatal, comme nous le verrons, si le mérite réel de sa personne et le souvenir d'une première lutte ne lui avaient à la fin assuré la victoire.

C'est par des qualités différentes qu'a brillé M. Faivre. Né, comme son rival, d'une famille de médecins, en qui le talent est traditionnel et dont la charité évangélique rend aujourd'hui le nom populaire dans l'armée, M. Faivre, sauf des antécédents scientifiques moins connus, avait un droit égal à la faveur publique. Ceux qui savent avec quelle merveilleuse aptitude son esprit rapide s'assimile toute chose et la rend comme sienne, avaient tout à espérer d'une telle candidature ; mais ils pouvaient redouter aussi les écarts possibles d'un jugement trop prompt, trop décidé, trop absolu pour que l'erreur ne vînt pas parfois s'y mêler. Crainte et espérance ont été également justifiées par le concours.

On a dit d'un candidat embarrassé et se perdant un peu

II.

Compte-rendu de la gestion de la commission générale, pour l'année 1853.

Par M. Diday, secrétaire-général.

Messieurs,

Le compte-rendu que j'ai à vous soumettre embrasse un passé plus étendu que vous ne le présumez peut-être. L'œuvre dont l'établissement définitif est votre ouvrage, ne date pas d'hier : de longs efforts, de nombreuses tentatives avaient déjà tracé le sillon dans lequel votre concours nous a permis de jeter les premières semences. Rendons à nos prédécesseurs l'hommage qu'ils méritent. C'est payer une dette de reconnaissance ; c'est obéir aussi à ce sentiment de légitime orgueil qu'un héritier met à compulser dans les archives de sa famille les nobles exemples dont l'ascendant devient désormais pour lui une tradition obligatoire.

La première impulsion donnée, à Lyon, dans le sens de l'union confraternelle, fut une émanation de ce grand mouvement qui, vers la fin de 1845, avait poussé dans une voie de sage réforme le corps médical du pays tout entier. L'un de nos collaborateurs actuels les plus méritants, M. le docteur Pétrequin, fut délégué, à cette époque, par la Commission permanente du congrès de Paris, pour fonder parmi nous une association *dans le triple intérêt de la science, de la philanthropie et de la dignité professionnelles*. Avec la coopération de MM. Rougier et Munaret, il convoqua, le 9 février 1846, une assemblée générale de tous les médecins du département. Cent vingt adhésions y furent recueillies. M. de Polinière obtint, à une immense majorité, les honneurs de la présidence ; et une Commission, nommée dans la même séance, élabora un règlement dont les sages dispositions nous ont puissamment aidés dans la rédaction de nos présents statuts.

Ce plan si beau, si vaste, ne devait point se réaliser. Retardée d'abord par diverses circonstances extra-médicales, son exécution fut, en 1848, définitivement ajournée.

Cependant les esprits travaillaient en silence. Le souvenir de ce premier succès ; le spectacle de l'association de prévoyance fonctionnant à Paris depuis 1834 ; la création d'autres sociétés semblables à Strasbourg, à Toulouse, à Angers, au Mans, à Nimes, etc ; le poignant avertissement de quelques misères confraternelles incomplétement secourues, tout avait préparé le réveil d'une idée qui jamais ne périra parmi nous parce qu'elle a sa double source dans l'infortune de quelques-uns et dans la bienfaisance de tous. La charité ne faisait que se recueillir en vous, Messieurs, pour mieux assurer ses effets. Ce foyer de passions généreuses, je puis mieux que personne dire combien il avait été mal éteint puisqu'il suffit, pour le

dans les nuages, qu'il traitait sa question du haut de Fourvières. Cette spirituelle critique ne pourrait point s'appliquer à M. Faivre. Il voit de haut la question; mais il n'est nullement embarrassé, et la lucidité de son regard ne se trouble jamais. Aux premiers mots de son exposition, on voit que son œil embrasse à la fois toutes les parties du sujet, que son esprit les a distribuées largement dans un ordre logique, invariable; il aborde, en effet, carrément sa thèse et en développe avec fermeté et jusqu'au bout chaque division admise. Tantôt il serre de près le point en litige; il accumule preuves sur preuves avec une concordance parfaite et poursuit avec vigueur son argumentation. Tantôt négligeant les détails qui lui paraissent oiseux, il plane librement dans les airs et touche à peine du bout de l'aile aux sommités de la question. Qu'il parle ou qu'il écrive, il le fait avec une netteté, une clarté, une précision qui n'ont d'égales que l'originalité de la pensée, la figure pittoresque du style et la véhémence du débit. L'auteur paraît si bien maître des sujets et les expose avec tant de rigueur et d'assurance, qu'il a l'air d'inventer les questions et de les tirer du néant comme si rien n'avait existé jusque-là; et l'auditoire, sous le charme de ce langage animé, a besoin de se reprendre à deux fois pour porter un jugement définitif.

Certes, ce sont là de brillantes conditions de succès dans ces tournois de la science où le talent oratoire vient si puissamment en aide à l'érudition. Mais les dons du style et de la parole ne sauraient remplacer le jugement et masquer ses erreurs. M. Faivre a pu tristement s'en convaincre par les deux épreuves de médecine opératoire et de clinique qui lui ont fait perdre d'UN POINT l'avantage si victorieusement disputé, dans les trois autres, à son heureux compétiteur. Qu'il se console cependant; il a approché le but de trop près pour ne pas l'atteindre une autre fois. L'âge et l'étude combleront facilement les lacunes de son expérience; mais ce que ni l'âge ni l'étude ne sauraient lui donner, s'il ne l'avait déjà, c'est le talent.

M. Philipeaux a marqué aussi sa place dans ce concours. Déjà connu dans la presse médicale par de nombreux travaux et récemment couronné par deux académies, qui ont récompensé en lui le disciple dévoué à la gloire de ses maîtres, ce jeune confrère s'est acquis un titre de plus à la considération par les preuves de savoir qu'il a données dans la joûte dont nous essayons de retracer l'esquisse. Bien qu'à une assez grande distance de ses rivaux par les habitudes extérieures du concours, il l'a emporté sur eux par les connaissances positives qu'il a montrées dans les deux séances les plus importantes du concours, l'opération et l'étude du malade. Un autre mérite également incontestable, c'est que tandis que ses compétiteurs ont eu des jours d'éclatant succès et des jours de revers déchirants, lui au contraire a toujours grandi dans la lutte, et que nouvel Antée, il s'est retrouvé après chaque épreuve et plus hardi et plus vigoureux; encourageant exemple qui fait voir qu'alors même que le but reste hors de portée, il est encore quelque gloire à vouloir l'atteindre!....

Dans l'appréciation que nous venons de faire du mérite des concurrents, c'est moins notre sentiment personnel que celui du public, ou comme on dit de la galerie, que nous avons pris pour guide. La galerie, en effet, est comme un jury supplémentaire qui représente l'opinion et qui à ce titre est digne d'être écouté. Composée surtout des médecins et des internes des hôpitaux et des élèves de tous grades de l'École, elle suppute après chaque séance

---

rallumer, d'une simple étincelle. Au premier appel, tous sont debout. Notre vénérable patriarche, M. Viricel, veut se mettre lui-même à la tête du mouvement. En moins de deux mois, le règlement est achevé; de hauts patronages sont conquis; la sanction de l'autorité est obtenue. Une masse imposante de signatures répond aux organisateurs provisoires de la réussite dorénavant certaine de leurs efforts; et ils n'hésitent plus dès lors à provoquer votre concours à une entreprise dont le but essentiellement moral, dont les termes, cette fois, bien définis et limités, ne pouvaient manquer d'entraîner l'assentiment universel.

Vous savez, Messieurs, à quel point nos prévisions, grâce à vous, furent réalisées. Dans l'assemblée générale du 15 novembre 1852, non seulement vous adoptâtes le règlement proposé par nous; mais, nous donnant un gage plus précieux de confiance, vous voulûtes encore que ceux-là même qui en étaient les auteurs demeurassent chargés de l'interpréter et de l'appliquer. L'acclamation unanime qui confirma à notre digne président ses pouvoirs, écho mérité de vos anciens suffrages, ne s'est point sans doute effacée de votre mémoire. Cette sympathie, juste récompense des soins qu'il s'était donnés, aux deux époques, pour l'organisation de la société, était de votre part comme un pressentiment instinctif de l'heureuse, de la parfaite convenance qui existait entre son caractère et ces délicates fonctions.

De ce moment l'association était constituée. La Commission générale de vingt-quatre membres, chargée, aux termes de l'art. 9, de *représenter la société et d'agir pour elle*, commença à siéger à partir du 28 décembre 1852; et c'est de ses travaux depuis lors jusqu'à ce jour que je vais avoir l'honneur de vous rendre compte. Ses séances ont eu lieu régulièrement tous les mois, sans interruption, et avec le concours habituel de la très-grande majorité des membres soit de la ville, soit du département.

Une institution de l'espèce de celle-ci comprend nécessairement, pour sa partie financière, deux services, ou, si vous me permettez une expression plus technique, deux fonctions différentes, mais corrélatives : le recouvrement des fonds, puis leur emploi.

Afin de faciliter la perception, la Commission a cru devoir désigner, dans les principaux centres de population du département, plusieurs membres chargés de recevoir le montant des cotisations. A Lyon, un agent s'est présenté à domicile.— Grâce à ces dispositions, et malgré des retards que l'insouciance (péché dont en pareille matière, nous pouvons tous réciproquement nous confesser et nous absoudre), que l'insouciance, dis-je, rendait inévitables surtout pour une première année, il n'y a eu qu'une minime différence entre le chiffre des sommes dues et celui des sommes encaissées. Un petit nombre d'exemptions — deux seulement — que vous vous empresseriez d'ap-

les chances de réussite ou de défaite des concurrents et à la fin des épreuves elle prononce, comme le jury officiel, un verdict de vie ou de mort ordinairement sans appel, car il est libre et exempt de toute influence.

Il est rare que son jugement ne soit pas aussi celui des juges du concours, et quand il est partagé, il est également rare qu'il n'en soit pas de même dans le jury. C'est ce qui a eu lieu dans la lutte mémorable dont nous venons de rendre compte, et il ne faut pas s'en étonner.

Il y a, en réalité, plusieurs manières de juger les candidats, sans que la conscience ait à capituler devant aucun principe d'équité et de droiture. Ainsi, on peut juger l'épreuve, abstraction faite de son auteur, et il se peut que l'épreuve la plus complète et la moins erronée ne soit pas celle du candidat le plus capable ou le plus propre à remplir la mission qui est le terme final du concours. Et, réciproquement, il se peut que le candidat qui aura montré le plus d'intelligence, le plus de capacité, le plus de caractère qui, en un mot, sera le plus apte au service demandé, ne soit pas l'auteur du meilleur Mémoire ou de la meilleure leçon. Nous savons que, dans les jurys, les uns adoptent la première méthode, les autres la seconde; il en est de même dans le public. Heureusement, les méthodes se confondent ordinairement; le plus capable est aussi l'auteur des meilleurs épreuves; alors il n'y a dissentiment ni dans le jury, ni dans le public.

— Pour la première fois depuis son origine, l'Association médicale de prévoyance du Rhône a tenu, le 18 mai, une séance annuelle. Elle venait rendre compte de ses actes et de ses espérances. La parole grave et respectée de son président devait se faire entendre; le compte-rendu promettait un plaisir aux admirateurs du talent de son secrétaire-général; une plume exercée avait écrit pour cette circonstance, l'éloge de l'un de ses membres les plus regrettés. Un tel programme ne pouvait manquer de surexciter l'intérêt qui s'attache naturellement à l'œuvre nouvelle; aussi l'assemblée était-elle nombreuse et son attente, disons-le par avance, n'a pas été trompée.

M. de Polinière, qu'on est sûr de retrouver à la tête de toute institution généreuse, a ouvert la séance par un discours couvert d'applaudissements unanimes. Il a montré que l'Association de prévoyance n'était pas seulement une société de secours mutuels destinée à assister des confrères en détresse, à fournir, dans certains cas judiciaires, un appui moral et même une défense officielle au médecin injustement attaqué, ou enfin à calmer, par une intervention toute paternelle, les différens qui pourraient surgir entre ses membres; il a fait voir qu'un but plus élevé, celui de protéger la société tout entière contre les débordements et les dangers du charlatanisme, assignait à l'association un caractère d'utilité publique incontestable lequel constituait à la fois son devoir et son honneur. En rappelant le glorieux passé de l'Association de prévoyance des médecins de la Seine qui depuis vingt années poursuit avec succès sa marche vers le bien, il a clairement révélé à celle du Rhône l'objet de ses efforts et son avenir, et nous avons été heureux d'entendre M. de Polinière rendre dans cette occasion un hommage mérité à la grande mémoire d'Orfila, qui, revêtu des plus hautes dignités administratives, n'en resta pas moins un médecin dévoué aux progrès et à la pratique de son art et qui mit toujours au premier rang de ses titres celui de président de la Société de prévoyance dont il avait été le fondateur et qu'il combla de ses bien-

prouver s'il m'était permis de nommer ceux qui en sont devenus l'objet — ont été accordées par la Commission, spontanément et à l'unanimité.

Mais l'actif de notre comptabilité ne se compose pas uniquement du payement obligatoire des annuités et du droit d'entrée de chaque sociétaire. Dès son origine, et bien qu'imparfaitement connue, déjà l'association a reçu les encouragements les plus flatteurs. L'ancienne société médicale d'émulation a bien voulu disposer en notre faveur d'une somme de 130 francs; acte posthume où vous avez reconnu le généreux caractère de cette corporation qui fit tant pour ranimer parmi nous le goût des fortes études médicales.— La société de médecine a déjà voté deux fois une allocation de 200 francs à notre profit; et tout fait espérer que nos honorables confrères convertiront en habitude ce précédent qui a été, de leur part, le résultat d'un mouvement tout spontané. — Enfin, notre président a reçu de M. le préfet du Rhône les assurances les plus positives qu'une somme nous serait accordée sur les 500,000 francs que le gouvernement va prochainement répartir entre les sociétés de secours mutuels.

L'emploi des fonds n'était point entièrement abandonné à la disposition de la Commission générale; car, vous le savez, Messieurs, le règlement en affecte une partie bien déterminée à la formation d'un fonds de réserve; ne laissant disponible, pour les secours et dépenses diverses, qu'une quotité dont le chiffre a également été fixé. Pour la constitution du capital de réserve, nous n'avons donc eu qu'à suivre la lettre de nos statuts.

Quant à la distribution des secours, objet essentiel de notre fondation, votre Commission s'est trouvée, durant quelques mois, dans une appréhension extrême. Avec des ressources très-limitées, il allait lui falloir faire face à toutes les demandes légitimes, secourir les nombreuses infortunes professionnelles qui, sans doute, n'attendaient que notre inauguration pour présenter leur instante requête. Un arriéré de misère, et un encaisse presqu'en expectative! telle était la situation qui nous menaçait. Position d'autant plus embarrassante que les difficultés momentanées du présent, ne devaient point engager l'avenir, et qu'il eût été imprudent autant qu'inhumain de laisser prendre au public, par une économie trop bien justifiée maintenant, une idée désavantageuse de ce que l'association, une fois en possession de ses ressources, pourra bientôt réaliser.—Aussi, ne faut-il point s'étonner que la perspective d'une semblable gêne ait suggéré à l'un de nos plus actifs collaborateurs, à M. Delocre, la pensée d'élever le taux de la cotisation annuelle, de 12 à 18 francs.

Mais votre Commission, éclairée dans ses délibérations par le rapport de la Commission de comptabilité, n'a pas cru devoir accueillir cette proposition. En droit, le règle-

faits. Nous avons vu, par l'éloge de ce savant illustre qu'à beaucoup d'égards notre honorable président semble avoir pris pour modèle, quel prix il attache lui-même au poste d'honneur où l'ont appelé à la fois la confiance de ses confrères et le choix du chef de l'État.

Nous n'essayerons pas de reproduire par une froide analyse le compte-rendu de M. Diday ; ce genre de dissection qui avec la vie ôte à l'orateur sa voix et son geste et le dépouille de ses chairs pour ne laisser voir à nu que son squelette, convient à notre secrétaire-général moins qu'à tout autre. Bornons-nous à dire qu'après un exposé rapide des diverses phases de l'association, il a fait connaître, avec toutes les qualités d'un comptable unies à celles de l'homme de goût, l'état prospère des finances de l'Association, leur perception facile, leur emploi généreux et discret et le fond de réserve déjà notable qui doit assurer l'avenir. Pour tous ces détails, nous ne saurions mieux faire que de renvoyer à la source où nous les puisons. Mais ce que nous ne pouvons omettre, c'est de rappeler avec quelle verve de style, quelle netteté d'appréciations, quel sentiment vif de la justice et du droit l'honorable secrétaire-général a peint le côté moral du rôle que l'Association ambitionne de jouer. Armée pour la défense du corps médical comme aussi pour le maintien de sa dignité, l'Association de prévoyance nous est apparue prête à poursuivre avec vigueur les abus et les délits de médecine et de pharmacie et à pourchasser, soit au-dedans soit au-dehors de son enceinte, ceux qu'une indignité flagrante rendrait justiciables de son animadversion.

Tel est le but de l'action moralisatrice de l'Association. Mais entre le but et les moyens la distance est grande. La loi si faible contre l'exercice illégal de la médecine, et qui tient sa faiblesse même des préjugés et des superstitions médicales dont les plus fortes têtes de notre temps ne sont pas exemptes, ôte aux meilleures intentions leur efficacité et désarme en partie contre le charlatanisme les mains vengeresses de l'Association. C'est ce que M. Diday a très-bien fait voir, et il a trouvé dans le sentiment de cette impuissance un mouvement d'indignation et d'éloquence qui a vivement impressionné l'auditoire.

Mais s'il n'est pas encore donné à l'Association d'étendre au loin une influence répressive que nous appelons de tous nos vœux, elle doit à la forme de ses statuts et à l'acceptation libre de chacun le droit d'exercer sur ses membres une surveillance et une sanction dont M. Diday a cité plusieurs exemples avec une grande délicatesse de tact et d'esprit. Qu'on se rassure toutefois, ce n'est point un conseil de discipline que la médecine lyonnaise s'est donné en créant l'Association ; c'est un tribunal de famille relevant de l'élection ou du sort, et appliquant à tous les cas une justice prophylactique à laquelle personne ne voudrait se soustraire, sans se tenir à l'écart et s'avouer, par cet éloignement même, impropre à y occuper une place.

Il faut non seulement qu'on se rassure sur les attributions de l'institution nouvelle ; il faut encore la soutenir par la puissance du nombre, afin qu'au jour si impatiemment attendu de la réforme médicale, l'Association se trouve en mesure de jeter son poids dans la balance et de la faire pencher du côté de l'équité professionnelle et de l'intérêt social.

La séance aurait pu se terminer avec la lecture du compte-rendu ; son objet était rempli mais non son programme, et l'assemblée eût été privée d'entendre l'éloge de Pravaz.

---

ment ne la permettait point : et, malgré quelques embarras passagers, nous avons préféré attendre que le temps, élément indispensable au développement de ces sortes d'entreprises, vînt donner à la nôtre des moyens d'action plus en rapport avec la gravité des besoins que nous pouvions être appelés à secourir. — En fait, aucun des sociétaires ne s'est jusqu'ici trouvé dans le cas d'adresser une demande de ce genre. N'ayant donc eu à venir en aide qu'à des médecins non sociétaires, nous n'avons dû toucher qu'*au cinquième* du fonds de secours, fraction attribuée par le règlement à un tel usage ; et la plus grande partie de ce fonds est, par conséquent, restée intacte.

Cependant, pour la distribution de ce cinquième, les mêmes obstacles, sous une forme à la vérité moins pressante, renaissaient devant nous. Sans vouloir limiter les effets d'une bienfaisance qui est dans vos intentions autant que dans l'esprit de nos statuts, nous avons dû d'abord nous demander si un médecin, étranger au département du Rhône, mais s'y trouvant de passage, et tombant accidentellement dans le dénuement, avait droit à nos secours ?— Aidée, pour la solution de cette question délicate, par les obligeantes explications de M. le secrétaire-général de l'Association de la Seine, la Commission, votant dans le même sens, a consacré à l'unanimité le principe de ne point accorder de secours aux médecins étrangers ; ne s'interdisant pas néanmoins la faculté d'agir contrairement à cette règle dans les cas particuliers qui lui paraîtraient de nature à justifier une semblable dérogation.— Je me hâte d'ajouter qu'un exemple a déjà mis la Commission à même de prouver que, dans cette circonstance, il lui paraîtrait toujours beaucoup plus doux d'avoir à appliquer l'exception que le principe.

Une seconde lacune du règlement sollicitait notre attention. Comment reconnaître, lorsqu'une demande de secours nous est présentée, si elle émane de besoins réels, ou de cette fausse indigence si habile à déguiser, sous mille spécieux prétextes, ses importunités incessamment renaissantes.— La charité particulière tranche la question par un refus, ou par une de ces aumônes banales dont la peur d'être trompé ne justifie que trop l'insuffisance. — Nous, Messieurs, qui avions à administrer les fonds d'autrui, nous avons pu, nous avons dû prendre contre le mensonge des précautions dont l'effet, reversible en assistance plus efficace sur le vrai malheur, n'offre pour tous qu'avantage et sécurité. Dès les premières séances il a été arrêté, sur la proposition de notre honorable et judicieux collègue M. Arthaud, que lorsqu'une demande de secours adressée à la Commission générale ne lui paraîtrait pas suffisamment fondée, un de ses membres serait chargé par le président d'aller vérifier l'état réel du pétitionnaire. Et, deux fois déjà, cette enquête, quoiqu'accomplie avec une bienveillance et une discrétion qui sont de droit en pareil cas,

Dans cet éloge où l'on retrouve toutes les qualités littéraires de l'auteur, M. Munaret a surtout fait revivre notre collègue sous les traits du savant. Il a rappelé tour-à-tour son Mémoire sur la gymnastique qui fut le point de départ de sa carrière spéciale, ses travaux remarquables sur les effets de l'air comprimé, sur la luxation congénitale du fémur, sur la galvano-puncture, enfin sur le perchlorure de fer, dernière découverte qu'il léguait en mourant à la gloire de l'École lyonnaise et dont le récent succès de M. Jobert de Lamballe, vient de relever la valeur déjà contestée. Toutefois et sans rien ôter au mérite de cette attachante biographie, qu'il nous soit permis de le dire, la lecture en a paru à plusieurs un hors d'œuvre qui eût mieux trouvé sa place dans une autre enceinte. A cette réunion de famille, le savant devait disparaître ; le bon, l'honoré, le regretté confrère devait seul occuper le souvenir, et si quelques fleurs devaient être jetées sur sa tombe c'étaient par les mains discrètes qui avaient salué d'un dernier adieu la mémoire de Montain et d'Aillaud.

— M. Depaul vient de lire à l'Académie de médecine la première partie de son *Rapport sur le traitement des déviations utérines par le redresseur intra-utérin*. Bien que cette lecture ne soit pas complète encore, nous pouvons déjà, grâce aux conclusions qui, pour un motif d'ordre, sont indiquées d'avance dans le rapport, nous faire une opinion anticipée de l'esprit qui a inspiré ce travail. Disons-le tout de suite, M. le docteur Valleix, le plus avancé des propagateurs de la méthode intra-utérine, y paraît plus en cause que la méthode même ; et le rapport de M. Depaul, d'une sévérité mal déguisée, nous semble bien plus un réquisitoire que l'examen libre et impartial d'une doctrine thérapeutique. Ce n'est pas ainsi que la question soumise au jugement de l'Académie, aurait dû être posée.

Nous sommes loin certes d'être favorable à la méthode du redressement intra-utérin ; les mécomptes dont elle a été l'occasion à Paris, à Lyon et ailleurs, sans avoir partout la même gravité, nous ont depuis longtemps tenu en garde contre les illusions trop habituelles d'un traitement nouveau. Mais plus une doctrine nous semble condamnable, plus nous estimons qu'il faut en abstraire les auteurs, pour se renfermer dans la sphère des idées pures. Les personnalités se glissent toujours assez d'elles-mêmes dans tout débat scientifique, pour qu'il soit bon de ne leur point tenir la porte toute grande ouverte et ne leur point faire appel. La discussion, au risque de perdre quelque chose de piquant pour l'auditoire et de passionné pour les orateurs, gagne à cette réserve, d'un côté, le calme qui engendre l'ordre et la clarté des opinions, et de l'autre, la maturité d'où naît toute utilité pratique.

Cela dit, il nous serait facile d'analyser le commencement du rapport de M. Depaul ; mais ce serait scinder mal-à-propos les idées de l'auteur et les séparer de la discussion qui doit suivre. Il suffira à nos lecteurs, pour fixer leur pensée, de savoir que l'honorable académicien a voulu démontrer, dans son travail :

« 1° Qu'on s'est trompé en attribuant aux déviations « de l'utérus des accidents qui ont habituellement une « toute autre origine ;

« 2° Qu'on n'a pas tenu un compte suffisant, dans la « plupart des cas, d'un autre état pathologique beaucoup « plus fréquent, qui peut exister seul, produire les « mêmes phénomènes, qui peut aussi, et cela arrive sou-

---

nous a conduit à prononcer l'ajournement, au sujet de sollicitations qui, selon les premières apparences, avaient semblé dignes de notre plus légitime intérêt.

Une prévision, en sens tout à fait contraire, nous a aussi préoccupés. L'art. 9 confère à la Commission générale seule le droit de statuer sur les secours à accorder. Mais, entre les époques mensuelles de ses réunions, des besoins peuvent surgir, impérieux, urgents, qui ne sauraient attendre, ou qui s'aggravent par un délai. Après une délibération prolongée durant deux séances, la Commission a décidé que, dans les cas de cette espèce, le secrétaire-général, en transmettant au président la demande de secours, lui exprimerait aussi son avis sur les titres du postulant, et que le président serait alors maître d'accorder, de sa seule autorité, un secours qui, cependant, ne dépasserait jamais le chiffre de 25 francs.

Vous le voyez, Messieurs, sur ces différents points notre initiative n'était pas facultative. Ce n'est point le désir d'innover, c'est la prévoyante considération des difficultés que nous allions rencontrer, que nous avons rencontrées dès le lendemain, qui nous a obligés de donner aux articles du règlement une interprétation et quelquefois un complément. Guidée dans cette voie par des sentiments qui sont aussi les vôtres, la Commission n'y a marché qu'avec maturité et réserve, s'inspirant à propos des exemples les plus capables de faire jurisprudence ; et, jalouse, avant tout, de concilier avec les droits de la justice les intérêts, plus respectables encore pour nous, de l'humanité.

L'état suivant dressé par les soins de notre intelligent et zélé trésorier, M. Pétrequin, est conçu de manière à vous donner, d'un coup d'œil, l'idée claire et précise de la situation tant statistique que financière de l'association, à ce jour.

Durant l'exercice 1853, ont été recueillies :

109 souscriptions complètes, ou 109 fois 18 francs, soit.	1,962 fr.
Plus, 3 souscriptions incomplètes, ou 3 fois 6 francs, soit.	18 fr.
Plus, provenant de dons faits à l'association.	330 fr.
Total général de l'encaissement en 1853:	2,310 fr.

Cette somme se décompose en deux parts : l'une pour la réserve, et l'autre pour les dépenses et secours, comme il suit :

Le fonds de réserve comprend :

1° Les droits d'admission, soit.	672 fr.
2° Le tiers de la cotisation annuelle, ou 109 fois 4 francs, soit.	436 fr.
3° Les dons, soit.	330 fr.
Total du fonds de réserve.	1,438 fr.

« vent, entraîner l'utérus dans une direction vicieuse;

« 3° Que la science possède déjà une thérapeutique « simple et rationnelle qui donne tous les jours, entre les « mains des praticiens expérimentés, les résultats les plus « satisfaisants, qui n'ont rien à craindre de la compa- « raison qu'on peut en faire avec ceux qu'à tort, suivant « M. Depaul, on persiste à attribuer aux redresseurs « intra-utérins; qu'elle n'est pas désarmée non plus, « soit pour les rares déplacements qui, existants seuls, « entraînent cependant des incommodités auxquelles il « faut remédier, soit pour ceux beaucoup plus communs « qui, d'abord simple conséquence d'un autre état mor- « bide, peuvent l'aggraver ou en retarder la guérison;

« 4° Que les faits qui ont été produits, soumis à une « critique sévère, mais impartiale, sont loin d'avoir la « signification qu'on leur a donnée, que presque tous au « contraire témoignent de l'insuffisance de la nouvelle « méthode;

« 5° Que malgré tout ce qu'on a pu dire, il faut en- « fin cesser de se faire illusion et se demander si, en « présence d'avantages aussi contestables, il n'est pas « temps de prendre en sérieuse considération les faits « déjà trop nombreux (quoique certainement tous ne « soient pas connus), qui prouvent que les accidents les « plus formidables et la mort même sont souvent la con- « séquence de manœuvres qui, de prime abord, répugnent « d'ailleurs à la raison. »

Tel est le thème que M. Depaul s'est proposé. Nous n'avons pas voulu affaiblir ses expressions et nous les avons citées textuellement. Déjà on y doit voir la nuance quelque peu dure dans laquelle il a pris ses couleurs et que nous lui avons reprochée. Nous essayerons dans le prochain bulletin d'apprécier le fond même de son argumentation et nous nous aiderons pour la juger des débats instructifs qu'elle ne peut manquer de soulever.

J. Garin.

Lettre au docteur Barrier sur la prétendue existence de l'hydropisie et de la tympanite utérines en dehors de l'état de gestation, par le professeur A. Stoltz.

Le n° 3 de votre estimable journal contient un article de clinique médicale intitulé : *Hydropisie utérine en dehors de l'état de gestation*, observation recueillie à l'Hôtel-Dieu, dans le service de M. Teissier.

Cet article commence par ces mots : « MM. Stoltz et Nægelé, au Congrès médical de Strasbourg en 1842, ont nié l'existence de l'hydrométrie en dehors de la grossesse. M. Teissier, dans un Mémoire publié dans la *Gazette Médicale de Paris* en 1842 (lisez 1844), réfuta leurs objections, et prouva par des faits incontestables que cette maladie existe. »

Immédiatement après la publication du Mémoire de M. Teissier, qui avait pour but « de démontrer, contradictoirement à MM. Stoltz et Nægelé, que l'hydropisie et la tympanite utérines sont non seulement des maladies possibles, mais réelles, et qui, bien que rares, doivent conserver une place dans nos cadres nosologiques, » j'écrivis une lettre à la *Gazette Médicale de Paris* pour redresser une erreur historique renfermée dans le travail de M. Teissier, et dire à notre confrère que avant de le publier, il aurait dû consulter les procès-verbaux officiels du Congrès de Strasbourg et les Mémoires qui ont été imprimés à la

---

Le fonds de dépenses et de secours conservait donc une somme de 872 fr.

Sur laquelle il a été dépensé en frais d'impression, de recouvrements, etc. . . . . 310 fr.

Il restait donc définitivement pour les secours, une somme de . . . . 562 fr.

Sur laquelle ont été alloués en secours divers 100 fr.

Le reliquat du fonds de dépenses et de secours est ainsi de 462 fr.

Or, n'ayant pas été dépensé, il sera, une fois l'exercice de 1853 clos, ajouté à la réserve, dont le fonds se trouve donc, au 1er janvier 1854, porté à 1,900 fr.

Les résultats de ce premier exercice sont, vous le voyez, Messieurs, des plus satisfaisants. L'adjonction de nouveaux sociétaires, objet constant de nos désirs, de nos efforts individuels, collectifs, réitérés, ne s'est pas faite dans une proportion moins encourageante. Quatorze membres ont été admis depuis la dernière assemblée générale : ce sont MM. les docteurs Sainclair, Valette, Pérouse, Finaz, Baudrillonet, Talon, Lasalle, Ponnet, Gonnet aîné, Robert, Pointe, Laguaite, Favre et Carrière. — M. Biessy s'est démis volontairement pour cause de changement de résidence.

Nous avons perdu dans le cours de cette année trois de nos collègues : Montain, dont le nom symbole historique de l'abnégation, du désintéressement le plus pur, s'est encore honoré en se plaçant des premiers dans une association que son cœur généreux était si bien fait pour comprendre; Aillaud, collaborateur dévoué de la Commission générale, infatigable pour la prospérité de l'Œuvre, en dépit de ses souffrances sans espoir; Aillaud que la Société de médecine semblait vouloir retenir par le laurier qu'elle lui tendait, et qu'elle n'a pu que mêler à ses cyprès! L'appréciation des services rendus par ces deux médecins sera faite plus complètement dans une autre enceinte. — Enfin nous avons encore à regretter Pravaz, dont le mérite aura, du moins, trouvé dès à présent des interprètes dignes de sa haute renommée.

Si le vide que de telles pertes creusent parmi nous est déjà numériquement plus que comblé, vous sentez, Messieurs, si elles peuvent aisément s'oublier. Pour en pallier l'amertume, gardons-nous cependant de serrer nos rangs. Aggrandissons-les bien plutôt. Faire franchement de la propagande, attirer dans notre sein l'universalité, s'il se peut, des confrères honorables, n'est-ce pas le plus digne hommage auquel ait droit la mémoire de ceux qui montrèrent tant de dévouement pour le développement de notre Œuvre!

Je ne vous ai fait jusqu'ici connaître qu'une moitié de nos travaux, la plus féconde sans doute en effets actuels, en résultats palpables. Il en reste une seconde, d'un ordre tout différent, sur laquelle je tiens d'autant plus à appeler

suite. Après mûre réflexion je gardai la lettre dans mon portefeuille, afin de ne pas provoquer une discussion sur un sujet qui, pour le moment du moins, me paraissait épuisée.

Mais, trouvant dans l'article que vous venez de publier les mêmes erreurs et les mêmes arguments que dans le Mémoire de M. Teissier, qui a dix ans de date, j'ai pensé saisir l'occasion de redresser les faits et de présenter quelques remarques critiques sur les observations invoquées comme preuves incontestables, et vous prie d'avoir l'obligeance de leur donner une petite place dans votre *Gazette.*

Voyons d'abord l'erreur historique.

M. Teissier croit, et fait naturellement croire aux personnes qui lisent son Mémoire, que M. Nægelé de Heidelberg et moi, nous avons tous deux traité la question *de l'hydropisie et de la tympanite utérines hors l'état de gestation* au congrès de Strasbourg. Or, c'est moi qui l'avais fait mettre sur le programme, et moi seul j'ai répondu dans la séance du 4 octobre. Quand j'eus tiré mes conclusions, M. le président invita les membres de l'assemblée à demander la parole. Tout le monde se tut. Alors on pria l'honorable M. Nægelé de faire connaître son opinion. Voici ce que dit le procès-verbal : « M. le professeur Nægelé déclare partager l'opinion de M. Stoltz. » C'est tout ce que M. Nægelé aurait dit, et encore le procès-verbal lui-même est inexact (j'aurais redressé cette inexactitude si j'avais pu assister à la séance suivante, dans laquelle M. Restelhueber tenta une réfutation de ce que j'avais avancé en invoquant les autorités que M. Teissier a également appelées à son secours), car M. Nægelé a simplement répondu que lui aussi n'avait jamais pu constater ni l'une ni l'autre des deux maladies dont il était question. Quoique ne les ayant pas vues, il n'a pas manqué d'en parler comme d'affections possibles dans son *Manuel des accouchements*; même dans la dernière édition qui est de 1847, c'est-à-dire postérieure de cinq années au congrès de Strasbourg.

C'est donc moi seul qui soutint envers et contre les anciens et les modernes : que l'hydropisie de la matrice hors l'état de gestation et la tympanite utérine ne sont pas possibles, et n'ont par conséquent jamais été observées, telles qu'on les décrit ordinairement.

Examinons maintenant les observations renfermées dans le Mémoire de M. Teissier, et que cet honorable confrère considère comme des *preuves irrécusables* de la possibilité et de l'existence de ces deux affections.

L'auteur commence par la *tympanite utérine*, et décrit un cas observé par lui-même. Il s'agit d'une femme de 43 ans « qui avait un engorgement du corps et du col de la matrice, facilement appréciable au toucher, un écoulement leucorrhéïque, un retard des menstrues de deux mois. » Plus tard le volume du ventre augmentant et les règles ne revenant pas, cette femme se crut enceinte, mais M. Teissier reconnut que la matrice formait une tumeur volumineuse et *légère*. A six mois l'utérus remontait presque jusqu'à l'ombilic. L'auscultation ne fournissant aucun signe de grossesse (ni battements redoublés ni souffle) (1), M. Teissier conclut que cette femme était atteinte de tympanite

(1) Je ferai observer à M. Teissier que le souffle s'entend quand la matrice est distendue comme au sixième mois de la grossesse, que celle-ci existe ou non.

---

votre attention qu'elle touche à des questions où l'exercice de notre droit était incessamment sollicité soit à se relâcher par tiédeur, soit à dépasser le but par excès de zèle. C'est donc pour nous un besoin d'exposer, pour vous, Messieurs, si j'ose le dire, une obligation d'écouter comment votre Commission a compris ce droit, comment elle a cru opportun d'en user.

D'après le titre 4 de l'Art. 1er « L'association a à signaler par tous les moyens en son pouvoir les délits et abus relatifs à l'exercice de la médecine et de la pharmacie. » — D'autre part, l'Art. 4 prononce « que les médecins qui se seraient rendus coupables d'actes établissant leur indignité ne pourront être admis dans l'association, et qu'ils en seront exclus s'ils en faisaient déjà partie. » Nous étions donc, par ces dispositions expresses, en possession d'une arme double, soit pour défendre le corps médical contre les injures du dehors, soit pour le purifier, à l'occasion, des souillures qui auraient pu prendre naissance dans son propre sein.

Si l'ennemi le plus acharné, après la maladie, de l'humanité, si le charlatanisme avait pour l'atteindre une pénalité proportionnée à son audace, à qui appartiendrait-il mieux qu'à nous d'en signaler les coupables manœuvres, à nous qui agissons légalement, ostensiblement; à nous que la sainteté même du but qui nous réunit doit mettre à l'abri de tout soupçon contre la pureté de nos intentions dans cette poursuite? On aime à se figurer un semblable système régulièrement organisé: l'association connaissant par chacun de ses membres les abus qu'enfante l'exercice illégal de la médecine; pesant, en Commission générale, la gravité de ces actes; et dénonçant ensuite aux magistrats ceux qui lui paraissent réellement préjudiciables pour la santé publique. Ce rôle a séduit toutes les associations à leur origine. La conscience de leur désintéressement, la conviction de l'utilité souveraine du résultat leur montrait le succès facile, le triomphe assuré. C'est ainsi que, en 1840, une proposition spéciale fut faite à l'assemblée générale de Paris, de poursuivre directement tous les abus de ce genre, en portant plainte au nom et en la soutenant aux frais mêmes de l'association. C'est ainsi que, en 1841, on y décréta la convocation annuelle d'une seconde réunion des sociétaires, plus particulièrement consacrée à cet office de police médicale.

Les mêmes ferments généreux devaient, dans de semblables circonstances, se faire jour parmi nous. A deux reprises, dans le cours de notre première année d'existence, deux honorables membres sont venus réclamer de la Commission générale l'exécution rigoureuse de son règlement sous ce rapport. Ils ont pensé que la répression serait plus assurée, en nommant une sous-commission spécialement chargée de recevoir les plaintes, d'en vérifier la justesse et de déférer, s'il y a lieu, à l'autorité ceux qui en

utérine. Bientôt la malade sentit des douleurs analogues à celles de l'enfantement et qui furent suivies de l'expulsion d'une grande quantité de gaz très-fétide. A mesure que ce gaz s'échappait, le *ventre* diminuait sensiblement de volume. Depuis cette époque le ventre s'est souvent ballonné pour s'affaisser de nouveau par la sortie d'une certaine quantité de fluide gazeux.

M. Teissier croit que ce fait offre des détails assez précis pour que les esprits les plus circonspects ne puissent douter de la nature de la maladie. J'en demande bien pardon à notre confrère, si je me permets de dire que sur cent accoucheurs, hommes habitués à voir les femmes dans les différentes conditions de leur vie, *pas un* ne se contenterait des détails de cette observation.

Frank, cité par M. Teissier, est certainement un auteur qui mérite la plus large confiance en bien des choses, mais ses contes (permettez-moi cette expression) ne persuadent pas un homme instruit et tant soit peu sévère en matière d'observation. Les cas publiés dans la *Revue médicale*, ceux de Collombat, de Lisfranc, n'ont pas plus de valeur. Pour démontrer péremptoirement que la tympanite utérine n'est pas une maladie illusoire, il faudrait des faits accompagnés de détails bien autrement développés et circonstanciés.

Les observations d'*hydrométrie* sont encore plus nombreuses, dit M. Teissier, et plus concluantes en quelque sorte. Plus nombreuses, oui; plus concluantes, j'ose le nier. J'ai moi-même analysé dans mon travail (voir les Mémoires publiés par le congrès scientifique de Strasbourg), celles de tous les anciens et de tous les modernes dont j'ai pu me procurer les ouvrages. Les noms de Fernel, Vésale, Mauriceau, Frank, Blankard, Blegny, Lisfranc, Nicolaï et d'une foule d'autres hommes marquants dans la science ne m'en imposent pas. S'il fallait accepter toutes les erreurs qui nous ont été ainsi léguées, où en serions-nous! Parce que A. Paré a décrit des monstres humains à têtes de quadrupèdes, est-on obligé de croire qu'ils ont réellement existé? Quand il s'agit de faits exceptionnels, il ne faut jamais les admettre qu'après les avoir bien étudiés et vu s'ils se confirment par l'analyse pratiquée à l'aide des moyens que les connaissances actuelles mettent à notre disposition. Un médecin qui possède les connaissances anatomiques, physiologiques et pathologiques nécessaires pour oser se croire à l'abri de toute erreur, et qui y tombe néanmoins quelquefois, devient très-circonspect et n'admet un fait douteux considéré comme vrai, même depuis des siècles, qu'après l'avoir observé un certain nombre de fois et avec les caractères qu'un esprit critique est en droit d'exiger.

J'avoue que quand je vois un confrère généralement estimé et à juste titre, ajouter foi aux observations d'hydropisie utérine de Vésale, de Blankard, de Nicolaï, de Blegny, ma confiance en lui diminue parce que je le trouve d'une crédulité par trop naïve. Comment, vous croyez, avec Vésale, que la matrice peut contenir *plus quam centum et octoginta libras aquæ serosæ*; avec Blankard qu'il y en a vu quatre-vingt livres (cependant cent de moins que Vésale); avec Nicolaï qu'une veuve sexagénaire avait une hydropisie utérine dans laquelle la matrice, ronde comme une boule, était parvenue jusqu'à l'appendice xyphoïde; avec Blegny qu'une hydropisie de matrice peut durer douze ans! Si vous croyez tout cela, je ne suis plus étonné que vous en appeliez ensuite aux observations de Mauriceau,

---

auraient été l'objet. — Mais votre Commission n'a pas jugé opportun d'abdiquer ainsi, entre les mains de quelques-uns des siens, un rôle qu'elle aime à revendiquer pour elle-même, un rôle que vos Statuts lui imposent formellement, et dont elle ne serait d'ailleurs, réunie tout entière, ni trop nombreuse, ni trop forte pour soutenir, le cas échéant, la lourde responsabilité.

Ce n'est pas, en effet, chose aussi facile qu'il le semble à quelques jeunes confrères mieux conseillés par le cœur que par l'expérience, de porter au charlatanisme des coups dont il soit réellement atteint. Devant l'insuffisance avérée de la législation actuelle, en présence de cette indifférence, qui trouve des complices sur les siéges même les plus élevés, et semble toujours nous supposer partie civile alors que nous remplissons véritablement un ministère public, est-il prudent de discréditer notre institution par des dénonciations aussi multipliées que les délits, dénonciations qui, pour la plupart sans doute, nous exposeraient à un échec dont la réclame saurait tirer parti?... Avertie par de tristes exemples, votre Commission générale, reconnaissant d'ailleurs l'extrême difficulté de la constatation de cette espèce de contraventions telle que la justice l'exige pour sévir contre elles, s'est tenue jusqu'ici dans une réserve semblable à celle que l'Association de Paris nous paraît avoir prise depuis quelques années. Mais cette situation n'est ni le désarmement, ni la retraite. Elle veille, Messieurs, elle est, vous le savez, en permanence par l'organe de son Bureau pour accueillir les renseignements que chacun de vous aurait à lui transmettre à ce sujet. Sûre désormais de son ascendant, elle est prête à entrer plus fermement dans cette voie: et dès qu'un fait, bien authentique, exactement circonstancié, vraiment grave dans ses conséquences pour la santé publique, viendra à sa connaissance, elle saura, n'en doutez pas, prendre l'initiative que son devoir lui impose, que ses instincts philanthropiques voudraient hâter, que le charlatanisme lui-même, malgré son habileté à faire trophée des plus justes châtiments, se repentirait peut-être un jour d'avoir provoquée!

Mais cette circonspection, que la prudence commandait envers les étrangers, devions-nous en user vis-à-vis des médecins? Non, certes: car le même motif qui tout à l'heure pouvait nous retenir, ici nous engage à frapper. Patients pour autrui, sévères contre nous-mêmes, nous donnions ainsi la preuve de l'esprit de justice qui dirige nos actes. Et c'est en faisant d'abord sa propre police qu'un corps acquiert le plus sûrement le crédit et la force morale nécessaires à l'établissement de son autorité. — Sous ce rapport, Messieurs, nous sommes fiers d'avoir déjà des résultats, d'importants résultats à vous présenter. — « Mais, n'y a-t-il pas là (entends-je dire autour de moi) un abus, ou une extension de pouvoirs injustifiée? Comment, sans

Guillemeau, Delamotte, et d'autres dont je n'ose pas citer les noms pour ne pas passer pour irrévérencieux ou un sceptique orgueilleux.

Quand je vous vois ensuite dire, d'une manière très-sérieuse, que la maladie à laquelle M. Jobert de Lamballe a donné dans ces derniers temps le nom d'*hydropisie du col de l'utérus*, n'est pas autre chose qu'une espèce d'hydromètre ; je suis encore plus stupéfait, et je comprends mieux que vous ne rejetiez pas une foule d'observations de tympanite et d'hydropisie utérines publiées dans différents recueils. Quant à moi, je ne partage pas aveuglément les opinions d'un homme de science quelque considéré qu'il soit, quand il s'agit de faits que je me crois capable d'observer et d'apprécier moi-même. Je me permets de nier quand je suis convaincu qu'on est dans l'erreur. Or, pour moi, détruire une erreur est plus méritoire que de propager une vérité ; celle-ci se fera jour nécessairement, mais l'erreur accréditée par des hommes considérables ne peut presque plus être déracinée. Et je crois que les idées généralement reçues sur l'hydrométrie et la tympanite utérine sont une erreur enfantée par l'imagination des anciens et acceptée par les modernes sans contrôle rigoureux.

M. Teissier ne donne pas d'observation qui lui soit propre, il dit seulement, qu'il a vu lui-même une dame qui, à chaque époque menstruelle, perdait par le vagin une assez grande quantité d'une eau parfaitement limpide, qui, remplaçait l'écoulement cataménial. Je suppose que M. Teissier ne regarde pas cet écoulement mensuel comme la preuve que la dame en question avait une hydromètre. Cependant il conclut que « *rien n'est plus certain que l'existence de l'hydromètre et de la tympanite utérine hors l'état de grossesse* ; *rien n'est plus incontestable que leurs droits à conserver une place dans le cadre des affections de matrice.*

L'observation que vous venez de publier doit confirmer ces propositions.

D'abord, les circonstances commémoratives relatées, n'ont aucune valeur pour moi ; je m'attache à ce qui a été vu et constaté à l'Hôtel-Dieu par M. Teissier lui-même. Or, cela se borne à l'apparition des règles, le 1er du mois (de mars probablement) et, le 15, la malade a perdu un liquide alcalin analogue à la sérosité des ascites et exhalant une odeur lochiale. « Ce phénomène se renouvelle tous les mois, est-il dit (cependant la malade n'est restée qu'un mois à l'Hôtel-Dieu); il *ne peut y avoir aucun doute sur la nature de cette affection*, puisque nous avons assisté à l'écoulement du liquide. » Le temps que cette personne a passé à l'Hôtel-Dieu de Lyon était-il suffisant pour établir le diagnostic avec exactitude et sureté?

Je demande à tous les hommes de l'art un peu exigeants en diagnostic, si c'est là une observation convaincante. Qu'a-t-on vu ? une femme qui a ses règles le 1er du mois, et qui a perdu le 15 un liquide alcalin analogue à de la sérosité. « Le col de la matrice était largement ouvert, lubréfié par le liquide qui sortait de l'utérus ; cet écoulement dura trois jours, et pendant ce temps les seins étaient gonflés, douloureux et sécrétaient du lait. » Avez-vous au moins constaté la dilatation du corps de l'utérus, la quantité de liquide écoulé, etc., etc.? C'était tout bonnement pour nous un suintement séreux à la petite époque comme l'appellent les femmes, le sérum du sang sécrété à la surface de la cavité utérine à la suite d'un érétisme congestionnel, un catarrhe de l'utérus; mais de collection, d'accumulation de sérosité avec distension de la matrice, de

---

sortir de sa sphère licite, une association du genre de celle-ci, vient-elle, usurpant une mission qui n'est point la sienne, poursuivre ainsi la moralisation de la profession ? Nous n'avons voulu que fonder une œuvre de bienfaisance, nous serions-nous, à notre insu, donné un Conseil de discipline ? » — Il faut, Messieurs, dissiper ces appréhensions. Le simple exposé de notre organisation et de notre conduite va, nous l'espérons, en faire justice.

Supposons — l'hypothèse n'aura rien d'étrange dans un siècle qui a vu tant d'essais de ce genre, — supposons une association formée volontairement, d'un accord spontané, entre plusieurs hommes, tous mûrs, intelligents, réfléchis. Le but de l'association est limité à un objet spécial : il ne touche ni au libre emploi de leur temps, ni à leur famille, ni à leurs moyens d'existence. Il a été bien défini ; tous en ont pris connaissance, et chaque membre avant de s'engager dans la Société a déclaré qu'il connaissait ses Statuts, et promis de s'y soumettre. Si, malgré cela, quelqu'un vient à les enfreindre, on a soin d'abord de l'avertir ; puis s'il persiste, la seule peine à laquelle il soit exposé, est l'exclusion, mais votée par un jury de sociétaires tirés au sort... A coup sûr, direz-vous, il ne saurait se comprendre d'arrêt plus équitable et plus doux à la fois : et si l'on peut reprocher à une telle institution quelque vice, c'est assurément cette douceur même qui peut lui ôter toute force et la laisser sans défense.

Messieurs, vous l'avez déjà reconnu : cette association est la nôtre. Le but qu'elle poursuit s'exprime en deux mots : charité et morale. Les moyens dont elle dispose, je viens de les dire. — Comment donc, avec des pouvoirs aussi restreints, jouit-elle déjà, à peine naissante, d'une autorité qu'il faut bien reconnaître pour sérieuse, puisque quelques-uns la jugent exorbitante ?

C'est que nous formons, Messieurs, il est permis, il est nécessaire de le dire bien haut, c'est que nous formons, au milieu des individualités que l'intérêt matériel tend de plus en plus à isoler, un corps compact de médecins honorables, réunis par l'amour de l'humanité et par la religion du devoir. Rester en dehors de nous, c'est déjà laisser planer sur soi le reproche d'égoïsme ou le soupçon d'indignité. En être tenu à l'écart, c'est montrer que l'un ou l'autre vous était réellement applicables. En avoir été exclu, c'est prouver qu'ils ont paru pleinement justifiés. — Voilà, en deux mots, le secret de notre puissance. Ce tribunal, où chacun de nous peut siéger à son tour, est d'autant plus respecté par ses justiciables volontaires que ses arrêts trouvent un assentiment certain dans l'opinion publique, dont ils ne sont que l'expression anticipée.

Mais, plus ce pouvoir nous paraissait redoutable, plus nous avons tenu à en exercer les attributions avec discrétion et mesure. Durant les seize mois qui viennent de s'écouler, notre tâche, en ce sens, n'a été qu'une œuvre de

l'hydropisie proprement dite, il n'y en avait point.

Montrez-nous une matrice véritablement distendue par quelques litres seulement de liquide (je n'en demande pas 180, ni même 80); liquide qui sera expulsé par des contractions utérines, où que vous enleverez, soit par la ponction, soit par le cathérisme, alors vous aurez raison de soutenir qu'il y a eu *hydropisie*. Comment se fait-il que vous n'ayez pas employé dans le dernier cas la sonde utérine ? Elle vous aurait appris jusqu'à quel point la matrice était distendue. Or, il est certain qu'il peut y avoir un écoulement séreux par les parties génitales de la femme sans distension de la matrice, mais alors ce n'est plus une hydropisie, car il ne faut pas plus confondre les mots que les choses.

Je ne peux pas revenir ici, sur les raisons théoriques que j'ai alléguées dans mon mémoire contre l'existence de l'hydropisie et de la tympanite de la matrice, et que M. Teissier a essayé de réfuter l'une après l'autre; cela dépasserait de beaucoup les bornes de cette lettre. Je n'ai voulu parler que des faits, et en terminant, je dirai encore comme au congrès de Strasbourg, et après dix années d'expérience et de réflexions de plus : *l'existence de l'hydromètre et de la tympanite utérine hors l'état de gestation n'est pas démontrée par des faits authentiques et bien observés.*

De la dyspepsie considérée au point de vue des indications thérapeutiques. Mémoire lu à la Société de médecine de Lyon, par le docteur Max. Durand-Fardel, médecin inspecteur des sources d'Hauterive, à Vichy, membre correspondant de l'Académie impériale de médecine, de la Société de médecine de Lyon, etc.

Il est un grand nombre de personnes qui n'offrent d'autre dérangement de santé qu'un certain degré de trouble dans les fonctions digestives, digestions lentes, pénibles, plus ou moins douloureuses, accompagnées ou non de rejets ou alimentaires, ou liquides, ou gazeux, en un mot ce que Cullen a décrit sous le nom de dyspepsie, et que nous avons eu déjà occasion d'étudier sous cette dénomination.

Quelle est la valeur physiologique et pathologique de cet ordre de phénomènes, quel pronostic en peut découler, quelles indications thérapeutiques s'y rattachent, tels sont les sujets que nous étudierons dans cette note.

Lorsqu'une fonction de l'économie paraît troublée d'une manière isolée, et surtout continue, il est naturel que l'esprit se porte vers l'organe qui est le siége même de cette fonction, et y place le point de départ des dérangements qu'elle a subis.

Mais on aurait tort de procéder toujours ainsi au sujet de la dyspepsie. Les conditions d'où proviennent les phénomènes dyspeptiques, ont presque toujours leur point de départ ailleurs que dans l'estomac. La digestion est, de toutes les fonctions de l'économie, la plus complexe et la moins dépendante de l'organe principal où elle s'effectue : mouvements mécaniques, auxquels se borne souvent à peu près le rôle des organes digestifs proprement dits; intervention de produits de sécrétion, agents chimiques

---

conciliation. Mais cette médecine prophylactique n'est point pour cela demeurée stérile, comme vous allez en juger vous-mêmes.

Dans le courant de l'année dernière, une entreprise s'était fondée pour soigner les malades à prix réduits. Un tarif, humiliant pour la dignité professionnelle, ne promettait aux malades eux-mêmes que des secours insuffisants; car la philanthropie qui aime à se prodiguer dès qu'on l'invoque au nom de la charité, se sent glacée, malgré tout son zèle, quand on vient lui offrir d'une main, de l'autre lui marchander un salaire, sur lequel la spéculation a déjà prélevé son tribut. Deux de nos collègues avaient néanmoins cédé à ces suggestions industrielles; leur nom figurait au bas des prospectus. Votre Commission supposa que le défaut de réflexion pouvait seul expliquer leur conduite. Par l'organe de son président, elle leur fit donner le plus confidentiellement possible un avertissement officieux, verbal. L'un se désista immédiatement avec une promptitude de résolution des plus louables. L'autre, malheureusement plus avancé et engagé déjà par sa signature, ne dissimula point toutefois combien il désirait voir échouer cette malencontreuse entreprise. — Ses vœux furent exaucés, Messieurs; l'attitude et le langage de la Société de médecine et de l'Association de prévoyance éclairèrent le fondateur sur le peu de chances de sa tentative, et il dut renoncer à son projet de médecine à bon marché !

Presque à la même époque, un fait d'un genre tout différent nous fut signalé. Une discussion animée s'était élevée entre deux de nos collègues, au sujet d'une surenchère faite par l'un d'eux sur le prix d'un immeuble à destination médicale; cette surenchère était venue, disait-on, dans des circonstances telles qu'elle aurait entravé une négociation ouverte depuis longtemps par l'autre collègue, et encore pendante à cette époque. L'opinion publique se préoccupant du débat, les deux adversaires en soumirent le jugement à l'arbitrage du président de l'Association, assisté du vice-président et du secrétaire-général, ainsi que de deux confrères. Nous ne rappellerons point la décision qui fut prise et dont les considérants sont consignés textuellement dans le registre de nos procès-verbaux. Mais si une solution conforme à l'équité intervint, si surtout elle fut strictement exécutée, il fut, à nos yeux, indubitable que la crainte du jugement que l'Association aurait eu à porter sur cette affaire, aida puissamment à obtenir un résultat aussi favorable.

La Commission, Messieurs, s'estime heureuse de n'avoir point, cette année, d'exclusion à vous proposer. Et vous pouvez déjà reconnaître qu'elle s'applique, au contraire, de tout son pouvoir à faire que cette partie du Règlement reste à jamais, entre-nous, lettre-morte. Tout récemment, un médicament spécial parut dans deux journaux politiques de Paris, annoncé à la 4e page, sous le nom de l'un de nos collègues. Votre Bureau ne crut pas même devoir

de la digestion, dont les plus importants sont étrangers à l'estomac lui-même; circulation sanguine, servant de simple transport aux produits de la digestion, mais dont la liberté et l'activité ne peuvent impunément faire défaut un instant, tels sont les phénomènes les plus saillants qui se présentent d'abord à nous. Mais sur tous ces phénomènes, ou physiques ou chimiques, plane encore l'action nerveuse, représentant la vie, et dominant tous les temps de la digestion, depuis le mélange mécaniquement effectué par les contractions de l'estomac ou du duodénum, jusqu'aux plus mystérieuses transformations accomplies par les liquides gastriques, pancréatiques ou duodénals, sur les matières azotées, grasses ou féculentes, jusqu'au courant rapide qui choisit ou entraîne les produits de ces combinaisons, soit vers le foie, soit plus directement dans le torrent circulatoire.

Mais, pour que des phénomènes aussi nombreux et aussi considérables s'accomplissent, l'organisme intervient tout entier; il semble, attentif à ces opérations qui vont le régénérer, prêt à s'arrêter dans tous ses rouages; la périphérie se refroidit, la circulation s'accélère, comme entravée dans son cours, les facultés intellectuelles et sensoriales s'engourdissent, toute activité nécessite un effort pénible, jusqu'à l'instant où, le cercle de l'assimilation consommé, l'organisme se réveille dans une vigueur nouvelle.

Aussi qu'arrive-t-il, lorsque l'économie vient à être dérangée dans la participation qu'elle prend tout entière à l'accomplissement de la digestion? Il arrive que la digestion est troublée, et, si elle ne se trouve complètement interrompue, ne s'effectue du moins qu'avec effort, malaise et souffrance.

L'immersion du corps ou seulement des extrémités dans l'eau, une impression morale, la moindre blessure peuvent suffire pour déterminer une indigestion complète. Que les repas soient immédiatement suivis d'un état de tension intellectuelle, ou d'exercices fatigants, ou d'occupations qui nécessitent certaines positions, les digestions ne s'effectuent que d'une manière lente et pénible; et du retour des mêmes circonstances résulte un véritable état de dyspepsie. Et, sans cela même, que l'habitude, cette condition importante du régulier accomplissement de presque toutes nos fonctions, vienne à être intervertie, il n'en faudra pas davantage pour que la digestion ne parvienne plus à s'opérer sans de grandes difficultés.

Les phénomènes auxquels nous faisons allusion présentent ceci de particulier, qu'ils ne constituent pas, par le simple fait de leur apparition, un état morbide, mais seulement par leur répétition.

On n'est pas malade pour avoir une simple indigestion. On n'est pas malade pour éprouver quelquefois, après le repas, une légère pesanteur à l'épigastre, quelques éructations, un peu de langueur. Mais le retour habituel de ces mêmes accidents finit par devenir une maladie; il l'est devenu, quand ceux-ci viennent à se reproduire indépendamment des circonstances qui en auraient été l'occasion.

C'est à propos des dérangements de la digestion que la limite de l'état pathologique est surtout difficile à saisir. Voici un exemple qui se rencontre à chaque instant.

Il est un grand nombre d'hommes, appartenant au monde des affaires ou du commerce, que les préoccupations ou les nécessités de leurs travaux reprennent aussitôt

---

attendre la prochaine réunion de la Commission générale pour agir officieusement. Notre président ayant parlé à ce collègue du fait qui avait ému la juste susceptibilité du public médical, reçut de lui l'assurance que l'annonce avait été insérée à son insu, et qu'il allait s'occuper sans retard de mettre fin au renouvellement d'actes semblables. Depuis lors, il est vrai, son retard à exécuter sa promesse a provoqué de la part du Bureau tout entier une admonition plus pressante. Mais nous ne doutons pas qu'elle ne soit, cette fois, entendue. — Quelque temps auparavant, un autre article, portant tous les caractères de la réclame, avait été publié au bas de l'un des journaux de la localité. La Commission générale, saisie par son président de cette question, était prête à avertir le confrère dont la méthode curative et l'adresse (je veux parler de celle de son domicile) se trouvaient annoncées au public. Mais ce médecin, n'ayant pas encore acquitté sa cotisation, quoiqu'il se fût fait inscrire, ne pouvait être considéré comme sociétaire, et restait par conséquent en dehors de notre juridiction. S'il y entre maintenant, nous reprendrons par cela même nos droits sur lui : et s'il continue, au contraire, à rester à l'écart, l'Association n'aurait néanmoins qu'à se féliciter de voir la crainte du blâme qu'elle peut infliger, éloigner d'elle ceux qui se reconnaissent ainsi, par le fait, indignes de lui appartenir.

Vous pouvez, par ces exemples, Messieurs, apprécier le caractère et les degrés divers de cette justice de famille que nous exerçons en votre nom. Si l'on s'incline devant ses moindres désirs, si nulle part elle n'éprouve de résistance; c'est parce qu'on la sait appuyée sur l'universalité des suffrages qui en ont mis le dépôt temporaire entre nos mains; c'est parce qu'on sent derrière ses arrêts ceux de l'opinion publique, dont elle n'est que l'avant-coureur. Qui voudrait, d'ailleurs, donner l'exemple de la braver cette autorité dont chacun peut demain être investi à son tour, — qui, née de l'élection ou du sort, va aussi souvent qu'il se peut sans altérer la tradition, tous les deux ou trois ans, se retremper à sa première origine, — dont le pouvoir, tout moral, s'évanouirait du moment qu'on la pourrait soupçonner d'usurpation ou d'arbitraire? — Voulez-vous une garantie de plus : jetez les yeux sur celui qui est placé à notre tête. Nous n'avons rien à vous apprendre sur les honorables services qui l'ont désigné si naturellement au choix du gouvernement dès qu'il s'agissait de présider une association philanthropique et morale. Mais ce que nous pouvons dire, nous qui l'avons vu à l'œuvre, c'est l'aménité persuasive, la fermeté toute paternelle avec laquelle il sait rappeler à la pratique des vertus professionnelles dont sa longue carrière n'est qu'un long exemple. Si l'ascendant de l'association a pu prévenir des abus, éviter des conflits, arrêter des scandales, le succès est dû en grande partie à la manière dont il a su faire intervenir son influence. Témoin de ses efforts incessants, souvent pénibles, toujours empressés, la commission géné-

après les repas, et abandonnent même à peine pendant la durée de ceux-ci. Leurs digestions se font avec difficulté, souvent avec douleur. Mais qu'aux jours de fête, aux époques de vacance, fermant leur cabinet et délivrant leur esprit, ils aillent respirer l'air des champs, se livrer aux exercices de la campagne, aussitôt les digestions s'opèrent avec régularité et les malaises de la veille ont cessé de se montrer. Un autre exemple, puisé dans une autre classe de la société, nous montrera un côté différent de la même question.

La plupart des ouvrières adonnées au travail de l'aiguille, ont à peine terminé leur repas, qu'elles reprennent leur position habituelle, le tronc fléchi en avant, les membres supérieurs ramenés au-devant de la poitrine, c'est-à-dire la situation la plus désavantageuse au libre accomplissement de la digestion. Aussi, chez presque toutes ces femmes, les digestions sont-elles pénibles et douloureuses. Mais arrive un jour de repos, un dimanche, c'est-à-dire pour la plupart, un jour de promenade et d'insouciance, aussitôt les digestions redeviennent libres et faciles.

Mais, dans l'un et l'autre exemple, cette immunité des jours de repos cesse d'avoir lieu, la répétition des dérangements fonctionnels finissant par ne plus permettre à la fonction de s'opérer avec régularité, même dans les conditions les plus favorables en apparence.

Voici donc un ordre de faits considérable, dans lesquels nous voyons la digestion se troubler, et la dyspepsie s'établir, parce que l'individu se trouve accidentellement placé dans des conditions défavorables au libre accomplissement de cette fonction. Ce sont là des causes *hygiéniques* de dyspepsie.

Voici un nouvel ordre de faits où nous verrons, sous des influences différentes, les fonctions digestives subir des dérangements exactement semblables, c'est ce que nous appellerons causes *physiologiques* de dyspepsie.

Nous avons signalé, en rappelant les conditions physiologiques nécessaires au libre accomplissement de la digestion, la part qu'y prennent le système nerveux et la circulation. Nous avons également exposé des circonstances où un trouble notable apporté dans le fonctionnement de l'un ou de l'autre de ces grands systèmes pendant la digestion elle-même, troublait aussitôt cette dernière, ou même la rendait complètement impossible. Il en sera naturellement ainsi pour les circonstances qui seront de nature à altérer d'une manière continue, soit les fonctions nerveuses, soit la circulation ou la composition du sang.

Aussi voyons-nous que dans la chlorose, ou dans l'anémie, quel qu'en soit le point de départ, primitive ou consécutive, dépendant d'hémorrhagies, de fièvres intermittentes, d'une alimentation insuffisante, d'une profession insalubre, toutes conditions dans lesquelles la composition du sang aussi bien que la constitution du système nerveux sont profondément altérées, la dyspepsie apparaît comme un des phénomènes les plus constants et comme même le plus saillant de l'état constitutionnel. Si, dans les cas de ce genre, il est difficile de faire la part respective, comme cause de dyspepsie, de l'altération du sang et de celle du système nerveux, qui s'y joint presque toujours, il est des circonstances où le rôle de cette dernière est facile à saisir, alors que la dyspepsie, par exemple, résulte de conditions exclusivement morales ou affectives, surtout d'impressions tristes et dépressives.

---

rale a plus d'une fois consigné dans ses procès-verbaux le témoignage officiel de son approbation reconnaissante; et nous sommes heureux de savoir qu'une direction si éclairée ne fera jamais défaut à nos successeurs.

— Tels sont nos actes, Messieurs; mais, nos premiers pas, tout encourageants qu'ils vous paraissent, ont à peine franchi le seuil de la carrière qui nous est ouverte. Derrière ces résultats, n'apercevez-vous pas en perspective un but plus élevé, qui se rapproche et se montre de plus en plus accessible. On parle d'organisation, de réforme médicale; chacun l'entend à sa manière. Mais tous nous gémissons de notre longue impuissance contre le débordement du charlatanisme et l'aveuglement d'une population qui sacrifie ses plus chers intérêts au vain plaisir de sembler croire qu'ils sont en antagonisme avec les nôtres: tous, nous appelons de nos vœux l'exécution sans cesse ajournée d'une mesure qui mette un terme à tant de maux. Eh bien! Messieurs, cette réforme, elle est ici, sous vos yeux, entre vos mains, réalisée, agissante, autorisée par le pouvoir, montrant déjà sa vie par des services. Vous savez ce qu'elle se propose; vous venez d'entendre ce qu'elle a fait. Quoiqu'il arrive maintenant, le passé lui répond de l'avenir: elle est désormais assise sur des bases impérissables.

Mais afin que son but soit pleinement atteint, un complément lui est nécessaire; et vous seuls, Messieurs et chers confrères, le lui pouvez donner. Comme œuvre de bienfaisance, comme levier de moralisation, pour que ses secours soient efficaces, pour que ses arrêts soient respectés, il faut, il faut absolument à notre association l'appui du nombre. Venez donc prendre votre part et de nos travaux, et de leur récompense si digne d'être appréciée par vos cœurs généreux. Si vous voulez que les misères respectables des vétérans de la pratique reçoivent un soulagement digne de leur glorieuse origine; apportez-nous votre obole. Si vous voulez qu'un confrère, injustement poursuivi, trouve pour apprécier sa plainte, pour présenter sa défense, un imposant ensemble de volontés et de lumières; renforcez de votre adhésion ce faisceau protecteur de nos droits. Si vous voulez que notre voix soit entendue lorsque nous aurons à l'élever dans les conjonctures publiques ou privées qui intéressent la dignité de l'art ou la santé générale; unissez-vous afin que cette voix soit plus forte. Si vous voulez qu'un médecin se rendant indigne de ce nom, trouve aussitôt sa juste punition dans l'isolement qui se fait autour de lui; augmentez la phalange honorable, que nous sommes fiers de représenter. Venez donc à nous: et notre tâche sera dignement remplie le jour où, grâce à votre concours, il sera devenu vrai de répéter avec l'un des plus nobles fondateurs de notre institution: « Que désormais le titre de membre de l'association devienne, à lui seul, un certificat de moralité; que ce titre ne puisse plus être repoussé que par une vanité excessive, une indifférence coupable, ou une formelle indignité! »

Nous appelons ces causes de la dyspepsie, *physiologiques*, parce que d'une part elles agissent moins par un caractère morbide déterminé, qu'en changeant les conditions physiologiques de la digestion, et aussi, parce qu'il n'est pas nécessaire que ces conditions défavorables existent à un haut degré pour que les fonctions digestives en soient altérées; il est une limite qui atteint à peine l'état morbide proprement dit, et qui suffit cependant pour apporter quelque trouble dans les fonctions de l'estomac.

L'énumération complète des circonstances sous l'influence desquelles la digestion peut se troubler, parce que l'harmonie des conditions nécessaires à son libre accomplissement est dérangée, serait fort longue, et d'ailleurs bien inutile à faire ici. Il nous suffit d'avoir proposé quelques exemples, propres à servir de types, et puisés les uns dans des circonstances accidentelles et dépendant du genre de vie, que nous avons appelées *hygiéniques*, les autres dans des modifications profondes des grandes fonctions de l'économie, et que nous avons appelées *physiologiques*.

Ce qui nous frappe d'abord, à l'examen de ces faits: c'est que, dans tous ces cas de dyspepsie, l'estomac n'est pas malade lui-même.

En effet, que les phénomènes dyspeptiques tiennent à ce que, à la suite des repas, le système nerveux est distrait de la part qu'il doit prendre à la digestion, ou bien à ce qu'une position vicieuse gêne l'abord du sang et entrave la liberté des mouvements de l'estomac, ou bien à ce que l'altération de composition ou de quantité du sang, la dépression du système nerveux, ne fournissent que des éléments vicieux ou insuffisants à l'opération complète de la digestion, l'estomac lui-même n'est pas malade, et c'est pour cela que l'examen le plus attentif de cet organe, après la mort, chez les individus dont les digestions se faisaient le plus mal, ne présente rien à l'observateur.

Ceci est le point capital de l'étude dont nous avons l'honneur d'exposer devant vous une courte analyse. En effet, si, dans un si grand nombre de cas où les symptômes qui fixent l'attention du malade et du médecin siégent vers l'estomac ou du moins vers le système dont il est le centre, ce n'est pas l'estomac lui-même qui est malade, ce n'est donc pas vers cet organe que doivent être dirigés les moyens thérapeutiques, mais ailleurs.

Nous reviendrons sur ce sujet qui touche à la pratique médicale de tous les jours; mais nous avions hâte de le signaler à votre attention. Poursuivons encore quelques remarques plus spécialement pathologiques.

L'analyse physiologique, aussi bien que de nombreuses occasions de constatations cadavériques, nous a permis de dire que, dans tous ces cas de dyspepsie, l'estomac n'était pas malade lui-même. Mais il peut le devenir; et les altérations qui peuvent y survenir ne sont pas moins importantes à considérer que l'intégrité que nous venons de signaler.

Ce n'est pas toujours impunément pour un organe, que ses fonctions se trouvent perverties, même de la façon la plus indirecte possible. Sans doute, au milieu de ces éléments divers et nombreux qui composent l'acte de la digestion, il nous est difficile de définir au juste ceux qui souffrent le plus du trouble apporté dans l'ensemble de la fonction. Quelquefois seulement la forme de la dyspepsie se laisse apercevoir; il est permis de constater alors que les mouvements de l'estomac sont frappés d'une sorte d'inertie, ou bien que telle sécrétion gastrique, pancréatique, est plus spécialement altérée dans sa nature, ou amoindrie et insuffisamment fournie. Mais quelle que soit la cause la plus prochaine du ralentissement et du trouble de la digestion, il est difficile que l'estomac n'en souffre pas dans ses propres conditions organiques. En effet, la présence des aliments s'y prolonge d'une manière inusitée, ses parois contractiles s'épuisent souvent en efforts stériles et fatigants, sa propre circulation doit se ressentir de ce trouble incessamment apporté dans l'évolution normale à laquelle il est destiné, la muqueuse se trouve en contact avec des produits de sécrétion altérés, enfin il est facile de reproduire par la pensée l'ensemble des désordres essentiels auxquels cet organe peut se trouver soumis dans de semblables circonstances.

C'est alors qu'entre en jeu une foule d'autres éléments; car lorsqu'on veut creuser ces questions de pathogénie, on est à chaque instant arrêté par une série nouvelle de faits qu'il nous est bien permis de saisir dans leur ensemble, mais que nous n'arrivons guère à définir dans leurs détails.

Il y a des individus qui peuvent rester dyspeptiques toute leur vie, sans que les conditions organiques de l'estomac s'en ressentent appréciablement.

Mais, chez d'autres, sous l'influence de cette perversion incessamment renouvelée des fonctions de l'organe, tel ou tel élément organique de celui-ci vient à s'altérer: tantôt a couche musculeuse, ou la couche celluleuse, ou la couche muqueuse. Nous n'assistons pas à ce travail, mais nous en découvrons les résultats. Ces prétendues gastrites chroniques que l'on rencontre quelquefois sur le cadavre, ne sont autre chose, n'en doutez pas, que d'anciennes dyspepsies, qui ont fini par altérer la texture de l'organe dont les fonctions seules étaient originairement dérangées.

Maintenant, une fois l'estomac entré dans cette voie d'altération organique, pour ainsi dire, les limites n'en sauraient plus être prévues. Simple épaississement ou induration de quelques-uns de ses éléments, ramollissement de la muqueuse, ulcérations variées, transformations squirrheuses ou encéphaloïdes, tout cela peut survenir. Rappelez-vous, en effet, que, lorsqu'on interroge les périodes prodromiques ou commençantes de toutes les affections organiques de l'estomac, on rencontre presque toujours uniformément ces phénomènes de gastralgie ou de dyspepsie qui en sont comme la préface nécessaire.

Pourquoi, chez les uns, apparaît-il une simple exagération des éléments organiques normaux, pourquoi chez d'autres des transformations en éléments sans analogues, pourquoi d'autres échappent-ils à ces conséquences funestes? C'est que chacun de nous, par suite des mille conditions que nous créent l'hérédité, la constitution originelle, la constitution acquise, l'usage régulier ou abusif que nous avons fait d'un organe déterminé, tous les accidents de la vie enfin, pris au point de vue matériel ou psychologique, chacun de nous possède des prédispositions en vertu desquelles les conséquences les plus variées résultent de conditions en apparence identiques, des résultats semblables surviennent dans des circonstances en apparence les plus opposées.

Toutes ces suites possibles de la dyspepsie, c'est-à-dire du seul fait des entraves apportées aux fonctions de l'estomac par les circonstances auxquelles cet organe demeure le plus étranger, surviennent, comme à la suite de la contusion du sein peuvent survenir ou des accidents aigus et passagers, ou des traces profondes, et de nature et de gravité tout opposées; comme on voit, sous l'influence ou d'abus ou seulement de négligences, les organes génitaux de la femme nous offrir une série si variée d'espèces pathologiques.

L'étiologie réelle des maladies, ou la pathogénie, n'est pas ce que nous croyons en apercevoir. Ce que nos sens ou notre esprit peuvent en saisir, n'en est souvent qu'une infime partie; au fond se cachent bien des mystères, dont le voile, impénétrable le plus souvent dans un cas donné, parvient cependant à être soulevé par une étude philosophique des choses.

La seconde conséquence que nous tirerons de cette étude, c'est que, quelque légers que soient les dérangements fonctionnels qui constituent la dyspepsie, et quelqu'étranger que paraisse y demeurer l'estomac lui-même, il ne faut pas, en présence de phénomènes qui revêtent pendant longtemps l'apparence d'une simple indisposition plutôt que d'une véritable maladie, s'endormir dans une sécurité trompeuse. Comme nous ne pouvons pas savoir ce que l'économie recèle de prédispositions antérieures et de diathèses futures, nous devons toujours nous hâter de prévenir, par les secours prophylactiques de l'hygiène et de la thérapeutique, ce qu'il serait trop tard de combattre une fois que l'apparition s'en serait manifestée.

Ceci nous ramène au point de vue plus directement pratique que nous nous proposions de vous exposer.

Que se passe-t-il, en général, lorsque des phénomènes dyspeptiques commencent à apparaître? C'est qu'on se hâte d'y opposer des moyens directement stimulants, dans le but d'activer la fonction languissante et de ranimer l'organe défaillant.

Les malades et les médecins eux-mêmes ne manquent pas de poursuivre cette indication trompeuse, les premiers par des moyens irrationnels et dangereux, tels que les alcooliques, les stimulants diffusibles, l'éther, les eaux distillées aromatiques, la menthe anglaise, etc., les seconds par des moyens plus méthodiques et moins nuisibles, les toniques amers ou aromatiques, sous forme d'infusion, de poudre aux repas, les frictions fortifiantes sur l'épigastre, le régime.

Ces divers moyens amènent presque toujours quelqu'amélioration immédiate; mais leur action ne tarde pas à s'user, aux dépens de l'organe dont ils ont inutilement stimulé la vitalité, et il faut ou y renoncer, ou en accroître incessamment l'énergie.

Il suffit de rappeler à des praticiens expérimentés cet ordre de faits, pour qu'ils se représentent aussitôt et les extrêmes abus auxquels se livrent les dyspeptiques pour aider à leurs digestions pénibles, et les tentatives, que les médecins éclairés savent contenir dans de sages limites, mais dont l'insuccès témoigne presque toujours de leur impuissance rationnelle. Le nombre des dyspeptiques que le champ particulier de notre observation ramène chaque année sous nos yeux, est considérable, mais il en est bien peu dont les antécédents ne nous reproduisent quelqu'un des traits du tableau que nous venons de vous tracer.

Nous savons maintenant pourquoi, dans l'immense majorité des dyspepsies, les médications directement adressées à l'estomac lui-même sont stériles ou même nuisibles. Ne perdez jamais de vue, en effet, dans l'appréciation de ces traitements locaux et irrationnels de la dyspepsie, ces altérations organiques, qui peuvent succéder aux dérangements le plus exclusivement fonctionnels de l'estomac. S'il y existe la moindre prédisposition, soyez sûrs que vous ne ferez qu'en devancer le développement; et nous avons rencontré mainte circonstance, en effet, où il nous était difficile de douter que les malades n'eussent hâté l'apparition de lésions graves, par les pratiques irrationnelles auxquelles ils s'étaient livrés.

Il faut donc, lorsqu'on a affaire à des phénomènes dyspeptiques, quelques légers qu'ils paraissent, se garder de la médecine symptomatique, et se préoccuper avant tout des indications qu'ils réclament, indications qui se déduisent régulièrement des deux ordres de causes que nous avons exposées plus haut, indications *hygiéniques* et indications *physiologiques*.

Soyez sûrs, en effet, que vous reconnaîtrez, chez ces individus, ou des habitudes, de quelqu'ordre que ce soit, défavorables au libre accomplissement de la digestion, ou certaines conditions de santé, constitutionnelles ou locales, desquelles dépend uniquement la dyspepsie.

Présenter ces indications, c'est exposer suffisamment d'après quel ordre d'idées elles doivent se remplir, et si nous voulions formuler deux exemples propres à servir de types, et emprunter, l'un à l'hygiène, l'autre à la thérapeutique, nous n'aurions qu'à signaler, d'une part, les exercices de la campagne, promenades, travaux manuels, chasse, équitation; et, d'une autre part, les eaux minérales, les bains de mer et l'hydrothérapie. C'est à titre de médication générale, surtout, que nous voyons les eaux de Vichy réussir si communément dans la dyspepsie; et c'est particulièrement en vue de ce que nous avions observé dans cette maladie, qu'il y a plusieurs années déjà, nous n'hésitions pas à rapprocher, sous un certain rapport, l'action des eaux minérales de celle des grands modificateurs connus de l'économie, des agents hygiéniques puissants, c'est-à-dire des bains de mer, de l'hydrothérapie, de la gymnastique, de la vie active succédant à la vie sédentaire, de l'air des montagnes remplaçant l'air enfermé des villes.

Les indications en thérapeutique ont cela d'excellent, qu'elles permettent de formuler quelque chose de précis, sans toucher à ce qui ne peut se déterminer d'avance, l'application même du traitement. Les indications sont communes. Les traitements sont individuels. Il devra donc nous suffire d'avoir fait ressortir devant vous l'importance, dans le traitement de la dyspepsie (importance qui certainement est souvent méconnue), de se diriger d'après des indications tirées de tout autre chose que de l'état de l'estomac lui-même. Cependant vous nous permettrez quelques courtes remarques encore.

Les diverses propositions que nous avons développées dans ce travail, l'ordre d'idées que nous avons suivi, ne représentent pas seulement des vérités relatives au sujet que nous avions particulièrement en vue; ils ont un caractère plus absolu. Parcourez le cercle des maladies chroniques, celles même dont l'anatomie pathologique, abusant pour ainsi dire des précieuses lumières qu'elle nous a fournies à leur égard, semble dominer exclusivement l'étude, et plus vous avancerez dans les méditations que leur histoire éveille, plus vous vous persuaderez que les indications thérapeutiques qu'elles réclament, vont sans cesse s'éloignant du fait anatomico-pathologique, pour s'étendre sur le terrain des conditions hygiéniques et physiologiques dont nous avons fait la base du traitement de la dyspepsie. Vous vous retrouverez, sur ce terrain, côte à côte avec ce que, pendant un certain nombre d'années, on a affecté d'appeler l'ancienne médecine, cette médecine dont notre enseignement semble fuir systématiquement jusqu'au souvenir, et dont les leçons pourtant sont pleines d'une bonne et saine philosophie.

Une fois entré dans cet ordre d'idées, on se dépouille du découragement inspiré par l'anatomie pathologique à toute une série de générations médicales, découragement qui se traduit par la stérilité thérapeutique. On reconnaît que là où la médecine empirique, chimique, perturbatrice, etc., est stérile, il reste encore une voie ouverte aux tentatives du médecin et au salut du malade : c'est la voie, oserons-nous le dire, des indications naturelles, c'est-à-dire, des indications qui se modèlent sur les modifications subies par l'organisme, sur les efforts spontanés de la nature, sur les ressources que nous offrent les grands agents hygiéniques. On s'enhardit dans cette voie, surtout en contemplant ces enseignements précieux de l'anatomie pathologique elle-même, qui nous a montré les maladies les plus incurables en apparence, la tuberculisation pulmonaire, par exemple, et, s'il nous est permis de faire allusion à nos propres recherches, le ramollissement du cerveau, guérissant ou mieux se réparant, comme guérissent ou se réparent les solutions de continuité de toutes sortes, à cette seule condition, que le travail réparateur de l'organisme soit aidé, s'il le faut, mais jamais troublé dans son évolution.

Mais ce sont là de grands problèmes que nous ne rappelons à vos esprits que parce que le sujet de ce travail, abordé par nous dans un sens plus modeste et moins élevé, s'y rattache pourtant de bien près. N'est-ce pas, en effet, un des caractères des idées justes, qu'elles se lient, comme par une chaîne sans fin, à d'autres idées que les faits en rapprochent et que la logique y rattache? En médecine, comme dans toutes les sciences, les faits généraux sont en nombre limité; aussi, plus une proposition paraît de nature à s'étendre et à se généraliser, plus il est permis de s'y attacher comme à une de ces vérités qui échappent au doute et à la contestation.

(*Publié par décision de la Société de médecine*).

Etude comparative de la liqueur iodo-tannique et du perchlorure de fer, relativement aux propriétés hémoplastiques et à l'absorption de ces agents; lue à la Société de Médecine par M. Desgranges, chirurgien en chef désigné de l'Hôtel-Dieu de Lyon.

L'intérêt qui s'attache aux hémoplastiques prend sa source dans l'avantage qu'il y aurait à guérir les tumeurs vasculaires sans recourir à une opération de grande chirurgie. Mais jusqu'ici, et malgré les progrès réels dûs à l'emploi du perchlorure de fer, la question n'est point définitivement jugée; nous n'avons point encore de liqueur que nous puissions jeter d'une main sûre et sans appréhension au milieu des tissus. Dès lors, n'est-il pas convenable d'accueillir avec empressement, de mettre résolûment à l'étude tout liquide nouveau ou inexpérimenté qui se montrera coagulateur du sang? Et, sous ce rapport, la liqueur iodotannique de MM. Socquet et Guilliermond mérite de fixer l'attention. Elle coagule le sang, indépendamment des avantages qu'offre son administration intérieure contre les vices constitutionnels.

Déjà, dans un article de la *Gazette Médicale de Lyon*, M. Barrier a rendu compte de quelques essais faits par lui, et ses conclusions, jusqu'à plus ample informé, sont favorables à la liqueur.

Néanmoins, une foule de points qui se rattachent à la question principale n'ont pas été et ne pouvaient pas être présentés dans un aperçu rapide du premier jet; il nous restait à faire, quand nous nous sommes mis à l'œuvre, toute une étude des propriétés chimiques du caillot et des phénomènes physiologiques liés à l'usage de la liqueur; il reste encore à décider quels seront les meilleurs usages pratiques du remède; mais le temps seul permettra une expérimentation qui fournisse une réponse à tous les cas.

Ainsi, étude chimique du caillot, étude physiologique sur l'absorption et l'élimination de la liqueur, tel est l'objet de ce travail, pour lequel nous avons mis à profit les conseils de M. Guilliermond, quand nous avons répété devant lui les expériences dont il sera parlé. Nous ne saurions trop, non plus, remercier notre excellent collègue de l'obligeance qu'il a mise à nous fournir toutes les préparations dont nous avions besoin, ainsi qu'à nous donner les formules de sa solution, que nous allons reproduire tout d'abord afin d'éviter toute confusion dans le récit des expériences.

FORMULES DE LA LIQUEUR IODO-TANNIQUE.

1° Liqueur Iodo-tannique normale. (*Guilliermond*).

Iode . . . . 5 grammes.
Tannin . . . . 45 grammes.

Triturez à froid, dans un mortier de porcelaine, jusqu'à mélange complet.

Ajoutez par petites fractions :

Eau froide . . . . 500 grammes.

Filtrez et faites évaporer, au bain-marie, pour obtenir 100 grammes de liqueur représentant :

Iode . . . . 5 grammes.
Tannin . . . . 45 grammes.
Eau . . . . 50 grammes.

2° Liqueur Iodo-tannique iodurée. (*Guilliermond*.)

Iode . . . . 5 grammes.
Tannin . . . . 10 grammes.

Triturez à froid, dans un mortier de porcelaine, jusqu'à mélange complet.

Ajoutez par petites fractions :

Eau . . . . 85 grammes.

Faites légèrement chauffer, au bain-marie, dans un matras jusqu'à dissolution, puis filtrez la liqueur.

I. — ÉTUDE CHIMIQUE.

§ 1. — *Le caillot iodo-tannique est insoluble dans l'eau bouillante.*

A. — Verse-t-on 30 gouttes de solution iodo-tannique normale sur 15 grammes de sang environ, immédiatement le liquide se prend en un magma crémeux, très-homogène, d'un rouge assez vif et dont la consistance, quoique grande, n'est pas telle néanmoins qu'une tige de verre puisse y rester debout.

Cette première épreuve montre déjà que le pouvoir coagulant de la solution iodo-tannique n'est point égal à l'action du perchlorure de fer ; car il suffit de 10 gouttes perchlorure, à 30° de Baumé, dans 15 grammes de sang, pour avoir un coagulum de consistance égale au précédent. La seule différence à noter, c'est qu'il est rouge brun, presque noir, tandis que l'autre est de teinte vermeille ; qu'il est grumeleux contrairement au premier qui est très-homogène.

— Donc, d'après nos expériences et toutes choses égales d'ailleurs, la solution iodo-tannique normale n'a guère qu'un tiers de la force coagulante du perchlorure de fer à 30° de Baumé.

B. — Si l'on traite le coagulum iodo-tannique par l'eau bouillante, il se prend par petits grumeaux qui nagent dans un liquide demi-transparent ; comme si la chaleur, complétant la coagulation de l'albumine, la groupait par fragments isolés, qui, vers la fin de l'opération, surnagent au liquide.

C. — Alors on peut, en filtrant, séparer les grumeaux du liquide, et voir comment se sont répartis les éléments mis en présence :

1° Dans ce liquide filtré il n'y a point d'albumine, ainsi que le prouve l'absence de tout précipité par l'acide nitrique ;

2°. Si l'on verse dans ce même liquide un persel de fer, du perchlorure par exemple, le précipité noir qui apparaît à l'instant établit, à n'en pas douter, qu'il y a du tannin en forte proportion.

3° Dans le liquide filtré nous démontrons l'iode péremptoirement par l'addition d'une certaine quantité d'amidon cuit, dissous dans l'eau, puis de quelques gouttes d'acide sulfurique azoteux, le plus sensible des réactifs ; — la coloration bleue, qui paraît à l'instant, est toujours très-foncée.

Si nous prenons actuellement ce qui est resté sur le filtre, et que nous fassions sur les grumeaux albumineux, préalablement mis en suspension dans l'eau, les réactions de l'iode et du tannin, nous trouvons qu'une forte proportion de ces corps est restée sur le filtre.

— D'où il suit que le coagulum est insoluble à chaud ; en second lieu, que les agents de la coagulation, le tannin et l'iode, se divisent en deux fractions : l'une qui se dissout et passe au travers du filtre, l'autre qui reste sur le filtre où elle est retenue par l'albumine coagulée.

D. — Sous ce rapport donc, le coagulum iodo-tannique diffère essentiellement du caillot de perchlorure de fer, qui est, lui, grumeleux, plus noir que le sang, et très-soluble dans l'eau bouillante.

Or, cette solubilité à chaud d'un caillot albumineux ne prouve-t-elle pas, comme l'a dit M. Burin du Buisson, qu'il y a là plus qu'un simple mélange ; qu'il y a une combinaison que, d'après les idées de MM. Dumas et Lassaigne, il convient de nommer, ainsi qu'il l'a fait, *perchloroferrate d'albumine.*

Mais, dira-t-on, l'acide chlorhydrique étendu dissout à chaud le coagulum d'albumine ; vous avez de l'acide libre dans votre perchlorure, donc rien ne prouve que votre caillot soit soluble ; tout porte à supposer, au contraire, que la dissolution n'a lieu qu'à la faveur de l'acide chlorhydrique libre de la liqueur dont vous faites usage.

A l'objection que voilà, nous répondons avec M. Burin : d'abord, que l'acide libre est en trop faible proportion (2 millièmes) pour produire un tel effet ; en second lieu, que du perchlorure privé d'acide libre par un excès de base, agit exactement de la même façon ; que l'objection, par conséquent, n'est pas fondée.

Dans le solutum du caillot ferrique, nous retrouvons tous les éléments mis en présence :

1° L'albumine que l'acide nitrique précipite en gros flocons, et qu'il convient de séparer en filtrant ;

2° Le perchlorure dans la liqueur filtrée, et dont les caractères deviennent clairs, évidents, une fois hors des entraves qu'apporte l'albumine dissoute à toutes les réactions, même aux plus simples et aux plus saisissables. Ainsi, par le nitrate d'argent, précipité blanc, caillebotté, soluble dans l'ammoniaque, par le cyanure jaune de potassium et de fer, précipité bleu de Prusse.

En résumé, nous voyons :

1° Que la liqueur iodo-tannique n'a guère qu'un tiers de la force coagulante du perchlorure de fer ;

2° Que le coagulum iodo-tannique est rouge vermeil, tandis que le caillot ferrique est rouge noir ; que le premier est crêmeux homogène, le second grumeleux, au contraire ;

3° Que le caillot iodo-tannique est insoluble dans l'eau bouillante, au lieu que le caillot ferrique est très-soluble à chaud ;

4° Que l'agent coagulateur iodo-tannique se divise en deux parts dans l'eau bouillante : l'une qui se dissout et passe au travers du filtre ; l'autre, qui reste emprisonnée dans l'albumine coagulée ; ce qui s'éloigne diamétralement du solutum de perchlorure qui nous offre à la fois l'albumine et le sel de fer.

D'où il suit, à notre avis, que si la solubilité du caillot ferrique entraîne l'idée d'une combinaison nouvelle, l'insolubilité du caillot iodo-tannique doit faire admettre une simple action de présence.

§ 2. — *Le caillot iodo-tannique est soluble dans l'acide chlorhydrique, dans la potasse et la soude.*

A. — Le caillot iodo-tannique, avons-nous dit, est insoluble dans l'eau bouillante ; il l'est encore davantage dans l'eau de chaux ; mais il se dissout très-bien dans l'eau chaude aiguisée d'acide chlorhydrique ; il se dissout parfaitement aussi par l'addition à l'eau bouillante de potasse ou de soude.

L'acide chlorhydrique agit ici comme sur l'albumine coagulée ; mais la potasse et la soude qui dissolvent pareillement à chaud l'albumine coagulée, ont, de plus, sur les éléments du caillot, une action décomposante que l'on saisit, et qui nous permettra d'expliquer l'absorption.

Par exemple, a-t-on pris soin de constater approximativement le degré d'alcalinité en commençant l'opération, on voit quand on finit que le solutum iodo-tannique, — fauve, presque noir, — n'est plus aussi alcalin ; bien plus qu'il est à peu près neutre, si l'on s'est donné la peine, en tâtonnant, d'y ajouter du caillot par doses fractionnées.

Or, de ce fait la conséquence logique n'est-elle pas qu'entre les éléments de la liqueur, iode et tannin, d'une part, — et la base alcaline, soude ou potasse, d'autre part, — il y a eu combinaison, et qu'il s'est formé un tannate de potasse ou de soude, en même temps qu'un iodure.

De sorte que le tannin qui, par sa propriété de coaguler l'albumine, semblerait se fermer toute issue, rentre, en formant un tannate soluble avec ces alcalis, dans les conditions où l'absorption est possible.

B. — Actuellement si nous soumettons aux mêmes expériences le caillot du perchlorure de fer, nous trouvons de notables différences : nous trouvons que ce caillot, si parfaitement soluble dans l'eau bouillante, perd, en majeure partie sinon totalement, sa solubilité dans un véhicule alcalin.

— Donc, antagonisme complet au point de vue de la solubilité entre les deux caillots :

Le caillot iodo-tannique est insoluble dans l'eau bouillante, mais soluble à chaud dans une eau alcaline.

Le coagulum ferrique, par opposition, est très-soluble à chaud dans l'eau distillée, et beaucoup moins soluble dans une eau alcaline.

Ce qui nous amène théoriquement à pressentir déjà que le caillot iodo-tannique battu par un liquide chaud, alcalin, comme le sang, ne doit point résister autant que le caillot ferrique, à moins cependant que par un excès de liqueur tannique on ne provoque une inflammation, qui, en coagulant le sang autour du caillot primitif, le protége et favorise son organisation.

Les faits nous manquent jusqu'à présent pour être complètement édifié sur ce point ; pourtant, d'après le peu que nous avons vu, il se pourrait que le résultat pratique fût d'accord avec la théorie. Chez un de nos malades, opéré de varices, le caillot a persisté, mais l'inflammation a été assez vive ; chez un autre, l'inflammation a été très-légère, mais deux jours après l'opération il n'y avait presque plus de caillot. Somme toute, nous ne décidons rien sur la valeur pratique du moyen ; nous le ferons dans un travail complémentaire de celui-ci, après que nous aurons recueilli un nombre suffisant d'observations.

§ 3. — *Quel est dans la liqueur iodo-tannique l'agent essentiel de coagulation ?*

Est-ce l'iode, est-ce le tannin ? Serait-ce plutôt un composé nouveau dû à la combinaison de ces deux éléments ? — Eh bien ! c'est le tannin, et voici comment nous l'avons démontré :

Nous avons mis dans quatre verres une égale quantité de sérosité d'hydrocèle (15 grammes environ), puis nous avons ajouté, à l'un, 30 gouttes de liqueur iodo-tannique normale ;

à un autre, assez d'une solution titrée de tannin pour représenter la dose de ce corps contenue dans les 30 gouttes de la liqueur composée ; dans le troisième, c'était 30 gouttes de teinture d'iode pure, et dans le quatrième, un égal volume d'alcool ordinaire. Cela fait, nous avons agité, et nous nous sommes bientôt convaincu que le caillot de tannin pur est identique à celui de la liqueur iodo-tannique normale par l'homogénéité, la consistance et la rapidité de formation, que toute la différence réside dans la coloration blanc-grisâtre de celui-ci, au lieu de ce reflet jaunâtre du caillot iodo-tannique. Mais, je le répète, ces deux caillots se ressemblent au point qu'on les confondrait très facilement si l'on n'y prenait garde, et qu'il ne faut rien moins qu'y regarder de près, à un bon jour, pour ne pas s'y tromper.

Que nous ayons fait usage de sérosité d'hydrocèle, à défaut de sang, peu importe, nous concluons hardiment de l'un à l'autre, tant de fois nous avons trouvé identité, à la coloration près, entre les résultats fournis par la sérosité d'exhalation et ceux du sang pris en nature.

La teinture d'iode coagule assez mal, un peu mieux cependant que l'alcool pur, mais sans que sa force aille jusqu'à produire un magma homogène ; tout se réduit à des grumeaux nageant dans le liquide et se déposant par le repos au fond du vase.

Pour compléter l'expérience il convenait de faire agir en présence la liqueur normale et la liqueur iodurée, afin d'apprécier si elles seraient de force égale, ou si l'une l'emporterait sur l'autre. Le résultat patent de cette épreuve, soit avec la sérosité, soit avec le sang, au sortir de la veine, est que la liqueur iodo-tannique normale coagule bien mieux que la liqueur iodurée ; que celle-ci n'a guère que la moitié, les deux tiers au plus, du pouvoir hémoplastique de la solution coagulante normale.

— Ainsi, le tannin seul coagule aussi bien que la liqueur normale, et celle-ci, mieux que la liqueur iodurée qui, sous un même volume, contient moins de tannin ; de plus, l'iode, même avec l'alcool pour auxiliaire, coagule fort mal ; donc l'agent essentiel, unique peut-être, de la vertu coagulante du nouveau composé, *c'est le tannin.*

Or, si le tannin est ici le coagulateur par excellence, la conséquence n'est-elle pas que, là où il ne s'agira que de coaguler le sang, le tannin seul suffira et devra être employé préférablement à la liqueur composée.

Mais si l'effet hémoplastique n'est plus ce que l'on cherche, s'il convient avant tout de tonifier, de poursuivre l'élément strumeux, la solution iodo-tannique retrouve alors tous ses avantages ; elle reprend toute son importance.

En somme, nous dirons, au point de vue chirurgical :

1° La liqueur iodo-tannique est hémoplastique par le tannin qu'elle renferme et non par l'iode qui s'y trouve ;

2° Elle pourrait, ce nous semble, être remplacée par une dissolution de tannin, toutes les fois qu'il n'y aurait d'autre indication à remplir que de coaguler le sang ;

3° L'expérience à venir, seule, apprendra de quelle valeur sera le nouveau composé, en injections dans les abcès, dans les kystes, dans les séreuses, et généralement dans toutes les maladies où la teinture d'iode est justement préconisée.

II. — ÉTUDE PHYSIOLOGIQUE.

La liqueur iodo-tannique est susceptible d'absorption ; tous les éléments s'en retrouvent dans l'urine : telle est la proposition que nous allons démontrer.

§. 1. — *Absorption de l'iode.*

L'absorption de l'iode administré en injection dans les abcès froids, dans les trajets fistuleux et appliqué sur les ulcères et le derme dénudé, est devenue un fait incontestable depuis que notre honorable président, M. Bonnet, a démontré, dans un savant Mémoire sur l'iode, que ce métalloïde se retrouve dans les urines, dans la salive et généralement dans toutes les excrétions. L'absorption commence au bout de quelques heures, dure de 4 à 8 jours, très-abondante d'abord, plus faible ensuite, jusqu'au moment où le phénomène cesse. Et qu'on ne se figure pas qu'il en faille de fortes doses pour le retrouver, quelques gouttes d'une liqueur iodurée suffisent, ainsi qu'on va le voir. Mais, avant tout, parlons des cas les plus tranchés où nous avons expérimenté la solution iodo-tannique.

A. — Nous avons essayé avec l'amidon cuit et l'acide sulfurique azoteux les urines de deux malades qui avaient reçu l'un et l'autre environ 60 grammes de liqueur iodo-tannique iodurée ; et, chez tous les deux, les quantités d'iode trouvées dans les urines du premier jour étaient énormes. Au deuxième jour, même résultat ; au troisième, le précipité était sensiblement diminué ; au quatrième, tout avait disparu. Chez un troisième malade, l'iode était dans les urines trois heures après l'opération, et pendant sept jours on en suivit les traces.

B. — Nous avons également retrouvé l'iode, mais en moindre proportion et avec des nuances variées suivant l'étendue des surfaces, chez des hommes porteurs d'ulcères calleux pansés avec la liqueur iodo-tannique iodurée. Il y a plus, c'est qu'il a suffi de cinq gouttes de liqueur normale dans des varices pour constater l'iode dans les urines recueillies le jour même.

C. — A l'intérieur, 10 et 15 gouttes de solution normale ont donné des résultats incontestables dès le premier jour ; une seule fois, 15 gouttes de la même liqueur n'ont amené que le lendemain de réaction sensible.

— En définitive, l'absorption de l'iode est mise hors de doute pour une faible quantité aussi bien que pour les fortes doses, à l'intérieur comme en topiques, pour la solution normale, dont l'iode retenu par le tannin ne réagit plus sur l'amidon seul, comme pour la liqueur iodurée qui bleuit d'elle-même la solution d'amidon cuit.

D. — Le tannin, par sa combinaison avec l'iode, aurait-il

quelque influence sur l'absorption de ce corps, soit en la retardant, soit en l'accélérant; ou bien le phénomène se passerait-il ici comme avec les préparations ordinaires?

Nous croyons pouvoir dire que cette dernière hypothèse est la vraie, et pour preuve nous avons, que l'iode, une fois exceptée, s'est montré constamment dans la première journée de l'administration; il s'est montré trois heures après une injection, et, ce qui est plus fort, trois heures après l'ingestion de 15 gouttes de liqueur normale à l'intérieur.

Aussi ne saurait-on admettre, en règle générale, de retard à l'absorption de l'iode par le fait du tannin; tout semble au contraire se passer avec autant de promptitude que si l'iode était employé dissous dans l'alcool.

§ 2. — *Le tannin est absorbé.*

L'absorption du tannin et son élimination par les urines est chose positive; seulement elle est moins facile, moins complète que pour l'iode, en supposant que les réactifs qui décèlent ce corps soient aussi sensibles que ceux de l'iode et qu'ils ne perdent rien de cette sensibilité en présence des sels de l'urine.

A. — Les *réactifs* dont nous avons fait usage sont: le perchlorure de fer, le citrate de fer et la liqueur de Labarraque.

Le perchlorure serait un excellent réactif s'il n'avait l'inconvénient d'être décomposé par les urines alcalines et de donner avec les urines normales un précipité blanchâtre qui masque la teinte gris sale d'un léger précipité de tannate de fer.

Toutefois, si ce dernier inconvénient est irrémédiable, il n'est pas de nature à enlever au sel beaucoup de sa sensibilité; quant au premier, on y oppose l'acide acétique qui, en décomposant le carbonate d'ammoniaque, favorise la réaction.

Le citrate de fer qui nous fut conseillé par M. Guilliermond, est un bon réactif aussi; il a sur le perchlorure l'avantage de colorer les urines en noir sans les décomposer; mais il a l'inconvénient, à son tour, joint à ce qu'il est un peu moins sensible, d'être fortement coloré et de donner au liquide en expériences, même à la dose de deux ou trois gouttes, une coloration plus foncée qui laisse dans le doute sur la présence ou non du tannin en minime proportion.

Nous recommandons la liqueur de Labarraque comme un réactif précieux du tannin dans les urines, attendu qu'elle leur donne une teinte feuille-morte, sans précipité, s'il y a peu de tannin, et une coloration brune s'il y en a beaucoup. De plus, étant parfaitement limpide, rien ne s'oppose à ce que l'on saisisse la plus légère nuance foncée que prennent les urines, et que dans le cas d'incertitude on compare ces urines expérimentées à celles qui ne l'ont point encore été. Deux fois, entre autres, elle nous a rendu un véritable service en nous donnant la conviction qu'il y avait du tannin dans des urines qui n'en montraient aucune trace par les sels de fer. Nous concentrâmes ces urines, et, après réduction des deux tiers, le précipité noir, par les sels de fer, devint très-évident.

En réalité, toutes les fois que les sels de fer ont démontré le tannin, la liqueur de Labarraque l'a démontré aussi; et plusieurs fois, où les sels de fer ne donnaient rien sans concentration du liquide, la coloration par l'hypochlorite de soude était fort apparente.

Est-ce à dire que la liqueur de Labarraque soit un réactif plus sensible que les persels de fer? nullement; elle a même une certaine infériorité, eu égard à ceux-ci, s'il s'agit d'une solution aqueuse de tannin; mais, au milieu des sels de l'urine, et, malgré ses variations, elle conserve une sensibilité bien remarquable. Il n'y a qu'une forte alcalinité qui détruise ses effets; et encore suffit-il de traiter préalablement les urines par l'acide acétique pour qu'elle reprenne tous ses avantages.

La preuve que le tannin est bien ici la cause de cette coloration, c'est qu'on l'obtient en traitant de la même façon une dissolution étendue de tannin ou de liqueur iodo-tannique; c'est qu'elle fait complétement défaut par la teinture d'iode pure qu'elle décolore au lieu de la brunir; c'est qu'enfin aux urines normales elle n'ajoute ni ne change absolument rien.

Est-ce le chlore, est-ce la soude qui est spécialement la cause du phénomène indiqué? C'est la combinaison des deux, c'est-à-dire l'hypochlorite de soude; car le chlore et la soude, essayés separément, ne donnent pas une coloration au même titre que le sel.

Enfin, pour terminer, nous répétons qu'en face d'une expérience douteuse il faut concentrer les urines, les corriger par l'acide acétique si elles sont alcalines, et qu'alors seulement le résultat, positif ou négatif, a toute la valeur désirable.

B. — Ceci posé, nous affirmons avoir retrouvé le tannin, de la façon la plus claire, la plus positive, chez nos malades qui ont reçu, en injection dans des abcès froids, une forte dose de solution iodo-tannique iodurée.

Le précipité par le perchlorure de fer frappait les yeux; la coloration feuille-morte par la liqueur de Labarraque était non moins incontestable.

C. — Nous avons aussi retrouvé le tannin chez un homme porteur d'un vaste ulcère pansé avec la liqueur iodurée; seulement, dans ce cas, la réaction du perchlorure était gênée par l'alcalinité des urines qui décomposaient le sel; elle était de plus si peu sensible avec le citrate, qu'il eût été difficile de se prononcer; mais la liqueur de Labarraque donnait une coloration de feuille-morte si marquée, qu'en dépit des sels de fer nous admettions la présence du tannin. La contre-épreuve, d'ailleurs, fut pleinement confirmative; le perchlorure et le citrate donnèrent les précipités caractéristiques, une fois les urines concentrées par l'ébullition.

D'autres ulcères, pansés de la même façon, n'ont point

amené de traces de tannin dans les urines ; il n'y en a pas eu non plus chez le malade opéré des varices par une injection de cinq gouttes de liqueur coagulante normale.

D. — A l'intérieur, plusieurs malades ont pris 10, 15, 20 gouttes de solution normale sans que nous ayons pu, en variant et multipliant les expériences, démontrer le tannin.

Une fois cependant, après la concentration du liquide excrété, le tannin apparut par tous les réactifs ; et ici encore la liqueur de Labarraque, préalablement à toute opération, nous en avait fourni les premiers indices.

Pourtant la dose administrée n'avait été que de 15 gouttes de solution normale dans une potion, ce qui fait environ 0,75 grammes de tannin sur 0,01 gramme d'iode pris à l'intérieur.

— Au demeurant, que l'absorption ne soit ni aussi facile ni aussi prompte pour le tannin que pour l'iode, d'accord ; mais qu'elle n'existe pas, voilà une erreur que nos observations réfutent victorieusement.

E. — Un autre fait bien digne de remarque, sur lequel nous devons insister, c'est que l'absorption ne suit pas la même marche ponr le tannin que pour l'iode ; les choses vont, au contraire, comme si l'iode et le tannin n'étaient mis qu'en présence et nullement liés entre eux.

Par exemple, dès le premier jour d'une grande injection iodée, bien que l'iode et le tannin apparaissent ensemble, on trouve d'énormes quantités d'iode contre de faibles proportions de tannin, eu égard à ce qui a servi.

Plus tard l'iode diminue quand le tannin persiste ; plus tard encore, l'iode a disparu que le tannin continue à donner sa réaction spéciale.

Trois heures après une injection tannique iodurée, nous avons retrouvé l'iode et le tannin ; deux fois sur trois, dans les mêmes conditions, l'iode a disparu le quatrième jour, et le tannin le cinquième ; une fois l'iode a persisté jusqu'au septième jour inclusivement et le tannin se montrait encore au quinzième.

— En conséquence, l'absorption est moins rapide pour le tannin que pour l'iode ; et comme l'élimination de l'iode suit la marche ordinaire, il paraît peu probable que l'absorption de cet agent soit influencée par le tannin.

F. — Cette absorption du tannin doit-elle donc nous surprendre beaucoup ? non ; car la liqueur iodo-tannique, en présence de sels de soude du sang ou de toute exsudation plastique, doit se décomposer en tannate de soude ainsi qu'en iodures solubles, lesquels passent à la faveur de leur solubilité dans le torrent circulatoire, d'où ils sont éliminés par les reins (1). Mais comme l'absorption du tannin est plus lente, et que, s'il y en a plus longtemps dans les excrétions, il y en a moins à un instant donné, il en résulte que la démonstration en est plus difficile et qu'il en faut de plus fortes doses pour le retrouver.

C'est par là que nous expliquons la dissidence qui existe entre nos expériences et celles de M. Soubeiran, qui n'a pu retrouver le tannin chez un malade prenant à l'intérieur un grain par jour de cette substance. Sans doute, s'il s'agissait uniquement de recherches chimiques, d'analyses délicates, nous n'oserions nous poser en contradicteur du savant professeur de pharmacie ; mais il ne faut pas une extrême habileté pour voir si un précipité est noir ou de toute autre couleur, pas plus que pour laisser tomber dans des urines quelques gouttes de persel de fer.

G. — Actuellement, reportons-nous au perchlorure de fer et voyons si, à l'égal de la liqueur iodo-tannique, il est susceptible d'absorption.

Ici la théorie, d'accord avec l'observation, dit non, puisque les alcalis diminuent la solubilité du caillot ferrique. Quelque vastes que soient les ulcères pansés avec le perchlorure de fer, il n'en passe point dans les urines ; et le même malade qui a pu absorber le tannin d'une décoction de noix de galles et les éléments de la liqueur iodo-tannique, reste complètement réfractaire au perchlorure de fer. Peut-être en serait-il autrement — ce que pourtant nous ne supposons pas — si l'on pouvait déposer dans les tissus de fortes proportions de perchlorure de fer ; mais la chose paraissant dangereuse, il faut savoir s'abstenir. Mieux vaut risquer d'être incomplet que de tenter une expérience blâmable.

De tout ce qui précède, au sujet du tannin, il ressort :

1° Que le tannin est absorbé et qu'on le retrouve dans les urines ;

2° Que son absorption est plus lente que pour l'iode ;

3° Que, pour le démontrer clairement, il faut qu'il soit administré à forte dose ;

4° Que les réactions douteuses peuvent devenir évidentes par la concentration des urines ;

5° Que, contrairement au tannin, le perchlorure de fer s'est montré réfractaire à l'absorption.

III. — RÉSUMÉ GÉNÉRAL.

I. — La liqueur iodo-tannique normale n'a guère qu'un tiers de la force hémoplastique du perchlorure à 30° ; la liqueur iodurée est encore moins puissante.

II. — Le coagulum iodo-tannique, insoluble dans l'eau bouillante, s'y dissout facilement par l'addition de soude ou de potasse ; contrairement au coagulum du perchlorure, qui est très-soluble dans l'eau bouillante et fort peu dans une eau alcaline.

D'où il suit que le premier doit trouver dans le sang des éléments de dissolution et le second de persistance.

III. — La liqueur iodo-tannique est hémoplastique par le tannin qu'elle renferme et non par l'iode qui s'y trouve.

(1) Quand nous disons *tannate de soude*, ce n'est point avec la prétention de juger à fond une question de chimie, mais seulement pour faire entrevoir la formation possible d'un sel soluble. Que ce soit un pyro-gallate ou un méta-gallate, peu importe au point de vue physiologique, puisque ces sels n'existent pas à l'état normal et qu'ils n'apparaissent dans les urines que si l'on a fait usage des préparations qui renferment du tannin.

IV. — L'iode est absorbé rapidement et d'une façon assez régulière pour qu'il ne soit pas permis de croire à une influence quelconque du tannin sur l'absorption de ce métalloïde.

V. — Le tannin est absorbé ; et ce résultat tient très-probablement à la formation d'un tannate soluble avec la soude des sels alcalins du sang.

VI. — L'absorption du tannin n'est point aussi rapide que celle de l'iode ; son élimination commence en même temps ; mais elle continue après que tout l'iode a disparu.

VII. — Le perchlorure de fer, à l'opposé du tannin, n'est point pris par absorption.

VIII. — L'étude clinique n'est point encore assez avancée pour assigner, au composé nouveau d'iode et de tannin, sa véritable place en chirurgie ; toutefois de fortes présomptions établissent qu'il y prendra un rang utile, aussi bien qu'à l'intérieur il est appelé à rendre des services.

(*Publié par décision de la Société de médecine.*)

SOCIÉTÉ DE MÉDECINE.

Séance du 20 mars 1854.—Présidence de M. Bonnet.

Correspondance. —La Société a reçu une lettre de M. le docteur Gillebert, qui demande à changer son titre de membre correspondant en celui de membre titulaire ; il appuie sa demande par l'envoi d'un Mémoire manuscrit sur les bains d'air comprimé. Rapporteur, M. Teissier.

Un travail de M. le docteur Chardon sur les fièvres.

Une lettre de M. Dauvergne de Manosque qui remercie de l'honneur qu'on lui a fait en le nommant membre correspondant, et qui adresse un volume sur l'*Hydrothérapie normale, et sur l'usage de l'eau de mer.* Rapporteur M. Brachet.

Une série de brochures de M. Dubreuil de Bordeaux, avec la demande du titre de membre correspondant. Rapporteur M. Peyraud.

Le numéro du 15 mars de la *Revue médicale de Paris.*

Un numéro du *Journal de Pharmacie.*

Deux numéros du *Moniteur des Hôpitaux.*

Un opuscule de M. Magne sur l'ophthalmie et les corps étrangers dans l'œil.

Une lettre de M. Güggenbuhl qui remercie la Société de l'avoir nommé membre correspondant ; M. le secrétaire-général fait observer que c'est le titre de membre associé que la Société a décerné à M. Güggenbuhl, en témoignage de sa haute estime pour son caractère et ses travaux. Cette lettre est accompagnée de deux Mémoires, l'un en allemand, l'autre en anglais qui constatent de nombreux succès de la méthode de M. Güggenbuhl, à l'Abensberg dans le canton de Berne et à Bath en Angleterre.

Un numéro de la *Revue du Lyonnais.*

Archives. — M. l'archiviste, au nom du bureau, propose de remettre à l'École de médecine, les pièces d'anatomie pathologique appartenant à la Société. Il annonce qu'il a vu le directeur de l'École, qui lui a déclaré qu'il serait très-heureux d'être le dépositaire de ces richesses, et qu'en témoignage de sa gratitude, il s'empresserait de mettre au service de la Société les amphithéâtres et le laboratoire de chimie de l'École. La proposition de M. l'archiviste est adoptée.

M. Reybard lit un Mémoire sur un nouveau procédé de réunion applicable aux déchirures du périnée et a celle de la cloison recto-vaginale (voir le nº du 30 avril).

Discussion. — M. Rollet rend témoignage de l'excellence, de la simplicité et de la sûreté de la méthode qu'il a vu mettre en usage. Il présente seulement quelques observations sur la division en deux classes des déchirures du périnée admise par M. Reybard d'après les auteurs, et pense que celle à laquelle il a appliqué son procédé, aurait dû lui en faire admettre une troisième espèce. Il ajoute enfin que le procédé de M. Reybard est essentiellement nouveau dans son application aux déchirures du périnée, mais qu'il a une ressemblance frappante avec le procédé autrefois imaginé par M. Bonnet, pour la cure radicale des hernies.

M. Desgranges lit un Mémoire intitulé : Étude comparative de la liqueur iodo-tannique et du perchlorure de fer relativement aux propriétés hémoplastiques et a l'absorption de ces agents (voir plus haut).

Discussion. — M. Barrier loue en général le travail de M. Desgranges et fait observer qu'il avait cru, d'après quelques essais, la liqueur iodo-tannique iodurée plus énergiquement coagulante que la liqueur neutre ; si M. Desgranges a constaté le contraire c'est peut-être que ses expériences ont été faites sur la sérosité et non sur le sang. Jusqu'à ce que l'expérimentation ait été faite sur ce dernier fluide, il conservera quelques doutes. En second lieu, il demande à l'auteur s'il est bien certain, comme il l'a dit, que la disparition du caillot dans les veines variqueuses où on a injecté de la liqueur iodo-tannique, soit produite par l'action dissolvante des alcalis du sang.

Sur le premier point, M. Desgranges répond qu'il a si souvent constaté l'identité d'action de la liqueur iodo-tannique sur le sang et sur la sérosité, qu'il pense qu'il en sera ainsi encore pour la coagulation ; mais il s'empresse de reconnaître que l'objection peut être faite. Sur le second point, il répond qu'il affirme le fait de la dissolution presque constante du caillot ; mais qu'il ne tient pas absolument à l'explication qu'il en a donnée.

Commission des prix. — MM. Brachet, Pétrequin, Desgranges, Gubian et Roy ayant obtenu le plus grand nombre des suffrages, sont nommés commissaires.

Le secrétaire du Bureau, Rambaud.

Séance du 3 avril.

M. le Président annonce que M. Serre, d'Uzès assiste à la séance et qu'il aura l'honneur de faire une communication à la Société.

M. le Président annonce que M. de Polinière vient de faire hommage à la Société d'un travail important ayant pour titre : *Considérations sur la salubrité de l'Hôtel-Dieu et de l'hospice de la Charité.* Il regrette de n'avoir encore pu prendre lecture de cet ouvrage pour en signaler les parties essentielles ; mais il se console en pensant que chacun sait ici, par quels efforts M. de Polinière a marqué son passage dans les hôpitaux, comme médecin et comme administrateur, et par quelles heureuses innovations il a bien mérité à la fois de la science et l'humanité.

M. Rougier dit qu'on peut apprécier d'un mot le résultat des améliorations apportées par l'hygiène dans nos hôpitaux et auxquelles M. de Polinière a pris une si grande part ; c'est que la mortalité qui de 1823 à 1837 était de 1/7 des malades, n'a plus été de 1838 à 1852 que de 1/9.

M. de Polinière ajoute qu'il résulte de cette différence que dans une période de 15 ans, 4834 malades ont été arrachés à une mort certaine par les réformes de tous genres dont son livre contient le récit.

CORRESPONDANCE. — La Société reçoit :

1° Une lettre de M. Pouget, président de la Société hydrologique de Toulouse. Rapporteur M. Rérolle.

2° *Un Mémoire sur la tumeur blanche* par M. Schelling, médecin aide-major du 7e de ligne. Rapporteur M. Desgranges.

3° *Essai d'une topographie médicale du bassin de Tlemcen*, par M. Catteloup, médecin en chef de l'hôpital militaire de Tlemcen.

4° *Mémoire sur la Glycérine et ses applications aux diverses branches de l'art médical*, par M. Cap.

5° *Mémoire sur le traitement des fractures non réunies et des difformités des os*, par M. Daniel Brainard.

6° La *Revue Médicale* du 31 mars.

7° La *Revue scientifique et administrative des médecins des armées de terre et de mer*, pour les mois de janvier et de février 1854.

8° La *Gazette Médicale de Lyon* du 31 mars.

M. le Président donne avis, qu'un échantillon de vaccin lacto-vari olique, actuellement en cours d'évolution à l'hospice de la Charité, est mis par M. Bouchacourt à la disposition de ses collègues.

M. LUDANSKI lit un Mémoire qui a pour titre : DE L'HYDROTHÉRAPIE COMME MÉTHODE RÉVULSIVE ET DE SES APPLICATIONS CONTRE LES CONGESTIONS CHRONIQUES (sera inséré).

DU PHOSPHÈNE.

M. le docteur SERRE d'Uzès, remercie la Société de l'accueil bienveillant qu'il a reçu dans son sein, il y a un an, et il espère y rencontrer aujourd'hui le même sentiment pour l'exposition qu'il va faire de ses idées sur le phosphène. Voici le résumé de son discours.

On donne le nom de phosphène (de φως lumière et de φαινω paraître) à un phénomène de vision qui se manifeste par l'apparition d'une image lumineuse dans la région orbitaire, quand l'œil est méthodiquement pressé à travers les paupières, et plus spécialement à l'image annulaire qui apparaît quand la compression s'effectue à l'aide de la pulpe du doigt. Ce phénomène résulte du contact médiat de la rétine dont la propriété tactile se révèle ainsi par un phénomène de lumière. Le phosphène n'est pas nécessairement annulaire ; il prend la *forme* du corps qui le produit : rond avec la pulpe du doigt, demi-circulaire avec le bord arrondi de l'ongle, triangulaire, carré, ovale, etc., si l'instrument de l'expérience prend ces diverses configurations.

L'illumination qui constitue le phosphène, peut se montrer tout autour de l'orbite ; de là, les quatre noms de *nasal*, de *temporal*, de *frontal*, de *jugal* donnés au phosphène, selon le point de l'orbite où la pression s'exerce pour le produire. C'est le phosphène frontal qui est le plus intense ; c'est le nasal qui persiste le plus longtemps, après que es autres ont disparu par la paralysie progressive de la rétine.

Le phosphène n'apparaît pas dans le point même où l'on comprime l'œil, mais au point précisément opposé de l'orbite, et l'image lumineuse représente la forme de l'instrument de compression dans une position inverse de celle que cet instrument affecte réellement sur la paupière.

Quelles conditions sont nécessaires pour la production du phénomène? La première, c'est que la rétine jouisse en tout ou en partie de sa sensibilité ; la seconde, c'est que l'expérience soit bien faite. « Si dans l'*obscurité* on presse le *coin* de l'œil avec le doigt et qu'en même temps on tourne l'œil *du côté opposé*, on voit un cercle de couleurs fort semblables à celles qui paraissent sur les plumes de la queue du paon. C'est le phosphène. Si l'on tient l'œil et le doigt en repos, ces couleurs disparaissent en une seconde ; mais si on remue le doigt avec un mouvement *tremblotant*, elles reparaissent encore. » Cette citation que M. Serre, d'Uzès, emprunte à Newton, résume parfaitement et les caractères du phosphène et la manière de le faire naître le plus sûrement.

Quelles sont les causes du phosphène et des divers phénomènes d'optique subjective qui s'y rattachent ? M. Serre évite à dessein d'entrer dans les détails trop longs de cette question complexe de physiologie. Il se borne à dire que d'après les données les plus probables de la science, l'œil, et en particulier la rétine, représentent un appareil électro-dynamique analogue à celui de la torpille et que le phosphène est un phénomène d'électricité animale.

Quelle est l'utilité pratique de la connaissance du phosphène? M. Serre d'Uzès, qui termine par là son intéressante communication, fait voir 1° que dans l'état d'intégrité parfaite de la rétine, le phosphène sert à en mesurer exactement la limite antérieure par une expérience facile et concluante, puisque le phosphène cesse de se produire là où la pression sur l'œil cesse d'intéresser la rétine ; 2° que dans la paralysie progressive de cette membrane, le phosphène sert à mesurer les progrès et la gravité du mal. Le phosphène n'existe en effet qu'exceptionnellement dans l'amaurose ; il annonce alors la possibilité de la guérison. Le plus habituellement le phosphène disparaît peu à peu, d'abord en bas, puis en haut, ensuite en dehors, enfin en dedans de l'œil, point où il persiste le plus longtemps, parce que là, la rétine, plus profondément accessible au contact de l'instrument explorateur, se laisse aussi provoquer efficacement pendant un temps plus long. Les paralysies de la rétine commencent en effet, dit M. Serre, par la périphérie de cette membrane et gagnent peu à peu son point central ou optique. Il est donc naturel que le phosphène s'éteigne d'abord là où il est plus difficile d'atteindre la rétine, et qu'il se maintienne tardivement là où l'on peut mieux l'exciter, c'est-à-dire qu'il disparaisse dans l'ordre indiqué ; ce qui le prouve, c'est que sa réapparition, dans les cas de guérison, a précisément lieu dans l'ordre inverse et qu'il se reproduit d'abord en dedans, puis en dehors, puis en haut, puis en bas.

La disparition graduelle des phosphènes doit éveiller les soupçons du médecin ; car lorsqu'ils ont cessé d'exister, la vue est éteinte et l'amaurose est complète. Cependant, quand l'amaurose est très-lente, tous les phénomènes peuvent avoir disparu et les malades conserver encore la vision. M. Serre explique cette apparente anomalie en disant que la rétine n'est pas indispensable pour voir ; que le *punctum lucidum de Sœmmering*, étant le véritable et le seul point visuel, tant que ce point n'est pas atteint par la paralysie progressive, la vue peut se maintenir, bien que les phosphènes aient déjà cessé d'être visibles ; mais qu'on doit s'attendre à voir la cécité devenir complète d'un instant à l'autre. Il cite l'histoire d'un jeune homme qui vient en preuve à sa démonstration.

Le phosphène enfin est un élément pathognomonique de diagnostic différentiel ; il sert à constater l'état de la sensibilité de la rétine et à encourager ou à prévenir une opération dans des cas complexes d'affection oculaire, de cataracte par exemple, où l'existence réelle ou supposée d'une amaurose peut décider de la question d'agir ou de n'agir pas.

Le secrétaire du Bureau, J. GARIN.

Séance du 10 avril.

CORRESPONDANCE. — La Société reçoit le recueil des travaux de la société médicale d'Indre-et-Loire pour l'année 1853.

M. le secrétaire-général invite les membres qui auront des lectures à faire, à s'inscrire chez lui au moins le jeudi avant le jour des séances, s'ils ne veulent éprouver du retard pour leur inscription à l'ordre du jour. Il prie également ceux qui auraient des questions de prix à proposer, à le faire de suite, pour que la commission spéciale qui doit se réunir dans la semaine puisse s'en occuper.

M. Rérolle rend compte des premiers travaux de la société d'hydrographie médicale du midi et propose : 1° de remercier cette société de la communication de ses travaux ; 2° de créer, dans le sein de la société, *un comité permanent d'hydrologie médicale* de trois membres chargés de présenter chaque année, au mois de février, un rapport sur les travaux d'hydrologie qui auront été reçus. Ce comité serait renouvelé tous les deux ans et les membres pourraient en être réélus. La correspondance avec les sociétés d'hydrologie aurait lieu par l'intermédiaire de M. le secrétaire-général. Ces propositions sont soumises à la Société.

M. Pasquier pense qu'un comité permanent d'hydrologie ne peut, aux termes du réglement, être nommé que sur le rapport d'une commission spéciale.

M. Rougier soutient la même opinion et rappelle qu'on a agi de la sorte pour la création du comité permanent de vaccine.

M. le Président, pour trancher cette question secondaire plus rapidement, propose de donner à ce comité le nom simple de *Commission d'hydrologie* et de nommer pour en faire partie MM. Rérolle, Glénard et Gromier. Les conclusions du rapport ainsi modifiées sont adoptées sans scrutin de vote.

M. Passot lit un Mémoire intitulé : De la salivation mercurielle comme moyen thérapeutique (sera inséré).

Discussion. — M. Devay croit que M. Passot, en parlant de *révulsion thérapeutique* et de *métastase*, a confondu ces deux expressions dans un même sens. Le mercure, dans le traitement de l'iritis par la salivation, ne détermine pas une métastase, mais une révulsion thérapeutique ; la métastase est un phénomène morbide *spontané*, la révulsion est un phénomène thérapeutique *provoqué*.

M. Passot répond qu'il n'a pas confondu ces deux modes de guérison ; mais qu'il les a seulement comparés l'un à l'autre.

M. Diday rend hommage à l'exactitude des descriptions de M. Passot et à sa conduite courageuse dans l'un des cas qu'il a cités et dont il a été témoin lui-même. Il s'agissait d'un malade furieux des accidents de la salivation et qui voulait non seulement se suicider, mais tuer en même temps son médecin. Il n'approuve pas la salivation mercurielle dans l'épididymite blénorrhagique ; depuis longtemps il a proscrit cette méthode de traitement comme dangereuse et comme inutile : les résolutifs locaux ordinaires lui paraissent suffisants. Il se demande si la salivation mercurielle devient plus acceptable parce qu'un malade privé de dents n'a plus dans la bouche que des *chicots* ; il est vrai que s'il existe un *chicot*, c'est sur ce vestige que l'action du mercure se porte, parce qu'alors l'émail et une portion de l'ivoire étant détruits, le mercure agit en toute liberté sur la substance osseuse de la dent. Il n'a jamais vu les dents saines, quelqu'ébranlées qu'elles fussent par suite de l'état des gencives, tomber sous l'influence du mercure.

M. Passot renonce aussi à l'emploi des frictions mercurielles dans l'épididymite, et s'il les a employées dans le cas qu'il a cité, ce n'a pas été à titre de médication spécifique, mais comme méthode résolutive et révulsive.

Inoculations lacto-varioliques pratiquées a la Charité.

M. Bouchacourt fait une communication orale sur l'inoculation lacto-variolique, qu'il a entrepris d'étudier expérimentalement, pour répondre aux désirs de la Société. Il aurait voulu ajourner encore cette communication, parce que le résultat actuel des expériences n'est pas ce qu'il paraît avoir été à une autre époque et qu'il n'est pas encore complètement satisfaisant. Mais depuis la thèse de M. Bossu sur ce sujet, les journaux se sont emparés de la question et ont commis sur les personnes et sur les choses des erreurs qu'il importe de ne pas laisser subsister. C'est ainsi que M. Desalleurs de Rouen, dans un Mémoire d'ailleurs empreint d'exagération, dit en parlant des expérimentateurs que M. Brachet est chirurgien en chef de la Charité et met M. Bouchacourt à l'Hôtel-Dieu ; c'est ainsi que M. Diday a été mal informé en disant qu'il y a eu des revers et des cas de mort après l'inoculation lacto-variolique. M. Bouchacourt affirme, ainsi que l'a fait M. Bossu dans sa thèse, qu'il n'y a eu aucun revers, que les expériences n'ont été funestes à personne et qu'excepté un cas d'inoculation variolique qui a été du reste porté à la connaissance de la Commission de vaccine, il n'y a eu aucun cas de mort à regretter.

M. Diday, interrompant M. Bouchacourt, demande à dire un mot d'explication personnelle. Il avoue que les renseignements qui ont donné lieu aux allégations contre lesquelles M. Bouchacourt réclame avec raison, étaient erronés. Il a été trompé, mais il n'a pas trompé, ou plutôt il a involontairement trompé le public. Il aurait dû peut-être envoyer à la *Gazette hebdomadaire* une rectification sur ce point ; mais il a préféré attendre la communication de M. Bouchacourt, pour faire ensuite un article de plus d'importance qu'une simple note, et rétablir complètement les faits dans toute leur vérité. Toutefois, il offre, si M. Bouchacourt la désire, une rectification immédiate.

M. Bouchacourt remercie M. Diday de son intention et s'en rapporte pour y donner suite à ce qu'il jugera convenable. Reprenant ensuite l'historique de la question, il rappelle les expériences d'inoculation lacto-variolique faites en 1832 par M. Brachet. Trois femmes nourrices étaient entrées, chacune avec son nourrisson, dans son service de l'Hôtel-Dieu, alors qu'il était encore médecin de cet hôpital ; l'une de ces femmes, pendant son séjour, fut prise de variole confluente ; M. Brachet, craignant pour les enfants les effets de la contagion, eut l'idée, en songeant au cow-pox qui se développe sur les organes sécréteurs du lait, et en l'absence d'un vaccin véritable, de vacciner ces trois nourrissons avec un mélange de virus variolique emprunté à la mère malade et de lait de vache naturel. Le vaccin se développa, dit-on, très-bien. Cependant M. Roy, dans ses comptes-rendus de la Commission permanente de vaccine, dit que ce vaccin eut tous les caractères des boutons de la variole. M. Brachet reconnut lui-même que ses expériences déjà anciennes n'étaient pas suffisantes et demanda que, par l'intermédiaire du comité de vaccine, M. Bouchacourt fût prié de les renouveler à l'hospice de la Charité.

M. Bouchacourt fut effrayé de la mission qui lui était confiée ; il savait par M. Villeneuve, de Marseille, que les inoculations lacto-varioliques, tentées par M. Robert, avaient été suivies de variole. Il redoutait le même résultat. Cependant il se mit à l'œuvre. Les expériences commencèrent au mois de mai 1852 et furent suivies pendant tout l'été par M. Bossu, alors interne de la Charité, et qui depuis en a fait le sujet de sa thèse. Vingt-un enfants furent inoculés. Le *procédé* d'inoculation fut le suivant : on mêla par parties égales du lait de vache et du pus variolique recueilli au septième jour de l'éruption, sur un bouton de variole discrète. On fit deux ou trois piqûres à chaque bras, et pour que l'identité de procédé fût parfaite entre la vaccination nouvelle et la vaccination ordinaire, on vaccina le second enfant avec les boutons du premier, le troisième avec les boutons du second et ainsi de suite. Voici ce qui arriva. Pour le dire avec ordre, il faut distinguer les *effets* du vaccin lacto-variolique en *locaux* et *généraux* et les effets locaux en *immédiats* et en *consécutifs*. *Les effets locaux immédiats* consistèrent en ce qu'aucune des piqûres ne manqua jamais. Cela tient peut-être au soin qu'on mit à les faire ; mais cela n'est pas tellement ordinaire, dans les vaccinations habituelles, qu'on doive se dispenser de le signaler. Parmi *les effets locaux consécutifs*, il faut remarquer surtout le très-grand rapport de ressemblance des pustules lacto-varioliques et des pustules vaccinales. Cependant l'identité n'est pas complète. Ainsi l'inflammation de la peau est plus prompte d'un ou de deux jours; elle est plus vive, plus profonde : la papule est plus dure et se sent plus avant dans le derme. La vésicule et la suppuration ont la même marche et la même apparence dans les deux cas. Mais la pustule est moins régulière dans l'inoculation variolique, moins saillante, moins déprimée à son centre, d'un cercle moins large que dans l'inoculation vaccinale. M. Bossu, dans sa thèse, a peut-être exagéré la ressemblance. Quant à l'analogie de transmission et de conservation des virus propres aux deux inoculations, elle a été entière. On a recueilli l'un et l'autre virus de la même manière sur des plaques et dans des tubes; on les a conservés un certain nombre de jours, dix à douze jours ; on a reçu dans des tubes le lait de vache et le virus variolique, pour n'en faire usage qu'au bout d'un certain temps ; et dans tous ces cas, la vaccination s'est également bien accomplie et a parcouru régulièrement ses périodes.

M. Bouchacourt se met en devoir d'exposer le point important de la question, *les effets généraux de l'inoculation lacto-variolique*, lorsque M. le Président, lui faisant remarquer l'heure avancée de la séance, le prie de vouloir bien remettre à la prochaine réunion la seconde partie de sa communication.

Le secrétaire du Bureau, J. Garin.

Séance du 24 avril.

M. le Président annonce à la Société que M. le docteur Guillard, médecin d'Aix-les-Bains, membre correspondant, est présent à la séance.

La Société a reçu :

1° Une *Notice chimique sur les eaux de Charbonnières*, par M. Vésu, pharmacien à Lyon. Les Mémoires du même auteur sur la *Maladie de la Vigne*.

2° Le compte-rendu des travaux de la section de médecine de la société des sciences de la Loire-Inférieure.

3° Le dernier n° de la *Revue médicale de Paris*.

Suite des inoculations lacto-varioliques.

M. Bouchacourt expose ainsi la suite de ses expérimentations et observations.

A la suite de l'inoculation lacto-variolique, il survient habituellement deux séries de phénomènes généraux, une première série vers le sixième jour et qui correspond à la suppuration des pustules qui succèdent à l'insertion virulente, c'est une véritable et simple fièvre de suppuration de peu de gravité. Une deuxième série qui apparaît au huitième jour seulement, qui précède ou qui accompagne une éruption discrète et plus ou moins caractéristique sur tous les corps. Cette éruption secondaire en général, ne présente jamais la marche, ni les caractères locaux bien déterminés de la variole; les boutons ont une évolution rapide, sont souvent vésiculeux, et sèchent promptement. Cette seconde série de phénomènes généraux est toujours plus grave que la première, le mouvement fébrile est plus intense, il y a de la diarrhée et du muguet.

Cette double série de phénomènes généraux successifs a été observée sur tous les enfants restés en observation jusqu'au bout; pour quelques uns qui n'ont pu être revus après le huitième jour, on ne sait ce qu'il en a été.

Ces expériences ayant en quelque sorte prouvé qu'il n'y avait pas de danger à pratiquer cette espèce d'inoculation, on a voulu rechercher jusqu'à quel point elle était avantageuse; en conséquence on a inoculé du virus vaccin à des enfants qui avaient subi l'inoculation lacto-variolique et on a pu constater que le vaccin n'avait produit aucun effet : réciproquement on a inoculé sans plus de succès le mélange lacto-variolique à des enfants préalablement vaccinés.

C'est de cette première série d'expériences, que M. Bossu a tiré les conclusions très-bien motivées qui terminent sa thèse. M. Bouchacourt ajoute que M. Bossu aurait dû dire encore que c'est avant l'éruption secondaire générale, qu'il faut recueillir le virus né de l'inoculation lacto-variolique quand on veut transmettre cette nouvelle espèce de vaccin. Il fait remarquer enfin que M. Bossu, malgré son enthousiasme, préfère cependant le vaccin au mélange lacto-variolique, qu'il recommande seulement en cas d'épidémie variolique et d'absence du vaccin.

M. Bouchacourt ne croyant pas que le lait pût influencer notablement le virus variolique, eut la pensée d'inoculer ce virus pur et sans mélange; le seul enfant auquel cette inoculation fut pratiquée eut une variole de mauvais aspect et il succomba le quinzième jour. Cependant, ajoute l'orateur, beaucoup d'auteurs, M. Guyot de Genève (Mémoires de l'Académie de chirurgie), M. Richard de la Prade, M. Bousquet, ont vanté l'innocuité de cette inoculation, qui a été si fatale en cette occasion. Et ce qui prouve qu'elle n'est pas aussi innocente que quelques-uns ont pu le croire, c'est que les médecins de Versailles qui l'on pratiqué en grand pendant deux années, n'eurent que des succès la première, et n'enregistrèrent que des revers la seconde. C'est donc qu'il y a dans les conditions de cette inoculation des circonstances insaisissables et inappréciables qui la rendent fatale ou heureuse en déjouant toutes les précautions de la prudence et de l'art. Frappé de cette idée et pensant qu'il pourrait bien en être de l'inoculation lacto-variolique, comme de l'inoculation variolique, M. Bouchacourt institua une seconde expérimentation le 18 mars dernier, et ses tristes prévisions furent malheureusement confirmées par les déplorables résultats que voici :

Un premier enfant fut inoculé avec un mélange de lait et de virus variolique provenant d'une femme accouchée récemment; il eut une variole dont il guérit.

Un deuxième enfant fut inoculé simultanément avec du vaccin et avec du pus provenant des boutons d'insertion du premier, il eut des boutons de vaccine et une variole qui se développèrent ensemble et il mourut avec une pneumonie.

Un troisième enfant inoculé avec les boutons de vaccin de ce deuxième eut une variole à laquelle il succomba.

Un quatrième inoculé avec les boutons qui succédèrent à l'inoculation lacto-variolique du deuxième eut une variole dont il guérit.

Dans cette seconde série d'expériences les phénomènes généraux secondaires de la deuxième espèce, furent encore beaucoup plus graves que dans la première expérimentation décrite par M. Bossu.

M. Bouchacourt en déclarant qu'il a cru devoir cesser ces expériences qui lui paraissent compromettantes, reconnaît que faites dans un hôpital elles sont plus dangereuses qu'ailleurs, et que peut-être une partie des résultats fâcheux qu'il a observés, doit être imputée aux mauvaises conditions hygiéniques dans lesquelles étaient placés les enfants. Il ajoute, qu'il n'entend soulever aucune question de doctrine, qu'il n'a voulu que proclamer publiquement le résultat de son observation, et que tout en condamnant les inoculations lacto-varioliques comme méthode générale, il n'hésiterait pas, en cas d'épidémie de variole, à y recourir, s'il n'avait pas de vaccin à sa disposition.

M. Brachet témoigne de son très-vif intérêt pour la communication qu'il vient d'entendre; il fait remarquer à propos de la seconde série d'expériences : 1° qu'il y a eu une différence de saison, peut-être une influence épidémique et constitutionnelle. 2° Que le pus a été pris sur une femme récemment accouchée, ce qui est certainement une condition défavorable ; 3° que le mélange du pus et du lait n'a peut-être pas été suffisamment intime. Enfin il repousse comme incomplètement probatoires, les expériences faites avec le pus provenant d'une première inoculation lacto-variolique, car c'est là, dit-il, du virus variolique, et non pas un mélange de virus variolique et de lait. Il annonce que des expériences se poursuivent à Rouen, et il fait des vœux pour que cette expérimentation continue avec toutes les précautions possibles.

M. Bouchacourt fait observer que c'est toujours dans la pustule née à l'insertion du virus, qu'il a puisé pour des inoculations successives et non dans les pustules d'éruption générale secondaire.

M. Roy considère ces dernières expériences comme très-concluantes; il pense que si on les répudie comme ne procédant pas de l'inoculation lacto-variolique, il en doit être de même pour la première série qui a réussi. Il admet que la constitution médicale a pu être mauvaise et prédisposante, et il n'y voit qu'une raison de plus de s'abstenir de toute nouvelle expérimentation.

M. Brachet maintient que la pustule survenant au point inoculé est une véritable pustule variolique, et qu'il n'y a de vrai virus lacto-variolique, que le mélange extemporanément fait, de virus variolique et de lait.

M. Bouchacourt rappelle qu'il y a deux éruptions, une à l'insertion et une générale et secondaire, et deux ordres de phénomènes généraux correspondants à chacune de ces éruptions.

M. Diday admet comme M. Brachet, qu'il n'y a de probante dans la deuxième série que la première expérience; mais il pense comme MM. Bouchacourt et Roy, que ces expérimentations doivent être abandonnées, et le virus lacto-variolique réservé pour les cas d'épidémie où le vaccin fait défaut.

Il ajoute quelques explications sur les faits publiés par lui dans la *Gazette hebdomadaire*, et sur les renseignements qu'il avait reçus; enfin il demande à M. Bouchacourt, si le récit fait par le *Bulletin thérapeutique* de ses expériences est vrai, et si il faut croire, comme le dit ce journal, qu'il ait inoculé du virus variolique pur à des enfants ayant subi l'inoculation lacto-variolique.

M. Bouchacourt dément le récit du *Bulletin de thérapeutique* qu'il dit avoir été mal renseigné.

Le Secrétaire-général, P. Diday. Le secrétaire du Bureau, Rambaud.

Revue de la Médecine lyonnaise.

Nature et Virginité; *considérations physiologiques sur le célibat religieux, par le docteur* Jean-Ennemond DUFIEUX.

L'ouvrage de M. le docteur Dufieux est une apologie du célibat religieux. Son but a été d'offrir au clergé un argument physiologique en faveur de la continence, de présenter au monde la raison d'être du célibat ecclésiastique, donnée par la nature elle-même.

Ce sujet, on le comprend, se rattache aux plus hautes questions de la philosophie médicale; il est à la fois le plus beau et le plus élevé qu'il soit donné à la science d'étudier et de connaître, mais aussi, celui qui demande le plus de circonspection.

L'auteur nous montre l'homme, ce roi de la création, foulant au pied la matière et élevant ses regards dans les cieux.

L'homme se distingue, en effet, par son génie, par sa pénétration, par ses sentiments moraux, et Dieu en le créant perfectible, lui a donné le libre arbitre; sous ce rapport il diffère essentiellement de l'animal, mais ce qui le différencie bien plus encore des autres espèces, c'est la diversité de ses penchants, de ses goûts et de ses dispositions personnelles et légitimes. Sous ce rapport, chacun se recommande par des inclinations particulières, et si l'on n'observe l'homme que par un de ses côtés, si l'on ne l'estime qu'en raison d'une seule de ses qualités, on n'arrive pas à le comprendre, car chaque individu est appelé à des mérites divers, à des vertus différentes. Nous avons cru devoir faire cette réflexion préliminaire, notre auteur nous paraissant s'être trop exclusivement passionné pour la qualité qu'il préconise.

Jusqu'à ce jour, ce sujet était resté dans le domaine de la religion et de la morale; les défenseurs du célibat religieux s'étaient retranchés sous la tente chrétienne, d'où ils soutenaient avec la logique du cœur ces luttes sublimes où l'athlète combat à la fois et contre son adversaire et contre lui-même.

M. le docteur Dufieux a fait descendre cette grave question, des hauteurs de la théologie, sur le terrain de la physiologie rationnelle, et là, armé des connaissances puisées dans les sciences naturelles, il s'est présenté lui-même pour soutenir la lutte.

La chasteté fut toujours honorée, la mythologie même l'exprime à sa manière: Minerve se couvrant de son égide pour se préserver des traits de l'Amour, la virginité des Grâces et des Muses, sont des figures allégoriques qui indiquent le prix attaché par les anciens à cette qualité, et prouvent que l'antiquité payenne avait reconnu sa puissante influence sur le développement de l'intelligence et de la raison.

Cependant, le paganisme, tout en reconnaissant la valeur de la virginité, fut impuissant à vulgariser l'esprit de sacrifice qu'elle exige; aussi créa-t-il des dieux impudiques; des dieux qu'on adorait dans le secret du gynécée, mais qu'un rudiment de pudeur retint toujours abaissés dans les rangs des divinités inférieures de l'Olympe.

Ce ne fut à vrai dire qu'à la promulgation du Christianisme, que ce sentiment fit son éclosion, et que la virginité fut élevée au rang des vertus, et, chose étrange, c'est en développant dans le cœur l'amour le plus fort, qu'il parvint à imposer la chasteté la plus sévère.

Le principe d'une si profonde transformation ne pouvait venir que d'une autorité souveraine, s'adressant à ce qu'il y a de plus élevé dans notre nature.

Malgré l'existence de ces faits psychologiques, les naturalistes n'étudiant l'homme qu'au point de vue de sa conformation organique et des fonctions qui s'y rapportent, ont, pour la plupart, fait du célibat un état contre nature, incompatible avec les exigences de la constitution, nuisible à la conservation de la santé, comme à la durée de l'existence, et n'ont trouvé pour causes efficientes de cette situation anormale, que les vices de tempérament: la faiblesse et la débilité; les aberrations de l'intelligence; l'égoïsme et la misanthropie.

Le rationalisme, en voulant soutenir cette thèse, basée sur les penchants naturels, s'est trouvé en contradiction avec les sentiments les plus vrais et les plus intimes de la conscience; le respect rendu à l'innocence, le prix attaché à la pudeur, la décence recherchée même dans le langage, le cortége de vertus qui entoure la virginité, qui nous plaît, nous charme, nous attire, sont des témoignages authentiques, unanimes, universels qui viennent à chaque instant déposer contre les adversaires du célibat religieux.

Pour éclairer une question aussi difficile, où la science et les mœurs cléricales semblaient être en contradiction, M. le docteur Dufieux s'est placé au point de vue le plus vrai de la physiologie, en admettant en principe que la nature humaine se compose de deux éléments distincts: un principe vivifiant et une âme raisonnable; il s'exprime ainsi: « L'homme est une puissance rationnelle, unie à l'animalité; dans « l'homme, la raison se manifeste par des actes sublimes, qui reflètent « la notion du vrai, du juste et du beau; l'animalité, au contraire, se « trahit par des appétits et des instincts de la nature brute. La raison « n'appartient qu'à l'homme, le reste il le partage avec les animaux.

« Ainsi, à côté des appétits et des *instincts de la vie animale*, il y a « dans l'homme *la raison, le sens moral* qui le distingue essentielle- « ment de toute la série zoologique; par conséquent, il y a en lui, au « point de vue de la physiologie elle-même, deux ordres de fonctions « qui le poussent dans deux directions opposées : les unes lui pro- « curent toutes les jouissances de la brute, les autres l'inondent de « toutes les splendeurs de l'intelligence et le grandissent de toute la « majesté de la morale, les premières le rabaissent au niveau de la « vie animale, les secondes le font vivre d'une vie qui le rapproche de « Dieu lui-même. »

C'est à la faveur de cette doctrine, qui permet de distinguer dans l'homme deux ordres de phénomènes « tellement distincts, tellement « dissemblables, qu'il est impossible de les confondre, » qu'on peut se rendre compte des luttes incessantes, nécessaires pour maintenir et conserver la supériorité de cette vie intellectuelle et morale, signe caractéristique de la nature humaine.

L'amour, considéré dans son essence, est essentiellement idéal, c'est un sentiment qui nous entraîne à ce qui nous paraît aimable. Ce sentiment a son point de départ dans l'âme, et comme son origine est pure, lorsqu'il se fixe sur le beau, le vrai ou le bien, il tend plutôt à s'élever qu'à descendre ; toute pensée qui a trait à l'animalité, blesse cette première et chaste émotion.

Mais, lorsque cet état de l'âme prend naissance entre des sujets de sexes différents, il y réveille l'instinct de la procréation, et comme le physique est l'agent du moral, cette pensée se réalise dans l'organe correspondant, elle y développe une activité physiologique qui s'exalte jusqu'à la passion. Toutefois, il est utile de remarquer, que l'amour tout en s'abaissant alors jusqu'à la vie instinctive, ne s'identifie pas complètement avec elle, l'activité qu'il y fait naître est momentanée, transitoire, elle suit la progression de la force vitale, aussi on voit cette passion grandir et s'abaisser avec elle. Ce phénomène physiologique ne remplit, en effet, qu'une phase de l'existence, la marche du temps le ramène à sa première origine; chez le vieillard, l'amour redevient idéal; l'élévation de l'âme semble même prendre plus d'empire à mesure que les émotions du sang faiblissent et s'éteignent. Ainsi l'amour ne perd rien de sa force, il ne fait que changer de direction.

Cette observation permet de conclure, que l'homme peut, à l'aide d'une philosophie spiritualiste, réprimer les désirs, les penchants appartenant à la vie zoonomique et conserver sa liberté et son indépendance.

Le phénomène érectile, en manifestant son existence par des actes spontanés, involontaires, met en évidence cette vie de la chair, dont l'activité se développe sans le concours de l'esprit et en dehors de la volonté. Cette puissance impersonnelle dont les allures sont instinctives, conduit à cette proposition fondamentale, que pour se connaître soi-même, l'étude de la psychologie est insuffisante, il faut encore étudier cet élément appartenant aussi à l'ordre métaphysique, élément intermédiaire entre l'intelligence et les organes, dont l'existence se manifeste par des mouvements, des appétits, des désirs, des penchants, que la raison admet, tolère ou réprime; qui exige une surveillance continuelle, mais dont les manifestations sont une preuve irréfragable de la dualité du dynamisme humain.

On s'est élevé, dans ces derniers temps, contre cette doctrine, en s'appuyant sur l'opinion de saint Thomas qui, en cela n'a fait que suivre le sentiment d'Aristote.

Tout en s'inclinant devant des autorités si respectables, on peut cependant, sur ce point, se séparer de leur croyance, car en admettant que dans l'homme l'âme intellective est aussi le principe d'animation, on est obligé d'admettre, subséquemment, l'identité de ce principe avec celui de tous les êtres vivants, sauf la différence de perfection, ce qui est contraire à la vérité.

La négation de la dualité du dynamisme humain, qu'on y prenne garde, entraîne à des conséquences fâcheuses.

Dans l'ordre physiologique, elle conduit au spiritualisme pur de Sthal, dont le dogme essentiel est la répudiation de la thérapeutique ; ou au solidisme de Broussais, qui, ne reconnaissant pas l'existence du sens intime, ne peut admettre les *affections morbides*, ne voit qu'altération matérielle, irritation de tissus, et n'opère qu'en jugulant l'organisme.

Dans l'ordre philosophique, la négation de l'alliance des deux forces produit, ou le spiritualisme cartésien, qui conduit à l'omnipotence individuelle, à l'infaillibilité humaine et à la division des esprits; ou au brutalisme proudhonien, dont la doctrine est l'affranchissement de Dieu, de la conscience, de la morale, de toute autorité; l'émancipation de tous les penchants, l'association intégrale de tout essor passionnel; l'indépendance absolue de l'homme, ou plutôt la liberté de tout dire, et de tout faire. Ce système est la réhabilitation de la chair, comme celui de Broussais était la réhabilitation de l'organisme.

La croyance aux deux principes est fort ancienne, elle a été adoptée par les premiers docteurs de l'Église. « Ceux qui la reconnaissent pour « fondée, disait Origène, ne pensent pas que ces mots de l'apôtre : « *la « chair* a des désirs contraires à ceux de l'esprit (Galat. V., 17), » doivent « s'entendre non de la chair proprement dite, mais de cette âme, qui « est réellement *l'âme de la chair*, car, disent-ils, nous en avons deux, « l'une bonne et céleste, l'autre inférieure et terrestre : c'est de celle- « ci qu'il a été dit, que ses œuvres sont évidentes (*ibid.* 19), et nous « croyons que cette âme de la chair réside dans le sang (1). » *Vitam cum sanguine.*

Saint Paul est des plus explicites sur cette question, lorsqu'il dit : « La parole de Dieu est une épée vivante qui pénètre jusqu'à la divi- « sion de l'âme et de l'esprit et discerne la pensée du sentiment (2). »

Cette digression nous a paru nécessaire pour justifier la doctrine de l'alliance, pour montrer, par exemple, que les phénomènes primitifs qui tiennent à l'activité propre des organes de la génération sont sous la dépendance de la vie instinctive et que l'appareil copulateur est incapable de mouvement spontané volontaire.

M. Dufieux, descendant des principes aux conséquences, trouve en quelque sorte cette loi exprimée dans la position, la structure, la distribution des organes eux-mêmes, ce qui l'amène à conclure, que les fonctions relatives à l'acte de la reproduction, n'étant pas soumises aux exigences de la nécessité, restent dans l'ordre des faits facultatifs, et demeurent par conséquent sous l'empire de la volonté.

La valeur physiologique des penchants de l'homme, l'inégalité numérique des sexes, l'influence de la continence sur l'organisation humaine, sur la durée de la vie, sont autant de chapitres où l'auteur trouve de nouvelles raisons en faveur du célibat.

Ces démonstrations, puisées dans le domaine des sciences naturelles, si elles ne sont pas la partie la plus importante de l'ouvrage, en sont au moins la plus neuve et la plus remarquable. Ici, l'auteur a mis à nu une multitude de faits restés inaperçus ou incompris qui, soumis aux vives lumières du spiritualisme, ont pris sous sa plume une incontestable valeur.

Ces hautes considérations viennent corroborer la doctrine de l'union des deux principes; elles montrent la double nature de l'homme, correspondant à deux mondes, l'un supérieur, l'autre inférieur, se manifestant en lui par deux forces ou deux puissances constamment en conflit : l'une personnelle, qui le fait tendre en haut et développe ses facultés morales; l'autre instinctive, impersonnelle, qui le sollicite, le pousse

(1) Origène, de Princ. III, 4 opp., édit. Ruæi. Paris, 1733, in-f°, t. 1, p. 143.

(2) Hebr. IV, 12.

à la satisfaction des appétits de la vie zoonomique : ici se montre, d'une manière évidente, *l'instinct* et *la raison*, *l'entraînement* et *la liberté*, *la faiblesse* et *la force*, ensemble mystérieux, sujet de profondes pensées.

Cette force vivifiante et cette force gouvernante, inaugurées par Hippocrate, sont du ressort du médecin et du moraliste. Le vieillard de Cos a donné des règles de conduite pour la conservation de la première, mais il a ignoré celle de la seconde. La doctrine chrétienne pouvait seule remplir cette lacune, elle est venue éclairer le monde moral, montrer à l'homme sa véritable voie.

Quant au célibat religieux, cette question me paraît être renfermée dans la vocation, dans cette disposition intérieure qui nous appelle à tel ou tel genre de vie ; à cet égard on peut dire que l'expression de la virilité ne prend pas toujours son lieu d'élection dans les organes sexuels, elle se montre aussi dans la force créatrice du génie, dans la puissante activité de l'âme, comme dans les nobles élans du cœur, qui enfantent aussi de grandes pensées, donnent naissance à de belles actions.

Le célibat est donc une position physiologique naturelle à quelques hommes et nous ajouterons utile au progrès de la civilisation. En effet, la doctrine chrétienne en maintenant dans les ordres religieux la virginité, cette base des bonnes mœurs, sur laquelle repose la morale, propage et affermit dans la famille l'esprit de chasteté, de tempérance et cette suite de vertus nécessaires à la conservation de l'homme comme à l'accroissement et à la perfectibilité de sa race.

Le célibat, lorsqu'il s'accomplit sans réserve, donne à l'homme une noble indépendance, une grande élévation de caractère, une énergie surnaturelle. Cet état centuple les forces morales de l'homme, c'est lui qui fait naître l'ardeur de l'étude, cette volupté de l'esprit ; c'est lui qui réchauffe le génie créateur de l'artiste, entretient le courage du guerrier, anime sa vaillance, fait qu'il paye avec héroïsme la dette du sang à sa patrie ; il procure à d'autres cet amour, qui par cela seul qu'il n'a rien de physique, n'a rien de borné, amour surhumain, destiné aux soulagements des douleurs qui dépassent les proportions ordinaires et ne peuvent être combattues que par un dévoûment exceptionnel.

Leibnitz, Descartes, Newton, Pascal, Bossuet ont porté trop haut le signe distinctif du génie, pour penser que le célibat n'a pas été pour quelque chose dans l'élévation de leur caractère, les productions de leur intelligence et la grandeur de leurs actions, de même aussi que l'on doit admettre que la haute vertu, le noble dévoûment de Vincent de Paul se serait éteint dans les relations conjugales et les préoccupations de la famille.

Ce n'est que par un excès d'amour divin que peut être expliqué le caractère de chasteté qui domine dans les peintures chrétiennes des XIIe et XIVe siècles, ces expressions d'une pureté angélique, à peine voilées par la touche savante de l'artiste ; ces hommes pleins de sensibilité et de foi avaient l'enthousiasme du beau, et leurs ouvrages étaient tout à la fois une peinture de mœurs et un enseignement doctrinal.

C'est surtout à ce dernier point de vue que M. le docteur Dufieux a traité la question ; son œuvre est l'apothéose de la virginité, sa glorification, comme principe générateur des plus nobles sentiments, comme des plus héroïques vertus ; il la représente resplendissante d'une gloire céleste, sous les traits de la simplicité et de la candeur, tout à la fois type de sagesse et d'amour, d'abnégation et de dévoûment ; il la montre honorée de tous les siècles, respectée de toutes les nations, encouragée par la morale, approuvée par la science, recevant les hommages de toutes les religions, et nous fait voir le paganisme lui-même inclinant sa tête luxurieuse devant ce symbole de sainteté et d'innocence.

Nous n'avons fait qu'effleurer le livre remarquable de notre savant compatriote. Ce travail consciencieux, fruit d'un long et pénible labeur est venu combler une lacune depuis longtemps sujet de peine pour les hommes voués au culte de la science et de la véritable philosophie. Sous ce rapport, comme sous celui de la morale, cet ouvrage est appelé à rendre un véritable service à la société. Quoique la biologie et la psychologie soient des sciences distinctes, on ne peut cependant nier leur commune et étroite origine. Ces deux sœurs séparées par une triste et douloureuse rivalité, depuis longtemps se tendaient la main. M. Dufieux est venu dissiper les soupçons, les préjugés qui s'élevaient comme de sombres nuages, et venaient cacher de secrètes sympathies ; son travail, en jetant une vive lumière sur le fond de la question, fera disparaître mille difficultés, facilitera un traité d'alliance entre la théologie et la médecine, une réconciliation entre la science et la religion.

Théodore Perrin.

Mal de mer. — *Lettre de M.* Sémanas. — M. Sémanas nous a adressé une lettre qui a pour but de rectifier quelques assertions émises dans le compte-rendu de sa *Note sur l'influence du balancement du navire sur le mal de mer.* Ce n'est que sur les instances réitérées de l'auteur que nous nous sommes décidé à insérer les conclusions de cette réponse qui nous paraît constituer un précédent en dehors des habitudes de la presse médicale. Il a toujours été loisible, en effet, de discuter et de juger les travaux de ses confrères et de différer avec eux d'opinion, sans donner lieu à une correspondance que pourrait seule justifier l'inconvenance de la critique ou une attaque personnelle. Ce principe est d'autant mieux applicable dans la circonstance présente que la note précitée était seule en cause, et que M. Sémanas, dans les explications qu'il présente, renvoie constamment le lecteur et le critique à la lecture de son livre auquel, du reste, la Gazette a rendu en temps et lieu pleine justice. Ces explications données, nous laissons la parole à notre honorable confrère :

« 1° Je n'ai point seulement proposé le sulfate de quinine comme le spécifique certain de l'infection miasmatique marine. Je l'ai proposé et employé avec succès (Voir : *Du mal de mer*, *Recherches*, etc. ; 1850) ;

« 2° Non seulement je ne nie pas qu'il y ait un certain rapport entre l'agitation des flots et le mal de mer, mais encore j'*affirme et constate que ce rapport est patent*, *précis et rigoureux.* De là, à en déduire les conséquences qu'on connaît, la conclusion est pareillement rigoureuse. C'est donc elle et non pas moi qui la force (Voir : *Gazette hebdomadaire* et *op. cit.*, page 114 et suiv.) ;

« 3° Pour expliquer comment l'habitude de la mer fait généralement triompher de l'infection miasmatique marine ? Il y a (*op. cit.*, page 221 et suiv.) un chapitre qui traite longuement ce sujet et qui est intitulé : *La pratique de la mer constitue un traitement naturel du mal de mer.*

« 4° Pourquoi le décubitus horizontal, surtout en plein air, préserve le plus souvent (ceci n'est pas exact, c'est *diminue* le plus souvent, qu'il faut dire) les effets de l'intoxication marine ? Voir encore (*op. cit.*, page 278, et en particulier 283 et suiv.) ;

« 5° Pourquoi le mal de mer n'atteint pas en masse les habitants des côtes ou les étrangers ? Il en atteint un bon nombre, témoin (*op. cit.*, page 181 ; *obs.* 2, 3, 4, etc.) ;

« J'ajoute que si ce mal n'est pas aussi général à terre, le long des côtes, que sur mer, cela vient tout simplement, ainsi que nous l'exposons (*op. cit.*) de ce que à terre se rencontrent d'autres influences qui neutralisent ou au moins contre-balancent l'influence marine;

« 6° Enfin, je n'ai jamais prétendu que le balancement du navire ne fût pour rien dans la production du mal de mer. Il y a, au contraire (*op. cit.*, pag. 135 et suiv.), un chapitre qui invoque et précise l'influence du balancement dans l'espèce ; chapitre intitulé : *Le balancement, l'odeur du goudron, la chaleur, etc., sont autant de causes tour à tour occasionnelles et auxiliaires du mal de mer.* »

BIBLIOGRAPHIE.

Histoire de la Philosophie cartésienne, par M. Francisque Bouillier, *Correspondant de l'Institut, Doyen de la Faculté des lettres de Lyon* (1).

> Toute science qui exclue les spéculations de l'esprit est condamnée à parler sans cesse de choses qu'elle ne connaît pas.

La philosophie de Descartes qui, faisant table rase du passé, a si puissamment contribué au remaniement général de toutes les sciences, a laissé dans la physiologie une profonde empreinte de son passage. Sans Descartes nous en serions probablement encore aux formes substantielles, aux qualités occultes, aux sympathies, aux âmes végétatives et sensitives et à d'autres entités, qui ne correspondaient à rien, et formaient cependant tout le bagage scientifique légué par l'ancienne philosophie. Si aujourd'hui nous ne tenons compte que de la matière et de la disposition de ses parties, de la force vitale ou élément dynamique et de sa participation dans l'exercice de la vie, si nous avons pu ramener une partie des phénomènes et des fonctions de l'organisme aux simples lois de la mécanique, une autre à celles de la chimie, si, en un mot, notre langage et nos idées sont plus simples et plus claires, quoi qu'on en dise, nous le devons à l'illustre réformateur de la philosophie moderne.

La médecine ne doit pas seulement à Descartes l'impulsion vers un but réel ! elle lui doit encore le fruit d'une prescience, qui, franchissant le temps, a pu, dans un langage vieilli nous dévoiler les agents mystérieux de la nature, mieux reconnus aujourd'hui. Les esprits animaux contre lesquels on s'est tant récrié, ne diffèrent en rien de notre fluide nerveux qui n'est plus guères contesté aujourd'hui. Les impondérables, après avoir été réduits à un seul type, ressemblent, à s'y méprendre, à cette matière subtile dont Descartes se sert pour remplir les espaces, faire tourner les planètes, et qui forment le matériel de son hypothèse des tourbillons, jugée par d'Alembert la plus magnifique conception que l'intelligence humaine ait jamais enfantée.

Si le prosélytisme en toute chose savait respecter les limites tracées par le génie même qui invente, Voltaire, Maupertuis et autres philosophes du XVIIIe siècle se seraient, sans doute, dispensés de mettre à la place des tourbillons de Descartes une force métaphysique que Newton même n'a jamais regardée que comme une simple dénomination d'un effet. Les calculs newtoniens sur la physique céleste, ne perdent rien de leur exactitude en se rapportant à une cause réelle, et la matière subtile de Descartes renouvelée sous le nom d'éther se prête à merveille à la théorie des ondulations qui, ayant triomphé expérimentalement de celle de l'émission, exige que l'on comble les espaces qu'on avait vidés en faveur de l'attraction newtonienne.

Il est incontestable que la physiologie d'aujourd'hui, dans toutes ses recherches, et dans tous ses corollaires ne peut pas plus se passer de l'étude et de l'application des impondérables que la physique et l'astronomie. Ces agents, quels qu'ils soient, qui ont pour caractère essentiel l'antonomie du mouvement, se mêlent trop à tous les phénomènes extérieurs à nous pour rester étrangers à ce qui se passe dans notre organisme. A la lueur de la physique et de la chimie, nous pouvons déjà entrevoir la possibilité de ramener à un seul principe une foule de manifestations, qui ne diffèrent peut-être entre elles que par suite de l'action que les choses créées exercent mutuellement les unes sur les autres. Et si l'on arrive à cette dernière conclusion, comme au dernier mot de la science, il faudra toujours se demander si on aurait pu parvenir aussi loin sans la philosophie de Descartes.

M. le professeur Bouillier a compris que Descartes est de nos jours, et que, malgré les erreurs et les inconséquences dans lesquelles ce grand génie est tombé, sa philosophie cependant peut encore aujourd'hui être acceptée en grande partie. Le savant professeur ne s'est pas trompé, et il ne serait certainement pas difficile de démontrer comment le temps, au lieu de les détruire, a rendu inébranlables des doctrines, que les contemporains du grand philosophe avaient accueillies comme le fruit d'une imagination déréglée. Mais, pour écrire l'histoire du cartésianisme, il fallait tracer l'histoire de la philosophie du XVIIe siècle ; c'est ce que M. Bouillier a fait d'une manière complète. On sait qu'à cette époque beaucoup d'intelligences d'élite s'étaient, pour ainsi dire, donné rendez-vous auprès du maître, et on sait aussi que toutes ont puisé, dans les pensées de Descartes, de quoi se rendre célèbres, soit en propageant ses doctrines, soit en les combattant, soit enfin en empruntant à ce grand réformateur les dernières conséquences de ses dogmes pour en créer des systèmes acceptables ou non, mais qui ne témoignent pas moins de la fécondité de la source d'où ils découlent.

M. Bouillier cependant n'accepte pas indistinctement tout ce que Descartes nous a légué, et n'accueille pas non plus sans examen ce que nous ont transmis les autres philosophes dont les doctrines se rapportent directement ou indirectement au cartésianisme. Avec une connaissance approfondie de son sujet et à l'aide d'une critique inspirée par un jugement droit, l'érudit historien a réussi dans sa tâche avec un bonheur qui n'étonne nullement les habitués de son cours, et que faisait pressentir son Mémoire sur le même sujet, couronné par l'Académie des sciences morales et politiques.

Malgré le discrédit dans lequel sont tombées de nos jours les spéculations théoriques, et malgré l'antipathie que les médecins modernes professent pour tout ce qui n'est pas observation pure, il est à espérer que l'histoire cartésienne de M. Bouillier sera appréciée comme tout à fait de circonstance par les esprits impartiaux. La stérilité dont on accuse un peu trop gratuitement les efforts de la synthèse intellectuelle, si elle témoigne d'une disproportion entre nos facultés et le but des doctrines et des systèmes, ne fournit cependant pas une raison pour y renoncer à jamais. A moins de transformer les journaux scientifiques en autant de tablettes du Temple pour y inscrire l'histoire partielle de chaque maladie, et remonter ainsi à une époque antérieure au chef de l'école de Cos, on est obligé de mettre à contribution l'œuvre de l'esprit pour coordonner tout le matériel que nous recevons sans cesse de l'expérience. Un Hippocrate de nos jours ne se bornerait pas au modeste rôle de compilateur, comme l'ancien a été obligé de le faire, par le manque absolu de connaissances anatomiques et physiologiques. Citer l'autorité d'Hippocrate pour légitimer sa propre répugnance aux théories et aux systèmes, c'est à peu près désavouer tout ce qu'on a appris après lui, et se persuader qu'il aurait été facile à ce grand homme de savoir avant de connaître. On peut créer tout d'un jet une langue poétique, comme a fait Dante, mais on

(1) 2 vol. in 8°, Paris; Durand, libraire, rue des Grès-Sorbonne, 5. Lyon, Brun et Cie, libraires, rue Mercière, 5.

ne crée pas à volonté, même avec un esprit vaste et profond, une science d'observation.

Descartes est le plus beau modèle de synthèse moderne. Expurgées et ramenées dans les limites du vrai, par l'œuvre de M. Bouillier, les doctrines de ce réformateur peuvent aujourd'hui, comme autrefois, comme toujours, diriger l'intelligence et servir ainsi de correctif au penchant un peu trop accentué pour le positivisme sensible. Probablement M. de Humboldt pensait à Descartes, lorsque, s'élevant contre une tendance qui ne peut que nous conduire à une richesse empirique aux dépens de la dignité de la pensée et de l'intérêt de la science, il trouva dans un élan de revendication intellectuelle ces magnifiques paroles: « Ce serait méconnaître la dignité de la nature humaine, et l'importance relative des facultés dont nous sommes doués, que de condamner tantôt la raison austère qui se livre à l'investigation des causes et de leur enchaînement, tantôt cet essor de l'imagination qui prélude aux découvertes et les suscite par son pouvoir créateur. » (Cosmos). G. Luppi.

Le défaut d'espace nous empêche d'insérer une lettre du docteur Gervais de Lyon, que le même motif nous a déjà empêché de publier dans notre dernier numéro. Notre confrère réclame contre une assertion du docteur Luppi, dans son article *sur l'emploi de la mixture Falcony pour la conservation temporaire des cadavres*, etc., qui a paru dans les n°s 1 et 2 de cette année de la *Gazette Médicale*. « L'acétate d'alumine de M. Gannal, dit M. Luppi (*Gaz. Méd.*, page 54, février 1854), d'après un rapport de M. Dumas qui date de 1837, ne conserve que tout au plus pendant cinq mois. » M. Gervais explique dans sa lettre que le liquide en question n'a été employé qu'en vue d'une conservation temporaire et dès lors ne doit pas être confondu avec celui que M. Gannal préconise et emploie pour l'embaumement à longue durée.

VARIÉTÉS.

Société de médecine de Lyon. — Questions de prix.

Première question. — Déterminer l'influence que les récentes découvertes chimiques et physiologiques relatives aux fonctions des organes digestifs doivent exercer sur la pathologie et la thérapeutique des maladies de ces organes.

Prix: Une médaille d'or de 300 francs.

Deuxième question. — Rédiger, pour les ouvriers de Lyon, un opuscule où ils puissent trouver les notions qu'il leur importe le plus de posséder sur leurs intérêts hygiéniques et sanitaires.

Cet écrit, adressé directement aux ouvriers sous une forme substantielle, et dans un style qui sache les attacher, doit avoir pour principal but de les éclairer sur leurs préjugés, et de les mettre en garde contre les suggestions du charlatanisme.

Le prix est, exceptionnellement pour cette question, une médaille d'or de 500 fr.

Les prix seront décernés dans la séance publique de janvier 1856.

Les Mémoires, écrits en français, devront être adressés, dans la forme académique ordinaire, et *francs de port*, avant le 1er août 1855, à M. le docteur P. Diday, secrétaire-général, rue des Célestins, 5.

Ce programme, adopté après une discussion approfondie dans les séances des 8 et 22 mai, témoigne de la valeur que la Compagnie attache aux découvertes modernes et de l'intérêt qu'elle porte aux classes laborieuses de notre cité. Nous espérons que l'actualité de la première question et la rémunération exceptionnelle réservée à la seconde provoqueront de nombreux et importants travaux.

— Association de prévoyance et de secours des médecins du Rhône. — Dans la séance publique du 18 mai, on a procédé au renouvellement partiel de la Commission générale.

1° *Agglomération lyonnaise.* — Le tirage au sort a fait sortir MM. Chatain, Duviard, Varambon, et Bouchacourt, et entrer comme *titulaires* MM. Guichon, Sibert, Dussurgey, Pillet; comme *suppléants* MM. Peyraud, Garin, Ravinet.

2° *Arrondissement de Lyon.* — Ont été désignés comme *titulaires* MM. Bonnet, de St-Cyr, Ponnet, de Neuville, en remplacement de MM. Aillaud et Pravaz décédés, et comme *suppléants* MM. Petit, de Givors, et Bonnefoy, de St-Genis.

3° *Arrondissement de Villefranche.* — Le sort a fait rentrer MM. Armand, de Dénicé, et Desarbres, de Lamure, comme *titulaires*. MM. Chanel, de Tarare, Clément, de Beaujeu et Jacquet, de Belleville ont été désignés comme *suppléants*.

Les membres anciens de la Commission sont: 1° pour *l'agglomération lyonnaise*, MM. Arthaud, Gay, Gignoux, Giraud père, Philibert Vacher et St-Lager; 2° pour *l'arrondissement de Lyon*, MM. Casseti, Monin, Munaret et Tissot; 3° pour *l'arrondissement de Villefranche*, MM. Guillot, Perret, Pierou et Cotdenet.

Quant au *Bureau*, aucun de ses membres n'ayant atteint le terme de ses fonctions, il reste composé de MM. de Polinière, président, Rougier, vice-président, Diday, secrétaire-général, Lacour, secrétaire-adjoint, Pétrequin, trésorier.

— Hôtel-Dieu de Lyon. — M. le docteur Baumers, membre de la Société de médecine, ancien chef de la clinique d'accouchements, a été nommé chirurgien en chef de l'Hôtel-Dieu, à la suite du concours ouvert le 8 mai et dont il est rendu compte dans le Bulletin. D'après un arrêté, pris à l'unanimité par le Conseil d'administration, dans la séance du 19 juillet 1848, et après l'avis préalable des anciens chirurgiens majors, la durée du séjour des chirurgiens de l'Hôtel-Dieu dans cet hôpital a été fixée à 18 ans au lieu de 12. Conformément à cette mesure, qui sera appliquée à MM. Barrier et Desgranges, M. Baumers entrera en fonctions comme *aide-major* le 1er janvier 1856; comme *chirurgien-major* en 1862; comme *chirurgien titulaire externe* en 1868.

— Jury médical du Rhône. — Par arrêté du Ministre de l'Intérieur tous les présidents des jurys médicaux ont été renouvelés. Le jury médical du Rhône, qui relève de la Faculté de Strasbourg, sera présidé alternativement par MM. les professeurs Ehrmann et Rigaud de cette Ecole.

— Société lyonnaise de protection des animaux. — La Société, fondée à Lyon pour faire valoir les droits des animaux à la protection et aux bons traitements de la part des hommes, vient de révéler son existence par la publication de ses Statuts. Le premier article indique que l'objet de la nouvelle Compagnie est *d'améliorer par tous les moyens en son pouvoir le sort des animaux, dans une pensée de justice, de morale, d'économie bien entendue et d'hygiène publique.*

Parmi les membres de la Commission administrative, nous avons remarqué les noms de plusieurs de nos confrères: MM. de Polinière, Gubian, Lortet, Hénon, Jourdan et Fraisse.

LYON. — IMPRIMERIE D'AIMÉ VINGTRINIER, QUAI SAINT-ANTOINE, 36.

SIXIÈME ANNÉE. N° 6. 30 JUIN 1854.

GAZETTE MÉDICALE DE LYON

RECUEIL DES ACTES DE LA SOCIÉTÉ DE MÉDECINE

PUBLIÉE PAR LE DOCTEUR BARRIER,

MEMBRE DE LA SOCIÉTÉ DE MÉDECINE, CHIRURGIEN EN CHEF DE L'HÔTEL-DIEU.

Ce Journal est mensuel. — On s'abonne à Lyon : chez M[el] SAVY, place Louis-le-Grand, 11; chez Mme PHILIPPE, rue St-Dominique, 7; — à Paris, chez V. MASSON.
L'abonnement est de 10 f. par an pour Lyon, 11 f. pour le reste de la France.—Tout ce qui concerne la rédaction doit être adressé à M. BARRIER, p. de la Charité, 7.

BULLETIN.

Académie impériale de médecine. — Discussion sur le traitement des déviations utérines par les pessaires intra-utérins. — Syphilis des nouveau-nés. — Société de médecine de Lyon.

La discussion ouverte à l'Académie de médecine se poursuit mais n'avance pas sensiblement, tant le sujet est difficile et obscur, tant il prête aux opinions divergentes. Si la médecine n'était qu'une science, si elle n'avait qu'à recueillir, à classer les faits et à les généraliser, elle pourrait s'arrêter aux limites d'une observation et d'une induction sévères. Mais la médecine est un art, et le médecin est tenu d'appliquer ses connaissances. Sur tel point où il reconnaît volontiers les lacunes de la science, il faut qu'il agisse en praticien, et que, des notions encore insuffisantes qu'il possède, il tire des règles de conduite, quelque hypothétiques, quelque incertaines qu'elles puissent être. Ces remarques s'appliquent, sans aucun doute, à la question importante dont l'Académie de médecine a entrepris l'élucidation.

Le rapport remarquable de M. Depaul a d'emblée donné à la discussion tout l'intérêt dont elle est digne. On ne saurait nier la portée des faits invoqués par le rapporteur pour justifier ses conclusions franchement hostiles à la nouvelle méthode. Quand on voit que l'emploi des pessaires intra-utérins a pu déterminer la mort chez quelques-unes des femmes qui ont été soumises à leur emploi, et que chez la plupart l'appareil n'a pu être supporté sans amener des douleurs, des métrorrhagies, etc., on reste convaincu que ce n'est point là une médication inoffensive, et que, si elle ne doit point être proscrite, elle réclame du moins une grande circonspection et une sage réserve. Mais le rapporteur va plus loin ; il veut qu'on renonce entièrement aux pessaires intra-utérins, « parce qu'ils sont inutiles, impuissants à produire les effets qu'on en attend, et qu'ils font courir aux malades les dangers les plus sérieux. »

M. Depaul s'est montré plus sévère encore ; car, à l'égard

Feuilleton.

Excursion Médicale à Uriage et à Allevard, lue à la Société de médecine par M. E. BOUCHET, médecin de l'Hôtel-Dieu et des épidémies.

Les eaux minérales constituent une des ressources les plus précieuses de la thérapeutique. Malheureusement leur étude est peu avancée et on ne peut se faire une idée même approximative de leurs effets dans la plupart des ouvrages spéciaux, tant ils sont empreints d'exagération. Aussi je crois qu'un des meilleurs compléments des études médicales est de visiter les établissements les plus célèbres, ou, à leur défaut, les plus voisins du pays où l'on exerce. C'est ainsi, pour mon compte, que j'ai pu apprécier à leur juste valeur les riches sources minérales des Vosges et de l'Allier. C'est dans le même but que j'ai visité, l'année dernière, les sources intéressantes d'Uriage et d'Allevard. En publiant les notes que j'ai recueillies dans cette excursion, je n'ai pas l'intention de nier la valeur des deux remarquables ouvrages de MM. Gerdy et Dupasquier, si différents des livres publiés sur l'hydrologie. Ces notes n'ont d'autre mérite que d'être rédigées par un témoin désintéressé, et de rappeler succinctement la composition et les propriétés de deux sources fréquentées, chaque année, par un grand nombre de nos compatriotes.

La source d'Uriage avait été connue et employée par les Romains, comme l'attestent les vestiges de murailles et d'aqueducs qu'on a retrouvés dans les fouilles faites pour la création de l'établissement actuel. Après la célébrité était venu l'oubli ; les bains d'Uriage avaient cessé d'exister. Seulement, par un usage traditionnel, les gens du pays se rendaient chaque année en foule à une mare formée par un petit ruisseau, répandant au loin une odeur hydrosulfurée. La renommée de la source s'étendit peu à peu. En 1820, l'Administration nomma un inspecteur, qui, parfaitement secondé par la marquise de Gautheron, propriétaire de la source, put diriger quelques travaux nouveaux destinés à fonder un établissement thermal. Dans l'espoir que les malheureux profiteraient de ces dépenses, Madame de Gautheron fit construire d'abord

du simple cathétérisme utérin, il professe les mêmes principes. Il démontre les inconvénients parfois très-graves de ce procédé d'exploration, son inutilité ou son infidélité au point de vue du diagnostic dans la plupart des déviations, et n'est d'avis de le conserver dans la pratique que pour des cas rares et exceptionnels, où le diagnostic est difficile, tels que ceux de polypes intra-utérins, ou de tumeurs faisant saillie en dedans de l'utérus. Dans les déviations, M. Depaul affirme avec raison, suivant nous, que les signes rationnels, et surtout les signes sensibles, fournis par le toucher et l'application du speculum sont suffisants pour établir un diagnostic exact et bien autrement fidèle que l'emploi de l'hystéromètre.

Suivant M. Depaul, les déviations exemptes de toute autre lésion de l'appareil utérin, ne produisent en général aucun trouble fâcheux dans la santé chez les femmes qui en sont atteintes, et lorsque des troubles fonctionnels se déclarent, ils résultent beaucoup plus de la lésion inflammatoire, aiguë ou chronique, nerveuse ou de toute autre nature qui accompagne la déviation que de la déviation elle-même. Enfin, le traitement de cette lésion concomitante et principale est seul nécessaire, et la guérison fait disparaître tous les symptômes qui semblaient devoir appartenir à la déviation.

On voit, en définitive, que l'opinion du rapporteur a beaucoup d'analogie avec celles du professeur Paul Dubois et de l'École de Lisfranc.

Plusieurs orateurs ont déjà pris la parole. M. Piorry, dans une lecture peu remarquée, a soutenu, comme conclusion principale des considérations auxquelles il s'est livré, que le cathétérisme peut être utile comme moyen d'exploration, mais qu'il est dangereux de laisser séjourner un corps étranger dans l'utérus, et que le redresseur utérin, outre qu'il est purement palliatif, offre des dangers dans son emploi.

Le professeur Malgaigne, dans un discours étendu et plein de cette verve éloquente qui lui est familière, a loué le rapporteur du soin avec lequel il a démontré le danger du redresseur intra-utérin, mais il lui a reproché d'avoir, comme M. Valleix, un peu trop confondu les divers cas dans lesquels le redresseur a été appliqué, et, en niant les accidents attribués aux déviations dans les observations de M. Valleix, de n'avoir pas même cherché à en établir la cause prochaine. Toutefois, ce serait moins la faute du rapporteur que celle de la science. M. Malgaigne a cherché depuis longtemps à établir ce diagnostic différentiel; il croit que dans beaucoup de cas les déviations seules sont causes de douleurs qu'il appelle *mécaniques*, et qui réclament un pur traitement mécanique; que dans la métrite chronique les douleurs sont *inflammatoires*, et que dans les névralgies du col utérin et des annexes elles sont *nerveuses*; cette distinction, qui paraît bonne en théorie, est d'une application d'autant plus difficile en pratique que ces divers éléments pathologiques sont souvent réunis, et les efforts de M. Malgaigne pour assigner des signes caractéristiques à chacune de ces lésions nous paraissent laisser beaucoup à désirer. Cet habile chirurgien se demande si l'emploi du redresseur qui a déjà amené tant de morts, aurait toujours été aussi grave, si on ne l'avait appliqué qu'à des matrices purement déviées. Il croit qu'une partie des succès obtenus par M.

---

une maison pour administrer les bains, puis un hôtel pour loger les baigneurs ; le nombre des malades augmentait graduellement. Héritier du château, de la source et des bâtiments, M. de St-Ferriol a consacré ses soins et sa fortune à l'organisation d'Uriage ; en peu d'années il l'a fait ce qu'il est aujourd'hui, un établissement des plus agréables, où malades et touristes se rendent en grand nombre, y trouvant les uns santé et contentement, les autres distractions de toutes sortes. Ce nombre va sans cesse en augmentant ; en 1853, il est monté jusqu'à trois mille. Dans le moment de la saison, au milieu de juillet, beaucoup de baigneurs ont été obligés de se réfugier soit à Grenoble, soit dans les petits villages voisins, quoique les divers hôtels, dépendant de l'établissement, puissent contenir et loger douze cents personnes à la fois. Cette vogue est justifiée d'abord par l'efficacité et la puissance des eaux, et aussi par l'agrément du séjour.

Un de nos plus regrettables collègues, Dupasquier s'était occupé avec soin de l'étude des eaux minérales du Dauphiné, comme rapporteur d'une Commission nommée par la Société de Médecine. Son ouvrage sur les eaux d'Allevard est presque un modèle du genre. Il date de 1841. Il est à regretter seulement, qu'à cette époque une polémique assez fâcheuse se soit élevée entre lui et M. V. Gerdy, à propos de la prééminence des eaux d'Uriage ou de celles d'Allevard, et sur la question particulière de savoir laquelle de ces deux sources était plus riche en principes sulfureux. Le temps a apaisé ces querelles inutiles, et a mis en relief l'importance spéciale des deux sources.

L'eau d'Uriage n'est pas thermale dans le vrai sens du mot, puisque sa température variable ne s'élève, en moyenne, qu'à 20° *centigr.*, et que pour les bains, on est obligé de la chauffer.

Ce qu'il faut noter, ce qu'il est bon d'avoir présent à la mémoire, c'est la composition mixte sulfuro-saline des sels qu'elle contient, et auxquels elle doit ses propriétés ; commençons par cet examen :

L'eau d'Uriage contient par litre, d'après M. Gerdy, 14 gr. 11 c. de sels cristallisés, dans la proportion suivante.

Hydrochlorate de soude	7	23
Sulfate de soude	2	29
de magnésie	2	56
Sulfate de Chaux	1	80
Carbonate de Chaux	0	20

Acide sulfydrique se dégageant, et représentant 0, 015 mill. de soufre; traces d'iode.

On trouve aussi, disent quelques analystes, quelques traces *de substances* arsenicales.

Cette composition saline est remarquable; en effet, dans les officines pharmaceutiques, les préparations purgatives salines, comme eau de Sedlitz, citrate de magnésie, ne contiennent pas au-delà de 15 gr. de sel purgatif pour un litre : c'est ordinairement la dose.

Valleix, l'ont été dans des cas de névralgies utérines, et il rapporte deux cas où il a fait disparaître des douleurs névralgiques par l'introduction momentanée d'une sonde dans le col utérin. Enfin, il conclut qu'avant d'instituer un traitement quelconque, il faut reconnaître l'affection à laquelle on l'applique; en un mot, mettre un terme à l'empirisme qui a toujours présidé à la thérapeutique des affections utérines, *savoir ce que l'on fait et pourquoi on le fait.*

Dans la séance du 13 juin, M. Depaul croyant devoir répondre immédiatement à M. Malgaigne, déclare qu'il a jugé inutile de faire un chapitre spécial du diagnostic différentiel; que ce diagnostic se trouve fait en réalité dans plusieurs parties de son rapport; qu'il est, d'ailleurs, plus simple et plus facile que ne semble se l'imaginer M. Malgaigne. Il rejette tous les signes indiqués par son collègue, sans indiquer ceux qu'il craindrait d'y substituer.

M. Huguier a fait, devant l'Académie, dans les séances du 13 et du 20 juin, une longue lecture qu'il nous est impossible d'analyser en quelques lignes. Pour nous attacher aux points les plus importants, nous dirons que l'honorable académicien paraît partager l'opinion du rapporteur sur l'emploi des pessaires intra-utérins, c'est-à-dire qu'il admet leurs dangers et presque leur inutilité. Cependant, il est moins absolu, et, reconnaissant que quelques malades s'en sont incontestablement bien trouvées, il professe que le patricien est autorisé à y recourir lorsque la déviation détermine des accidents sérieux, lorsqu'elle a résisté à tous les autres moyens, à la condition d'avoir préalablement reconnu que l'utérus peut, sans effort et sans douleur, être ramené à sa direction, à sa position normales; que l'application de l'instrument et son séjour prolongé ne déterminent pas de douleur; et de recommander à la malade de l'enlever tout de suite, si elle éprouvait de l'agitation, de la douleur ou de la fièvre.

Nous ne pouvons reproduire les développements dans lesquels est entré M. Huguier sur la symptomatologie des déviations, et qui annoncent, par les excellentes choses qu'ils renferment, une connaissance approfondie et très-pratique du sujet. Nous en dirons autant de la partie de son discours qui a trait à la thérapeutique, et où il donne les résultats généraux de sa pratique, mais sans nous faire connaître s'il a employé les pessaires intra-utérins et quels effets il en a obtenus, ou s'il n'y a pas eu recours, et pourquoi il ne l'a jamais osé, quoiqu'il ait dit, en commençant sa communication, que ces instruments ne devraient pas être absolument proscrits, mais réservés pour des cas exceptionnels.

M. Hervez de Chégoin, praticien dont le nom fait autorité en cette matière, a fortement combattu l'opinion du rapporteur sur le peu d'importance qu'il accorde aux déviations et sur l'inutilité d'y remédier. Il n'admet pas non plus, avec M. Depaul, que les déplacements de la matrice ne sont que la conséquence d'un état pathologique de cet organe, dont la guérison fait disparaître la déviation. Il conclut, en disant que beaucoup de déplacements de l'utérus réclament des moyens contentifs; que ces moyens appliqués par le vagin sont efficaces et sans danger quand ils le sont opportunément; que cette opportunité résulte de la guérison

---

Ici se trouve presque la même proportion en total, mais formée de sels divers combinés entr'eux, et contenant en outre du soufre et des traces d'iode et d'arsenic.

L'effet physiologique sur l'organisme correspond juste à cette composition chimique, à la dose de quatre verres, équivalant à un litre. L'eau d'Uriage est en général très-purgative. Ce n'est donc pas une eau dont on puisse abuser en boisson, et M. Gerdy cite plusieurs observations d'irritations gastriques assez vives, suite de libations trop abondantes et trop longtemps continuées; d'ailleurs il y a souvent contre-indications pour l'absorption par l'estomac, et c'est pour atténuer ces inconvénients, tout en prolongeant l'effet modificateur de l'absorption de l'eau minérale, que l'on prescrit aux malades de joindre les bains à la boisson.

La première impression que produit l'eau d'Uriage, en boisson, est très-nauséabonde et très-désagréable. Le goût amer et salé, la teinte opaline de l'eau, dont la température est tiède, le dégagement très-abondant de l'hydrogène sulfuré, dont l'odeur est repoussante pour beaucoup de personnes, tout inspire d'abord une grande répugnance; l'habitude émousse ensuite ces sensations, on finit par boire sans nausées; mais je crois peu ceux qui disent le faire avec plaisir.

Les bains se prennent dans des baignoires de zinc, qui s'usent assez rapidement; ils produisent au bout de quelque temps une action excitante sur la peau, qui se trahit par le phénomène de l'éruption, appelée la poussée. Beaucoup de baigneurs sont alors obligés de mitiger leurs bains, et quelquefois de les suspendre. En somme, il faut se souvenir que la source d'Uriage est une eau d'une grande activité, et qui produit des effets très-tranchés, soit en bains, soit en boissons. On est plutôt obligé de l'atténuer, et les conseils du médecin sont ici plus nécessaires peut-être que pour d'autres sources.

On trouve aussi à Uriage, près de l'établissement, une source ferrugineuse froide assez abondante et bien chargée de crénate de fer. Les eaux ferrugineuses sont extrêmement communes; celle-ci ne présente rien de particulier sous le rapport de sa composition. Mais son existence, à côté de l'eau sulfuro-saline, est une coïncidence utile, dont le médecin peut tirer avantage dans le traitement des maladies chlorotiques et anémiques, assez fréquentes chez les jeunes personnes qui viennent à Uriage.

Dans quels cas les eaux d'Uriage peuvent-elles être utiles et doivent-elles être conseillées?

En consultant l'ouvrage de M. Gerdy, on trouve une série assez nombreuse d'affections pour lesquelles il semble préconiser l'usage des eaux d'Uriage. On conçoit que les médecins-inspecteurs, qui voient souvent venir dans leurs thermes des maladies très-diverses, soient amenés à penser de bonne foi, que leurs eaux sont utiles dans tous les cas, mais il faut se restreindre.

La réputation des eaux d'Uriage est acquise pour les maladies de la peau. La proportion de soufre mélangée avec les sels neutres, dont l'effet est purgatif, explique tout à la fois et l'action altérante et continue d'une grande quantité d'eau absorbée en bains et en boissons,

de toutes les complications avec lesquelles on voit aussi disparaître quelques-uns de ces déplacements; mais que les pessaires intra-utérins sont dangereux et doivent être rejetés.

L'Académie a dû entendre, dans la séance du 27 juin, M. Velpeau et M. P. Dubois. Nous rendrons compte des idées émises par ces célèbres professeurs dans notre prochain numéro, et nous tâcherons de donner une appréciation générale de cette importante discussion, si elle est close à cette époque.

— Nous sommes heureux d'annoncer aujourd'hui l'apparition d'un ouvrage impatiemment attendu, celui du docteur Diday sur la syphilis des nouveau-nés, travail couronné, comme on sait, par la Société de médecine de Bordeaux. Cette importante publication mérite d'être signalée d'une manière toute particulière pour l'honneur qu'elle fait rejaillir sur la littérature médicale lyonnaise. Nous espérons être en mesure d'en donner, dans notre prochain numéro, le compte-rendu dont M. le docteur Rollet a bien voulu se charger. Nul ne pouvait, mieux que le futur chirurgien de l'Antiquaille, apprécier l'œuvre de son prédécesseur.

— Dans sa séance du 26 juin, la Société de médecine a entendu la première partie d'un Mémoire de M. Bonnet, sur la résorption purulente et sur les moyens d'y remédier. Les recherches antérieures si remarquables de notre confrère, sur le pus et sur la cautérisation, avaient fait ressortir les connaissances de chimie pathologique et de chirurgie pratique qui distinguent le brillant professeur; c'est par des qualités différentes que se recommande son nouveau travail. A une autre époque, il s'était borné à démontrer que le sulfhydrate d'ammoniaque caractérise surtout le pus vicié par le contact de l'air et que la cautérisation est le meilleur moyen d'éteindre dans sa source ce foyer d'infection. Aujourd'hui, sans avoir rien à retrancher de ses idées premières que l'expérience a sanctionnées et qui ont acquis dans la science une valeur définitive, l'auteur a envisagé le même sujet à un point de vue plus particulièrement médical. Il a fait voir que la présence de l'hydrosulfate d'ammoniaque dans le pus et dans les autres liquides de l'économie, ne constituait point à elle seule, ainsi qu'on lui en a gratuitement prêté l'opinion, la nature putride des fièvres qui surviennent spontanément ou à l'occasion des plaies graves; et il s'est appliqué à déterminer le rôle que joue, dans l'état général des malades, les divers éléments fébriles tels que les variations de la température organique, le frisson, la chaleur, et les troubles subits de l'innervation. Nous nous contentons d'indiquer ici les tendances actuelles de l'éminent praticien dont le talent semble vouloir se produire sous un aspect nouveau et associer, dans un but essentiellement thérapeutique, les spéculations philosophiques de la médecine aux données expérimentales de la chirurgie. Dans le prochain numéro, nos lecteurs pourront juger eux-mêmes du double mérite de cet ouvrage.

— Dans la même séance, la Société s'est incidemment occupée des remèdes secrets. Saisie de cette question par un pharmacien de notre ville, qui venait lui demander appui pour une supplique adressée à l'empereur sur ce

---

et l'action légèrement pertubatrice de la médication purgative. Les prurigos, siégeant dans diverses parties, les psoriasis, les eczémas chroniques, les dartres lichénoïdes, seront toujours amoindris ou guéris à Uriage. C'est surtout là que se pourrait justifier l'impression de quelques malades qui prétendent que les eaux font faire peau neuve.

En outre, lorsque dans quelques affections le médecin aura lieu d'admettre l'influence de quelque diathèse dartreuse ou de quelque répercussion d'exanthèmes cutanés, qu'il conseille Uriage à son malade. D'une manière aphoristique; on peut dire : Uriage est pour la peau et Allevard pour les muqueuses.

M. Gerdy croit obtenir de puissantes modifications chez les enfants de constitution scrofuleuse, atteints d'engorgement glanduleux; il m'assurait que le nombre de ces enfants, qui venaient à Uriage, allait en augmentant, par suite de nombreuses cures obtenues. C'est encore un fait important, dont le praticien pourra se souvenir avec avantage.

Uriage présente, sur les autres établissements d'eaux, des avantages incontestables, qui résultent des circonstances suivantes : comme tout obéit à l'impulsion dirigeante d'un maître intelligent, tout se trouve réglé et prévu de la manière la plus satisfaisante, sans tiraillement, sans diversité disparate. On pourrait peut-être avancer, avec quelque raison, que c'est l'idéal réalisé du phalanstère, dans ce qu'il peut avoir d'applicable. En effet, dans les hôtels, tout est sur le même plan similaire, tout est réglé, tarifé, prévu sans ôter à chacun cependant sa liberté.

La connaissance de la source minérale d'Allevard n'est pas ancienne; ce n'est qu'en 1838 que MM. Dorel et Rivoire, après s'en être assuré la possession, firent construire un établissement thermal, et cherchèrent à répandre le fait de son existence dans le monde médical. C'est à cette époque que Dupasquier la visita. C'est à l'ouvrage qu'il a publié en 1841, que cette source doit d'être connue, appréciée par les médecins, et fréquentée par les malades. Cependant, le nombre des baigneurs est de beaucoup inférieur à celui d'Uriage. Depuis 1838, on a progressé; M. Rocour, propriétaire actuel de la source et de l'établissement, a mis ce dernier sur un pied très-convenable. En outre, Allevard est un gros bourg, important par sa fonderie de fer; on y trouve des ressources de tout genre; les baigneurs peuvent y passer une saison utile et agréable.

Trois sources inégales en volume et en richesse sulfureuse, sont réunies dans un puits, pour être élevées, au moyen d'une pompe hydraulique, et conduites à l'établissement, qui est à quatre cents mètres environ de distance; là, elles sont chauffées pour les bains. M. Chataing pense que leur volume équivaut à plus de deux centimètres; c'est sans doute bien suffisant pour la boisson, les salles d'aspiration et un assez grand nombre de bains; mais ce volume ne

point, elle avait à entendre le rapport qui lui était présenté par M. Garin, au nom d'une commission composée de MM. de Polinière, Rougier, Gubian, Mouchon, Davallon, Lacour et Desgranges.

Une des plaies les plus révoltantes de la médecine, par les torts qu'elle cause à la science et à l'humanité, est sans contredit la vente des remèdes secrets. Souvent signalée au pouvoir par les corps savants et par les hommes les plus graves, le goût des recettes mystérieuses n'en a pas moins triomphé de tous les obstacles, tant il est vrai qu'un abus est d'autant plus difficile à réformer qu'il a pour origine la faiblesse et la superstition humaines. « Le charlatanisme, a dit le rapporteur, coule à pleins bords; la réclame envahit tout, et ne sera bientôt plus qu'un honnête moyen de succès, quand l'habitude l'aura tout à fait introduite dans nos mœurs. Ce qui eût arrêté, il y a vingt ans à peine, sur le seuil d'une spéculation mensongère, tout pharmacien et tout médecin dignes de ce nom, n'est plus qu'un jeu intéressé et une moquerie du bon sens public. On s'affiche à la quatrième page, comme on met une enseigne; et l'officine du savant est devenue le bazar de l'empirisme. Le mal est si grand, suivant un des commissaires les mieux placés pour en juger, que le remède secret remplit la moitié de l'ordonnance la plus respectée, et qu'il y régnera bientôt seul en maître absolu. Mais alors aussi la pharmacie aura fait place à l'entrepôt, et la médecine, grâce à la notice, ne sera plus qu'une boutique d'arcanes où chacun ira sans guide choisir le sien. »

Devant de telles éventualités que le rapport signalait avec chaleur, la Société n'a pas voulu que son abstention pût faire croire qu'elle avait une confiance aveugle dans l'avenir et qu'elle méconnaissait le danger. Aussi, malgré quelques irrégularités de forme reprochées au pétitionnaire, elle n'a vu en lui qu'un homme intéressé à une cause qui était aussi la sienne, elle a adopté, à l'appui de sa requête, la conclusion suivante : « *La Société de Médecine de Lyon, convaincue dès longtemps de l'insuffisance des lois qui régissent l'exercice de la médecine et de la pharmacie, a toujours appuyé les* PROPOSITIONS COLLECTIVES *faites au gouvernement pour les changer, et plus d'une fois elle en a pris l'initiative.* »

F. Barrier.

De l'hydrothérapie comme méthode révulsive et de ses applications contre les congestions chroniques; Mémoire lu à la Société de médecine par M. Lubanski, directeur de l'établissement hydrothérapique du château de Longchêne.

Il y a trois ans, j'eus l'honneur de lire à la Société un Mémoire, dans lequel je rattachais à une exposition générale de l'hydrothérapie l'examen des effets physiologiques produits par l'application de divers agents de cette méthode. L'attention que la Compagnie voulut bien me prêter, et la flatteuse approbation que je reçus de quelques-uns de ses membres, en m'engageant à persévérer dans la voie que j'avais suivie, m'ont imposé le devoir de vous communiquer de nouveau le fruit de mes études. Puisse cet

---

permet pas un bien grand développement. L'eau est plutôt froide, 16 degrés centigrades seulement. Sauf l'odeur due au dégagement du gaz sulfydrique, elle n'est point désagréable à boire. C'est en l'analysant avec les divers réactifs chimiques, que Dupasquier a été amené à découvrir par l'iode, la sulfydrométrie, qui est un de ses titres de gloire en chimie.

Il résulte, des diverses analyses de ce chimiste, que cette eau est très-riche en produits gazeux, puisqu'elle contient pour un litre.

24 75 acide sulfhydrique.
97 acide carbonique, y compris celui qui constitue les bicarbonates solubles.
40 azote.

Cette proportion considérable, dépasse même celle des eaux analogues des Pyrénées, et explique la principale utilité, à nos yeux, qui doit résulter de leur emploi, ainsi que son meilleur mode d'administration. Comme beaucoup d'autres eaux minérales, elle contient en produits solides, des sulfates, des carbonates et des chlorures; mais les doses sont faibles, puisque le total de ces sels ne dépasse guère pour un litre 2 gr. 23 cent., proportion faible dans des eaux minérales salines, tandis qu'il faut se rappeler qu'Uriage contient 14 gr. de différents sels, également pour un litre, par suite de cette composition.

Les bains, ou la boisson de cette eau n'ont pas une bien grande énergie. Leur effet est tonique, mais à un faible degré. Ces faits indiquent d'eux-mêmes, que ces eaux en boisson ou en bains peuvent être utiles, mais seulement dans les cas où l'on veut avoir une action douce et continue, par crainte de réveiller une irritabilité trop vive. Elles ne produisent point d'effets grandement perturbateurs, mais une saison suivie donne cependant des résultats. Cela restreint dès lors leur emploi aux cas des diverses lésions fonctionnelles anciennes des viscères du tube digestif pour lesquelles on peut supposer l'influence d'un élément rhumatismal et névralgique, chez les sujets de constitution un peu faible et irritable. Nous placerions dans ce cadre les difficultés de digestion par gastro-entéralgie, et les affections catarrhales anciennes de quelques muqueuses.

Mais il est un autre ordre de faits qui nous semble avoir une grande importance, c'est celui où existent des affections de la muqueuse pulmonaire, pour lesquelles la médication par aspiration des gaz peut être utile. Cette année, pour la première fois, M. Niepce, correspondant de la Société, médecin-inspecteur d'Allevard, a fait établir deux salles d'aspiration ; dans l'une, l'eau chauffée vient se répandre en vapeurs; dans l'autre, l'air respirable est imprégné des produits gazeux qui se dégagent de l'eau minérale par un petit jet continu d'un filet de la source. On les appelle la salle d'aspirations chaudes, et la salle d'aspirations froides. M. Niepce dit en avoir obtenu d'excellents résultats dans les maladies de la muqueuse laryngée et pulmonaire. Il espère que, sous ce rapport, Allevard deviendra un heureux rival des eaux des Pyrénées ; effectivement, selon moi, c'est là le véritable emploi, et l'utilité des eaux hydrosulfureuses de cette localité. Les toux quinteuses, accompagnées de certaines éruptions de la muqueuse, ou même sous l'influence des tubercules à l'état

accueil, qui pour moi fut une lumière, devenir aussi une tradition; car, si la persévérance est une force, le jugement de ceux à qui la science a rendu en réputation ce qu'elle en a acquis en travaux utiles, est un point d'appui que je me plais à rechercher!

Il me paraît utile, avant tout, de rappeler la classification dans laquelle je renfermais l'action physiologique de l'hydriatrie. Quoique très-variés, les résultats qu'elle produit peuvent se réduire aux trois catégories suivantes :

1° Une fréquente déperdition du calorique et sa reproduction forcée aux dépens de l'économie amenant, en dernière analyse, un accroissement d'activité dans la mutation de la matière organique. (Méthode reconstitutive.)

2° Un appel réitéré des liquides du centre à la périphérie, excitant vivement la circulation sanguine dans les capillaires de la peau et constituant de ce côté un état permanent de fluxion. (Méthode révulsive.)

3° Une augmentation considérable de la sécrétion cutanée, ayant pour conséquence l'élimination de certains principes organiques et l'accroissement du mouvement de décomposition. (Méthode dépurative.)

La première de ces trois catégories, celle qui touche à la calorification, a été, dans mon précédent Mémoire, l'objet d'un examen spécial. Je n'y reviendrai pas aujourd'hui. Je n'avais émis sur les deux autres que des idées à peine ébauchées; soit que mes études eussent besoin de se compléter, soit qu'en excédant certaines limites, j'eusse craint de fatiguer votre attention.

Je viens donc actuellement poursuivre cette étude; j'y aborde la seconde catégorie des effets physiologiques de l'hydrothérapie, je cherche à la faire connaître et apprécier comme méthode révulsive.

En effet, l'hydrothérapie peut combiner quelques-unes de ses pratiques en vue d'une large et puissante révulsion, en faisant affluer les liquides vers la périphérie et en opérant ainsi une fluxion thérapeutique vers la surface cutanée. J'aurai à démontrer par la suite que ces effets sont réels. En admettant pour le moment cette démonstration comme un fait accompli, je me propose de prouver que cet afflux du sang vers la peau constitue une révulsion importante, et que cette révulsion peut s'appliquer avec succès au traitement de certaines affections chroniques.

D'abord et avant tout, personne ne saurait contester que l'appel réitéré du sang vers la périphérie et l'état fluxionnaire de la peau qui en résulte ne doivent surtout influer sur la circulation. Pour le mettre en doute, il faudrait nier la liaison étroite qui enchaîne les uns aux autres tous les phénomènes de cette fonction. Artères et veines, troncs, branches, rameaux, ramuscules, réseaux capillaires, tout est lié et coordonné pour une fonction unique; et la solidarité entre ces différentes parties est telle, qu'il est impossible d'agir sur l'une d'elles sans que cette action s'étende à tout l'ensemble du système. Donc, attirer le sang vers un point, c'est en diminuer l'afflux dans d'autres; créer une fluxion, une congestion artificielle, c'est déplacer une fluxion, une congestion morbide.

Il en résulte que si je parviens à prouver que la congestion est un élément morbide très-fréquent dans les af-

---

miliaire, seront heureusement modifiées par l'usage de ces aspirations. Les catarrhes chroniques, avec hypersécrétion et gonflement de la muqueuse, doivent aussi en retirer soulagement, par suite de l'action directe de l'aspiration. Les bains et la boisson deviennent alors adjuvants utiles, dont on peut tirer bon parti, mais qui ne font pas la base du traitement.

Il ne faut pas croire que les aspirations puissent toujours être facilement supportées, même en ne restant au début que quelques minutes dans la salle. On s'accommode mieux des chaudes, la vapeur d'eau comme véhicule adoucissant l'effet de l'absorption des gaz sulfydrique et carbonique; dans la salle froide on éprouve très-vite une pesanteur de tête et des symptômes fatigants; c'est ce qui m'est arrivé assez rapidement, et M. Niepce me disait que pour les premières séances on ne restait jamais au-delà de cinq minutes; mais on peut les répéter plusieurs fois dans la journée.

Ce traitement constituerait la véritable spécialité d'Allevard, car, comme douches et bains, ceux d'autres thermes sont évidemment préférables, surtout dans les affections rhumatismales franches; sous ce rapport, Allevard ne peut nullement être mis en parallèle avec Aix. Mais il est bon de préciser : l'usage bien dirigé de ces eaux et de ces aspirations doit être recommandé dans les diverses affections pulmonaires un peu anciennes, quelle que soit leur cause. Ainsi, dans les diverses classes des catarrhes muqueux, pituiteux, secs, avec oppression et toux, les asthmes, les légers cas d'emphysème ou d'œdème pulmonaire, et même les irritations, résultant de turbercules miliaires ou crus tels, pourront trouver guérison ou soulagement.

Il y a aussi, à Allevard, quelques cabinets où on peut prendre des bains de petit lait. Il est suffisamment abondant dans les chalets des montagnes, pour suffire à un assez grand nombre. Leur action est incontestable, et produit surtout une sédation assez grande et une diminution sensible de la circulation et du pouls; aussi, c'est dans les maladies du cœur, comme l'hypertrophie ventriculaire, ou celles dans lesquelles le jeu valvulaire est gêné, qu'ils trouvent leur cas d'application. Comme les maladies du cœur et celles du poumon se lient et s'influençent réciproquement, les deux actions médicatrices des bains de petit lait, et des aspirations sulfhydriques, qu'on trouve réunies à Allevard, pourront guider le praticien dans le choix de ces eaux, pour y envoyer les malades qui présenteraient des symptômes d'une de ces affections.

Les bains de petit lait ont aussi la réputation méritée d'être un anti-nerveux sédatif assez puissant, et peuvent convenir, dans plusieurs cas de névrose, avec exaspération de la sensibilité normale.

La vallée d'Allevard, pendant l'été, est un des plus beaux pays du monde; c'est en petit le Chamouni français. On y rencontre réunis, tout ce que la nature peut offrir de pittoresque pour le paysage: glaciers, forêts, points de vue, eaux limpides, écumantes cascades; en histoire naturelle, en botanique, en minéralogie, on peut trouver de nombreux sujets d'études ou de recherches.

(*Publié par décision de la Société de médecine.*)

fections chroniques, que la révulsion est le moyen le plus convenable qu'on puisse lui opposer; et qu'en même temps je démontre que la révulsion opérée par l'hydrothérapie crée, mieux que toute autre, cette contre-congestion dont je viens de parler, j'aurai atteint mon but; car vous conclurez avec moi que la méthode thérapeutique que j'emploie et que je préconise mérite à ce point de vue toute l'attentiou du praticien.

La pathogénie de la congestion, cette question si ancienne et traitée par tant d'auteurs, ne m'a paru nulle part suffisamment résolue. La science a entassé sur ce point de riches matériaux; mais c'est une science éparse, et ce sera déjà chose utile, je le crois, que de réunir dans un tout les notions qui concourent à éclairer ce sujet dont l'importance ne peut échapper à personne. C'est là le seul mérite auquel j'ose prétendre.

Pour avoir le droit de m'en prévaloir, j'ai cherché à faire mon profit de ce qu'ont écrit sur les congestions les anciens et les modernes, et, sans parler d'Hippocrate et de Galien, de Stahl, de Fernel et de Barthez, j'ai glané surtout des idées dans le *Traité des hémorrhagies* de M. Lordat, dans le *précis d'anatomie pathologique* de M. Andral et dans l'excellente *Monographie* de M. Dubois, d'Amiens. Je dois ajouter à l'énumération de toutes ces autorités, celle des Allemands, auxquels la science doit, sans contredit, les travaux les plus achevés sur cette matière. Je citerai particulièrement le *Traité de physiologie pathologique* de M. Spiess, de Francfort, et les ouvrages, malheureusement trop peu connus en France, du professeur Schultz, de Berlin.

La définition de la congestion semblerait ne devoir présenter aucune espèce de difficulté, et cependant elle a été très-différemment comprise et exprimée par les auteurs. Nous entendrons par là un afflux anormal du sang, accompagné et suivi du ralentissement du cours de ce liquide et de la distension des capillaires de l'organe où le fait a lieu. La fluxion, la congestion, l'engorgement ne sont de cette manière que les degrés divers du même phénomène pathologique, qui n'est, en définitive, qu'un trouble de la circulation, intéressant à la fois le sang et les vaisseaux, le contenu et le contenant.

Pour comprendre la pathogénie des congestions il faut donc, avant tout, bien se rendre compte des lois qui président à la circulation et du rôle que jouent dans cette importante fonction les diverses conditions qui concourent à son accomplissement. Car, si le sang circule dans les vaisseaux sous la simple impulsion du cœur, faisant office d'une pompe foulante et aspirante, comme le ferait tout autre liquide dans des tubes inertes, la congestion n'est qu'un dérangement mécanique dans l'appareil destiné à distribuer le liquide vital dans nos tissus. Si ce liquide se meut en vertu d'une attraction dont nos organes seraient doués, alors congestion veut dire excès ou diminution de cette attraction, partant, c'est une lésion de nos organes. Le sang chemine-t-il dans les vaisseaux en vertu d'une force de progression qui lui serait inhérente, il faut demander le secret de la congestion à la vitalité de ce liquide lui-même.

Toutes ces opinions, on le sait, ont été émises et soutenues par des physiologistes d'un grand mérite, et la pathologie des congestions s'est ressentie nécessairement de tout ce qu'il y a d'exclusif dans ces théories. Il y a cependant du vrai dans chacune d'elles, et il nous semble qu'en se complétant les unes par les autres, elles peuvent jeter une grande lumière sur la question qui nous occupe.

C'est en réunissant ce qu'il y a de plus plausible dans toutes ces opinions, que M. Spiess a émis, sur le mécanisme de la circulation, des aperçus qui nous semblent éclairer le mieux cette question. Nous pensons donc avec lui que le cœur gauche se contracte à la fois, en vertu de la susceptibilité nerveuse dont il est doué et du vide qui se fait dans les artères lorsque le sang a passé dans les veines; que le sang chemine dans les artères, non seulement parce que les quantités nouvelles que le cœur y envoie sans cesse poussent celles qui les ont précédées; mais aussi parce que ces vaisseaux pourvus de fibres musculaires aident à cette progression du liquide par un mouvement alterné de dilatation et de contraction de leurs parois; que le sang, en se distribuant ensuite dans les capillaires, continue à s'y mouvoir sous la même pression à laquelle se joint une cause nouvelle, celle de la déperdition de certaines quantités de ce liquide au profit des organes, déperdition qui n'est autre chose que cette force d'attraction dont tant d'auteurs ont parlé, sans chercher à en donner l'explication; que de même, pour le retour du sang par les veines, il y a progression par la force d'impulsion venant du cœur et par la propriété contractile des vaisseaux soutenue par le jeu des valvules.

Il en résulte qu'un changement quelconque survenu dans une des conditions qui précèdent, amène du côté de la circulation un trouble, dont l'importance est proportionnée à celle de la cause, et dont la nature et le siége sont déterminés par les circonstances pathogéniques qu'il est facile d'analyser et d'apprécier. Ainsi, l'innervation du cœur, l'état matériel des vaisseaux, leur état vital, c'est-à-dire le degré de leur contractilité émanant du système nerveux, la dépense plus ou moins grande des principes nourriciers au profit d'un organe, les qualités et la quantité du liquide en circulation, peuvent devenir, dans des circonstances données, autant de causes d'un désordre qui survient dans cette fonction, et qui se traduit en une inégale répartition du sang, en son accumulation anormale dans quelques organes et son arrivée insuffisante dans d'autres, en une congestion en un mot.

En effet, ce que la théorie fait pressentir, l'expérience le démontre journellement; et les congestions produites par les diverses causes que nous venons d'énumérer se présentent on ne peut plus fréquemment à notre observation.

Telles sont les congestions dûes à un excès d'action de la part du cœur, quelle que soit d'ailleurs la cause qui trouble les fonctions de cet organe. On en a des exemples dans les hypérémies pulmonaires liées à des névroses ou à une affection organique du centre de la circulation ; dans les céphalées chroniques si fréquentes chez ceux dont l'existence a été agitée par des émotions ou des passions ; dans les douleurs passagères qui suivent les secousses morales, etc.

Telles sont les hypérémies de divers organes, chez les individus qui ont abusé de remèdes narcotiques ou chez ceux qui sont atteints de quelque névrose adynamique du grand sympathique (1) ; parce que dans cet état la tonicité des parois vasculaires est altérée, et les capillaires, devenus moins contractiles, se laissent plus facilement distendre par le sang.

Telles sont encore les congestions dues à la surexcitation du système nerveux ganglionnaire ; parce qu'alors les capillaires spasmodiquement contractés forment un obstacle à la circulation et laissent le sang s'accumuler dans leur voisinage. Ici appartiennent les hypérémies pulmonaires qui entourent les foyers tuberculeux, celles qui sont liées à des phlegmasies chroniques (2) ainsi qu'aux affections névrosthéniques de tout genre (1).

Telles sont encore les congestions qui se manifestent du côté du cerveau chez les hommes adonnés à un travail intellectuel excessif, ou du côté des annexes des voies digestives chez de gros mangeurs. Chez les uns et les autres, la dépense des principes nourriciers du liquide sanguin,

(1) Il n'est pas généralement admis que la tunique musculaire des vaisseaux soit sous l'empire immédiat du nerf grand sympathique. Certains physiologistes, considérant que tout ce qui concerne la contractilité émane de la moelle épinière, ont placé dans ce dernier organe l'origine des nerfs vaso-moteurs. Cette opinion, quelque plausible qu'elle soit, ne peut cependant pas soutenir un sérieux examen ; aussi compte-t-elle de nombreux adversaires, parmi lesquels nous citerons Stilling, Henle, Spiess et notre honorable confrère M. Brachet, dont les travaux sur le système nerveux ganglionnaire sont si justement appréciés. Bien des raisons se réunissent à l'appui de la doctrine à laquelle appartiennent les noms distingués que nous venons de citer. Il suffit d'en énumérer quelques-unes ; telles que, l'intégrité que conserve si souvent la circulation dans les affections confirmées de la moelle ; les congestions hyposthatiques qui arrivent si promptement dans les maladies adynamiques, dans lesquelles le grand sympathique se trouve intéressé, et qui peuvent ne pas avoir lieu, même au bout d'un séjour très-prolongé au lit, dans les affections du cerveau et celles de la moelle épinière ; les congestions que l'on produit presque instantanément à la suite de la section des nerfs ganglionnaires à leur passage au ganglion cervical, comme l'ont démontré les expériences de M. C. Bernard et celle de M. Brown-Sequard ; la disparition de ces derniers résultats sous l'influence de la stimulation galvanique ; et enfin la congestion du globe de l'œil à la suite de la section du trijumeau en avant du ganglion de Gasser, et l'absence de ce phénomène lorsque cette section est pratiquée au-delà du ganglion et plus près du cerveau, comme on l'a vu dans les expériences de M. Magendie complétées par celles de M. Spiess.

Tous ces motifs réunis, nous font croire, que c'est réellement du grand sympathique que relève la tonicité des parois des vaisseaux. Les faits pratiques nous démontrent, d'ailleurs, que les hypérémies du genre de celles dont il s'agit sont le plus fréquemment liées à des affections dans lesquelles le système nerveux ganglionnaire est particulièrement intéressé.

(2) M. Brachet, dans son excellent Mémoire, *Études physiologiques sur la théorie de l'inflammation*, a parfaitement apprécié ce genre de congestion, en insistant sur l'opportunité des *saignées abondantes* dans la péripneumonie commençante. « Dans les premiers jours de la maladie, dit-il, l'organisation inflammatoire n'est pas complète ni générale. *Une grande partie des capillaires n'est qu'engorgée ou congestionnée;* la saignée les vide rapidement. Ils renvoient de suite dans l'arbre circulatoire une quantité de sang qui vient remplacer, au moins en partie, le vide qu'avait fait celui qu'on a tiré. » Plus loin, à propos de phlegmasie au début, M. Brachet insiste sur la congestion: « il est possible de prévenir le développement de l'inflammation, en administrant l'opium à haute dose. En calmant l'irritation le remède rend impossible la fluxion: *Principiis obsta.* »

(1) On voit donc que l'excès ou le défaut d'action de la part du grand sympathique peut également donner lieu aux congestions. Dans le premier cas, parce que la contraction spasmodique des capillaires fait accumuler le sang autour du point affecté, dans le second, parce que la contractilité amoindrie permet aux capillaires de se laisser distendre par le sang sans réagir sur lui. C'est en expliquant ainsi le rôle du système nerveux ganglionnaire, qu'on peut comprendre ce qu'il y a de commun dans l'action de certains agents thérapeutiques qui jouissent cependant de propriétés tout à fait opposées. L'opium qui calme et le café qui excite, produisent néanmoins, sous un certain rapport, des résultats identiques. L'affaiblissement de la contractilité vasculaire opérée par le premier, l'accroissement de cette faculté qu'occasionne le second, aboutissent également, de la manière que nous venons d'indiquer, à la congestion. Aussi, ces deux substances peuvent devenir des agents curatifs des hypérémies dépendant de l'excès ou du défaut d'action du grand sympathique. On sait quels services rendent journellement les préparations opiacées, dans les congestions qui résultent de la surexcitation nerveuse ou qui accompagnent les inflammations. Mais il existe aussi des congestions dans lesquelles le café devient un véritable médicament. Dans les fluxions chroniques du côté du cerveau ou des voies digestives, l'infusion du café est une précieuse ressource, et il est des sujets pour lesquels son usage est devenu une impérieuse nécessité. Chez les individus dont le cerveau fonctionne mal par suite d'une hypérémie chronique de cet organe, le café produit un bien-être remarquable, et éveille les facultés intellectuelles que la compression de la pulpe cérébrale enchaînait. Chez ceux dont les digestions sont pénibles par suite d'un état congestif des premières voies, le café rend aussi des services incontestables. Et si l'abus du café peut avoir, en raison même des propriétés que nous lui reconnaissons, de grands inconvénients, son usage est sans contredit, dans bon nombre d'affections chroniques, d'une utilité certaine.

Ce que nous disons du café et de l'opium s'applique également à d'autres agents thérapeutiques dont l'action *contre stimulante*, selon les doctrines de l'école italienne, ne peut pas être comprise différemment. L'opium et le café, comme la quinine et la digitale, comme la valériane et le camphre, peuvent devenir des contre-stimulants, des *contre-congestifs*, selon les cas auxquels ils s'adressent. (Voir à ce sujet un article récemment publié par M. Briquet, *sur le groupe des phénomènes morbides généralement désignés sous le nom de troubles cérébraux*. *Union médicale*, 23 février 1854.)

augmentant par suite de l'exercice exagéré des fonctions de l'organe, y fait affluer le sang qui, à la longue, distend les capillaires et détermine la congestion.

Ici se rangent également les hypérémies produites par un ralentissement du cours du sang dans les veines; que celui-ci soit causé par une compression extérieure, ou par une inflammation ou une dilatation variqueuse de leurs parois; ou qu'il soit occasionné par la maladie d'un organe qui, par la nature de ses fonctions, joue un rôle important dans la circulation. On peut citer en exemple les congestions du foie dans les affections du cœur droit ou du poumon, les congestions hémorrhoïdaires et utérines dans les affections de la veine porte.

Ajoutons enfin aux circonstances qui précèdent, les changements de quantité ou de qualité du liquide sanguin lui-même, comme causes déterminantes de congestions, et nous aurons la série complète de divers genres d'hypérémies. Pour ce qui concerne cette dernière espèce, nous signalerons les congestions que l'on observe si souvent chez les chlorotiques, les anémiques et dans l'alcoolisme chronique; celles que l'on produit à volonté par les injections dans les veines; celles qui résultent de changements brusques de la température ambiante. Car, par l'excès de la chaleur qui dilate subitement les liquides, aussi bien que par le froid qui resserre les vaisseaux de la périphérie, il résulte une disproportion entre le contenant et le contenu, dont les congestions peuvent être et sont en effet souvent la conséquence.

On le voit donc, les conditions pathogéniques des congestions sont fort nombreuses et variées, et il serait impossible de les réduire aux trois genres admis par les auteurs, aux congestions actives, passives et mécaniques. On comprend aussi que cette variété et cette multiplicité des causes impliquent nécessairement la fréquence de l'état morbide qu'elles produisent; fréquence d'autant plus facile à expliquer que, le plus souvent, les causes que nous avons énumérées, se réunissent, se groupent de diverses façons, pour aboutir au même résultat pathologique.

Il serait hors de propos de nous occuper ici du siége anatomique de la congestion. Au point de vue pratique, il suffit de rappeler que c'est le réseau capillaire qui en est le théâtre; que la congestion consiste en une simple accumulation du liquide sanguin qui distend les parois de ces vaisseaux; qu'elle n'est point accompagnée de la formation et de l'exsudation d'un produit nouveau; ce qui la distingue de l'inflammation. Les recherches micrographiques résumées avec tant de clarté dans l'intéressant ouvrage de M. Dubois, d'Amiens (1), fournissent des preuves suffisantes aux propositions qui précèdent.

Pour ce qui concerne le siége topographique des congestions, on en a admis l'existence dans tous les organes et dans tous les tissus. En effet, partout où il y a des capillaires les congestions sont possibles; mais, est-il possible d'en reconnaître l'existence pendant la vie, quand il s'agit des hypérémies des parois artérielles ou de celles des enveloppes des nerfs par exemple? Rien de ce que nous avons pu observer, dans dix années d'études des maladies chroniques, ne nous autorise à le croire. Aussi, pour nous qui n'avons recours à la théorie que pour éclairer les faits qui se sont presentés à notre observation, nous n'aurons en vue dans ce qui va suivre que les hypérémies dont l'existence est révélée pendant la vie par des symptômes qu'il est impossible de méconnaître.

La fréquence relative avec laquelle les différents organes de l'économie se trouvent affectés de congestions, subit la loi commune à beaucoup d'autres éléments morbides. Et les prédispositions qui existent à cet égard dépendent tantôt de quelques particularités congénitales, tantôt des conditions du sexe, de l'âge, des habitudes, des professions, des maladies concomitantes, etc. Il est cependant une circonstance qui joue ici le rôle d'une cause prédisposante fort importante, c'est la préexistence des congestions sur une partie quelconque. Et l'influence de cette cause peut être facilement comprise, sans qu'il y ait besoin de recourir à l'irritation qui fait appel aux liquides (*ubi stimulus ibi fluxus*). C'est tout simplement parce que les vaisseaux qui ont subi plusieurs dilatations, ont dû perdre de leur élasticité, et se trouvent par cela même plus disposés à se laisser distendre par le sang.

Le diagnostic des congestions chroniques présente en général beaucoup de difficultés. Les symptômes, on le conçoit, varient selon l'organe qui en est atteint. Quelquefois nos moyens d'investigation nous permettent de constater une augmentation de volume, un changement de consistance et le déplacement plus ou moins marqué dans la position de l'organe affecté. D'autrefois il n'existe que des modifications fonctionnelles, résultant de la compression; mais alors les phénomènes morbides offrent beaucoup d'analogie avec ceux de la phlegmasie chronique, de la névrose, ou même d'une altération anatomique de la partie malade. La première de ces remarques s'applique au foie, à la rate, à l'utérus, aux ovaires, aux reins; la seconde concerne le cerveau, la moelle épinière et même le poumon. Pour ce qui est des membranes muqueuses, les troubles consistent particulièrement en une modification de sécrétion, s'exaspérant sous l'influence des causes qui troublent la circulation, et offrant une série de caractères que l'on désigne fréquemment sous le nom d'affections rhumatismales du tube digestif.

La marche qu'a suivie la maladie au début est un des plus précieux éléments du diagnostic. Les congestions chroniques commencent ordinairement par des fluxions passagères, et les symptômes offrent des alternatives d'amélioration et d'aggravation, dont il faut tenir grand compte. Les malades, interrogés avec soin, ne manquent pas de raconter que les maux dont ils sont affectés, avant de devenir permanents, offraient des temps de rémission complète, qu'ils avaient d'abord, ce qu'ils appellent des

(1) *Préleçons de pathologie expérimentale.*

crises ou des accès, que ces crises étaient souvent provoquées par des causes très-variées ; mais lorsqu'on examine ces causes, on ne manque pas de constater qu'elles appartiennent toutes au nombre de celles qui troublent la circulation ; qu'après ces crises la santé paraissait complètement rétablie ; que ce n'est que plus tard, lorsque les intervalles entre les accès ont diminué de durée, que chaque nouvelle crise aggravait leur position ; et qu'enfin les accès se succédant de plus en plus rapidement, les symptômes qu'ils accusent sont devenus permanents, et n'offrent plus que des exacerbations.

L'état de la peau fournit également des signes importants pour le diagnostic des congestions. Elle est ordinairement très-pâle, et, sans présenter positivement une de ces teintes propres aux différentes cachexies, elle en possède cependant une spéciale, qui lui donne quelque chose de blême et de transparent à la fois. Elle n'a pas, au toucher, cette rudesse désagréable qu'offre la peau des sujets atteints d'anciennes phlegmasies ou de maladies organiques. Ordinairement elle est lisse, fraîche, sillonnée par les veines superficielles aplaties, peu volumineuses et tranchant par leur couleur bleue sur le fond blanc de la surface cutanée.

La calorification chez les sujets atteints d'hypérémies présente des désordres remarquables. L'impressionnabilité au froid est quelquefois excessive, et l'on voit les malades, multipliant les moyens de précaution, arriver à ne pas pouvoir s'exposer à l'impression de l'air extérieur et succomber sous le poids de vêtements de laine dont ils sont obligés de se couvrir. Il en est dont on peut dire qu'ils devinent plutôt les courants d'air qu'ils ne les sentent; il leur suffit de s'asseoir entre une cheminée et une porte, même parfaitement close, pour éprouver des frissons et sentir l'impression de l'air. D'autres fois, les troubles de la calorification consistent spécialement en son inégale répartition, et cette circonstance offre quelquefois des particularités bizarres ; tantôt la différence de température est remarquable entre les deux moitiés du corps ; tantôt elle a lieu entre les parties inférieures et supérieures ; tantôt quelques points isolés se distinguent par l'abaissement de la chaleur vitale. Tel malade se plaint du froid à l'épaule ; tel autre ne le ressent qu'à un bras ; chez un autre, cette sensation n'est perçue que sur le devant des jambes. Dans les congestions abdominales, le sommet de la tête est souvent le siége d'une diminution de température très-marquée, tandis qu'une chaleur brûlante y existe presque toujours dans les hypérémies céphaliques.

Parmi les causes qui augmentent les difficultés du diagnostic il faut compter surtout l'ancienneté de la maladie. Les troubles successifs de diverses fonctions, les désordres généraux et le développement inévitable des phénomènes consécutifs donnent lieu à des symptômes qui peuvent, par leur importance, masquer et le siége et la nature de l'affection. Le déplacement seul de l'organe affecté suffit quelquefois pour éveiller des accidents susceptibles de donner le change sur l'état vrai du malade. Tout le monde connaît les conséquences auxquelles conduisent souvent les déplacements de l'utérus, et il n'en est pas autrement quand il s'agit du déplacement du foie ou de la rate. J'ai publié sur ce sujet quelques faits recueillis dans les hôpitaux de Paris, dans lesquels les déplacements du foie ont pu simuler des affections abdominales et celles du poumon d'une certaine gravité (1).

Quelques réelles que soient cependant toutes ces difficultés du diagnostic, il n'est pas toujours impossible de l'asseoir sur des bases assez certaines, en examinant l'état de toutes les fonctions, les conditions physiques, et, je dirais presque, les conditions morales des malades. Le plus important, c'est de ne point se laisser égarer par leurs récits, c'est de suivre pas à pas la marche de la maladie dès le début, c'est de chercher à démêler l'enchaînement des symptômes, à distinguer les accidents primitifs de phénomènes consécutifs. C'est pour n'avoir pas tenu un compte assez sévère de toutes ces circonstances que M. le docteur Fleury, dans son ouvrage sur l'hydrothérapie, nous paraît avoir rangé à tort, dans les symptômes communs des congestions, l'amaigrissement, des troubles constants du côté des voies digestives, un affaiblissement des organes génitaux et une grande sécheresse de la peau. Certes, tous ces symptômes peuvent exister, mais ils sont loin de former les traits caractéristiques de l'élément morbide qui nous occupe. Que de congestions chroniques de la moelle, par exemple, dans lesquelles les organes génitaux jouissent d'une énergie exagérée, dans lesquelles les voies digestives sont en parfait état, et l'amaigrissement n'existe point ! Que d'hypérémies cérébrales qui n'éveillent que des symptômes insignifiants du côté des fonctions de la vie végétale, et dans lesquelles tous les désordres portent sur les fonctions de la vie animale (2) !

D'ailleurs, ce qu'il y a d'obscur dans les phénomènes communs s'éclaircit davantage lorsqu'on étudie les symptômes particuliers aux congestions des divers organes. La filiation des manifestations pathogéniques se déroule alors avec plus de netteté, et l'absence des signes positifs de la phlegmasie, de la névrose ou d'une dégénérescence vient en aide au diagnostic.

Nous allons donc étudier les hypérémies dans quelques-uns des appareils de l'économie, non pas avec la prétention de faire quelque chose de complet à cet égard, mais avec le désir d'apporter quelques éléments propres à éclairer la question, dans laquelle, au point de vue d'affections chroniques, il y a tout à faire encore.

Les hypérémies cérébrales se présentent on ne peut plus

(1) *Journal de médecine de M. le professeur Trousseau*, 1843.

(2) Je me hâte de dire que malgré cette remarque, et certaines autres que je pourrais faire, particulièrement sur le mode d'application de quelques-uns des moyens hydriatriques, j'apprécie beaucoup l'ouvrage du docteur Fleury et je me plais à rendre justice aux talents, fort connus d'ailleurs, de l'auteur.

souvent dans la pratique, et offrent des symptômes d'une grande variété. C'est la sensibilité qui est le plus fréquemment affectée. La céphalalgie revenant d'abord par accès, à des intervalles plus ou moins éloignés, finit par devenir continue et s'exaspère sous l'influence de toutes les causes qui accélèrent le mouvement de la circulation. La douleur est sourde, ordinairement profonde, d'autrefois tellement superficielle que le cuir chevelu paraît sensible au toucher. Elle occupe quelquefois toute la tête, mais le plus communément seulement le sommet; les malades disent alors qu'un poids énorme semble écraser le crâne. La chaleur de la tête est souvent insupportable; parfois cependant elle est bornée à un point très-restreint, grand comme une pièce de deux francs, situé à la jonction de l'occiput avec la suture pariétale. Les appartements trop chauffés, l'exposition au soleil, ne peuvent pas être supportés par les malades. Ils ont en général un froid aux pieds permanent, malgré toutes les précautions qu'ils prennent à cet égard. Il en est qui ne peuvent pas supporter la plus légère coiffure. J'ai vu des femmes qui étaient gênées par les bonnets de l'étoffe la plus fine. Lorsque cet état dure depuis quelque temps, le caractère devient irascible et les patients recherchent la solitude. Quelquefois ils éprouvent un besoin impérieux de mouvement et la marche les soulage. D'autrefois l'immobilité la plus absolue leur est favorable. Il en est qui ont des attitudes de prédilection; ils renversent la tête très-fortement en arrière; ils affectionnent de s'agenouiller en appuyant les bras sur un meuble; ou bien ils n'éprouvent un peu de mieux qu'en élevant les bras, en se suspendant sur le bord supérieur d'une porte ou en se balançant sur un fauteuil qui n'est pas d'aplomb sur le parquet. Très-souvent les fonctions digestives restent intactes, et il est même des malades dont l'appétit est augmenté. J'affirmerai qu'il en existe aussi chez lesquels le moment de la digestion est un moment de trêve, et qui voient la céphalalgie sensiblement diminuée sous l'influence du café ou de quelques liqueurs fortes. Tandis que, chez d'autres, le moindre écart occasionne une exacerbation de la douleur. Le sommeil est souvent bon; mais on a de la peine à s'endormir, surtout lorsqu'on veille un peu plus que d'habitude. Quelques malades s'endorment plus facilement s'ils ont pris du café; d'autres ne peuvent apaiser la céphalalgie et l'état d'excitation générale qu'en se livrant au coït, après la consommation duquel ils trouvent promptement le sommeil.

A côté des symptômes qui précèdent, les facultés intellectuelles ne subissent quelquefois aucune altération. D'autrefois au contraire, et cela le plus souvent, elles sont dans un état d'affaissement très-marqué. Tel malade, qui brillait par les qualités les plus éminentes de l'esprit, par la force de l'attention et la pénétration de l'intelligence, devient incapable de soutenir une conversation, d'écouter la lecture la plus futile, et ne peut, sans une extrême fatigue, se soumettre à l'obligation d'écrire une lettre. Et lorsqu'on étudie les causes qui l'ont amené à cet état, on voit que ce ne sont pas toujours les efforts épuisants d'un travail excessif, mais bien celles qui ont fréquemment troublé la circulation; les veilles, les passions, les excès de tout genre. Et lorsqu'on hésite sur la nature de ces troubles intellectuels, on arrive à se persuader qu'ils dépendent d'une modification qui n'a rien de fixe et que ces mêmes malades éprouvent des instants d'une disposition parfaite, où ils semblent avoir récupéré toutes leurs anciennes aptitudes. La mémoire de quelques-uns est spécialement affectée, et l'altération de cette faculté offre parfois des particularités singulières, en ce qu'elle semble n'atteindre que quelques genres de mémoire, en laissant d'autres tout à fait intacts. Un de mes malades qui avait fait abus des liqueurs alcooliques et surtout de l'absinthe, et que l'hydrothérapie a parfaitement rétabli, quoique le ramollissement cérébral ait été diagnostiqué chez lui par plusieurs confrères, avait perdu le souvenir des mots de la langue usuelle, et cependant se servait toujours de quelques mots ayant de l'analogie avec ceux qui devaient exprimer sa pensée. Son langage bizarre était inintelligible pour quiconque ne s'était pas donné la peine de l'étudier avec attention; et, chose singulière, il avait la mémoire des faits et avait conservé une certaine finesse d'esprit et de la rectitude dans le jugement.

Il arrive aussi que les troubles intellectuels auxquels la congestion chronique du cerveau donne lieu, se présentent à l'observation avec les apparences de l'aliénation mentale, de ce genre en particulier que l'on désigne sous le nom de lypémanie. Plusieurs fois sous mes yeux l'hydrothérapie a eu un succès complet dans des cas de cette nature; et elle a rendu la santé, dans le courant de l'été dernier à deux malades connus de plusieurs de nos confrères. On sait d'ailleurs que, dans un des asiles de Berlin (1), ce genre d'affection est heureusement combattu par des moyens empruntés à notre méthode.

Quelquefois les congestions céphaliques se manifestent par un trouble du côté des sens, de celui de la vue en particulier. Chez certains malades l'œil devient très-impressionnable, non seulement à la lumière, mais aussi à l'air extérieur; il devient incapable de rien fixer, sans que cependant il soit possible de constater aucune lésion de cet organe. Chez d'autres, les troubles de cette fonction vont jusqu'à la perte complète de la vision. J'ai traité, en 1851, et 1852, un cas de cette nature. Il s'agissait d'un homme d'environ quarante ans, qui, par suite d'abus de boissons alcooliques, d'excès vénériens et d'excitations intellectuelles violentes, occasionnées par des événements polititiques auxquels il avait pris part, avait été frappé d'une cécité presque complète, précédée et accompagnée d'affreuses névralgies sus-orbitaires. C'était une amaurose congestive compliquée d'un reste d'ancienne iritis syphi-

(1) *Relation d'un voyage en Allemagne*, par le docteur Moreau, de Tours, médecin de Bicêtre. (*Union médicale* 1853.)

litique. La méthode hydrothérapique en a fait justice, et le malade, aujourd'hui directeur de l'un de nos chemins de fer, se livre sans peine aux occupations du bureau, après avoir été longtemps incapable de se conduire.

Je n'ignore point qu'une grande partie de tous ces symptômes peuvent dépendre de tout autre état pathologique du cerveau, et qu'ils ne sont pas absolument des signes pathognomoniques de la congestion de cet organe. Mais la marche de la maladie au début, mais les causes qui lui ont donné naissance, mais les exacerbations et les rémissions qu'on peut remarquer, circonstances sur lesquelles j'ai déjà insisté, éclairent la nature de l'affection, que confirment d'ailleurs les résultats du traitement. Du reste, ce que je viens de dire et qui est le résumé des faits que j'ai observés, a pour but de prouver que l'hypérémie chronique peut donner lieu à tous ces phénomènes, et non pas que ceux-ci soient inévitablement l'expression d'une congestion cérébrale et non de toute autre affection. Cela prouve encore que la congestion peut, tout aussi bien que l'inflammation ou la dégénérescence, occuper isolément diverses portions de la substance cérébrale, qu'elle peut affecter tantôt la substance blanche, tantôt la substance grise, ce qui s'accorde parfaitement avec les faits d'anatomie pathologique que l'on trouve dans les auteurs.

Si de la congestion du cerveau nous passons à celle de la moelle épinière, nous nous trouverons en face d'une des plus importantes questions de la pratique. La fréquence des affections rachidiennes et l'inefficacité des moyens qu'on leur oppose ne sont malheureusement que trop réelles. L'imagination des malades en est frappée avec raison, car elles déconcertent le plus souvent la science la plus expérimentée. Aussi, quand le traitement hydrothérapique commença à être connu, les malades de cette catégorie abondèrent dans nos établissements; et, quoique tous n'aient pas éprouvé des effets en rapport avec leurs espérances, il y en a eu cependant d'heureux à demi et de complètement heureux. J'eus, pour mon compte, comme mes autres confrères, des succès et des échecs. Cette différence dans les résultats obtenus par des moyens identiques, et sur des malades dont l'état paraissait offrir souvent la plus parfaite analogie, me frappa de bonne heure. Je m'appliquai à saisir toutes les nuances qui me permettaient d'asseoir sur une base certaine le pronostic que j'avais à porter, et qui, dans ma position, était d'autant plus important pour moi, que ma réputation et ma délicatesse pouvaient y être également intéressées. Je comprenais bien que les cas malheureux étaient des affections organiques de la moelle; que ceux où le succès couronnait mes efforts appartenaient à la classe des hypérémies, soit de la substance nerveuse elle-même, soit des méninges rachidiennes. Ces hypérémies, je les prenais souvent au début, avant que mes idées sur les congestions chroniques ne fussent bien fixées, pour des métastases rhumatismales ou pour une espèce d'irritation dépendant simplement d'un trouble d'innervation. Mais, dans tous les cas, l'important était de distinguer à l'avance les cas curables de ceux qui ne l'étaient point. Eh bien! j'affirme qu'il est des cas dans lesquels cette distinction est tout à fait impossible.

On comprend aisément les raisons de cette difficulté, en réfléchissant à ce qu'il y a de commun à toutes les lésions de la moelle épinière. Les affections organiques, comme les phlegmasies, les névroses aussi bien que la compression que produit la congestion, peuvent troubler de la même manière l'innervation qui part du cordon rachidien et produire des symptômes identiques.

Aussi, ce que nous avons dit à propos des congestions chroniques en général, et à l'occasion des hypérémies cérébrales, s'applique ici également. C'est dans les antécédents du malade, dans les causes qui paraissent avoir déterminé l'affection dont il est atteint, dans la marche que celle-ci a suivie au début, dans les circonstances qui paraissent aggraver ou atténuer l'intensité des phénomènes morbides, qu'il faut chercher des éléments pour le diagnostic.

Quoiqu'il en soit cependant, et quelles que soient les précautions dont on s'entoure, l'erreur est on ne peut plus facile. Quelquefois les résultats du traitement dépassent toutes nos prévisions, quelquefois aussi ils nous placent en face d'une complète déception. J'ai traité, à la même époque, deux jeunes femmes de 28 à 30 ans, atteintes toutes deux, depuis trois à quatre ans, d'une affection de la moelle épinière, avec paralysie incomplète du mouvement et de la sensibilité dans les extrémités inférieures; présentant des signes d'anervie commençante du rectum et de la vessie; ayant des mouvements involontaires, des crampes, une rétraction des orteils, et tous les symptômes d'une maladie du cordon rachidien, qui, chez toutes les deux, s'était déclarée à la suite des couches. L'une d'elles a parfaitement guéri, et son rétablissement ne s'est point démenti depuis six ans, tandis que l'autre n'a obtenu aucune espèce de résultat. Deux faits analogues se sont encore présentés à mon observation, dans le courant de l'été dernier. Deux hommes, l'un de 35 à 36 ans, l'autre ayant dépassé la quarantaine, ont subi le même traitement pendant le même espace de temps, ayant tous deux une affection de la moëlle parfaitement caractérisée, accompagnée chez l'un d'une paralysie du rectum et de la vessie, et chez l'autre de la vessie seulement. La sensibilité et la contractilité étaient, chez tous les deux, presque complètement perdues. L'un avait abusé de ses forces à la chasse, dont la passion était poussée chez lui au-delà de toutes limites, l'autre avait fait des excès de tous genre. Ce dernier, plus gravement atteint, dont la santé générale paraissait plus compromise, a obtenu une amélioration tellement remarquable qu'elle peut passer pour guérison au point de vue de l'état d'où il est parti, tandis que la position de l'autre n'a pas été modifiée.

On voit donc que, dans les cas où la maladie a déjà fait quelques progrès, il est impossible de se prononcer sur le nombre de chances heureuses que peut offrir le traitement hydrothérapique. Cette incertitude, sans s'effacer entièrement, diminue cependant de beaucoup, lorsque les affections de la moelle ne présentent que cette série des symptômes que les Allemands ont décrit sous le nom de l'irritation spinale, et dont M. le docteur Fleury a donné un tableau très-complet dans son ouvrage sur l'hydrothérapie.

« On rencontre la congestion rachidienne chronique, dit-il, sur les sujets faibles, débilités, s'étant livré à des excès de marche, de masturbation ou de coït; elle accompagne souvent la spermatorrhée. Je l'ai observée chez des hommes ayant abusé de la chasse, de la natation, de l'escrime, des exercices musculaires très-violents.

« L'absence des phénomènes fébriles, et l'intermittence des phénomènes symptômatiques, forment le caractère essentiel de la maladie.

« Au début, les malades n'éprouvent que d'une manière fugace et irrégulière des douleurs rachidiennes peu intenses, augmentées par les mouvements du tronc et des membres; du fourmillement, de l'engourdissement dans les membres supérieurs ou inférieurs, de la courbature générale, des lassitudes spontanées, une sensation de brisure dans les articulations; les forces musculaires sont amoindries; les jambes fléchissent lorsque les malades sont restés quelque temps debout; la marche est moins assurée, vacillante, et amène au bout de peu de temps une fatigue qui oblige à s'asseoir ou à se coucher.

« Si l'exercice trop violent ou trop prolongé exaspère les accidents, il en est de même du repos trop complet, et surtout de la position horizontale; c'est le matin, en se levant, sous l'influence de la chaleur du lit, du décubitus dorsal, de l'immobilité, que la plupart des malades éprouvent la sensation la plus pénible de fatigue, de courbature générale, la difficulté la plus grande à se mouvoir. Souvent le sommeil est interrompu, troublé par des érections continuelles, non accompagnées de rêves érotiques et de pollutions.

« Plusieurs malades que j'ai observés, continue M. Fleury, ont éprouvé du côté des voies digestives des phénomènes très-singuliers, qui ont fait croire à un empoisonnement, que plusieurs médecins ont vainement essayé de rattacher à une colique plombique ou cuivreuse..... A plusieurs reprises et à intervalles plus ou moins rapprochés, en l'absence de toute cause appréciable, de toute lésion apparente de l'estomac, des vomissements violents, douloureux, incessants se sont manifestés; parfois ils ont été accompagnés de diarrhée. Chacun de ces accès a été constamment suivi d'une aggravation considérable des troubles de la sensibilité et de la motilité.

« A une époque plus avancée de la maladie, il survient souvent des douleurs qui ont un caractère tout particulier; d'une intensité variable, elles sont parfois atroces et arrachent des cris aigus aux malades; elles se font sentir dans toutes les parties du corps, mais principalement dans les membres; elles n'occupent jamais qu'un espace peu considérable et très-nettement circonscrit..... Elles sont continues, intermittentes, ou rémittentes, surviennent brusquement et disparaissent de même.

« Pendant quelque temps tous ces accidents sont franchement intermittents; mais si la maladie continue à faire des progrès, si elle n'est point énergiquement combattue par une médication appropriée, si on lui oppose un traitement inopportun et spécialement des émissions sanguines, des exutoires, des cautères, la faiblesse du système musculaire devient permanente et l'on observe alors une paralysie qui présente des caractères spéciaux fort remarquables.

Le docteur Fleury donne ensuite la description de cette anervie à caractères spéciaux, mais nous n'y trouvons rien qui ne se rencontre dans toutes les autres paralysies.

Quoi qu'il en soit, le tableau symptômatologique qui précède est une peinture fort exacte des affections congestives de la moelle. Et c'est parce qu'il résume fidèlement ce que nous avons eu l'occasion d'observer nous-même, que nous avons cru devoir le reproduire en détail. Il va sans dire, et nous croyons que ce doit être la pensée de M. Fleury, comme c'est la nôtre, que tous les cas d'hypérémies rachidiennes ne présentent pas une série aussi complète et aussi tranchée des symptômes.

Au point de vue des causes qui ont fait naître la maladie, il est souvent impossible de la rattacher à aucune de celles que M. Fleury a mentionnées; des veilles prolongées et de fréquentes émotions morales semblent avoir suffi dans quelques cas pour déterminer l'affection. Pour ce qui concerne la marche de la maladie, il est des sujets qui arrivent à son dernier degré de gravité, sans avoir jamais éprouvé des douleurs dans aucun point du rachis; il en est aussi chez lesquels, pendant longtemps et avant tout symptôme de l'affection rachidienne, il existait des douleurs fugaces et circonscrites dans les diverses parties du corps. C'est dans ces cas qu'on commet souvent des erreurs, en croyant à l'existence d'une affection rhumatismale à laquelle on oppose des médications qui aggravent l'état des malades. Il est des malades également chez lesquels la sensibilité des membres, au lieu d'être émoussée, se trouve extraordinairement exaltée; d'autres qui, pendant longtemps, ne présentent pas d'autres symptômes qu'une anesthésie bornée à la plante des pieds ou des fourmillements fugaces à l'extrémité des doigts et des orteils; d'autres encore chez lesquels les doigts d'une seule main refusent le service. Lorsque ce dernier symptôme affecte la main droite, les malades s'en aperçoivent promptement par la difficulté qu'ils ont d'écrire. Il existe à cet égard des particularités assez singulières quelquefois. J'ai vu des malades qui pouvaient tracer tous les traits de plume perpendiculaires, mais qui éprouvaient beaucoup de gêne pour les traits horizontaux; j'en ai vus qui ne pouvaient écrire qu'en laissant pendre leur bras et n'appuyant que le petit doigt sur la table.

La calorification offre aussi des variations bizarres. Quelques-uns des malades chez lesquels le thermomètre ne révèle aucune augmentation de la chaleur, la ressentent vivement cependant, et la réaction est chez eux si rapide qu'on ne peut jamais leur ordonner assez de réfrigation à leur gré. Il en est qui redoutent excessivement le contact de l'eau chaude, et pour lesquels un bain tiède devient la cause d'une souffrance réelle. D'autres, au contraire, et ils sont les plus nombreux, craignent le froid et réagissent difficilement contre son application.

Cette grande différence dans les symptômes et leurs combinaisons si variées font que souvent on a à traiter en même temps plusieurs malades dont la position au premier coup d'œil semble n'offrir que très-peu d'analogie, et chez lesquels cependant existent les mêmes indications thérapeutiques. J'ai actuellement en traitement trois malades qui, certes, sont tous trois affectés d'une congestion chronique du rachis. Comme phénomène principal on remarque chez l'un d'eux un désordre singulier dans les mouvements des extrémités inférieures; chaque contraction volontaire des muscles en provoque d'autres, d'où résulte un nombre infini de mouvements associés, qui rendent la marche irrégulière et pénible; des douleurs fugaces mais très-vives se font sentir partout, excepté le long de la colonne vertébrale, qui n'est nullement sensible à la pression; la tonicité musculaire paraît intacte, et la marche prolongée est possible.

Une autre malade, jeune femme, semble au contraire n'être privée que de la tonicité musculaire. Elle n'éprouve aucune douleur, et paraîtrait jouir d'une santé satisfaisante sans la perte presque complète de la faculté motrice. Dans son lit, cependant, elle conserve la liberté de ses mouvements, se retournant aisément dans tous les sens, faisant mouvoir ses jambes avec force; sur un fauteuil elle peut se tenir assise dans une position normale, sans s'appuyer au besoin, et se soutenant parfaitement; mais, debout, elle s'affaisse aussitôt. Et notez que la stimulation galvanique, à l'aide de l'appareil de M. Duchesne, ne révèle aucun défaut de contractilité dans les muscles du tronc ni dans ceux des membres.

Le troisième malade offre surtout les symptômes qui doivent être rapportés à une affection des tuniques musculaires des viscères; on le croirait en proie à une intoxication métallique. A une paralysie incomplète des extrémités inférieures se joint chez lui une telle sensibilité de la peau qu'un simple attouchement y éveille des souffrances intolérables; et les douleurs d'entrailles, accompagnées de contractions spasmodiques de l'intestin, arrachent au malheureux patient des cris incessants.

Chez les deux premiers, les résultats du traitement ont déjà, en grande partie, justifié le diagnostic; l'amélioration qu'ils ont obtenue est considérable, et permet d'espérer un rétablissement complet. Chez tous les trois cependant le pronostic n'offre pas les mêmes chances de succès; car l'expérience m'a démontré qu'il y a en général plus à espérer dans les cas où l'élément douleur a moins de part dans les symptômes, et que dans ceux, au contraire, où les souffrances constituent la partie dominante des phénomènes morbides, les résultats heureux sont plus rares et se font plus longtemps attendre. Dans un cas de cette nature, je n'ai pu parvenir à calmer les douleurs que par l'emploi des bains prolongés par la méthode de Pomme, et je crois pouvoir indiquer ce moyen comme une utile adjonction à la méthode révulsive de l'hydriatrie.

On voit par tout ce qui précède que le diagnostic comme le pronostic des affections de la moelle épinière sont loin d'offrir cette certitude que quelques auteurs leur assignent dans leurs ouvrages; qu'à l'égard de ces affections surtout, on me paraît s'avancer plus qu'il ne faudrait, quand on dit, comme l'a fait un de nos collègues, *qu'on compte presque autant de succès que de malades*. Pour ce qui me concerne, la seule chose que me permettent de dire les résultats que j'ai obtenus, c'est que dans les maladies du cordon rachidien, quelle que soit leur nature, la congestion existe toujours, soit comme élément essentiel de l'affection, soit comme complication de la lésion principale; que, par conséquent, vu les succès de l'hydrothérapie contre les hypérémies, et l'inutilité à peu près constante des moyens ordinaires contre les maladies de la moelle en générale, on doit recourir à la méthode révulsive dans les cas même fort douteux, car il y a toujours quelque chose à y espérer et souvent beaucoup à obtenir.

Je donnerais à ce Mémoire des proportions beaucoup trop considérables, si je voulais parler avec quelque détail comme je l'ai fait pour les congestions cérébrales et rachidiennes de celles des autres organes dont il me resterait encore à vous entretenir. Je crois devoir me borner à ne vous en dire que ce qui est indispensable pour ne point tronquer la question qui m'occupe.

Les hypérémies des divers organes de l'appareil digestif se présentent souvent à notre observation, et on peut affirmer qu'il est rare de rencontrer une affection chronique dans laquelle elles soient complètement absentes. Mais ici l'élément congestion est loin d'être aussi tranché, aussi isolé, comme cela a lieu pour les maladies d'autres organes. Les symptômes qu'on observe ne sont plus les simples résultats de la compression que produit l'hypérémie; il y a toujours une altération des secrétions, celle des fonctions d'absorption, de l'assimilation moléculaire, et enfin, une modification dans la composition des liquides. Il est souvent très-difficile de démêler, au point de vue du diagnostic, la filiation pathogénique de tous ces phénomènes, qui, comme on le conçoit bien, retentissent promptement sur tous les points de l'organisme, et donnent lieu à des complications très-nombreuses. Les seules choses que nous puissions dire ici, au point de vue du sujet qui nous occupe en ce moment, c'est que, dans les affections des voies digestives, le foie et la rate sont souvent hypérémiés, que la percussion et la palpation permettent de constater fréquemment dans ces organes une augmentation de volume qui disparaît sous l'influence du traitement hydriatrique; que la congestion joue aussi fréquemment un rôle important dans le mode de fonctionnement d'autres annexes de l'appareil digestif, et dans celui de la membrane muqueuse elle-même ; que les symptômes morbides naissent ici parfois, avec la plus grande évidence, sous l'influence des causes qui troublent la circulation; qu'ils peuvent alterner avec les résultats des hypérémies du côté de quelques autres organes ; qu'il est des malades chez lesquels ce genre de congestion se manifeste uniquement par suite d'une cessation brusque des fonctions de la peau ; et qu'enfin de tous les résultats de l'hydrothérapie, les plus constants et les plus évidents sont ceux qui concernent les voies digestives. Dans la presque généralité des cas, l'appétit se réveille promptement et acquiert souvent des proportions extraordinaires, les digestions deviennent promptes et faciles, et les modifications matérielles que l'on a pu constater, et qui ne tenaient point à des altérations organiques ou dégénérescences, rentrent peu à peu dans les limites normales.

Les congestions du poumon et de la membrane muqueuse des voies aériennes sont beaucoup plus fréquentes qu'on ne le croit généralement. Elles existent plus particulièrement chez les sujets débilités par des pertes sanguines considérables, et chez ceux dont la peau présente une très-grande impressionnabilité aux influences atmosphériques. Lorsque cette dernière disposition se trouve favorisée par de mauvaises conditions hygiéniques qui l'entretiennent et la développent, elle peut donner lieu à des congestions pulmonaires qui quelquefois simulent les lésions les plus graves des voies respiratoires. Dans le plus grand nombre de cas, l'hypérémie du poumon dure des années sans présenter d'autres symptômes qu'un peu de gêne dans la respiration, de la toux avec crachats muqueux pendant la saison d'hiver, se dissipant pendant les chaleurs. Et comme, dans ces cas, les malades sont disposés à prendre beaucoup de précautions contre les influences de l'air extérieur, qu'ils usent à l'excès de boissons chaudes, de pâtes et de sirops de tout genre, qu'ils se couvrent outre mesure, *la disposition aux rhumes* augmente, et on voit la détérioration générale suivre des progrès rapides, dont le point de départ n'existe que dans le fait que nous signalons. Quelques médecins, je dois le dire, ne comprennent pas assez cette pathogénie de bon nombre d'affections chroniques, et leurs conseils ne servent qu'à aggraver la position des malades. Aussi j'en ai vus qui, à force de soins malentendus, étaient arrivés à un tel degré de dépérissement, qu'ils passaient pour phthisiques, et que la méthode hydriatrique révulsive a cependant complètement rétablis, en amenant vers la peau une circulation énergique, et en donnant à cette membrane l'activité fonctionnelle qui lui manquait. Quelquefois les accidents fluxionnaires conservent pendant longtemps un caractère d'intermittence et simulent, à s'y méprendre, les accès d'asthme pulmonaire. Lorsque ces accès se répètent et durent pendant quelque temps, il arrive alors des symptômes consécutifs qui ne permettent pas de découvrir aisément le caractère réel de l'affection. Les signes de l'emphysème du poumon dominent, et ce n'est que dans les antécédents des malades et dans les circonstances qui hâtent le retour des accès, qu'on peut trouver des indications thérapeutiques. J'ai traité, en 1847, un malade de cette cathégorie ; il était asthmatique depuis quatorze ans, et était arrivé par degrés à l'obligation de vivre dans un état de séquestration absolue et dans une inaction complète. Il paraissait sur le point de suffoquer dans chacune de ses crises que le moindre courant d'air provoquait. De précaution en précaution, il était arrivé à ne pas pouvoir quitter le coin du feu de tout l'hiver, et cependant il ressentait encore tout changement atmosphérique au dehors. Les premières tentatives du traitement ont été chez lui on ne peut plus difficiles, parce qu'elles donnaient lieu à des suffocations ; ce n'est que lorsque la peau a commencé à fonctionner, et lorsqu'elle s'était habituée, peu à peu, au contact du froid, que le mieux s'est manifesté; et les résultats obtenus, au bout de trois mois, ont dépassé toutes les espérances. Jamais je n'ai vu une transformation aussi prompte, aussi complète et aussi durable.

Outre les hypérémies essentielles du poumon, il existe toujours, comme on le sait, un état fluxionnaire de cet organe, accompagnant tout genre de lésions des voies respiratoires. C'est, sans doute, à cette congestion concomitante et à sa disparition sous l'influence des moyens hydriatriques, qu'il faut attribuer les espérances que le docteur Fleury a conçues pour le traitement de la phthisie pulmonaire par l'hydrothérapie. Dans les tentatives qu'il a faites à cet égard, et dans lesquelles il a obtenu un commencement de succès, il n'y a rien cependant qui puisse autoriser à croire que la diathèse tuberculeuse elle-même ait été atteinte par le traitement. Celui-ci ne me paraît avoir eu de prise que sur la congestion, sur l'élément secondaire de l'affection; et ce serait faire une appréciation erronée et prendre une conclusion prématurée, que de vouloir expliquer autrement les résultats obtenus (1).

---

(1) Dans son *Mémoire sur la théorie de l'inflammation*, M. Brachet attire l'attention sur les méprises thérapeutiques du genre de celles dont nous parlons. Après avoir démontré que la congestion entoure toujours un foyer inflammatoire ou dégénéré, l'auteur s'exprime ainsi : « Cela nous explique et les déceptions des premiers fauteurs de la ciguë, et les mystifications dont les premiers partisans de la doctrine physiologique ont été les victimes. Les uns et les autres voyaient l'engorgement d'un sein, par exemple, diminuer rapidement sous l'influence du traitement qu'ils employaient; les uns et les autres comptaient alors sur l'efficacité du remède, au point de calculer la durée d'une guérison complète sur la durée qu'avait mise à se résoudre la partie améliorée. Quelques-uns même avaient, par anticipation, donné comme guéris des engorgements squirrheux qui ne l'étaient pas et qui ne l'ont jamais été. Nous dirons ici ce que nous avons dit pour l'inflammation : la partie ambiante, congestionnée à sa manière a pu se

Parlerai-je des congestions de l'utérus et de ses annexes? Personne ne conteste leur fréquence, ni les désordres variés auxquels elles peuvent donner lieu ; cependant elles n'occupent pas encore la place qui leur est due dans la pathogénie des maladies de la femme, et on fait souvent une trop large part à l'élément phlegmasique. Il serait curieux de rechercher quel est le nombre de ces *métrites chroniques* qui cèdent à la médication franchement antiphlogistique. Nous ne pourrions pas nous engager ici dans l'examen d'une question si importante, sans sortir du cadre dans lequel nous croyons devoir nous renfermer. A notre point de vue, les congestions utérines occupent une très-grande place dans les maladies de l'appareil génital, et c'est parce qu'il en est ainsi que les agents dérivatifs généraux, tels que les bains de mer ou de rivière forment d'ordinaire le complément indispensable de la médication qu'on leur oppose. C'est par la même raison aussi que l'hydrothérapie jouit dans le traitement de ces affections d'une réputation justement méritée et suffisamment connue pour qu'on n'ait pas besoin d'y insister.

Je me suis efforcé, dans ce qui précède, de faire ressortir l'importance d'un élément morbide trop souvent méconnu ou insuffisamment apprécié ; et si j'ai abordé parfois des détails trop élémentaires, je dois faire valoir, comme excuse, la nécessité de ma position. J'avais à vous prouver l'utilité de la dérivation hydrothérapique, je devais tenir à vous démontrer quel était l'ennemi auquel elle s'adressait, et que cet ennemi qu'elle prétendait combattre avec succès, loin d'être une création faite pour le besoin de ma cause, n'était, au contraire, que trop souvent présent dans un grand nombre d'affections. Je ne me flatte pas d'avoir dit tout ce que comportait un sujet aussi vaste et aussi important ; mais ce que j'en ai dit dépasserait certainement mon but, si je méritais, dans votre esprit, le reproche d'avoir exagéré la valeur du rôle pathologique de la congestion. Il suffit de vous souvenir des causes qui peuvent la produire, pour m'accorder qu'elle doit occuper une grande place dans la nosologie de maladies chroniques.

Après ce qui précède, il me reste encore à prouver que, dans le traitement des congestions, l'indication curative la plus importante consiste en emploi des moyens révulsifs ; qu'en fait de révulsion, celle qui s'opère du côté de la peau est généralement considérée comme la plus puissante et la plus utile ; et qu'enfin les agents de l'hydrothérapie peuvent produire des effets révulsifs qui, par leur énergie et leur durée, ont une haute portée pratique dans la curation d'un grand nombre de maladies.

résoudre sous l'influence des moyens employés, mais la partie centrale, le noyau converti en un tissu différent n'a pas pu l'être. »

Qu'on mette à la place du noyau squirrheux du sein le noyau tuberculeux du poumon, et on comprendra le rôle de la révulsion hydriatrique dans les lésions phymiques des voies respiratoires.

Les différentes espèces de congestions que j'ai cherché à distinguer entre elles, en examinant les circonstances pathogéniques qui leur ont donné naissance, ont cependant, personne ne peut le contester, un caractère commun. Ce caractère, c'est le fait matériel lui-même, c'est l'afflux plus considérable du sang vers un organe, c'est le ralentissement du cours de ce liquide et la dilatation des capillaires de la partie affectée. Quelle que soit donc la différence dans la nature de l'hypérémie elle-même, son expression anatomique présente toujours les mêmes caractères et réclame les mêmes moyens. Détourner le sang de l'organe où son afflux est le point de départ des accidents morbides, en présentant à son activité et à la tendance qu'il a à se répartir inégalement, un point de l'économie qui peut devenir le siége de la fluxion, sans préjudice pour l'ensemble. Considérée de ce point de vue, la révulsion, quelle qu'elle soit, n'est donc qu'une substitution, et toute utile qu'elle puisse être pour conjurer les accidents en présence, elle n'est, en dernière analyse, qu'un moyen palliatif dans le traitement de la congestion. Pourquoi alors ne pas s'adresser directement à des moyens curatifs, à ceux qui s'attaquant aux causes de la congestion, peuvent la détruire sans retour ? Cette pensée a souvent préoccupé les praticiens; mais le problème qu'elle renferme ne paraît pas avoir été résolu, malgré les efforts des partisans du contre-stimulisme italien dont la doctrine repose sur cette base. D'ailleurs, dans la majorité des cas, l'indication la plus pressante, c'est de combattre le fait anatomique lui-même, c'est de détruire la cause déterminante des accidents, pour donner aux efforts de la nature ou aux moyens dont l'art peut disposer, l'occasion et le temps d'agir contre la cause première du mal.

Ce principe thérapeutique a été admis de tout temps ; on le retrouve constamment dans les auteurs ; il domine la pratique des médecins les plus expérimentés. « Lorsque dans une maladie, dit Barthèz, la fluxion sur un organe est imminente, qu'elle s'y forme et s'y continue avec activité, on doit lui opposer des attractions révulsives. Lorsqu'elle est parvenue à l'état fixe, on doit avoir recours à des attractions dérivatives. » C'est-à-dire que, dans tous les cas, il faut chercher à opérer des attractions contraires, à déplacer le liquide qui congestionne, à produire une révulsion ou une dérivation vers les parties moins importantes que celles qui se trouvent compromises par la fluxion morbide (Dubois, d'Amiens) (1). »

Traiter les congestions par la révulsion ou la dérivation n'est donc point chose nouvelle ; les prétentions de l'hydrothérapie se trouvent d'accord en principe avec l'expérience générale, et la consécration de ce principe répond à la première question que nous nous sommes posée dans la partie thérapeutique de ce travail.

(1) Nous confondons sciemment les deux termes de *révulsion* et de *dérivation*, car leur distinction, faite avec tant de soins par quelques auteurs, ne nous semble reposer sur rien de sérieux ni de bien utile dans la pratique.

L'opportunité et la nécessité de la révulsion étant ainsi démontrées, reste la question du choix des moyens qui peuvent la produire et le choix du point de l'organisme auquel ces moyens doivent être appliqués.

Les soustractions sanguines, les excitations de tout genre, soit de la peau, soit du tube gastro-intestinal, les attractions des liquides à l'aide des moyens qui agissent sur un point limité en y diminuant la pression atmosphérique, forment la série d'agents dont on a l'habitude de se servir dans le but de produire la révulsion. Certes, tous ces procédés ont une valeur thérapeutique incontestable, et cette valeur gît surtout dans la promptitude de leur action. Malheureusement, les effets qui en résultent cessent, pour la plupart, avec l'application du moyen qui les a déterminés ; et comme ces effets sont, d'ailleurs, fort limités, on ne peut guère compter sur leur influence que dans les maladies aiguës, là où l'évolution des phénomènes morbides se fait rapidement, là où il ne s'agit que de déplacer momentanément le liquide sanguin, afin de soustraire un organe important à la fluxion dont il était menacé. Il serait superflu de chercher à démontrer que la révulsion spoliative, qu'elle se fasse par les saignées ou par les évacuations alvines répétées, ne saurait être longtemps continuée sans que l'économie entière se trouve exposée à un appauvrissement général, dont les conséquences sont faciles à calculer. Dans la majorité des congestions chroniques, l'état général de l'organisme s'oppose, d'ailleurs, à l'application des méthodes débilitantes. Le sang pèche rarement par un excès de vitalité, et les hypérémies que nous avons dit pouvoir résulter d'une augmentation *relative* de sa quantité, sont bien plus sûrement combattues par les moyens qui, en facilitant l'accès du liquide dans les vaisseaux où il n'arrivait qu'imparfaitement, rétablissent l'équilibre entre le contenant et le contenu, équilibre qui n'a cessé d'exister que d'une façon *relative.* La même remarque s'applique à la révulsion qui choisit pour le siége de son action le tube gastro-intestinal. Elle est toujours accompagnée d'une spoliation appauvrissante; et ne le serait-elle pas, qu'elle aurait l'inconvénient de s'adresser à une surface qui est le théâtre des fonctions importantes et dont l'excitation prolongée ne peut être entretenue sans de graves inconvénients. Je suis loin de vouloir nier l'importance du rôle des purgatifs; mais l'on m'accordera sans peine que leur administration présente de grands écueils lorsqu'il s'agit d'en faire durer longtemps les effets ; de même qu'on ne pourra pas me contester que lorsqu'il n'est question que d'établir une simple fluxion artificielle, d'opérer un déplacement des liquides en circulation, la membrane muqueuse de l'intestin ne peut pas être le point d'élection. La peau, au contraire, est sans contredit la surface qui offre, sous ce rapport, le plus d'avantages. Son étendue, la grande quantité de sang qu'elle peut recevoir impunément, sa position qui la rend si facilement accessible à tous nos moyens d'action, et enfin, cette espèce d'antagonisme qui existe entre la périphérie et le centre, lui donnent à cet égard tous les droits possibles à nos préférences. C'est ainsi, du reste, que cette question est jugée par tous les praticiens, et M. Trousseau, dans son *Traité de thérapeutique*, n'a fait qu'exprimer une opinion généralement acceptée en disant « que la peau doit être le lieu d'élection pour toutes les révulsions de longue durée. »

Mais, si c'est à la peau que doivent s'adresser les agents de la révulsion, rien ne prouve encore que c'est aux moyens dont dispose l'hydrothérapie qu'il convienne d'avoir recours de préférence. La thérapeutique ne nous offre-t-elle pas d'autres modificateurs pouvant produire l'excitation générale de la surface cutanée? Les frictions, les bains et douches d'eau minérale, les bains d'eau de mer, l'application des agents irritants de tout genre, n'amènent-ils pas un afflux suffisant des liquides vers la périphérie? n'opèrent-ils pas une révulsion étendue et puissante? Nous ne contestons point qu'il en soit ainsi et nous reconnaissons que la thérapeutique trouve des ressources précieuses dans les moyens qui viennent d'être mentionnés. Mais l'hydrothérapie ne serait-elle qu'un moyen de plus à ajouter à ceux dont on a l'habitude de se servir, qu'elle aurait déjà des droits à l'attention des praticiens. Cependant nous disons plus, nous prétendons qu'au point de vue de la fluxion périphérique, qu'au point de vue du déplacement permanent des liquides que l'on recherche dans les congestions chroniques, notre méthode curative mérite, sous beaucoup de rapports, une préférence incontestable. Et, d'abord, quelques-uns des moyens révulsifs ordinaires n'agissent qu'en vertu d'une irritation locale qu'on ne peut souvent prolonger sans inconvénients ; d'autres excitent trop vivement l'ensemble de l'économie, et nous forcent parfois à les abandonner, avant que leur action ait suffi à produire des effets durables ; d'autres encore sont administrés dans des conditions telles que leur usage ne peut avoir qu'une durée restreinte, de façon que les résultats obtenus s'évanouissent quelquefois avant le retour de l'époque qui permet d'y recourir de nouveau. L'hydrothérapie se trouve sous tous ces rapports dans des conditions infiniment plus favorables. Son administration peut être longtemps continuée sans inconvénients; la fluxion périphérique qu'elle produit n'est point le résultat d'une irritation, mais bien la conséquence toute physiologique de l'accroissement d'action dans les capillaires de la peau ; c'est une sorte d'exercice gymnastique des parois de ces vaisseaux exposés, par la réaction souvent répétée, à des alternatives de contraction et de dilatation qui leur imprime l'énergie convenable et y appelle les liquides.

Outre toutes ces raisons qui parlent déjà suffisamment en faveur de l'hydrothérapie, il en existe encore une et des plus puissantes. C'est que cette méthode est non seulement l'agent palliatif de la congestion, mais aussi son agent curatif ; que tout en opérant ce déplacement des liquides qui constitue la révulsion, elle exerce une action directe sur les principales fonctions de l'économie en accélérant le mouvement de décomposition et d'assimilation et en produisant ainsi un véritable renouvellement de l'organisme. M. le docteur Fleury a parfaitement apprécié cette double influence de l'hydrothérapie dans le traitement des congestions. Nous nous plaisons à rendre justice à la manière dont il a compris et expliqué le rôle curatif de cette méthode dans cette circonstance. « Si l'on réfléchit, dit-il, aux conditions organiques des congestions sanguines chroniques, si l'on tient compte des causes générales qui président à leur développement, on reconnaît, *a priori*, que le meilleur traitement, le plus efficace, doit être celui qui serait en même temps révulsif et reconstitutif, celui qui, en débarrassant l'organe du sang qui l'obstrue, agirait en même temps sur la composition de ce liquide et sur l'innervation, de manière à rétablir les fonctions de nutrition et à régulariser la circulation. » Cette proposition, comme nous venons de le dire, s'applique parfaitement à l'hydrotérapie, et aucune autre méthode curative ne répond aussi complètement que celle-ci aux indications qu'elle renferme. Mais, pour ne point sortir de limites de la stricte réalité, il nous est bien permis de nous demander si cette influence reconstitutive de l'hydrothérapie, si l'action spéciale qu'elle exerce sur la composition du sang, sont telles qu'on puisse les rechercher indistinctement dans tous les genres de congestions? Nous ne le croyons point et nous prétendons que dans les cas où les liquides pèchent par un excès de plasticité, que lorsque les éléments reconstitutifs du sang se trouvent en excès plutôt qu'insuffisants, l'hydrothérapie ne peut avoir d'autre prétention que celle d'exercer purement et simplement une action révulsive, et doit confier à d'autres agents thérapeutiques les soins de modifier la composition du sang. Aussi, dans certaines congestions des annexes des voies digestives, dans celles qui accompagnent la diathèse goutteuse ou calculeuse, l'hydrothérapie n'est qu'un précieux moyen de préparation à l'usage de certaines eaux minérales. Notre pratique confirme journellement les résultats heureux de la réunion de ces deux agents thérapeutiques.

Ce que nous venons de dire des congestions spéciales à la diathèse plastique peut s'appliquer encore à certaines congestions dont le point de départ se trouve aussi dans une composition anormale des liquides, mais où ceux-ci pèchent par le défaut contraire à celui qui précède. Telles sont les congestions qui accompagnent la cachexie scrofuleuse, syphilitique ou chlorotique. L'hydrothérapie pure et simple peut bien triompher et de l'hypérémie et de l'état général de l'organisme. Mais les effets du traitement hydriatique nous paraissent heureusement influencés, et la durée de la médication est raccourcie par l'usage concomitant de certains agents pharmaceutiques (iode, brôme, fer, manganèse). Aussi, malgré quelques accusations formulées contre nous, surtout de la part des malades, de pécher contre l'orthodoxie hydrothérapique, nous ne nous empressons pas moins de recourir à l'administration des substances médicamenteuses à action spécifique, toutes les fois que nous en trouvons l'indication,

Pour ne plus revenir sur cette question d'association de divers moyens thérapeutiques, disons encore qu'il est des congestions sanguines chroniques, dans lesquelles l'usage préalable des bains de mer ou des eaux minérales à haute température nous paraît favorable. Telles sont les congestions accompagnées d'une débilité excessive, et dans lesquelles, soit en vertu de l'état spécial de la peau, soit à cause de l'impossibilité absolue de locomotion, la réaction qui doit suivre l'emploi des agents hydriatriques serait trop difficile à obtenir.

Le cadre des hypérémies chroniques qui appartiennent exclusivement à l'hydrothérapie est encore très-vaste, et l'importance de cet méthode ne nous paraît souffrir en rien des exclusions que notre pratique nous a autorisé à prononcer et dont la justesse nous apparaît tous les jours davantage.

Telle que nous la comprenons, la méthode hydrothérapique révulsive consiste principalement en des moyens de courte durée mais souvent répétés. Les frictions générales avec le drap mouillé, les bains alternants chauds et froids dans ce que nous appelons le baquet, les douches en pluie fine, les immersions générales, les bains locaux à courant continu d'eau à basse température forment la série d'agents les plus propres à exciter la circulation périphérique, à amener le sang à la surface, à distendre par de fréquentes réactions les capillaires de la peau, à produire, en un mot, toutes les conditions d'une révulsion étendue, énergique et durable.

L'attention du médecin doit, dans ce genre de médication se porter, plus que jamais, sur le degré de réaction qui suit l'emploi de chacun de ces moyens; car, c'est cette condition qui décide, et du nombre de fois qu'il convient d'y revenir dans une journée, et de la durée de leur application. Les caractères de la réaction sont, d'ailleurs, assez tranchés et aisément appréciés, et par les gens de service, et par les malades eux-mêmes, pour que le médecin se trouve dispensé d'intervenir directement dans l'application de certains moyens du traitement, pour qu'il puisse le diriger sans blesser en rien ni les convenances ni la morale. Ce n'est qu'un excès de sollicitude, fort respectable sans doute au fond, mais très-fâcheux en application, qui a pu faire avancer le contraire à un de nos collègues en hydrothérapie. Nous ne saurions trop nous élever contre la pratique à laquelle cette exagération des soins donne lieu, et nous affirmons avoir pu agir différemment, sans aucun dommage pour nos malades, depuis plus de dix ans que l'hydrothérapie est l'agent principal de notre pratique.

La réaction est ordinairement fort difficile et incomplète chez les malades qui portent d'anciennes congestions. Et comment pourrait-il en être autrement chez ceux dont les vaisseaux périphériques longtemps privés de sang, se trouvent en quelque sorte déshabitués de lui donner accès. Chercher à faire fonctionner subitement la peau placée dans de telles conditions, c'est s'exposer à des mécomptes inévitables, c'est agir quelquefois dans le sens de l'affection que l'on veut combattre. La prudence et la logique veulent qu'on ne demande ici que très-peu à la fois, sauf à y revenir fréquemment ; car la peau ne peut faire d'exception à la loi générale ; on doit la préparer lentement et progressivement à l'accomplissement régulier de ses fonctions, tout comme on prépare lentement l'œil à la vision, ou l'estomac à la digestion, après une longue inaction de ces organes.

Un point non moins important aussi dans le traitement hydrothérapique des congestions chroniques, c'est une grande réserve dans le régime alimentaire. Malheureusement, les malades se trouvent placés entre deux écueils: l'excitation inaccoutumée de l'appétit qui survient ordinairement dès le début du traitement et la nécessité d'y résister pendant quelque temps, et de ne s'y livrer que graduellement. Pour le médecin aussi, c'est la partie la plus difficile et la plus délicate de la médication, c'est celle où son autorité et ses conseils sont le plus souvent méconnus. Il serait superflu de chercher à prouver la nécessité de cette sobriété, et l'influence nuisible que peuvent exercer sur les congestions chroniques les digestions laborieuses et un surcroît d'action du côté de l'assimilation générale. Cette influence est particulièrement remarquable quand elle se trouve réunie à d'autres conditions qui, par elles-mêmes déjà, peuvent favoriser les congestions. Telles sont, par exemple, dans certains cas, la position horizontale, l'inaction, le sommeil, etc. Aussi, il est d'usage dans nos établissements de régler les repas à l'ancienne mode, en rendant le premier plus copieux et celui du soir plus léger. Cette habitude n'est donc point une imitation banale de la manière de faire de Priesnitz ; elle a sa raison d'être qui nous paraît très-fondée.

En procédant, comme nous venons de le dire, avec les précautions relatives à la réaction et au régime alimentaire des malades, on produit promptement la révulsion périphérique et on dégage aisément les congestions internes, comme le témoigne la rémission générale de tous les symptômes et un sentiment de bien-être, de bonne disposition intérieure, d'une sorte de *légèreté*, qu'on nous passe ce mot que nous empruntons aux malades eux-mêmes. Mais, est-ce à dire pour cela que le mal soit guéri sans retour? Non ; dans la majeure partie de ces cas il n'en est pas ainsi, parce que la cause première des hypérémies n'est pas dissipée, parce que l'état particulier, soit du sang, soit de l'innervation n'est pas suffisamment modifié. C'est l'affaire du traitement ultérieur de l'hydrothérapie, c'est le moment où elle doit recourir à une autre série de ses moyens, à la réfrigération prolongée, aux réactions énergiques, aux sueurs abondantes, aux douches plus puissantes et à une alimentation plus en rapport avec les nouveaux besoins, alimentation plus tonique et plus riche en matières combustibles. Malheureusement, beaucoup de malades, et quelques médecins aussi, ne comprennent pas assez cette succession d'effets qu'il faut rechercher dans l'intérêt d'un résultat définitif et durable. Aussi il arrive souvent à l'hydrothérapie d'être victime de fausses appréciations, et de la part de nos clients, et de la part de nos confrères.

La révulsion hydrothérapique ne peut être comprise, comme je l'ai déjà fait pressentir, que par une contre-fluxion, une contre-congestion du centre à la périphérie qu'opèrent les moyens que met en œuvre cette méthode. Cette manière de la comprendre, d'accord avec les lois physiologiques, est d'ailleurs basée sur l'observation rigoureuse des faits et de toutes les circonstances qui les accompagnent. Pour en avoir la démonstration, il suffit de voir et de toucher. La peau de nos malades change promptement d'aspect ; ses fonctions sont profondément modifiées ; elle se raffermit, se colore, se ranime ; la calorification s'y fait avec énergie et se répand partout d'une manière uniforme ; aussi la sensibilité aux variations atmosphériques s'émousse-t-elle d'abord et finit-elle par faire place à une résistance on ne peut plus remarquable. Quelquefois même, ce but de révulsion se trouve pour ainsi dire dépassé, et l'activité de la fluxion extérieure se manifeste par des érythèmes, des éruptions, une espèce d'irritation sous-épidermique, des démangeaisons, un sentiment de cuisson qu'il est facile de modérer et d'arrêter si l'on en reconnaît la nécessité.

En fait de révulsion, je ne connais point d'autre manière de la comprendre, et j'ai quelque peine à admettre ces effets *perturbateurs* indiqués par quelques-uns des confrères dans les consultations qu'on nous communique, pas plus que je ne puis saisir cette influence, en quelque sorte mystérieuse, qu'exerce une douche sur le volume de l'organe hypérémié. A entendre un de nos collègues, lorsqu'une douche frappe le foie ou la rate, ces organes diminuent de quelques centimètres, et quoiqu'ils reviennent au bout de quelque temps *vers* leur volume primitif, ils conservent toujours le bénéfice de cette diminution (Fleury). Je n'ai pas pour habitude de contester les assertions de mes confrères; mais il me sera permis de supposer que, si les choses se passent ainsi quand il s'agit du foie et de la rate surtout, dont la structure peut bien se prêter à ce mode de contraction spontanée, on ne pourrait pas en conclure qu'il en soit de même pour la moelle épinière, le cerveau, les reins ou la matrice.

Je maintiens donc que ce n'est qu'en raison de la contre-fluxion, de la contre-congestion périphérique que l'hydrothérapie peut agir sur les fluxions ou sur les congestions intérieures. Et si j'insiste sur cette explication, c'est qu'elle me paraît importante dans la pratique comme la base de la direction des moyens et de l'appréciation des effets immédiats qui doivent en résulter.

Si les détails dans lesquels je suis entré dans le cours de ce Mémoire, dont je suis le premier à reconnaître l'imperfection, ont atteint le but que j'ai recherché, vous devez avoir acquis la conviction :

Que les congestions chroniques se présentent souvent à notre observation, soit comme élément principal, soit comme complication de divers états morbides ;

Que ces congestions peuvent se développer sous l'influence de causes très-variées; et qu'il n'y a point d'état général de l'économie dans lequel on ne puisse en constater l'existence ;

Que la révulsion périphérique est le moyen le plus rationnel et le plus efficace qu'on puisse leur opposer ;

Qu'en fait de moyens révulsifs, ceux de la méthode hydriatrique remplissent on ne peut plus complètement toutes les indications ; qu'ils répondent parfaitement à ce précepte thérapeutique que l'expérience a érigé en principe et que M. Trousseau a formulé de la manière suivante : « Etant donnée une lésion, produire artificiellement dans un autre lieu une lésion plus énergique et moins dangereuse, afin d'atténuer la première ; »

Qu'enfin, l'hydrothérapie, réunissant dans son ensemble plusieurs influences thérapeutiques, est à la fois un moyen palliatif et une précieuse ressource curative contre les congestions chroniques.

(*Publié par décision de la Société de médecine.*)

De la salivation mercurielle provoquée comme moyen thérapeutique, Mémoire lu à la Société de Médecine par M. Passot, médecin du bureau de bienfaisance du deuxième arrondissement, secrétaire de la Commission des logements insalubres.

Je me propose dans ce travail de prouver, par quelques observations tirées de ma pratique, la double action *révulsive* et *spoliative* de la salivation mercurielle, et, enfin, d'indiquer les principaux états pathologiques qu'on peut combattre par le ptyalisme.

Première observation. — *Kérato-conjonctivite de l'œil gauche chez une dame dont l'œil droit est affecté d'une cataracte congéniale.* — Mme G... me fait appeler le 18 décembre 1841. Je constate à mon arrivée l'état suivant : Muqueuse oculaire et palpébrale rouge, très-injectée ; cornée dépolie, pupille régulière, mais contractée. Les autres symptômes sont la photophobie, et un larmoiement continuel. La malade se plaint d'un brouillard qui l'empêche de distinguer les objets. Elle a de la céphalalgie, une soif vive, une réaction inflammatoire prononcée. (*Saignée de* 450 *grammes, collyre au nitrate d'argent à la dose de* 3 *centigrammes pour* 30 *grammes d'eau distillée*, 1 *gramme de calomélas en* 4 *prises, pédiluve salé, tisane délayante, diète*). — Le 19, l'œil est toujours très-injecté, et la cornée offre le même aspect opalin. L'épiphora et la photophobie n'ont pas diminué. Il y a cependant un peu moins de réaction inflammatoire que la veille ; toutefois, la malade voit toujours comme à travers un brouillard ; elle a eu deux ou trois selles. Je propose une nouvelle saignée, laquelle, malgré mon insistance, n'est point acceptée : (50 *centigrammes de calomélas en trois prises*, *même collyre*). — Le 20, l'état de l'œil est le même. Autant de larmoiement et d'impression douloureuse à la lumière. Mme G... m'avoue qu'elle a cru devoir se laisser conduire chez M. Bonnet pour le consulter. Ce chirurgien recommanda de pousser le calomélas jusqu'à salivation. (1 *gramme de calomélas en* 4 *prises*, *même collyre*). — Le 21, la malade m'annonce que les gencives sont douloureuses. Il y a eu plusieurs selles. L'épiphora et la photophobie ont légèrement diminué. Je fais continuer le calomélas. — Le 22, la salivation est complète, et la malade se préoccupe moins de son œil que de l'état de sa bouche. Amélioration marquée de l'ophthalmie, l'œil ne pleure plus pour ainsi dire, distingue beaucoup mieux les objets, et peut supporter la lumière. (*Même collyre*, *gargarisme aluminé*, *lavement purgatif*, *suppression du calomel*). — Le 23 et le 24, la salivation augmente encore d'intensité, mais en même temps la kérato-conjonctivite peut être considérée comme guérie. En effet, la muqueuse oculo-palpébrale et les vaisseaux de la sclérotique ne sont plus injectés, la cornée a repris sa transparence et son poli. Il n'y a plus ni épiphora ni photophobie, la vue est nette et distincte. — Je touche les gencives et les ulcérations avec un pinceau imprégné d'un collutoire composé d'une partie d'acide hydrochlorique et de trois parties de miel. (*Gargarisme fortement aluminé*, *lavement avec* 50 *grammes de sulfate de soude*, etc.) — Sous l'influence de ce traitement, auquel je joignis, les jours suivants, l'administration des purgatifs, le ptyalisme avait cédé au bout d'une vingtaine de jours. Il n'en est rien résulté de fâcheux pour les dents. — J'ai relevé peu-à-peu Mme G.... de la faiblesse où l'avait jetée l'intoxication hydrargirique, par un bon régime et les ferrugineux.

Cette guérison a-t-elle été achetée trop chèrement, et doit-on, dans ce cas, regretter la salivation qui a eu lieu ? Je ne le pense pas, et l'on partagera mon avis, si l'on considère que la kératite interstitielle dont était affectée Mme G.... compromet souvent la vue, et que l'œil, du côté opposé, présente une cataracte congéniale compliquée d'amaurose.

Deuxième observation. — *Péritonite générale suraiguë.* — La femme Giffe est âgée de 40 ans. Elle est brune, maigre, a eu plusieurs enfants et plusieurs fausses-couches qui lui ont laissé une susceptibilité du côté des organes du ventre.

Le 5 janvier 1852, à la suite d'un refroidissement, elle rentre chez elle avec suppression subite de ses règles, frisson violent, douleur vive dans l'un des points de l'abdomen, laquelle se généralise bientôt dans toute l'étendue de sa surface. En même temps surviennent des hoquets, des vomissements, la face se grippe, la fièvre s'allume. — Le 11 janvier, date de ma première visite à la malade, je la trouve dans un état vraiment effrayant. Tout le ventre est tendu, ballonné, extrêmement douloureux. Les cuisses sont instinctivement fléchies sur le bassin, il y a des hoquets, des vomissements répétés que ramène l'ingestion d'une seule gorgée de boisson. Le pouls est fréquent, filiforme, la peau sèche, la respiration anxieuse, le facies altéré, constipation depuis quatre jours, miction nulle depuis plus de 24 heures.

En face d'un cas aussi grave, je crus que la mort était inévitable. Toutefois, après avoir pratiqué le cathétérisme, je fis la prescription suivante : (*Glace à prendre par petits fragments pendant la journée. Larges frictions sur le ventre, et toutes les deux heures, avec l'onguent napolitain. — 50 grammes d'huile de ricin en lavement. — Eau gazeuse édulcorée avec le sirop de limon*). — Le même jour, après trois ou quatre frictions seulement, la malade est prise de salivation. Les symptômes de péritonite s'amendèrent si rapidement, que le 13 janvier ils avaient tous à peu près disparu. Ainsi le ventre s'était affaissé, la pression n'y déterminait plus de douleur, il n'y avait plus ni hoquets, ni vomissements; la malade était sauvée.

Restait le ptyalisme hydrargyrique à guérir. Il fut traité par la cautérisation des gencives et des ulcères, au moyen de l'acide chlorhydrique, par les gargarismes au borate de soude, les purgatifs doux, etc. Il dura abondant une quinzaine de jours, au bout desquels les fonctions de la parole, du goût et de la déglutition commencèrent à s'exercer normalement. Quant aux dents de la femme Giffe, elles n'ont pu souffrir de la salivation, attendu qu'il ne lui restait plus que des chicots. Elle s'est parfaitement remise de son intoxication mercurielle, grâce à une alimentation substantielle et fortifiante, à l'eau ferrée que je lui ai fait prendre aux repas.

Dans cette seconde observation, je n'avais pas en vue de provoquer le ptyalisme. En prescrivant le mercure, ma seule intention était de défibriner le sang par l'action *altérante* du médicament. La salivation est arrivée, et il m'a été impossible de ne pas être frappé de l'action immédiatement *révulsive* et *spoliative* qu'elle a exercée sur la terminaison prompte et heureuse de la péritonite.

Je pourrais, si je ne craignais de me répéter, rapporter ici plusieurs autres faits soit de péritonite puerpérale sporadique, soit de péritonite étrangère à l'accouchement dont le danger plus ou moins immédiat a été conjuré par le ptyalisme. Je crois donc que s'il n'est pas nécessaire, et dans tous les cas de péritonite, que la bouche se prenne, la salivation est une excellente condition pour le salut du malade qui peut même ne pas avoir lieu quelquefois sans la stomatite.

On a dit que le mercure était sans influence sur la péritonite épidémique (Nonat, P. Dubois), cependant dans l'épidémie observée par M. Voillemier, et dans laquelle cet agent ne fut employé qu'un petit nombre de fois, l'auteur avoue que deux femmes lui durent manifestement la vie.

TROISIÈME OBSERVATION. — *Epididymo-orchite aiguë blennorrhagique, résolution brusque sous l'influence de la salivation hydrargyrique.* — Le 10 août 1853, je suis appelé auprès de M. Ch...., boulanger à la Guillotière. Cet homme, de 38 à 40 ans, d'une vigoureuse constitution, avait conservé un peu de suintement muqueux, suite d'une blennorrhagie remontant à cinq ou six semaines, pour laquelle il n'avait pris, assure-t-il, que de la tisane. — Obligé de se mettre au lit depuis la veille, je le trouve affecté d'une fièvre intense et se plaignant d'une violente douleur dans le testicule gauche, dont l'inflammation a arrêté tout écoulement du côté du canal de l'urètre. Le testicule a au moins doublé de volume, et la peau qui le recouvre est très-rouge; la chaleur en est très-élevée. La sensibilité et le gonflement de l'épididyme sont manifestes. Il y a des hoquets et le malade a vomi deux fois. (*Saignée de bras de 500 grammes. Onguent napolitain en frictions sur le testicule, cataplasme laudanisé, tisane de chiendent nitrée, lavement huileux, repos horizontal, diète*).

M. Ch.... n'avait pas fait plus de trois frictions qu'il fut pris, en quelque sorte d'emblée, d'une violente stomatite. Aussitôt les symptômes de l'orchite disparurent en même temps que réapparut le suintement du canal de l'urètre. Quel ne fut pas mon étonnement à ma visite du lendemain, quand je vis que le testicule était revenu à peu près à son état naturel et que le malade n'en souffrait plus. C'était aussi la première fois que je voyais une salivation abondante s'être développée, en quelque sorte brusquement, sous l'influence d'une si faible quantité d'onguent gris en frictions et sur une surface si limitée.

La salivation de M. Ch...., qui ne tarda pas plus de huit à dix heures à se manifester, prit une très-grande intensité, dura vingt-cinq jours, et développa chez lui des phénomènes nerveux inquiétants. Privé de sommeil jour et nuit, dont plusieurs furent marqués par le délire, agité par une fièvre brûlante, le malade tomba dans un tel degré d'irritabilité, puis bientôt de désespoir, qu'il voulait en finir avec la vie, et n'avait plus que deux idées fixes, l'une de malédiction contre le médecin et l'autre de suicide. J'avais combattu jusque là la salivation par l'alun soit en poudre, soit en gargarisme, par le gargarisme ioduré tant vanté dans ces derniers temps, par la cautérisation des gencives et des surfaces ulcérées, au moyen du collutoire composé d'une partie d'acide chlorhydrique, sur trois de miel blanc, par les purgatifs, tels que la résine de scammonée d'Alep, le sirop de nerprun, etc., et bien qu'elle datât déjà de vingt jours, c'est à peine si elle avait éprouvé quelque diminution. En présence d'une persistance de la stomatite aussi opiniâtre et des phénomènes nerveux que l'opium ne modifiait que légèrement, en présence surtout de la prostration morale du malade, dont la confiance en moi s'était évanouie, et qui, depuis trois ou quatre jours, refusait avec obstination de se laisser cautériser, je m'adjoignis M. Diday. Grâce aux instances réitérées de ce confrère distingué, M. Ch... se soumit à la cautérisation des gencives, des ulcérations de la langue et de la muqueuse buccale. La petite opération fut pra-

-tiquée avec un pinceau imprégné du collutoire à l'acide chlorhydrique. Cette cautérisation réussit bien. J'ai relevé M. Ch.... de sa débilité et de sa cachexie par les consommés, les viandes grillées et l'eau ferrée aux repas. Les dents qui avaient été un peu ébranlées reprirent bientôt leur solidité.

Cette observation prouve, une fois de plus, combien est grande la disposition de quelques personnes à la salivation, quelquefois tellement prompte qu'elle déroute le praticien. Ainsi Lisfranc a vu une femme qui, le lendemain d'une cautérisation légère sur le col de l'utérus, avec le nitrate acide de mercure, fut prise d'une violente stomatite contre laquelle les moyens thérapeutiques restèrent longtemps sans effet. Pour produire un ptyalisme abondant, il a suffi, d'autres fois, de quelques bandelettes de Vigo *cum mercurio* sur une plaie; d'une seule friction de l'onguent contre les parasites de la tête (Stisser); de la faible dose de cinabre contenue dans la poudre anti-spasmodique rouge de Stalh (Joseph Franck); de très-petites doses de bichlorure de mercure qui, en général, manifeste peu son action sur la bouche; de l'emploi du mercure dans la fabrication des thermomètres et des baromètres (Stisserus); de quelques centigrammes de calomélas (Law, Trousseau); d'une seule injection vaginale, avec une solution de 30 centigrammes de sublimé dans 500 grammes d'eau chaude (Trousseau), etc., etc.

Par contre, il est des idiosyncrasies particulières complètement réfractaires à la salivation. M. Trousseau parle, dans son *Traité de thérapeutique* (page 202), d'une dame à peau fine et délicate, affectée de syphilis constitutionnelle, à laquelle il donnait des soins. Cette personne fut soumise, pendant plus d'un an, tantôt aux frictions avec l'onguent napolitain, pratiquées en dedans des cuisses, sous les aisselles, aux bains de sublimé, à l'usage interne des proto-iodure de mercure, et jamais les gencives, dit-il, ne furent même irritées; chez elle, l'infection mercurielle se révélait par la diarrhée seulement.

En général, la nature de la préparation et le mode d'administration influent d'une manière très-notable sur le développement plus ou moins rapide de l'intoxication mercurielle. D'une part, le calomélas et le sublimé pour l'usage interne; d'autre part, l'onguent napolitain et le nitrate acide de mercure pour l'usage externe, sont les préparations les plus actives à cet égard.

Quant au mode d'administration, la méthode de Law, qui consiste dans les doses fractionnées du calomélas et données à de courts intervalles (5 *centigrammes divisés en douze ou vingt-quatre paquets pris d'heure en heure*), paraît avoir les effets les plus prompts. Les expériences faites à cet égard prouvent qu'ils se manifestent généralement après un temps qui varie de douze à soixante heures; rarement ils se font attendre cinq ou six jours.

De même, dit M. Trousseau, que l'on est nourri par ce que l'on digère et non par ce que l'on mange, de même on est guéri non par la dose des médicaments prescrits, mais par celle qui est absorbée. On comprend, dès-lors, que par des causes qu'il nous est impossible de calculer, l'économie n'absorbe qu'un atôme de mercure, alors qu'on en présente des doses énormes aux surfaces absorbantes, et que par contre des doses minimes soient absorbées tout entières. Aussi, qu'arrive-t-il? c'est que plus vite agit le mercure, plus énergiques sont les effets qu'il produit, plus graves sont les accidents qu'il détermine. Au contraire, plus lente est son action, plus on modère facilement les accidents qui en naissent.

On se tromperait sur l'intention qui m'a guidé dans ce travail, si l'on croyait que je suis partisan outré et sans raison de la salivation mercurielle. Je n'ignore pas les désordres qu'on l'a vu malheureusement produire, tels que chûte de dents, gangrène partielle de la langue et des joues, nécroses plus ou moins étendues des maxillaires, cachexie, etc. On peut cependant établir en principe qu'il est bien rare de voir survenir de pareils accidents, lorsque l'on a pour soi une pratique sage et mesurée, maintenant surtout que, par la méthode de Robert Law, on peut en quelque sorte ralentir ou activer à son gré la stomatite hydrargyrique.

Considérée d'une manière absolue, la salivation est sans doute un mal; mais, d'une manière relative, ce mal dans quelques circonstances constitue un grand bien, au même titre qu'une opération de chirurgie.

Je pense donc qu'il est des circonstances graves où la salivation mercurielle doit être provoquée dans un but thérapeutique, et je suis loin de partager l'opinion des auteurs qui ont écrit qu'il fallait toujours s'appliquer à l'éviter ou à la combattre.

L'habitude qu'on a assez généralement de la regarder comme une complication fâcheuse l'a fait, je n'en doute pas, négliger dans une foule de cas où il serait fort important de mettre à profit une ressource aussi précieuse.

Je ne conteste pas que l'effet fondamental de l'hydrargyrie soit d'altérer et de défibriner le sang, ou bien encore d'agir spécifiquement dans la vérole, par exemple; mais il faut aussi reconnaître que par la stomatite qu'elle détermine, elle exerce secondairement une action fortement *révulsive* ou *dérivative*. J'emploie ces deux mots comme synonimes parce que je crois que la distinction qu'on a établie entre eux, est à peu près arbitraire et illusoire.

D'après Hippocrate, il y avait révulsion toutes les fois qu'une médication quelconque attirait les humeurs en sens contraire. Or, la membrane muqueuse buccale est-elle donc si peu étendue, si peu vasculaire, pour que son inflammation qui amène le ptyalisme ne puisse *révulser*, *détourner* une phlegmasie, ou faire une puissante *diversion*.

Je crois donc pouvoir établir, et l'expérience est ici en

rapport avec la théorie, que ce problème : *étant donnée une lésion grave, produire artificiellement dans un autre lieu, une autre lésion plus énergique et moins dangereuse, afin d'atténuer la première*, doit se résoudre dans un certain nombre de cas qu'il appartient au savoir et à la sagesse du praticien de spécifier, par la provocation du ptyalisme hydrargyrique.

Je veux bien que, dans une observation, la résolution rapide que j'ai obtenue ne doive pas être exclusivement rapportée à la révulsion, et qu'il faille aussi tenir compte de l'action *altérante* et *antiphlogistique* exercée par l'intoxication mercurielle ; mais cette intoxication seule, abstraction du phénomène qu'elle produit sur les gencives, ne suffit pas pour expliquer la rapidité du succès. Suivant moi, il est nécessaire d'admettre l'influence combinée et simultanée des deux actions, et le ptyalisme ayant été le point de départ d'une amélioration rapide, il est naturel de lui attribuer dans la guérison la part principale.

Autrefois les médecins humoristes croyaient que le virus syphilitique était entraîné par la salivation, à laquelle ils attribuaient une vertu dépurative. Ainsi, Boerhaave voulait le ptyalisme dans la vérole constitutionnelle, et il l'entretenait trente-six jours après la guérison apparente de tous les symptômes syphilitiques. Aujourd'hui non seulement il est démontré que la syphilis peut très-bien se guérir sans salivation (Granger, Rosen, Vanswieten, Astruc, etc.), mais il paraît même que le mercure cesse d'agir spécifiquement sur les manifestations syphilitiques. M. Ricord et la plupart des médecins l'évitent autant que possible. Toutefois, M. Trousseau, tout en admettant qu'il est parfaitement inutile de provoquer une grande salivation, tient longtemps le malade dans cet état indiqué par Boerhaave : *ut lenissimæ sputationis maneat vestigium*; il veut les gencives légèrement tuméfiées et échauffées.

C'est surtout dans la péritonite aiguë ou chronique, la métro-péritonite, le rhumatisme articulaire aigu, l'ophthalmie, l'iritis, l'amaurose congestive, la rétinite, l'érysipèle, certains engorgements, etc., que le ptyalisme s'est montré d'une utilité incontestable.

Dans la péritonite, Laënnec a dit qu'il était indispensable au succès que la bouche se prît. Cette opinion, trop absolue sans doute, est vraie dans quelques cas. Pour M. Velpeau, le ptyalisme est d'un excellent augure, et, tant qu'on ne l'observe pas, dit-il (*Arch. génér. de Médec.*, *t. XIX*, *page* 155), il est prudent de continuer les frictions mercurielles, même à fortes doses, à moins que la plupart des symptômes n'aient disparu. M. Brachet a toujours vu que la salivation amenait la *direction* vers la bouche du mouvement fluxionnaire, et cela aux dépens immédiats de la métro-péritonite.

Dans l'arthrite blennorrhagique douloureuse, le mercure poussé jusqu'à la salivation jouit de grands avantages, mais agit-il, comme le veut M. Baumès, en vertu de son action *spécifique*? Les succès que l'on en retire dans le rhumatisme articulaire aigu tendent à infirmer cette opinion. Dans le rhumatisme articulaire chronique, dit M. Trousseau, le traitement dont l'expérience nous a démontré la supériorité, est le sublimé en bains. Il donne aux adultes des bains dans lesquels il fait dissoudre de 8 à 30 grammes de sublimé, les malades en prennent tous les jours ou tous les deux jours jusqu'à salivation.

Abernethy, Mackensie, MM. Pamard et Tavignot, etc. ont obtenu des succès remarquables en mercurialisant des malades affectés de kératite et en les laissant saliver. Dans les cas où la membrane de l'humeur aqueuse est le siège d'une inflammation plastique, le calomel à doses fractionnées et poussées jusqu'à la stomatite jouit de grands avantages. Il mérite d'être placé en première ligne dans le traitement de l'iritis, et M. Velpeau dit s'en être si bien trouvé que, dans beaucoup de cas, il a eu des résultats qu'il n'avait pu obtenir par l'usage des émissions sanguines. Tous ceux qui ont suivi les cliniques de Nichet se rappellent les beaux succès qu'il remportait par la salivation dans le traitement de cette maladie que celle-ci fût ou non de nature syphilitique.

Reconnaissant, ainsi que la plupart des praticiens, l'influence favorable qu'exerce la salivation sur la marche de l'iritis et de la kératite aiguës, M. Tavignot (*Académie des Sciences*, *séance du* 2 *août* 1847) s'est demandé si ces deux affections, qui sont précisément celles qui font échouer assez souvent la cataracte, ne pourraient pas être prévenues en provoquant un commencement de salivation sur les malades devant être soumis à cette opération. M. Tavignot pense qu'il convient de procéder à l'opération de la cataracte dès l'instant où apparaissent les prodrômes de la salivation. Il continue encore pendant deux ou trois jours l'administration du calomel additionné d'extrait thébaique, de manière à ce que le ptyalisme soit à son *summum* d'acuité jusqu'à l'époque à laquelle surviennent d'ordinaire les désordres précurseurs de l'iritis ou de la kératite. Passé cette période, l'œil est dans la majorité des cas à l'abri d'une réaction phlegmasique grave.

Lorsque l'amaurose s'est développée sous l'influence de causes irritantes qui entretiennent un état habituel de congestion et d'irritation du cerveau ou de l'œil, lorsqu'il s'agit de l'amaurose que J. Franck désigne sous le nom d'inflammatoire, après la saignée, la méthode dérivative doit certainement constituer la base du traitement. Or, je ne sache pas que, sous ce rapport, aucun moyen puisse être comparé à la salivation. En Angleterre, cette médication est généralement répandue dans la pratique, et sa valeur est attestée par une foule de faits. M. Velpeau pense aussi qu'en pareil cas le ptyalisme est d'une ressource très-importante.

Il est fâcheux que, dans la méningite, la mercurialisation n'ait pas donné les résultats qu'on en espérait. Toutefois, malgré l'opinion de M. Trousseau, qui se demande si jamais aucun médecin a guéri un enfant ou un adulte atteint d'hydrocéphale aiguë, on doit, je crois, répondre affirmativement d'après les nombreuses observations de Percival,

Delpech, Mayor, Liégard, Reidchanny, etc. Il serait étrange de prétendre que ces médecins se soient toujours trompés dans leur diganostic et n'aient jamais eu affaire qu'à la pseudo-méningite. La mercurialisation, comme tous les autres traitements, échoueront toujours dans la méningite tuberculeuse de beaucoup la plus fréquente chez les enfants; mais dans la méningite simple, le ptyalisme mercuriel ne devra pas être négligé, et, pour l'obtenir, dans le plus bref délai, le calomélas à doses réfractées et les frictions mercurielles seront concurremment employés.

M. Guersant a vu guérir trois croups, et, dans un de ces cas, les accidents cessèrent comme par enchantement au moment où commença la salivation.

Il faut insister sur les frictions mercurielles, et ne pas craindre de provoquer la salivation, dit M. Serres, d'Uzès, pour combattre les inflammations érysipélateuses et érysipélato-phlegmoneuses.

Elle doit être encore fort utile dans les tumeurs diverses, mais dont le tissu n'est point dégénéré dans les engorgements opiniâtres dont elle doit certainement favoriser la résolution interstitiel. Chez une dame, que M. Bouchacourt soigne avec moi, un engorgement considérable de l'ovaire gauche a presqu'entièrement disparu sous l'influence d'une salivation qui a duré dix à douze jours, et que 10 centigrammes de calomélas, donnés à doses réfractées, avait produite. Cette résolution est d'autant plus remarquable que la tumeur avait résisté à l'action de plusieurs cautères établis sur celle-ci et longtemps entretenus. D'après cet exemple, et par analogie, d'après surtout l'observation relative à M. Ch...., il est permis de penser qu'une inflammation chronique du testicule qui aurait résisté à l'emploi des autres moyens, ne résisterait pas à la salivation.

Ai-je besoin de dire que le praticien n'aura jamais recours au ptyalisme lorsque par une autre médication il pourra amener la guérison. Il sera même très-sage et très-prudent de repousser les préparations mercurielles dans tous les cas où leur supériorité sur les autres modes de traitement n'est pas pleinement établie. Ainsi, il fera bien de s'en abstenir dans l'érysipèle simple, dans les cas ordinaires de rhumatisme, dans l'adénite cerviale et axillaire, dans l'adénite inguinale non virulente, l'épididymo-orchite aiguë. On fera bien dans le traitement de la gale de renoncer aux frictions citrines, qu'on a vu trop souvent suivies de salivation.

Toutes les fois que le médecin croira devoir prescrire le calomélas, soit comme purgatif, soit comme vermifuge, il doit s'éloigner sensiblement des doses *altérantes*, et ne pas oublier qu'il évitera, d'autant plus sûrement, la salivation que plus d'effet purgatif sera produit ; c'est là le meilleur moyen pour prévenir l'absorption du médicament et par conséquent la stomatite hydrargyrique, laquelle, du reste, ne survient jamais chez les enfants qui n'ont pas encore de dents.

Mais chez ceux qui en ont et chez les adultes, à moins d'indication spéciale, je préférerai toujours, au calomélas, un autre purgatif, car il faut l'avouer, sous quelque forme que le mercure s'administre, certains individus, d'une idiosyncrasie particulière, en éprouveront toujours des accidents. De même, il peut arriver que la salivation ne s'obtienne pas d'un jour à l'autre suivant le désir du médecin, et que le temps qu'il met à la produire permette à la maladie de faire des progrès, et même d'amener la mort.

Je termine ce Mémoire par les propositions suivantes :

1° Il est des cas, où quelques graves qu'en soient d'ailleurs les inconvénients, la salivation mercurielle doit être provoquée dans un but thérapeutique ;

2° La salivation mercurielle a une double action, la première, *révulsive*, infiniment plus énergique que le vésicatoire ; la seconde, *spoliative*, ou appauvrissante du sang ;

3° Il est des individus réfractaires à ce phénomène ; il en est d'autres, au contraire, chez lesquels il peut survenir inopinément contre toute attente ;

4° Le moyen le plus sûr de l'obtenir, et dans le plus bref délai, consiste dans l'emploi simultané du calomélas, d'après la méthode de Robert Law, et des frictions avec l'onguent napolitain ;

5° Pour l'éviter, c'est d'abord de se méfier des préparations mercurielles qu'on ne prescrira qu'à la condition d'un véritable avantage, c'est ensuite de soustraire l'organisme à l'absorption ultérieure du mercure dès les premiers signes de stomatite ;

6° Il est très-douteux que la salivation mercurielle agisse jamais comme *spécifique* ;

7° Non seulement la syphilis peut très-bien se guérir sans ptyalisme, mais il paraît même que le mercure cesse d'agir spécifiquement sur les manifestations syphilitiques aussitôt qu'il s'établit ;

8° La salivation est surtout indiquée dans le traitement de la péritonite, de la métro-péritonite sporadique, de la méningite simple, de la kératite, de la rétinite, de l'amaurose par congestion ou irritation, de l'orchite et de l'ovarite rebelles ; enfin, dans le traitement de certains engorgements chroniques, dont le tissu n'est pas dégénéré, etc. ;

9° La médication de la stomatite mercurielle doit être surtout locale et consister dans les frictions sur les gencives avec l'alun pulvérisé (Velpeau), ou plus sûrement dans l'emploi de l'acide chlorhydrique pur porté sur la muqueuse à l'aide d'un pinceau (Ricord), ou de la solution concentrée de nitrate d'argent, à 50 centigrammes pour 30 grammes d'eau distillée (Bouchacourt). Comme adjuvant les purgatifs énergiques et répétés, les compresses imbibées d'eau blanche sur les côtés du cou, ne seront pas négligés ;

10° Enfin, aussitôt que l'état de la bouche le permettra, on relèvera le malade de la faiblesse où l'a plongé l'intoxica-

tion hydrargyrique, par un bon régime et les ferrugineux.
(*Publié par décision de la Société de médecine*).

Note sur les inoculations lacto-varioliques,

par M. le professeur BRACHET.

Le dernier numéro de la *Gazette médicale de Lyon* a publié le procès-verbal de la séance du 10 avril de la Société de médecine de Lyon. Là se trouve rapportée la communication d'une haute importance faite par notre estimable confrère, le docteur Bouchacourt, sur les inoculations lacto-varioliques; là se trouvent indiquées les raisons que j'ai fait valoir pour diminuer l'impression pénible que venait de produire ce récit. Ainsi, je ne reviendrai pas sur ce que le sujet qui a fourni la liqueur variolique était une femme dans l'état puerpéral; je ne rappellerai pas non plus que les trois autres inoculations étaient des inoculations de variole et non de virus lacto-variolique, et que, par conséquent, leur résultat fâcheux ne doit peser en aucune façon sur l'inoculation lacto-variolique. Chacun peut apprécier la valeur des raisons apportées pour et contre dans ce débat solennel. Je veux fixer l'attention sur une circonstance qui a passé inaperçue, et qui est cependant de la plus haute importance, je dis plus, qui est décisive dans la grave question qui nous occupe.

Le second enfant a fourni une expérimentation non seulement curieuse, mais péremptoire. Vous l'avez dit; chez lui quatre piqûres ont été pratiquées avec une lancette chargée du virus provenant des pustules qui avaient été produites par les piqûres du vaccin lacto-variolique du premier enfant. Les deux autres piqûres ont été pratiquées avec une lancette chargée du virus vaccin, pris sur le bras d'un enfant qui avait été vacciné avec du virus vaccin pur. Les six piqûres ont produit six boutons parfaitement semblables aux boutons vaccins. Au huitième jour. M. Bouchacourt a inoculé un enfant avec le virus puisé dans les boutons qui avaient succédé aux piqûres du vaccin. Il a inoculé un autre enfant avec le virus pris dans les boutons qu'avaient produits les piqûres faites avec le virus des boutons provenant du virus lacto-variolique. Les deux enfants ont été couchés séparément. Chez tous les deux, les piqûres ont donné naissance à des boutons d'apparence vaccinale. Mais au neuvième jour, une variole générale s'est déclarée chez tous les deux, et celui qui a été inoculé avec le virus vaccin a succombé.

Rappelons que le premier enfant inoculé avec le virus lacto-variolique avait, au neuvième jour, éprouvé une éruption varioleuse générale, et que le second enfant, inoculé avec le virus provenant du lacto-variolique pour quatre boutons, et du virus vaccin pour deux boutons, avait aussi été pris d'une éruption variolique générale au huitième jour.

Tel est le fait, ou plutôt la série de faits rapportés par notre honorable confrère.

Nous ne saurions trop remercier notre savant ami d'une communication aussi importante. En effet, elle nous fournit les preuves d'une opinion qui n'était qu'hypothétique, et qui même était rejetée par presque tout ce que la science possède d'hommes sérieux. Eh bien! maintenant il n'en sera plus de même. L'enfant vacciné avec le virus provenant des pustules qui s'étaient développées par l'inoculation du vaccin pur a transmis la variole; ce fait est significatif. Il parle plus haut que tous les raisonnements. Le virus vaccin est devenu virus variolique; il est retourné à son état primitif lorsqu'il a reçu l'influence de la variole chez l'enfant qui l'a fournie. Il prouve ce que nous ne faisions que présumer, l'identité de la variole et de la vaccine, par conséquent, la transformation de la variole en vaccin, lorsqu'elle est mitigée par le lait ou tout autre modificateur, et le retour de la vaccine à l'état variolique, lorsqu'elle est développée chez un sujet atteint en même temps de la variole. Je livre ce fait à l'appréciation des praticiens; ils en tireront telles conséquences qu'ils jugeront à propos. Mais il mérite qu'on en tienne compte et qu'on s'en occupe.

Non, l'inoculation lacto-variolique n'est point morte, comme on l'a dit; elle doit même sortir glorieuse et triomphante de ces faits qu'on a cru d'abord lui être si contraires. Et, n'en doutons point, de nouvelles expériences faites dans de meilleures conditions, feront jaillir la vérité que nous appelons de tout notre pouvoir.

De l'emploi de la teinture d'iode dans certaines affections thoraciques,

Par M. LERICHE.

Depuis les belles recherches de M. Lugol sur l'emploi de l'iode dans les maladies scrofuleuses, on a conseillé ce métalloïde contre les tubercules pulmonaires et dans les affections catarrhales. La difficulté de le faire tolérer par l'estomac a fait adopter avec empressement les substances qui pouvaient le renfermer en proportions diverses. De là la vogue de l'huile de foie de morue; mais l'odeur désagréable de ce médicament, la répugnance invincible qu'ont certains malades pour les corps gras rendent quelquefois son emploi impossible. Aussi les praticiens se sont-ils efforcés de trouver un moyen de remédier à ces deux graves inconvénients. M. Personne est venu proposer son huile iodée, que nous avions déjà formulée nous-même, en 1847, dans un Mémoire auquel la Société de médecine de Lyon avait accordé une mention honorable; mais l'usage de cette préparation nous a bientôt fait y renoncer, à cause de la difficulté que les malades éprouvent à s'y habituer et de son peu d'efficacité. Dans ces derniers temps, MM. Socquet et A. Guilliermond sont venus proposer un médicament que nous regardons comme bien supérieur: c'est la combinaison de l'iode et du tannin. M. Piorry conseille l'usage de l'iode par inspiration, c'est-à-dire d'entourer le malade de vapeurs iodées, soit en mettant en évaporation dans la chambre de l'iode en nature sur une soucoupe, soit en leur faisant inspirer, au moyen d'un appareil particulier, les vapeurs chargées de ce métalloïde. Quoique ce mode d'emploi paraisse très-judicieux, il a cependant l'inconvénient de déterminer des irritations lobulaires du poumon.

Toutes ces tentatives, toutes ces formules tendent à prouver que l'iode est reconnu comme efficace dans les affections de poitrine ; seulement le mode d'application n'en est pas encore certain : aujourd'hui, en venant proposer la teinture d'iode d'après un certain mode d'emploi, je n'ai pas la prétention d'avoir trouvé la véritable voie, mais de concourir à la trouver.

Ce n'est ni à l'absorption pulmonaire, ni à l'absorption digestive que nous nous adressons, mais bien à l'absorption cutanée, et d'avance on comprendra l'avantage immense qu'elle doit avoir, puisque aucun des organes propres à la digestion ne sera employé pour faire subir à tout l'organisme l'heureuse influence de l'iode. Ici nous pourrions nous étendre sur les fonctions de la peau, et sur l'influence de celles-ci sur les organes de la respiration ; mais comme nous ne pourrions rien ajouter à ce que chacun sait déjà, nous préférons laisser à chacun le soin d'interpréter à son point de vue les faits dont il aura été témoin par cette médication.

Observation. — Mlle Louise Ba..., religieuse, âgée de 28 ans, d'une constitution fort délicate, d'un tempérament nerveux, sec, ayant eu une enfance très-maladive, était néanmoins arrivée, à force de soins, à un âge où elle semblait avoir surmonté toutes les misères qu'entraîne une santé débile. En septembre 1853, Mlle B... fut prise d'une petite toux sèche qui ne parut pas influer d'abord sur les autres fonctions ni sur l'appétit. En octobre, on remarqua que la toux était tenace, et que la malade maigrissait un peu ; on fit appeler le médecin de la maison qui se borna à conseiller l'usage de la flanelle et de la tisane de fruits pectoraux. Le 3 novembre, la malade vint dans sa famille, à Lyon, et, ce jour-là, elle vint nous consulter. Elle nous dit que, depuis quinze jours environ, elle transpirait un peu toutes les nuits ; que de temps en temps elle se sentait oppressée, et qu'elle éprouvait des douleurs passagères entre les épaules et les membres inférieurs. La percussion fit reconnaître que le son était plus obscur à droite qu'à gauche, et surtout à la région sous-claviculaire : on sent une élasticité moindre dans ce côté de la poitrine. L'auscultation fit découvrir dans le poumon droit un souffle plus rude, l'expiration était plus longue que l'inspiration ; on reconnaissait dans quelques points de la partie supérieure du poumon des craquements humides ; il y avait un peu de diarrhée par intervalle, menstrues régulières.

Je conseille les moyens suivants : repos le plus possible, habiter un appartement exposé au midi, dont la température sera égale et chaude ; nourriture saine et réparatrice ; vin de Bordeaux avec de l'eau au repas du matin ; le matin prendre tous les deux jours un sixième de grain d'émétique dans un peu d'eau. — Boire, dans la journée, quelques tasses de décoction de lichen avec de la réglisse. Le matin et le soir en se couchant, faire une friction sur tout le corps avec le mélange suivant :

Eau de mélisse spiritueuse. . . . . 60 grammes.
Teinture d'iode. . . . . 30 »

Le 10 novembre, la malade vint nous voir ; elle nous dit qu'elle se trouvait mieux ; elle était moins oppressée. En l'examinant, nous constatâmes que la respiration était plus libre, plus soyeuse. Nous continuâmes les mêmes moyens. Le 20, la malade dit que les forces lui reviennent, que les nuits sont meilleures, la transpiration moindre, la respiration s'améliore, l'élasticité semble revenir dans la poitrine ; il y a encore des râles muqueux, craquements, de la rudesse ; la diarrhée semble se continuer ; la malade l'attribue à ses prises du matin. Je les supprime et fais continuer le reste de la médication. Les urines, examinées au réactif, ont démontré qu'elles contenaient de l'iode.

Le 4 décembre, amélioration assez sensible, même traitement. Le 15, l'état de la poitrine est presque revenu à son état normal ; la toux, si fréquente, est devenue rare. Nous nous bornons, pour toute médication, à continuer la tisane et les frictions. Le 25, le mieux continue ; les craquements humides sont remplacés par le bruit respiratoire : les forces reviennent chaque jour. Cependant, à la partie latérale de la poitrine, dans le creux de l'aisselle, il semble qu'il y a encore quelques craquements humides ; on continue les frictions iodées.

Le 4 janvier, la malade demande à rentrer dans sa communauté. Examinée avec soin, on ne retrouve plus aucun des symptômes précités.

Dans les premiers jours d'avril, nous l'avons revue ; elle va très-bien, et dit qu'elle ne s'est jamais aussi bien portée.

Dans le catarrhe chronique, nous avons aussi obtenu des succès très-marqués et aussi décisifs. Il nous semble qu'en joignant à ce moyen l'usage du sirop iodo-tannique, on pourrait obtenir de bons résultats.

SOCIÉTÉ DE MÉDECINE.

Séance du 8 mai 1854.—Présidence de M. Bonnet.

Correspondance. — La Société a reçu :

1° Une lettre de remercîments de M. Crocq, de Bruxelles, pour l'honneur qu'on lui a fait en le nommant membre correspondant.

2° Une note *sur les fièvres*, par M. Chardon.

3° La *Revue Médicale* du 30 avril.

4° Le n° d'avril de la *Gazette Médicale de Lyon*.

5° Une *Notice sur Henri-Marie Husson*, par M. Bricheteau.

6° Un ouvrage de M. le docteur Savoyen, membre correspondant, intitulé *Dégénérescence morale et physique de l'homme*.

7° Une note de M. Leroy-d'Étioles *sur les moyens d'extraire de la vessie les corps étrangers autres que les calculs.*

M. le président annonce que M. le docteur Durand-Fardel est présent à la séance.

M. Pétrequin communique un passage d'une lettre de M. Bonjean, de Chambéry, par laquelle cet honorable savant le prie d'annoncer à la Société, qu'il a découvert que le mélange de perchlorure de fer et d'ergotine constitue un excellent hémostatique, et qu'il aura, plus tard, l'honneur de lui adresser des expériences circonstanciées qui prouveront convenablement ces faits, dont il désire seulement pour le moment établir la date.

LECTURES. — M. le docteur Socquet lit un MÉMOIRE SUR L'EMPLOI DU CHLORATE DE POTASSE DANS LE TRAITEMENT DU RHUMATISME FÉBRILE. (Sera inséré.)

DISCUSSION. — M. PEYRAUD demande quels effets physiologiques appréciables a produit le chlorate de potasse.

M. SOCQUET répond que, sous l'influence des hautes doses, le pouls diminue de force et de fréquence, mais que les sécrétions ne sont pas sensiblement modifiées, et que souvent au contraire il a dû stimuler la sécrétion intestinale, et enfin que les malades le prennent sans aucun dégoût, et le supportent très-bien.

M. ROUGIER observe qu'il eût été préférable que le moyen nouveau fût expérimenté seul, de manière à ne laisser aucun doute dans l'esprit sur l'influence des adjuvants ; il rappelle les heureux et quelquefois très-prompts effets du tartre stibié dans le rhumatisme, surtout quand le remède n'est pas toléré et qu'il produit d'abondantes évacuations.

M. Durand-Fardel lit une note intitulée : DE LA DYSPEPSIE AU POINT DE VUE DES INDICATIONS THÉRAPEUTIQUES. (Voir le numéro du 30 mai.)

DISCUSSION. — M. DIDAY demande si la dyspepsie étant bien d'origine générale, il ne peut pas arriver qu'elle ne cède plus à des actions physiologiques ou hygiéniques générales, et si, dans certains cas, il ne faut pas recourir à des moyens s'adressant directement à l'organe, et si en particulier les eaux de Vichy, dont il a éprouvé lui-même de si bons effets, ne constituent pas précisément l'action locale dont il parle.

M. DURAND-FARDEL répond que la médication locale a certainement une influence heureuse qu'il n'entend pas nier, mais qu'elle est toujours secondaire, et que les eaux de Vichy, prises à la source, par les conditions dans lesquelles elles sont absorbées, constituent avant tout une médication générale ; et ce qui le prouve, c'est que prises à domicile, dans des conditions hygiéniques mauvaises, elles ne produisent pas à beaucoup près autant d'effets salutaires.

Le secrétaire-général : P. DIDAY. Le secrétaire du bureau : RAMBAUD.

REVUE THÉRAPEUTIQUE.

Valeur comparative de quelques-uns des traitements recommandés contre le diabète sucré et en particulier des alcalins, de l'opium, etc.

Sous ce titre, un médecin de l'hôpital de Westminster, M. Basham, vient de publier d'intéressantes recherches qui, pour ne pas reposer sur un très-grand nombre de faits, n'en sont pas moins dignes de toute l'attention des médecins, à ce point de vue surtout qu'elles confirment tout ce qu'on savait déjà de l'utilité des alcalins et de l'opium dans le traitement de cette redoutable affection.

On sait combien la chimie pathologique a à revendiquer dans le traitement le plus efficace du diabète, et il n'est pas étonnant que M. Basham ait cru de son devoir de soumettre à l'expérimentation certains traitements que la chimie semblait indiquer comme de nature à entraver soit la production, soit l'excrétion du sucre. Ainsi, M. Basham a administré à deux malades le permanganate de potasse dans le but de faciliter la transformation acide du glucose dans l'économie ; et, bien que ce médicament n'ait eu aucun effet fâcheux, les malades en ont pris dix grains sans aucun trouble dans les fonctions digestives, les symptômes de la maladie ont été à peine modifiés, la soif seule a été un peu moindre ; peut-être même les fonctions de l'estomac se sont-elles faites mieux dans un cas. En revanche, la quantité de sucre, au lieu de diminuer, a sensiblement augmenté, bien que la quantité des urines fût un peu diminuée. Quant à l'administration des agents destinés à retarder la conversion des aliments amylacés en sucre, elle a été également sans avantages dans un cas, quoique le malade en ait continué l'emploi pendant vingt et un jours ; la densité de l'urine ne descendit jamais au-dessous de 1040 ; tandis que, après la cessation de ce traitement, d'autres moyens firent beaucoup descendre, pour un temps, la proportion du sucre. Le sulfite de soude et la glycérine ne paraissent donc pas résoudre mieux le problème que le permanganate de potasse.

L'acide hydrochlorique a paru, au contraire, à M. Basham, avoir une influence remarquable dans un cas ; les fonctions digestives ont été activées, la flatulence diminuée : ajoutons que ce médicament doit toujours être administré quelques minutes avant le repas. Quant aux diaphorétiques, M. Basham les a administrés en même temps que l'opium, et cela nous amène à dire que ce médecin a toujours trouvé dans l'opium un moyen palliatif puissant, à ce point de vue surtout qu'il agit comme diaphorétique : la soif est moindre, la quantité d'urine diminue ; mais le sucre continue à être excrété avec la même abondance, et la condition physique du malade n'est pas sensiblement améliorée. Il y a d'ailleurs des constitutions qui supportent mieux que d'autres les opiacés.

Mais les médicaments qui, entre les mains de M. Basham, ont compté le plus de succès, sont les alcalins, et en particulier le carbonate d'ammoniaque. L'une des observations rapportées par ce médecin est très-remarquable à ce point de vue que le malade est sorti de l'hôpital parfaitement guéri. M. Basham ajoute, du reste, avec grande raison, qu'il y a beaucoup de différence entre les résultats de ce traitement dans les hôpitaux et dans la pratique civile, par cela même que le traitement par les alcalins doit être associé à une grande régularité dans le régime, et qu'il réclame, par conséquent, de la part des malades, une certaine dose d'intelligence, qu'on retrouve plus facilement chez les malades des classes aisées et instruites de la société.

(*The Lancet* et *Bulletin gén. de thérapeut.*).

De quelques contre-indications du seigle ergoté pendant le travail de l'accouchement.

L'ergot de seigle, outre ses propriétés hémostatiques bien connues, est utile dans le cas où les contractions utérines ne sont pas assez fortes pour terminer l'accouchement, dans le cas d'inertie. Seulement, il est malheureux qu'on fasse un si grand abus de ce précieux médicament : nous l'avons vu souvent administrer dans des cas où il était tout-à-fait inutile, parce qu'on en méconnaissait l'indication. Cet abus et les conséquences fâcheuses qui en sont résultées ont beaucoup contribué à discréditer l'ergot de seigle dans l'esprit d'un grand nombre de praticiens. Néanmoins on ne doit pas pour cela se priver d'un moyen précieux parce qu'il y a des inconvénients quand il est employé mal à propos. Il s'agit de reconnaître les cas qui nécessitent ou non son usage, de savoir, en un mot, les indications et les contre-indications du seigle ergoté en obstétrique.

Nous allons déterminer, d'après M. Paul Dubois, quelques-unes des circonstances qui semblent simuler l'emploi du seigle ergoté et qui en réalité l'excluent. Les circonstances dans lesquelles s'affaiblissent les contractions utérines et qui ne nécessitent pas l'emploi de l'ergot sont assez nombreuses, et exigent souvent assez de sagacité et d'habitude de la part de l'accoucheur pour être reconnues. Nous ne citerons que les principales, avec les indications que chacune d'elles réclame en particulier ; ce sont :

1° Un affaiblissement provenant d'un état naturel ou d'un état pathologique antérieur. Ce sont des toniques, du bouillon, du vin qu'il faudra donner pour relever les forces de la femme en travail.

2° La distension extrême de l'utérus par une quantité trop abondante de liquide amniotique, ce qui produit une paralysie incomplète, les fibres utérines étant trop distendues. Il faut pratiquer la ponction des membranes alors que la dilatation est au quart faite, et grande comme une pièce de 5 francs. C'est ce que M. Paul Dubois appelle le cathétérisme de l'utérus.

3° La congestion de la face, qui amène un affaiblissement des contractions utérines, par suite de pléthore de la femme. Une saignée du bras convient alors.

4° Une préoccupation de la femme en couches, une contrariété continue, peut-être la présence d'une personne dans la chambre suspendent les contractions utérines. *Sublata causa, tollitur effectus.*

5° L'élévation extrême de la température dans un appartement nuit à l'exercice des contractions utérines par la congestion cérébrale qu'elle détermine. Ventiler la salle, rafraîchir un peu l'air.

6° Des douleurs étrangères aux contractions utérines pendant l'accouchement, par suite d'une réplétion considérable de la vessie, qui est comprimée par l'utérus et les muscles de l'abdomen ; cette douleur est quelquefois si vive qu'elle paralyse et affaiblit les contractions de l'utérus et des muscles abdominaux. Il faut pratiquer le cathétérisme pour évacuer l'urine.

Des douleurs de reins extrêmes affaiblissent les contractions utérines ; pour remédier à cela il faut appliquer le forceps, si le travail est avancé, ou attendre patiemment. Il en sera de même pour la douleur de tête violente survenant au moment de la contraction des muscles abdominaux.

7° L'évacuation prématurée des eaux de l'amnios rend le travail languissant ; car, comme tous les organes creux, l'utérus, pour se contracter, prend son point d'appui sur ce qu'il contient : si le fœtus résiste, la contraction se continue, mais si la poche amniotique est rompue, le fœtus s'engage et l'utérus n'a plus de point d'appui.

8° Un obstacle contre leqnel les contractions utérines viennent s'affaiblir, par exemple, le non-écoulement des eaux de l'amnios, par suite de la non-rupture et de la rigidité, de la résistance des membranes ; un obstacle à la dilatation survenant du col de l'utérus, soit par sa rigidité de contraction ou un état de pléthore, soit, comme il s'en est récemment présenté un exemple à la clinique d'accouchements, par l'induration, l'altération de son tissu. Dans le premier cas on emploie le belladone ou la saignée générale ; dans le deuxième cas on vaincra la résistance par l'instrument tranchant.

Il y a aussi l'obliquité du col de l'utérus en arrière qui affaiblit les contractions utérines. S'il ne se dilate pas, il faut débrider la lèvre antérieure avec le bistouri boutonné. (*L'Abeille médicale.*)

Revue de la Médecine lyonnaise.

De la curabilité des luxations fémorales congénitales, faits et documents tendant à établir la réalité des cures opérées par le docteur Pravaz; Mémoire présenté à la Société de Médecine de Paris, par L.-A. Gillebert-d'Hercourt.

C'est une discussion, élevée dans le sein de la Société de Médecine de Paris, qui a fourni à ce Mémoire sa raison d'être. M. le docteur Bouvier ayant soutenu « qu'il n'existe pas un seul exemple authentique de réduction d'une luxation fémorale congénitale, et que les faits publiés comme tels sont le produit d'une illusion dont leurs auteurs ont été le jouet, » M. Gillebert-d'Hercourt a réclamé contre ces assertions qui lui paraissent contraires à la vérité, et, pour jeter sur cette question un nouveau rayon de lumière, il a proposé une enquête sur les résultats de la pratique de Pravaz. Mais celle-ci ne pouvant avoir lieu, du moins par les membres résidents de la Société de Médecine de Paris, notre confrère s'est chargé de recueillir tous les documents désirables en pareil cas. Il ne s'est pas borné à solliciter de ses confrères des renseignements sur l'état présent des enfants, traités par Pravaz, à des époques plus ou moins éloignées; il s'est quelquefois transporté sur les lieux, et, quand cela lui a été possible, il a fait constater par d'habiles confrères la réalité de la réduction.

Les documents qu'il a ainsi réunis sont aussi intéressants par le nombre que par la valeur; car le temps est venu apporter dans la question un élément précieux et qui manquait nécessairement à la première discussion. On peut donc aujourd'hui, avec connaissance de cause, et grâce aux soins de notre zélé confrère, porter un jugement éclairé sur la curabilité des luxations congénitales du fémur.

Suivant le Mémoire que nous analysons, le docteur Pravaz aurait traité vingt-sept sujets atteints de luxation congénitale du fémur, sur lesquels il aurait pratiqué trente-deux fois la réduction de l'infirmité, attendu que huit d'entre eux étaient luxés des deux côtés. Or, sur ces trente-deux réductions, une seule a résisté aux efforts et à la persévérance de l'habile orthopédiste. Il ne fut pas possible de fixer solidement la tête du fémur dans l'acetabulum rudimentaire ; elle s'en échappait aussitôt que l'on cessait les moyens de contraction. Il n'y aurait donc eu qu'un insuccès sur trente-deux opérations ; mais, voulant éviter toute contestation et ayant d'ailleurs, comme il le dit, les moyens de se montrer facile à cet égard, M. Gillebert-d'Hercourt partage toutes les observations puisées dans la pratique de Pravaz en différents groupes dans lesquels il place l'insuccès dont nous venons de parler, trois récidives, qu'on peut dire accidentelles, et un cas douteux qui a fait l'objet d'une dissidence entre un confrère qui niait la réduction et deux autres confrères qui en affirmaient la réalité, et enfin quelques cas sur lesquels il n'a pu avoir de renseignements assez précis à cause de l'éloignement des sujets, soit en France soit à l'étranger.

De cela il résulte que les succès de Pravaz s'élèvent au nombre de vingt-deux. Grâce aux précautions prises par M. Gillebert-d'Hercourt, ce chiffre est désormais au dessus de toute contestation, car les médecins qui ont attesté la réalité de la réduction, dans chaque cas sont des hommes aussi experts que consciencieux. A preuve de ceci, il nous suffira de citer, par exemple, ceux que nous trouvons au bas de deux procès-verbaux, dressés l'un à Lyon et l'autre au Puy : le premier est signé par MM. Richard de Nancy, Diday, Desgranges, Barrier, Bonnet, de Polinière, Rougier, Bouchacourt et Rater; le second par MM. Calemard de Lafayette, Porral, Balme du Garay et Reynaud. Dans le cours des autres observations on retrouve encore les noms de Marjolin, de Blandin, de Provençal, de Nichet et de MM. Lallemand, Gerdy, Baumès, Pétrequin, etc. Nous nous réunissons à notre confrère pour dire que de tels noms emportent avec eux la conviction, et qu'en présence de semblables témoignages l'incrédulité n'est plus permise.

La seconde partie du Mémoire est consacrée à répondre à diverses assertions de M. Bouvier, que, par considération pour la mémoire de Pravaz, il importait de ne pas laisser passer sous silence. Nous nous bornerons à dire que M. Gillebert-d'Hercourt s'est acquitté de cette partie de son travail souvent avec bonheur et toujours avec l'observation des convenances.

Il termine enfin son Mémoire par des considérations sur la claudication envisagée comme conséquence des luxations congénitales du fémur avec ou sans articulation supplémentaire. Il démontre l'influence sur ce symptôme du raccourcissement atrophique du membre et de la présence d'une articulation supplémentaire, et ses combinaisons le conduisent, d'une part, à présenter l'étude de la claudication comme un élément du diagnostic différentiel des luxations fémorales, avec ou sans articulation supplémentaire, et, d'autre part, à signaler la cause véritable et inévitable de la légère claudication qu'on observe, même après le traitement par la méthode Pravaz, chez les sujets qui ont été affectés de luxation fémorale congénitale. Enfin, après avoir affirmé que la méthode de traitement instituée par Pravaz ne présente aucun danger, M. Gillebert-d'Hercourt termine par ces mots :

« M. Bouvier nie, d'une manière formelle et absolue, la possibilité de guérir les luxations fémorales congénitales ; un seul fait de guérison authentique eût suffit pour réduire à néant sa constante opposition ; au lieu d'un j'en apporte 22, qui ont été régulièrement constatés par des praticiens habiles et éclairés, et dont le plus grand nombre a subi l'épreuve du temps. Ce contingent apportera-t-il la conviction dans l'esprit de M. Bouvier? Je le désire, sans l'espérer. Mais je ne doute pas, en vertu de ce qui précède, que son incrédulité cesse dès à présent de faire de nouveaux prosélytes. »

Nous nous unissons à ce dernier vœu de notre confrère, et nous le félicitons avec M. Pirondi, dont le rapport est imprimé à la suite de ce Mémoire, d'avoir ramassé le gant jeté par M. Bouvier, et d'avoir contribué à élucider, nous dirons même à résoudre une question qu'à bon droit nous pouvons dire *lyonnaise*.

Quelques considérations sur l'opération de la cataracte par extraction. — Thèse inaugurale par Antoine Favre *, ex-interne des hôpitaux civils de Lyon.*

Malgré le grand nombre d'écrits publiés sur la cataracte, l'incertitude règne encore sur la question de savoir si c'est dans la comparaison des résultats obtenus par l'une ou l'autre méthode qu'on doit chercher la solution de ce problème. Le sage Boyer en disant que (t. v. p. 558) si des expériences nombreuses avaient été faites avec le soin convenable pour déterminer quelle est celle des deux méthodes qui réussit le plus souvent, la question qui nous occupe ne serait plus indécise et tout ce qu'on pourrait dire en faveur de l'une ou de l'autre serait sans autorité, Boyer, disons-nous, avait posé les conditions de solution du problème. Ce sont les matériaux fournis depuis lui que le docteur Favre fait valoir à l'appui de sa thèse.

Si l'on songe aux nombreux accidents auxquels on est exposé lorsqu'on emploie la méthode par abaissement, on est porté à admettre *a priori* la méthode par extraction, comme méthode générale. En effet, les organes nécessairement lésés par l'abaissement sont plus nombreux et plus importants, ce qui explique la fréquence des ophthalm ies profondes, la durée des accidents inflammatoires, le retour de la cécité par cataracte secondaire ou par amaurose, etc., ce qui jette tant d'obscurité dans les statistiques des partisans de l'abaissement.

Mais si déjà, sous ce point de vue, la question paraît jugée, les relevés statistiques qu'apporte l'auteur et la critique judicieuse qui les accompagne, font décidément pencher la balance de son côté. Déjà les statistiques des opérations pratiquées par M. Roux, celles de Dupuytren, Janson et Pétrequin, fournissent, bien qu'elles ne soient pas irréprochables sous tous les rapports, des documents précieux.

Mais un nouvel élément résulte des cas observés dans le service de M. Barrier, chirurgien en chef de l'Hôtel-Dieu. Les faits dont il est question offrent un avantage ; c'est que le chirurgien de l'Hôtel-Dieu a mis en usage les deux méthodes sans préférence marquée d'abord pour l'une ou pour l'autre. Ce n'est qu'après six ans d'essais comparatifs qu'il s'est décidé en faveur de l'extraction. Il résulte, en effet, des relevés statistiques cités par M. Favre, que la proportion des succès obtenus par M. Barrier, à l'aide de l'extraction, a été supérieure à celle qu'on observe en général par la méthode de l'abaissement, et supérieure aussi à celle qui résulte des relevés fournis par la plupart des opérations les plus dignes de foi sur les résultats de l'extraction.

En effet, sur 201 opérations de cataractes faites par le chirurgien de l'Hôtel-Dieu, nous voyons que 163 ont été faites par extraction et 38 par abaissement ou broiement.

L'extraction a fourni sur 163 opérations 125 succès et 38 insuccès, c'est-à-dire 76,69 succès, et 23,31 insuccès sur 100.

L'abaissement ou le broiement a offert sur 58 opérations 25 succès et 13 insuccès, c'est-à-dire 65,78 succès et 54,22 insuccès sur 100.

Cette différence dans les résultats prouve évidemment la supériorité de l'extraction sur l'abaissement : car l'incontestable habileté de l'opérateur, dans ces deux modes de procéder, ne saurait être mis en doute par personne.

Il nous resterait à décrire le procédé opératoire du chirurgien de l'Hôtel-Dieu, mais cela nous entraînerait trop loin ; nous renvoyons ceux que cela intéresse à la thèse du docteur Favre, qui en a fait une description complète.

Dr P. Delorme.

Étude sur la cataracte noire. — Thèse soutenue devant la Faculté de Paris, par M. H.-V. Frachon, *ancien interne des hôpitaux de Lyon.*

La cataracte noire, variété si rare de cataracte cristalline dure, qu'elle n'a pas été observée par des chirurgiens tels que Scarpa, Dupuytren, Delpech, Demours, est loin d'être généralement admise encore aujourd'hui. Les uns nient son existence pour ne l'avoir jamais rencontrée, d'autres s'appuient, pour la révoquer en doute, sur ce que des cataractes réputées noires ont été trouvées d'une autre couleur après l'extraction. Prenant en considération les faits relatés par Maître Jean, Morgagni, de Wenzel, Janin, Marc.-A. Petit, Montain jeune, Pétrequin et d'autres chirurgiens, M. Frachon affirme qu'on doit admettre cette variété de cataracte et insiste vivement sur l'utilité d'un diagnostic certain. Il rappelle à cet effet les erreurs nombreuses commises par d'habiles chirurgiens. Ainsi, Dupuytren croyant reconnaître une cataracte noire abaisse le cristallin chez un malade atteint d'amaurose; ailleurs, un abaissement spontané du cristallin rend la vue à un malade jugé amaurotique. Les cataractes à aspect noirâtre pour lesquelles l'extraction a fait reconnaître une autre couleur que la couleur noire, sont considérées par M. Frachon comme un premier degré de la maladie dont il s'occupe. Il les nomme cataractes *fuligineuses*, d'après M. Barrier. M. Frachon s'est surtout servi, pour établir l'existence de la cataracte fuligineuse, d'un cas de cataracte observé dans le service de M. Barrier et dont l'aspect était noir ou plutôt d'une couleur qu'on peut comparer à celle de la suie. Après l'opération la couleur était moins foncée qu'on ne l'avait jugé d'abord et ressemblait plutôt à celle du chocolat.

L'auteur a cherché à établir soigneusement le diagnostic de ces deux variétés : dans le premier cas, entr'autres signes, la couleur noire est plus foncée au centre qu'à la circonférence, et la dilatation de la pupille démontre que le cercle iudien ne se confond pas avec la pupille, on trouvera même souvent en regardant avec soin l'ombre portée de l'iris. Dans le second cas, la pupille est très-noire et on ne distingue point le bord pupillaire de l'iris. M. Frachon insiste beaucoup sur l'application au diagnostic de la cataracte noire de l'expérience des trois lumières de Purkinge, ainsi que le conseille M. Pétrequin dans le

Mémoire qu'il a publié sur ce sujet dans la *Gazette Médicale de Milan* en 1849.

La recherche des phosphènes sur lesquels M. Serres, d'Uzès, a récemment appelé l'attention des chirurgiens et des physiologistes offre un nouvel élément de diagnostic. Nous n'insisterons pas sur les autres points à l'examen desquels le chirurgien doit s'attacher et que M. Frachon passe soigneusement en revue, nous dirons seulement qu'après la lecture de son travail qui nous paraît résumer l'état de la science, il est permis d'espérer que la cataracte noire ne sera méconnue dorénavant que par des chirurgiens inattentifs.

De l'hydrothérapie. — Thèse soutenue devant la Faculté de médecine de Paris, par P.-L. Camille Chalamel, *chirurgien-interne des hôpitaux de Lyon.*

Un séjour de près d'une année, dans un établissement hydrothérapique, où il s'est soumis à l'action de l'eau froide, à la suite d'une longue maladie, a fourni à l'auteur l'occasion d'étudier par quelles modifications imprimées à l'organisme agit la médication hydriatique.

Après un court exposé historique, il passe aux moyens hydrothérapiques et traite de leur action physiologique.

L'hydrothérapie, dit-il, est le traitement des maladies par l'eau, l'air, l'exercice et le régime. Cette définition qu'il emprunte à son maître, le docteur Lubanski, fait voir *a priori*, toute l'importance de cette médication et ses nombreuses applications; elle embrasse, comme on voit, toute l'hygiène.

L'auteur fait preuve d'un grand talent d'observation, dans la description qu'il fait des effets divers produits par les modifications qu'on imprime à la température d'un bain. La force de réaction ne peut pas être calculée *a priori*, dit-il, en effet, elle dépend d'une foule de circonstances essentielles telles que l'âge, l'habitude, etc., et la température du bain. C'est sur ce phénomène que doit se porter surtout l'attention du médecin hydropathe.

Il appuie avec raison sur le fait très-remarquable sur lequel insiste lui-même le docteur Kuhn, et qui ressort des expériences nombreuses de Kuhltor, de Vienne, c'est que la température du bain a une grande influence sur les phénomènes d'endosmose et d'exosmose qui se passent à la peau; le sang se trouvant être un peu plus aqueux, plus délié à la suite d'un bain simple à la température normale (32 à 35° c.), car alors il n'y a qu'un léger mouvement d'endosmose et d'exosmose, tandis que l'imbibition, arrivée par les bains à basse température, détermine bientôt une abondante diurèse ; alors l'exhalation cutanée a cessé et l'absorption s'est faite. A la suite d'un bain chaud, au contraire, l'absorption cesse et l'exhalation se manifeste en raison même de la chaleur du bain ; il survient de la soif, parce que le sang y perd une partie de ses principes aqueux.

Après avoir passé en revue les différentes applications de l'eau, telles que lotions générales, frictions au drap mouillé, bain froid, douches, demi-bain, enveloppements dans le drap mouillé, sudation, etc., l'auteur arrive à cette conclusion rassurante, que quant aux dangers d'un refroidissement général et subit, jusqu'à présent, l'expérience n'a pu en enregistrer un seul exemple.

L'hydrothérapie est-elle applicable dans toute maladie aiguë? Le docteur Chalamel élimine d'emblée toutes les phlegmasies des organes profonds sur lesquelles l'eau froide ne peut agir directement et singulièrement les phlegmasies thoraciques, malgré les cas de succès rapportés par les auteurs allemands. Il n'en est pas de même pour les pyrexies et les phlegmasies d'organes que la réfrigération peut atteindre facilement. En effet, l'accroissement des fonctions calorificatrices, *inséparable compagnon* de toute maladie aiguë, dit-il, est le premier élément auquel s'attaque la médication hydrothérapique, déjà le docteur Frœlick, doyen de la Faculté de Vienne en 1820, avait dit dans un travail, fruit de 25 années de pratique, que le premier et le principal remède des maladies aiguës est l'eau, soit en affusion soit en lotions. La soustraction directe du calorique n'est-elle pas un remède essentiellement antiphlogistique et la provocation facile des sueurs critiques ne peut-elle pas avoir une action efficace dans la plupart des fièvres et des inflammations?

L'expérience prouve toute la puissance des affusions froides, pour diminuer la fièvre, faire tomber la stupeur, relever les forces vitales, régulariser les fonctions nerveuses et amener un sommeil calme et réparateur. Aussi, contrairement aux conclusions de M. Valleix, et avec raison selon nous, l'auteur ne craint pas d'en recommander l'application aux fièvres typhoïdes. Il aurait pu, à l'appui de son opinion, citer les expériences faites à Berlin, où dans une épidémie de fièvre typhoïde il y eût une mortalité de 75 pour cent, d'après le traitement ordinaire, si nos souvenirs ne nous trompent pas, tandis que sur 12 cas très-graves, traités exclusivement par l'hydrothérapie, dix furent sauvés.

Mais c'est surtout dans les maladies chroniques que l'hydrothérapie telle que l'a définit l'auteur, est toute puissante, c'est alors que l'observation des lois de l'hygiène est de toute nécessité. L'auteur citant pour exemple une affection chronique des voies digestives, fait un tableau saisissant de vérité, ce n'est point l'histoire d'une maladie particulière, mais de toute maladie chronique. Pour être complet, l'auteur aurait pu parler de l'hydrothérapie dans son application à la scrofule ; les travaux du docteur Gillebert-d'Hercourt ont prouvé qu'on peut en retirer de grands avantages : la perturbation et le renouvellement des humeurs, le rétablissement de toutes les excrétions et surtout de la transpiration cutanée ont opéré les changements les plus avantageux et souvent la guérison complète de cette maladie.

Nous en dirons de même pour la classe des névroses, les effets sidérants des affections froides ne sont-elles pas susceptibles de rendre les plus grands services? Ne pourrait-on pas l'appliquer dans les cas où le système nerveux est profondément atteint, principalement dans les cas de convulsion et de délire, dans ces cas où un certain degré d'excitation ou de réaction serait utile pour rendre aux fonctions cérébrales leur rhythme normal?

Quoi qu'il en soit, tout en rétablissant sa santé, l'auteur a saisi l'occasion de faire un excellent travail.

VARIÉTÉS.

Société de médecine de Lyon. — La première livraison semestrielle du tome deuxième des Annales de cette compagnie vient de paraître à la librairie Savy ; nous en reproduisons textuellement l'*Avant-propos*.

« Depuis l'interruption de son journal, en 1848, la *Société de médecine de Lyon* n'est pas restée inactive ; pour combler le vide qui s'était fait dans son existence scientifique, elle a repris, sous le titre d'*Annales*, et sans s'astreindre à des époques fixes, la publication directe de ses actes qui remonte à la fin du siècle dernier.

« Le premier volume de cette nouvelle série, édité en 1851, donnerait toutefois une idée incomplète de ses travaux, si on ne jugeait de leur nombre et de leur variété que par ceux qui y ont trouvé place. Privée d'un organe périodique et obligée de n'insérer dans ses annales que des Mémoires inédits, la Société a dû laisser en dehors de cette collection beaucoup d'œuvres importantes, livrées à une publication moins tardive et plus régulière.

« Une décision du 26 décembre 1853 a changé cet état de choses.

Eclairée par l'expérience sur les inconvénients de cette publicité à long terme, si peu en rapport avec son activité intellectuelle, la Société a choisi pour son organe officiel la *Gazette médicale de Lyon*, dirigée par l'un de ses membres, et que cinq années de généreux efforts recommandaient à ses suffrages. C'est dans ce journal qu'elle dépose les résultats quotidiens de ses recherches et qu'elle les reprend ensuite pour composer ses Annales, conciliant ainsi l'opportunité d'une feuille périodique plus propre à la mêler au mouvement incessant de la presse médicale, avec les avantages d'un recueil spécial, plus convenable à l'entretien de ses relations extérieures.

« Ces lignes suffisent, d'un côté, pour expliquer le long intervalle qui sépare ce volume du précédent, et, de l'autre, la régularité de ceux qui le suivront.

« Les *Annales* paraîtront désormais par LIVRAISON SEMESTRIELLE. Ces livraisons comprendront les mémoires, les procès-verbaux et la correspondance.

« Les Mémoires reproduits intégralement seront suivis des discussions qu'ils ont soulevées, et qui en sont comme les corrollaires naturels. Les Procès-verbaux publiés par la Gazette, alors que leur actualité les signalait à l'attention auraient perdu plus tard une partie de leur valeur à paraître en entier dans les Annales. Aussi le Comité de publication, avec une réserve facile à comprendre, a-t-il cru ne devoir leur emprunter que les débats qui accompagnent les mémoires, les rapports et les communications orales dignes d'intérêt. La Correspondance à laquelle la Société attache le plus grand prix, occupera une place distincte à la fin de chaque volume. Les documents dont elle se compose et qui tous sont religieusement lus ou analysés, en séance, par le secrétaire-général, sont déposés, les manuscrits aux archives de la Société, les imprimés à la bibliothèque du palais des Arts, que deux éminents magistrats, également chers à la médecine et à la cité, PRUNELLE et TERME ont plus particulièrement consacrée aux collections des compagnies savantes. »

Lyon, 30 juin 1854.

Les membres du Comité de publication :
BONNET, DIDAY, GARIN, LACOUR et TEISSIER.

— ASSOCIATION DES MÉDECINS DU RHÔNE. — On sait la part active que notre journal a prise aux débuts de la Société médicale de prévoyance. Depuis la constitution définitive de cette association, nous n'avons cessé d'encourager ses efforts, et tout récemment nous avons offert nos colonnes au bureau de l'Association qui a répondu à notre invitation par la lettre suivante :

Lyon, 9 juin 1854.

Monsieur et honoré confrère,

La Commission générale, dans sa séance d'hier, a reçu communication de l'offre que vous lui faites, de mettre à sa disposition la *Gazette médicale de Lyon*, pour la publication des actes de l'Association. La Commission nous charge de vous dire qu'elle accepte votre offre avec reconnaissance. Elle saisit cette occasion pour vous remercier aussi de l'appui que, dans plusieurs circonstances déjà, vous lui avez donné; et elle espère beaucoup, pour la réussite de ses efforts, sur le concours aussi empressé d'un journal qui a marqué sa place au premier rang parmi les organes sérieux et considérés de la presse médicale.

Veuillez, Monsieur et honoré confrère, recevoir l'expression de nos sentiments les plus dévoués

POLINIÈRE, Président. P. DIDAY, Secrétaire-général.

— HÔPITAUX DE LYON. — L'augmentation annuelle de la population de l'agglomération lyonnaise, rend de jour en jour plus insuffisants nos établissements hospitaliers. Toutefois, on ne saurait trop rendre justice à la sollicitude vigilante et éclairée du Conseil d'administration de nos hospices pour lutter contre cette fâcheuse disproportion. Ainsi, par une délibération récente, elle vient d'annexer à l'hospice de l'Antiquaille un vaste bâtiment qui sera occupé jusqu'à ce que les circonstances permettent d'ajouter à l'Antiquaille l'ancien couvent des Chazeaux affecté actuellement au dépôt de mendicité. Nous savons que M. le Conseiller d'État Vaïsse désire cette annexion qui est aussi facile qu'elle est indispensable. A la Croix-Rousse, le Conseil d'administration fait mieux encore. Les négociations avec la communauté des Trinitaires ayant échoué, le Conseil a dû porter, quoiqu'à regret, ses vues ailleurs, et il a fait l'acquisition des propriétés Chazal et Guillot, rue de Cuire. Le terrain de ces deux propriétés réunies forme un ensemble de vingt-cinq bicherées lyonnaises environ. Nous parlerons avec quelques détails de la situation et de l'étendue du nouvel hôpital qui contiendra, dit-on, six cents lits environ.

— DÉCORATIONS. — M. le docteur MONFALCON, bibliothécaire de la ville, vient de recevoir la décoration de l'Aigle-Rouge de Prusse à l'occasion de sa splendide *Monographie de la table de Claude*. — M. le docteur Carrier vient de recevoir la croix de Saint-Sylvestre.

— ÉTABLISSEMENT THERMAL D'AIX EN SAVOIE. — Dans notre numéro du 31 décembre 1853, nous avons dit quelques mots sur la nouvelle organisation administrative et médicale de ce magnifique établissement. De nouveaux renseignements nous permettent de compléter aujourd'hui les premiers détails. Par un décret en date du 6 octobre 1853, le gouvernement sarde, imitant ce que le nôtre avait fait pour Vichy, s'est déchargé de l'administration d'Aix en faveur de M. Bias, déjà concessionnaire du Casino. Le nouveau directeur s'engage à dépenser un million durant les trois premières années de son bail pour améliorer et agrandir les thermes actuels déjà très-remarquables, comme l'on sait, mais dont les dimensions se trouvent de moins en moins en rapport avec l'affluence progressive des baigneurs, et surtout avec celle qui naîtra de la jonction des voies ferrées de France et d'Italie à travers la vallée d'Aix. Le Gouvernement sarde, de concert avec le fermier, a confié la direction des travaux à M. Jules François, ingénieur en chef de la Compagnie générale des eaux de France, et qui exécute en ce moment de grands travaux à Vichy.

L'administration médicale est non moins complètement transformée par le décret du 6 octobre. Cette nouvelle organisation aura pour résultat de substituer l'émulation à la lutte, la solidarité au monopole. La place d'inspecteur est supprimée et remplacée par une Commission composée de tous les médecins résidants depuis un an. Tous ses membres sont successivement, chaque année et par rang d'ancienneté, appelés à la présidence. Tous ont le titre de médecins de l'établissement; ils ont le droit d'y accompagner leurs malades, de les y diriger dans leur traitement, et de délivrer le certificat nécessaire pour être admis à l'usage des Eaux. La Commission exerce toutes les attributions dévolues aux médecins-inspecteurs. Elle étudie la médication thermale et toutes les questions qui peuvent s'y rattacher et intéresser l'établissement ; elle veille à la conservation des sources et à l'aménagement des eaux, à la direction du service et à l'aptitude des employés. Destinée à favoriser les progrès de la médecine hydrologique, elle s'entoure de tous les éléments qui peuvent y contribuer, et entretient des relations avec les différents corps savants. Un rapport annuel donne la statistique générale de la saison, le résumé des observations médicales recueillies, et la relation complète du service de l'hospice. Ce service est fait chaque année par le président et le vice-président en exercice. Il est facultatif à tout médecin ou étudiant d'assister à la visite de l'hospice. La Commission se réunit tous les lundis ; elle est présidée cette année par M. le docteur DAVAT.

Empressons-nous de dire que la Commission médicale ne s'est pas bornée à pourvoir à son organisation ; les malades ont été l'objet constant de ses préoccupations. Ainsi, elle a obtenu, dès l'ouverture de la saison, une *salle d'inhalations sulfureuses* dont l'efficacité est assurée d'avance par la proportion considérable du gaz sulfurique libre, mêlé aux gaz azote et carbonique dans les sources d'Aix. Nous devons aussi mentionner l'*usage gratuit des Eaux* à tous les indigents, quelle que soit leur nationalité.

— ÉTABLISSEMENT THERMAL DE LA MOTTE (Isère). — M. le docteur Buissard, inspecteur, vient de publier la première livraison d'*Études cliniques sur les eaux de la Motte.* Après avoir esquissé succinctement quelques considérations générales sur la situation topographique de l'établissement, les conditions hygiéniques qui en découlent, la température, les propriétés physiques et la composition chimique des eaux, l'auteur relate un grand nombre de faits. Parmi ces observations, quatorze sont relatives à des cas d'hémiplégies suite d'apoplexies dont cinq avec paralysie du sentiment, et trois avec atteinte marquée de l'intelligence. Quatre malades ont été guéris, huit soulagés, et deux n'ont obtenu aucun effet appréciable. Sur douze cas d'affections graves du cerveau, et surtout de ramollissement, cinq ont été guéris, cinq amendés et deux ont résisté au traitement. De dix-sept malades atteints de paraplégie, dix ont recouvré la santé, cinq ont été soulagés et deux n'ont reçu aucune amélioration dans leur maladie. Les paralysies partielles, suites de contusion ou de luxation, sont si fréquentes et si faciles à guérir, que l'auteur s'abstient de donner l'analyse de celles qu'il a observées.

M. le docteur Buissard se propose, dans les livraisons suivantes, d'étudier les modifications imprimées aux maladies des articulations, aux affections du système nerveux, et de formuler une théorie sur le mode d'action du traitement. Nous attendrons que le médecin de la Motte ait rempli cet important programme, afin de pouvoir exprimer notre opinion sur ce qu'on est en droit d'attendre des thermes qu'il préconise.

— NÉCROLOGIE. — Le docteur Guillemaut de Mailly vient de mourir à Louhans (Saône-et-Loire). Comme intelligence et comme caractère, il fut sans contredit l'un des hommes les plus distingués du pays. Comme praticien, son savoir, sa prudence, son dévoûment et son noble désintéressement honorent et le corps médical et l'humanité. Sous l'apparence de l'impassibilité dont l'homme de l'art a besoin de s'envelopper, il recélait une sensibilité exquise et profonde. La fermeté judicieuse de son esprit, la sage indépendance de sa nature droite et énergique, la modération de ses principes sur les points qui divisent et passionnent les hommes ordinaires, firent de lui, dans les temps difficiles, un administrateur et un député qui ne fut jamais qu'au service de l'équité, de la raison et du bien général. C'est un hommage qu'aujourd'hui toutes les opinions se plaisent à lui rendre.

— CONCOURS DE BRUXELLES. — Le dernier numéro du *Journal de médecine, de chirurgie et de pharmacologie de Bruxelles* contient le rapport de M. Delstanche fait à la *Société des sciences médicales et naturelles* sur le concours pour la question relative aux caustiques. Dans ce travail, qui est lui-même une véritable monographie, l'auteur félicite les chirurgiens lyonnais d'avoir agrandi le cercle de nos connaissances dans l'étude des caustiques, en démontrant cette proposition d'une application si féconde, à savoir : qu'indépendamment des avantages dus à l'action chimique des caustiques, les plaies produites par ces agents sont d'une innocuité frappante comparées à celles que fait l'instrument tranchant. M. Delstanche a proposé de décerner le prix à M. Raymond Philipeaux, de déférer à MM. Bonnet et Desgranges, ainsi qu'à M. Ferrand, pharmacien, qui ont pris une part plus ou moins directe à la collaboration de M. Philipeaux, aux deux premiers le titre de membre honoraire, et au troisième celui de membre correspondant de la Société. Ces conclusions ont été adoptées à l'unanimité. M. le rapporteur a commis une erreur à l'égard de notre collègue, M. Desgranges, qu'il a confondu avec J.-B. Desgranges, mort il y a un quart de siècle à l'âge de quatre-vingts ans et sur lequel M. Pointe a écrit une notice intéressante. Une pareille erreur biographique est bien excusable à distance, surtout quand les deux homonymes exercent la même profession, habitent la même ville et se confondent encore par le talent.

— FACULTÉ DE MÉDECINE DE PARIS. — Par décret du 24 juin, rendu sur le rapport du ministre de l'instruction publique et des cultes, l'empereur a nommé M. Jobert (de Lamballe), professeur de clinique externe à la Faculté de médecine de Paris, en remplacement de M. le docteur Roux, décédé.

— ACADÉMIE DES SCIENCES. — Le grand événement de l'Académie des sciences a été l'élection de M. Cl. Bernard, élection prévue et désirée depuis longtemps, et devant laquelle ont dû s'incliner de légitimes prétentions et des oppositions suscitées par d'honorables scrupules.

Bulletin bibliographique.

Traité de la syphilis des nouveau-nés et des enfants à la mamelle, par P. DIDAY, ex-chirurgien en chef de l'Antiquaille (hôpital des vénériens de Lyon) ; ouvrage qui a remporté le prix, médaille d'or, au concours ouvert par la Société de Médecine de Bordeaux ; in-8° de 439 pages. A Paris, chez Victor Masson, libraire, place de l'École-de-Médecine, 17 ; à Lyon, chez Mel Savy, place Louis-le-Grand, 11.

Traité de la contagion, pour servir à l'histoire des maladies contagieuses et des épidémies, par CHARLES ANGLADA, professeur de pathologie médicale à la Faculté de médecine de Montpellier, etc. ; 2 vol. in-8°. A Paris, chez J.-B. Baillière ; à Lyon, Mel Savy, place Bellecour, 11.

Annales de la Société de médecine de Lyon, deuxième série, tome II, première livraison. A Lyon, chez Savy ; à Paris, chez J.-B. Baillière.

Association des médecins du Rhône, deuxième assemblée générale, tenue le 8 mai 1854. Lyon, chez Savy.

LYON. — IMPRIMERIE D'AIMÉ VINGTRINIER, QUAI SAINT-ANTOINE, 36.

SIXIÈME ANNÉE. N° 7. 31 JUILLET 1854.

GAZETTE MÉDICALE DE LYON

RECUEIL DES ACTES DE LA SOCIÉTÉ DE MÉDECINE

PUBLIÉE PAR LE DOCTEUR BARRIER,

MEMBRE DE LA SOCIÉTÉ DE MÉDECINE, CHIRURGIEN EN CHEF DE L'HÔTEL-DIEU.

Ce Journal est mensuel. — On s'abonne à Lyon : chez M^{el} SAVY, place Louis-le-Grand, 11 ; chez Mme PHILIPPE, rue St-Dominique, 7 ; — à Paris, chez V. MASSON. L'abonnement est de 10 f. par an pour Lyon, 11 f. pour le reste de la France.—Tout ce qui concerne la rédaction doit être adressé à M. BARRIER, p. de la Charité, 7.

BULLETIN.

Maladies régnantes.

Pendant les trois premiers mois qui ont suivi notre Bulletin du 31 mars, malgré la diversité des circonstances atmosphériques, nous n'avons vu que des changements peu remarquables dans la constitution médicale. Au temps sec et souvent froid du mois d'avril ont succédé les pluies incessantes des mois de mai et de juin avec l'humidité profonde qu'elles manifestent, sans que la série des maladies nous ait offert, avec celle du trimestre précédent, d'autres différences que des degrés de fréquence ou d'intensité, différences tout à l'avantage de la période qui vient de s'écouler.

Nous déplorions la persistance des éruptions varioliques ; elles ont graduellement diminué, et si on en voit encore quelques cas de loin en loin, elles ne se renouvellent plus parmi les malades des hôpitaux.

La pneumonie, les pleurésies, aussi fréquentes au commencement du printemps que pendant l'hiver, ont offert alors peut-être plus de gravité : la résolution en était moins prompte et moins franche. Cependant, l'élévation graduelle de la température semble en avoir considérablement diminué le nombre ; elles ne se renouvellent plus que par des imprudences individuelles.

Dans un paragraphe oublié par inadvertance, de notre dernier Bulletin, en signalant la fréquence des pleurésies et la lenteur inusitée de la résorption des épanchements qui les accompagnent, nous faisions remarquer la rareté, l'absence presque complète du rhumatisme articulaire aigu. Il semblait, en effet, que les fluxions inflammatoires que le froid jette si souvent sur les jointures, se fussent, cet hiver, par suite d'une impulsion spéciale, détournées sur les séreuses thoraciques, et l'on pouvait penser que la cause, quelle qu'elle soit, du rhumatisme, n'était pas étrangère à cette suractivité des sécrétions séreuses qui rendaient ces épanchements pleurétiques si nombreux, si abondants et si rebelles.

Comme corollaire de cette observation, nous ajouterons que depuis plusieurs semaines la pleurésie étant devenue plus rare, les cas de rhumatisme aigu sont beaucoup plus fréquents et avec un caractère commun, probablement dû à l'humidité profonde de l'atmosphère ; tous ceux que nous

Feuilleton.

Revue de la Médecine lyonnaise.

Traité de la Syphilis des nouveau-nés et des enfants à la mamelle, par M. P. DIDAY, *ex-chirurgien en chef de l'Antiquaille, un vol. in-8 de* 439 *pages. — Paris, chez* Victor MASSON, 17, *place de l'Ecole de Médecine. — Lyon, chez* M. SAVY, *place Louis-le-Grand.*

Aucun auteur, depuis Bertin, n'a fait de la syphilis des nouveau-nés le sujet d'une monographie ; et pourtant, de toutes les questions relatives aux maladies syphilitiques, c'est certainement celle sur laquelle l'observation moderne a accumulé le plus de matériaux.

Le domaine en quelque sorte anatomique de la maladie a pris une plus grande étendue ; c'est depuis quelques années seulement que le pemphigus, un certain nombre d'altérations osseuses, diverses lésions du poumon, du thymus et surtout du foie, chez le fœtus et le nouveau-né, ont été rattachées à la cause syphilitique.

Dans un autre ordre d'idées moins positives, plus controversées, plus particulièrement abordées par les chefs d'école, on a eu aussi d'importantes acquisitions à enregistrer.

Les faits s'étant considérablement multipliés, il était possible de faire une part plus équitable à chacune des causes de la maladie. L'influence du père, celle de la mère, celle des deux parents à la fois, n'avaient pas été déterminées d'une manière précise. L'infection au passage, l'infection par l'allaitement, celle par causes accidentelles, avaient été ou presque complètement niées, ou trop exagérées. Il y avait à rassembler les observations anciennes ou récemment publiées, à les interpréter avec intelligence, et toutes ces questions recevaient une solution satisfaisante.

Sur d'autres points également, de nombreuses recherches avaient été faites, et on pouvait espérer que là aussi la lumière ne tarderait pas à pénétrer. Déjà la doctrine de la non-contagiosité de la syphilis infantile avait perdu beaucoup d'adhérents. N'y avait-il donc aucune

voyons revêtent la forme d'hydarthrose. Les fluxions séreuses ont changé de siége, sans pour cela disparaître. Toutefois, elles se montrent beaucoup moins tenaces dans les synoviales que dans les plèvres ; car ces hydropisies articulaires cèdent assez vite aux traitements les moins énergiques. N'est-ce pas aussi à la longue influence de l'humidité, aidée sans doute des circonstances économiques de cette année, qu'il faut attribuer, chez beaucoup de sujets, une remarquable tendance aux états cachectiques de diverses natures? Nous avons observé, plus souvent qu'à l'ordinaire, le scorbut, le purpura, des albuminuries brusquement développées par suite de refroidissement de la peau, avec les suffusions séreuses et les hydropisies interminables qui accompagnent la maladie de Bright.

A ces affections, qu'il est assez difficile de rattacher à des causes bien déterminées, il faut ajouter, à partir du commencement de juillet, à mesure que la chaleur s'est élevée, un certain nombre d'entérites subaiguës, à marche lente, avec diarrhée, prostration, tendance à l'adynamie, sans toutefois mériter le nom de typhoïde; car cette fièvre grave, malgré quelques cas isolés, ne doit pas encore compter parmi les maladies régnantes.

En somme, toutes ces maladies que nous venons de rappeler brièvement, sont peu nombreuses et diversifient à peine le tableau des maladies chroniques des poumons, du foie, de la rate, complètement étrangères aux influences actuelles, lesquelles remplissent encore, en grande partie, les salles de l'Hôtel-Dieu. Aussi, jusqu'aux derniers jours, nous ne pouvions que nous féliciter de l'état sanitaire de la ville; rarement on n'avait vu si peu de maladies aigues. Malheureusement, une préoccupation soudaine est venue troubler cette satisfaction.

Une maladie, qui a le privilége mérité d'exciter la terreur bien avant qu'elle ne se montre, le choléra, au lieu de s'éteindre comme nous en exprimions l'espoir, s'est rapproché assez brusquement de nous. Après une courte apparition à Avignon, il a sévi plus fortement à Arles, puis est venu fondre pour la troisième fois sur Marseille, chassant devant lui un grand nombre des habitants effrayés. Bientôt, on a entendu dire que sur un point très-voisin de notre ville, dans un village des bords du Rhône, huit à dix personnes étaient mortes successivement présentant tous les phénomènes du choléra. Ces faits ont éveillé l'attention publique, et quelques cas s'étant présentés à Lyon même, on a commencé à concevoir des craintes sérieuses.

Que le danger soit exagéré ou non, dans une notice destinée à enregistrer les principales maladies actuellement régnantes, il nous est impossible de ne pas parler du choléra. Nous exposerons donc nettement et sans réticence ce que nous savons, et ce que nous pensons sur ce grave sujet.

Le hasard nous a fait voir probablement le premier cas, survenu en ville, de choléra non douteux, chez un homme de 54 ans, habitant le quartier de la Boucle, fabricant aisé, laborieux, sujet, pour la moindre erreur de régime, à la diarrhée et à des accidents cholériformes. Atteint le 27 juin, il est mort le 3 juillet; c'était la troisième attaque violente de la maladie qu'il subissait depuis six ans. Nous n'avons pas été surpris de le voir enfin succomber à cette fatale prédisposition.

Quelques jours après, le 10 juillet, l'Hôtel-Dieu a reçu son premier cholérique; c'était un tailleur de pierres de 39 ans, qui, après avoir mené pendant plusieurs semaines une vie misérable de toute manière, a été pris subitement

---

interprétation à donner aux faits en apparence contradictoires? De nouvelles observations ne pouvaient-elles pas intervenir dans le débat? Des expériences directes n'avaient-elles pas prononcé?

Nous pourrions ainsi tous les chapitres de la syphilis infantile et montrer partout la même abondance de matériaux, de recherches et la même pauvreté de solutions bien motivées.

Le livre de M. Diday arrive donc à la publicité dans des conditions, on peut le dire, tout exceptionnelles d'opportunité.

Quant à ceux qui croiraient qu'il s'agit ici, en définitive, d'une maladie sans individualité propre, pouvant se passer d'être étudiée isolément, ne méritant pas les honneurs d'un traité *ex-professo*, ils n'auraient pas réfléchi à la différence profonde qui sépare la syphilis des nouveau-nés de celle des adultes; car si quelque chose doit étonner, lorsqu'on considère les hautes questions d'hérédité, de thérapeutique toute spéciale, de prophylaxie et de médecine légale que soulève la première, c'est qu'elle ait pu rester si longtemps reléguée comme simple annexe dans les traités de syphilis générale ou de maladies des enfants.

La question de la différence existant entre la syphilis du jeune âge et celle de l'adulte n'est pas la première en ordre qu'ait traitée M. Diday, mais c'est certainement une de celles où brillent le mieux les qualités de son esprit à la fois positif et investigateur.

Chez l'adulte, la vérole n'est qu'exceptionnellement dangereuse et sur-exceptionnellement mortelle. Chez l'enfant, au contraire, elle est de toutes les causes de mort la plus active et la plus précoce, puisqu'elle tue souvent le fœtus dans le sein de sa mère. D'où vient cette différence si capitale? On ne saurait la trouver dans la débilité naturelle au premier âge : beaucoup de maladies, très-graves chez l'adulte, trouvent chez l'enfant une grande force de résistance; la variole, par exemple, qui a tant d'analogie avec la syphilis. D'ailleurs, l'enfant affecté de chancres après la naissance, et qui contracte la syphilis constitutionnelle par le même mode de diffusion du virus que l'adulte, ne court pas, à beaucoup près, les mêmes risques que celui dont la maladie est réellement congéniale. C'est donc dans la maladie elle-même et dans les circonstances de son développement qu'il faut rechercher la cause des différences qui existent entre les deux syphilis.

M. Diday est allé dans cette voie beaucoup plus loin que ses devanciers. Ingénieux dans ses interprétations, fondées le plus souvent sur les données les plus positives de la physiologie, il a montré d'une manière saisissante ce qu'il y a de plus intime, de plus radical dans l'action du virus sur le germe que dans celle du virus sur l'organisme déjà développé. Dans le premier cas, cette action est portée à la fois sur les éléments de nutrition et de formation organique, tandis que dans le second elle ne porte que sur des éléments de nutrition. Il a également établi un parallèle remarquable entre les causes accidentelles, successives qui déterminent chez l'adulte des éruptions syphilitiques, alternativement sur un tissu, sur un organe ou sur une région, et la cause naturelle, instantanée (qui n'est autre chose que la révolu-

des symptômes du choléra. Le lendemain, un voyageur venant de Gray, où règne la maladie, a été saisi à Neuville et apporté mourant à l'hôpital. Le troisième malade a été un vieillard de 66 ans, arrêté la veille comme vagabond, emprisonné déjà 20 jours auparavant pour la même cause, et qui a été apporté de la prison de Roanne, où l'affection s'était développée chez lui.

Dans les jours qui ont suivi, les malades se sont succédé presque un à un au nombre de 16 à 18. Tous sont des ouvriers, terrassiers, voituriers, journaliers, travaillant à l'ardeur du soleil et faisant abus de boissons froides et de fruits de mauvaises qualités. Chez tous, la maladie a débuté comme une indigestion, après qu'ils ont eu mangé une quantité plus ou moins grande de poires, de prunes et surtout d'abricots ; chez aucun, une cause occasionnelle de ce genre n'a manqué. Une seule femme, très-légèrement atteinte, a offert quelques signes de la maladie. Six ou huit cas ont été observés en ville dans les mêmes conditions. Nous ne parlons pas de deux émigrants de Marseille, fuyant devant le choléra qui les a atteints dès leur arrivée dans un hôtel de Lyon.

Voilà les faits dans toutes leur nudité : 24 à 25 sujets atteints depuis le commencement de juillet, atteints de choléra non douteux, grave, mortel. Y a-t-il là, pour une population de près de 300,000 âmes, un sujet de légitime terreur, capable de faire douter enfin de l'immunité, jusque-là si heureuse de la cité lyonnaise? pas encore, Dieu merci! Discutons brièvement ces faits et les circonstances au milieu desquelles ils se produisent.

Des pluies longues et continues ont fait place brusquement, depuis le milieu de juillet, à une température tropicale, comme nous en subissons rarement dans les plus chauds étés. Une foule d'ouvriers travaillant toute la journée aux ardeurs d'un soleil brûlant, ne trouvent rien de mieux que de se gorger d'eau pour se désaltérer, et, pour se nourrir, de fruits plus ou moins mauvais, qu'ils se procurent à vil prix, et qu'ils mangent en quantité énorme à la place d'aliments plus substantiels, mais moins agréables au goût.

En tous temps de pareils écarts de régime produiraient la diarrhée, la dyssenterie, ou d'autres accidents intestinaux. Cette année, ces imprudences amènent des symptômes cholériques. Cela s'est vu souvent à pareil époque. D'ailleurs, ne serait-il pas étonnant qu'entouré de toutes parts, à des distances plus ou moins rapprochées, de villes envahies par le choléra, Lyon ne ressentît pas un léger reflux de cette immense et fatale influence? C'est là, en effet, ce qu'on ne peut méconnaître. La constitution médicale est favorable au développement des affections cholériques ; mais jusqu'à présent son influence n'est pas assez forte pour produire le choléra de toute pièce, sans l'aide de ces infractions graves aux règles les plus vulgaires du régime que nous pouvons reprocher à tous les sujets atteints de la maladie. Or, il y a loin d'une simple constitution médicale à une épidémie comme celles qui, à diverses époques, ont ravagé Paris, Marseille, Londres et d'autres villes; épidémie qui trouverait ici, chacun le reconnaît, tant d'éléments propres à développer sa puissance dévastatrice.

Déjà pourtant nous avons entendu proférer des paroles bien effrayantes et de terribles épithètes. Dès le début et à propos de l'autopsie du premier malade mort à l'Hôtel-Dieu : c'est bien là, disait un médecin, le choléra asiatique. Asiatique? eh pourquoi? quel symptôme spécial vous

tion dont tout l'organisme est le théâtre au début de la vie extra-utérine), expliquant pourquoi les manifestations de la syphilis congéniale sévissent, au contraire, simultanément sur les téguments et sur les viscères, et se développent quelquefois avec une étonnante rapidité. Mais c'est surtout pour expliquer l'acuité et l'extensivité particulière des accidents congéniaux qu'il s'est plu à rechercher les conditions spéciales que recontre le virus dans l'organisme du fœtus et du nouveau-né, conditions telles que le poison passe ici sans rencontrer les mêmes moyens d'atténuation que chez l'adulte. Toutes ces circonstances réunies font que les éruptions syphilitiques, comparativement bénignes chez ce dernier, sont, au contraire, caractérisées chez le nouveau-né par des suppurations telles qu'elles détruisent quelquefois en une semaine toute la charpente osseuse du nez; par des bulles envahissant presqu'à vue d'œil la totalité du tégument externe; des foyers purulents qui creusent le parenchyme des viscères les plus essentiels; des plaques muqueuses, des croûtes presque toutes incontestablement contagieuses; une cachexie précoce, résultant de la subite atteinte que de pareilles lésions portent à la santé; et, enfin, une terminaison le plus souvent mortelle.

Une autre question moins neuve, plus importante que la précédente au point de vue hygiénique, et dans laquelle l'intervention de M. Diday, nous en avons la conviction, aura été décisive, est celle de la contagion des accidents syphilitiques congéniaux.

On sait que les deux hommes dont la syphilographie ait le plus à se glorifier, Hunter et Ricord, nient la contagion de la vérole héréditaire.

Pour M. Ricord, le chancre primitif seul est contagieux; le nouveau-né ne peut transmettre la vérole à sa nourrice que lorsqu'il a lui-même un chancre primitif.

Pour combattre cette doctrine, M. Diday a accumulé une série de raisons dont quelques-unes, les plus probantes, n'avaient encore été invoquées par aucun de ceux qui l'avaient combattue avant lui.

Le nombre des chancres primitifs qu'on peut constater chez le nouveau-né est hors de toute proportion avec le nombre des femmes qui disent avoir contracté la vérole en allaitant un enfant étranger. — La même disproportion existe entre le nombre de chancres primitifs que l'on peut supposer chez les nourrices, même en faisant une large part à l'immoralité, et celui des cas où nourrice et nourrisson ont été infectés l'un par l'autre. D'autres arguments sont tirés du siége des accidents, à la bouche, chez l'enfant, au mamelon, chez la nourrice ; de l'absence des traces visibles que laissent presque toujours les chancres; de la rareté du bubon suppuré, qui manque à peu près complétement dans le cadre de la syphilis congéniale, etc. — Mais ce que M. Diday a opposé avec le plus de force à la doctrine huntérienne, ce sont des faits bien observés, où l'examen des malades a été tel qu'aucune méprise n'était possible ; ce sont des expériences directes d'inoculation faites avec succès par M. Sperino; enfin, c'est l'interprétation donnée par lui aux observations derrière lesquelles les non-contagio-

autorise à donner ce nom à l'un des cas cités plus haut? Est-ce la cyanose, l'algidité, l'état riziforme des selles, la suppression des urines, les crampes, l'émaciation, la rapidité de la mort? Mais tous ces phénomènes s'observent aussi dans les cas graves du choléra sporadique. Une simple cholérine, une indigestion cholériforme peuvent en offrir quelques-uns des plus caractéristiques.

Seraient-ce les lésions cadavériques? l'état gélatineux du sang? les colorations diverses de l'intestin, depuis l'hortensia de Broussais jusqu'au violet le plus foncé? Les granulations psorentériques de MM. Serre et Nonat?

Mais aucune de ces lésions n'est assez constante, assez spéciale, pour être le signe infaillible qui distingue la maladie des bords du Gange de celle qui depuis Hippocrate a été vue en Europe par les médecins de tous les temps. A nos yeux, le seul caractère qui différencie les deux états, c'est l'influence mystérieuse, le *quid divinum* qui produit les grandes épidémies; le nom d'asiatique appliqué au choléra, est donc pour nous synonyme d'épidémique. Là est la question. Sommes-nous sous cette terrible influence? Il est vrai que depuis peu de jours beaucoup de personnes éprouvent des dérangements abdominaux, des borborygmes, des coliques, un léger dévoiement; la diarrhée est surtout très-commune chez les enfants. Mais la chaleur extrême, l'abus des boissons froides et des fruits, peuvent expliquer ces symptômes, si fréquents tous les étés. Nous n'avons vu encore aucun de ces états dégénérer spontanément en choléra véritable, comme cela arrive si souvent, alors qu'ils constituent les symptômes précurseurs, prémonitoires de la maladie épidémique. Aussi, malgré la gravité foudroyante des cas observés jusqu'à présent, le petit nombre de ces cas, la lenteur de leur succession, la nécessité pour leur apparition d'une cause forte, évidente, l'identité chez tous les malades de cette cause occasionnelle, si facile à éviter, tout fait penser que la maladie restera circonscrite dans des limites que de sages avertissements pourront encore resserrer.

Cette opinion ne nous est point commandée par le désir d'inspirer une trompeuse sécurité; elle est partagée par beaucoup de nos confrères, même de ceux qui ont employé, pour nos premiers malades, l'épithète malsonnante à nos oreilles, de choléra-morbus asiatique. Certes notre devoir, à nous tous médecins, est de calmer les frayeurs exagérées et les terreurs imaginaires que le nom seul du mal excite dans toutes les populations. Mais il nous est encore plus interdit d'endormir la vigilance de chacun en dissimulant le danger contre lequel nous devons être prêts à lutter sans faiblesse, comme sans forfanterie.

D'ailleurs, l'autorité supérieure est avertie, elle veille, et prend toutes les mesures de précautions administratives et hygiéniques contre l'invasion possible du fléau. Fions-nous à elle. Demandons-lui seulement qu'elle veuille bien, par des avis réitérés, qu'elle seule peut faire parvenir à tout le monde, mettre en garde, les ouvriers surtout, contre les écarts de régime, l'abus des fruits, des boissons et de tout ce qui, en temps ordinaire, trouble les fonctions digestives; et puis, attendons. A l'heure où nous écrivons ces lignes (28 juillet, il y a près de trois jours qu'aucun cas de choléra n'a été présenté à l'Hôtel-Dieu. Il y a dix jours qne l'hôpital militaire n'en n'a point reçu. Cette suspension momentanée, autant que le petit nombre de cas survenus depuis un mois, nous autorise donc à déclarer,

---

nistes avaient l'habitude de se retrancher en toute sécurité. Dans ces observations, au nombre de six, rapportées par M. Cullerier, les nouveau-nés, manifestement syphilitiques, ont pu être impunément allaités par leurs nourrices. Cela est vrai. Mais trois de ces nouveau-nés n'avaient pas de lésions syphilitiques à la bouche; est-il étonnant qu'ils aient pu prendre le sein sans l'inoculer? Quant aux trois autres, ils étaient nourris par leurs mères, — ils ne pouvaient pas infecter leurs mères.

Cette loi qu'un enfant vérolé par le fait de l'un ou de l'autre de ses parents, ne communique jamais le mal à sa mère qui l'allaite, et que, pour rendre justice à son auteur, M. Diday appelle *loi de Colles*, a été, jusqu'à ce jour, il faut bien le dire, à peu près généralement ignorée. L'importance que M. Diday vient de lui donner, les considérations théoriques dont il l'a entourée, la regardant comme un corollaire de la loi d'unicité de la syphilis, ne peuvent manquer d'appeler sur elle l'attention des observateurs. Quant à nous, dès aujourd'hui, nous ne pensons pas qu'on lui oppose plus d'exceptions qu'à celle dont M. Diday la fait dériver.

Toutefois, cette loi n'est pas la seule qui ait été promulguée dans le livre que nous analysons. D'autres propositions générales y figurent comme la conclusion naturelle de faits fréquemment observés. L'influence du père, par exemple, considéré comme agent de transmission de la maladie syphilitique à l'enfant, n'est pas également active lorsqu'il y a chez lui une vérole à l'état de diathèse sans manifestations syphilitiques au moment de la conception, ou bien une vérole avec accidents secondaires ou tertiaires bien manifestes. Celle de la mère diffère aussi suivant qu'elle est infectée au moment de la conception, après la conception, et, dans ce dernier cas, à une époque plus ou moins avancée de la grossesse. Sur tous ces points, M. Diday a formulé des propositions générales dont plusieurs ont des conséquences importantes au point de vue de la pratique ou de la prophylaxie. Bien plus, chez les deux parents, l'action du virus, assez puissante pour déterminer la mort d'un premier embryon, va s'affaiblissant de manière à permettre aux grossesses suivantes de parcourir une plus longue période ou même d'arriver à terme. C'est cette atténuation graduelle de l'action fœticide du virus que M. Diday, après l'avoir étudiée avec une rare sagacité, a érigée en règle générale sous le nom de *loi de décroissance*.

Comme on le voit, l'auteur n'a pas seulement traité les grandes questions afférentes à son sujet; il a étendu le plus loin possible le champ de ses recherches; il n'a reculé devant aucune difficulté, aussi habile à débrouiller les problèmes les plus obscurs qu'ingénieux à en poser lui-même de nouveaux.

C'est ainsi que la question, en apparence si compliquée, de la transmission de la syphilis du mari à la femme par l'intermédiaire du fœtus, peut passer maintenant pour résolue, tant M. Diday a su multiplier les preuves tirées de la physiologie, de la pathologie générale et même de la clinique, puisqu'il cite à l'appui trois observations.

avec conviction, que le choléra-morbus *épidémique* ne règne pas encore à Lyon. Envahira-t-il enfin notre cité si longtemps préservée du fléau ? Dieu le sait !

L. GIRIN.

Nous nous félicitons, pour l'honneur de l'École de Lyon, d'apprendre à nos lecteurs que deux de nos collègues, les docteurs Desgranges et Valette viennent d'être l'objet d'une distinction flatteuse de la part de la Société de chirurgie de Paris. Cette Société, dans sa séance annuelle du 5 juillet dernier, a proclamé le résultat du concours ouvert « sur la valeur du traitement des varices par l'emploi du perchlorure de fer. » Le prix a été décerné à M. le docteur Desgranges, chirurgien en chef désigné de l'Hôtel-Dieu de Lyon ; une mention très-honorable a été accordée à M. Valette, chirurgien en chef désigné de l'hospice de la Charité de la même ville.

Dans notre prochain numéro, nous achèverons le compte-rendu de l'Académie de médecine de Paris sur les déviations utérines. F. B.

Emploi de la strychnine contre le choléra,

Par le docteur POYET, de Lyon.

Au moment où tous se préoccupent, à si juste titre, du fléau qui existe à Paris depuis plusieurs mois, qui a envahi plus de vingt de nos départements, et qui décime si cruellement la population de Marseille, n'est-il pas du devoir de chacun, d'apporter le tribut de son concours, dans la mesure de ses moyens, pour éviter ou atténuer le fléau qui nous menace? C'est ce motif qui m'a encouragé et qui me détermine à présenter ici quelques réflexions qui m'ont été suggérées par les travaux de nos confrères de Paris, pendant que j'y cherchais la règle de la conduite que je devrais suivre, si le choléra venait à sévir au milieu de notre population lyonnaise.

Cette étude porte sur deux points : le traitement du choléra et sa prophylaxie.

Et, d'abord, la variété des moyens mis en usage ne prouve que trop, il faut tristement en convenir, l'impuissance de nos ressources contre le choléra. Le traitement le plus généralement adopté, ou, tout au moins, celui qui fait la base du plus grand nombre, consiste dans l'emploi des moyens propres à arrêter le flux immodéré des évacuations stomacales et intestinales, et, plus tard, ou en même temps, à réchauffer, à ranimer le malade, en l'excitant à l'intérieur et à l'extérieur. Ainsi, laudanum *largâ manu*, comme on l'a dit, sinapismes, vésicatoires, bains de vapeur, boissons chaudes et aromatiques, limonade minérale, bains salés, potions salées, etc., sont tour à tour, successivement ou simultanément employés. Puis, quelques modifications plus ou moins importantes ; ainsi, M. Gendrin emploie d'abord quelques petites saignées pour désemplir le système sanguin ; d'autres, les ventouses scarifiées. M. Piorry insiste beaucoup sur les avantages de la ventilation.

Mais, à côté de tous ces traitements préconisés, il en est un qui m'a surtout frappé et par les résultats obtenus, et plus encore peut-être, par la théorie rationnelle qu'on peut lui appliquer ; c'est celui du docteur Abeille, médecin de l'hôpital du Roule. Essayé timidement d'abord dans les cas désespérés, il a produit de tels résultats, que son auteur a été bientôt amené à l'appliquer à toutes les périodes de la maladie, et son exemple serait déjà suivi, s'il faut l'en croire, par plusieurs de ses confrères à Paris.

« Ainsi, dit le docteur Abeille, dans le choléra non al-

Toutefois, sur d'autres points, le doute est encore permis ; même après l'intéressant chapitre que M. Diday lui a consacrée, la syphilis congéniale tardive reste encore enveloppée de son obscurité primitive.

La syphilis héréditaire peut-elle ne produire ses premiers symptômes que plusieurs années après la naissance ? Peut-elle faire sa première invasion à dix-sept, à quarante ans, en un mot à un âge très-avancé de la vie, comme le prétend M. Ricord ? Sans doute, le dogme de la syphilis héréditaire tardive permettrait d'expliquer on ne peut plus naturellement les faits de prétendue vérole d'emblée, publiés par quelques observateurs. Mais comment distinguer une vérole héréditaire d'une vérole acquise ? Comment se procurer des renseignements exacts sur l'état de santé, au moment de la conception, des parents d'un quadragénaire ? Comment, en un mot, l'école positiviste de M. Ricord a-t-elle pu soutenir, affirmer un dogme qui, loin d'être le résultat d'une rigoureuse observation, n'est fondé que sur des commémoratifs de malades si souvent récusés par elle ?

Quant à la syphilis masquée, c'est-à-dire caractérisée par des effets morbides autres que les symptômes habituels de la vérole, par la scrofule, par exemple, elle est aujourd'hui presqu'unanimement reconnue ; M. Diday aura mieux précisé les conditions où se trouvent le plus ordinairement les parents lorsqu'ils transmettent cette diathèse : il aura surtout insisté sur une différence qu'il n'est pas impossible de saisir entre la scrofule ainsi acquise et celle qui se développe sous l'influence d'autres causes.

Mais ce n'est pas seulement sur le terrain de la doctrine, des principes généraux, des lois de la syphilis congéniale que le lecteur suivra avec intérêt M. Diday. La partie du livre sur laquelle il aimera surtout à revenir, c'est sans contredit celle qui concerne la médecine légale et la thérapeutique de la maladie.

Là, en effet, se trouvent exposées toutes les conclusions pratiques des données qui précèdent. Rien n'est laissé au hasard ou à l'empirisme. Chaque élément de conviction pour l'expert, chaque médication a sa raison d'être, et pourrait au besoin se justifier par un texte de loi, ou quelqu'autre proposition moins générale, mais antécédemment démontrée.

Aussi, procédant par voie de déduction logique, l'auteur ne craint-il pas de se prononcer et de demander aux autres la même décision. Il veut que l'expert exprime son opinion telle qu'il se l'est faite d'après l'examen de toutes les circonstances pathologiques des faits de la cause. Il ne veut pas qu'il se contente d'énumérer les éléments sur lesquels la conviction du tribunal peut s'établir, lui abandonnant le soin d'en tirer les conséquences. La première manière de procéder est certainement plus digne des hautes fonctions de l'expert, plus con-

gide, où la chaleur est encore conservée, où la circulation se fait assez librement, qui se caractérise par les selles et vomissements blancs, les crampes, un léger degré de cyanose, la suspension de la sécrétion urinaire, dans ce cas, la strychnine fait diminuer rapidement tous les symptômes et son action est prompte et décisive.

« Dans quelques cas de ce genre, nous n'avons donné que la strychnine et les boissons chaudes, et les malades qui ont guéri dans les cinq sixièmes des cas sont arrivés promptement à la convalescence.

« Quand les phénomènes cholériques éclatent, la strychnine administrée aussitôt, les modifie avantageusement et avec rapidité.

« Si les malades sont arrivés à la période algide, le même médicament suscite une réaction plus ou moins prononcée dix-neuf fois sur vingt-trois, et procure la guérison dix fois sur vingt-trois.

« La strychnine doit être administrée à l'état de sulfate, dans 60 grammes de solution de gomme, à la dose de 0,015 à 0,03, en quatre heures par quart de la potion. Chez les enfants, les doses doivent être de moitié; nous avons donné 0,01 en vingt-quatre heures chez un petit malade de douze ans.

« Les doses indiquées du médicament sont répétées le matin et le soir. »

Le docteur Abeille explique l'action médicatrice de la strychnine, par la puissance qu'elle a de stimuler l'action du cœur, d'imprimer une certaine activité à la circulation, par la tonification des vaisseaux conducteurs. Il y a déjà longtemps, un de nos honorables confrères, le docteur Teissier, appliquait heureusement cette action de la strychnine à un autre ordre de phénomènes morbides.

Mais il me paraît évident et je vais tâcher de le prouver, que le docteur Abeille n'a pas remonté assez haut dans la recherche des causes productrices, de la cause prochaine, essentielle, c'est-à-dire de l'essence du choléra; quoique, à son insu sans doute (puisqu'il n'en parle pas), la médication s'adresse directement à la lésion que je regarde comme fondamentale, comme l'essence de la maladie qui nous occupe.

Et, en effet, quand, en médecine, nous avons découvert ce que nous appelons la cause de la maladie, tout notre soin doit consister (et heureusement les tendances médicales opèrent énergiquement dans ce but) à rechercher si ce que nous croyons être la cause la plus prochaine du mal n'est pas encore un effet, et si, au-dessus, il n'y a pas une cause antécédente et supérieure de ce phénomène; jusqu'à ce que nous approchions le plus près possible de la cause première de toute maladie, du *dérangement vital*, secret que la nature nous a probablement caché pour toujours; alors au moins, nous aurons atteint les dernières limites possibles de la vérité, nous aurons agrandi, élevé, rationnalisé nos ressources thérapeutiques.

Ainsi, dans l'affection morbide qui nous occupe, et qui a provoqué la médication que je préconise, la circulation est imparfaite, nulle; il y a défaut ou absence complète de tonicité vitale dans les vaisseaux chargés de la circulation. M. Abeille a donné la strychnine; il a réussi à modifier cet état morbide; mais, au-dessus du cœur et des vaisseaux sanguins, il y a le grand sympathique et la moelle épinière qui dominent ces organes de bien haut, à qui sont dévolus le soin et la charge de communiquer la vie de nutrition et de relation tout entière, et, en sentinelles vigilantes, d'en régulariser le jeu et les mouvements. Or, quand les fonctions de la vie de nutrition sont attaquées si profondément, si universellement, ce qui est le cachet spécial du choléra,

---

forme au mandat que la justice lui confie. Mais, dans le doute, faut-il donc qu'il se prononce pour ou contre l'un des deux partis? De toutes les expertises médico-légales n'est-ce pas celle où il est le plus difficile d'arriver à la certitude?

Nous sommes plus volontiers de l'avis de M. Diday, lorsqu'il s'agit non pas de médecine légale, mais de thérapeutique. Là, surtout pour ce qui concerne le traitement préventif, nous n'admettons comme lui aucune hésitation.

Avant le mariage, traitement général, complet et prolongé. Dans l'état de mariage, traitement de l'époux syphilitique, et, s'il y a doute, traitement des deux conjoints. Lorsqu'il y a grossesse, aucune crainte de provoquer l'avortement par la médication mercurielle, qui est au contraire le meilleur moyen de neutraliser l'action abortive du virus.

Toutes ces questions et les cent autres que soulève le traitement préventif, préservatif ou curatif de la maladie, ont été traitées avec un grand sens pratique, et aussi avec ces nombreux détails qu'on trouve rarement, mais qu'on ne trouve jamais sans profit, dans les livres où ils sont donnés au nom d'une longue expérience et d'un talent éprouvé.

Chemin faisant, l'auteur n'a pu manquer de rencontrer des difficultés. Il les a presque toutes heureusement surmontées. Telle est celle qui se présente si souvent dans la pratique et qui est relative à la conduite du médecin à l'égard d'un enfant non encore syphilitique, mais destiné à le devenir prochainement, et qu'il s'agit d'allaiter, sans toutefois compromettre la santé de sa nourrice. M. Diday n'a pas donné, sur ce point, un seul conseil; il a prévu les différents cas qui peuvent se présenter, et a mis le médecin en position de sauvegarder, dans le plus grand nombre, les intérêts des deux partis.

Une autre difficulté qu'il y avait plus de mérite à soulever qu'à résoudre est celle qui résulte des conditions particulières où se trouve le nouveau-né syphilitique, conditions qui sont de nature à rendre souvent inefficace le traitement mercuriel administré par les voies digestives. Lorsqu'un enfant syphilitique, par exemple, porte une de ces lésions du foie sur lesquelles M. Gubler a dernièrement appelé l'attention, n'est-il pas à craindre que le mercure, administré chez lui par la bouche, ne soit pas absorbé dans les voies digestives, et ne passe avec les selles sans produire aucun effet curatif? M. Diday n'a pas manqué d'en faire le sujet de remarques pratiques intéressantes et de conclure à la substitution, dans ces cas, du traitement par les frictions à celui par l'administration interne du médicament.

Le *Traité de la syphilis des nouveau-nés* est donc une œuvre complète, ne laissant en dehors de son cadre rien qui se rattache plus ou moins directement au sujet. L'auteur a le mérite non seulement d'avoir bien rempli ce cadre, mais encore de l'avoir agrandi; car, parmi

n'est-il pas naturel d'en chercher la cause, non point dans un seul ou dans quelques organes, mais bien dans l'appareil qui préside à tous, dans le grand sympathique ; et, en effet, l'énormité des évacuations intestinales, dues seulement à une débilité des cryptes muqueux et des vaisseaux conducteurs, les crampes, le trouble profond de l'innervation, de la circulation, l'asphyxie, l'émaciation effrayante de l'individu le plus obèse, pouvant passer à l'état de squelette en quelques heures, la *cadavérisation anticipée*, sont pour moi des preuves irréfragables que ces désordres sont dus, non point à la souffrance isolée de quelques organes en particulier, mais à une atteinte profonde du régulateur général de toutes ces fonctions. Une cause particulière peut-elle produire un effet général ? Je dis hardiment non. Et puis, ces crampes, phénomènes de l'ordre nerveux, cette profonde débilité musculaire de la convalescence, ces paralysies consécutives et tenaces ne sont-elles pas une nouvelle preuve du siége, de la cause première du choléra? Aussi, ne douté-je pas que, tôt ou tard, l'anatomie pathologique viendra donner raison à cette théorie.

J'appelle donc l'attention de tous mes confrères sur cette modification ; pour moi, je n'hésiterai pas à suivre le docteur Abeille avec quelques légères modifications.

Comme lui, j'emploierai la strychnine à toutes les périodes de la maladie ; je la ferai toujours précéder d'une ou de plusieurs évacuations sanguines par la saignée, les sangsues ou les ventouses scarifiées, suivant les circonstances. La seule modification importante consistera à faire absorber la strychnine par la méthode endermique, au moyen de vésicatoires promenés sur le trajet de la colonne vertébrale; cette formule aura le double avantage de produire une révulsion rapprochée de la source du mal, et une absorption plus sûre, plus prompte, plus énergique du remède.

A ces moyens j'ajouterai les boissons chaudes, et les bains de vapeur portatifs, qui sont d'un usage si commode, et, par conséquent, si précieux.

Jusqu'ici, j'ai suivi presque de point en point le docteur Abeille, m'en écartant seulement dans la théorie de la médication, sans rien changer à l'application des moyens; mais pour la prophylaxie du choléra, je n'ai rien trouvé chez lui.

Et cependant, de la vertu curative de la strychnine, je conclus à sa vertu préservative contre le choléra. Nous avons fait de la médecine substitutive en guérissant le choléra avec la strychnine, c'est à n'en pas douter. Or, le remède de la médecine substitutive est en même temps l'antidote du mal qu'il guérit. Pourquoi donc ne pas essayer la même préparation comme préservatrice? L'innocuité du médicament donné à une faible dose, 0,01, par exemple, dans une potion de 100 grammes par jour, l'exemple de ce que certains médecins affirment de l'emploi de la belladone dans les épidémies de scarlatine, ne sont-ils pas déjà des raisons suffisantes ? Je pourrais étayer ce conseil de la comparaison des effets primitifs de la strychnine sur l'homme en santé avec les symptômes offerts par le choléra ; leur identité servirait d'argument et à l'action curative, et à la probabilité d'une action préservatrice en faveur de la strychnine. Mais ce serait dépasser les bornes d'une publication destinée à une Revue médicale.

Je me résume en concluant :

1° Que le choléra a sa cause la plus prochaine dans une affection du grand sympathique et de la moelle épinière :

2° Que la médication la plus rationnelle à employer est le traitement par la strychnine ;

3° Qu'il n'y a aucun inconvénient, et que plusieurs motifs engagent à donner la strychnine à faibles doses, comme préservatrice.

---

les nombreuses questions qui l'ont occupé, plusieurs ont été posées par lui le premier.

Dans ce livre remarquable, le lecteur trouvera résumées presque toutes les observations connues de syphilis infantile. Chacune de ces observations est là pour étayer tantôt une opinion, tantôt une proposition plus générale, une loi, ou bien pour combattre une doctrine erronée.

Envisageant toutes les questions d'un point de vue élevé, modéré mais ferme dans la discussion, clair et précis dans l'exposition des faits, saisissant vite toute leur signification, M. Diday a montré réunies, dans cette œuvre de longue haleine, toutes les qualités qu'on a pu apprécier séparément dans ses nombreuses productions.

Du reste, le *Traité de la syphilis des nouveau-nés* a déjà été jugé. Personne n'ignore qu'il a été couronné par la Société de médecine de Bordeaux, sur le rapport d'un syphilographe des plus distingués, M. Vénot. Mais ce qu'un chirurgien de l'Antiquaille ne peut pas oublier, c'est qu'avec le *Traité des maladies syphilitiques* de M. Baumès, il crée un précédent honorable et qui oblige.

J. Rollet.

Bibliographie.

Essai sur les sources alcalines d'Evian et les sources ferrugineuses d'Amphion et de Grande-Rive ; *par* A. Dupraz , *docteur en médecine des Facultés de Paris et de Turin, etc.* — (Evian, 1854.)

Tous les ans, la littérature médicale s'enrichit de nouvelles publications sur les eaux minérales. Ces précieux agents comptent aussi tous les ans de nouveaux succès dans des cas où la thérapeutique ordinaire était restée impuissante ; on ne doit donc pas s'étonner de l'attention générale dont les eaux minérales sont devenues l'objet, et l'on ne doit plus désirer qu'une chose, c'est que l'assistance publique, portant ses bienfaits de ce côté , en rende l'usage possible aux classes nécessiteuses pour lesquelles cette médication est restée jusqu'ici presque inaccessible.

L'ouvrage du docteur Dupraz, attrayant par l'élégance du style et l'ordre qui préside à sa composition, nous offre une excellente monographie des eaux d'Evian, où l'on trouve à côté de chaque précepte le fait médical bien observé qui lui sert de base. L'auteur attire l'attention de ses lecteurs sur la situation d'Évian au point de vue de l'hygiène et de l'agrément ; et avance avec raison que si la position topographique d'un établissement doit avoir de l'influence sur l'avenir et les destinées d'une eau minérale, il serait difficile de trouver un lieu plus

Du mode de propagation du Choléra et de la nature contagieuse de cette maladie,

Rapport fait à la Société de médecine, par M. Rambaud, *médecin de l'Hôtel-Dieu.*

Je viens rendre compte à la Société d'un livre auquel le retour de l'épidémie cholérique dans quelques pays voisins donnera un intérêt d'à-propos qui rehaussera le mérite très-solide de l'ouvrage. Menacés comme nous le sommes du terrible fléau, peut-être trouverons-nous quelque avantage à examiner les idées très-arrêtées dont l'auteur se proclame l'ardent champion : je veux parler du livre de M. le docteur Brochard, intitulé :

Du mode de propagation du choléra et de la nature contagieuse de cette maladie, relation médicale de l'épidémie du choléra qui a régné pendant l'année 1849 *à Nogent-le-Rotrou (Eure et Loir).*

L'auteur, médecin des épidémies, médecin de l'Hôtel-Dieu de Nogent, chargé du service sanitaire des nourrissons placés dans l'arrondissement par la Direction des nourrices de Paris, se trouvait dans une excellente position pour observer beaucoup et pour bien observer. Élève de la Faculté de Paris, il était de plus parfaitement convaincu que le choléra n'était pas transmissible. Je vous donne tous ces détails préliminaires pour que vous puissiez mieux, connaissant l'homme, peser la valeur des observations de M. Brochard, et juger de l'autorité qu'il convient d'accorder à son opinion.

Après quelques considérations sur les épidémies en général et sur la facilité plus grande qu'on a de les observer et de les étudier dans les petites localités; après un excellent exposé de la topographie médicale de Nogent et de l'état hygiénique et sanitaire des habitants du canton, M. Brochard raconte les faits de l'épidémie, son apparition, son extension, ses ravages, les symptômes de la maladie, et son traitement chez un certain nombre de sujets. Cette première partie est l'histoire fort bien faite d'une épidémie cholérique circonscrite. Dans une seconde partie, il traite de la contagion, de l'infection, de la propagation par voie épidémique des maladies, et, reprenant les faits produits par lui et beaucoup d'autres observés dans les cantons voisins par ses confrères, il les discute avec énergie et clarté, les accumule pour établir que le choléra se propage par voie épidémique, ce qui n'a été contesté par personne, et par contagion, ce que beaucoup de médecins et des plus distingués contestent absolument. En dernier lieu, il va au-devant des objections qu'on pourrait lui faire, et il les discute avec beaucoup de convenances.

Nous allons suivre maintenant l'auteur dans sa double tâche d'historien et de polémiste.

Nogent avait échappé à l'épidémie de 1832, et au commencement de 1849 son état sanitaire, comme celui des arrondissements voisins, était parfait ; rien dans les maladies régnantes ni dans la constitution médicale ne faisait redouter l'invasion du fléau; on n'avait vu ni ces diarrhées, ni ces affections catarrhales que l'expérience des autres épidémies a signalées, comme le sinistre et fatal signe avant-coureur de la maladie asiatique, lorsque dans les premiers jours d'avril éclatèrent soudain à Nogent et dans le voisinage les premiers cas de choléra, et voici dans quelles circonstances :

Trois nourrices partent de Paris le 28 mars à midi, l'une déjà affectée de malaise et de diarrhée ; en route les accidents s'aggravent chez elle, et se développent sur une deuxième et sur le nourrisson qu'elle rapporte. Elles arrivent à Nogent dans la nuit du 30 au 31 mars ; le nourrisson déjà atteint meurt immédiatement ; la nourrice partie malade de Paris succombe le 1er avril et son nourrisson dans la nuit suivante ; la nourrice frappée durant la route meurt également d'un choléra confirmé le 2 avril, la troisième survécut à une cholérine grave.

Jusque-là rien que de très-naturel. Ces trois femmes avaient séjourné dans un foyer épidémique, elles en sortaient frappées, elles et deux de leurs nourrissons, personne ne saurait vouloir s'étonner de cela ; mais ce qui fut digne de remarque, c'est la manière dont se développèrent les autres cas qui succédèrent immédiatement à ceux-là, dans une localité, vous ne l'avez pas oublié, messieurs, parfaitement exempte jusque-là de toute affection cholérique ou cholériforme.

De ces trois femmes que nous désignerons désormais par leur nom pour donner plus de clarté au récit, la première, la femme Védic habitait dans une commune voisine un lieu élevé et très-sain ; elle fut soignée par sa sœur, qui fut prise du choléra le 5 avril et qui en mourut le 10. Dans cette commune, le mal ne fit pas d'autres victimes. La femme Binoist, logée très-sainement dans Nogent même, fut soignée et ensevelie par trois de ses voisines ; deux d'entr'elles furent prises du même mal les 3 et 4 avril ; une d'elles succomba le 6 ; la

---

merveilleusement approprié à un établissement de bains que la petite ville d'Evian.

Le célèbre Tissot est le premier médecin qui ait envoyé des malades à Evian ; M. A. Petit, Buttini de Genève préconisèrent aussi cette eau minérale. Ce n'est qu'en 1824 qu'un établissement fut fondé. La source Cachat (établissement) est peu abondante, elle ne fournit que six mille litres par vingt-quatre heures ; aussi l'administration a-t-elle pensé à faire construire des réservoirs couverts, destinés à recueillir pendant l'hiver une eau qui pourra être utilisée pendant l'été. Il est permis, à ce sujet, de se demander si l'eau minérale ne subit pas, pendant ce temps, une altération capable de diminuer son action.

D'autres sources, celles de *Bonnevie*, de *Montmasson*, de *Guilot* et du *Corporeau*, dont la composition est analogue à celle de la source *Cachat*, plus ou moins minéralisées, peuvent venir en aide à cette dernière, quelquefois la remplacer avec avantage. Le docteur Dupraz nous fournit, sur chacune de ces sources, des analyses chimiques dignes de foi. Toutefois, si la connaissance de la composition chimique d'une eau minérale est d'une grande utilité, elle n'apprend pas tout : « en analysant une eau minérale, on n'en dissèque que le cadavre », ainsi que l'a dit Chaptal et il reste toujours à découvrir ce qui fait la différence d'action des eaux minérales naturelles et artificielles. L'observation clinique est bien plus importante pour déterminer les médications d'une eau minérale, et les théories purement chimiques de leur action sont généralement rejetées.

L'eau minérale d'Evian s'administre en *boisson*, en *bains*, en *douches*, en *injections* et en *lotions*. Elle est prescrite avec avantage surtout dans les maladies des voies génito-urinaires : la gravelle et les calculs néphrétiques; le catarrhe vésical, l'incontinence d'urine et la paralysie de la vessie indépendante d'une lésion de la moelle épinière, dans l'irritation et l'atonie des parois de cet organe qu'on voit survenir et persister souvent après les manœuvres de la lithotritie. Elles sont efficaces dans les pertes séminales involontaires, certaines gonorrhées de cause non spécifique, la leucorrhée, les irrégularités de la menstruation, l'aménorrhée, l'engorgement des ovaires et la métrite chronique. Nous aurions encore à citer le cortége de presque toutes les maladies du tube digestif et de ses annexes. Nous dirons seulement que dans beaucoup de cas, l'association des eaux ferrugineuses d'Amphion et de la Grande-Rive avec les eaux alcalines a été d'une grande utilité. — Des observations nombreuses et détaillées témoignent de la vérité de ce que M. Dupraz avance sur l'action thérapeutique des eaux d'Evian, et nous regrettons de ne donner qu'une idée bien incomplète de son important ouvrage.

A. F.

troisième fut frappée un peu plus tard, le 16. Ce même jour, 4 avril, deux autres femmes qui n'avaient pas eu de rapport avec les précédentes et qui habitaient des quartiers séparés, furent également atteintes ; l'une avait fait une longue course à pied ce jour-là, l'autre habitait le bord de la rivière. Je note avec soin ces deux cas qui n'accusent ni la contagion, ni l'infection, qui sont bien survenus spontanément, nous en avons pour garantie l'attestation de M. Brochard lui-même. Le 6 avril la voisine de l'une de ces dernières est frappée et elle meurt en vingt-quatre heures.

Ces cinq personnes décédées à Nogent sont enterrées dans un cimetière étroit, insuffisant et entouré de maisons sur deux de ses côtés, et le 9 avril une femme est atteinte dans l'une de ces maisons. Le même jour une belle-sœur de la femme Binoist, qui a eu des rapports avec elle est frappée ; le lendemain un voisin de celle ci est mortellement atteint ; le surlendemain une voisine de ce dernier est également atteinte, et ainsi de suite, c'est un feu roulant dont je vous épargne les fastidieux détails. Il est cependant une circonstance que je ne veux pas omettre : le 15 avril les trois paroisses réunies de Nogent firent une procession, et le lendemain on signalait six nouveaux cas en ville.

Passant de ces détails à des vues d'ensemble, l'auteur dans un chapitre intitulé : *De l'étiologie du choléra*, montre à l'aide des tableaux statistiques et du plan des lieux que les divers quartiers de Nogent furent frappés en raison directe de leur voisinage des cours d'eau et des cimetières, avec plus ou moins d'intensité, suivant la misère et l'insalubrité des logements, suivant le délabrement constitutionnel et les habitudes vicieuses des habitants, et enfin que l'enfance, la vieillesse et le sexe féminin fournirent proportionnellement un plus grand nombre de morts. Il confirme par son observation particulière tout ce que nous savons de la symptomatologie du choléra ; il insiste avec énergie sur l'existence de la diarrhée prodromique, de cette diarrhée déjà signalée par M. J. Guérin, et à laquelle on attache aujourd'hui en Angleterre une si grande et si juste importance. Il déclare, comme on le pense et comme on le pratique actuellement de l'autre côté du détroit, que c'est en attaquant ce trouble fonctionnel, précurseur certain d'une attaque plus ou moins grave, qu'on peut seulement maîtriser le terrible fléau, et il affirme qu'on réussit très-souvent avec l'ipécacuanha, les purgatifs salins, les préparations opiacées ou les sangsues à l'anus, suivant les indications. Dans le choléra confirmé et dans la première période, il conseille les stimulants diffusibles, le vésicatoire à l'épigastre, l'urtication et surtout le laudanum liquide de Sydenham à fortes doses ; il croit que les évacuations sanguines si souvent utiles dans la période de réaction, pourraient être employées un peu plus énergiquement qu'il ne l'a fait, même dans la première période. Les moyens de calorification artificielle et les bains lui ont paru inutiles et même nuisibles. Enfin, dit-il, c'est sur la disparition ou le retour des urines, sur l'affaissement ou la réaction du pouls que doit surtout se baser le pronostic.

Toute cette portion du livre appuyée sur un certain nombre d'observations particulières est pleine d'intérêt et dénote un habile praticien, qui a su bien voir et bien appliquer les ressources d'une thérapeutique variée, savante et opportune.

Nous passons maintenant à la deuxième partie du livre, à celle qui traite du mode de propagation du choléra ; c'est là évidemment le sujet de prédilection de l'auteur; c'est pour lui servir de base et appuyer son argumentation qu'il a écrit la première partie. Avant d'entrer dans cette discussion, et pour éviter toute confusion et toute guerre de mots, il est nécessaire que je vous montre quelle valeur et quelle signification l'auteur attribue à certaines expressions que tout le monde n'entend pas toujours de la même manière et qu'on accommode quelquefois aux opinions qu'on veut faire prévaloir, la thèse dont je vous rends compte en sera plus claire.

La contagion, pour M. Brochard, c'est la transmission par contact médiat ou immédiat, ou par inoculation d'une maladie, d'un individu malade à un individu sain, et les maladies contagieuses sont celles qui peuvent se transmettre de cette façon.

L'infection supposant de toute nécessité une émanation de miasmes, on pourrait dire qu'il y a infection partout où il y a émanation miasmatique ; mais comme c'est moins du miasme, le plus souvent insaisissable que de son effet, c'est-à-dire de la maladie produite qu'il s'agit, il convient pour apprécier l'infection, de tenir compte à la fois du miasme et de ses effets sur l'économie ; or, considérée ainsi, l'infection peut se ranger sous quatre chefs :

1° l'infection paludéenne, qui produit la fièvre intermittente et ses dérivées les fièvres à quinquina.

2° L'infection épidémique qui naît d'un principe encore inconnu dans sa source et dans son essence, et qui amène certaines épidémies : la grippe, l'acrodynie de 1828 et 29, la fièvre jaune et le choléra.

3° L'infection provenant des miasmes animaux indéterminés qui engendrent dans les camps et dans les prisons, indifféremment, la dyssenterie, le typhus ou des affections diverses à caractères typhiques ; dans les hôpitaux la pourriture d'hôpital, les érysipèles des opérés, etc.

4° L'infection spécifique qui provient de maladies déterminées : la variole, la rougeole, la scarlatine, la morve, et qui constamment reproduit sur les individus doués de réceptivité la même maladie et jamais d'autres.

Entre cette dernière espèce d'infection et la contagion, il n'y a vraiment pas de différence sérieuse, c'est très-exactement le même fait dans son principe et dans sa fin. C'est ainsi que l'auteur entend l'infection appliquée au choléra, et c'est à prouver qu'il se transmet souvent ainsi, par contagion ou infection comme on voudra, qu'il va s'appliquer.

Ici, Messieurs, je suis dans l'obligation de vous rapporter *in extenso* un certain nombre des faits cités par M. Brochard : vous connaissez déjà ceux de la femme Védic et de la femme Binoist, j'en ajouterai quelques autres qui seront partagés en deux séries. La première série sera relative aux faits de contagion au sein du foyer épidémique ; la deuxième aux faits de contagion en dehors de tout foyer épidémique évident.

Le 19 avril 1849, le choléra régnait depuis quelques jours à Nogent; il sévissait uniquement dans la rue des Prés, rue longue, séparée des autres quartiers de la ville par de vastes prairies ; une jeune personne de cette rue, la fille Gaulard, fut atteinte ; sa mère ne quitta pas sa chambre et lui donna des soins assidus ; elle éprouva à son tour le 23 avril les premiers symptômes du choléra, et fut prise dès le lendemain des plus graves accidents; la maladie eut comme chez sa fille une terminaison heureuse. La femme Brissard, sœur de la femme Gaulard, demeurant dans la rue Saint-Lazare, vient soigner sa nièce et sa sœur. Cette femme qui avait toujours joui d'une bonne santé, eut le 28 avril un peu de diarrhée, et le 30 elle mourut d'un choléra confirmé. Jusqu'au 4 juin il n'y eut pas d'autres cas dans la rue Saint-Lazare.

Les époux Lebœuf rue des Prés sont pris du choléra le 28 avril. Le nourrisson de la femme Lebœuf est confié à une femme Marchand, même rue, qui jouissait, ainsi que sa fille, d'une parfaite santé ; l'enfant meurt le même jour, son cadavre reste la nuit entière dans la même chambre : six jours après la femme Marchand et sa fille âgée de cinq ans étaient atteintes du choléra.

Le propre nourrisson de la femme Marchand est confié alors à une femme Hays-Féron, rue des Bouchers, quartier éloigné de la rue des

Prés, et où ne sévissait pas l'épidémie. Ce nourrisson entra le 6 mai dans cette famille. Le 10 la veuve Féron est prise du choléra, et elle succombe le 12. L'enfant de la femme Hays-Féron fut frappé le 14 et mourut le 15. Enfin le mari de cette femme, fort et vigoureux, âgé de quarante-neuf ans, fut atteint le 16 et mourut le même jour. Le nourrisson qu'on accuse de tous ces désastres ne fut pas malade.

La femme Janvier meurt du choléra le 6 mai ; son nourrisson parfaitement bien portant, moins un peu de diarrhée, est confié à une femme Casse, habitant à deux kilomètres de Nogent un lieu élevé et sain ; cinq jours après cette femme mourut du choléra en dix-huit heures ; le nourrisson continua à se bien porter, et ni avant ni après on n'observa pas d'autres cas de choléra dans toute cette contrée.

Le nommé Durand porta en terre le cadavre d'une cholérique, le 21 juin, le 23 il avait le choléra, et son père et sa mère qui le soignèrent assidûment furent atteints le 27 et le 28. Lorsque ces trois personnes tombèrent malades, il n'y avait aucun autre cas de choléra dans tout leur quartier.

En voilà assez, je pense, pour cette première série ; qu'il vous suffise seulement de savoir que ceux que je passe sont exactement semblablables à ceux-là, et que l'auteur dit quelque part que sur les cent soixante-quinze cas de choléra qui ont eu lieu à Nogent, il lui serait facile de trouver cent trente malades au moins où les circonstances de cohabitation ou des rapports quelconques ont précédé l'explosion de la maladie.

Voici maintenant des faits d'un autre ordre.

La femme C... de Masles, âgée de 43 ans, d'une bonne santé, va voir à Paris sa fille convalescente d'une attaque de choléra ; elle reste quelques jours avec elle et revient à Masles éprouvant déjà un peu de diarrhée. Huit jour après son arrivée, le 15 septembre, elle est atteinte du choléra : sa mère, la femme S... âgée de soixante-quinze ans, qui est venue lui donner des soins, est atteinte elle-même le 19, et meurt le 20. Le jeune enfant de sa fille était près de là en nourrice, il était fort et bien portant : on l'apporte chez sa grand mère malade, il succombe en 30 heures à la même affection. Après cela, le choléra ne frappa personne dans toute l'étendue de la commune de Masle ; et quand cela arriva, Masle était le centre d'une circonférence d'au moins soixante kilomètres de rayon, dans laquelle il n'existait pas la moindre influence cholérique.

La femme Préville âgée de 54 ans, demeurant à Nogent, meurt du choléra le 2 juin. Son mari, pressé d'aller habiter Condé sur Huisnes, bourg du département de l'Orne, distant de Nogent de huit kilomètres, emporte les effets et le linge de sa femme sans avoir la précaution de les faire blanchir. Une voisine qui se portait très-bien visite ce linge pour le nettoyer ; elle meurt en cinquante heures du choléra. Avant et après ce fait, il n'y eut pas un seul cas de choléra dans toute la commune de Condé.

Le dernier cas de choléra observé à Chateaudun avait eu lieu le 13 juillet 1849. Depuis cette époque jusqu'au 14 septembre on n'y avait constaté l'existence d'aucune affection cholériforme. Le 14 septembre, un homme fuyant une localité où le fléau sévissait avec violence, arrive à Chateaudun ayant déjà de la diarrhée ; le soir même il est pris du choléra et meurt le 15 dans la matinée. La femme N... qui avait lavé le linge de cet homme est frappée du choléra dans la nuit du 16 au 17, et elle meurt le 18. La femme M... qui avait aidé à porter cette dernière en terre est atteinte, à son tour le 21, après un peu de diarrhée prodromique. Le 22, une autre porteuse, la veuve P... a une cholérine intense. Le 30, le mari d'une autre porteuse a une cholérine grave. Il n'y eut pas d'autres cas à Chateaudun.

Le 1er juin 1849, la veuve Bodier part de Courville, petite-ville du département d'Eure-et-Loir, dans laquelle régnait le choléra, et se rend aux Aubées, village du canton de Regmalard (Orne), distant de Courville de vingt-quatre kilomètres. Elle est prise le soir même du choléra et meurt le 3. La femme Richard, sa voisine, qui seule l'avait soignée est atteinte le 5 juin et meurt le 7. Le 9, la femme Colas, fille de la précédente, demeurant au village de la Brivollière, près des Aubées, qui avait soigné sa mère, est atteinte des symptômes précurseurs du choléra, et succombe le 14. Il n'y eut pas d'autres cas de choléra dans toute la contrée.

Tous ces faits et beaucoup d'autres parfaitement semblables que je laisse de côté, sont marqués d'un cachet d'authenticité qui ne permet pas de les repousser par aucune *fin* de non *recevoir* ; recueillis tous par des gens compétents, prévenus pour la plupart en faveur de la non contagion, ils méritent une sérieuse considération : voyons donc ce qu'ils valent et pesons-les, comme dit Morgagni, nous réservant de les compter plus tard, s'il y a lieu.

Tous ceux de la premiere série me paraissent devoir être écartés tout d'abord, parce que dans la question en litige ils ne peuvent rien prouver. Placés au sein d'un foyer épidémique d'une certaine intensité, ces divers sujets ont-ils été frappés par contagion ou directement par l'épidémie ? C'est ce que personne ne saurait dire, et comme il est certain qu'ils ont pu l'être de l'une et de l'autre façon, le fait de leur maladie ne prouve ni pour ni contre d'une manière rigoureuse et suffisante. Il est vrai que Nogent occupe une superficie considérable relativement à sa population, que ses divers quartiers sont isolés les uns des autres, quelquefois même complètement séparés par de grandes prairies ; qu'ils n'ont pas été atteints simultanément, mais successivement et souvent précisément après ces faits donnés comme des exemples de contagion ; et que toutes ces circonstances peuvent être invoquées en faveur de la contagion. Mais comme le foyer épidémique est certain, et qu'on ne peut lui assigner des limites précises, on ne peut légitimement mettre au compte de la contagion, qu'il s'agit de prouver, ce qui a pu évidemment être produit par la transmission épidémique que personne ne conteste.

Quant aux faits de la seconde série, je vous avoue, Messieurs, qu'ils ont fait une grande impression sur mon esprit : tous ces sujets que le fléau frappe et frappe seuls, remarquez-le bien, car c'est là le fait capital, bientôt, après des relations plus ou moins intimes avec un malade, un cadavre, ou des objets contaminés, dans des lieux assez peuplés, où nulle influence cholérique n'a été remarquée, ni avant ni après ; tous ces sujets, dis-je, donnent à l'opinion de M. Brochard un appui qui n'est pas médiocre.

Peut on dire pour expliquer ces coïncidences au moins singulières que la peur a été la cause occasionnelle du développement de la maladie, chez des gens peut-être prédisposés ou influencés à distance par le grand foyer épidémique ? Il est impossible de contester l'influence de cet état moral, trop de faits l'ont mise en évidence ; mais personne ne dit que ces sujets fussent effrayés outre mesure, et le fait même de leur assiduité toute spontanée auprès des malades, les garantit de ce soupçon. D'un autre côté, on ne peut pas admettre que la peur puisse produire un choléra de toutes pièces ; elle augmente les susceptibilités de l'économie, elle exagère sa réceptivité pour la cause morbide ; mais son empire ne va pas au-delà, et quand la maladie survient c'est l'influence épidémique, ou la contagion, ou le *quid divinum* qui a fait le reste : elle ne peut donc être qu'une cause adjuvante, très-puissante si on veut, mais rien de plus. D'un autre côté le choléra bien qu'inconnu dans sa nature essentielle, ne saurait être rapproché par aucune analogie des maladies *sinè materia* qui se propagent par influence morale.

La peur écartée du débat, peut-on invoquer une extension partielle du foyer épidémique ? Le choléra sévissait avec intensité à Paris, il régnait çà et là dans plusieurs villes du sud-ouest; de ces divers centres y a-t-il eu des rayonnements, des projections éloignées et affaiblies du foyer? on peut certainement l'admettre en se rappelant le fait des deux femmes frappées à Nogent, en même temps que celles qui avaient soigné la femme Binoist ; en s'autorisant de ce que l'expérience nous a appris des allures capricieuses du redoutable fléau. Ne l'avons-nous pas vu, quand il régnait à Marseille, s'étendre en manifestations décroissantes du midi au nord dans la vallée du Rhône, en franchissant quelquefois de grandes distances, et venir s'éteindre à Serrières sans atteindre Lyon que l'émigration avait encombré de Marseillais éperdus et terrifiés. On l'a vu depuis vingt-cinq ans traverser des espaces de plusieurs centaines de lieues, éclater ici ou là, sans règles ni lois, marcher indifféremment dans toutes les directions, passant par-dessus les déserts, les monts et les mers; épargner sur la même route les uns pour frapper les autres, se comporter, en un mot, dans des régions infinies comme jamais maladie épidémique ne l'avait fait, et déjouer en même temps que les quarantaines toutes les opinions contagionistes. Ce n'est donc pas émettre une hypothèse insoutenable de dire que, dans le rayon circonscrit de quelques départements français, il a pu faire ce qu'on l'a vu accomplir tant de fois sur la surface du globe. Mais de ce que le foyer épidémique a pu se déplacer et rayonner ainsi, il ne s'en suit pas malheureusement que son existence soit rigoureusement démontrée à Masles, à Condé, aux Aubées, etc. ; et, faute de preuves suffisantes, il sera toujours possible aux uns de l'affirmer, aux autres de le nier.

Pour ceux qui le nieront la contagion deviendra un fait évident pour ceux qui l'affirmeront, elle restera contestable, et les observations de M. Brochard demeureront un texte de discussions interminables.

C'est vainement qu'il lutte et qu'il proclame que les preuves qu'il fournit sont précisément celles qui ont fait admettre la propriété contagieuse de la variole, de la rougeole, etc., etc. ; on lui objectera toujours qu'ils sont en petit nombre ceux qui ont vu comme lui, et que pour prononcer on demande de nouvelles informations, de nouvelles enquêtes et une masse suffisante de preuves recueillies en d'autres lieux et par d'autres témoins ; que le procès est trop grave pour être jugé sur un petit nombre de témoignages ; et enfin que si ces témoignages doivent être pesés, il faut aussi qu'ils soient comptés, et que le bénéfice du nombre n'est certainement pas pour lui actuellement.

Ce n'est donc pas en un jour que cette question se videra ; elle mûrira lentement et laborieusement par le travail des années, par le progrès des sciences et par la notion plus complète et plus précise de la maladie. Il faut reconnaître cependant, que depuis 1832, elle a fait dans le monde scientifique un chemin marqué. La non contagion n'est plus affirmée aussi unanimement ni aussi énergiquement; quelques bons esprits doutent, protestent contre la doctrine trop absolue de l'école de Paris, et prétendent que si on ne peut pas affirmer que le choléra soit quelquefois une maladie contagieuse, il devient cependant difficile de dire qu'il ne le soit absolument jamais. Après avoir lu le livre de M. Brochard, c'est aussi ma pensée, messieurs, je ne suis pas pleinement convaincu que le choléra soit contagieux, et cependant je n'oserais pas affirmer qu'il ne le soit jamais.

Dans un dernier et long chapitre consacré à sa polémique, l'auteur examine et combat les objections qui ont été faites à l'opinion qu'il soutient et aux faits qu'il a publiés. Son argumentation vive et pleine de convenances reproduit pour et contre tous les raisonnements, toutes les appréciations, toutes les dénégations qui ne manquent jamais de surgir toutes les fois qu'une question de contagion est mise à l'ordre du jour. C'est l'éternelle lutte entre ceux qui se prévalent du foyer épidémique, et de la transmission par voie épidémique, pour nier absolument la contagion, et ceux qui trouvent ce foyer quelquefois douteux, qui demandent qu'il soit mieux prouvé, et qui pensent que la contagion seule peut expliquer convenablement certains faits.

Analyser ce chapitre ce serait certainement produire à l'avance ce que vous entendrez indubitablement si la discussion s'engage sur cette question dans cette enceinte. La discussion, du reste, me semble prématurée et peu propre à éclairer une question qui n'est pas mûre, et dont la solution est réservée à l'avenir et aux faits qu'il produira ; aujourd'hui et faute de preuves péremptoires de part ou d'autre, elle ne peut aboutir qu'à confirmer plus énergiquement chacun dans son opinion, sans profit pour la conversion de personne. D'un autre côté, les esprits ne sont peut-être pas actuellement dans des conditions d'impartialité convenables pour aborder ce sujet. Les doctrines médicales régnantes, comme les intérêts commerciaux et sociaux répugnent aux idées contagionistes. Nous ne sommes plus au temps où les doctrines humorales dominaient la science, alors l'idée de la contagion était facilement accueillie; la pensée où l'on était que la guérison s'accomplissait surtout par l'expulsion au-dehors de matières impures, conduisait naturellement à l'idée que ces matières importées dans une autre organisme pouvaient y développer le même mal. La fréquence et l'intensité des épidémies nées de l'insalubrité des grandes villes, de la misère des masses et du mépris des lois hygiéniques les plus simples, donnait à cette idée dogmatique la sanction apparente des faits.

Aujourd'hui les temps sont bien changés et sans parler des excès du physiologisme qui prétendait nier l'essentialité de la syphilis et de la variole; les idées de contagion, outre qu'elles blessent l'idée générale qu'on a de la maladie et de son mode de guérison, se heurtent immédiatement contre une physiologie et une chimie exactes, qui leur demandent de montrer leurs virus et leurs miasmes sous une forme matérielle et palpable ; tout autre mode de démonstration leur est presque interdit, et il s'en faut de peu qu'on ne traite de chimères les preuves qui suffisaient aux médecins des siècles passés. D'autre part, les progrès de l'hygiène publique, et l'amélioration du bien-être général, en diminuant les épidémies, et surtout en leur enlevant leur énergie meurtrière, ont un peu déshabitué les esprits de la recherche des causes de propagation des maladies épidémiques. Et, comme il arrive toujours, par une réaction naturelle à l'esprit humain, après avoir eu de la contagion et de sa fréquence une idée excessive, on est presque tombé dans l'excès contraire, en la tenant pour suspecte chaque fois qu'elle est invoquée.

Ajoutez enfin à cela que partout l'esprit d'isolement succombe, qu'un besoin irrésistible d'expansion a gagné les peuples et les individus, que beaucoup d'hommes et d'intérêts qualifient les quarantaines de précautions surannées; que, dans beaucoup de lieux, on accuse presque de lenteur des moyens de locomotion qui eussent confondu d'étonnement l'esprit de nos pères, et vous conviendrez avec moi que les faits produits par M. Brochard, si intéressants qu'ils soient, rencontreront dans les hommes et les choses de ce temps de rudes contradicteurs.

Mémoire sur l'emploi du Chlorate de Potasse à hautes doses, lu à la Société de Médecine, par J.-A. Socquet, médecin de l'Hôtel-Dieu.

Je viens parler d'un médicament à peine employé dans la thérapeutique, et dont les effets, sur les maladies du système circulatoire, sont, jusqu'à ce jour, ou totalement inconnus, ou appréciés d'une manière erronée. Le chlorate de potasse, en effet, est regardé, par tous les médecins, comme un médicament excitant à un haut degré, et, par suite de cette opinion, on ne l'a conseillé qu'à des doses assez faibles, et dans des circonstances où l'on supposait qu'il était nécessaire de produire une vive stimulation.

Cette manière d'envisager l'action physiologique de ce sel, remonte à la fin du dernier siècle (1798), où Van-Mons dit avoir éprouvé, sur lui-même, que le chlorate de potasse, pris à l'intérieur, rendait la peau plus rouge, plus animée, le pouls plus fréquent et l'intelligence plus active. A cette époque où, comme aujourd'hui, quelques-uns prétendaient dévoiler les mystères de la vie par le jeu des affinités chimiques, l'on attribuait cette stimulation du système circulatoire à l'oxygène que laissait dégager, avec la plus grande facilité, le chlorate de potasse une fois introduit dans nos humeurs. Wittman et Thomas Garnet de Glascow (Sprengel, *Histoire de la Médecine*, tom. VI, p. 403) l'ont conseillé dans la syphilis, la fièvre nerveuse et le scorbut: dans ces dernières années, d'après les observations d'un praticien anglais (Hunt), plusieurs médecins disent l'avoir administré, avec succès, dans les ulcérations phagédéniques syphilitiques, et les stomatites gangréneuses des enfants; mais les doses de ce médicament, dans tous ces cas, n'ont pas dépassé deux à trois grammes dans les vingt-quatre heures, et l'intention de ceux qui le donnaient était positivement de stimuler l'organisme, car à leurs yeux les affections dont nous venons de parler étaient de nature asthénique.

Appuyé sur ces observations qui toutes, sans exception, rangeaient le chlorate de potasse parmi les excitants les plus énergiques, nous l'avons, à notre tour, essayé dans des cas où le pouls était languissant et l'organisme débilité à la suite de diverses maladies chroniques. Jamais nous n'avons obtenu la moindre accélération, ni aucune élévation dans le pouls. Après avoir débuté par quelques centigrammes, nous en avons progressivement élevé la dose jusqu'à plusieurs grammes par jour : mais les malades, au lieu d'être stimulés, semblant, au contraire, s'affaiblir davantage, nous avons suspendu l'administration du médicament. Réfléchissant alors sur ce qui se passait sous nos yeux, nous nous sommes demandé s'il n'y avait pas eu quelque erreur dans l'application des effets thérapeutiques de ce sel, et s'il ne trouvait pas sa place naturelle à côté d'autres sels à base de potasse (carbonate, azotate, acétate), dont l'action est anti-phlogistique, ou, comme l'on dit dans le nouveau langage, altérante. S'il en était ainsi, le chlorate de potasse devait être utile dans les affections inflammatoires, dans celles surtout où dominerait la surexcitation du système sanguin.

A ce titre, le rhumatisme articulaire aigu se présentait en première ligne.

Les observations suivantes feront connaître ce qu'il faut penser de cette innovation thérapeutique.

Observation Ire. — *Rhumatisme articulaire aigu, datant de cinq jours. — Guérison en quatorze jours.* — Philibert M..., domestique, âgé de 30 ans, d'un tempérament nerveux-sanguin, est admis à la salle Saint-Jean, n° 21, le 2 janvier 1854. Cet homme, qui jouissait antérieurement d'une bonne santé, fut saisi tout à coup, il y a cinq jours, de douleurs vives aux poignets et aux genoux : c'est la première fois, dit-il, qu'il éprouve de semblables douleurs, et il les attribue à un refroidissement remontant à plusieurs jours avant leur apparition.

Le 3 janvier, à notre visite, nous constatons : douleurs intenses, occupant les deux poignets et les deux genoux. Ces articulations, sans être notablement rouges, offrent cependant une tuméfaction marquée : les douleurs s'exaspèrent par la pression et par le moindre mouvement : figure animée ; pouls fort, plein à quatre-ving-dix pulsations et assez résistant ; langue plate, demi-sèche, blanchâtre, constipation.

Prescription : (chlorate de potasse, cinq grammes pour un litre de limonade).

Le 4, même état que la veille. (Chlorate de potasse, huit grammes).

Le 5, le pouls a perdu un peu de son ampleur et de sa force ; douleurs un peu moins vives. (Vésicatoires volants sur le genou, qui présente un peu de fluctuation ; chlorate de potasse, idem).

Le 7, même état. (Chlorate de potasse, douze grammes).

Le 8, le pouls conservant toujours de la raideur, et la douleur restant au même point, nous prescrivons saignée de 250 grammes. (Chlorate de potasse, idem).

Le 9, saignée couverte d'une couenne assez ferme, mais ni aussi épaisse, ni aussi dense qu'on l'observe dans ces affections : elle n'a pas amené un soulagement bien sensible. (Chlorate de potasse, quinze grammes).

Le 10, amendement marqué. Les douleurs depuis hier sont bien diminuées; le malade peut mouvoir les articulations sans souffrir beaucoup. (Chlorate de potasse, idem).

Le 15, légère recrudescence ; gonflement du genou gauche. (Vésicatoire volant sur cette partie ; chlorate de potasse, vingt grammes).

Le 16, douleurs nulles. Le malade étant constipé, nous lui ordonnons une prise de jalap en poudre, un gramme; crème de tartre, quatre grammes ; le reste *ut supra*).

Le 17, deux selles. Le malade va de mieux en mieux ; appétit; soif à peu près nulle; pouls plutôt petit, à 75 pulsations; peau fraîche ; sommeil bon. (Chlorate de potasse, douze grammes : le quart pour régime).

A dater de ce jour, la convalescence a été franche. Nous avons peu à peu diminué les doses du chlorate, puis nous l'avons supprimé tout à fait.

Le 11 février, le malade est sorti en état de reprendre de suite ses occupations.

Observation IIe — *Rhumatisme articulaire sub-aigu, datant de cinq mois.* (*Guérison en douze jours*). — Jean Boyer, fondeur, demeurant à Givors, est admis, le 15 janvier 1854, au n° 7 de la salle Saint-Jean. Cet homme fait remonter sa maladie à cinq mois : il en accuse vaguement pour cause un refroidissement. Depuis cette époque, il a constamment ressenti des douleurs plus ou moins vives dans presque toutes les articulations, mais plus particulièrement aux poignets et aux genoux. Ces douleurs sont devenues plus intenses depuis dix jours environ.

Les articulations, dont nous venons de parler, sans être remarquablement gonflées, présentent un empâtement mou, très-douloureux à la pression et au moindre mouvement.

Peau chaude, moite; langue blanche, étalée, soif, pouls à 80 pulsations, large et plein, selles rares. (Prescription : Saignée de 250 grammes; limonade, un litre, avec chlorate de potasse, dix grammes; diète).

Le 17, caillot à couenne mince, sans rétraction; douleurs au même degré. (Mêmes prescriptions).

Le 18, le poignet gauche est devenu plus douloureux et offre un gonflement avec rougeur. (Chlorate de potasse, quinze grammes).

Le 19, même état. (Saignée de 250 grammes, chlorate de potasse, idem).

Le 20, le sang de la saignée est couenneux, un peu mou, étalé; douleurs au même degré. (Prescription: Chlorate de potasse, vingt grammes).

Le 21, diminution des douleurs. (Même prescription).

Le 24, la douleur est complètement disparue; l'empâtement des articulations a beaucoup diminué; ni le toucher, ni le mouvement ne renouvellent les douleurs; le malade se trouve bien. Pouls à 65 pulsations. (Même prescription).

Le 27, les douleurs ne sont point revenues; le malade a pu se lever quelques heures sans souffrir : pouls moins plein, moins fort. (Chlorate de potasse, douze grammes. Quart).

A dater de cette époque la convalescence n'a pas été interrompue. Nous supprimons bientôt le chlorate de potasse, et le 10 février, le malade était tout à fait guéri.

Observation IIIe — *Rhumatisme articulaire aigu, datant de quinze jours. Chlorate de potasse.* — Zoé Cattet, blanchisseuse, demeurant à Fontaines, est admise à la salle Saint-Roch, nº 1, le 15 janvier 1854. Elle accuse des douleurs vives dans presque toutes les articulations, principalement aux deux poignets, aux genoux et aux articulations tibio-tarsiennes. Elle en fait remonter la naissance à quinze jours, et l'origine à un refroidissement.

Aujourd'hui 18, à la visite, gonflement et rougeur des articulations mentionnées : douleurs vives, exaspérées par le toucher et le mouvement. Peau chaude, moite; pouls à 95, plein, assez résistant. Face animée; langue blanche demi-sèche : constipation. (Prescription : limonade, un litre, avec chlorate de potasse, douze grammes; diète).

Le 20, douleurs un peu diminuées; épanchement de sérosité dans le genou gauche. (Prescription : un vésicatoire volant sur le genou. Le reste *ut supra*).

Le 21, gonflement avec un peu d'épanchement dans le poignet droit. (Vésicatoire volant sur ce point : chlorate de potasse, vingt grammes). Du reste, les autres articulations ont éprouvé un amendement notable.

Le 23, même état. (Chlorate de potasse, vingt-cinq grammes).

Le 26, plus de douleur nulle part. Pouls à 75, moins développé et moins large que les premiers jours. Soif peu marquée. Constipation. Prescription : (Chlorate de potasse, quinze grammes; une prise de jalap et de crème de tartre pour remédier à la constipation.

Le 27, il y a eu deux selles; l'amélioration se soutient. Prescription : *ut supra*, moins la prise purgative. Soupe.

A dater de ce jour, la convalescence n'a plus été entravée. Nous réduisons le chlorate à douze, puis à huit grammes; puis nous le supprimons : nous augmentons peu à peu les aliments, et, le 27 février, la malade sort tout à fait guérie depuis plusieurs jours.

Observation IVe. — *Rhumatisme fixé à la hanche et dans le muscle deltoïde. Chlorate de potasse. Guérison en huit jours.* — Pierre Montanteur, garçon boulanger, âgé de 26 ans, d'une constitution athlétique, est couché, le 22 janvier 1854, au nº 25, salle Saint-Jean. Ce malade fait remonter son malaise à trois semaines. A cette époque, éprouvant une simple courbature, il se rendit aux bains russes; mais, en sortant de ces bains, comme le temps était froid, il fut saisi d'un frisson assez vif, qui fut remplacé par une raideur et des douleurs vives dans les membres supérieurs et inférieurs. Ces douleurs ayant persisté au même degré, il se décide à entrer à l'Hôtel-Dieu.

Le 23, à notre visite, nous constatons : douleur vive aux deux hanches, ainsi qu'à l'épaule droite. Tout mouvement du bras de ce côté ainsi que des membres inférieurs est impossible; la pression les exaspère également; pouls assez dur, développé, à 95 pulsations; soif, peau chaude moite; langue blanche, peu humide; constipation. (Prescription : un vésicatoire volant sur chaque articulation, chlorate de potasse, 12 grammes, dans un litre de limonade; diète.)

Le 24, les douleurs ont presque disparu à l'épaule ainsi qu'aux hanches; mais les deux genoux et les chevilles sont pris à leur tour. (Prescription : chlorate de potasse, 15 gr.)

Le 25, les genoux et les chevilles sont libres, mais le poignet droit est douloureux; toutefois la douleur est bien moins vive que précédemment; le pouls est toujours plein, accéléré et présente de la dureté. (Chlorate de potasse, 20 grammes; un vésicatoire volant sur le poignet.)

Le 26, par erreur, le chlorate a été porté à 30 grammes, distribué dans un litre et demi de limonade. Cette dose très-élevée n'a pourtant occasionné aucune espèce d'accident. La douleur est presque nulle; le pouls présente moins de plénitude; il offre de la tendance à la mollesse; peau moite, soif bien diminuée; le malade a dormi, il se trouve bien; il accuse seulement de la constipation. (Prescription : jalap et crème de tartre pour une prise purgative; chlorate de potasse, 15 grammes.)

Le 27, deux selles. L'amélioration se maintient; pouls peu développé, dépressible à 75 pulsations; appétit. (Prescription : chlorate de potasse, 10 grammes; soupe.)

Depuis cette époque le bien-être s'est maintenu; les forces sont revenues; chaque jour le malade s'est levé et le 9 février il sort complètement guéri.

OBSERVATION V[e]. — *Erythema nodosum accompagné de rhumatisme articulaire aigu datant de trois semaines. Guérison en 14 jours.* — Jean Sage, marinier, âgé de 35 ans, est admis le 21 février 1854 à l'Hôtel-Dieu, salle Saint-Jean, n° 6. Ce malade nous raconte que les douleurs qu'il éprouve remontent à trois semaines, mais que, depuis douze jours, surtout elles sont devenues plus vives, plus générales et qu'il s'y est joint une fièvre très-intense la nuit.

A l'examen du 22 février nous constatons : un érythème noueux siégeant aux extrémités inférieures près de l'articulation des genoux. Le genou droit en présente trois plaques en dehors et deux en dedans; le genou gauche en offre deux larges, sur le ligament rotulien inférieur, et quatre autres disséminées irrégulièrement aux alentours; il en existe aussi quelques plaques sur les mollets. Ces petites tumeurs sont le siége de douleurs assez vives qu'exaspère la pression; ces douleurs sont bien plus prononcées lorsque les jambes sont exposées à la chaleur.

Les deux articulations des genoux sont tuméfiées, rouges, douloureuses au toucher et sous l'influence du moindre mouvement. Les chevilles sont également prises; soif; langue blanche, humide; peau chaude, moite; pouls plein, résistant à la pression, battant 90 fois à la minute. (Prescription : chlorate de potasse, 10 grammes, dans un litre d'orge et de gramen.)

Le 23, les douleurs se sont étendues aux deux poignets, lesquels sont légèrement tuméfiés; pouls *idem*. (Prescription : chlorate de potasse, 15 grammes.)

Le 24, la nuit a été meilleure; il semble au malade que les douleurs sont moins vives. (Prescription : *ut supra.*)

Le 25, les douleurs des membres inférieurs ont beaucoup diminué; les nodosités de l'érythème ont changé de couleur, elles sont bleuâtres; les poignets sont également moins douloureux; le pouls a fléchi; en un mot, il existe une amélioration bien marquée. (Prescription : *idem.*)

Le 1er mars, le malade n'accuse plus aucune douleur; les articulations sont revenues à leur état normal : pouls sans dureté et moins plein; soif diminuée, constipation. (Prescription : jalap et crème de tartre pour remédier à la constipation; chlorate de potasse 15 grammes, soupe.)

Le 2, la prise purgative a procuré deux selles; le malade accuse une légère douleur aux épaules; les membres inférieurs et les poignets vont bien. (Chlorate de potasse même dose.)

Le 3, la douleur des épaules a disparu; le malade se trouve très-bien du reste. (Chlorate de potasse 10 grammes; le quart.)

A dater de cette époque, l'amélioration s'est soutenue et ce malade sort parfaitement guéri le 13 mars.

Je borne à ces cinq observations les faits que je me proposais de présenter pour faire ressortir l'utilité de l'usage du chlorate de potasse dans le rhumatisme articulaire aigu. Si je ne me suis fait illusion, elles suffisent à cette démonstration; je vais essayer de le prouver.

Un premier résultat, un résultat important en opposition complète avec ce que les auteurs ont écrit sur l'action thérapeutique de ce médicament, c'est que l'on peut sans crainte l'administrer à des doses élevées. Débuter d'emblée, comme nous le faisons aujourd'hui, par 10 ou 12 grammes de chlorate de potasse dans les 24 heures, doit sembler extrêmement imprudent à beaucoup de médecins; porter cette dose jusqu'à 20 et 25 grammes, doit jeter l'effroi dans leur esprit; et cependant l'expérience m'a prouvé l'innocuité de cette administration. Sans doute, ce n'est point du premier bond que je me suis élevé à de telles doses; j'avais trop bien présent à la mémoire ce que pensait de ce médicament un auteur célèbre vieilli dans la pratique et dont le nom fait autorité, Joseph Frank (tom. III, page 297) : « Nous n'avons, dit-il, osé « prescrire que *trois grains* de ce muriate par dose (dans « la prosopalgie). » Or, en présence d'une prudence aussi excessive j'aurais été coupable, pour le seul plaisir de faire une expérience de dépasser beaucoup cette dose. mais en procédant avec lenteur, en augmentant graduellement une dose d'abord faible, j'ai pu, sans jamais compromettre, même à un faible degré, l'existence des malades confiés à mes soins (ce qui est sacré pour moi), j'ai pu, dis-je, parvenir sans aucun risque à la formule que je propose aujourd'hui. Ainsi administré, je dis en second lieu que le chlorate de potasse n'est point un médicament incendiaire, un stimulant énergique. En effet, si ce sel eût été un excitant violent des fonctions du système circulatoire, comme on le proclame, évidemment il eût aggravé la position des rhumatisants auxquels je le faisais prendre; que l'on administre, par exemple, de l'alcool à de tels malades, et certainement les douleurs et la fièvre, loin de disparaître, se compliqueront d'accidents peut-être promptement mortels. Or, rien de semblable n'est arrivé, sous l'influence du chlorate de potasse; d'où il faut logiquement conclure que cet agent thérapeutique ne stimule point l'organisme, notamment le système sanguin, et qu'il n'est point capable d'augmenter la fièvre.

Mais je vais plus loin, et les observations que j'ai citées prouvent que ce médicament doit être rangé parmi les antiphlogistiques qui dépriment, énervent l'exaltation fébrile de la circulation.

En premier lieu, les malades n'ont pas dépassé le terme de quatorze jours pour leur guérison, quelques-uns même ont été guéris en douze jours, et, parmi ceux-ci, il y en avait un dont le rhumatisme remontait à cinq mois (observation 2e). Or, quelque opinion que l'on professe sur notre méthode de traitement, l'on ne peut avec justice lui reprocher, ce nous semble, d'avoir laissé trop longtemps se prolonger la maladie; nous dirons même que sous ce rapport la guérison a été assez rapide, les convalescences courtes.

Sans doute, cette proposition passera pour une illusion, pour une erreur, peut-être, aux yeux des médecins qui pensent toujours pouvoir guérir les rhumatismes aigus dans l'espace de trois à quatre jours, huit ou dix jours au plus: c'était là, on le sait, la prétention de l'école d'un professeur célèbre de Paris, lorsqu'ils vantait la méthode des saignées coup sur coup; mais l'expérience clinique et la statistique ont prouvé à leur tour, sans appel, combien était chimérique sa prétention à ce sujet. Oui, par des saignées abondantes et répétées, ou par l'emploi jusqu'à dose toxique de médicaments actifs (comme le tartre stibié, le sulfate de quinine), l'on parvient à supprimer assez souvent en deux ou trois jours les douleurs, c'est-à-dire la manifestation la plus intolérable de la maladie; mais, en réalité, le rhumatisme est-il guéri, détruit? Non, le plus souvent il n'est que dissimulé; l'affection persiste quant au fond, et à peu de jours d'intervalle le rhumatisme va apparaître de nouveau avec son cortège habituel de symptômes. Si cependant, pour prévenir le retour du mal, le médecin persévérait dans la médication énergique que nous venons d'indiquer, ou bien il courra la chance de faire périr thérapeutiquement le malade (la science en fournit des exemples), ou bien la convalescence sera tellement longue, tellement indécise, que le patient n'aura fait qu'échanger son premier mal contre un autre. C'est que toute affection organique suit, dans son développement comme dans sa guérison, une loi que nous avons formulée dans un autre ouvrage, et que nous avons appelée loi de progression. Or, en vertu de cette loi, il est imprudent de songer à guérir trop brusquement une affection organique. Voilà pourquoi nous avons toujours eu soin, dans nos observations, de diminuer progressivement la dose du chlorate de potasse, dès que le pouls faiblissait, tandis que pour échapper à un affaiblissement brusque des forces vitales, nous n'administrions ce sel qu'à doses croissantes; en agissant ainsi nous explorions la tolérance des malades, et une fois la convalescence commencée, elle a toujours été courte. J'avais donc raison de dire que le traitement employé avait guéri vite et d'une manière sûre.

Il me reste maintenant à chercher quelle part chaque élément de la médication employée peut revendiquer dans la guérison. Sous ce rapport, il me semble que le chlorate de potasse peut s'attribuer la plus large.

En effet, une ou deux saignées de 250 grammes chacune, ne sauraient suffire seules à la cure d'un rhumatisme articulaire aigu. Cette soustraction de sang peut, à la vérité, favoriser l'action concordante d'autres médicaments, mais, à coup sûr, elle sera impuissante à conjurer le mal. Dans l'état actuel de la science, il me semble oiseux d'insister plus longtemps sur ce point.

Dira-t-on que les honneurs de la cure sont dûs à l'usage des vésicatoires? Sans nier qu'ils aient dû concourir à cet heureux résultat, ils n'ont point cependant été conseillés, ici, dans une mesure assez large pour leur faire jouer un rôle aussi important. Deux, trois ou quatre vésicatoires volants, au plus, employés dans le cours d'un rhumatisme aigu, sont évidemment à eux seuls au-dessous du mal; et si jamais cette méthode devait un jour triompher, elle devrait assurément être plus largement formulée.

Reste le chlorate de potasse. Ce médicament est certainement celui qui a été administré avec le plus d'énergie dans notre médication. 15, 20, 25, 30 grammes de ce sel donnés dans les vingt-quatre heures ne peuvent passer pour des doses indifférentes aux yeux des thérapeutistes modernes; nous ne le pensons pas non plus. Mais quels ont été les résultats qu'il a fournis?

Constamment, après deux ou trois jours de son emploi, le pouls avait perdu de son *ampleur*, de sa *dureté* et de sa *fréquence*. Après quelques jours il était toujours plus ou moins *petit*, *facilement dépressible* et *moins accéléré*. Or, de tels changements démontrent, sans conteste, que le chlorate de potasse est un agent déprimant du système circulatoire général, c'est-à-dire qu'il agit dans le même sens qu'une saignée; mais l'agent thérapeutique qui peut amener de tels changements dans la circulation, est à nos yeux celui qui a dû avoir le plus d'action dans la guérison du rhumatisme aigu. Telle est la conclusion que nous croyons tout à fait applicable au chlorate de potasse.

Cependant, tout en proclamant l'utilité de ce sel dans le rhumatisme aigu, je désire que l'on ne donne point trop d'extension à ma pensée. Ce n'est point un spécifique que je viens proposer, c'est un moyen que je viens réhabiliter dans sa véritable action thérapeutique, que je considère comme se plaçant au même rang que l'azotate de potasse, et pouvant remplacer celui-ci dans les mêmes conditions. J'ai essayé d'appuyer cette proposition toute nouvelle par deux ordres de preuves: 1° En faisant voir que ce médicament est supporté avec une admirable facilité à doses assez élevées, sans amener à sa suite aucune excitation du système circulatoire. Ce fait me paraît désormais acquis à la science. 2° En démontrant qu'il est, au contraire, très-utile dans le traitement d'une maladie éminemment inflammatoire, le rhumatisme articulaire aigu. Ai-je réussi dans ce second ordre de preuve? Je n'ose être aussi affirmatif; c'est à une expérience plus longue qu'il appartient de décider en dernier ressort une telle question; c'est là ce que je laisse aux lumières des médecins le soin de juger, et surtout de juger avec bienveillance.

SOCIÉTÉ DES SCIENCES MÉDICALES ET NATURELLES DE BRUXELLES.

Rapport sur le Traité de la cautérisation, de M. le docteur R. Philipeaux; ouvrage qui a obtenu le prix (médaille d'or) au concours ouvert devant cette Société, sur la question relative aux caustiques.

Séance du 1er mai 1854.

L'ordre du jour est la lecture du rapport de MM. Delstanche, Ricken, Van den Corput, Thiry et Martin, sur le concours pour la question relative aux caustiques. — M. Delstanche, rapporteur de la Commission, lit le rapport suivant :

Messieurs,

L'étude des caustiques, considérés comme agents thérapeutiques, a fait de notables progrès en ces derniers temps ; mais ces éléments sont restés épars et disséminés dans un grand nombre de monographies et de recueils périodiques. C'est dans le but de les rassembler, de les coordonner, de les compléter et d'en faire, en quelque sorte, un corps de doctrine, que la Société des sciences médicales et naturelles a mis au concours la question suivante :

« Indiquer et décrire les différents agents caustiques ; apprécier leur action sur nos tissus, en insistant surtout sur les différences que présente cette action et sur ses rapports avec leur nature chimique ; déduire de ces différences d'action les indications spéciales de chacun de ces agents. »

Deux Mémoires sont parvenus en réponse à cette question, vous les avez envoyés à notre examen.

Nous le commencerons par le n° 2, portant pour épigraphe : *Félix qui potuit rerum cognoscere causas* ; et ces mots : *quod scripsi vidi.*

Ce travail est divisé en deux parties, l'une scientifique, l'autre pratique.

PREMIÈRE PARTIE.

L'auteur commence par préciser ce que l'on doit entendre par le mot « *caustique.* » Il rappelle la définition d'Ambroise Paré, celle de Charmetton, de Nanoni, de M. Gosselin, pour arriver à celle de M. le professeur Bonnet et de la plupart des chimistes modernes, ainsi conçue : « Le caustique est une substance qui, par une action chimique particulière, convertit en eschare les parties avec lesquelles on la met en contact. » Il pense que cette définition, que nous trouvons d'ailleurs mot pour mot dans Marjolin, l'emporte sur les précédentes en ce qu'elle établit une ligne de démarcation entre la cautérisation par le feu, qui carbonise les tissus et celle par les agents chimiques qui forment avec eux des composés nouveaux, impropres à la vie. Il ne regarde donc ces agents comme « caustiques » que pour autant qu'ils exercent une action destructive sur les tissus. Ainsi, les injections, les collyres de nitrate d'argent ne sont pour lui que des modificateurs destinés à changer la vitalité des tissus, et non pas des « caustiques. »

Dans le but de mieux déterminer leur manière d'agir sur le vivant, il montre les effets de leur application sur le cadavre. Ce travail, dit-il, n'avait jamais été fait ; M. Bonnet en a eu le premier l'idée, et l'auteur, avec la collaboration de M. Ferrand, ancien préparateur des leçons de M. Magendie, a essayé de combler, en partie au moins, cette lacune.

Il joint ici un tableau des effets produits par les caustiques sur la peau du cadavre, pourvue ou dépouillée de son épiderme, et sur les tissus sous-jacents. Ce tableau, indiquant la forme, la couleur, la consistance, l'étendue et l'épaisseur de l'eschare, comprend :

1° La potasse caustique ;
2° Le caustique de Vienne ;
3° Le caustique de Filhos ;
4° L'ammoniaque ;
5° L'acide sulfurique, le caustique noir et le caustique sulfuro-safrané ;
6° L'acide nitrique, le caustique de Rivaillié ;
7° Le chlorure d'antimoine ;
8° Le nitrate d'argent ;
9° L'arsenic ;
10° Le perchlorure de fer ;
11° Le chlorure d'or ;
12° Le bichlorure de mercure ;
13° Le nitrate acide de mercure ;
14° Le sulfate de cuivre (caustique Payan) ;
15° Le chlorure d'étain ;
16° Le chlorure de zinc (caustique de Canquoin). (*Voir le tableau ci-contre*).

En vous faisant part de ces recherches, dont il reconnaît lui-même l'insuffisance, l'auteur a pris l'engagement de les poursuivre et d'en communiquer prochainement le résultat à la Société.

En partant de ce fait, d'ailleurs incontestable, que les caustiques n'agissent sur les tissus qu'en se combinant chimiquement avec eux, il était bien évident pour nous, Messieurs, que cette action, favorisée sur le vivant, par la chaleur et l'afflux des liquides, ne devait pas être tout à fait nulle sur les tissus inanimés. Cependant, ne voulant négliger aucun moyen de nous assurer de la vérité, nous avons répété les essais de l'auteur, et il est presque inutile d'ajouter que nous sommes arrivé aux mêmes résultats que lui.

Il résulte de ces expériences que, contrairement à l'opinion de Charmetton, les caustiques exercent leur action sur le cadavre comme sur le vivant ; que quelques-uns, tels que le sulfate de cuivre, le chlorure de zinc, le chlorure d'étain, le perchlorure de fer, le bichlorure de mercure, n'agissent sur la peau qu'après qu'elle a été dépouillée de son épiderme ; que cette identité d'action sur les tissus morts et vivants est démontrée par l'analyse des eschares ; enfin, qu'une seule de ces substances, l'arsenic, exige, pour agir, des conditions de vitalité, et qu'elle reste sans action sur le cadavre.

Les auteurs de médecine légale avaient, il faut le dire, aplani la voie dans laquelle ces Messieurs sont entrés. Nous ne les félicitons pas moins de leur initiative ; leurs recherches ne peuvent manquer d'aboutir à de bons résultats pour la thérapeutique, quoiqu'elles laissent tout à fait de côté l'action dynamique ou vitale des caustiques, que les expériences sur les animaux peuvent seules éclairer.

Le paragraphe suivant traite de la manière d'agir des caustiques. Pour mieux démontrer l'erreur déjà signalée de Charmetton, l'auteur rappelle que la potasse caustique donne lieu, sur le mort comme sur le vivant, à une eschare molle, pulpeuse ; qu'elle liquéfie le sang contenu dans les vaisseaux, tandis que le chlorure de zinc possède des propriétés tout opposées ; que les mêmes résultats s'obtiennent, de part et d'autre, sur le sang recueilli dans des vases. Or, cette différence provient de la différence d'action de ces deux substances sur les éléments protéiques et graisseux des liquides et des solides, sur lesquels elles n'agissent d'ailleurs qu'après avoir été dissoutes elles-mêmes dans l'humidité que contiennent ces éléments. Il observe que l'absorption n'enlève qu'une partie du caustique employé, et que l'analyse chimique retrouve le reste dans l'eschare.

Mais, se demande-t-il, les caustiques ne se combinent-ils chimiquement avec les tissus qu'après y avoir éteint la vie? Cette opinion, admise par MM. Anglada et Jaumes, de Montpellier, ne lui paraît pas fondée. Selon ces auteurs, en effet, l'action du caustique, sur les tissus vivants, dépasse les limites de son application immédiate ; ainsi la potasse caustique ne pénétrerait point l'eschare ; car, observent-ils, celle-ci ne constitue pas, sur le vivant, un savon soluble dans l'eau, elle ne se détache point, comme sur le cadavre, des parties environnantes. Selon M. Ferrand, au contraire, l'alcali pénètre au-delà de la mortification, et si son action cesse d'être délétère, c'est que les liquides qui baignent les parties sous-jacentes délaient l'alcali, affaiblissent son action et laissent une saponification plus neutre, sur laquelle l'eau n'exerce plus d'action dissolvante. Le travail de la délimitation se forme donc là où le caustique affaibli n'a plus agi comme force vive, c'est-à-dire dans l'auréole qui l'entoure. L'analyse chimique et l'état du sang contenu dans l'auréole ne laissent aucun doute à cet égard. Cette auréole, d'ailleurs, se produit également sur le cadavre.

Enfin, l'auteur fait observer que « l'élément douleur, » manifestation de l'action vitale qui se produit autour du caustique, n'en entrave pas l'effet, puisque ceux qui déterminent le plus de douleur sont précisément ceux qui agissent le plus profondément sur le vivant comme sur le cadavre.

Il passe ensuite en revue les phénomènes physiologiques généraux, communs et différentiels des caustiques, tels que : 1° la douleur ; 2° la réaction locale et générale ; 3° l'absorption en partie ou en totalité ; 4° l'eschare ; 5° le travail éliminatoire ; 6° la chute de l'eschare ; 7° l'action des caustiques sur le sang. Ces caractères, ajoute-il, diffèrent selon le mode d'action des caustiques sur nos tissus.

a. La douleur produite par la potasse est légère et de courte durée, tandis que celle qui résulte de l'action du bichlorure de mercure et du chlorure de zinc est vive et prolongée. En général, son intensité est proportionnée à l'énergie du caustique. L'auteur mentionne ici la classification de Canquoin, fondée sur la progression de la douleur. Cette classification, commençant par l'acide nitrique et le nitrate d'argent pour se terminer par le sulfate de cuivre et le chlorure d'antimoine, ne lui paraît pas admissible.

b. La réaction locale et générale est en raison de l'intensité de la douleur.

c. L'absorption des caustiques est incontestable ; ils passent dans le courant de la circulation en nature ou à l'état de combinaison, pour être éliminés par les voies d'excrétion. Les recherches de M. Manec lui ont démontré que les préparations arsénicales sont expulsées par les urines du cinquième au huitième jour, d'où la conclusion que, pour éviter les accidents toxiques, on ne doit répéter les cautérisations, à l'aide de cet agent, qu'à des intervalles de neuf à dix jours. L'absorption des alcalis et des acides inorganiques est inoffensible, parce qu'ils forment, au moyen des acides et des acalis répandus dans l'économie, des sels existant primitivement dans le sang.

d. Nous avons vu que, parmi les caustiques, les uns agissent sur la peau non dépourvue d'épiderme et les autres seulement après qu'elle en a été dépouillée, et que les eschares diffèrent entre elles par leurs caractères physiques.

e. La même différence existe dans le travail d'élimination ; ainsi, tandis que la chute de l'eschare a lieu pour les uns au dixième jour, elle ne s'effectue pour d'autres qu'au bout d'un ou deux mois.

f. Il en est de même pour ce qui concerne la vitalité des plaies et le travail de cicatrisation.

g. Nous savons également que leur action sur les éléments protéiques et graisseux se traduit, pour les uns, par la liquéfaction, et, pour les autres, par la coagulation du sang.

De la classification des caustiques.

Après avoir discuté la valeur des classifications présentées à différentes époques ; celle d'Ambroise Paré qui ne soutient plus l'examen ; celle de Schwilgué, basée sur l'innocuité et la nocuité de l'absorption des caustiques, qui a l'inconvénient de n'être point pratique ; celle de Sanson, divisant les caustiques en pulvérulents, en solides, en liquides et en pâteux, qui admet le même agent dans les quatre divisions selon qu'il change d'état ; celle de M. Mialhe, déduite du mode d'action des caustiques sur les élé-

EXPÉRIENCES CADAVÉRIQUES.

EFFETS PRODUITS SUR LA PEAU NON DÉPOURVUE D'ÉPIDERME.

CAUSTIQUES.	ESCHARE. DE SA FORME.	DE SA COULEUR.	DE SA CONSISTANCE.	DE SON ÉTENDUE.	DE SON ÉPAISSEUR.
POTASSE CAUSTIQUE.	Mal circonscrite.	Noire à son centre, blanchâtre à ses bords.	Molle, mais se desséchant par dessication.	Double de celle du caustique employé.	Toute celle de la peau.
CAUSTIQUE DE VIENNE.	Celle donnée.	Jaunâtre, légèrement rosée, translucide.	La peau, modifiée par le caustique, a perdu de sa souplesse.	Un tiers de plus que celle du caustique.	Celle du derme.
CAUSTIQUE DE M. FILHOS.	Pas d'expériences. . . .	. . . .	. . . .	. . . .	. . . .
AMMONIAQUE.	Celle donnée.	0.	Molle.	Celle donnée.	Celle de l'épiderme.
ACIDE SULFURIQUE. CAUSTIQUE NOIR.	Forme donnée.	Blanche, translucide.	Dure.	Double de celle du caustique.	L'épiderme est enlevé, infiltration assez profonde.
CAUSTIQUE SULFURO-SAFRANÉ.	Celle donnée.	Grise, plus au centre qu'à la circonférence.	Moins ferme que le précédent.	Plus du double.	Moins profonde et sans délimitation..
ACIDE NITRIQUE. CAUSTIQUE RIVAILLIÉ.	Forme circulaire.	Jaune avec auréole grisâtre.	Molle, spongieuse.	Circulaire, deux fois celle donnée, imbibition profonde.	Derme détruit dans sa partie superficielle, imbibition profondeau-dessous de l'eschare.
CHLORURE D'ANTIMOINE. Pâte avec la farine, parties égales.		Un phénomène de constriction la plisse, la dessèche, mais ne la cautérise pas.			
NITRATE D'ARGENT.	Forme donnée.	Coloration grise, puis noire.	Sèche.	Très-limitée.	Se réduit à l'épiderme qui s'exfolie.
ARSENIC.	0.	0.	0.	0.	0.
PERCHLORURE DE FER.	Constriction, mais pas d'eschare.				
CHLORURE D'OR.	Forme donnée avec auréole.	Jaune-brun transparent.	Dure.	Celle donnée avec auréole, représentant le tiers de l'eschare.	Deux millimètres; toute la peau n'est pas attaquée.
BICHLORURE DE MERCURE. Pâte Farine 3 } Sublimé 1 } parties.	Sur la peau pas d'action caustique; il fronce l'épiderme.				
NITRATE ACIDE DE MERCURE.	Celle donnée avec auréole jaune pâle.	Jaune-orange, puis rouge.	Ferme.	Limitée.	Celle du derme, et un peu au delà.
SULFATE DE CUIVRE. CAUSTIQUE PAYAN.	Rien de manifeste.				
CHLORURE D'ÉTAIN. Pâte. Farine } Etain } ãã.	Pas d'action marquée.				
CHLORURE DE ZINC. Farine } Chlorure } ãã une partie.	Pas d'action marquée. Il ride la peau.				

EFFETS PRODUITS PAR LES CAUSTIQUES SUR LES TISSUS SITUÉS AU-DESSOUS DE LA PEAU.

Potasse caustique.	Mal circonscrite.	Noire.	Très-molle.	Double de celle du caustique, pas de délimitation bien distincte.	Très-peu épaisse.
Caustique de Vienne.	Celle donnée.	Croûte noire avec bords blanchâtres.	Moins molle que celle de la potasse.	Un tiers de plus que celle donnée.	Très-peu épaisse.
Caustique de Filhos.	Celle du caustique.	Noire, bords non blanchâtres.	Molle.	Un peu plus grande que celle donnée.	Trois millimètres.
Ammoniaque.	Non limitée.	Nulle.	Ramollissement des tissus.	Non définie.	0.
Acide sulfurique. Caustique noir.	Celle donnée.	Brun de viande cuite, bords blancs-grisâtres.	Dure.	Double de celle du caustique.	Grande profondeur ; c'est plutôt une infiltration qu'une eschare.
Caustique sulfuro-safrané.	Pas limitée.	Brune.	Moins dure que celle de la peau.	S'étend au loin.	Profonde, mais pas d'eschare proprement dite.
Acide nitrique. Caustique Rivaillié.	Donnée avec bords relevés.	Jaune, auréole grisâtre.	Molle, spongieuse, mais moins que sur la peau.	Celle donnée.	Trois millimètres au-dessous, imbibition profonde se traduisant par une teinte rosée.
Chlorure d'antimoine. Pâte avec la farine, parties égales.	Celle donnée.	Primitivement blanche, elle brunit avec le temps, en conservant une multitude de points blancs appartenant au caustique décomposé.	Très-dure.	Donnée.	Égale à celle du caustique.
Nitrate d'argent.	Celle donnée.	Coloration blanche, puis grise, et plus tard noire.	Ferme.	Limitée.	Très-restreinte.
Arsenic.	0.	0.	0.	0.	0.
Perchlorure de fer.	Non limitée à cause de la liquéfaction du caustique employé solide.	Celle des muscles.	Ferme.	Quatre fois celle donnée.	Superficielle.
Chlorure d'or.	Ne conserve pas la forme du caustique employé.	Jaune au centre, brune sur les bords.	Ferme à la surface, molle au-dessous, mais non pulpeuse.	Doublée.	Superficielle avec imbibition assez étendue.
Bichlorure de mercure.	Donnée. Très-circonscrite.	Blanche opaque avec bords grisâtres.	Dure.	Celle donnée.	Peu profonde.
Nitrate acide de mercure.	Celle donnée.	Gris pâle qui prend la couleur rosée.	Assez coriace.	Pas limitée.	Profonde, mais sans limites arrêtées.
Sulfate de cuivre. Caustique Payan.	Peu limitée.	Brun vert sur les bords.	Due à une sorte de dessication.	Beaucoup plus grande que celle donnée.	Deux millimètres environ au-dessous des tissus sains.
Chlorure d'étain. Pâte avec Farine } ãã une partie. Étain }	Celle donnée. Très-limitée.	Jaune-brune.	Ferme.	Très-bien limitée à celle donnée.	Profonde. Celle du caustique.
Chlorure de zinc. Pâte composée de Farine } ãã une partie. Chlorure }	Celle donnée. Très-limitée.	Blanchâtre.	Très-dure.	Égale à celle du caustique. Très-bien limitée.	Profonde. Celle du caustique.

ments protéiques et graisseux du sang, défectueuses en ce sens que diverses causes peuvent faire varier ce résultat; l'auteur arrive à la classification de M. le professeur Bonnet, qu'il adopte dans ce travail.

Cette classification, tout à fait chimique, que le professeur de Lyon a longuement développée dans ses cours, divise les caustiques « en alcalins, en acides et en métalliques, » division naturelle, facile à saisir et conforme aux classifications adoptées dans les Traités de chimie, possédant surtout ce grand avantage que tous les agents d'une même classe jouissent de propriétés communes et spéciales.

L'application des caustiques, poursuit l'auteur, se fait sous forme solide, liquide et pâteuse, de sorte que le même agent peut être employé pur, en solution ou mélangé à une autre substance de manière à former une masse ductile. Les caustiques solides, tels que le nitrate d'argent, lui semblent spécialement indiqués pour détruire de petites tumeurs, etc.; les liquides pour pratiquer des cautérisations superficielles ou pour détruire profondément les venins et les virus en dehors même de leur application immédiate; enfin, les caustiques mous seront préférés lorsqu'il s'agira de détruire des tumeurs volumineuses. Etendus sur de la toile en forme de sparadrap, ils s'adaptent parfaitement au contour des parties; leur combinaison avec la farine les empêche de fuser, ils portent la cautérisation aussi profondément qu'on le veut, et, de tous les caustiques, ce sont les plus faciles à manier.

PREMIÈRE CLASSE. — *Des caustiques alcalins.*

Avant de passer à l'étude des caustiques alcalins en particulier, l'auteur expose leurs caractères généraux aux points de vue chimique et physiologique. Il rappelle que les caustiques alcalins agissent sur la peau non dépouillée de son épiderme, qu'ils dissolvent les tissus en donnant lieu à des eschares molles, mal circonscrites, qui ne se détachent qu'au bout d'un temps fort long, laissant à nu des plaies lentes à se cicatriser; qu'ils exercent une action dissolvante sur le sang disposant aux hémorrhagies; qu'ils sont facilement absorbés, mais qu'ils forment, à l'aide des acides qu'ils rencontrent dans nos liquides, des sels ayant leurs analogues dans l'économie, et par conséquent inoffensifs; que la réaction que ces caustiques déterminent est faible, la suppuration abondante. Il conclut de là qu'ils sont spécialement indiqués, pour pratiquer des fonticules ou des ouvertures lentes à se cicatriser.

Potasse caustique.

L'auteur indique d'abord sa préparation et sa manière d'agir sur le cadavre et sur le vivant; il dit pourquoi l'eschare des tissus cellulaire et musculaire est plus molle que celle de la peau, et, à propos de cela, il revient sur une foule de détails qu'il a déjà exposés longuement dans le chapitre précédent; il signale les précautions à prendre pour établir un fonticule et cautériser les plaies et les trajets fistuleux; il mentionne en passant le procédé imaginé par le docteur Géogenon, pour abréger les douleurs de la cautérisation, consistant dans la dénudation préalable du derme à l'aide du vésicatoire, et termine par la description de la cautérisation circulaire du docteur Bourgeois, qui l'a désignée sous le nom de *cautérisation par dilution.* L'auteur ne reconnaît d'ailleurs pas à ce procédé les avantages que lui accorde ce médecin.

Caustique de Vienne.

Sa préparation, sa grande altérabilité par l'action de l'air, son mode d'application, les caractères de son eschare, plus ferme, plus circonscrite et plus profonde que celle de la potasse, les causes de cette différence, son action dissolvante sur le sang, la plus grande vivacité de la douleur et de la réaction locale, l'activité plus grande du travail d'élimination et de cicatrisation sont exposées avec soin dans ce paragraphe. L'auteur attribue à ce caustique les mêmes indications et contre-indications qu'à la potasse sur laquelle il l'emporte d'ailleurs lorsque la cautérisation doit être prompte, circonscrite et profonde. Le mélange de pâte de Vienne et de potasse employé par le docteur Rivaillé, lui semble moins avantageux que la pâte de Vienne seule.

Le *caustique de Filhos* jouit de propriétés analogues, mais son action est plus profonde et mieux circonscrite encore que celle du caustique de Vienne, lequel, selon notre auteur, doit céder le pas au caustique Filhos. Ce praticien l'applique particulièrement au traitement des affections de l'utérus. On sait que c'est de cet agent que M. Amussat se sert pour cautériser les pédicules hémorrhoïdaux, à l'aide d'un instrument imaginé à cette fin.

L'*ammoniaque liquide*, en solution concentrée ou mêlée à l'axonge dans les proportions indiquées par Gondret, jouit, sur le cadavre comme sur le vivant, des propriétés communes aux alcalis. C'est, dit l'auteur, le plus dissolvant de tous. Il produit, à volonté, des effets vésicants ou caustiques; mais son action caustique, affaiblie par sa grande perméabilité à travers les tissus, est inférieure à celle des autres agents de la même classe.

Sauf les cas de plaies par morsure d'animaux venimeux ou enragés, l'auteur donne la préférence à la pommade de Gondret. Sous cette forme, l'ammoniaque peut offrir des avantages dans le traitement de l'amaurose.

Quant à l'emploi de l'ammoniaque liquide pour la cautérisation des plaies venimeuses, Fontana en a démontré l'inutilité et même le danger, en ce sens qu'il fait négliger des moyens plus efficaces, tels que le beurre d'antimoine, etc.

L'auteur ne mentionne que pour mémoire le *caustique calcaire savonneux,* mélange de trois parties de chaux vive et de deux parties de savon sec, dont on se sert en le ramollissement avec un peu d'alcool ou d'eau de Cologne. Son action est identique à celle du caustique de Vienne, mais moins profonde.

Seconde classe. — *Caustiques acides.*

Dans ce chapitre, l'auteur passe successivement en revue les acides *sulfurique*, *nitrique*, *fluorique*, *chlorhydrique*, *acétique* et *chrômique*. Comme pour les caustiques alcalins, il en expose d'abord les caractères généraux aux points de vue chimique, physiologique et thérapeutique. Il montre les effets qu'ils produisent sur le cadavre et sur le vivant, sur la peau dépouillée ou non dépouillée de son épiderme, donnant lieu à des eschares molles, pâteuses, mal circonscrites, entourées d'une auréole, avec infiltration à travers les tissus sous-jacents, qui présentent, dit-il, l'aspect de la viande cuite dans l'eau. La réaction qui se produit autour des eschares est très-vive, celles-ci se détachent en général du quinzième au vingtième jour, laissant à découvert les plaies plus animées et se cicatrisant plus promptement qu'après l'emploi des alcalis.

Quant à l'action des acides concentrés sur le sang, elle est d'abord coagulante, selon M. Ferrand, cité par l'auteur; mais bientôt, dilués par l'eau qu'ils rencontrent dans les liquides organiques, ils altèrent profondément le coagulum, le réduisent à ses éléments primitifs, hydrogène, oxygène, azote, carbone, libres ou formant de nouvelles combinaisons. Aussi peuvent-ils donner lieu à des hémorrhagies. Leur absorption n'offre point de danger, les alcalis renfermés dans les tissus, formant avec eux des sels qui ont leurs similaires dans l'économie.

A l'état liquide comme à l'état pâteux, ce genre de caustiques, poursuit l'auteur, est d'un maniement incommode; en réagissant sur la substance avec laquelle on les mélange, ils perdent de leur causticité et la pâte se liquéfie. Si, au contraire, cette substance est inerte, un mélange trop consistant se moule difficilement sur les parties; peu consistant, il laisse échapper l'acide.

Il en tire la conséquence que, disposant du caustique d'une énergie au moins égale et d'un maniement plus sûr et plus commode, dans la première et la troisième classe, l'emploi des caustiques acides, à part quelques rares exceptions, lui semble devoir être abandonné.

L'acide sulfurique monohydraté à 66 degrés, n'est employé à l'état liquide que pour pratiquer des cautérisations superficielles et transcurrentes. Il se combine, en se décomposant, avec les éléments de nos tissus. La douleur qu'il produit est intense, la réacion inflammatoire vive. L'eschare tombe du quinzième au vingtième jour, laissant après elle une plaie indurée, ulcéreuse, suppurante, qui se cicatrise lentement. L'auteur donne ici le procédé de M. Legroux, pour établir les cautérisations superficielles et transcurrentes.

Lorsqu'il s'agit d'obtenir des cautérisations profondes, l'acide sulfurique s'emploie à l'état pâteux, mélangé au safran ou au noir de fumée.

Le premier est un composé de 2 p. acide, 3 p. safran. L'auteur en indique la préparation, les caractères de l'eschare, ceux de la plaie qui lui succède, les inconvénients de son emploi, tels que hémorrhagie, ramollissement et putrescibilité des tissus, lenteur du travail cicatriciel.

Ces inconvénients lui sont communs avec le *caustique noir*, mélange de 2 p. suie, acide, 4 p., qui, par sa composition, est un peu moins sujet à fuser.

Dans le paragraphe consacré à l'*acide nitrique*, l'auteur expose la préparation de cet acide et de l'acide nitrique, monohydraté, en observant que l'application de ce dernier sur les tissus donne lieu à la formation d'acide xanthoprotéique.

Quant aux effets thérapeutiques de ce caustique, il ne les étudie, que dans la pâte de Rivaillié, solidification de l'acide nitrique par la charpie. Il en indique également la préparation, le mode d'application et l'action sur les tissus; il discute ses avantages et ses inconvénients, dont le moindre, à son avis, et le dégagement d'acide hypoazotique, qui indispose le malade et les assistants.

Ces inconvénients, dit-il, ne sont balancés que par l'activité de ce caustique, qui en vingt minutes, c'est-à-dire pendant la durée d'une seule éthérisation, peut détruire une tumeur d'un gros volume.

Pour éviter ce désagrément de vapeurs et obtenir une cautérisation plus profonde, il conseille de substituer l'amiante à la charpie, l'acide ne réagissant pas sur cette substance; mais l'auteur observe qu'il n'a jamais eu l'occasion d'employer ce mélange.

Il ne voit, dans l'*acide fluorique*, qu'un agent dangereux, expérimenté et bientôt abandonné par Dupuytren; et il termine ce chapitre en mentionnant l'*acide hydrochlorique*, employé plutôt comme modificateur que comme caustique; l'*acide acétique*, dont le professeur Lallemand s'est servi avec succès dans le début de la pourriture d'hôpital; l'*acide chrômique*, recommandé par Heller, pour la destruction des tissus de nouvelle formation, condylômes, ragades, végétations; et, enfin, l'*eau régale*, qui est surtout redevable de ses propriétés à l'acide nitrique auquel il renvoie.

Troisième classe. — *Caustiques métalliques.*

En commençant ce chapitre, l'auteur se demande quel ordre il va adopter pour l'étude de ce genre de caustiques; la classification chimique lui paraît sans utilité et embarrassante pour la mémoire; d'un autre côté, la classification thérapeutique sépare des agents rapprochés par leur nature chimique. Il se décide donc pour l'ordre alphabétique. Mais, avant de les étudier isolément, il jette un coup d'œil sur les caractères généraux de ces caustiques; il fait remarquer que celles de ces substances qui entament la peau non dépourvue d'épiderme, contiennent, en général, un excès d'acide, telles que le chlorure d'or, le nitrate acide de mercure; que celles qui n'agissent que sur la peau dénudée, cautérisent les tissus en donnant lieu à une double décomposition, l'acide se combinant avec les bases alcalines pour former des sels solubles, tandis que l'oxyde métallique forme, avec l'albumine, des albuminates solides, très-résistants et insolubles dans l'eau. Cette combinaison est même tellement intime, ajoute-t-il, qu'une solution alcaline ne peut en séparer le métal. Cette action est plus évidente encore sur le sang.

La douleur produite par ces caustiques est en général très-intense, l'eschare sèche, imputrescible, bien circonscrite; une réaction vive et franche en détermine promptement la chute, et la plaie qui en résulte se cicatrise vite. Ils jouissent, en outre, de propriétés antihémorrhagiques.

Comme les alcalis et les acides, ces caustiques sont susceptibles d'absorption, et celle-ci est en raison de l'étendue de la cautérisation. L'intoxication que quelques-uns déterminent, réagit en particulier sur le tube digestif. L'auteur ajoute que la nature des symptômes et les lésions cadavériques mettent ce fait hors de doute.

Cette assertion, Messieurs, pourrait d'abord paraître erronée, car l'observation journalière démontre que, dans l'application régulière de ces métaux, les particules absorbées sont spécialement entraînées par les voies urinaires. Mais il faut remarquer qu'il ne s'agit pas ici d'un emploi régulier, mais d'accidents toxiques susceptibles de déterminer des troubles organiques et fonctionnels. Dans ces cas, en effet, la sécrétion urinaire est, la plupart du temps, frappée d'inactivité, et les sécrétions intestinales, les vomissements et les évacuations alvines, sont alors le moyen principal d'élimination du poison.

Quoi qu'il en soit, l'auteur conclut de ces considérations que les caustiques métalliques sont indiqués :

1° Quand il faut produire des eschares profondes et limitées, l'action de ces caustiques pouvant être calculée avec une grande précision ;

2° Pour détruire les tumeurs vasculaires ;

3° Pour obtenir des mortifications sèches, imputrescibles et une prompte cicatrisation ;

4° Enfin, pour prévenir les hémorrhagies.

Mais comme ces agents ne possèdent pas tous ces propriétés au même degré, c'est au chirurgien, dit l'auteur, à faire choix de celui qui réunira le mieux les conditions voulues, et, après avoir indiqué quelques précautions à prendre dans leur application, il les étudie chacun séparément.

Antimoine (chlorure).

Le premier dans l'ordre alphabétique est l'*antimoine* (chlorure) ; il en indique les propriétés physiques, la préparation ; il rappelle ses effets sur les tissus, déjà mentionnés au tableau, et son action fortement coagulante sur le sang. La douleur qu'il produit est très-vive, la réaction énergique ; l'eschare est éliminée le 12e jour, et la plaie ne tarde pas à se cicatriser. Son absorption donne lieu à des phénomènes analogues à ceux de l'émétique ; il peut même en résulter quelques accidents.

Le *beurre d'antimoine* est l'agent par excellence pour cautériser les plaies sinueuses; mais, pour obtenir des cautérisations profondes et circonscrites, il est nécessaire de lui donner une consistance plastique, en l'associant à la farine dans les proportions de 1 partie de chlorure pour 1, 2, 3 ou 4 parties de farine.

Cette pâte, étendue sur de la toile, en guise de sparadrap, se découpe en plaques proportionnées à l'étendue des surfaces à cautériser. Celles-ci seront, au préalable, dépouillées de leur épiderme.

L'auteur en conseille l'emploi pour détruire les tumeurs et les tissus, en observant toutefois que cet agent se rapproche par sa composition chimique des caustiques acides.

Arsenic.

Il ne sera question ici que de l'acide arsénieux sous la forme de « poudre de frère Come, » de « Dubois » et de « Rousselot. » L'auteur donne la formule de ces trois préparations dont la dernière lui semble mériter la préférence. Il l'a déjà dit, l'arsenic, différant en cela des autres caustiques, n'a d'action que sur les tissus vivants. Pourquoi cela ? Il l'ignore ; il entreprendra des recherches à ce sujet. En attendant, il croit avoir observé que son action sur le sang rend le sérum légèrement louche.

Passant ensuite à l'application de ce caustique, il indique les précautions à prendre pour assurer ses effets tout en prévenant les accidents toxiques ; et pour mieux faire comprendre sa manière d'agir sur les tissus, il cite un passage du mémoire de M. Manec, *sur l'emploi de l'arsenic dans les affections cancéreuses*. Dans ce passage, que nous résumons ici, M. Manec dit avoir constaté :

1° Que l'action de la pâte arsénicale s'étend bien au delà des parties en contact avec elles, qu'elle pénètre jusqu'aux limites de la masse cancéreuse, qu'elle empoisonne et frappe en quelque sorte de mort, pour s'arrêter aux tissus sains ;

2° Que l'absorption de ce caustique n'est pas suivie de danger quand l'application ne dépasse pas la largeur d'une pièce de deux francs ; que l'arsenic absorbé est éliminé par les urines dans l'espace de cinq à huit jours, et qu'en mettant un intervalle de dix jours entre deux applications, on évitera tout danger de ce côté.

Son action est fortement antihémorrhagique.

Messieurs, ces observations, si pleines d'intérêt d'ailleurs, ne sont pas nouvelles pour les lecteurs du Journal de la Société ; elles y ont été exposées dans un Mémoire de M. le docteur Serré, d'Arras, ancien interne de M. le docteur Manec. (Voir les numéros de juillet et août 1846). Il est vrai que les recherche ultérieures du professeur de la Salpêtrière viennent leur donner un degré d'importance de plus. Mais si l'opinion de ces auteurs est fondée, s'il est prouvé, comme ils l'avancent, que l'arsenic jouit d'une telle propriété et qu'il l'exerce jusque sur les racines qui irradient de la tumeur ; s'il est prouvé que les modifications produites par cet agent sur les tissus environnants, et consécutivement sur toute la constitution, puissent atténuer et anéantir le principe même du mal, notre auteur en tire une conséquence qui nous semble peu logique. En effet, après avoir accepté implicitement les idées de M. Manec, il conseille, en raison des propriétés toxiques de l'arsenic, et attendu que l'art possède des agents d'une énergie au moins égale et tout à fait inoffensifs, d'en restreindre l'emploi autant que possible. Il est évident que le mode d'action des caustiques est indépendant de leur degré d'énergie. L'agent auquel cet écrivain fait ici allusion est sans doute le chlorure de zinc; or, rien ne prouve que ce sel ait d'autres avantages sur l'instrument tranchant, que de modifier à sa manière la vitalité des tissus sur lesquels le cancer s'est développé. Canquoin prétend, à la vérité, avoir obtenu quatre-vingt-deux succès pour cent cas de cancer avec la pâte de chlorure de zinc; mais, en consultant les observations publiées par cet auteur, on reste convaincu que les faits, sur lesquels il s'est fondé, ne sont pas de nature à justifier cette prétention.

Argent (Nitrate d').

Après avoir donné le mode de préparation du nitrate d'argent, l'auteur expose la manière d'agir de ce sel sur les muqueuses, les plaies et la peau dépourvue d'épiderme, où il forme, dit-il, des chlorures insolubles et inertes, sans action sur l'organisme. Il rappelle les caractères de l'eschare et de la douleur, en observant que ce sel participant, par sa composition, des caustiques acides et métalliques, ne possède qu'une action antihémorrhagique peu marquée; que la réaction locale est faible, la chute de l'eschare tardive, mais bientôt suivie de la cicatrisation. Enfin, il détermine les conditions qui réclament son emploi, soit à titre de caustique et de neutralisant, soit à titre de simple modificateur.

Caustiques auriques.

Agent d'une grande énergie et participant, comme le précédent, de l'action des acides et des sels métalliques, l'auteur rappelle, en peu de mots, les effets du chlorure d'or sur la peau, les tissus sous-jacents et sur le sang, dont le coagulum mou lui semble plutôt le résultat de l'altération de ses principes albumineux que d'une combinaison saline. Cet agent ne détermine qu'une faible réaction; la chute de l'eschare est lente, mais la cicatrisation la suit de près. Après cet exposé, l'auteur entre dans quelques considérations sur la manière dont ce sel se combine avec les matières organiques; il en conclut que le chlorure d'or subit une réduction et que le chlore dégagé porte son action plus profondément. Cette théorie, d'accord avec l'observation, explique l'innocuité de l'absorption.

Comme le nitrate d'argent, il s'emploie à l'état solide ou de solution concentrée. On en a fait de nombreuses applications; mais l'auteur conseille de le réserver au traitement des affections spécifiques situées superficiellement, tels que scrofules, syphilis tertiaire, quelques affections cutanées et particulièrement les tumeurs cancroïdes. Toutefois, il fait remarquer que sa composition chimique le rend impropre à la cautérisation des tissus gorgés de sang.

Caustiques cupriques.

Ils sont au nombre de deux: l'acétate et le sulfate de cuivre; le premier inusité, le second introduit par Payan sous forme de pâte, dont notre auteur dit n'avoir jamais fait usage sur le vivant.

Caustiques mercuriques.

Au nombre de deux aussi: le bichlorure et le nitrate acide de mercure. Le premier, dont l'auteur donne la préparation et les propriétés physiques, s'emploie à l'état solide sous forme de trochisques avec ou sans addition de minium, en dissolution concentrée dans l'eau ou l'alcool, et sous forme de pâte composée de 1 p. sublimé, 3 p. farine, eau q. s. Sans action sur la peau revêtue de son épiderme, il donne lieu, sur le derme dénudé et sur les tissus sous-jacents, à une eschare bien circonscrite, ferme, imputrescible, d'une profondeur proportionnée à la durée de l'application. Il coagule le sang en masse, produisant une douleur intense et une vive réaction inflammatoire. L'eschare tombe vers le septième jour, laissant à nu une plaie rouge d'une prompte cicatrisation. Il forme, avec l'albumine, un sel très-soluble, l'albuminate de mercure, dont les effets toxiques sont d'autant plus à redouter que le caustique agit sur une plus large surface.

A l'état liquide, on le recommande dans la cautérisation des plaies de mauvaise nature, et spécialement de nature syphilitique, des végétations vénériennes, et dans le but de faire avorter les bubons.

L'usage des trochisques est assez connu.

La pâte est réservée aux cautérisations profondes et pour détruire des tumeurs vasculaires. Dans les ulcères et les lésions cutanées dépendantes de la syphilis, on lui préfère, comme moins dangereux, le composé suivant.

Nitrate acide de mercure.

Ce caustique contient 71 p. c. de deuto-chlorure en dissolution; il est plus énergique que le nitrate d'argent. Sa composition chimique le rapproche également des acides. Son action antihémorrhagique est peu marquée; il transforme le sang en bouillie épaisse plutôt qu'en coagulum. Il est, en outre, doué de propriétés spécifiques. Il entame la peau non dépourvue d'épiderme, donnant naissance à une eschare ferme, limitée, mais assez molle. La douleur qui en résulte est assez forte, la réaction vive; la chute de l'eschare s'effectue vers le dix-huitième jour, sans presque fournir de pus. La plaie, de teinte vermeille, se cicatrise promptement.

Son action est plus profonde que celle du nitrate d'argent, car sa décomposition est moins complète. Comme le bichlorure, il forme un albuminate soluble dont l'absorption produit quelquefois le ptyalisme. De là son usage spécialement réservé aux constitutions contaminées par le principe syphilitique. La manière d'employer ce caustique et les indications principales de son emploi en chirurgie, terminent ce paragraphe.

Vient ensuite un parallèle entre le nitrate d'argent, le chlorure d'or et le nitrate acide de mercure, qui, par leur liquidité, leur énergie et leur mode d'application, ont entre eux une certaine analogie.

Participant tous trois de la nature des acides, ces caustiques sont peu plastiques et peuvent donner lieu à des hémorrhagies. Les deux derniers, plus énergiques que le sel d'argent, ne s'appliquent guère qu'à l'état liquide et pour pratiquer des cautérisations superficielles, pourvu que les tissus sur lesquels on opère ne soient pas gorgés de sang. Le chlorure d'or et le nitrate d'argent, n'exposant à aucun accident consécutif, devront être préférés pour la cautérisation de larges surfaces. Dans les ulcères syphilitiques, au contraire, et surtout lorsque leur base est engorgée, comme dans l'ulcération avec engorgement du col utérin, le nitrate acide de mercure reprend l'avantage. Les affections scrofuleuses, les affections cutanées, telles que lupus, cancroïdes..., les accidents tertiaires réclament de préférence l'emploi du chlorure d'or ; toutefois, dans les petites ulcérations ou plaies sanguinolentes et fongueuses, il vaut mieux employer le nitrate acide de mercure, à cause de ses propriétés plastiques.

Permettez-nous, Messieurs, de vous exprimer en peu de mots notre opinion sur le mode d'action que l'auteur prête, dans les paragraphes précédents, aux caustiques spécifiques. Selon cet écrivain, d'accord en cela, pensons-nous, avec le plus grand nombre de praticiens, ces agents ne doivent les avantages qu'on en retire dans le traitement de certaines formes de la syphilis, qu'à ces propriétés, indépendamment de la modification locale qu'ils impriment aux tissus. Mais cela ne peut être vrai, ce nous semble, que pour autant que le traitement général soit resté incomplet et que le principe du mal ne soit pas tout à fait éteint; car nous concevons alors que l'absorption locale puisse contribuer, pour sa part, au traitement général. Dans le cas contraire, c'est-à-dire lorsque les effets de l'infection générale survivent à l'anéantissement du principe morbide et que leur persistance ne dépend plus que de l'altération toute locale des tissus, dans ce cas, disons-nous, ces agents n'ont plus rien à faire à titre de spécifiques, et leurs effets dépendent uniquement de leur action locale.

Si cette manière de voir est fondée, elle doit rendre les praticiens plus sobres dans l'emploi des caustiques mercuriels, qui ne sont pas toujours exempts d'inconvénients, dans les cas mêmes où leur action est le mieux indiquée.

Caustiques stanniques.

Le chlorure d'étain, seul composé stannique dont l'auteur fasse ici mention, se rapproche, dit-il, par son action, du chlorure d'antimoine, auquel il est d'ailleurs de beaucoup inférieur.

Caustiques zinciques.

Sel déliquescent à l'air, le chlorure de zinc est appelé pour cette raison *beurre de zinc*; l'auteur en décrit les propriétés chimiques et physiques et son mode de préparation. Employé depuis longtemps à l'état liquide, comme escharotique, son action, sous cette forme, comme celle de la plupart des caustiques liquides, est peu énergique. Canquoin en a composé une pâte qui porte son nom, d'une application commode et jouissant d'une grande activité. C'est sous cette forme seulement que notre auteur étudie les propriétés du chlorure de zinc. Canquoin en donne trois formules :

N° 1. Chlorure, 1 p., farine, 2 p.

N° 2. Chlorure, 1 p., farine, 3 p.

N° 3. Chlorure, 1 p., farine, 4 p.

M. Bonnet emploie parties égales de chlorure et de farine de seigle ; et pour rendre le mélange plus visqueux et plus ductile, il a substitué l'alcool à l'eau. Etendu sur de la toile à l'aide d'un rouleau, il forme un sparadrap caustique qui se découpe en plaques, selon la forme et l'étendue des surfaces à cautériser.

Sans action sur la peau couverte de son épiderme, ce caustique donne lieu, sur le derme dénudé et les tissus sous-jacents, à une eschare ferme, grisâtre, bien circonscrite dans les limites de l'application, et d'une grande épaisseur. Celle-ci peut être calculée avec une précision en quelque sorte mathématique. Une solution concentrée de ce sel, versé sur du sang ou de la sérosité, en coagule promptement l'albumine en une masse homogène qui acquiert et conserve longtemps une grande consistance.

Cette particularité de n'agir que sur les points dénudés en circonscrit l'action dans les limites voulues. Une application de 24 heures donne lieu à une eschare de huit millimètres d'épaisseur. Son action est plus rapide encore sur les tissus gorgés de sang. Il produit une violente douleur qui se prolonge au-delà de l'application. La réaction qu'il produit est prompte et très-vive, bornée au pourtour de la mortification, qui commence à se détacher le quatrième jour, pour tomber vers le dixième. Les bords de la plaie semblent formés par un emporte-pièce ; sa surface est vermeille et sa cicatrisation rapide. Aucune hémorrhagie n'est à craindre. Un léger mouvement fébrile accompagne ordinairement la cautérisation.

Son absorption, tout à fait inoffensive, peut cependant déterminer quelques coliques passagères, analogues à celles du plomb, mais bien moins fortes (Orfila). C'est, dit l'auteur, le meilleur des caustiques métalliques ; pénétrant par imbibition, il va coaguler le sang jusque dans les vaisseaux.

Il en conclut que le chlorure de zinc est indiqué :

1° Pour obtenir une cautérisation profonde et limitée, son action pouvant se calculer avec précision ;

2° Pour détruire les tumeurs vasculaires ;

3° Dans les cas qui nécessitent des eschares sèches, imputrescibles et une prompte cicatrisation ;

4° Quand il y a lieu de craindre une hémorrhagie ;

5° Pour cautériser en desséchant les tissus.

Dans ces conditions, le chlorure de zinc est effectivement comme le dit l'auteur, le meilleur des caustiques métalliques ; mais cette proposition, énoncée d'une manière absolue, comme il vient de le faire, n'est plus aussi exacte ; car il y a certaines affections, les affections cancéreuses et syphilitiques, par exemple, où il doit céder le pas à des agents jouissant de propriétés spéciales.

Ici, Messieurs, se termine la première partie de ce travail, d'ailleurs fort volumineux. Elle est traitée avec un talent et une supériorité de vue incontestable. Le tableau indiquant la manière d'agir des caustiques sur le cadavre, ouvre, comme nous l'avons vu, une voie nouvelle d'expérimentation au praticien; il ne sera plus réduit désormais aux essais sur l'homme vivant pour étudier l'action des caustiques nouveaux.

La division des caustiques en *alcalins*, *acides* et *métalliques*, n'est pas seulement fondée sur la différence de composition de ces corps; elle l'est encore sur la différence d'action que chaque série exerce primitivement sur les tissus et consécutivement sur le reste de l'économie. Ainsi, action dissolvante sur les tissus et sur le sang, tendance aux hémorrhagies, eschares molles, facilement putrescibles, réaction locale faible, chute tardive de la mortification, accompagnée d'une abondante suppuration, plaie blafarde se cicatrisant avec lenteur, tels sont les effets locaux et immédiats des caustiques alcalins. Quant aux effets généraux consécutifs à l'absorption de ces agents, ils sont nuls ; les acides qu'ils rencontrent dans les tissus neutralisent leur action en donnant naissance à des sels qui ont leurs analogues dans l'organisme et sont partant tout à fait inoffensifs.

La conséquence que l'auteur tire de ces faits est d'accord avec la pratique généralement admise; selon lui, les caustiques alcalins sont plus particulièrement indiqués pour établir des fonticules et pratiquer des ouvertures destinées à donner issue à des liquides pendant un certain temps.

Dans la deuxième classe, classe intermédiaire, les caractères génériques des caustiques sont moins tranchés; leur action, primitivement coagulante, devient bientôt dissolvante; elle prédispose moins aux hémorrhagies; la douleur est plus vive, la réaction plus prononcée; l'eschare, mal circonscrite, est moins pulpeuse, moins putrescible ; le travail d'élimination et de cicatrisation surtout est en général plus actif. Leur absorption ne donne lieu non plus à aucun phénomène toxique, neutralisés qu'ils sont par l'action des alcalis qui les transforment en sels existant primitivement dans nos liquides. De cette façon d'agir, participant de l'action des alcalis et des sels métalliques, mais inférieurs à ces caustiques dans les circonstances qui en réclament l'emploi, l'auteur conclut non moins logiquement qu'à part certains cas déterminés, il faut donner la préférence à l'un ou à l'autre de ces derniers, qui possèdent des propriétés plus tranchées.

Les caustiques de la troisième classe jouissent d'une action plus profonde et antihémorrhagique; l'eschare est plus épaisse, plus consistante, mieux circonscrite et imputrescible; la douleur est plus intense, la réaction vive, la chute de l'eschare prompte, la plaie vermeille et la cicatrisation se fait moins attendre. Ceux qui sont susceptibles de résorption, qu'ils forment ou non avec les éléments du sang, et surtout avec l'albumine, des composés sans analogues dans les tissus, exercent sur l'organisme une action spéciale plus ou moins manifeste et quelquefois toxique. Ils sont éliminés par les voies d'excrétion. De là l'indication des caustiques métalliques : 1° dans les cas que nous venons d'énumérer à propos du chlorure de zinc; 2° dans certaines affections de nature particulière ou spécifique ; 3° comme moyens révulsifs puissants.

Il nous semble, Messieurs, que cette division remplit toutes les conditions désirables dans l'état actuel de la science : les caractères du genre y sont distincts, bien tranchés ; les phénomènes physiologiques parfaitement exposés; les indications thérapeutiques rigoureusement déduites, en un mot, cette classification favorise et simplifie considérablement l'étude des agents caustiques et de leur application à la pathologie. La partie chimique est d'ailleurs, comme vous l'avez compris, parfaitement à la hauteur des connaissances actuelles; le rôle des caustiques sur les tissus, leurs combinaisons avec les éléments de nos liquides, et enfin leur action consécutive sur l'organisme, y sont traités avec un talent réel.

Mais si nous suivons l'auteur dans l'étude des caustiques en particulier, l'on ne tarde pas à s'apercevoir qu'il ne donne pas à chacun le degré d'attention qu'on leur accorde d'ordinaire dans la pratique. Nous nous bornons à constater ce fait qui résulte évidemment de la supériorité, peut-être un peu trop absolue, que l'école de Lyon accorde au chlorure de zinc. Or, il eût été bien difficile, dans le court délai d'un concours, de se livrer à de nouvelles recherches à ce sujet, d'autant plus qu'elles n'eussent été justifiées, la plupart du temps, que par un intérêt purement scientifique.

D'un autre côté, vous avez dû remarquer que la règle établie par M. Ferrand, à l'égard des caustiques métalliques possédant un excès d'acidité, n'est pas toujours d'une application bien rigoureuse. Ainsi le chlorure d'antimoine qui, d'après ce principe, devrait agir sur l'épiderme, ne l'entame point; ainsi, le même caustique qui, en raison de sa composition, devrait liquéfier le sang et prédisposer aux hémorrhagies, n'en exerce pas moins une action plastique bien marquée.

(*La suite au prochain numéro.*)

SOCIÉTÉ DE MÉDECINE.

Séance du 22 *mai* 1854. — Présidence de M. Théodore Perrin.

Correspondance. — La Société reçoit :

1° *Études cliniques sur les eaux de la Motte* (1re livraison), par M. Buissard, inspecteur.

2° *Procès-verbal de la séance publique de la Société impériale de Marseille et rapport sur les travaux de l'année*, par M. Mélier, secrétaire-général.

3° *Traité théorique et pratique des maladies des vieillards*, par M. Durand-Fardel.

4° *Revue médicale*, n° du 15 mai.

DE LA CAUTÉRISATION APPLIQUÉE AUX POLYPES NASO-PHARYNGIENS.

Dans ce Mémoire, M. Desgranges établit d'abord ce principe que la cautérisation, en détruisant le pédicule des polypes, s'oppose à leur récidive et donne seule une complète guérison. Il prouve ensuite par des faits tirés de la pratique de M. le professeur Nélaton et de la sienne, que la cautérisation procure ce résultat et il montre que le chirurgien de l'hôpital Saint-Antoine, en appliquant cette méthode à la cure des polypes naso-pharyngiens, a réalisé un véritable et important progrès. Mais le procédé de cet opérateur pour porter le caustique jusque sur la base du polype, offre plusieurs inconvénients. Ce n'est, en effet, qu'après avoir divisé le voile du palais, l'avoir disséqué et rejeté sur les côtés, puis réséqué la voûte palatine pour mettre le polype à découvert, que M. Nélaton agit sur ce dernier par l'extirpation et consécutivement par la cautérisation. Or, la cautérisation au moyen du caustique de Vienne solidifié, telle que la pratique ce chirurgien, exige qu'on y revienne plusieurs fois et n'atteint son but qu'après 8, 10, 12 et même 15 jours d'applications répétées. Et tout n'est pas fini. Il faut ensuite réparer les désordres préliminaires qu'a nécessités la cautérisation, c'est-à-dire restaurer le voile du palais par la staphyloraphie et l'on sait les difficultés de la manœuvre, non moins que l'imperfection et la longueur des résultats.

Frappé de ces inconvénients, M. Desgranges propose un procédé nouveau qui a pour but essentiel de tenir du chlorure de zinc appliqué au point d'implantation du pédicule, et de l'y fixer assez exactement pour qu'il ne s'en détache aucune parcelle, dont la pénétration dans les voies digestives occasionnerait des accidents graves.

Ainsi se trouve remplie l'indication première, de détruire les tissus qui sont habituellement le point de départ de la récidive; et la cautérisation ne dure que quelques heures, sans qu'il soit besoin de diviser le voile du palais ni de perforer la voûte palatine.

Le *caustique* le plus convenable est la pâte faite avec parties égales de chlorure de zinc et de farine, laquelle est ensuite étendue sur une toile, de façon à donner un sparadrap caustique. La pâte, prise en magdaléon, pour le cas actuel, aurait l'inconvénient de se briser, d'échapper par là aux moyens de fixité et d'enlever à l'opération sa précision et sa sécurité.

§ I. *Instruments.*

1° *Appareil frontal* (fig. 1). — Coupe de la face, destinée à montrer l'intérieur de la narine gauche, le crâne étant intact. Elle s'exécute par un trait de scie médian, d'avant en arrière, sur lequel on conduit un second trait de scie perpendiculaire, rasant le sourcil et passant près du pavillon de l'oreille.

Figure 1.

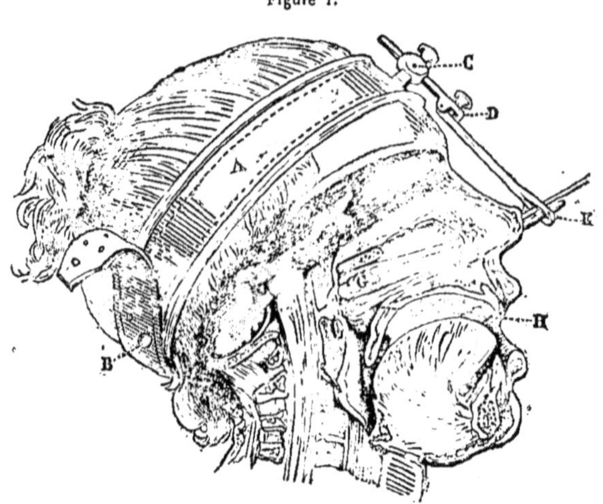

A. Couronne de l'appareil.	E. Pince terminale.
B. Bouton d'appareil.	F. Baleine chargée de caustique.
C. Olive tournante.	G. Tampon de charpie.
D. Articulation en genou.	H. Spatule.

Construit, pour les insufflations de la trompe, sur les données de Kramer, cet appareil se compose d'une couronne et d'une tige mobile. La couronne, faite d'un ressort d'acier, s'adapte et se fixe à la tête par la courroie, au point B; elle porte en avant une olive qui tourne à frottement dur. La tige, cylindrique en haut, est reçue dans l'olive, où elle glisse et tourne à volonté; elle est brisée à son milieu par une articulation en genou; enfin elle se termine par une petite pince (fig. 2).

Figure 2.

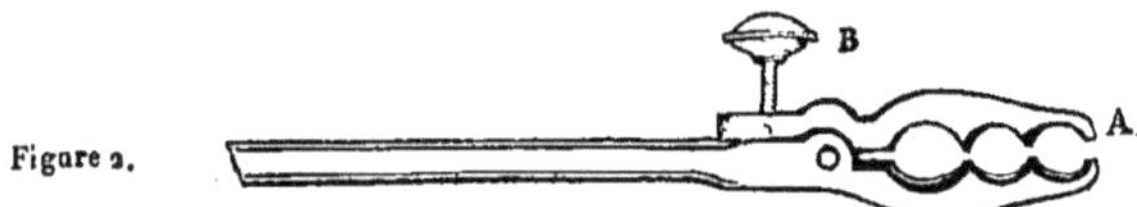

A. Valve mobile.
B. Vis de pression agissant sur la valve par le mécanisme du levier.

Tous ces points mobiles prennent de la fixité au moyen de vis de pression adaptées à chacun d'eux. De plus, cette tige jouit de tous les mouvements : de l'inclinaison latérale, par la rotation de l'olive C.; de la rotation sur elle-même et de l'allongement, par la manière dont elle s'unit à l'olive; elle se fléchit en genou, et peut dès lors se prêter à toutes les positions que prend la spatule qu'elle est destinée à maintenir.

2° *Spatule.* — C'est une tige d'acier arrondie, longue de 0^m, 12 à 0^m, 13, et aplatie à l'une de ses extrémités, comme le représente la figure 3, de grandeur naturelle.

Figure 3.

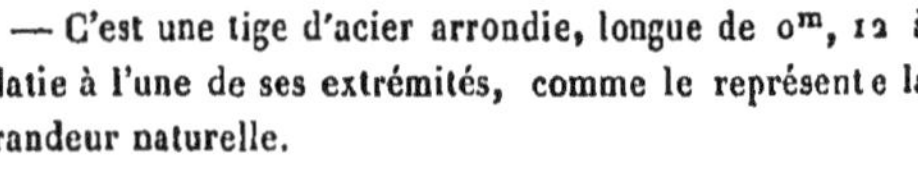

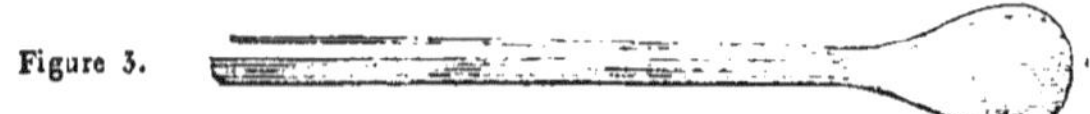

3° *Baleine flexible* (fig. 4 et 5). — Destinée à porter le caustique dans le pharynx, elle est longue de 0^m, 25 environ, et très-mince, pour contourner facilement le voile du palais; en outre, elle s'élargit à celle de ses extrémités qui reçoit le caustique, et, pour qu'on puisse mieux l'y fixer, elle est percée de cinq ou six trous en cet endroit. L'extrémité opposée n'est percée que d'un trou pour le fil qui fait suivre le trajet de la bouche aux narines.

Figure 4.

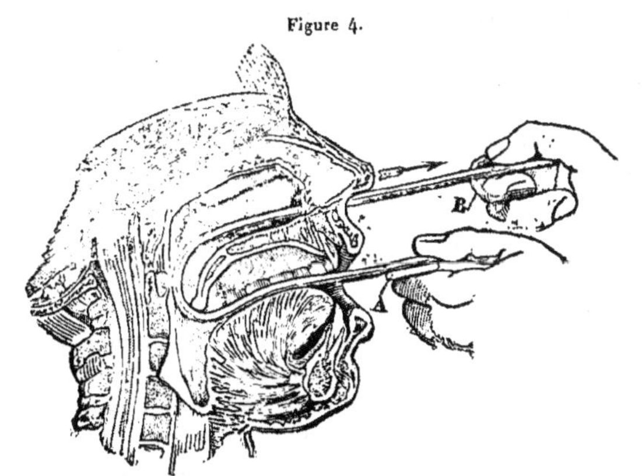

A B. Baleine flexible passée dans la bouche et le nez.
A. Extrémité chargée de caustique.

Figure 5.

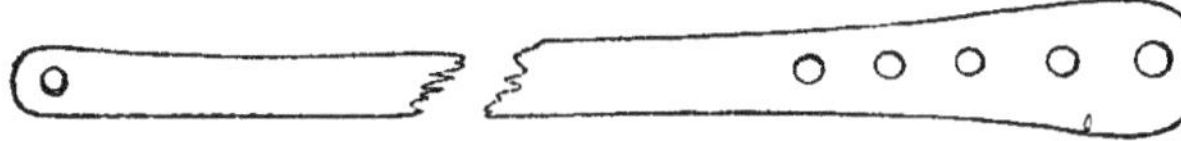

La baleine vue séparément (grandeur naturelle).

4° *Une sonde de Belloc*, du fil et de la charpie.

§ II. *Manuel opératoire.*

Préalablement à la cautérisation, l'ablation du polype est indispensable, soit par l'arrachement, s'il est petit, mou, saisissable : soit par la ligature, s'il est dur, gros, pédiculé ; et, dans ce cas, il est impossible de tout faire dans la même séance.

Une fois le polype enlevé, voici comment on procède à la cautérisation :

Premier temps. — *Relever le voile du palais.* — A cet effet, on passe derrière le voile du palais un gros fil dont les chefs ressortent par la bouche et par le nez ; chefs que l'on noue fortement sur un rouleau de diachylon, afin de protéger la lèvre supérieure.

Le voile du palais est ainsi ramassé vers son insertion palatine, et l'isthme du gosier agrandi en forme de triangle ; ce qui permet d'arriver en ligne droite de la bouche au pharynx, au lieu d'avoir à contourner le bord libre d'un organe flottant.

Deuxième temps. — *Passage de la baleine chargée de caustique.* — Au moyen d'un fil passé par la bouche et le nez, et fixé par son chef buccal à l'extrémité de la baleine, on attire celle-ci, puis on la fait contourner le voile du palais (fig. 4), en même temps qu'avec l'index de l'autre main on dirige l'extrémité chargée du caustique. Ce temps s'exécute avec promptitude et élégance. Une fois le caustique arrivé au point voulu, on charge un aide de maintenir la baleine en place, jusqu'à ce que le tamponnement soit exécuté.

Troisième temps. — *Tamponnement du pharynx.* — Le chirurgien, pour plus de commodité, peut se mettre en arrière, et conduire avec l'index des tampons de charpie dans la portion nasale du pharynx, jusqu'à ce qu'elle soit remplie ; il les tasse, les serre de façon non seulement à fixer le caustique au lieu d'élection, mais aussi à empêcher les mucosités chargées de caustique de couler sur le pharynx, au-delà du point malade.

Quatrième temps. — *Immobilisation du tamponnement.* — Tandis que d'une main on soutient le tamponnement pharyngien, de l'autre on conduit la spatule par la narine qui a reçu la baleine, en ayant soin de la tenir oblique de haut en bas et de raser le plancher nasal, afin d'arriver plus aisément au-dessous du tampon et d'y remplacer le doigt. Cela fait, on presse assez énergiquement sur le tampon la spatule faisant levier ; puis il ne reste plus qu'à l'arrêter au moyen de l'appareil frontal (fig. 1).

L'*appareil frontal* peut se placer à ce moment de l'opération, ou encore, si on le préfère, avant de commencer. M. Desgranges fait des deux façons, et il n'a pas trouvé que l'une fût supérieure à l'autre. Il va sans dire, aussi, que l'appareil sera placé dans une position qui laisse la tige arriver commodément sur la spatule, et que toutes les pièces seront convenablement serrées par les vis de pression. Mais ce sont là des détails auxquels l'habileté de l'opérateur pourvoira largement, sans qu'il soit nécessaire d'en dire davantage. Enfin, l'opération s'achève en rendant au voile du palais sa liberté.

§ III. *Suites de l'opération.*

La cautérisation des polypes naso-pharyngiens n'est point, suivant notre collègue, une œuvre difficile ; elle ne serait pas douloureuse au moment de l'exécution, si ce n'était la sensation désagréable et les efforts de vomissements que provoquent le contact des doigts, des instruments, et l'immobilisation du voile du palais.

L'opération n'est point, du reste, de longue durée, lorsque le malade s'y prête. Somme toute, elle n'est point de celles qui réclament l'anesthésie, indépendamment des embarras qu'il y aurait à agir pendant la période d'excitation.

La *durée de l'application* reste subordonnée à l'épaisseur des tissus à détruire ; mais il semble difficile que quatre ou cinq heures ne suffisent pas dans les cas simples, et sept à huit dans les cas compliqués. Au reste, si la première cautérisation n'allait pas à fond, si elle n'entamait pas le périoste, l'eschare tomberait du huitième au dixième jour, et, par ce qui aurait été attaqué, on jugerait du temps nécessaire pour emporter le reste. Quand le périoste est atteint, c'est-à-dire quand la dénudation des os doit suivre la chute de l'eschare, celle-ci met beaucoup plus de temps à se séparer : quinze ou vingt jours environ.

La *douleur* causée par la cautérisation est à son maximum dans les deux ou trois heures qui suivent l'opération ; plus tard, elle devient plus sourde, plus supportable sans pourtant disparaître. Elle est accompagnée d'une *gêne dans la déglutition*, liée à une véritable angine traumatique, mais aussi angine éphémère ; car, au bout de deux ou trois jours, les malades cessent de s'en plaindre.

La *congestion pharyngienne* qui suit la cautérisation se traduit à l'extérieur par une légère bouffissure de la face, particulièrement aux paupières et sur les régions malaires.

La *fièvre* est nulle ou sans gravité, l'appétit revient vite, et généralement, au bout d'un septénaire, tout est rentré dans l'ordre. Il faut une sensibilité spéciale pour que les troubles généraux aient quelque consistance ; mais encore, dans ce cas, le pronostic reste très-favorable.

L'*eschare* tombe par petits fragments, du huitième au quinzième jour, quelquefois au vingtième, laissant à nu l'apophyse basilaire et, en partie, l'arc antérieur de l'atlas, si l'on a appuyé le caustique contre la paroi postérieure du pharynx.

Les *soins généraux* sont ceux de toute opération : réduction de régime, boissons délayantes, aussi longtemps que dure le mouvement fébrile ; les *soins spéciaux* se réduisent à des injections nasales détersives, à des gargarismes légèrement astringents, dirigés spécialement contre l'angine, suite de la cautérisation.

§ IV. *Avantages du procédé nouveau.*

L'opération de M. le professeur Nélaton constitue un progrès trop réel pour qu'il vienne à l'idée de M. Desgranges d'en exagérer les inconvénients, et de chercher à mettre ainsi plus en relief son procédé.

Mais n'est-il pas évident que la division du voile du palais nécessite plus tard la staphyloraphie; que la perforation palatine, qui ne se ferme pas ou ne se ferme que très-lentement, puisqu'elle n'est pas complète au bout de quinze mois; que cette cautérisation, enfin, qu'il faut pratiquer à diverses reprises, laissent un *desideratum* important à combler.

Avec le chlorure de zinc, une cautérisation de cinq à six heures suffit. Elle se fait sans danger pour le malade, grâce au soin que l'on prend de protéger les parties voisines; elle met à couvert des hémorrhagies, avantages que n'ont pas les caustiques alcalins, qui, contrairement au premier, rendent le sang diffluent; enfin, est-il besoin de faire remarquer que l'intégrité de la voûte et du voile du palais valent mieux qu'une oblitération lente à venir, difficilement complète, qu'une staphyloraphie même bien réussie?

En résumé, cautérisation en quelques heures, intégrité de la voûte du palais et de son voile, innocuité parfaite, voilà des avantages qu'on ne saurait refuser au procédé nouveau.

Comme corollaire à son mémoire, M. Desgranges a ajouté trois observations trop récentes suivant lui pour être d'un grand poids, mais qui reprennent une grande importance pour établir la possibilité et l'innocuité de la cautérisation.

Obs. Ire. *Polype du pharynx; arrachement; deux cautérisations de sept heures avec le chlorure de zinc : la première imparfaite, la seconde bien réussie; eschare limitée; dénudation des os; point d'accidents locaux ni généraux.*

Claude Merlin, âgé de quinze ans, vient à l'Hôtel-Dieu, salle Saint-Louis, n° 63, pour une entorse, et tandis qu'il est en traitement, il se plaint de ne pouvoir respirer librement par le nez.

La narine gauche est libre. La droite permet l'inspiration; mais à l'expiration le passage est fermé, comme si un tampon s'appliquait exactement à l'orifice postérieur. Le voile du palais est à sa place; l'isthme du gosier et le pharynx paraissent libres. La parole, la déglutition sont faciles; la face, dans son ensemble, est régulière, expressive.

Si l'on introduit profondément le doigt dans la gorge, en le relevant pour explorer les orifices postérieurs des narines, on trouve à droite un polype arrondi, fixé par un mince pédicule à la voûte pharyngienne.

État général bon.

13 septembre. Une fois ce polype arraché avec les pinces, on porte au point d'implantation un morceau de chlorure de zinc lié sur un tampon de charpie. On essaie de le poser convenablement, puis on le fixe au moyen de l'appareil frontal, et durant six heures environ on le maintient en place.

Le résultat de cette opération n'est pas aussi parfait qu'on l'aurait désiré, en ce sens que la voûte du pharynx, sur laquelle on tenait à mettre le caustique n'a pas été atteinte, et que tout a porté sur la cloison nasale et sur le voile du palais vers son insertion à la voûte palatine.

Néanmoins, de ce fait ressort une fois de plus la possibilité de tenir dans le pharynx, sans danger, du caustique de Canquoin.

Les suites de l'opération ont été d'abord une douleur assez vive, une fièvre insignifiante, puis un peu de bouffissure au front, à la racine du nez et aux paupières inférieures. La déglutition, gênée un peu le premier jour, s'est bien vite rétablie; la parole est restée naturelle, et toujours l'état général a été excellent.

Jusqu'au 26, l'eschare est tombée par petits fragments noirâtres, en même temps que les accidents locaux se sont calmés; le voile du palais a repris sa souplesse; en un mot, tout est rentré dans l'ordre.

28 septembre. *Nouvelle cautérisation*, exécutée cette fois suivant toutes les règles du nouveau procédé; aussi le caustique touche-t-il parfaitement la voûte du pharynx, et, grâce au tamponnement exact, l'eschare y est bien limitée.

Les suites immédiates de cette opération, comme celles de la première, ont été une douleur assez vive durant les sept heures de l'application, un peu de gêne dans la déglutition, et un léger mouvement fébrile d'assez courte durée.

Plus tard, ce jeune garçon s'est plaint de douleurs aux oreilles, de roideur à la région cervicale, sans que pourtant il parût beaucoup souffrir. Dans tous les cas, il a repris bien vite son régime ordinaire.

17 octobre. L'eschare a mis jusqu'à ce jour pour se détacher, à raison probablement de ses adhérences intimes à l'apophyse basilaire, que l'on sent à nu, en même temps qu'une portion de l'arc antérieur de l'atlas; par conséquent on est bien assuré qu'en ce point tous les restes du pédicule, ainsi que les germes d'un nouveau polype, ont été radicalement extirpés. — *Exeat.*

Obs. II. *Polype mou, bilobé du pharynx et de la narine droite; polype de la narine gauche. Arrachement, cautérisation de la voûte pharyngienne durant cinq heures avec le chlorure de zinc. Point d'accidents locaux ni généraux.*

Le 22 février 1854, Françoise Maudray, cinquante ans, revendeuse, entre à l'Hôtel-Dieu pour des polypes mous, rougeâtres, qui obstruent les fosses nasales, et s'avancent à droite jusqu'à l'orifice antérieur de cette cavité; tandis qu'à gauche ils en sont plus éloignés.

Dans la bouche, pas de lésions apparentes; le voile du palais est dans la situation normale. L'isthme du gosier a ses dimensions ordinaires; mais si l'on porte profondément le doigt derrière le voile du palais pour explorer la voûte pharyngienne, on trouve à droite un polype mou, lisse, et gros tout au plus comme une noisette. Son implantation se fait en haut vers l'extrémité postérieure de la fosse nasale correspondante, et, vient-on à le pousser d'arrière en avant, il s'y loge en totalité, refoulant plus en avant le polype nasal.

D'où il suit que chez cette femme il y a une triple production polypeuse : une à gauche, indépendante; deux à droite, réunies par un pédicule commun, formant ainsi une tumeur bilobée, dont une partie se loge dans la cavité nasale, et dont l'autre reste pendante dans le pharynx.

2 mars. *Arrachement des polypes* d'abord, puis immédiatement après *cautérisation durant six heures par le procédé nouveau*, du côté droit seulement.

3 mars. Douleurs assez vives, hier; nuit passablement agitée, déglutition extrêmement pénible. Céphalalgie, inappétence, langue blanche, peau sèche; pouls dépressible, à 75 pulsations.

Les jours suivants tous ces accidents se calment, sauf la sensibilité pharyngienne, qui persiste et fait redouter extrêmement à la malade l'exploration de la région; aussi ne nous a-t-elle permis ni d'apprécier les limites de l'eschare ni d'en suivre les phases d'élimination.

10 mars. La malade, qui va bien, se refuse à une pareille application du côté gauche. Sur sa demande, elle sort.

Obs. III. *Polypes des narines; polype naso-pharyngien. Arrachement de ces polypes; cautérisation ultérieure du pharynx. Point d'accidents locaux, mouvement fébrile sans gravité.*

Angélique Delmas, vingt-quatre ans, d'une assez bonne constitution, quoique nerveuse, entre à l'Hôtel-Dieu de Lyon le 26 mars 1854. Elle raconte que, pour la première fois, il y a sept ans, elle ressentit de la gêne dans la respiration nasale, mais qu'elle ne s'en inquiéta point, jusqu'au moment où le passage de l'air fut complètement intercepté.

Ce fut en janvier 1854 seulement qu'elle se soumit à une opération dont le résultat, il est vrai, laissa beaucoup à désirer, car six jours après la gêne respiratoire était revenue ce qu'elle était auparavant.

Aujourd'hui la respiration nasale est encore possible à gauche, bien que gênée ; à droite, elle est complètement nulle. Pourtant les narines ne sont point obstruées de masses polypeuses, jusqu'auprès des orifices antérieurs ; ce n'est qu'en examinant profondément que l'on finit par en découvrir des deux côtés.

Dès lors on soupçonne l'existence d'un polype naso-pharyngien, qui, par son application sur les orifices postérieurs des narines, ferme le passage à l'air.

En effet, le doigt, profondément introduit dans la gorge, y fait découvrir un polype gros comme une petite noix, lequel est implanté à la voûte pharyngienne par un pédicule très-mince, peu allongé, et très-rapproché de l'orifice postérieur de la narine droite. Ce polype ne dépasse que fort peu le plancher nasal ; il laisse au voile du palais sa direction normale. On le sent très-distinctement, surtout quand on le touche avec précaution, autrement il s'engage dans la narine droite, où il disparaît aux trois-quarts. La surface en est lisse, la substance molle, et jusqu'ici la cloison nasale n'a point subi de déviation.

A part la gêne de la respiration et le timbre nasonné de la voix, les fonctions du pharynx sont faciles ; la santé générale, non plus, n'a subi aucune atteinte.

29 mars. Extraction des polypes : à gauche, avec les pinces ordinaires; à droite, au moyen d'une petite pince droite, qui pénètre bien plus aisément que la courbe jusque sur le polype naso-pharyngien.

Ce polype, comme les détritus enlevés précédemment, est *mou, lardacé*, recouvert d'une muqueuse fine, vasculaire ; à l'intérieur, il est formé de tissus cellulaires infiltrés de sérosité albumineuse, que la pression fait sourdre en une couche transparente.

Les suites de cette opération ont été : un mouvement fébrile assez prononcé, un peu de bouffissure de la face, des douleurs au nez et dans le pharynx, un peu de gêne dans la déglutition ; mais, au bout de quelques jours, la fièvre a disparu, l'appétit est redevenu bon, et l'on a pu songer à la cautérisation pharyngienne.

5 avril. *Application de chlorure de zinc durant cinq heures.*

6 avril. Nuit agitée, céphalalgie, déglutition difficile, fièvre.

On sent, à la paroi supérieure du pharynx, l'eschare produite par le caustique ; on la suit dans la fosse nasale, sans qu'il soit possible néanmoins d'arriver jusqu'à sa limite antérieure.

Ces accidents des premiers jours, sans gravité aucune, se dissipent rapidement; le 10 avril, le pouls est calme, régulier, la tête libre, les nuits paisibles. L'angine traumatique seule persiste encore deux ou trois jours.

19 avril. La malade, bien rétablie, dit qu'elle a expectoré et mouché de petites pellicules noirâtres; ce qui provient évidemment de l'eschare en voie d'élimination ; mais jusqu'à présent il n'y a que les bords des parties mortifiées qui soient détachés ; le centre en est toujours dur, adhérent, probablement parce qu'elle comprend toute l'épaisseur des tissus jusqu'à l'os.

Sur sa demande, *exeat.*

Discussion. — M. Pétrequin approuve le procédé de M. Desgranges; il a sur celui de M. Nélaton l'avantage d'être plus simple, plus pratique, plus rapide et de réduire beaucoup l'opération, en évitant la division du voile du palais, la perforation de la voûte palatine et plus tard les chances toujours fâcheuses de la staphyloraphie. Mais il se demande si l'auteur, quand le polype est en haut, n'a pas quelque inquiétude, touchant la cautérisation, sur le voisinage du cerveau ou de l'organe de l'ouïe. Ce sont là, dit-il, des doutes à éclaircir, car il y a tout auprès des nerfs et des organes importants à respecter.

M. Desgranges répond qu'il n'a jamais éprouvé d'accidents; qu'il y a eu douleur plus ou moins vive, angine traumatique plus ou moins intense, mais nulle surdité, nulle paralysie ; que ces divers symptômes sont du reste ceux qu'on a remarqués après l'extirpation simple des polypes sans cautérisation.

M. Pétrequin demande quel intervalle il faut mettre entre l'extirpation du polype et la cautérisation.

M. Desgranges : si le polype est gros, il faut avoir recours à la ligature et alors il y a nécessairement entre les deux temps de l'opération un intervalle variable mesuré par le temps que le polype met à se détacher. Si le polype est petit, il faut l'extirper par arrachement et cautériser de suite.

M. Viricel craint que le caustique employé ne soit diffluent et n'atteigne les parties voisines.

M. Desgranges rassure notre vénérable collègue en rappelant que la localisation du caustique est assurée par le tamponnement même qui consiste à couvrir de charpie le point attaqué.

M. Diday, tout en s'excusant d'une ignorance qu'il tient à constater, demande un éclaircissement plus fondamental. M. Nélaton lui paraît, il est vrai, barbare dans son procédé, mais il ouvre une large voie à l'instrumentation et n'agit qu'à coup sûr. M. Desgranges, au contraire, dont le procédé n'a à ses yeux aucun rapport avec le précédent, lui semble aller en aveugle dans l'opération et ne pas voir au juste ce qu'il fait.

M. Desgranges répond qu'il voit avec le doigt, ce qui a lieu dans beaucoup d'opérations. Quant à la comparaison de son procédé avec celui de M. Nélaton, il ne peut s'empêcher de faire remarquer que le sien est plus simple, plus expéditif et permet d'accomplir la cautérisation en une seule séance. Celui de M. Nélaton, au contraire, exige dix ou douze cautérisations avec le caustique Filhos, et oblige même de recourir au fer rouge, dont le calorique rayonnant, agissant à distance, peut produire les accidents les plus graves dans ces régions, tels que l'angine œdémateuse, la laryngite sous épiglottique, etc... Sans compter que ce mode d'opération exige deux ou trois mois de traitement et même davantage.

M. Pétrequin, revenant sur le siège de la cautérisation, comprend que cette destruction chimique du mal se fasse impunément en haut et en bas du pharynx ; mais il ne voit pas comment le procédé pourrait s'appliquer aux polypes des parois latérales du pharynx ; le voisinage de la trompe d'Eustache, des nerfs et des vaisseaux importants du cou, lui fait craindre un danger évident.

M. Desgranges dit que son expérience n'est pas complète et qu'il n'a pas encore vu de cas où son procédé ait été mis à de difficiles épreuves.

M. Mouchon lit une note qui a pour titre : Remarques et considérations sur quelques composés iodiques, et dans laquelle il propose : 1° de substituer, dans la composition du sirop iodo-tannique de MM. Guilliermond et Socquet, la noix de galle à la racine de ratanhia, à cause de son abondance dans le commerce et de son prix relativement peu élevé ; 2° de remplacer l'albumine iodée de M. Renault, de Paris, par une saccharure iodo-albumineuse de son invention, laquelle, suivant l'auteur, est d'un emploi plus facile et plus agréable et se prête mieux aux diverses préparations pharmaceutiques.

Le secrétaire du bureau, J. Garin.

Séance du 12 juin 1854. — Présidence de M. Th. Perrin.

Correspondance. — La Société reçoit :

1° Un mémoire en allemand sur *les fausses routes*, par M. Oscar

Heyfelder, professeur agrégé de l'Université d'Erlangen. Ce mémoire est accompagné d'une lettre de M. Heyfelder, professeur de clinique chirurgicale de cette Université, dans laquelle ce savant, membre correspondant de la Société, *demande un titre semblable* pour l'auteur, et réclame pour lui-même la reprise de relations scientifiques qu'il regrette de voir interrompues depuis longtemps. — *Rapporteur* : M. Reybard.

2° Un mémoire manuscrit *sur le traitement du choléra par le chlorure de sodium* avec la demande du titre de membre correspondant, par M. Barudel, médecin-major du 31e de ligne. — *Rapporteur* : M. Lacour.

3° *Du goître endémique dans la Seine-Inférieure*, par M. le docteur Vingtrinier, de Rouen.

4° De *l'éthérisation dans la Folie, au point de vue du diagnostic*, par M. Morel, médecin de l'asile d'aliénés de Mareville.

5° *Bulletin de la Société médicale de Poitiers*, 2e série, avril 1854, n° 23.

6° *Courrier Médical* du 16 mai 1854.

7° *Revue du Lyonnais*, mai 1854.

8° *Gazette Médicale de Lyon*, mai 1854.

9° *Supplique de M. Burin du Buisson à l'empereur Napoléon III contre les remèdes secrets et les annonces médicales dans les journaux politiques*; cette supplique est accompagnée d'une lettre par laquelle l'auteur demande l'adhésion de la Société.

Il s'élève au sujet de cette demande une courte discussion à laquelle prennent part MM. de Polinière, Rougier, Desgranges, Pétrequin, Potton, Lacour et Arthaud et de laquelle il résulte 1° que le but de cette supplique est utile; 2° qu'il y a lieu de nommer une Commission chargée de présenter un rapport sur la demande de l'auteur.

Cette Commission, nommée par M. le président, se compose de MM. de Polinière, Rougier, Gubian, Davallon, Mouchon, Lacour et Desgranges.

M. Bouchet lit une *Note sur un tubercule* de la grosseur d'une petite noisette, de forme irrégulière et bosselée et qu'il a trouvé *dans le cerveau* d'une jeune fille de 22 ans. Cette malade était atteinte depuis dix ans de crises épileptiformes. Traitée successivement et avec des résultats variables par l'hydrothérapie, par l'extrait de stramonium uni au nitrate d'argent et par la belladone, elle succomba à une méningite aiguë survenue presque subitement et qui l'emporta en trois jours. A l'autopsie, on trouva les poumons farcis de tubercules crus, les méninges injectées et infiltrées de matière plastique grise sous-arachnoïdienne, et, enfin, vers le bord supérieur de l'hémisphère droit du cerveau, au niveau de la grande commissure médiane, le tubercule dont nous avons parlé. M. Bouchet, après avoir déterminé la nature de ce tubercule, qui lui paraît *crétacé* et non crayeux, comme la plupart de ceux qu'on trouve décrits dans les auteurs, fait ressortir 1° la rareté de l'observation qu'il vient de lire; 2° la durée de la maladie épileptiforme entretenue par la présence du tubercule et se terminant par une méningite mortelle; 3° l'importance de rechercher la cause physique des maladies dans les productions pathologiques que l'autopsie seule peut montrer.

Discussion. — M. Viricel demande si, à l'ouverture du cadavre, on a examiné la glande pinéale; il rappelle que Morgagni, dans son grand ouvrage *de sedibus et causis morborum*, a signalé des lésions ou des transformations pathologiques de cette glande, qui avaient amené des résultats analogues à ceux qui ont été décrits par M. Bouchet.

M. Rougier a observé un cas semblable à celui qu'on vient de faire connaître. Il s'agissait d'un malade de l'Hôtel-Dieu présentant des crises épileptiques violentes et des douleurs névralgiques intolérables; le traitement antiphlogistique le plus énergique fut employé; le malade mourut et on trouva à l'autopsie une tumeur fibreuse du volume d'une noisette dans le lobe antérieur droit du cerveau.

M. Pasquier cite un cas d'hypertrophie et de cartilaginification de la glande pinéale chez un aliéné de l'Antiquaille; il y avait une épilepsie et de plus une maladie du cœur.

M. Girin a vu chez un jeune homme, un tubercule crétacé trois fois aussi gros que celui montré par M. Bouchet. Il y avait chez son malade, non épilepsie, mais vomissements incoercibles et impotence des membres. Tout traitement échoua; le malade mourut. A l'autopsie, on trouva les poumons remplis de tubercules à l'état naissant, une masse crétacée du volume d'un œuf de poule au-devant de la colonne vertébrale, un épanchement séreux considérable dans les cavités cérébrales, des traces évidentes de méningite de la base, enfin, dans le lobe gauche du cervelet, près du pont de Varole, un tubercule crétacé du volume d'une petite noix, qu'on énucléa facilement au milieu de la substance cérébrale voisine ramollie. Le tubercule avait été diagnostiqué sans localisation de siège, et, après l'autopsie, il y eut lieu de se demander, eu égard au siège même de la tumeur, si le cervelet, qui a une si grande influence sur la sensibilité et les mouvements, n'aurait pas une action aussi très-importante sur la nutrition.

M. Bouchet considère que les cas semblables à celui qu'il a rencontré sont peu nombreux, et en conclut à la rareté du fait dont il a été témoin. Il montre que le développement des tubercules du cerveau est lent dans tous les faits qui ont été cités et qu'en les comparant, il ne serait pas impossible d'en déduire les symptômes pathognomoniques de ce genre de maladie.

Le secrétaire du bureau : J. Garin.

Séance du 26 juin 1854. — Présidence de M. Bonnet.

M. le président offre à la Société de la part de l'auteur, le Traité de la syphilis des nouveau-nés de M. le docteur Diday, et, à cette occasion, il rappelle en quelques mots les mérites du livre, et la rare distinction dont l'auteur et l'ouvrage ont été l'objet à Bordeaux.

Correspondance. — La Société a reçu :

1° De M. le docteur Davat, deux exemplaires du *Nouveau Règlement de l'établissement thermal d'Aix-en-Savoie*;

M. le secrétaire fait observer qu'il y a dans ce règlement deux articles qui peuvent intéresser les praticiens, le premier qui substitue une Commission médicale au médecin inspecteur, le second qui dit que l'usage des eaux sera accordé gratuitement dorénavant à tous les malades indigents sans distinction de nationalité.

2° de M. le docteur Borelli de Turin cinq Mémoires sur diverses questions de Chirurgie, dont trois en collaboration de M. Garelli, avec la demande du titre de membre correspondant. — *Rapporteur*, M. Barrier.

3° De M. Rérolle, membre de la Société, un Mémoire intitulé : *Observations recueillies aux eaux de Bourbon-Lancy.*

4° De M. Lhéritier, un Mémoire intitulé : *Les eaux de Plombières.*

5° Un numéro du *Journal des connaissances medico-chirurgicales.*

6° Le n° du 15 juin de la *Revue médicale.*

7° Le *Bulletin des travaux de la Société de médecine de Poitiers* pour 1853-54.

8° Un n° de la *Revue du Lyonnais.*

9° De M. le docteur Rigaudin, un *Mémoire sur la fièvre intermittente*, avec la demande du titre de membre correspondant. — *Rapporteur* : M. Roy.

M. Peyraud lit un rapport sur sept brochures envoyées par M. le docteur Charles Dubreuilh, de Bordeaux, à l'appui de sa demande du titre de membre correspondant.

M. le rapporteur passe successivement en revue ces diverses brochures presque toutes relatives à des questions obstétricales du plus haut intérêt.

Dans la première intitulée : des *Vomissements incoërcibles dans la grossesse, avec quelques considérations sur l'avortement provoqué, considéré au point de vue moral*, l'auteur développe l'opinion que la cause de ces vomissements est dans le système nerveux général, et se range du côté de M. Cazeaux, qui repousse l'avortement provoqué dans le cas de vomissements compromettants pour la vie de la mère. M. le rapporteur, sans entrer dans le fond de cette discussion, pense, qu'il faudrait rechercher quelle est la méthode qui sauve le plus de mères et d'enfants.

A propos du deuxième Mémoire, intitulé : de *l'Accouchement provoqué dans l'éclampsie; rapport de cette maladie avec l'albuminurie*, M. Peyraud fait quelques réserves, et pense que le temps modifiera peut-être les idées de M. Dubreuilh qu'il trouve un peu absolues, quand il affirme qu'il convient toujours de provoquer l'accouchement prématuré dans le cas d'éclampsie.

Les troisième et quatrième Mémoires intitulés : *Notice sur les présentations de la face; remarques sur quelques faits d'accouchements*, fournissent à M. le rapporteur l'occasion de louer sans réserve la sagesse des préceptes développés par l'auteur.

Le cinquième ouvrage analysé est une *Monographie de la fièvre puerpérale* couronnée en 1848 par la Société de médecine de Bordeaux. M. Peyraud accorde les plus grands éloges à la partie anatomo-pathologique du livre, et repousse les conclusions trop rigoureuses de l'auteur, qui ne veut admettre aucune des théories admises sur l'étiologie de cette maladie; il pense, contrairement à M. Dubreuilh, que par le fait de la lactation, les miasmes jouent dans cette fièvre un rôle qui n'explique peut-être pas tous les cas, mais qu'on ne saurait méconnaître d'une manière absolue; la symptomatologie et le traitement de la maladie lui paraissent irréprochables.

Le sixième Mémoire qui a pour titre : *De l'influence de la grossesse, de l'accouchement et de l'allaitement sur le développement et la marche de la phthisie pulmonaire*, fournit à M. le rapporteur l'occasion de s'élever avec beaucoup de force et de raison contre l'opinion trop absolue de MM. Grisolle et Dubreuilh; suivant lui, si les anciens avaient exagéré en disant que la grossesse et l'accouchement suspendaient toujours le développement et la marche de la phthisie, MM. Grisolle et Dubreuilh ont exagéré aussi en soutenant absolument le contraire.

M. Peyraud termine cette substantielle analyse par un éloge général des œuvres de M. Charles Dubreuilh, et pose les conclusions suivantes qui sont immédiatement appuyées :

Remercier M. Charles Dubreuilh de l'envoi qu'il nous a fait de ses ouvrages et inscrire son nom sur la liste des candidats au titre de membre correspondant.

M. Lacour a entendu avec beaucoup d'intérêt la lecture que vient de faire M. Peyraud; mais il croit devoir signaler à M. le rapporteur que dans plusieurs parties de son rapport il a confondu l'avortement provoqué et l'accouchement prématuré.

M. Rougier demande quelle est la méthode de traitement adoptée par M. Dubreuilh dans la fièvre puerpérale.

M. Peyraud répond qu'il n'a pu s'étendre sur cette question qui aurait trop allongé son rapport déjà bien long; et que M. Dubreuilh préconise presque exclusivement l'usage des préparations mercurielles *intus* et *extra*.

M. Garin, rapporteur, après quelques considérations sur la forme de la pétition de M. Burin, et sur l'opportunité de sa demande de concours à la Société, pose la conclusion suivante au nom de la Commission qu'il représente :

« La Société de Médecine de Lyon, convaincue dès longtemps de « l'insuffisance des lois qui régissent l'exercice de la médecine et de « la pharmacie, a toujours appuyé les propositions collectives faites « au gouvernement pour les modifier et plus d'une fois elle en a pris « l'initiative. »

Les conclusions de la Commission sont adoptées.

Le Secrétaire-général, P. Diday. Le secrétaire du Bureau, Rambaud.

VARIÉTÉS.

Société de médecine de Lyon. — Cette Compagnie a procédé, dans la séance du lundi 3 juillet, à l'élection de membres titulaires et correspondants. — M. le docteur Gillebert d'Hercourt, directeur de l'établissement Pravaz, a été élu *membre titulaire*. MM. Ch. Dubreuilh, médecin à Bordeaux ; Barudel, médecin-major de première classe, en garnison à Strasbourg ; Scheving, médecin aide-major, en garnison à Lyon, ont été élus *membres correspondants*.

— Séance publique de l'Académie de Lyon. — L'Académie a tenu, le 11 de ce mois, une de ces séances où, plusieurs fois par année, elle invite le public à des solennités qui sont pour elle-même de véritables fêtes de famille. Il est regrettable que ces réunions, destinées à jeter un juste éclat sur les lettres et les sciences, n'attire pas toujours une affluence plus digne de leur objet. Le public n'a d'autre excuse, à nos yeux, que l'exemple de l'Académie elle-même dont les chaises curules, aussi dégarnies que les banquettes du profane vulgaire, semblaient justifier le mot dédaigneux de Voltaire sur ces honnêtes filles de province qui mettent toute leur gloire à ne point faire parler d'elles.

Comment s'étonner qu'après cette indifférence peut-être affectée, les journaux de notre ville aient à peu près passé sous silence cette séance de l'Académie ; et cependant l'ordre du jour promettait un intérêt sérieux. M. Rougier devait prononcer l'éloge de Pravaz ; M. Hénon, chargé du rapport sur le concours Bonafous, avait à glorifier la mémoire de cet illustre enfant de la cité. Enfin, une lecture de M. Martin Daussigny, sur les rapports de l'archéologie et des beaux-arts, devait clore la séance.

Il n'est pas besoin de dire que Pravaz a trouvé un panégyriste digne de lui : son éloge historique, malgré les restrictions médicales imposées à l'auteur par la composition de l'auditoire, rappelle à beaucoup d'égards la biographie si remarquée de Chervin, et qui obtint un légitime succès dans une autre enceinte. Parler de Matthieu Bonafous, c'était encore parler d'un médecin. Bonafous, en effet, né à Lyon, avait appris de bonne heure dans l'exercice de notre noble profession le goût de la bienfaisance ; son éloge, mis au concours par l'Académie, a valu à M. Cap, écrivain de mérite et notre compatriote, les suffrages de la compagnie. Le sujet traité par M. Daussigny est trop en dehors de nos études pour que nous puissions porter un jugement sur le mérite de sa composition. Contentons-nous de dire que l'auteur nous a paru développer, d'une manière fort instructive, les ressources immenses que l'archéologie fournit à l'artiste, au peintre comme au sculpteur, et le devoir indispensable pour eux de se livrer à une étude approfondie et philosophique de tous les monuments de l'histoire des peuples.

Le morceau capital de la séance, mais malheureusement le moins attendu, a été le discours d'ouverture fait par M. le président Sauzet. Notre illustre compatriote s'est montré dans le fauteuil académique ce que nous l'avons vu dans l'enceinte de nos tribunaux alors qu'il était une des gloires du barreau français, ce que nous l'avons vu aussi à la première tribune du monde et sur ce siége qu'il suffit d'avoir occupé pour inscrire son nom dans l'histoire. Tour à tour élégant jusqu'à l'atticisme ou pathétique jusqu'à l'émotion, c'est avec un succès qui rappelait ses plus beaux jours, que l'éloquent orateur a tenu, pendant près d'une heure, sous le charme de sa parole, une assemblée, hélas! trop peu nombreuse pour l'applaudir. L'éloge de Matthieu Bonafous, qui était un des sujets du programme, a naturellement entraîné M. Sauzet à tracer à grands traits le panégyrique des hommes éminents dont Lyon fut le berceau. C'est avec une délicate attention qu'il a fait ressortir l'amour tout filial que les Lyonnais portaient à leur mère-cité, opposant ainsi le patriotisme du clocher, qui rappelle d'une manière plus tendre et plus affectueuse le souvenir intime de la terre natale, au patriotisme national qui embrasse tout le pays dans un sentiment où l'orgueil a encore plus de place que l'affection. Nous avons surtout aimé ce passage de son discours dans lequel M. Sauzet, rapprochant, avec une modestie qui rehaussait son propre mérite, le souvenir de Ravez et le sien propre, il nous a fait voir ces deux nobles concitoyens, sortis l'un et l'autre de nos rangs, traversant tous deux la sphère orageuse de la politique, et tous les deux battus par la tempête, venant se reposer dans le calme de l'étude, et trouvant dans le culte des lettres un port assuré et comme un terrain neutre où ceux qui furent non des ennemis, mais des adversaires, pouvaient, sans abdication de leurs sentiments et de leurs idées, se rencontrer et se serrer la main. Il est impossible de toucher à des sujets si délicats et qui rappelaient pour l'orateur des souvenirs encore si palpitants, avec plus de sérénité d'âme, plus d'oubli de toute amertume, plus de noblesse et de générosité. C'était bien l'homme bon et honnête, affectueux et doux que nous avons connu, aussi étranger aux passions politiques qu'aux rancunes des partis. Nous ne saurions dire quel était, en ce moment, le plus sympathique à l'assemblée, du brillant orateur ou de l'homme de bien qui respiraient ensemble dans tout ce discours; et nous regretterons beaucoup qu'une improvisation si évidemment suscitée par la circonstance, n'eût pas été recueillie par une mémoire plus fidèle que la nôtre et livrée à l'admiration de tous.

— Dimanche dernier, 30 juillet, à l'occasion de la sainte Marthe, fête patronale de l'Hôtel-Dieu, M. le conseiller d'État Vaïsse, chargé de l'administration du département du Rhône, et le Conseil d'administration des hôpitaux ont fait la visite consacrée par l'usage à pareille époque dans les salles des malades. Tout le personnel médico-chirurgical convoqué pour cette inspection solennelle était à son poste. Cette visite a été accueillie par les malades comme un témoignage de la profonde et incessante sollicitude qui anime, en faveur des pauvres souffrants, nos administrations, en général, et, en particulier, l'éminent fonctionnaire placé à la tête du département.

— Nécrologie. — Le professeur Lallemand vient de mourir à Marseille, à la suite d'une maladie dont l'origine remonte à plusieurs années. Il est regrettable de dire que si cet homme éminent illustra la médecine française par les plus brillantes qualités, son caractère ne fut pas toujours au niveau de son talent. C'est sans doute à ce contraste que Lallemand dut d'avoir plus d'admirateurs que d'amis. Il était né à Metz en 1789. Il servit d'abord dans les armées de l'Empire et ce ne fut qu'après son licenciement qu'il étudia la médecine, d'abord à Metz et ensuite à Paris. Il fit son noviciat chirurgical sous Dupuytren, à l'Hôtel-Dieu, et bientôt après il fut désigné, sur le choix de Marjolin, pour une chaire de clinique vacante à Montpellier, à la suite d'une émeute d'étudiants et d'une inspection du docteur Royer-Collard. Lallemand professa et pratiqua vingt-cinq ans dans cette ville avec un succès hors ligne. L'Académie des sciences, en lui ouvrant ses portes après deux élections vivement disputées, lui fit quitter sa chaire pour se fixer définitivement à Paris, où il ne sut pas maintenir l'auréole que ses premiers travaux avaient fait luire autour de son nom.

— Etablissement thermal d'Aix-en-Savoie. — Le corps médical d'Aix vient de perdre un de ses membres les plus dignes, et les habitants un de leurs plus dévoués bienfaiteurs. M. le docteur Vidal père a succombé, au commencement de Juillet, aux suites d'une attaque d'apoplexie, malgré les soins assidus et éclairés de ses collègues dont il avait fait autant d'amis par la bienveillance et la dignité de son caractère. Le docteur Vidal s'était fait remarquer dans les diverses administrations où l'avaient placé, pendant de longues années, le choix de ses compatriotes et la confiance de son souverain qui l'avait récompensé de son zèle par la croix de Saint-Maurice et de Saint-Lazare.

Les pauvres n'oublieront pas, nous en sommes sûrs, que le docteur Vidal a contribué puissamment à la création de l'hospice qui les recueille pendant la saison des eaux, et ils se rappelleront qu'il laisse un fils, médecin distingué, qui saura perpétuer les exemples de charité traditionnels dans sa famille.

— Concours et prix. — L'*Académie de Montpellier* met au concours, pour 1855, la question suivante : « *Des paralysies qui paraissent indépendantes de toute lésion appréciable des centres nerveux.* » Les concurrents apprécieront la valeur réelle des faits par lesquels on a cherché à établir l'existence de ces maladies. Ils en traceront un historique raisonné, signaleront leurs formes, et déduiront les conclusions diagnostiques et thérapeutiques qui intéressent plus spécialement la pratique médicale. — Le prix est de 500 francs.

— La *Société de médecine de Strasbourg* donnera, en juillet 1855, un prix de 300 francs au meilleur Mémoire sur le sujet suivant : « *Faire l'histoire anatomo-pathologique des tubercules considérés en eux-mêmes, en s'aidant de tous les moyens d'investigation modernes.* » — Les auteurs auront à rechercher comment se forment les tubercules; sont-ils toujours le produit d'une diathèse ? Ne sont-ils pas quelquefois la conséquence d'une lésion toute locale? Le tubercule diathésique diffère-t-il par la composition du tubercule idiopathique ? Les granulations et les tubercules proprement dits ont-ils la même origine et la même composition ? Dérivent-ils les uns des autres? Rappeler et contrôler les travaux chimiques et microscopiques ayant trait à ces questions, qui ont été réalisés dans ces derniers temps.

— Secret médical. — Un honorable médecin d'Anvers, M. le docteur Bessems, vient d'être cité devant le tribunal de police correctionnelle, comme *prévenu* (porte la citation) *d'avoir à Berchem-les-Anvers, le ..... 1853, refusé de faire connaître le nom de la mère de l'enfant ..... à la naissance duquel il avait assisté en sa qualité d'accoucheur*. Le bureau du comité médical de l'arrondissement d'Anvers a provoqué à ce sujet une assemblée générale dans laquelle le docteur Stevens, président de la Société, a demandé aux membres du comité un vote par lequel ils s'associeraient au confrère poursuivi en faisant plaider la question du secret médical soulevée, dans tous les degrés de juridiction. Le comité a voté à l'unanimité les conclusions du président et une souscription de cinq francs par chaque membre. 338 médecins, pharmaciens ou vétérinaires avaient déjà, peu de jours après, envoyé leur adhésion au bureau du comité médical de l'arrondissement d'Anvers.

(*Extrait des Annales de la Société de médecine d'Anvers.*)

— Le Congrès scientifique de France s'ouvrira le 10 août prochain à Dijon.

Les personnes qui auraient été oubliées dans l'envoi du Programme, sont priées d'en adresser la demande affranchie à M. H. Baudot, secrétaire-général du Congrès, rue Bossuet, 12, à Dijon.

IMPRIMERIE D'AIMÉ VINGTRINIER, QUAI SAINT-ANTOINE, 35.

SIXIÈME ANNÉE. N° 8. 31 AOUT 1854.

GAZETTE MÉDICALE DE LYON

RECUEIL DES ACTES DE LA SOCIÉTÉ DE MÉDECINE

PUBLIÉE PAR LE DOCTEUR BARRIER,

MEMBRE DE LA SOCIÉTÉ DE MÉDECINE, CHIRURGIEN EN CHEF DE L'HÔTEL-DIEU.

Ce Journal est mensuel. — On s'abonne à Lyon : chez M^el SAVY, place Louis-le-Grand, 11 ; chez Mme PHILIPPE, rue St-Dominique, 7 ; — à Paris, chez V. MASSON. L'abonnement est de 10 f. par an pour Lyon, 11 f. pour le reste de la France. — Tout ce qui concerne la rédaction doit être adressé à M. BARRIER, p. de la Charité, 7.

BULLETIN.

Épidémie cholérique. — Clôture de la discussion sur le redresseur utérin, à l'Académie de médecine.

L'influence de l'épidémie cholérique qui depuis quelques mois règne d'une manière si générale en France et qui a déjà sévi d'une manière si violente dans plusieurs localités, a continué de se faire sentir à Lyon pendant tout le cours du mois d'août. Mais cette influence se réduit, en définitive, à des effets si légers, eu égard à la population nombreuse de notre ville, que l'on comprend jusqu'à un certain point l'opinion des personnes qui nient la présence du choléra indien parmi nous. Telle n'est pas cependant notre manière de voir ; et, comme la réalité n'a rien d'effrayant, comme l'on peut, au contraire, trouver dans ce qui se passe autour de nous plus d'un motif pour se rassurer contre la crainte d'une invasion sérieuse du fléau, nous ne voyons aucun inconvénient à dire ici la vérité tout entière.

Le bulletin présenté par le docteur Girin, dans notre dernier numéro, nous a conduit jusqu'au 27 juillet. A cette date le nombre des cas observés à l'Hôtel-Dieu, venus du dehors, n'était que d'une quarantaine environ. Depuis le 10 juillet, jour de l'apparition du choléra à l'Hôtel-Dieu jusqu'à ce jour 29 août, le nombre des cas a été de 180, parmi lesquels sont comptés ceux observés sur des malades séjournant à l'hôpital pour d'autres maladies, et qui forment une catégorie de 30 faits au moins. Cette invasion à l'intérieur a été surtout remarquable dans une salle de chirurgie, la salle Saint-Sacerdos, qui compte 116 lits et dans laquelle une dizaine de cas se sont manifestés en trois jours. Dès cette apparition, beaucoup de malades atteints de lésions légères ont été renvoyés, la salle a été évacuée aux deux tiers dans l'espace de trois jours, et nous ne doutons pas que cette mesure n'ait heureusement contribué à l'extinction de cette petite explosion épidémique dans le service chirurgical dont les autres divisions sont jusqu'à présent restées dans un état d'immunité qui contraste singulièrement avec ce qui s'est passé à Saint-Sacerdos, bien que cette salle soit, sous le rapport hygiénique, dans des

---

Feuilleton.

Éloge de Charles Pravaz, par M. ROUGIER; discours de réception à l'Académie de Lyon (1).

MESSIEURS,

Après m'avoir admis à vos séances pendant dix années comme académicien libre, lorsque vous m'appelez par vos honorables suffrages à siéger parmi vous en qualité de membre titulaire, vous agrandissez la voie où s'exerçaient mes facultés, en même temps que vous montrez votre mansuétude à l'égard des hommes de bonne volonté. Travailleurs infatigables dans le champ de la science, vous accueillez avec indulgence ceux qui, venus tard, ne peuvent vous offrir que les faibles travaux des ouvriers de la dernière heure.

Jusque-là, j'avais assisté à vos savantes discussions sans y prendre part; j'avais fait mon profit de tout ce que la science, les lettres et les arts répandent de lumières, d'intérêt et de charme dans vos réunions hebdomadaires; m'enlevant aujourd'hui à ces fructueux loisirs quand vous me conviez à coopérer d'une manière active à vos travaux, ma première pensée est de vous témoigner toute ma gratitude pour l'honneur que je reçois, et, pressé de remplir les obligations que m'impose le nouveau titre que vous m'avez donné, j'ai voulu que mon premier tribut académique fût consacré à la mémoire du digne confrère auquel je succède.

Découragé par le souvenir de tant et de si éloquentes paroles entendues dans cette enceinte, j'ai dû abriter les miennes sous la protection d'un nom qui vous fut cher, d'un collègue enlevé par une mort prématurée à la science qu'il honorait, à l'Académie qui le pleure. Peut-être aussi ai-je cédé au désir de glorifier la médecine lyonnaise dans

(1) L'insertion de ce discours a été votée à l'unanimité par la Société de médecine, sur la proposition de son Comité de publication.

conditions semblables à celles des autres salles. On sait que le choléra présente souvent de ces particularités que l'état actuel de la science ne permet pas d'expliquer. Le nombre des décès dus au choléra à l'Hôtel-Dieu a été jusqu'ici de 110.

L'hospice de l'Antiquaille (maladies vénériennes, de la peau, mentales) est resté intact jusqu'ici. L'hospice de la Charité a présenté au contraire depuis quelques jours un certain nombre de cas, surtout dans la division des vieillards. D'après les renseignements communiqués à la Société de médecine, dans sa séance du 28 août, par M. le docteur Bouchacourt, chirurgien en chef de la Charité, en son nom et au nom de M. le docteur Peyraud, médecin de cet hospice, le nombre des cas observés à cette date est de 37, qui se sont presque tous déclarés à l'intérieur, savoir : 23 dans la division des vieilles femmes, 4 dans celle des vieillards, et 5 parmi les Sœurs de l'hospice ; 5 cas seulement ont été observés chez les enfants. Sur la première catégorie de 32 cas, on compte 8 malades encore en traitement, 3 guéris, 21 morts, parmi lesquels figure malheureusement une sœur âgée de 26 ans, rapidement enlevée. Ces derniers jours, la situation s'est améliorée et tout fait espérer que ce foyer sera prochainement éteint.

L'Hôpital militaire a présenté, depuis deux mois, relativement au choléra et comparativement à l'Hôtel-Dieu, un état sanitaire satisfaisant. D'après les renseignements fournis à la Société de médecine par l'honorable M. Brée, la garnison de Lyon n'a fourni que 31 ou 32 cas, sur lesquels il y a eu 12 décès, proportion bien inférieure à celle fournie par les malades de l'Hôtel-Dieu et de la Charité.

La population civile de Lyon en dehors des hôpitaux, a présenté un nombre de cas de choléra que nous ne sommes pas en mesure de faire connaître, mais qui ne paraît pas avoir été considérable ; car un bon nombre de médecins n'ont pas eu occasion d'en observer dans leur pratique particulière.

Le nombre sensiblement décroissant des cas observés à l'Hôtel-Dieu dans la seconde quinzaine d'août, nous permet d'espérer que l'influence cholérique diminue à Lyon et tend à s'y affaiblir de plus en plus pour bientôt disparaître. Cette espérance s'appuie aussi sur la moindre fréquence des affections abdominales (diarrhée, coliques, cholérine) qui ont été si multipliées depuis deux mois et sur ce fait que des maladies (entérite franche, fièvre typhoïde), qui avaient en quelque sorte disparu depuis le même temps commencent à reparaître.

Si cette attente n'est point trompée, il restera évident que Lyon conserve encore à un haut degré les conditions inconnues de préservation qui, en 1832, lui ont donné une immunité complète, et qui, en 1849, ont restreint l'influence de l'épidémie cholérique dans le cercle de la garnison et de l'hôpital militaire. Si jusqu'à ce jour l'épidémie de cette année a eu sur notre population un retentissement plus sensible, néanmoins, en admettant son déclin et sa cessation prochaine, nous pourrons encore nous féliciter de notre sort en le comparant à celui de beaucoup d'autres cités populeuses telles que Paris, Marseille, Toulon, où le fléau a exercé ou exerce encore ses ravages avec une intensité déplorable.

Quant aux environs de Lyon, quelques localités ont présenté des cas presque tous isolés. Dans aucune l'épidémie n'a sévi avec cette violence qu'elle a présentée dans certains lieux du midi. Toutefois, à quelques lieues de nous, dans le département de la Loire, un hameau dit

---

la personne d'un de ses membres, en me livrant à l'appréciation de la carrière scientifique du savant dont le talent forçait l'estime, de l'homme que ses vertus faisaient aimer.

C'est à ces titres divers que je viens aujourd'hui vous retracer la vie du docteur Pravaz. Lorsque les progrès qu'il a fait faire à la partie de la science qu'il cultivait ont été si longtemps contestés, et le sont peut-être encore, il appartient à l'Académie dont il fut un des membres les plus laborieux, à la médecine lyonnaise qui fut témoin de ses heureuses tentatives, il nous appartient, dis-je, de revendiquer, pour sa mémoire au moins, le tribut d'éloge et de gratitude, dont, vivant, il n'a pas eu le temps de recueillir l'hommage.

Pour vous reproduire toute une vie de travail et de dévoûment à la science et à l'humanité dans une esquisse rapide dont le développement demanderait un cadre plus étendu, j'ai pensé qu'un simple récit aurait plus de force et d'expression, qu'un panégyrique revêtu des formes oratoires. Un devoir accompli n'exige peut-être pas un éloge, mais il est toujours un enseignement, et, pour le signaler, l'orateur doit s'effacer devant l'historien.

Charles-Gabriel Pravaz naquit le 24 mars 1791, au Pont-de-Beauvoisin, où son père tenait un rang distingué et pratiquait la médecine d'une manière honorable. Ses premières années ne furent pas exemptes des périls qu'enfantait cette désastreuse époque de notre histoire. Ses parents qualifiés de suspects furent traînés dans les prisons de Grenoble avec leur fils âgé de trois ans. C'était pendant les derniers temps du règne sanglant de la Terreur ; les traditions de sa famille rappellent encore ce que les grâces et les saillies de son âge lui apportèrent de consolation dans cette situation dangereuse qui ne finit qu'au 9 thermidor.

Ces dernières années du XVIIIe siècle, années d'épouvante et d'admiration, le jeune Pravaz les passa dans la paisible solitude d'une campagne chez son aïeul maternel. Après les petites études initiales, il aborda les premiers éléments de la langue latine sous la direction de son père qui voulut que ses auteurs classiques fussent des livres de médecine. Il pensait ainsi diriger la vocation de son fils vers la profession qu'il désirait lui voir embrasser. Nous verrons que cette vocation, longtemps contrariée par les aptitudes particulières du jeune homme lui-même, ne fut plus tard décidée que par des circonstances presque impérieuses ; ce qui dérange un peu les errements habituels des panégyristes, assez disposés à trouver dans la première enfance de leurs héros les indices certains de ce qu'ils doivent être un jour et les promesses que l'avenir doit réaliser.

Les études de Pravaz dans les langues savantes furent continuées successivement sous la direction de deux de ses oncles qui appartenaient, l'un à l'ordre des Bénédictins,

la Bachasse, qui fait partie de la commune de Saint-Paul-en-Jarrêt, situé à égale distance de Rive-de-Gier et de Saint-Chamond, a été frappé d'une manière terrible. La population de ce hameau ne dépasse guères 150 à 160 habitants. Du 1er au 6 août il y avait déjà 26 morts. A la date du 6 août nous y avons vu encore 12 malades dont plusieurs sont morts, et, depuis, quelques nouveaux cas se sont montrés. En définitive, soit à la Bachasse, soit dans quelques hameaux voisins, la mortalité s'est élevée jusqu'à ce jour à plus de 50 personnes. D'après les renseignements qui nous sont parvenus, le choléra ne s'est montré ni à Saint-Chamond ni à Rive-de-Gier, ou du moins n'y a atteint qu'un très-petit nombre d'individus. Mais nous avons la douleur d'annoncer qu'un des médecins de Rive-de-Gier, le docteur Lançon, qui s'était fait remarquer par un zèle et un dévoûment au-dessus de tout éloge, en soignant les malades de la Bachasse, a succombé à la maladie le 17 août, à Vienne, où il était allé la veille. Nous avons vu par nous-même ce jeune confrère à l'œuvre, et c'est rendre justice à sa mémoire que de dire qu'il avait bien mérité de l'humanité et du corps médical par sa belle conduite.

D'après ce que nous savons des villes de Vienne, Saint-Etienne, Bourg, le choléra n'y a pas paru ou n'y a fait que très-peu de victimes.

A Grenoble, Mâcon et Châlons-sur-Saône, l'épidémie s'est fait sentir un peu plus fortement.

Voici ce que nous écrit de Grenoble notre excellent confrère et ami, le docteur Nicolas, à la date du 27 août.

Je m'empresse de vous donner les renseignements que je possède sur la terrible épidémie qui, pour la première fois, est venue visiter nos montagnes. C'est le 3 août que le choléra a fait son apparition à Grenoble. Déjà, cependant, depuis quelques jours, on en avait signalé plusieurs cas au Bourg-d'Oisans et dans les environs de Mens.

Du 3 au 27 août, il est mort à Grenoble 160 personnes; 62, du choléra; les autres, de maladies diverses. La moyenne des décès, dans notre ville, en temps ordinaire, n'est pas de 3 par jour.

Je dois vous dire que fort peu de cholériques ont été sauvés à l'Hôpital, où 45 décès ont eu lieu; tous les traitements préconisés ont été vainement essayés: en quelques heures, les malades mouraient complètement cyanosés, sans que rien pût enrayer cette rapide cadavérisation!

Ce n'est que dans la classe malheureuse que le choléra a fait des victimes, et toutes, ou presque toutes, étaient atteintes de diarrhée ou de maladies graves. Du reste, presque tout le monde a ressenti, dans ses entrailles, l'influence de l'épidémie. Les diarrhées, les dyssenteries ont été très-nombreuses, et jamais je n'ai tant observé de choléras sporadiques cédant d'ailleurs facilement à l'opium à dose élevée.

Dès les premiers jours de son apparition, le choléra a paru vouloir se fixer plus particulièrement dans un quartier de la ville, le quai de France; là, deux ou trois maisons, auxquelles l'hygiène n'a rien à reprocher, habitées par un grand nombre d'ouvriers, ont eu un certain nombre de morts. La panique a fait abandonner ces habitations, et alors le choléra est venu, avec quelques-unes de ses victimes qu'on y apportait, se réfugier à l'Hôpital, d'où il n'est presque plus sorti.

Heureusement, depuis 5 à 6 jours nous commençons à respirer; 2 ou 3 cas seulement se sont montrés à l'hôpital, moins graves et suivis de guérison. N'est-ce pas là le présage que l'épidémie va nous abandonner?

Maintenant je dois vous dire que le choléra a été signalé dans plusieurs localités du département. Je ne sais rien de bien positif. Les localités qui ont le plus souffert sont: le Bourg-d'Oisans, Bulles-en-Oisans, Mens, La Mure et surtout Lalley, petit village près des Hautes-Alpes, et qui a perdu 42 cholériques sur une population de 600 habitants.

A Mâcon, suivant ce que nous écrit notre honorable con-

---

l'autre à celui des Jésuites, c'est-à-dire qu'elles furent fortes et complètes, en même temps qu'éclairées par le flambeau de la religion. Quant à la philosophie, qu'à cette époque on n'enseignait pas dans les lycées français, il la fit au petit séminaire de Chambéry, sous Mgr Billet, aujourd'hui archevêque de ce diocèse. Une thèse qui obtint un brillant succès, couronna des études classiques marquées par de nombreux triomphes, et valut au jeune élève des éloges publics et les félicitations sympathiques du saint prélat Delassale, qui occupait alors le siége archiépiscopal.

Le moment était venu où le jeune Pravaz devait se décider pour la profession qu'il voulait suivre : une impulsion héréditaire le faisait incliner vers la médecine, mais un goût prononcé le poussait vers les mathématiques, et, en 1809, il se rendit à Grenoble, et se voua pendant deux années à l'étude de cette science.

Pour échapper aux énervants loisirs que laissent des leçons trop espacées, et que les plaisirs d'une grande ville savent trop souvent multiplier, Pravaz avait fixé son domicile à la campagne; dans cette volontaire solitude, il commentait les paroles de ses maîtres et ajoutait, par d'incessantes études, à des connaissances que l'aptitude de son esprit lui rendait faciles.

Rentré dans sa famille, il occupa pendant une année la chaire de régent de mathématiques au collége du Pont-de-Beauvoisin, fructueusement pour les élèves dont les progrès furent rapides, et à la satisfaction du Conseil d'administration du collége; il conserva toujours les témoignages écrits que le Conseil avait voulu lui donner en reconnaissance de son zèle.

Néanmoins, cette position, bien qu'avantageuse pour un jeune homme qui débute dans la carrière, lui parut trop étroite, et la protection qu'il attendait du général Dode de la Brunerie, son parent, le détermina à s'engager dans le 4e régiment du génie, alors en garnison à Metz; il y entra dans le milieu de l'année 1811. Là, tout le temps qu'il pût dérober à son service militaire, rigoureusement accompli, il le consacra à ses études favorites, poursuivant dans son esprit une idée qu'il nourrissait en silence, le désir d'arriver à l'École polytechnique.

Lorsqu'il fut sûr de lui-même et convenablement préparé, un obstacle inattendu faillit l'arrêter. Une décision ministérielle venait de suspendre le privilége qui admettait au concours les militaires des armes spéciales. Pravaz n'en tint pas compte, et, persuadé que le succès justifierait la hardiesse de sa tentative, sous un prétexte futile il obtint un congé de quelques jours, se rendit en poste à Orléans, concourut, et fut admis en rang honorable.

Il touchait donc enfin au but constant de ses désirs, il recueillait le fruit de ses laborieux efforts. Dans cette pépinière d'où sont sortis tant d'hommes distingués, à la source d'un enseignement professé par tout ce que la science comptait de plus illustre, Pravaz devait faire et fit de grands pro-

frère et ami le docteur Barraud, du 21 juillet, jour où l'on a constaté le premier cas de choléra, jusqu'au 25 août, il y aurait eu 40 ou 45 décès par suite de cette maladie, tant à Mâcon, en ville et à l'hôpital, que dans les communes contigües. Depuis quelques jours, les cas de choléra ont diminué, les cholérines sont devenues plus nombreuses, les dyssenteries, les fièvres intermittentes et d'autres maladies ont reparu, suivant leur marche ordinaire, sans paraître influencées par la constitution cholérique, et l'on peut en augurer que le choléra ne tardera pas à disparaître de cette localité.

Les renseignements qui nous arrivent sur la ville de Châlons portent à environ 150 le nombre des décès dus au choléra depuis le milieu de juillet.

Depuis l'aperçu que nous avons donné du commencement de la discussion sur le redresseur utérin (no du 30 juin), l'Académie a entendu les discours de MM. Cazeaux, P. Dubois, Gibert, Malgaigne (2e discours), et enfin le résumé de la discussion par M. Depaul, rapporteur, qui a terminé sa tâche en proposant à l'approbation de l'Académie des conclusions dont la teneur, très-légèrement modifiée, a été adoptée dans les termes suivants :

« 1o Les observations communiquées à l'Académie par MM. Broca et Cruveilhier, jointes à celles plus nombreuses que possède la science, prouvent que l'application du pessaire intra-utérin peut donner lieu à des accidents sérieux et même quelquefois à la mort.

« 2o Dans les cas, rares d'ailleurs, où cet instrument a paru produire des résultats avantageux, il n'est pas prouvé qu'il ait toujours agi en redressant l'utérus.

« 3o L'Académie adresse des remercîments à M. Broca pour l'intéressante communication qui a été le point de départ des débats et à MM. Valleix et Gaussail pour les travaux qu'ils ont communiqués dans le cours de la discussion. »

Quiconque a suivi la discussion du rapport de M. Depaul, discussion qui a duré plus de deux mois et dans laquelle ont été entendus tous ceux des membres de l'Académie qui pouvaient avoir en cette matière la plus grande autorité, ne peut sans étonnement remarquer la portée circonscrite, on pourrait dire le sens étroit des conclusions adoptées par ce corps savant. Ce n'est point à M. Depaul que nous en ferons le reproche ; car le judicieux rapporteur devait se renfermer dans le cercle de la question qu'il s'agissait d'étudier et d'approfondir ; c'est ce qu'il a fait en essayant de déterminer exactement la mesure dans laquelle le pessaire à tige, ou redresseur utérin, est un moyen nécessaire, utile, efficace ou dangereux. Personne ne peut hésiter à reconnaître que M. Depaul a atteint son but avec le plus grand succès et que le vote de l'Académie n'a été que la légitime consécration des principes consciencieusement établis par son habile rapporteur.

Mais ce qui peut et doit nous surprendre, c'est que dans le jugement porté par l'Académie, il ne reste pas de traces des longs discours et des brillantes amplifications que la tribune académique nous a permis de recueillir. Tous ou presque tous les orateurs sont sortis du champ tracé par le rapporteur et ont agrandi la scène des débats en abordant la plupart des points litigieux de la pathologie utérine. Chacun d'eux a dit son opinion, ou indiqué les ré-

---

grès dans les sciences exactes qu'il cultivait avec amour. Il avait le droit d'espérer que les succès qu'il avait obtenus jusque-là ne seraient pas démentis dans de nouvelles et plus sérieuses épreuves.

Mais le temps marchait, des jours d'ineffables désastres étaient arrivés, l'Empire allait s'éteindre épuisé par dix ans de victoires ; à d'éclatants triomphes succédaient pour nos armées des revers non moins inouïs ; l'Europe entière levée contre nous franchissait nos frontières, l'ennemi était aux portes de Paris. L'École polytechnique courut aux armes pour défendre au moins le cœur de la France, et l'on vit partout cette brillante élite opposer sur les points les plus menacés une héroïque mais vaine résistance ; après ces généreux et suprêmes efforts, elle dut, avec les débris de l'armée, se retirer derrière la Loire.

Le sol ébranlé s'étant raffermi, Pravaz rentra à l'École polytechnique ; mais il s'aperçut bientôt que le zèle patriotique qu'il avait montré était loin d'être un titre à l'avancement. Il désespéra de son avenir, le découragement le gagna, et, vers la fin de 1815, il donna sa démission et rentra dans sa famille.

Une vie inactive ne pouvait longtemps lui convenir ; il fallait d'ailleurs se créer une position. S'appuyant sur ses connaissances en mathématiques, il demanda au célèbre capitaine de frégate Freycinet de le suivre en qualité de géomètre dans une expédition qui se préparait pour un voyage autour du monde. Sa demande ne fut pas accueillie. Déçu dans cette espérance, il jeta un dernier regard de douloureux regret sur cette carrière si longtemps poursuivie et qu'il fallait abandonner, et, cédant aux vœux de sa famille, il se rendit à Paris pour étudier la médecine.

Il consacra de longues et pénibles années à ces nouvelles et laborieuses études ; peu favorisé des dons de la fortune, pour subvenir, au moins en partie, aux frais qu'elles nécessitaient, il dut pendant longtemps donner des leçons de mathématiques.

Après une longue période d'un travail persévérant, à la suite d'examens passés d'une manière brillante, il soutint une thèse qui fut remarquée, et reçut le titre de docteur le 6 avril 1824. Il avait trente-trois ans.

Le sujet qu'il traite dans ce premier essai témoigne qu'il ne pensait pas encore à embrasser seulement une branche spéciale de l'art de guérir, mais son épigraphe indique la direction et les tendances de son esprit : *Il faut tirer toutes les règles de conduite, non d'une suite de raisonnements antérieurs quelque probables qu'ils puissent être, mais de l'expérience dirigée par la raison.* (Hippocrate.)

Cette thèse est intitulée : *Recherches pour servir à l'histoire de la phthisie laryngée.* C'est un travail assez étendu et qui remplit 64 pages in-4o. Pravaz y réunit toutes les observations qu'il a pu recueillir dans les auteurs nationaux et étrangers, compare les traitements divers, et arrive par le résultat de cette étude à démontrer que les saignées

sultats de son expérience, ou systématisé quelques aperçus généraux. Mais les opinions ont été diverses et souvent contraires, les preuves tirées des faits n'ont pas été toujours concluantes dans le même sens, et bien des assertions théoriques ont paru exagérées ou trop exclusives. En un mot, il s'agit de savoir si la lumière s'est faite sur quelques points, si quelques-unes des difficultés de la pathologie utérine ont été vaincues et si le praticien peut aujourd'hui marcher d'un pied plus sûr dans le traitement des maladies de la matrice. Cette recherche est un devoir qui incombe naturellement à la presse, puisque l'Académie, par son arrêt, qui ne regarde que le pessaire intra-utérin, ne s'est pas jugée en état de tirer, des discours prononcés dans son sein, quelques vérités certaines, quelques préceptes utiles.

Si nous nous demandons comment a été discutée la question de l'influence des déviations sur les douleurs que présentent beaucoup de femmes dans les lombes, à l'hypogastre, au périnée, au sacrum, à l'anus, nous verrons que les orateurs sont en complet désaccord les uns avec les autres. Cette influence est admise par MM. Velpeau, Huguier, Hervez de Chégoin, Cazeaux et Malgaigne ; niée par MM. Depaul, Gibert et P. Dubois. De cette divergence le praticien ne peut conclure que le doute, car les orateurs ne sont pas parvenus à résoudre complétement les difficultés de diagnostic inhérentes à la question, et leur argumentation est restée trop imparfaite pour qu'on puisse donner pleinement raison aux uns, pleinement tort aux autres.

Tous les praticiens sont disposés à admettre dans l'utérus et dans ses annexes des douleurs de nature névralgique comme dans d'autres organes. MM. Malgaigne et P. Dubois sont entrés à ce sujet dans de longs développements. Impossible de nier cet élément et l'importance du rôle qu'il joue dans la pathologie utérine. Mais peut-on toujours le distinguer des autres causes de douleur, et peut-on exactement apprécier la part qu'il prend à l'ensemble des symptômes ? Rien de ce qu'ont dit à cet égard quelques orateurs n'est assez précis et assez positif pour rendre le diagnostic sûr et facile. Les véritables névralgies de l'utérus, ainsi que l'a démontré M. P. Dubois, se rattachent essentiellement à l'hystérie. Lorsque, au contraire, il y a coïncidemment métrite chronique ou subaiguë, ulcération du col, catarrhe utérin, déviation, ou toute autre lésion de tissu, la part respective que chacun des éléments de cet état complexe prend à la production de la douleur est des plus difficiles à mesurer exactement. C'est dans le cas de déviation avec douleur névralgique, suivant MM. Malgaigne et P. Dubois, que le traitement par le redresseur a pu avoir quelques succès en modifiant la sensibilité de l'organe et non en le redressant. Cette idée, non exprimée dans les conclusions, paraît néanmoins avoir été généralement goûtée.

Bien que les conclusions semblent condamner et exclure de la pratique l'emploi du pessaire intra-utérin, cependant presque tous les auteurs ont admis la convenance d'y avoir exceptionnellement recours quand tous les autres moyens ont échoué, et quand des lésions inflammatoires ne contr'indiquent pas cette méthode. Enfin, il ressort de l'ensemble des opinions émises, que les moyens mécaniques placés en dehors de la matrice, les uns dans le vagin comme les pessaires, les autres sur l'abdomen comme la

---

générales ou locales n'ont point de prise sur cette maladie, que le mercure à l'intérieur ou en frictions, a le plus souvent réussi ; enfin, que, dans les cas extrêmes, la laryngotomie a compté de nombreux succès.

La science a peu ajouté depuis à ce que les recherches de Pravaz avaient constaté sur le traitement de cette affection ; seulement elle ne confond plus avec lui sous le même nom la phthisie laryngée avec la laryngite chronique, et la lecture attentive des observations relatées dans cette thèse démontre que celles qui se sont terminées heureusement étaient dues à cette dernière maladie bien autrement moins grave que la phthisie laryngée.

A la suite de cette monographie, et comme un souvenir donné à ses premières études, dans un appendice que je ne puis qu'indiquer, l'auteur a cherché à expliquer par un théorème géométrique le rôle que remplissent les deux plans des muscles intercostaux externes et internes dans le mécanisme de la respiration.

Le premier travail de Pravaz fut donc consacré à la médecine pratique à laquelle il semblait se vouer, et, en effet, à peine eut-il l'investiture doctorale, qu'il fut nommé médecin de l'Asile royal de la Providence. Il en exerça les fonctions jusqu'en 1835.

Profondément instruit dans la théorie de la science, doué d'un esprit exact, ennemi des hypothèses, d'un jugement droit, dominé par l'amour du travail et des études sérieuses, il n'est pas douteux pour nous qui l'avons connu, que s'il eût voulu se livrer à l'exercice de la médecine, il ne fût devenu un praticien distingué. Il n'en devait pas être ainsi ; toujours préoccupé des travaux de sa jeunesse, il se persuada, homme positif et aux pensées mathématiques, qu'entré tard dans la carrière il ne pourrait embrasser l'universalité de la science médicale. Convaincu que ce n'était qu'en s'attachant d'une manière exclusive à une seule partie de l'art qu'il pourrait l'approfondir, et rencontrer la chance d'un progrès ou d'un perfectionnement, afin d'utiliser ses connaissances dans les sciences physiques, il se décida pour l'orthopédie à laquelle il se voua désormais.

Plus d'une fois, néanmoins, se trouvant à l'étroit dans les limites qu'il s'était tracées, il fit quelques excursions heureuses dans le domaine général de la science.

Encouragé par les succès qu'il obtenait dans un établissement qu'il avait fondé rue Rochechouart, quelques années après, de concert avec M. Jules Guérin, il créa le bel institut de Passy, qui, sous son habile direction, prit bientôt un grand accroissement, et acquit une renommée européenne.

Il voulut alors propager autant que possible les résultats heureux dus aux procédés nouveaux qu'il avait appliqués à cette branche de l'art, et conçut l'idée d'établir pour le midi de la France une succursale de l'institut de Passy, et c'est alors qu'en 1835 il vint à Lyon qu'il ne quitta plus depuis.

ceinture hypogastrique, peuvent, dans la pratique, rendre des services incontestables.

Nous sommes aussi de cet avis, mais par services nous n'entendons pas guérisons. Les femmes qui se trouvent bien de ces moyens mécaniques ne guérissent pas par leur emploi seul. Souvent elles ne sont soulagées que pour un temps. Les unes sont obligées d'y renoncer ; d'autres, pour que le soulagement persiste, sont tenues de faire de ces moyens un usage habituel, et, dès lors, fort désagréable. Quant au pessaire intra-utérin employé suivant la méthode de M. Valleix, nous dirons que l'ayant essayé plusieurs fois, nous n'en avons vu résulter que des inconvénients et point de bons effets. Plusieurs praticiens éminents de Lyon se sont trouvés dans le même cas, et, comme nous, y ont renoncé.

« En résumé, dirons-nous avec M. Gosselin (*Gaz. hebd.*), la dernière discussion a montré que les chirurgiens de l'époque actuelle s'occupaient trop exclusivement des déviations, comme ceux des années antérieures s'étaient trop exclusivement occupés des ulcérations et des engorgements. Elle a laissé entrevoir que les souffrances de la matrice sont dues fréquemment à une sensibilité spéciale qui se développe à la suite des phlegmasies les plus légères et s'entretient par les mouvements de l'organe. Elle appelle l'attention des observateurs sur cette vue nouvelle, autour de laquelle peuvent se grouper les moyens thérapeutiques médicaux et chirurgicaux employés jusqu'à ce jour, et qui peut servir de point de départ pour en imaginer de nouveaux. »

F. BARRIER.

Considérations générales sur les plaies d'armes à feu. Mémoire présenté à la Société de Médecine, par M. MARTENOT DE CORDOUX, membre correspondant, médecin major de première classe.

En Algérie, lorsqu'une colonne expéditionnaire se met en marche, une ambulance active, aussi légère que possible, l'accompagne dans tous ses mouvements. Les médecins militaires, qui en composent le personnel, se subdivisent toujours au moment du combat, pour se transporter, avec les litières et les cacolets, partout où les coups de fusil se font entendre. Quand un soldat tombe, le médecin n'est pas loin. Un drapeau rouge indique à tous l'emplacement de l'ambulance ; c'est là que les blessés sont dirigés ; c'est là que l'on vient demander les moyens de transport dont on a besoin sur tel ou tel point ; c'est là que se font toutes les opérations jugées indispensables, telles que ligatures d'artères, amputations, extractions de balles, d'esquilles ou de morceaux de vêtements, etc.

Pendant la mêlée, il est impossible aux chirurgiens des corps de faire autre chose que de poser rapidement une bande et de diriger les blessés sur l'ambulance. On comprend que le chef de l'ambulance seul peut examiner attentivement les blessés qui lui sont confiés, encore est-il obligé de passer bien légèrement sur un grand nombre, quand le chiffre en est considérable. Si la colonne est en marche, quand le combat s'engage, les blessés sont rapidement placés sur les cacolets ou les litières, et bien souvent on n'a pas le temps de leur faire un pansement rationnel ; ce n'est qu'un peu plus tard, quand la colonne fait une halte, que nous pouvons parer aux premiers accidents. Puis, lorsque le bivouac est établi, lorsque les

---

Dans cette longue période d'années qu'il passa parmi nous, il serait difficile d'énumérer les nombreux écrits qu'il publia sur l'art orthopédique ; Mémoires lus à la Société de médecine, à l'Académie de cette ville, publications dans les journaux scientifiques, communications à l'Institut, articles de dictionnaires, etc., et tous ces travaux sont marqués au coin d'un raisonnement sévèrement logique, et basés sur l'observation bien entendue des faits. C'est une justice à lui rendre, que, dans ses nombreux écrits, Pravaz a toujours eu la science devant les yeux, et n'a jamais rien publié au point de vue purement industriel. Il voulut atteindre au but longtemps poursuivi, élever à la dignité de science l'art orthopédique si longtemps exploité par des personnes souvent étrangères à la médecine. Je ne vous exposerai pas ici toutes les importantes modifications qu'il sut y introduire, et pour lesquelles il fut singulièrement aidé par ses études antérieures.

Médecin plus que mécanicien, il avait compris que c'était par des moyens hygiéniques bien appropriés au développement de la constitution, à celui du système musculaire et des organes thoraciques qu'on devait arriver à prévenir les déviations de l'épine, à les guérir quand elles existent. A l'extension continue sur un plan horizontal, ou obtenue par d'autres moyens qui, suivant lui, n'amène qu'une distension passive des ligaments et des muscles, il a substitué, suivant des lois plus physiologiques, les exercices gymnastiques choisis et prescrits avec discernement. Comme nos mœurs ne supporteraient pas ces jeux de la palestre, où les vierges de Sparte s'exerçaient nues à la lutte, et qu'elles seraient même offensées de la plupart des exercices adoptés par les anciens dans les gymnases des hommes, il a su y suppléer par les ressources de l'art. Ici, les rares talents du mécanicien sont venus en aide à ses connaissances médicales pour l'exécution d'ingénieux appareils qui par la combinaison variée des mouvements divers, exercent successivement ou simultanément tels ou tels faisceaux musculaires suivant l'indication à remplir.

C'est par là qu'il a soustrait à l'empirisme qui ne raisonne pas, ces difformités si nombreuses, fléaux de l'humanité, et dont le traitement, pour être rationnel, exige les connaissances approfondies de l'anatomie et de la physiologie, non moins que celle des ressources tirées du dynamisme graduel appliqué convenablement aux exercices musculaires.

Les Mémoires nombreux qu'il a publiés sur ce sujet contiennent de précieux enseignements devenus la règle de conduite de tous les établissements orthopédiques qui se sont formés depuis.

Je suis loin de prétendre, néanmoins, que la révolution opérée dans cette branche de l'art soit due aux seuls efforts de Pravaz ; grandir outre mesure le héros d'un panégyrique, c'est le rapetisser de la part de gloire qu'il partage avec d'autres, quand on la lui attribue tout entière à lui seul. Je dois dire que, si déjà dans d'autres instituts, en

tentes sont dressées, et que les blessés sont installés sur leurs couvertures, qui constituent le seul moyen de couchage que l'on puisse leur fournir, excepté toutefois quand le pays offre des ressources en fourrages qui permettent d'en répandre sur le sol une couche plus ou moins épaisse, alors commence l'examen attentif des différentes lésions dont nous ne connaissons pas encore la nature ni la gravité. Les extractions de projectiles, d'esquilles, de fragments de vêtements, etc..., les opérations indispensables se font dans ce moment; presque toujours, c'est à la fin de la journée, et quand toute la colonne se repose des fatigues du jour, pour se disposer à recommencer le lendemain; les médecins et le personnel de l'ambulance passent la nuit au milieu des blessés. La plupart des opérations que j'ai faites en expédition ont été pratiquées à la lueur des bougies que le vent faisait vaciller sous la tente.

J'avais à peine 25 ans, lorsque j'ai débuté par faire une amputation de cuisse, à neuf heures du soir, au mois d'avril, par la pluie et le vent. J'avouerai qu'avant de commencer, je me suis recueilli un instant pour m'armer de courage et de résolution; il me semblait que cette opération allait décider si je serais capable un jour de faire un bon chirurgien; si ma main allait trembler, si je me laissais intimider par la série des circonstances fâcheuses au milieu desquelles je me trouverais, je ne me croirais pas digne d'être dorénavant chef d'un service d'ambulance.

Je ne sais si tous ceux qui, comme moi, ont commencé par avoir de bonne heure des services importants, ont éprouvé la même sensation. Quant à moi, je me souviendrai toute ma vie des réflexions que j'ai faites avant d'opérer, comme de la joie que j'ai ressentie après, lorsque j'ai vu que j'avais fait cette amputation avec autant de calme que si j'avais été dans un amphithéâtre.

La chirurgie en campagne ne peut pas être faite comme dans les établissements hospitaliers; aussi, devra-t-on toujours y pratiquer beaucoup plus d'amputations primitives que dans les hôpitaux, où l'on peut, au contraire, attendre que la série des accidents force le chirurgien à recourir à ce moyen extrême.

Dans tous les temps, et surtout pendant les guerres de l'Empire, on a reproché aux chirurgiens militaires d'amputer trop précipitamment; mais si l'on réfléchit aux conditions dans lesquelles se trouvent les blessés pendant la marche et sous la tente, on ne peut douter un seul instant qu'une pratique opposée n'ait les résultats les plus désastreux.

Ainsi que je l'ai dit plus haut, nos blessés sont transportés à dos de mulets, sur des cacolets et des litières, et si l'on n'est pas très-rapproché d'un centre où l'on puisse les déposer, il est impossible de temporiser, lorsque l'on a affaire à des fractures des membres inférieurs. Supposez, en effet, un blessé atteint de fracture à la cuisse ou à la jambe, par armes à feu, c'est-à-dire comminutive et compliquée, couché sur une litière et balloté par le mulet, au milieu des accidents de terrain qui se rencontrent à chaque pas; il arrivera nécessairement que, malgré toutes les précautions que vous pourrez prendre, soit en faisant soutenir la litière par des hommes à pied, soit en fixant bien exactement le corps et les membres du blessé aux parties les plus solides de la litière, vous entendrez

---

France ou à l'étranger, on cherchait à sortir des errements de la routine, ce fut lui certainement qui, par la force de ses raisonnements, la simplicité de ses procédés, d'ailleurs si rationnels, et l'exemple de faits nombreux puisés dans une longue expérience, contribua le plus puissamment à cette transformation.

Mais ce n'était pas assez de mettre à profit les forces extérieures, Pravaz s'attachait en même temps à modifier la constitution générale par le régime, la diététique et la sage application des règles de l'hygiène. Le développement des organes devait venir en aide au développement normal de la charpente osseuse et au jeu régulier des muscles destinés à la mouvoir. Pour atteindre ce double but, il pensa que l'emploi thérapeutique de l'air comprimé serait d'un grand secours, et, dès l'année 1836, il dota son établissement de ce moyen énergique, et n'eut qu'à se féliciter, dans l'intérêt de la science, des résultats heureux qu'il en obtint. En effet, après l'avoir longtemps utilisé contre les difformités du thorax, des réflexions plus approfondies et une expérience plus étendue, agrandirent bientôt dans son esprit la portée rationnelle et l'avantage pratique de l'emploi médical du bain pneumatique dans le traitement de divers genres d'affections. Pravaz, l'un des premiers, pressentit tout le parti que l'on pourrait tirer des modifications que l'air comprimé imprime aux deux fonctions les plus importantes de l'économie. Il en varia et multiplia les applications avec une sagacité qui porta ses fruits et fut couronnée par un plein succès. Parmi les différents écrits publiés par lui sur ce sujet, je ne ferai mention que du dernier qui les résume tous. Il est intitulé : *Essai sur l'emploi médical de l'air comprimé*, 1850, in-8° de près de 300 pages.

Dans cet ouvrage qui fut couronné par l'Institut de France, Pravaz, après de savantes considérations sur le mécanisme de la respiration, établit ses rapports avec la pression atmosphérique, et en déduit les différents phénomènes chimiques et physiologiques que les variations de cette pression, en plus ou en moins, produisent sur la respiration et sur l'hématose. Mais, bientôt circonscrivant son sujet, c'est sur les effets seuls de la condensation de l'air sur nos organes et nos fonctions qu'il arrête son attention. Il voit qu'en dilatant les poumons, l'air condensé favorise le développement de la poitrine, qu'en agissant d'une manière active sur la circulation générale et capillaire, il peut énergiquement influer sur les maladies qui résultent des lésions diverses de ses fonctions. En étudiant son action sur le cerveau, la moelle épinière et d'autres organes, Pravaz apprécie les cas multipliés de ce moyen énergique, et le reste de son livre, consacré à la partie pratique, en constate les effets. Honnête et consciencieux avant tout, s'il rapporte avec bonheur les observations dans lesquelles l'emploi de ce nouveau moyen thérapeutique lui a réussi, il raconte avec la même franchise celles où il a échoué, et en fait profiter la science par les contre-indications rationnelles qu'il sait en tirer.

des cris déchirants à chaque mouvement un peu brusque imprimé par la marche.

En vain place-t-on le membre le plus convenablement possible, en vain le pansement est-il fait avec les soins les plus minutieux, on n'empêche jamais les fragments des os fracturés de frotter les uns contre les autres, les esquilles de déchirer les parties qu'elles avoisinent, et l'inflammation de marcher avec une rapidité qui met promptement les jours du malade en danger. J'ai eu recours à tous les bandages les plus solides pour maintenir convenablement les membres fracturés pendant la marche; la boîte de M. Baudens, qui rend de si grands services dans les hôpitaux, est elle-même insuffisante pour remédier au mal qu'il faut éviter; du reste, il est presque impossible de la placer, d'une manière convenable, sur une litière. Les bandages inamovibles n'empêchent pas le malade de ressentir les plus cruelles souffrances à la moindre secousse que lui imprime le mulet, et leur application est trop dangereuse au début, lorsque l'inflammation n'a pas été combattue, pour que l'on puisse espérer en retirer jamais un avantage sérieux. Les blessés eux-mêmes en sont si pénétrés, qu'ils demandent, avec instance, qu'on leur évite, par l'amputation, les douleurs atroces qu'ils ont déjà ressenties depuis qu'ils ont été blessés, jusqu'au moment où ils sont arrivés à l'ambulance.

Après la prise de Zaatcha, j'ai transporté, à Biskara, un tirailleur indigène qui avait une fracture du col du fémur; mais nous n'avions que huit heures de marche à faire avant d'arriver à l'hôpital. Voici ce qui s'est passé à l'égard de ce blessé : j'avais été désigné par le général en chef pour diriger l'ambulance à l'assaut qui commença à sept heures et demie du matin ; à dix heures on n'entendait plus un coup de fusil, Zaatcha était pris, et ses défenseurs tués jusqu'au dernier. Quand je revins au camp, je trouvai une soixantaine de blessés à l'ambulance de la colonne Canrobert, dont j'étais le chirurgien en chef, et je passai toute la journée, avec MM. Verneau et Lagarde, sous-aides, venus avec moi d'Aumale, à donner les premiers soins à tous ces malheureux. Il était six heures du soir lorsque vint le tour du tirailleur indigène qui avait une fracture au col du fémur; nous devions partir le lendemain au point du jour pour conduire nos blessés à Biskara. Je résolus de désarticuler la cuisse immédiatement, et j'envoyai chercher cinq ou six de mes confrères des régiments pour les prier de me donner leur avis et de m'assister dans cette grave opération, si elle était reconnue indispensable. Tous se prononcèrent pour la temporisation, et je dus, quoique à regret, renoncer à l'amputation et procéder au pansement. Le lendemain matin, avant de placer mon blessé sur une litière, j'attachai les deux membres l'un contre l'autre, en les enveloppant de peaux de moutons, par dessus lesquelles je fixai des planches à biscuit, à l'aide de cordes convenablement serrées. Ce malheureux était littéralement emballé depuis les hanches jusqu'aux pieds, et il était presque impossible de lui imprimer des mouvements autres que ceux de totalité. Grâce à ce moyen grossier et pourtant rationnel, mon blessé arriva à l'hôpital de Biskara, sans avoir souffert pendant la route (il faut dire aussi que le chemin que nous avions à parcourir était tout à fait plat). J'ai appris depuis qu'il n'avait pas été opéré, et qu'il mourut sept ou huit jours après.

Cet ouvrage est l'une des pages capitales de la vie scientifique de Pravaz; justement apprécié de tous les hommes de l'art, il a inscrit le nom de son auteur dans la plupart des Académies, dans le même temps où un autre travail plus important encore, publié par lui, venait d'obtenir aussi les palmes de l'Institut, et vouait cet éminent observateur à la reconnaissance des familles et à l'admiration des praticiens : je veux parler de son *Traité théorique et pratique des luxations congénitales du fémur*, 1847 ; in-4° de 300 pages.

On a de la peine à comprendre que cette affection assez commune, et dont la nature n'était pas ignorée des auteurs les plus anciens, ait traversé tant de siècles sans provoquer les efforts thérapeutiques des praticiens, au milieu des progrès si remarquables et si brillants de la chirurgie, et qu'il ait fallu arriver jusqu'à nos jours pour lui voir opposer avec tant de succès la méthode la plus rationnelle en même temps que la plus simple de traitement.

On trouve, en effet, dans les œuvres d'Hippocrate, que le père de la médecine a connu cette maladie et les incommodités qu'elle entraîne à sa suite, et, ce qui surprend le plus les pathologistes, c'est qu'il ajoute que ces luxations de naissance sont peu graves et faciles à réduire. Mais, comme il ne dit pas les procédés à employer, et que l'on ne trouve dans ses œuvres que des indications vagues et qui ne mettent nullement sur la voie des recherches à faire sur cette donnée, les médecins de l'antiquité et ceux du moyen-âge, habitués à trouver toute leur règle de conduite dans les oracles de Cos, n'ont pas fait faire un pas à la question. La chirurgie des temps plus modernes regardant cette infirmité comme incurable ne s'en est pas occupée davantage, et la science sur ce point est restée dans son ignorance et sa crédulité, sans que personne ait cherché à faire la part de l'erreur ou de la vérité.

Cependant, dès les premières années de ce siècle, quelques théoriciens tentèrent de retirer cette question de l'obscurité profonde où elle était ensevelie, et conçurent la possibilité d'une cure radicale ; mais les sommités de la chirurgie proclamèrent que des hommes instruits ne pouvaient poursuivre un succès qui serait toujours chimérique.

Les praticiens spécialistes auxquels s'adressaient le plus grand nombre de ces vices de conformation n'en continuèrent pas moins leurs expérimentations. Plusieurs fois ils prétendirent avoir réussi, mais sans pouvoir fournir aux hommes compétents la preuve authentique de leurs succès toujours contredits par une observation attentive.

C'est en étudiant tous les faits publiés par ces observateurs, en se rendant compte des causes de leurs échecs, en éclairant les apparences qui leur avaient donné l'illusion d'un triomphe, c'est, en un mot, en approfondissant les sources de leurs erreurs que Pravaz trouva le chemin de la vérité.

Il consacra douze ans à ces patientes recherches et à d'in-

Excepté pour le malade dont je viens de parler, et pour quelques cas de fractures des membres supérieurs, je me suis toujours vu dans la nécessité de recourir à l'amputation. Je n'ai pas pratiqué une seule résection, parce que la nature des lésions ne me permettait pas d'y songer ; mais je crois aussi que ces sortes d'opérations ne doivent présenter des chances de succès qu'autant qu'on a l'espoir de pouvoir bientôt déposer les blessés dans un hôpital ; les fatigues et les dangers de la marche devront nécessairement apporter des complications fâcheuses pour le résultat définitif. Il me semble que, dans ce cas, les blessés sont dans la position désavantageuse où se trouvent ceux qui sont atteints de fractures ; comment, en effet, obtenir l'immobilité des membres et combattre l'inflammation à l'aide des irrigations continues, quand la colonne est en marche.

Pour le membre supérieur on peut, jusqu'à un certain point, arriver à un bon résultat sans amputer, parce que le poids du corps ne venant pas peser sur le fragment supérieur, comme cela a lieu pour la cuisse et la jambe, on évite le chevauchement et le frottement des os l'un contre l'autre, lorsque le bandage est fait convenablement.

D'un autre côté, il sera toujours facile au blessé d'arroser lui-même, avec la main libre, le membre fracturé, si l'on a soin de suspendre à sa litière plusieurs bidons pleins d'eau que l'on renouvelle le plus souvent possible. J'ai employé aussi ce moyen pour les plaies des membres inférieurs et les entorses, et j'ai eu lieu de m'en féliciter, quoiqu'il soit d'une application moins simple. Voici, dans ce cas, comment il faut procéder : on suspend aux barreaux de la litière un bidon rempli d'eau, et l'on donne au blessé une baguette de fusil, au bout de laquelle on a fixé quelques morceaux de drap ou de linge liés ensemble; le malade plonge, à chaque instant, cette espèce de tampon dans l'eau, et vient ensuite l'appliquer sur son bandage, ou le tenir au-dessus pour laisser le liquide tomber goutte à goutte. Les soldats qui sont chargés de maintenir la litière, dans les mauvais passages, viennent en aide aux blessés, pour qui ce manége serait à la longue une véritable fatigue, si leurs camarades n'alternaient pas avec eux. Grâce à ces précautions on évite bien des accidents inflammatoires qui ne tarderaient pas à se développer à la suite des blessures, surtout si la température est élevée. C'est aussi ce moyen qu'il faut employer dans les cas d'amputation et pour toutes les blessures graves, lorsqu'elles existent sur une partie du corps qui en permette l'usage.

Le chirurgien en campagne doit s'ingénier souvent pour que les blessés, qui sont confiés à ses soins, reçoivent des secours que les ressources du matériel ne permettent pas de leur offrir, et il est à remarquer que c'est à cette pénurie, si fréquente dans les guerres, que l'on doit les plus belles découvertes en chirurgie. Ambroise Paré ne brûle plus les blessures avec de l'huile bouillante, parce qu'il n'en a plus à sa disposition ; de là la révolution salutaire dans l'art de panser les plaies par arme à feu ; M. Baudens, dans l'expédition de Constantine, n'a plus d'atelles à fractures, il invente son admirable boîte qui depuis a été perfectionnée, et rend tous les jours de si grands services.

A chaque instant nous employons en campagne des

---

cessantes tentatives. Cependant, dès l'année 1839, ses premiers succès furent mis au jour. Un rapport brillant et substantiel dû à la plume savante de notre honorable collègue, M. le docteur de Polinière, fut présenté à la Société de médecine de Lyon, le 13 mai, au nom d'une commission nombreuse qui, après avoir constaté l'état des malades avant toute tentative de réduction, et suivi toutes les phases du traitement, venait en proclamer le résultat. Ce travail reçut la plus grande publicité; plusieurs communications sur le même sujet furent adressées à l'Académie royale de médecine et aux Sociétés savantes.

On devait s'attendre à voir le monde médical applaudir à cette importante réussite ; il n'en fut pas ainsi, et si, dans la capitale, quelques hommes éminents, dans notre ville tout le corps scientifique, si même dans les localités éloignées et à l'étranger, on eut confiance, Paris continua à douter, et ne voulut pas croire à un pareil succès obtenu en province. Il aima mieux le confondre avec d'autres observations des précédents expérimentateurs, qui, en déplaçant la tête du fémur et la fixant sur un point plus favorable, avaient cru et fait croire à une cure radicale, parce qu'ils avaient rendu au membre à peu près sa longueur normale, et jusqu'à un certain point sa conformation naturelle.

Cette espèce de déni de justice affligeait Pravaz, et les honneurs académiques, les témoignages sympathiques de tout ce qu'il y avait de plus élevé dans la science ne pouvaient le dédommager, ni lui faire oublier les clameurs de l'envie ou les dénégations d'un parti pris pour lequel l'évidence n'arrive jamais. Toutefois, il ne fut pas découragé. Il se remit à l'œuvre pour atteindre le but désiré, et forcer la conviction par l'irrécusable authenticité des succès ; car, on le sait, en France, ce n'est que de Paris, ce foyer d'où seul on attend toute lumière, que vient, pour ce qui regarde les sciences, la consécration des découvertes.

Plusieurs années se passèrent, les faits devinrent de plus en plus nombreux, et Pravaz eut toujours la précaution de les faire suivre et surveiller par les médecins eux-mêmes qui lui confiaient leurs malades, et par des chirurgiens curieux d'observer les merveilles de l'art.

C'est alors que, riche d'une abondante moisson d'observations qui se pressaient, et de témoignages qui ne pouvaient autoriser le doute, il publia son grand ouvrage. Je n'entreprendrai pas, Messieurs, de vous donner une analyse même sommaire de cet important travail. Il renferme toute l'histoire des luxations congénitales du fémur, l'état de la science au moment des premières tentatives de Pravaz, les raisonnements qui le portèrent à entreprendre leur guérison, sa méthode de traitement avec les faits nombreux qui constatent ses succès, et le texte est enrichi de gravures qui rendent intelligibles aux yeux les détails que la description ne ferait qu'imparfaitement comprendre.

procédés grossiers, pour arriver au résultat que nous nous proposons, et quelquefois avec un succès complet. Par exemple, veut-on obtenir un système d'irrigation continue en plein air, quand le blessé est couché par terre, la tête appuyée sur son sac, et qu'il n'est même pas possible de l'abriter sous un arbre ? Eh bien ! on fait former un faisceau avec trois fusils au-dessus du blessé, et l'on suspend au centre un bidon renversé, dont on bouche l'ouverture avec un peu de paille ou d'herbage; l'écoulement se fera lentement et d'une manière continue, tant qu'il contiendra de l'eau, et il sera facile de le remplacer par un autre dès qu'il sera vide. Si l'ambulance se trouve dans un bois, alors on se sert de toutes les branches d'arbres auxquelles on attache les bidons, et lorsque les blessés ont bien compris l'avantage qui résulte pour eux d'être soumis à ce traitement sans interruption, ils inventent eux-mêmes une foule de moyens pour que l'écoulement de l'eau froide sur leurs blessures ne soit pas interrompu. Le personnel des infirmiers n'est jamais assez considérable en Algérie, quand il y a un certain nombre de blessés, pour qu'ils puissent eux-mêmes s'occuper de ces soins constants; il faut alors que les camarades des victimes de la guerre leur viennent en aide. Quant à moi, je me plais à constater que j'ai toujours vu beaucoup d'empressement de la part des chefs de colonnes et des soldats, lorsqu'il s'agissait d'apporter des soulagements aux malheureux que le sort des batailles avait mis entre mes mains. On s'étonnera peut-être que je n'aie pas parlé de la difficulté que l'on rencontre, surtout en Afrique, pour se procurer de l'eau, parce que le combat n'a pas toujours lieu près des ruisseaux, si rares dans ce pays; mais ceux qui ont suivi des colonnes expéditionnaires, savent qu'il existe à l'ambulance une certaine quantité de petits tonneaux, portés à dos de mulets, et qui doivent toujours être remplis en quittant le bivouac; c'est à cette petite provision que l'on a recours pendant la marche, en attendant que l'on rencontre un cours d'eau.

La grande question qui a été soulevée à l'ancienne Académie de chirurgie, pour savoir s'il y avait avantage à pratiquer les amputations le jour même de l'accident, ou à temporiser, n'a pas été et ne peut jamais être résolue d'une manière positive, parce que la nature des lésions, la position où se trouve le blessé, son âge et sa constitution, doivent, à chaque instant, apporter de nombreuses modifications aux règles générales qu'on serait tenté d'établir; cependant, il faut avouer qu'en campagne les amputations sont bien mieux indiquées que dans les établissements hospitaliers. Pendant l'espace de sept ans, j'ai été chef de service aux ambulances de Médéah, Orléanville et Aumale, à une époque où les combats se succédaient, sans interruption, dans le Dahara, sous les ordres du colonel de Saint-Arnaud, aux Ouled-Mahïls, et dans la Kabylie avec les généraux Marey-Monge, Jussuf et d'Arbouville, aux brillantes affaires du Beni-Yala et du Beni-Menikenchs, où le colonel Canrobert a mis le comble à sa réputation déjà si solidement établie, et, enfin, à Zaatcha. Placé en qualité de chirurgien en chef, aux hôpitaux d'Aumale et de Lasalle, j'ai eu aussi de nombreuses occasions de traiter des plaies par armes à feu, et c'est justement parce que le hasard m'a fourni la possibilité d'observer les mêmes accidents dans les postes sédentaires comme en campagne, que je crois pouvoir insister sur

---

Cette fois la lumière se fit, et l'on dut reconnaître que Pravaz avait complètement atteint le but si laborieusement poursuivi. Le problème était résolu; les sommités de la science lui rendirent enfin une tardive justice. Deux fois couronné par l'Institut, l'étoile de la Légion-d'Honneur brilla bientôt sur sa poitrine. Son livre est devenu classique, et sa méthode de traitement, nous pouvons dire sa découverte, est déjà du nombre de celles qui n'étonnent plus personne, tant il paraît facile de les faire. C'est bien le cas de répéter ce mot si connu : il n'y a rien de si simple que ce qui a été trouvé hier, mais rien de plus difficile que ce qui se trouvera demain.

J'ai dû m'étendre, un peu longuement, Messieurs, sur ceux des travaux de Pravaz qui feront vivre son nom dans la science; laissez-moi vous dire quelques mots sur diverses excursions qu'il fit dans les parties de l'art étrangères à sa spécialité, elles vous montreront la direction constante de son esprit vers les sciences physiques. Ainsi, dans les considérations qu'il publia sur différentes anomalies de la vision, c'est à la conformation naturelle ou accidentelle de l'œil et de ses humeurs, à l'éloignement ou au rapprochement du cristallin de la rétine, à l'affaissement ou à l'exubérance de l'humeur vitrée, à la contractilité inégale de l'iris et des procès ciliaires qu'il en rapporte surtout l'étiologie. Non pas que je veuille dire que ses explications soient inexactes; justes et précises au point de vue de l'optique et de la physique, peut-être laissent-elles quelque chose à désirer sous le rapport physiologique et pathologique.

Dans les premières années de la découverte de la lithotritie, alors que l'enthousiasme excité par ce prodige de l'art portait les praticiens à simplifier incessamment les procédés de cette opération, Pravaz voulut aussi apporter son tribut au travail commun. Il inventa un instrument lithotriteur qui fait honneur à son talent de mécanicien, mais la courbure qu'il lui conserva ne permet de l'employer que dans certains cas qui ne sont pas les plus fréquents.

A la même époque à peu près, il se livrait à des expériences, et publiait un Mémoire sur les moyens mécaniques de prévenir l'absorption des virus, et surtout des deux plus dangereux de nos climats : le virus rabique et le venin de la vipère. Il se proposait d'opérer artificiellement la succion de la plaie en même temps qu'il pourrait la déterger par le lavage et les frictions. Il y parvint en inventant une ventouse par laquelle en faisant le vide le virus était aspiré, des colonnes d'eau étaient projetées sur la plaie qu'une brosse frictionnait simultanément. Des expériences nombreuses faites sur des animaux vivants lui réussirent pour le venin de la vipère dont il parvint à prévenir complètement les effets. Il pensait que, plus lent à manifester ses effets, le virus de la rage permettrait, plusieurs heures après la morsure, d'avoir recours à ce procédé, conseillant dans le cas où l'on voudrait employer la cautérisation, d'adapter

l'énorme différence qui se présente dans la ligne de conduite à tenir, de la part du chirurgien, dans l'un et l'autre cas ; autant il doit tenter de conserver les membres fracturés et même les articulations qui n'offrent pas de lésions considérables, lorsqu'il fonctionne dans un hôpital, autant il doit prendre hardiment la résolution de les sacrifier, s'il se trouve dans une colonne expéditionnaire, éloignée de plusieurs jours de marche d'un centre hospitalier. Certes, je ne veux pas dire que, dans ce dernier cas, il faille toujours opérer ; mais je soutiens qu'on devra le faire beaucoup plus souvent que dans les hôpitaux, et j'en appelle au jugement de ceux qui, comme moi, ont longtemps pratiqué en Algérie.

En méditant les observations que je publie en ce moment, il arrivera certainement que le lecteur se dira plus d'une fois : n'y avait-il pas moyen d'éviter l'amputation ? Outre qu'il est impossible de répondre d'une manière positive à une semblable question, je le prie de se souvenir que nos blessés étaient presque toujours transportés à dos de mulets pendant cinq ou six jours, et quelquefois pendant toute la durée du traitement, avant qu'il fût possible de les évacuer sur un hôpital.

Maintenant qu'on me permette de dire un mot sur les résultats avantageux généralement obtenus par les chirurgiens militaires de l'armée d'Afrique. On a avancé que le climat exerçait une influence salutaire sur les blessures les plus graves, et que les opérations réussissaient d'une manière générale beaucoup plus souvent sous le soleil du midi que dans nos climats d'Europe ; loin de nier que la température puisse jouer un rôle avantageux pour nos blessés, je me range à cet avis, mais en n'accordant au climat que ce qui lui revient, c'est-à-dire une faible part dans les succès. La véritable raison, c'est que le chirurgien ne laisse pas affaiblir ses malades par les souffrances et le travail de suppuration ; c'est qu'il opère dans de bonnes conditions ; les fatigues de la route, qui sont si redoutables dans les cas de fractures, sont généralement bien supportées par les amputés, et cela se conçoit facilement, car il n'y a plus à craindre le chevauchement des os, ni les accidents qu'entraînent les plaies compliquées ; on n'a plus affaire qu'à des plaies graves, sans doute, mais simples ; un pansement bien fait, une bonne position donnée au membre amputé sur la litière, une grande surveillance, surtout dans les passages difficiles, constituent toutes les précautions que le chirurgien doit prendre, et, avec un peu d'habitude, il arrive toujours à transporter ses blessés sans accidents.

Presque tous les auteurs qui ont écrit sur les plaies par arme à feu, signalent deux complications terribles, qui paraissent avoir été assez fréquentes dans nos hôpitaux et ambulances, pendant les guerres de la République et de l'Empire, je veux parler du tétanos et de la pourriture d'hôpital. La dernière de ces affections est contagieuse, et paraît devoir se développer sous l'influence d'un air vicié par les émanations qui résultent de l'encombrement ; la chaleur, et surtout la chaleur jointe à l'humidité, favorisent la décomposition des miasmes répandus dans l'air, et augmentent leur action sur les plaies. Lorsque la pourriture d'hôpital a envahi les salles des blessés, on comprend alors, puisqu'elle est contagieuse, que les instru-

---

à son instrument un pinceau chargé de caustique. Il trouvait un grand avantage à cette manière d'agir en ce que l'action de la ventouse met en saillie le fond de la plaie, si essentiel et souvent si difficile à atteindre, et permet de la cautériser ainsi dans toutes ses parties sans toucher aux tissus sous-jacents.

Pendant qu'il se livrait à ces expériences dans l'intérêt de l'humanité, Pravaz faillit devenir victime d'un de ces écarts de la raison populaire, dont les traditions et même l'histoire nous ont laissé plus d'un lamentable souvenir. C'était en 1832, à l'époque de la première invasion du choléra ; le fléau sévissait dans toute sa fureur, des bruits sinistres agitaient le peuple, on parlait sourdement d'empoisonnement..... Pravaz sortait de l'école d'Alfort ; près de la barrière du Combat, il fut arrêté par un attroupement ; fouillé, on trouva sur lui les objets qui servaient à ses expériences. C'en fut assez pour ces furieux que la peur aveuglait ; accablé par le nombre, meurtri, dépouillé, il ne dut son salut qu'à l'intervention tardive mais heureuse du poste le plus voisin. On l'entraîna dans une caserne, dont il ne put sortir en sûreté que la nuit, couvert de l'habit de garde national, et sous la protection de son parent, le général Dode de la Brunerie.

Vos souvenirs, Messieurs, vous rappellent peut-être, en ce moment, que, dans cette enceinte où tant de fois Pravaz a pris la parole pour vous exposer des idées nouvelles ou pour prendre part à de savantes discussions, vous avez applaudi avec un public éclairé à son discours de réception publié sous ce titre : *De l'influence de la respiration sur la santé et la vigueur de l'homme.*

Dans cet écrit remarquable, s'il vous donne encore une preuve des tendances de son esprit, il vous montre aussi les inspirations de son cœur. Quand l'un le porte avec un invincible attrait vers les sciences physiques, l'autre fait toujours servir ses connaissances au bien de l'humanité. S'il étudie l'air, si bien nommé l'aliment de la vie, sous le rapport de ses altérations, ou de sa plus ou moins grande densité, c'est pour retirer de cette étude des préceptes d'une sage hygiène destinés à prévenir les maux qui, sous le nom de scrofules, de rachitisme ou d'affections tuberculeuses, déciment les populations ou en altèrent l'énergie physique et morale. Ces préceptes, c'est surtout dans la première période de la vie qu'il en juge l'application indispensable pour fortifier la constitution de la génération actuelle, qu'à tort ou à raison, en s'appuyant sur des données statistiques, il croit voir dégénérer en même temps qu'elle se multiplie.

Enfin, Messieurs, dans ce siècle si fertile en grandes découvertes, où les sciences ont brisé leurs limites pour aller au-delà de ce que l'on supposait possible, lorsque la médecine venait de supprimer la douleur dans les opérations, il ne restait plus qu'à en écarter le danger, et, pour quelques-unes du moins, Pravaz osa le tenter. Les anévrysmes, les tumeurs érectiles, les varices exigent des opérations sanglantes et périlleuses ; il chercha le moyen d'y arrêter et de faire rétrograder le mal en y coa-

ments et les différentes pièces à pansement la communiquent d'un malade à l'autre.

Dans les ambulances d'une colonne expéditionnaire, les tentes qui servent d'abri aux blessés ne sont pas assez bien fermées pour empêcher le renouvellement de l'air, et je ne sache pas qu'il se soit présenté un cas de pourriture d'hôpital; pour ma part je n'en ai jamais vu, et cependant le nombre des blessés, qui ont été confiés à mes soins, s'élève à plus de douze cents. La chaleur seule, qui quelquefois était insupportable, n'a pas suffi pour développer cette affection, et je crois, avec presque tous ceux qui ont observé la pourriture d'hôpital, que l'encombrement dans les salles, où l'air se renouvelle difficilement, est la cause puissante et déterminante. Dans aucun des hôpitaux où je me suis trouvé en Algérie, je n'ai eu l'occasion de voir cette fâcheuse complication, mais je crois qu'elle s'est présentée à différentes époques; toutefois on peut affirmer qu'elle est assez rare en Algérie, et je suis porté à penser, pour ma part, que la chaleur n'exerce aucune influence première sur son apparition dans les salles des blessés, lorsqu'il n'existe pas d'autres causes; en un mot, la chaleur seule ne peut pas occasionner la pourriture d'hôpital.

Quant au tétanos, c'est toujours une lésion qui le produit; il peut donc se présenter sous toutes les latitudes et à toutes les époques de l'année. Je ne l'ai observé qu'une seule fois sur un fusilier du 53e de ligne, après le combat du 17 avril 1845; ce soldat avait reçu une balle qui avait traversé l'avant-bras gauche en passant entre le radius et le cubitus, sans fracturer ni l'un ni l'autre, et probablement en écornant l'un des deux. Cette blessure me paraissant légère, j'y prêtai peu d'attention, parce que j'avais beaucoup de blessures plus graves à soigner, et que le jour commençait à baisser. Le lendemain, à cinq heures du matin, la colonne se mit en marche, ce soldat me fit appeler pour être placé sur une litière, parce qu'il ne pouvait plus remuer la tête, et souffrait horriblement. Je reconnus de suite le tétanos, et fis pratiquer une large saignée, en même temps que j'administrais l'opium à haute dose; à dix heures, lorsque la colonne s'arrêta pour faire la grande halte, j'examinai mon malade plus attentivement. Le bras était tuméfié d'une manière considérable et les mouvements de la colonne vertébrale étaient complètement impossibles. J'eus un instant la pensée de faire l'amputation du bras, mais, sur l'avis de mon collègue, le docteur Rey, du 53e, je me résignai à laisser mourir ce malheureux, sans lui faire éprouver des souffrances inutiles; une seconde saignée, plus abondante que la première, fut pratiquée, et le malade mourut à midi. L'autopsie n'a pas été faite, parce qu'il ne nous a pas été possible de transporter le cadavre, qui a été enterré sur place.

Ce cas de tétanos, le seul que j'aie vu en Afrique, est remarquable par la rapidité avec laquelle il a enlevé le malade. Le traitement employé a probablement encore retardé sa terminaison fatale.

Je ne sais si d'autres praticiens, à ma place, auraient amputé le malade; c'était une ressource extrême, et qui offrait si peu de chances de succès que j'ai cédé aux conseils du médecin du corps; mais j'avoue que, dans une semblable circonstance, je n'hésiterais plus, j'amputerais,

---

gulant localement le sang qui l'entretient. Le perchlorure de fer lui parut doué de cette propriété, il en fit de nombreux essais sur des animaux vivants, sous les yeux et avec le concours des savants professeurs de notre École vétérinaire, et ses expériences réussirent à un degré merveilleux. Il dut croire alors qu'employé sur l'homme avec toutes les précautions exigées par la prudence et en commençant par les cas les plus simples on obtiendrait les mêmes résultats. Dès lors, il fit confectionner des instruments appropriés à cette opération délicate, et par lesquels on pouvait mesurer d'une manière précise et goutte à goutte l'agent énergique, qui, porté par une injection dans une tumeur anévrysmale, devait en coaguler le sang.

Le monde savant retentit bientôt de cette découverte, qui n'était encore, en quelque sorte, qu'indiquée; on ne tarda pas à la mettre en pratique, mais déjà Pravaz n'était plus, et si les premiers essais furent loin d'être satisfaisants, l'inventeur n'était plus là pour modifier son procédé, ou pour apprécier s'il avait été convenablement appliqué.

Mais la voie reste ouverte, le perchlorure de fer, déjà reconnu comme le meilleur hémostatique local, réalisera, tout porte à le croire, les espérances qu'il avait données. Les épreuves se multiplient; elles ont réussi dans les varices et les tumeurs érectiles, déjà même un anévrysme lui a dû sa guérison dans notre Hôtel-Dieu; le temps et les travaux des expérimentateurs achèveront l'œuvre de Pravaz. Quand une découverte se fait, sait-on d'abord tout le parti qu'on en pourra tirer? Est-ce à dire même qu'elle doive être immédiatement productive? La science la juge, les contemporains la perfectionnent, et la postérité en recueille les fruits.

Ces derniers travaux dont je viens de vous entretenir n'étaient, en quelque sorte, que les passe-temps de l'esprit méditatif de Pravaz. Sa constante occupation était de perfectionner tout ce qui se rapporte à la spécialité qu'il avait choisie. Aussi était-il parvenu à faire de l'établissement qu'il dirigeait un Institut modèle où tout se trouvait réuni, et les beautés de la nature et les ressources de l'art.

Sur cette colline ombreuse qui touche à notre ville et domine nos deux rivières et leur confluent, il avait acquis une de ces somptueuses habitations de campagne où l'opulence va goûter les charmes de la villégiature et l'avait convertie en un riant asile consacré au soulagement des infirmités humaines. Là si le regard se porte vers le midi, il suit tous les méandres du fleuve et ses deux rivages jusqu'aux montagnes de l'Ardèche; s'il se dirige du côté où le soleil se lève, il embrasse les immenses plaines du Dauphiné parsemées d'innombrables villages et ne quitte l'aspect de ces vertes prairies que pour s'arrêter sur les sommets neigeux des Alpes et du Mont-Blanc; un autre spectacle l'attend s'il se détourne sur la ville dont il domine toute l'étendue et peut suivre les développements, en même temps que, le soir, il admire sa féerique illumination.

Mais si le touriste s'extasie devant ce magnifique pano-

quand même le blessé devrait mourir dans mes mains. Il est fâcheux, pour un chirurgien, de se trouver en face de cas de ce genre, qui peuvent quelquefois compromettre sa réputation auprès des gens peu éclairés; mais il est trop pénible de voir un malade succomber sans secours, pour ne pas employer la dernière ressource qui existe, si petites que soient les chances de succès.

Les auteurs les plus recommandables ont émis les opinions les plus opposées sur la question de savoir s'il faut extraire de suite tous les corps étrangers qui se trouvent dans les plaies par armes à feu, ou s'il faut, au contraire, les respecter. Dernièrement, encore, M. Denonvilliers professait que la nature faisait ses opérations bien mieux que le chirurgien, et disait que, dans les plaies par écrasement, on doit attendre l'élimination des esquilles par le travail inflammatoire. M. Baudens, au contraire, enlève de suite toutes les esquilles détachées ou encore adhérentes, et, certes, les succès ne lui ont pas fait défaut. Entre ces deux opinions si opposées, je n'hésiterais pas à me déclarer pour celle de l'ancien chirurgien en chef du Val-de-Grâce; mais il y a bien des cas où M. Baudens lui-même ne plonge pas immédiatement le bistouri dans la plaie, il sait, au contraire, respecter la plupart de ces sortes de lésions, et quand le stylet n'indique pas, d'une manière certaine, la présence d'esquilles mobiles ou peu adhérentes, de morceaux de vêtements ou de balles profondément engagés, les plaies doivent être abandonnées à elles-mêmes, et le chirurgien devra se contenter d'enlever avec les pinces, sans faire de débridement, les corps étrangers qui se présentent au bord des ouvertures. Il ne faut donc pas croire, comme le pensent certains auteurs, que la main du chirurgien doive toujours s'armer de bistouri pour débrider toutes les plaies par armes à feu, et en fouiller toute la profondeur pour en extraire tous les corps étrangers, le plus souvent le contraire a lieu; ce n'est que dans les cas exceptionnels qu'il faut recourir à l'instrument tranchant, et le bon sens du chirurgien, habitué aux plaies par armes de guerre, le guidera toujours dans sa conduite, s'il veut seulement se souvenir, d'une manière générale, des principes suivants :

Extraire les corps étrangers toutes les fois que l'opération ne sera pas assez grave pour mettre la vie du blessé en danger;

Respecter les esquilles fortement adhérentes;

Et éviter de débrider dans tous les cas des plaies simples, à moins de gonflement inflammatoire trop considérable qui fasse craindre l'étranglement.

La ligne de conduite que doit tenir le chirurgien en campagne, et surtout en Algérie, où les moyens de transport ne s'effectuent qu'à dos de mulets, diffère essentiellement de celle qu'il pourra suivre dans un hôpital permanent.

Dans l'un et l'autre cas, il doit éviter de sacrifier le membre supérieur, à moins de trop graves complications dans les plaies des articulations, et préférer les résections quand elles sont possibles; s'il n'y a que fracture dans la continuité des os, quel que soit le nombre des esquilles et la quantité de corps étrangers que renferme la plaie, il faut essayer de conserver le membre, après avoir extrait tout ce qui peut entraver la marche de la guérison.

---

rama, l'homme de la science éprouve un intérêt plus sérieux et non moins puissant dans l'examen attentif de l'établissement.

Dans de vastes bâtiments spécialement construits et confortablement disposés pour recevoir un personnel nombreux, se trouvent réunis et le bain d'air comprimé et les machines si heureusement inventées et tous les appareils qui ont valu à Pravaz de si brillants succès. Là aussi, sous d'admirables ombrages, des sources intarissables versent une eau pure et limpide dans de vastes réservoirs destinés à la natation et dans lesquels, suivant la saison, elle est chauffée à un degré convenable par une ingénieuse application de la vapeur. Dans d'autres bassins, cette eau devient médicamenteuse par l'addition de l'iode ou du brôme ou de toute autre substance suivant l'indication à remplir, ou bien par d'autres combinaisons chimiques, elle prend toutes les qualités de l'eau de mer qu'elle remplace avantageusement.

Arriver à fonder cet Institut sur de pareilles bases et avec tous ses développements avait été le rêve de toute la vie de Pravaz, et, s'il y était parvenu, c'est qu'il y avait consacré tous ses travaux et enfoui toutes ses ressources. Peu ménager de son bien, il ne travaillait que pour la science toujours présente à son esprit et comptait sur l'avenir pour assurer à sa famille une fortune qui n'était encore qu'en espérance. Il oubliait que Dieu seul est le maître de l'avenir!

Mais je dois limiter ma tâche et je m'arrête ici, Messieurs, dans l'appréciation des travaux de Pravaz, et cependant je n'ai fait en quelque sorte qu'effleurer ses principaux écrits, néanmoins j'en ai dit assez pour vous rappeler sa valeur scientifique et justifier vos regrets. Une vie si laborieusement occupée devait fixer l'attention et provoquer la sympathie de tous les amis de la science; aussi le nom de notre collègue est-il inscrit parmi les membres des compagnies savantes les plus illustres. Correspondant de l'Académie impériale de médecine et de presque toutes les Académies nationales et étrangères, membre de notre Société de médecine qui a été témoin de tous ses succès, vous l'avez vu siéger dans votre sein, et vos suffrages l'ont appelé à l'honneur de vous présider. Il occupa aussi le fauteuil de président à la Société d'agriculture. Par un contact journalier avec lui, si vous avez pu apprécier ses connaissances variées dans la plupart des sciences que vous cultivez, les relations intimes qu'amène une communauté de travaux vous ont fait admirer aussi les éminentes qualités morales qui le distinguaient. Je ne vous apprendrai rien en vous retraçant cet heureux côté de cet homme remarquable.

S'il prenait part aux discussions, s'il exposait un fait ou une théorie, c'était avec la précision et la clarté qui se retrouvent dans ses écrits, sans négliger, mais aussi sans rechercher les formes oratoires. Sa parole grave et concise était toujours conciliante et pleine d'urbanité. Son habitude extérieure austère et réfléchie était celle d'un penseur. Son visage était sérieux et calme, et son front lar-

Quant aux membres inférieurs, il est possible d'éviter l'amputation pour la fracture de la jambe dans la continuité, lorsque le blessé se trouve à l'hôpital; mais il sera bien difficile de lui conserver le membre, s'il doit supporter plusieurs jours de marche à travers les chemins, presque toujours accidentés, que la colonne doit parcourir avant d'arriver à un hôpital.

Dans les autres cas, tels que fracture du col ou du corps du fémur, plaies pénétrantes des articulations tibio-tarsienne, fémoro-tibiale ou coxo-fémorale, il faut amputer, que l'on se trouve dans un hôpital ou dans une ambulance, si l'on ne veut pas s'exposer à de graves échecs.

Depuis que le Conseil de santé nous a autorisés, par une circulaire, à nous servir du chloroforme, je l'ai constamment employé avec le plus grand succès. Le mode d'administration auquel j'ai eu recours est celui mis en pratique au Val-de-Grâce, c'est-à-dire le chloroforme tout simplement versé sur une compresse et appliqué à l'ouverture des voies aériennes, en ménageant un petit passage pour l'introduction de l'air extérieur et en exerçant la plus grande surveillance.

J'ai réussi à maintenir, dans l'immobilité la plus complète pendant 55 minutes, un Arabe à qui j'ai enlevé une tumeur volumineuse, située dans la région cervicale, entre la trachée-artère, la carotide, la clavicule et le maxillaire inférieur; dès que l'anesthésie était complète, on supprimait le chloroforme, qui était de nouveau appliqué quand la sensibilité reparaissait.

Lorsque cette magnifique découverte vint faire toute une révolution salutaire dans l'art chirurgical, j'étais chef de service à l'hôpital d'Aumale; le bruit se répandit bientôt, dans toute la Kabylie, qu'il y avait à Aumale un médecin français qui *endormait* ses malades et les opérait sans qu'ils ressentissent la moindre douleur. Alors, de toutes parts, les Kabyles, hommes et femmes, venaient me trouver pour être opérés, à la condition que j'emploierais le chloroforme; c'est ainsi que j'ai eu l'occasion d'extirper un cancer du sein et une grande quantité de loupes et de tumeurs, la plupart de nature cancéreuse.

J'ai fait, en outre, onze opérations de cataracte par abaissement, une ligature de l'artère crurale sur un vieux soldat du génie, qui avait un anévrysme de l'artère poplitée, et que M. Guyon, chirurgien en chef de l'armée, a fait venir à l'hôpital du Dey, pour servir de sujet à la clinique chirurgicale de ce grand établissement.

En somme, j'ai employé soixante-trois fois le chloroforme sans avoir à déplorer le moindre accident.

(*Publié par décision de la Société de médecine*).

SOCIÉTÉ DES SCIENCES MÉDICALES ET NATURELLES DE BRUXELLES.

Rapport sur le Traité de la cautérisation,

de M. le docteur R. Philipeaux; ouvrage qui a obtenu le prix (médaille d'or) au concours ouvert devant cette Société, sur la question relative aux caustiques. (*Suite et fin.*)

DEUXIÈME PARTIE.

Cette partie traite exclusivement de l'application des

---

gement dessiné paraissait toujours incliné sous le travail constant d'un calcul ou d'une idée. Mais cette apparence sévère recélait une âme d'élite et d'une sensibilité exquise qui se révélait dans la familiarité de l'entretien par un sourire d'une inexprimable douceur et se faisait connaître tout entière dans l'intimité de la famille ou de l'amitié. Aussi, après avoir été témoin de ces scènes d'intérieur où le bonheur de l'époux confondu avec celui du père de famille laissait un moment les préoccupations de la science pour les épanchements de la tendresse et du dévoûment, faut-il renoncer à dire comment ce bonheur fut interrompu, et jeter un voile sur la douleur d'une famille désolée.

Mais si je dois m'arrêter devant d'inexprimables angoisses, je puis dire qu'il est d'autres larmes qui se cachent dans le silence des réduits où se répandaient les bienfaits de Pravaz. Nous savions qu'il remplissait honorablement tous les devoirs désintéressés du médecin, rendus plus onéreux pour lui par l'hospitalité qu'ils nécessitaient; mais ce que l'on n'a su que depuis qu'on l'a perdu, c'est son inépuisable charité qui ne se contentait pas d'accueillir toutes les demandes, mais allait toujours au-devant du besoin. Père d'une nombreuse famille, lorsqu'on lui parlait de ses pieuses prodigalités: *Qui dat pauperibus fœneratur Domino*, disait-il, et l'on ne pouvait que serrer avec effusion cette main qui donnait toujours.

Cette vie illustrée par la science, rendue douce et facile par les joies de la famille, honorée par toutes les vertus publiques et privées, sanctifiée par la foi qui les domine toutes, cette vie si bien remplie devait s'éteindre prématurément et avant qu'elle eût donné peut-être tout ce qu'elle promettait de bien. Un voyage aux eaux, une indisposition qui s'aggrave, une congestion du côté du cerveau, et Pravaz, ramené mourant au milieu de sa famille, expire le 24 juin 1853.

Deux jours après, un immense concours d'amis, de médecins, de savants, de personnes de toutes les classes de la société, encombrait le cimetière de Sainte-Foy. On écoutait avec recueillement les suprêmes prières de la religion sur un cercueil, puis le bruit des pelletées de terre qui devaient le couvrir se tut, et M. le docteur de Polinière, interprète de l'Académie et des Sociétés savantes de Lyon, dans un discours souvent interrompu par l'émotion, déplorait la perte que la science et l'humanité venaient de faire, et chacun se retirait dans le silence de la douleur.

A mon tour aujourd'hui, j'ai voulu vous rappeler ce confrère si regretté et le faire revivre un instant parmi vous dans ces pages qui n'auront que la durée d'un jour. Le temps qui dévore tout tarira aussi les pleurs que sa mort a causés, il éteindra les regrets des malheureux qu'il secourait, il effacera même de la mémoire des hommes le souvenir de ses vertus; mais il ne pourra qu'accroître sa renommée en développant les fruits qui sont en germe dans ses écrits, et le nom de Pravaz occupera toujours une place distinguée dans les annales du monde savant et des bienfaiteurs de l'humanité.

caustiques ou plutôt du chlorure de zinc, car il ne s'agira que de celui-là, au traitement des maladies.

L'auteur rappelle d'abord les raisons qui ont déterminé M. le professeur Bonnet à appliquer la pâte de Canquoin à la cure des anévrysmes, des varices, du varicocèle, des tumeurs érectiles, des goîtres de la thyroïde, de l'épiplocèle, question qu'il traitera avec détail dans le cours du Mémoire; il arrive ensuite à la relation d'un cas d'anévrysme de l'artère sous-clavière gauche, traité et guéri à l'aide du chlorure de zinc.

Deux motifs graves, dit-il, eussent pu faire hésiter le chirurgien de Lyon: le voisinage de nerfs importants et la crainte de voir l'hémorrhagie succéder à la chute des eschares; mais, d'un côté, la lésion profonde du plexus brachial, qui avait déterminé la paralysie complète des muscles soumis à son action, prouvait l'inutilité de le ménager; de l'autre côté, la possibilité de prévenir à volonté la chute de l'escharé par de nouvelles applications, le rassurait au sujet de l'hémorrhagie. Un fait récent d'anévrysme par anastomose, d'un volume considérable, occupant le sommet de la tête, contre lequel la ligature des carotides primitives paraissait être la dernière ressource, venait à l'appui de cette manière de voir; la guérison en avait été obtenue par la pâte de chlorure de zinc, et l'on avait pu détacher, sans trace d'hémorrhagie, des tronçons d'artères nourricières d'un volume égal à celui de la radiale.

L'opération fut donc arrêtée.

Dans la séance de l'Académie de médecine de Paris, du 20 juin dernier, M. Lallemand communiquait une lettre de M. Bonnet, dans laquelle ce chirurgien lui annonçait la guérison de l'opéré. Si nous rappelons ce fait, c'est que les considérations qui précèdent l'observation dont il va être question, sont extraites textuellement de cette lettre.

Celui qui en fait le sujet est un jeune et vigoureux campagnard de 25 ans, qui avait reçu, dans une rixe, un coup de poignard dont la lame avait pénétré profondément derrière la clavicule gauche. L'artère sous-clavière avait été lésée; une hémorrhagie considérable s'en était suivie, que la compression et la suture de la plaie n'avaient pu maîtriser. Elle se reproduisait à de courts intervalles et la mort paraissait imminente quand le malade fut transporté à l'Hôtel-Dieu de Lyon, dans un état d'extrême faiblesse. C'était le 8 janvier 1853. Une tumeur d'un volume de deux poings occupait la base du triangle sus-claviculaire, s'étendant du tiers interne de la clavicule au bord externe du trapèze. Une plaie de 24 millimètres sur 9, recouverte d'un caillot desséché, en occupait le centre. La tumeur était le siége de battements isochrones au pouls, et l'on percevait, dans une partie de sa surface, un bruit de souffle bien marqué. Une vive douleur s'y faisait sentir. Toute trace de mouvement et de sentiment avait disparu dans le bras de ce côté, qui ne répondait plus à l'action de l'appareil volto-faradique. La main, œdématiée, était cependant le siége d'une forte douleur. Absence complète du pouls dans les artères axillaire, radiale et cubitale.

Quel parti prendre? L'inutilité de la compression était évidente; celle de la galvano-puncture ne l'était pas moins, vu l'impossibilité de comprimer entre l'anévrysme et le cœur. Par la même raison la méthode de Pravaz, inconnue encore à cette époque, eût nécessairement échoué. Restait donc la ligature en dedans ou entre les scalènes; mais, dans les circonstances présentes, cette opération était entourée de tant de difficultés et de dangers, surtout dans le voisinage de la veine sous-clavière et du canal thoracique, qu'il eût été téméraire de l'entreprendre. Ces considérations décidèrent M. Bonnet à tenter l'opération à l'aide de la pâte de Canquoin. Elle fut commencée le 6 janvier (quatorzième jour après l'accident), par la plaie elle-même, qui, le lendemain, était transformée en eschare sèche. Dès ce moment, l'hémorrhagie disparut. L'application du caustique fut renouvelée chaque jour jusqu'au 20. L'eschare avait alors huit centimètres de diamètre, les battements et le bruit de souffle avaient cessé; mais le gonflement inflammatoire était considérable. Plus tard, du 25 au 31, nouvelles hémorrhagies bientôt réprimées par des pansements, répétés matin et soir, avec la pâte caustique, sans toucher à l'eschare. Le 8 février, on commence à enlever celle-ci, puis les couches de sang coagulé dans le sac, et peu à peu la poche anévrysmale fut mise à nu. Mais la suppuration, produite par cette vaste surface, donna bientôt lieu à des symptômes de résorption, auxquels on remédia par l'usage du vin de quinquina. Enfin, la mortification se détacha spontanément le 1er mars, laissant à découvert une plaie énorme et de bonne nature, qui alla diminuant de jour en jour. Le 21 avril, elle était presque cicatrisée et l'opéré quittait l'hôpital bien portant, ne conservant que la paralysie du bras.

La relation de ce fait, dont nous ne vous donnons, Messieurs, qu'une idée incomplète, nous dispense de tout commentaire; c'est, en effet, un des exemples les plus frappants de la puissance de la chirurgie. Et cependant ce n'est pas le fait en lui-même que nous admirons le plus, car enfin l'opération, par elle-même, était assez simple; mais ce qui nous étonne surtout, c'est la pensée qui l'a produite, c'est cette assurance, née d'une observation profonde, qui détermina le chirurgien à tenter une opération sans précédents, et lui en fit calculer toutes les chances avec tant de justesse et de bonheur.

Traitement du goître par la cautérisation.

Les développements du corps thyroïde qui gênent la respiration ont encore été, pour le professeur Bonnet, le sujet d'intéressantes recherches. L'auteur rapporte ici les procédés mis en usage par ce chirurgien pour obtenir le déplacement ou la destruction de ces tumeurs. Mais un grand nombre de méthodes ont été imaginées contre ce genre d'affection; M. Bonnet les classe sous quatre chefs:

1° Méthode par résolution;

2° Par éloignement des causes qui compriment la thyroïde et la refoulent contre la trachée;

3° Par déplacement de la tumeur;

4° Par la destruction partielle ou intégrale du goître.

La première de ces méthodes n'est applicable qu'aux goîtres simples; ce sont les résolutifs de toute espèce.

La seconde consiste dans la section en travers des muscles sterno-mastoïdiens, imaginée par M. Bonnet; mais ce moyen n'a pas répondu à son attente.

Le but de la troisième est de dégager la tumeur de derrière le sternum ou les clavicules, de la déplacer, de la fixer dans une position où elle ne gêne pas. Cette fixation peut s'effectuer à l'aide des doigts ou d'un appareil qui les remplace. M. Bonnet l'a tentée plus d'une fois avec succès; mais des circonstances particulières peuvent rendre cette méthode insuffisante. Dans ce cas, il conseille, après avoir déplacé la tumeur, de la fixer dans cette position avec de fortes épingles dirigées de bas en haut et d'avant en arrière à travers la glande, et de l'y maintenir au moyen d'une cautérisation profonde, pénétrant jusque dans son tissu. Les épingles ne sont retirées qu'après la formation des adhérences.

M. Bonnet a publié, dans la *Gazette médicale de Lyon*, deux observations à l'appui de cette méthode.

La quatrième, qui se rapporte plus particulièrement à notre sujet, ne s'applique qu'aux kystes thyroïdes.

Après avoir discuté la valeur 1° de la ponction simple, 2° de la ponction sous-cutanée avec aspiration, 3° de la ponction suivie d'injections iodées, 4° du séton, 5° de l'incision et de l'excision des kystes, 6° de leur extirpation, l'auteur démontre, par le raisonnement et l'observation, l'inutilité, l'insuffisance et le danger de ces moyens, bien que quelques-uns soient recommandés par des hommes d'un grand mérite. Il arrive enfin à la cautérisation, méthode ancienne et délaissée, reprise par le professeur Bonnet, qui lui est redevable de très-beaux succès. Ce résultat, poursuit-il, ne dépend pas seulement de l'habileté personnelle de l'opérateur; il dépend encore et particulièrement de la supériorité de l'agent caustique inconnu des anciens.

L'auteur décrit ensuite les trois procédés opératoires imaginés par M. Bonnet.

Dans le premier, ce chirurgien cautérise un point limité du kyste, comme s'il s'agissait d'établir un exutoire; mais, dans cette méthode, le kyste ne se vide qu'incomplétement; les liquides restants se vicient promptement par l'action de l'air; les parois de la poche, d'un tissu fibreux, parfois même cartilagineux et osseux, contractent difficilement une inflammation adhésive.

Pour parer à ces inconvénients, M. Bonnet conseille de traverser la poche de part en part à l'aide d'une mèche enduite de pâte caustique; mais le procédé, ainsi modifié, est encore défectueux : le liquide qui s'écoule du kyste délaie le caustique et affaiblit son action; l'élimination des eschares est difficile et lente, et il en résulte souvent des fistules.

Dans le second procédé, une cautérisation linéaire ouvre le kyste dans toute sa longueur et procure une large issue aux liquides. L'action opérée sur le sac est plus énergique et plus propre à en modifier la vitalité. L'ouverture permet d'ailleurs d'y introduire des agents modificateurs ou antiseptiques; mais l'observation démontre que ces plaies ont toujours de la tendance à revenir sur elles-mêmes et que l'ouverture du kyste a toujours moins d'étendue que celle des téguments; c'est pourquoi l'opérateur a modifié sa méthode de la manière suivante :

Un séton caustique est passé longitudinalement à travers la poche pour en cautériser la surface antérieure et interne, après quoi, les extrémités libres de ce séton sont ramenées dans la même direction au devant de la tumeur préalablement dépouillée de son épiderme, de manière à l'entamer de dehors en dedans. Si les parois sont épaisses, la cautérisation sera répétée jusqu'à ce que la destruction soit complète. C'est là le procédé que préfère M. Bonnet; les deux opérations relatées dans le Mémoire présentent en effet des résultats remarquables tant au point de vue de la cure que de la cicatrice.

Dans les cas exceptionnels, tels que volume anormal de la tumeur, symptômes de résorption purulente, déterminés par d'autres méthodes, M. Bonnet associe à ce procédé la cautérisation de toute la surface de la poche. Cette opération hardie, pratiquée plusieurs fois avec un succès complet, fut, dans un seul cas, suivi d'hémorrhagie au moment où l'opéré touchait à la guérison. Des circonstances particulières, dit l'auteur, ne permirent pas de la combattre par les moyens qu'elle réclamait, et la mort arriva le dixième jour après l'accident.

L'autopsie démontra que l'hémorrhagie provenait de la thyroïdienne supérieure.

A part ce fait malheureux, qui n'est que mentionné ici, l'auteur rapporte avec détail dix cas dans lesquels la destruction des kystes fut suivie des résultats les plus satisfaisants. En effet, indépendamment de la faiblesse et de l'anémie inséparables d'une opération douloureuse et d'une abondante suppuration, aucun accident sérieux n'est venu entraver la guérison. Dans ces dix opérations, pratiquées sur des tissus si éminemment vasculaires et qui ont donné lieu à des plaies pour la plupart très-étendues et très-profondes, nous n'avons constaté qu'une légère hémorrhagie immédiatement réprimée par la compression. Des soins mieux entendus eussent peut-être mis fin à celle qui a entraîné la perte du sujet; le succès obtenu dans des circonstances analogues et non moins graves, que nous avons mentionné, rend au moins cette supposition vraisemblable.

Quelle autre méthode eût donné de pareils résultats? Aucune assurément. Telle est aussi l'opinion de notre collègue le professeur Seutin, qui recommande « de ne pas y toucher, à moins cependant que des symptômes de congestion cérébrale ou de suffocation n'y obligent, » et qui, après avoir rapporté une opération qu'il a pratiquée avec succès dans ces mêmes conditions, ajoute : « L'histoire de cette malade démontre combien il faut être avare de semblables opérations ; car c'est par miracle, en quelque sorte, que la malade n'a pas succombé. Je croyais lui prolonger la vie, et, pour atteindre ce but, je l'exposais vingt fois à la mort. Aujourd'hui, je n'entreprendrais plus une opération aussi dangereuse (1). »

Du traitement des varices et des ulcères variqueux par la cautérisation.

Les anciens employaient le fer rouge contre ces affections ; Ambroise Paré, Guilmot, Dionis parlent de l'emploi de la potasse caustique ; M. Gensoul remit ce moyen en usage en 1830. Plus tard, Bérard lui substitua le caustique de Vienne, que M. Bonnet remplaça définitivement par la pâte de Canquoin, pratique qui fut bientôt adoptée par un grand nombre de chirurgiens.

Après ce court historique, l'auteur pose en principe que les modifications survenues dans les veines variqueuses, telles que l'allongement, l'épaississement des parois et l'insuffisance des valvules, rendent illusoire toute méthode curative qui n'est pas fondée sur l'oblitération du vaisseau ; il ajoute que la circulation, interceptée dans les veines superficielles, s'accomplit par les veines profondes à l'aide des anastomoses, de manière à prévenir la stase sanguine. Pour arriver à ce résultat, l'oblitération des veines variqueuses, les auteurs proposent l'excision, l'incision, la ligature et la ligature sous-cutanée. De ces méthodes, les trois premières ont été abandonnées en raison des dangers qui peuvent en résulter. La dernière, infiniment moins dangereuse, compte encore de nombreux partisans ; cependant elle donne parfois lieu à la phlébite aussi bien que l'introduction des épingles employée d'après le même principe. L'expérience prouve, d'ailleurs, que la circulation se rétablit après la résorption du caillot déterminé par la ligature, et que le mal ne tarde pas à se reproduire. La cautérisation, poursuit l'auteur, n'offre pas ces inconvénients, et pour prouver la supériorité du chlorure de zinc dans ce cas, l'auteur établit le parallèle suivant entre le fer rouge, la potasse caustique, la pâte de Vienne et le chlorure de zinc.

Le cautère actuel, fort en vogue dans l'antiquité et entièrement délaissé de nos jours, n'a jamais été employé à l'Hôtel-Dieu de Lyon ; toutefois, il serait à désirer que l'on revînt à cette méthode, ne fût-ce que pour en apprécier le résultat, maintenant surtout qu'à l'aide des anesthésiques, on peut l'appliquer sans effrayer les patients.

Potasse caustique. — L'auteur rapporte que M. Gensoul, témoin de la guérison fortuite d'ulcères variqueux par l'application de la potasse, dans le but d'établir un exutoire, fut ainsi conduit à la méthode de traitement qu'il adopta depuis ; il rappelle le procédé opératoire de ce chirurgien, les essais tentés plus tard par M. Bonnet, l'extension que celui-ci donna à cette méthode, les règles qu'il posa à ce sujet, les avantages qu'il en retira et les inconvénients qui y sont attachés. Parmi les avantages, il signale la facilité du procédé opératoire, l'oblitération complète de la veine sans aucune crainte de phlébite, la promptitude de la guérison ; parmi les inconvénients, la dissolution du sang disposant aux hémorrhagies, la mollesse, la putrescibilité des eschares, d'ailleurs mal circonscrites, et se détachant tardivement, la lenteur des plaies à se cicatriser et l'impossibilité de s'assurer, par la présence du tronçon de la veine dans la mortification, de la solidité de la guérison.

Caustique de Vienne. — Ces inconvénients, poursuit l'auteur, ont décidé M. Bérard à substituer à la potasse la pâte de Vienne, qu'il applique directement sur la peau. M. Laugier l'applique sur la veine elle-même, après avoir divisé les téguments. Dans le procédé du premier, une couche de pâte de 3 à 5 centimètres de long sur 5 à 10 millimètres de large, est appliquée sur le trajet de la veine et maintenue pendant environ vingt minutes, afin d'arriver jusqu'aux vaisseaux et de le comprendre dans l'eschare. On applique ensuite quelques tours de bande pour le cas seulement où il y aurait hémorrhagie. S'il survient une hémorrhagie à la chute de l'eschare, la position horizontale et la compression en ont bientôt fait justice. Dans le cas où les choses se passent sans accident, l'opéré est renvoyé quatre ou cinq jours après.

Mais, à côté de ces avantages, la pâte de Vienne présente les inconvénients communs aux caustiques alcalins ; d'un autre côté, la dissolution du sang et des tissus ne permet pas non plus de retrouver dans la mortification le calibre du vaisseau, signe caractéristique d'un traitement complet. D'ailleurs, une application de vingt minutes n'est pas suffisante, suivant l'auteur, pour atteindre et diviser la veine ; pour cela, il croit qu'une seconde application sur l'eschare, préalablement divisée, serait nécessaire.

D'après l'opinion de M. Bonnet, le procédé de M. Laugier ne peut être utile que dans les varices des cuisses chez les individus gras ; encore faudrait-il employer un agent plus actif, tel que le chlorure de zinc ; le caustique de Vienne ne lui semble pas en effet assez énergique pour conjurer la phlébite qui peut résulter de l'action de l'instrument tranchant. La pratique de M. Laugier doit, d'ailleurs, le lui avoir appris.

Le *chlorure de zinc* remplit toutes les indications d'une manière satisfaisante ; avec lui, point d'hémorrhagies à craindre ; l'eschare qu'il produit est nette, circonscrite, profonde et imputrescible ; son action peut être calculée en quelque sorte mathématiquement, et lorsqu'il a envahi la veine, on en retrouve le tronçon dans l'eschare. La chute de la mortification est bientôt suivie de la cicatrice ; jamais il ne produit d'accidents consécutifs. Avant l'application de ce caustique, M. Bonnet enlève l'épiderme avec la pâte de Vienne ; il place ensuite au centre de l'eschare un morceau de sparadrap de Canquoin, d'un centimètre sur cinq

(1) *Mémoires et observations sur les kystes du cou*, par le docteur Seutin, *Bulletin de l'Académie de médecine de Belgique*, année 1852-53, tome XII.

millimètres, qu'il laisse à demeure pendant 24 heures. Jamais, selon l'auteur, l'inflammation ne dépasse les limites d'un travail éliminatoire. Le malade est tenu au lit pendant toute la durée de la cure.

Faut-il oblitérer les veines dans un seul ou dans plusieurs points ? Telle est la question que l'auteur se pose et qu'il résout dans le sens de l'opinion de M. Bonnet, partisan de la cautérisation multiple. Il s'appuie sur de nombreux exemples de récidives et même d'aggravation du mal, survenues après l'oblitération fortuite ou intentionnée du vaisseau dans un seul point de son trajet. Les nombreuses recherches de M. Bonnet lui ont démontré que le coagulum et le rétrécissement de la veine n'existent que dans le voisinage de l'oblitération ; que les divisions éloignées de ce point restent perméables et se gonflent par la marche. Il en tire la conséquence, que le caustique doit être appliqué sur plusieurs points du vaisseau, éloignés chacun de 4 ou 5 pouces, et surtout près de la réunion, voire même sur le trajet des principales divisions. Voici, d'ailleurs, les règles qu'il indique à cet égard.

1° Eviter de cautériser sur le pied et sur la moitié inférieure de la jambe, points où les veines sont dans le voisinage des os et où la cicatrisation s'obtient difficilement.

2° Les lieux d'élection sont : la partie supérieure de la jambe, la partie inférieure de la cuisse, et, si une troisième cautérisation est nécessaire, les parties moyennes de la cuisse et de la jambe.

L'auteur suppose que, dans tous ces cas, la saphène interne est seule affectée.

L'innocuité de cette méthode est établie par des centaines de faits ; jamais elle n'a donné lieu à aucun symptôme de phlébite, de résorption purulente, ni à aucun autre accident. Il n'en est pas ainsi, dit l'auteur, avec la potasse ou le caustique de Vienne. Cela dépend-il de l'action fortement coagulante du chlorure de zinc, qui oblitère complètement le vaisseau et prévient par ce moyen la résorption et les phlébites suppuratives? L'expérience suivante semblerait favorable à cette manière de voir. Si l'on entame, à l'aide de ce caustique, un point de la circonférence variqueuse, il ne survient point d'hémorrhagie ; le coagulum bouche hermétiquement le vaisseau et s'oppose au cours du sang. Si l'on se sert de la potasse ou de la pâte de Vienne, l'hémorrhagie survient souvent, car au lieu de coaguler le sang, ces caustiques le dissolvent.

Mais ce traitement produit-il des guérisons radicales et définitives? L'auteur répond à cette autre question que tous les faits recueillis par M. Bonnet et par d'autres chirurgiens, confirment cette manière de voir ; mais que l'on peut cependant concevoir, *a priori*, la possibilité d'une récidive. Il examine ensuite les modifications survenues dans les veines par suite de la cautérisation. Sans rejeter l'opinion de quelques anatomistes qui font partir la coagulation du sang des radicules veineuses, il établit que le plus souvent elle ne peut être constatée qu'au voisinage des points oblitérés, ce qui explique le retour de la circulation dans la partie inférieure du vaisseau et la possibilité des récidives. Mais comment se fait cette oblitération? L'auteur admet, avec M. Andral, que les veines s'oblitèrent, 1° par infiltration, à travers les parois de ces vaisseaux, de la sérosité qui les entoure ; 2° par sécrétion de matière organisable due au travail inflammatoire ; 3° par coagulation du sang. Quant au fait de l'inflammation adhésive des veines, il rappelle les opinions contradictoires de Bichat, Dupuytren, Hunter qui l'admettent, et de Travers qui la nie, déclarant que, pour lui, il la considère au moins comme très-rare. La grande propension des veines, et surtout des veines variqueuses, à l'inflammation suppurative, lui paraît plutôt contraire que favorable à l'adhésion, attendu que ce travail dépasse toujours les limites de l'inflammation adhésive.

Quel que soit d'ailleurs le mode d'oblitération, il s'opère toujours, poursuit-il, par le retrait du vaisseau à mesure que l'absorption diminue le caillot. Les parois, revenant sur elles-mêmes, finissent par se trouver en contact et ne plus former qu'un cordon dans lequel on ne retrouve pas toujours les traces de la cavité.

La cautérisation lui semble indiquée dans les conditions suivantes : 1° dans le cas où les veines s'ulcèrent et donnent lieu à des hémorrhagies, ce qu'il faut bien distinguer des ulcères variqueux simples, bien plus communs ; 2° quand le traitement de ces derniers exige un temps suffisant pour en obtenir la guérison par les caustiques ; 3° quand les veines ne diminuent pas par l'emploi d'un bas élastique et qu'elles empêchent la marche et le travail.

Elle est contre-indiquée : 1° quand le mal est prophylactique d'une affection plus grave ; 2° chez les sujets trop vieux ; 3° si la maladie est trop ancienne ; 4° quand les deux saphènes sont affectées à la fois.

L'avantage de l'emploi des caustiques dans le traitement des varices n'est plus guère contesté par personne, Messieurs ; mais les recherches et les travaux de M. Bonnet ont encore rehaussé la supériorité de cette méthode. L'auteur a, d'ailleurs, traité cette question de manière à ne plus laisser subsister aucun doute à cet égard. Nous nous abstiendrons de rien ajouter à ce qu'il a dit ; mais qu'on n'oublie pas qu'il ne traite dans cet article que de l'affection de la saphène interne.

Traitement des hémorrhoïdes par les caustiques.

L'auteur, pressé par le temps, ne fait que mentionner le traitement des hémorrhoïdes par le chlorure de zinc, en faisant observer que le procédé de M. Bonnet lui semble supérieur à tout autre, tant par la facilité et la promptitude de son exécution, que parce qu'il met sûrement à l'abri de tout danger. Il renvoie, d'ailleurs, au travail publié par M. Bonnet, dans la *Gazette médicale de Lyon*, année 1849.

Traitement du varicocèle par les caustiques.

De la cure des varices et des hémorrhoïdes à celle du

varicocèle, il n'y avait qu'un pas, et ce pas c'est M. Bonnet, dit l'auteur, qui l'a franchi le premier. Pour démontrer la supériorité de cette méthode sur celle de M. Vidal de Cassis, c'est-à-dire sur celle de l'enroulement, l'auteur emprunte au Mémoire de M. Bonnet, publié dans le *Bulletin de thérapeutique*, le parallèle de ces deux méthodes, dans lequel il observe que, si ces procédés déterminent l'un et l'autre l'ascension du testicule et l'oblitération des veines, la cautérisation arrive à ce résultat plus promptement et sans aucun accident fâcheux ; que l'enroulement, au contraire, qui n'est qu'un mode particulier de la ligature, expose aux mêmes dangers que cette dernière ; que la moyenne du traitement est plus longue, la guérison moins solide et probablement moins complète. En effet, poursuit M. Bonnet, M. Vidal n'entre dans aucun détail à cet égard, tandis qu'il a, lui, revu tous ses opérés longtemps après leur sortie, et que chez aucun il n'a constaté ni gonflement des veines, ni le moindre vestige des douleurs qui accompagnent le varicocèle. L'interruption dans la continuité du vaisseau, démontrée par l'aspect de l'eschare quand on opère par la cautérisation, rend d'ailleurs toute récidive impossible, à moins qu'une des veines n'ait échappé au caustique.

A ces faits qui lui sont propres, M. Bonnet en ajoute six autres appartenant à M. Rigaud, de Strasbourg, quoique ce dernier se soit servi de la pâte de Vienne, bien inférieure, selon lui, au chlorure de zinc, par son mode d'action sur le sang et par la lenteur du travail réparateur qui lui succède, et que, d'autre part, le procédé mixte du chirurgien de Strasbourg, qui ne cautérise les veines qu'après avoir divisé les téguments avec l'instrument tranchant, rendent les suites de l'opération moins sûres.

La supériorité de la cautérisation est trop évidente pour la discuter; mais cette méthode n'est pas non plus exempte de tout reproche ; car, de l'aveu de M. Bonnet lui-même, quelque veine peut échapper au caustique et amener la récidive du mal. Sous ce rapport donc, le procédé employé par M. Rigaud peut avoir ses avantages : ici le chirurgien opère à ciel ouvert, et, pour peu qu'il possède d'habileté, il enlèvera, à coup sûr, toute chance de récidive. Si nous avions cette opération à pratiquer, ce serait probablement à cette méthode que nous donnerions la préférence ; nous substituerions la pâte de Canquoin au caustique de Vienne, et, pour transformer la plaie mixte en plaie uniforme, nous ferions porter, pendant quelques heures seulement, le caustique sur les lèvres de la division produite par l'instrument tranchant.

Traitement des tumeurs érectiles par la cautérisation.

Dans ce genre d'affections, où l'inutilité de la compression est démontrée, la ligature des vaisseaux le plus souvent impossible est presque toujours insuffisante ; on a imaginé différents moyens de produire une inflammation adhésive, tels que séton, introduction d'épingles ou de fils nombreux laissés à demeure, injections irritantes, qui ont réussi quelquefois momentanément dans quelques cas de tumeurs superficielles et peu étendues ; mais qui souvent ont été cause d'accidents graves et de phlébites mortelles. Dans d'autres conditions, l'emploi de ces moyens est inutile s'il n'est pas dangereux. Quant à la ligature en masse ou par fragments, elle n'est applicable qu'à certains cas particuliers et souvent elle donne lieu, suivant l'auteur, à des symptômes de résorption. L'ablation totale de la tumeur par l'instrument tranchant expose, d'autre part, à des hémorrhagies mortelles ; mais la cautérisation, à l'aide du chlorure de zinc met à l'abri de tout danger. L'auteur fait observer que si une application ne suffit pas pour enlever toute trace de tissus altérés, on y parvient par plusieurs applications, et que toute récidive devient par là impossible.

Deux observations choisies dans un grand nombre d'autres appartenant à la pratique de M. Bonnet, démontrent tout le parti que l'on peut retirer de cette méthode dans des circonstances où toutes les autres eussent infailliblement échoué. Mais l'art possède des ressources moins extrêmes pour les cas moins graves ; ainsi, dans les tumeurs superficielles, surtout quand elles sont exposées à la vue, nous n'hésiterions certainement pas à recourir au cautère actuel appliqué à l'aide de pointes aiguës. Ce moyen, fort doux comparé à l'action du chlorure de zinc, peut, dans de telles conditions, procurer des guérisons durables, sans exposer aux dangers mentionnés ci-dessus, et sans donner lieu à des cicatrices toujours disgracieuses.

Traitement de la hernie irréductible de l'épiploon par la cautérisation.

Ce travail est dû à M. Desgranges, chirurgien en chef désigné de l'Hôtel-Dieu de Lyon.

Cet auteur fait d'abord remarquer que l'initiative de cette nouvelle application du caustique appartient à M. Bonnet, et qu'elle résulte d'une série d'observations établissant l'innocuité frappante des plaies par les caustiques, comparées à celles que font les instruments tranchants. Il cite plusieurs publications de son collègue dans lesquelles ce dernier démontre ce point important de chirurgie pratique ; mais les succès qu'il a obtenus par la cautérisation directe des plaies ou transcurrentes des vaisseaux dans la phlébite consécutive, l'érysipèle traumatique, la résorption purulente, et la possibilité de détruire des kystes volumineux de la glande thyroïde sans faire courir aucun péril au malade, l'ont surtout déterminé, dit M. Desgranges, à appliquer cette méthode à l'épiplocèle. Après ce préambule, l'auteur expose le procédé à suivre pour pratiquer cette opération. Il diffère suivant que la masse épiploïque est libre de toute adhérence, ou adhérente par des points d'attache qu'on ne peut diviser, ou collée à la plaie de telle manière qu'on ne peut la détacher sans danger. Si nous avons bien saisi la pensée de M. Desgranges, nous croyons être en droit d'ajouter que, dans ce dernier cas, il faut, ou renoncer à cette méthode, ou au moins ne l'appliquer qu'avec une extrême réserve, de crainte que la lame du mésentère ne recouvre une anse intestinale. Au surplus, il conseille, dans le but d'abréger l'opération, d'exciser d'abord les parties exubérantes de la hernie, après en avoir pratiqué la ligature totale ou partielle, de crainte que le sang ne délaie et n'affaiblisse le caustique et ne l'entraîne dans la cavité péritonéale.

Il résume ensuite cette méthode dans les propositions suivantes :

1° Faire tous ses efforts pour détacher l'épiploon de la plaie, l'étaler et le mettre entre deux couches de caustique, afin de gagner du temps ;

2° A chaque pansement, c'est-à-dire toutes les 24 heures, en exciser les parties mortifiées jusqu'à ce qu'on arrive sur le vif ;

3° Renouveler les applications de caustique et les excisions jusqu'à ce que tout soit détruit ;

4° Epargner le fond et les bords de la plaie, hors les cas de gangrène de fragments épiploïques adhérents ou de suppuration fétide, et abréger alors la durée des cautérisations, pour ne pas entamer les parois abdominales ;

5° Laisser à la nature le soin d'éliminer la dernière eschare en totalité ;

6° Ne jamais perdre de vue qu'une application de caustique donne, en 24 heures, une eschare de 4 à 6 millimètres d'épaisseur.

Outre ces règles qui concernent spécialement la hernie ombilicale dans laquelle la position dorsale suffit généralement pour maintenir les intestins, l'auteur indique les précautions à prendre, dans les cas de hernies crurale et inguinale, pour éviter la lésion du cordon spermatique, des vaisseaux fémoraux et une nouvelle issue d'intestins.

Passant ensuite à l'application des règles qu'il vient de poser, M. Desgranges rapporte six observations inédites de hernies épiploïques opérées avec un succès complet. Une d'entre elles lui appartient ; les cinq autres sont du professeur Bonnet. M. Desgranges se borne à mentionner deux autres cas dans lesquels cette méthode a également réussi.

Ainsi donc, Messieurs, dans cette grave opération où la mort est la règle et le succès l'exception, lorsqu'elle est faite par l'instrument tranchant, nous ne trouvons plus que des succès par l'emploi du caustique. Ce résultat est d'autant plus frappant que quelques-uns des opérés se trouvaient dans des conditions défavorables d'âge et de santé, que plusieurs cas étaient d'une extrême gravité et ont nécessité d'énormes pertes de substance. Chez un de ces malades, le cordon spermatiqne a dû être sacrifié ; chez un autre, le testicule lui-même ; et cependant aucun accident fâcheux n'est venu entraver la guérison, et la durée moyenne du traitement n'a été que d'environ six semaines. De pareils résultats justifient surabondamment l'initiative prise par l'illustre chirurgien de Lyon, M. Bonnet ; ils sont appelés, si nous ne nous trompons, à exercer une grande influence sur la pratique de la chirurgie.

L'auteur fait observer que la douleur produite par la cautérisation de l'épiploon est peu intense, ce qui dépend, selon lui, de l'absence des nerfs rachidiens dans cet organe.

Du traitement de la tumeur fongueuse de la dure-mère par la cautérisation.

Il ne s'agit ici que d'une simple observation de tumeur occupant la région occipitale, à base non circonscrite, arrondie, molle, présentant à la main de légères pulsations, à l'oreille un léger bruissement ; la pression ne diminue pas son volume, ne la fait pas rentrer dans la cavité crânienne et ne détermine pas d'accidents nerveux (au moins l'auteur n'en parle pas) ; mais cette exploration fait reconnaître un rebord osseux entourant la tumeur. Celle-ci n'a jamais causé de vives douleurs. Une première ponction ne donne lieu à aucun résultat, une seconde détermine une hémorrhagie facilement arrêtée. Les téguments sont sains.

Est-ce bien là un fongus de la dure-mère ? Cela nous paraît douteux ; cet ensemble de symptômes se rapporte aussi bien, si ce n'est mieux, à une tumeur érectile qu'à un fongus. Si l'on allègue la perte de substance de l'os qui ne peut avoir été produite que par une tumeur fongueuse, nous répondrons que le chlorure de zinc n'attaque pas que les parties molles, et que, dans certains états pathologiques, au moins il cautérise et perfore la substance osseuse elle-même. Il est bien vrai que l'observation ne mentionne pas l'escharification de l'os, et que, si elle avait eu lieu, l'auteur l'eût vraisemblablement reconnue et mentionnée.

Quoi qu'il en soit, la pâte de Canquoin mit à nu, après cinq cautérisations successives, la dure-mère recouverte de bourgeons charnus. Le doigt posé sur cette membrane percevait les mouvements du cerveau, et les choses marchaient si rapidement que la cicatrisation était complète le 76e jour. Deux mois plus tard, la guérison se maintenait et l'ouverture osseuse commençait à se rétrécir.

Traitement du testicule tuberculeux par les caustiques.

C'est dans les différentes formes de l'affection scrofuleuse, dit l'auteur, que le chlorure de zinc donne les résultats les plus avantageux. Il remplit deux indications distinctes :

1° Détruire les tissus altérés ;

2° Imprimer aux parties sous-jacentes un degré de vitalité qui en accélère la cicatrisation, toujours si difficile à obtenir dans ce genre d'affections.

Les glandes tuberculeuses superficielles, les trajets fistuleux anciens, les ulcérations fongueuses, les décollements de la peau, les caries superficielles, réclament surtout son emploi. Une légère cautérisation, ajoute l'auteur, suffit ordinairement pour déterminer une réaction locale salutaire ; mais, dans d'autres circonstances, il faut parfois agir avec énergie.

A l'appui de ces considérations, il rapporte une observation empruntée à M. Bonnet d'un engorgement tuberculeux du testicule, du volume du poing, dur, bosselé, fluctuant et présentant trois trajets fistuleux d'où s'échappait un pus grumeleux, traité par le chlorure de zinc. L'introduction du caustique dans les fistules, renouvellée à trois reprises après la chute de la mortification, amena la destruction de la tumeur, et la guérison était complète au 43e jour.

Nous voyons ici le chirurgien bien moins préoccupé de l'élégance et de la promptitude du procédé que du véritable but de l'opération. C'est là, Messieurs, un des caractères et nous dirons une des gloires de la chirurgie moderne, de faire taire toute autre considération en présence de l'intérêt du malade. Certes, l'instrument tranchant eût été bien plus expéditif, il eût mis bien autrement en relief le talent de l'opérateur, il eût abrégé les souffrances et la durée du traitement ; mais cette méthode lui offrait-elle les mêmes chances de succès pour l'avenir ?

Traitement des kystes du poignet par la cautérisation.

Nous savons à quels accidents exposent les opérations pratiquées sur les kystes du poignet ; nous savons que les incisions, les sétons et jusqu'aux simples ponctions, donnent parfois lieu à des suites funestes, même dans des mains habiles, de telle sorte que la plupart des chirurgiens n'y portent plus l'instrument. Eh bien ! dans ce cas encore, le caustique a trouvé une heureuse application. Il est vrai que l'essai n'en a été tenté que deux fois jusqu'ici ; mais les résultats obtenus sont dignes d'attention. Les deux observations offrent cette particularité inattendue, qu'à la chute de l'eschare qui n'occupait que la partie sus-annulaire du kyste, on trouva le liquide épanché transformé en substance organisable, de sorte que la plaie, au lieu d'être profonde et suppurante, comme on devait s'y attendre, était superficielle et reposait sur un fond de nouvelle formation qui amena une prompte cicatrisation. Cependant, la matière ainsi modifiée présentait, avant l'application du caustique, cette fluctuation accompagnée de froissements propres aux concrétions albumineuses. L'auteur ajoute que la plus grande partie de cette masse avait déjà été résorbée deux mois après l'opération, à l'époque où les sujets sont sortis de l'hôpital.

De la cautérisation du col de l'utérus avec la pâte de Canquoin.

L'application de la pâte de Canquoin aux ulcères atoniques ne détermine pas seulement une prompte cicatrisation, elle amène encore la résolution des engorgements sur lesquels ils sont placés. Les plaies résultant de la destruction des tumeurs cancéreuses, par le chlorure de zinc, guérissent également avec une rapidité remarquable.

M. Canquoin, appliquant ces données aux affections cancéreuses de la matrice, n'en a pas tiré tout le parti qu'il eût pu en obtenir. Au lieu d'employer, dit l'auteur, le caustique selon sa méthode ordinaire, il s'est borné à des cautérisations superficielles et momentanées avec une solution de chlorure de zinc dans l'acide nitrique, telles qu'on les pratique avec le nitrate acide de mercure et le nitrate d'argent. Aussi ces essais ne répondirent-ils point, selon lui, à l'attente de ce médecin.

Il était encore réservé, poursuit-il, à M. Bonnet de combler cette lacune, et son plan, médité depuis plusieurs années, fut enfin mis à exécution en 1846, sur une personne atteinte d'une tumeur cancéreuse à la matrice. Cette tumeur, de nature fongueuse et d'un volume considérable, donnait lieu à d'abondantes pertes de sang chaque fois que la malade quittait le lit.

La cautérisation fut pratiquée à l'aide d'un spéculum court appuyé sur la tumeur et fixé dans cette position au moyen d'un bandage muni d'un ressort articulé. Une rondelle de sparadrap caustique, introduite dans le spéculum et recouverte de coton, fut mise en contact avec la partie saillante du col. Cette application dura dix heures. Elle fut renouvelée une dizaine de fois après la chute de chaque eschare. On parvint ainsi, au bout de deux mois, à détruire complètement la tumeur, et la malade put se promener sans douleur et sans aucun accident. Mais, après quelques mois d'une guérison apparente, le mal se reproduisit, et elle finit par succomber.

Nous croyons devoir vous faire remarquer ici, Messieurs, que c'est à tort que l'auteur du Mémoire attribue à M. Bonnet l'idée d'appliquer aux cancers de l'utérus la pâte de chlorure de zinc. Cette idée appartient à M. Canquoin, lequel, il est vrai, ne paraît pas l'avoir mise à exécution. Quant aux résultats qu'il obtint par la solution de chlorure de zinc dans l'acide nitrique, M. Canquoin ne les présente point non plus comme aussi incomplets que notre auteur nous les donne ; mais, nous devons en convenir, il nous semble qu'un bon nombre des cas auxquels M. Canquoin a appliqué cette méthode ne méritait pas la qualification qu'il leur a donnée.

M. le docteur Floret, de Lyon, a apporté au procédé de M. Bonnet des modifications importantes que celui-ci n'a pas hésité à adopter. Les instruments dont il se sert, sont :

1° Un spéculum en maillechort d'une seule pièce, muni de deux anneaux à son extrémité externe ;

2° Une ceinture embrassant le bassin, d'où partent deux chevillères d'un centimètre de largeur sur trente de longueur ;

3° Un support pour le chlorure de zinc, composé d'une rondelle en bois de deux centimètres de diamètre ; d'une tige qui la supporte, de la longueur du spéculum ; d'une plaque de liége, s'adaptant solidement à son orifice externe ;

4° Un autre support, dont la rondelle en bois, de forme conique et d'un demi-centimètre de diamètre à son extrémité libre, est destinée à porter le caustique dont elle est couverte dans le col, et à cautériser de dedans en dehors.

L'on comprend l'usage de ces diverses pièces, dont l'auteur donne une description complète à l'aide du dessin. Ces appareils ont, d'ailleurs, beaucoup d'analogie avec celui dont se sert notre collègue, M. Thiry, pour la cautérisation du col de l'utérus à l'aide de la pâte de Vienne.

La durée de l'application varie de deux à douze heures, selon que l'on a affaire à des ulcérations superficielles ou à un engorgement cancéreux. Le retrait de l'appareil exige quelques précautions, que l'auteur indique.

Il résume ainsi le jugement de M. Bonnet sur les résultats immédiats de cette méthode :

1° La cautérisation enlève toute la partie cancéreuse aussi sûrement et avec beaucoup moins de danger pour l'opéré que l'instrument tranchant ;

2° Quoique la douleur soit intense et dure aussi longtemps que l'application du caustique, elle ne donne lieu qu'à une réaction générale faible ;

3° Elle arrête à coup sûr et complètement les hémorrhagies aussi longtemps au moins que l'eschare ne se détache pas ;

4° Elle n'empêche pas le retour du cancer, qui se reproduit ordinairement à l'utérus comme ailleurs.

Mais le chlorure de zinc, d'une utilité secondaire dans les affections cancéreuses, offre de grands avantages dans les engorgements chroniques de la matrice, avec maux de reins, époques douloureuses, etc. Toutefois, il a été nécessaire, pour obtenir un succès complet, d'associer à ce moyen d'autres méthodes thérapeutiques, telles que l'hydrothérapie, les bains de rivière. Il importe donc, ajoute ce chirurgien, de ne point se borner à la cautérisation et de faire marcher ces méthodes de front.

Telle est, Messieurs, la manière de voir d'un homme bien compétent et qui a fait un fréquent usage du chlorure de zinc dans les affections cancéreuses. N'avions-nous pas lieu de nous étonner après cela, qu'en présence de résultats aussi peu encourageants, l'auteur ait proposé de substituer ce caustique à la poudre arsénicale, à laquelle il a reconnu lui-même implicitement des propriétés spéciales contre ce genre d'affections. Nous ne pouvons nous expliquer cette contradiction apparente que par la précipitation avec laquelle il a dû rédiger son Mémoire. Mais s'il est vrai que l'arsenic jouisse de propriétés spéciales, pourquoi ne l'appliquerait-on pas aussi bien au cancer de l'utérus qu'à tout autre ? Nous ne voyons, pour notre part, ni dans la vitalité, ni dans la sensibilité de cet organe rien qui s'oppose à cette tentative. M. Serré, dans le Mémoire mentionné plus haut, conseille formellement l'emploi de l'arsenic dans ce cas, et il propose de l'introduire, sous forme de trochisques, par de petites incisions pratiquées dans le tissu cancéreux.

De la cautérisation sous-cutanée en général et de ses applications à la thérapeutique.

La cautérisation sous-cutanée réunit, dit l'auteur, les avantages de la cautérisation et des plaies sous-cutanées. Il rappelle, en peu de mots, les données que la science possédait à cet endroit avant les essais de M. Bonnet ; il indique ce que celui-ci a fait pour en généraliser l'application, soit comme agent caustique, soit à titre de révulsif appliqué sur les parties saines, en appréciant de prime abord toute la portée et toute l'utilité pratique de ces moyens. Le fait suivant, ajoute-t-il, est venu réaliser en partie ces prévisions : Une tumeur scrofuleuse du col, d'un volume considérable, était traitée depuis trois mois par l'emploi du séton ordinaire. Ce moyen avait déterminé une suppuration abondante et fétide sans diminuer la tumeur. M. Bonnet lui substitua le séton caustique, et, après une série de cautérisations successives, la tumeur se trouva réduite, au bout de deux à trois mois, à un moignon imperceptible. La cicatrice qui en résulta était à peine apparente.

Le procédé opératoire de ce chirurgien diffère peu de celui que nous avons vu appliquer au traitement des kystes thyroïdes ; c'est, en un mot, le même manuel que pour le séton ordinaire que l'on enduit préalablement de pâte caustique. Il est nécessaire que la mèche, à laquelle il donne cinq à six millimètres de diamètre, ait un peu plus de longueur que le trajet qu'on veut lui faire parcourir. On assujétit le caustique par des fils de coton qui dépassent le séton de 15 à 20 centimètres. On peut, pour obtenir un diamètre plus uniforme, passer préalablement le séton par une filière. La largeur de l'aiguille sera nécessairement en rapport avec ce diamètre ; cependant une mèche de six millimètres de diamètre ou de dix-huit de surface peut, en raison de l'élasticité des tissus, pénétrer par une plaie de seize millimètres de surface.

Après cette description, l'auteur expose de nouveau les phénomènes chimiques et physiologiques déterminés par le chlorure de zinc, que nous croyons inutile de rappeler ici. Nous ferons seulement remarquer ce fait qu'il dit avoir observé, à savoir, que pendant les cinq à six premiers jours de l'application, la vivacité de la douleur produite par le caustique exaspère les douleurs que l'on a en vue de combattre, si le séton est rapproché du siége du mal, dans les cas, par exemple, où on le place à la nuque pour de violents maux de tête, les douleurs oculaires, etc. La nuque, ajoute-t-il, est le lieu d'élection pour toute douleur ayant son siége à la tête ; les parois de la poitrine et de l'abdomen quand elles ont leur siége au tronc. M. Bonnet en a retiré de grands avantages :

1° Dans les troubles de la vue avec maux de tête ;

2° Dans le ramollissement cérébral ;

3° Dans les douleurs de ventre qui empêchent la marche

chez les femmes.

Nous connaissons les indications de ce moyen comme agent caustique et destructeur.

Le rapport présenté à la Société par M. le docteur Crocq sur le travail de M. le docteur Philipeaux, de Lyon, auquel l'auteur a emprunté ce chapitre, avait depuis longtemps, Messieurs, fixé notre attention sur ce moyen thérapeutique ; nous espérions pouvoir en retirer les mêmes avantages dans le traitement de la surdité nerveuse congestive (surdité nerveuse avec éréthisme de Kramer, hypochousie nerveuse idiopathique de M. Hubert Valleroux), qui présente tant d'analogie avec l'amaurose et le ramollissement cérébral. Nous n'avons pas été aussi heureux que M. Bonnet. Cela a-t-il dépendu de l'ancienneté du mal et d'une altération trop profonde de l'appareil nerveux auditif pour être modifiée par une action révulsive quelque puissante qu'elle fût ? C'est ce que nous tâcherons d'éclaicir par la suite. Pour le moment, nous vous ferons remarquer que l'emploi de la cautérisation sous-cutanée exige les précautions que l'auteur n'a pas indiquées. En effet, lorsque nous retirâmes le séton le lendemain de son application, la couche de caustique dont il était enduit resta dans le trajet, et nous en enlevâmes ce que nous pûmes à l'aide de la sonde cannelée ; mais il nous fut impossible d'entamer l'eschare qui présentait déjà six millimètres de profondeur au pourtour de l'ouverture. Nous crûmes que l'action du caustique était épuisée et que la mortification n'irait pas plus loin. Nous nous trompions ; le troisième jour, elle avait fait de nouveaux progrès et envahi le pont tégumenteux dans un tiers à peu près de son étendue. Effrayé d'un résultat aussi imprévu, nous pratiquâmes, à l'aide d'une seringue, des injections d'eau dans le trajet, afin d'entraîner tout ce qui pouvait rester de caustique. Le jour suivant, l'eschare avait encore gagné et elle gagna ainsi jusqu'au moment où la suppuration commença. La bride était alors réduite à la largeur d'un pouce à peu près. Le travail de la suppuration acheva de la détruire, et, au lieu d'une plaie sous-cutanée, nous eûmes une vaste tranchée à ciel ouvert.

Il résulte de cette observation, que les règles posées pour la cautérisation sus-cutanée ne sont pas d'une application rigoureuse à la cautérisation sous-cutanée. En effet, pour limiter l'action du caustique avant qu'il ne se soit combiné en totalité avec les tissus, il est nécessaire d'enlever l'eschare jusqu'au vif à l'aide de l'instrument tranchant, dont on ne peut faire usage dans ce cas. Remarquons, d'un autre côté, que la perte de substance déterminée par la cautérisation, ne se borne pas aux parties immédiatement mortifiées par l'action du caustique, puisqu'elle s'accroît encore par le travail de suppuration qui s'ensuit (1).

(1) L'opéré, qui avait pris congé de moi douze jours après l'opération, s'est représenté six semaines plus tard. La plaie n'avait plus que quatre centimètres de long sur un de large. Les bourgeons charnus, de couleur vermeille, qui la recouvraient, dépassaient à peine le niveau de la peau, et semblaient se confondre avec elle. L'ouïe, de son côté, avait évidemment gagné pour moi, quoique ce progrès fût moins manifeste pour le patient. Mais ce dont il me remerciait avec effusion, c'était de l'avoir débarrassé de ses vertiges qui, avant l'opération, étaient portés au point que la moindre inclinaison du corps en avant l'étourdissait tout à fait.

L'on voit donc que le résultat n'avait pas entièrement trompé mon attente, comme je l'ai dit plus haut ; et si l'on observe que l'affection à laquelle j'avais affaire datait de plus de dix ans, on comprendra que ce succès, quelque minime qu'il puisse paraître, soit de nature à encourager pour l'avenir. D. D.

Nous terminons ici cette analyse, Messieurs. Le Mémoire dont nous avions à vous rendre compte est un de ceux que l'on ne résume pas d'une manière générale et à grands traits ; il nous a semblé que, pour vous en donner une idée suffisante et vous mettre à même de le juger en connaissance de cause, il fallait vous en présenter une analyse détaillée. Vous remarquerez, d'ailleurs, que si nous avons laissé parler les faits pour nous, nous avons été, pour notre part, assez sobre d'observations. Cette méthode semblera peut-être peu scientifique et peu conforme aux usages académiques ; mais elle a pour nous un grand avantage dans les circonstances où nous nous trouvons : c'est que faisant, en quelque sorte, passer sous vos yeux toutes les pièces du débat, elle substitue l'appréciation commune à l'appréciation de quelques-uns, et qu'elle donne par là plus d'autorité à nos conclusions.

Il nous reste maintenant à dire un mot de ce travail envisagé au point de vue de son ensemble ou de la synthèse; c'est par là que nous terminerons notre rapport

Le plan de l'ouvrage nous semble large, bien conçu, logique et aussi complet que l'état de la science le comporte.

La partie littéraire est bien traitée ; le style en est clair, facile, abondant et correct.

Au fond, c'est une œuvre de grand mérite, qui honore à la fois le concurrent et les hommes qui lui ont prêté leur concours ; c'est un traité complet sur la matière, qui résume l'état de la science et agrandit le cercle de nos connaissances dans l'étude des caustiques. Nous avons déjà, en parlant de la première partie, exprimé notre opinion sur la manière vraiment remarquable dont la question scientifique y a été traitée. La seconde partie est le digne pendant de la première; elle marque un progrès réel dans la pratique chirurgicale. Nous y trouvons la démonstration de cette proposition d'une application si féconde, à savoir : qu'indépendamment des avantages dus à l'action chimiques des caustiques, les *plaies produites par ces agents sont d'une innocuité frappante comparée à celles que fait l'instrument tranchant.*

Si nous ajoutons à ce fait :

1° Que ce moyen n'a rien d'effrayant en lui-même et que les malades qui reculent devant une opération sanglante, dont les agents anesthésiques peuvent cependant leur épargner les angoisses, se soumettent sans crainte à l'application du caustique ;

2° Que quelque violente que soit la douleur produite par la cautérisation, le patient la supporte toujours avec courage, comme un mal qui doit le conduire à la guérison, et que de plus elle peut lui permettre de reposer la nuit quand on a soin d'appliquer le caustique douze à quatorze heures auparavant ;

3° Que la réaction générale qui en résulte, est rarement portée au point de troubler les grandes fonctions organiques et notamment celles de la digestion ; que non seulement le malade n'est pas tenu à garder le lit, mais qu'il lui est le plus souvent permis de circuler[1], et dans quelques cas même de vaquer à ses occupations;

On ne peut se refuser à admettre que cette méthode est appelée à restreindre de plus en plus l'office de l'instrument tranchant. Il en résultera sans doute, comme nous l'avons dit, que les procédés opératoires perdront de leur célérité et de leur éclat, que les cures seront en général moins promptes ; mais en revanche, elles deviendront plus sûres, et, en définitive, l'art y gagnera en considération et en sécurité.

Après avoir entendu le savant et consciencieux rapport de M. le docteur Delstanche sur les ouvrages envoyés au concours, la Société adopte, à l'unanimité des suffrages, les conclusions de la Commission. En conséquence, M. le Président de la Commission des prix, ouvre le billet cacheté annexé au Mémoire n° 2, et proclame lauréat M. le docteur Raymond Philipeaux, membre correspondant à Lyon ; il proclame ensuite, comme membres honoraires de la Société: M. le docteur Bonnet, professeur de clinique chirurgicale à Lyon, et M. le docteur Desgranges, chirurgien en chef désigné de l'Hôtel-Dieu de la même ville ; et, comme membre correspondant, M. Ferrand, pharmacien-chimiste à Lyon.

Cette distinction honorifique est accordée à ces Messieurs pour la part plus ou moins directe qu'ils ont prise à la collaboration de l'ouvrage de M. Philipeaux.

Du traitement de l'ophthalmie purulente des nouveau-nés par l'injection iodo-tannique;
Observations recueillies dans le service de M. Socquet par M. Tallon, interne du service.

D'après l'exposition, telle que l'ont faite la plupart des auteurs, des symptômes de l'ophthalmie puriforme des nouveau-nés, cette affection devrait être regardée comme excessivement sérieuse. Elle n'est pourtant pas jugée aussi terrible qu'on pourrait le croire, d'après leur description, par les auteurs qui retracent ses caractères. Ainsi, M. Carron du Villars, après avoir dit que l'ophthalmie des nouveau-nés est une maladie fort grave...., que c'est, après l'ophthalmie variolique, celle qui produit le plus souvent la cécité, commence ainsi son pronostic : « Lorsqu'on a reconnu, au début, une ophthalmie puriforme, rien n'est plus facile que d'en borner l'action. » Rognetta pense que, prise à temps et traitée convenablement, elle peut se terminer en deux, trois, six ou dix jours. Sichel dit, à propos de ce pronostic : « Il est favorable toutes les fois que l'ophthalmie n'a pas encore dépassé les limites du miroir de l'œil. » Mackensie émet une opinion semblable. M. Vidal de Cassis dit avoir guéri facilement toutes celles qu'il a traitées à Lourcine. Mais Demours ne partage pas ces opinions favorables, et, après avoir noté que la fonte du globe est la suite fréquente de cette phlegmasie, il ajoute : « Heureux ceux qui en sont quittes pour un épanchement lymphatique entre les lames de la cornée, de nature à diminuer avec le temps. »

Néanmoins, comme il est assez fréquent qu'une affection, très-commune chez les pauvres, ne soit pas attaquée au moment opportun et d'une manière convenable, cette phlegmasie conserve toute sa gravité dans l'opinion générale des ophthalmologistes et des hommes qui ont traité des maladies de l'enfance. Et pourtant, qu'on le remarque bien, il ne s'agit pas ici d'une ophthalmie puriforme contractée par inoculation pendant l'accouchement. Ses phénomènes, après tout, seraient alors ceux qu'on observe chaque jour sur l'œil de l'individu qui s'y est instillé du muco-pus blennorrhagique. La cause la plus prochaine, la plus ordinaire de cette dangereuse phlegmasie, dit Demours, c'est l'exposition imprudente de ces petits êtres à l'influence d'une atmosphère rigoureuse. En Angleterre, où la maladie est fréquente, les accoucheurs la nomment *coup de froid sur l'œil.* C'est une erreur de croire qu'elle soit constamment, ou le plus souvent produite, pendant l'accouchement, par l'inoculation des liquides vaginaux d'une mère infectée. Cette inoculation est un fait exceptionnel. Mackensie, Rognetta, Carron du Villars font les mêmes réflexions, et ce dernier ajoute que le nombre d'enfants atteints d'ophthalmie est plus grand chez ceux qui naissent de mères parfaitement saines, que chez ceux dont les mères ont quelque flux gonorrhéique.

Les divers traitements employés par les auteurs pour combattre cette ophthalmie, ne sont pas de nature à dissiper les craintes qu'inspirent ses symptômes. Je ne dirai rien du traitement général ; mais pour les agents employés localement, ce sont des vésicatoires à la nuque, des cautères, des sétons, des saignées fréquentes et de toute sorte, voire même de la jugulaire, des débridements sur la paupière. Sichel lotionne les yeux avec l'acétate de plomb et y instille un collyre au nitrate d'argent. Mackensie fait laver trois ou quatre fois par jour les paupières renversées avec la solution suivante :

Sublimé corrosif.	0,05
Sel ammoniac.	0,30
Eau distillée.	240

Kennedy et Vieland proposent le collyre suivant :

Azotate d'argent.	8
Eau distillée.	30

Rognetta dit qu'à Paris on dépasse cette dose. Tyrrel pratique le débridement multiple sur la cornée. Tous enfin conseillent, en cas de chémosis, complication fréquente, l'excision de la muqueuse.

Contre cette grave affection, les traitements les plus énergiques, les plus variés, n'atteignent pas toujours le but qu'on se propose. Car, pour ne parler que des collyres, l'acétate de plomb, par exemple, laisse des incrustations métalliques dans l'œil pour peu qu'il soit légèrement ulcéré; on les y a retrouvées de toute pièce. Le nitrate d'argent est décomposé en partie par les chlorures du pus et des larmes, et n'agit, dès lors, que par une faible portion, et puis c'est un caustique. Nous avons pensé à un autre agent thérapeutique et nous pouvons maintenant citer les guérisons radicales obtenues avec la solution iodo-tannique du docteur Socquet, dans les quatre cas d'ophthalmie purulente que nous avons pu observer à l'Hôtel-Dieu.

Disons tout de suite, une fois pour toutes, que cette solution était ainsi composée:

1 gramme solution normale pour 30 d'eau distillée.

Première observation. — Joséphine Browu, femme Daule, âgée de 24 ans, née à Gambsheim (Alsace), primipare; entrée à l'Hôtel-Dieu le 23 avril 1854; grossesse excellente; accouchement facile le 24 avril; enfant bien portant du sexe féminin.

Le 29 avril, la mère s'aperçoit que l'enfant souffre, que l'œil gauche est rouge et légèrement tuméfié; elle n'en parle pas.

Le 30, le mal augmente, l'œil gauche est beaucoup plus gros que la veille, le droit commence à rougir; l'enfant crie, se plaint, éprouve un malaise tel que les sœurs de la salle s'en aperçoivent.

Le 1er mai, le petit malade est montré au médecin à la visite du matin; on lui trouve une face rouge légèrement tuméfiée, les yeux bien clos, les paupières retournées en dedans et solidement agglutinées; l'œil droit, moins enflammé, offre cette barre transversale que Baron signale au début des ophthalmies purulentes.

Quand on parvient à séparer les paupières de l'œil gauche, un flot de pus qu'elles retenaient s'en échappe et masque entièrement la cornée qu'on ne peut apercevoir; l'œil droit en fournit également, mais en moindre quantité; le pus est jaune et assez épais. Il nous a été impossible de voir s'il existait une ulcération sur les cornées.

Du reste, l'enfant tette toujours volontiers, et sa mère n'a remarqué en lui qu'un peu d'insomnie et de constipation; elle dit n'avoir jamais eu d'affection vénérienne, et elle attribue le mal de son enfant à un courant d'air qui venait directement sur lui par une fenêtre ouverte.

Prescription: une cuillerée sirop de chicorée, deux injections par jour dans les yeux avec le collyre iodo-tannique.

Pendant ces deux injections, faites avec une seringue en verre, l'une à neuf heures du matin, l'autre à trois heures et demie environ du soir, l'enfant ne manifeste pas de douleur vive; il souffre beaucoup plus de l'écartement des paupières.

Le 2 mai, on ne remarque pas trop de différence; l'œil droit semble pourtant suppurer davantage que la veille; le gauche est un peu moins rouge. Même prescription.

Le 3, la figure n'est plus tuméfiée; les yeux, toujours agglutinés, s'entr'ouvent pourtant plus aisément; le droit est aujourd'hui le plus malade; il fournit, comme le gauche, mais en plus grande abondance, un pus séreux décoloré et qui coule aisément; les paupières sont moins tuméfiées. L'état général est bon.

Deux injections, plus de chicorée.

Le 4, l'écoulement a considérablement diminué des deux côtés; la cornée, qu'on pouvait apercevoir hier à gauche, se voit très-bien dans les deux yeux, elle est nette et nullement altérée; les paupières se sont complètement affaissées.

Deux injections.

Le 5, un peu plus de suppuration qu'hier, sans manifestation, néanmoins, d'aucun autre phénomène fâcheux. A l'injection du soir, l'œil gauche ne suppurait plus du tout.

Le 6, à part un peu de blépharite ciliaire, l'œil gauche est entièrement guéri; l'œil droit, sans aucune inflammation, continue à suppurer.

Une injection par jour.

Le 7, l'œil droit suppure à peine; le gauche est parfaitement guéri.

Une injection par jour.

Le 9, l'enfant ouvre sans difficulté les deux yeux qui sont très nets. On fait une injection seulement à droite, où l'on observe une légère humidité de la paupière.

Le 10, il est impossible d'apercevoir la moindre trace, soit d'inflammation, soit de suppuration, dans les yeux de cet enfant. On fait une dernière injection à droite et on renvoie la femme.

Deuxième observation. — Rosalie Valin, femme Bosio, 29 ans, entrée à l'Hôtel-Dieu le 19 mai, accouchée le 20 mai, au matin, de son troisième enfant; grossesse bonne; accouchement naturel.

Le 21, la femme s'aperçoit d'une rougeur sur l'œil gauche de son enfant; comme il ne manifestait pas de souffrance, la mère ne dit rien.

Le 22, la rougeur augmente, la tuméfaction également; l'enfant crie. Les sœurs s'aperçoivent de cette tuméfaction.

Le 23, l'enfant est montré à M. Socquet. On trouve de la rougeur, de la tuméfaction sur l'œil gauche; la paupière, relevée, laisse échapper assez de pus séreux et blafard; mais la cornée est parfaitement nette et intacte. L'état général de l'enfant est bon.

Prescription: deux injections.

Le 24, l'œil malade a diminué considérablement de volume, il donne fort peu de pus; la cornée est toujours parfaitement saine. On peut croire qu'il n'y avait là que la blépharite puriforme, que M. Velpeau distingue de l'ophthalmie purulente. A l'injection du soir il n'y a pas d'écoulement, mais une simple petite rougeur sur le bord libre de la paupière.

Le 25, l'œil est si net qu'on juge les injections inutiles; elles ne sont pas continuées.

Le 27, la femme sort de l'hôpital avec son enfant chez lequel on n'a observé aucune récidive.

Quelle était la cause de cette blépharite puriforme? La mère dit n'avoir jamais eu d'écoulements; mais elle était couchée au n° 13 de la salle des femmes en couches, lit situé en face d'un long corridor et où règne un courant d'air continuel. Je crois que c'était là l'unique cause de cette ophthalmie.

Troisième observation. — Laurence Chavanne, femme Valleix, née à Champagne (Ain), 35 ans, entrée à l'Hôtel-Dieu le 30 mai 1854, accouchée le 31 mai de son troisième enfant.

Le 3 juin, les paupières de cet enfant sont boursoufflées, rouges, luisantes, agglutinées par les bords qui se renversent en dedans. Dès qu'on veut entr'ouvrir l'œil, on voit perler une ou deux gouttes d'un pus épais et jaunâtre; l'enfant vomit tout ce qu'il prend. — Deux injections.

Le 4, la tuméfaction des paupières a bien diminué; l'écoulement est plus séreux mais moins abondant. On ne peut pas encore bien apercevoir les cornées; les vomissements continuent. — Deux injections.

Le 5, l'enfant ouvre lui-même les yeux; il n'y a pas d'écoulement mais une légère humidité des paupières. La tuméfaction a totalement disparu.

Le 6, plus de suppuration; netteté parfaite du globe; paupières normales. Les injections sont continuées.

Le 7, on suspend les injections.

Le 8, pas de récidive; l'enfant va parfaitement.

Le 9, même état; on n'a pu découvrir aucune cause à la phlegmasie oculaire.

Quatrième observation. — Ce fait n'aura peut-être pas l'importance qu'ont les précédents où nous avons pu détailler, jour par jour, les phénomènes de la maladie et la marche de la guérison. Notre feuille d'observation a été perdue; mais disons seulement que l'ophthalmie, très-intense aux deux yeux, a complétement disparu dans l'espace de sept jours; au huitième, la femme sortait avec son enfant bien guéri. Nous ne l'avons pas revue.

Cette ophthalmie, traitée comme les précédentes et avec le même succès, reconnaissait, ce semble, une cause toute particulière; l'enfant était resté longtemps au passage. Or, on sait que M. d'Ammon a signalé, comme une cause d'ophthalmie, la compression de la tête du fœtus pendant la parturition, d'où résulte une stase sanguine dans les vaisseaux. Du reste, la particularité de cette cause n'amena aucune complication fâcheuse, et l'enfant a parfaitement guéri.

Note sur le traitement de la cholérine chez les enfants en particulier, par le Dr Sémanas.

La *cholérine*, chez les enfants en particulier, nous paraît être une affection formée de deux éléments morbides: l'un, constitué par une irritation spéciale du tube digestif survenue sous l'influence d'une mauvaise alimentation, de la chaleur saisonnière, etc.; l'autre, qui consiste en une complication fébrile miasmatique, mal dessinée, venant précipiter la terminaison fatale lorsque celle-ci est imminente, ou bien encore empêcher ou retarder le rétablissement régulier des fonctions de l'intestin, lorsque celles-ci auraient de la tendance à récupérer leur exercice normal.

Ces réflexions nous sont suggérées par l'efficacité remarquable d'une médication complexe qui nous a paru la meilleure dans ces cas, ainsi que cela ressort des deux observations suivantes prises entre plusieurs.

Observation i. — Hy.... petit garçon, 2 ans et demi, constitution délicate quoique bonne, un peu lymphatique, est atteint de diarrhée depuis trois ou quatre jours. Les selles sont séreuses, extrêmement fréquentes la nuit comme le jour. Vomissements spontanés au début; ils ne surviennent plus maintenant que de loin en loin et principalement à l'occasion de la boisson. L'enfant refuse absolument de manger; il a vomi encore ce matin, 17 juillet 1854, ce qu'on a persisté à vouloir lui faire avaler.

Peau fraîche; langue un peu rosée, sans saburres; ventre sensible au toucher, non très-développé.

L'enfant crie et s'agite incessamment; la figure est pâle et abattue sans être pourtant très-altérée.

Prescription : Sous-nitrate de bismuth. . . 5 grammes.
Eau de laitue. . . . . . 100 —
Eau de fleur d'oranger . . . 10 —
Sirop diacode. . . . . . 10 —
Sirop de coings . . . . . 30 —

Une grande cuillerée toutes les deux heures. — Frictions sur le ventre avec parties égales d'huile de morphine et camomille. — Eau de riz et sirop de coings. — Diète absolue.

Nous revoyons l'enfant le 19 *suivant*.

On nous dit que la diarrhée a presque entièrement disparu, que l'enfant est mieux sous ce rapport, mais qu'il refuse de manger et reste grognon à l'excès.

Une chose nous frappe, c'est l'extrême altération des traits de l'enfant qui a considérablement changé sous ce rapport depuis que nous ne l'avons vu (deux jours). Le nez est effilé, les pommettes saillantes, les yeux profondément enfoncés dans l'orbite et entourés d'un large cercle noir. Les paupières demeurent constamment à demi-entr'ouvertes, l'œil est mort et sans expression; pâleur mate, prostration portée à un haut degré, grognement et plaintes comme automatiques.

Langue naturelle, ventre souple non développé, respiration pure, point de toux. Chaleur diminuée sur le tronc, froid des extrémités; pouls petit et mou, non très-fréquent.

Cet état nous alarme; nous insistons à différentes reprises pour savoir si, à certains moments de cette nuit, ou d'hier l'enfant a offert une chaleur inaccoutumée ou quelques phénomènes qu'on puisse rapporter à de la fièvre. On nous répond négativement en ajoutant qu'à la vérité l'enfant passe par des alternatives fréquentes et courtes pendant lesquelles la peau est trouvée successivement chaude, puis froide.

Aux moyens précédents ajoutez :

Sulfate de quinine. . . . 2 grammes.
Alcool, quelques gouttes.
Acide sulfurique . . . . 1 goutte.
Axonge . . . . 15 grammes.

Avec cette pommade, on frictionnera l'enfant toutes les heures sous les deux bras et aux aines, en employant chaque fois, gros comme une noisette, de la pommade.

Le 21, amélioration vraiment surprenante. On nous dit qu'elle a commencé à se prononcer dès le soir du jour où on a commencé les frictions qui ont du reste été pratiquées fort exactement. On a consommé deux pots entiers de la formule précédente.

L'avant-dernière nuit et la dernière nuit surtout l'enfant a reposé tranquillement, ce qu'il n'avait pas fait depuis le commencement de sa maladie. Ce matin, il a demandé à manger et a ingéré avec avidité quelques cuillerées de crême de riz.

Actuellement, plus d'agitation ni de cris; l'enfant joue, sa figure a repris son expression; le regard est naturel; le teint se colore un peu; le cercle des yeux est en grande partie dissipé.

Langue nette, ventre souple, point de selles, chaleur douce et égale, pouls plus consistant.

Prescription : Tannate de quinine . . 6 décigrammes.
Incorporez dans :
Sirop de kina jaune. . . 100 grammes.

Dont on fera prendre trois demi-cuillerées à soupe par jour.

Continuez eau de riz; crêmes, pains cuits au beurre; le tout en très-petite quantité à la fois.

Les 23 et jours suivants, rétablissement rapidement complet.

Observation ii. — P..., 2 ans, ayant été fort mal en nourrice, sevré prématurément, a toujours mangé gloutonnement, sans profiter; à l'état ordinaire, il rend fréquemment une partie de ses aliments indigérés.

Il y a huit jours environ, diarrhée extrêmement fréquente accompagnée de coliques, de nausées et de vomissements.

On fait appeler un médecin qui prescrit divers remèdes sous l'influence desquels la diarrhée s'amende, puis s'arrête entièrement au bout de quelques jours.

Ce résultat obtenu, le médecin déclare, contre l'avis de la mère, qui affirme le contraire, que l'enfant est guéri, qu'il n'a plus besoin que de soins et d'aliments, et se retire en disant qu'il suspend ses visites jusqu'à nouvel ordre.

Le soir même du jour où notre confrère a fait cette déclaration, la mère, tourmentée de l'idée que son enfant n'est point guéri, nous fait demander, et nous constatons ce qui suit (juillet, 30).

Assoupissement avec immobilité, face profondément altérée, yeux caves, pommettes saillantes, maigreur générale très-prononcée, les téguments sont plutôt frais que chauds, le pouls est mou et d'une petitesse remarquable.

La mère nous dit que de temps en temps l'enfant sort de son assoupissement, crie et s'agite de côté et d'autre; bien qu'il n'ait plus de diarrhée proprement dite, il demande fréquemment à aller sur le vase où il se livre à des efforts sans résultat.

Du reste, il refuse absolument de manger quoi que ce soit, il boit fréquemment et vomit de même un peu de sirop d'airelles étendu d'eau.

Nous trouvons sur la cheminée le reste d'une potion qu'on a administrée à l'enfant et qui nous paraît contenir du laudanum.

Questionnée par nous pour savoir si l'enfant offre de la fièvre à certains moments donnés du jour ou de la nuit, la mère nous répond que l'enfant est fréquemment trouvé alternativement, tantôt chaud, tantôt froid, les nuits surtout sont des plus agitées.

Prescription : Sous-nitrate de bismuth, 5 grammes dans potion 100 grammes édulcorée avec sirop de coings.

Une demi-cuillerée toutes les deux heures.

Toutes les heures, on pratiquera sous les bras et aux aines une friction avec gros comme une noisette de la pommade ci-après ;

Sulfate de quinine. . . 2 grammes.
Alcool, quelques gouttes.
Acide sulfurique, . . . 1 goutte.
Axonge . . . . . . 15 grammes.

Eau de riz et sirop de coings pour boisson. Diète.

Le 31 au soir, amélioration remarquable eu égard au peu de temps écoulé, 24 heures environ.

L'enfant n'est plus assoupi et reste maintenant éveillé et tranquille dans son lit; sa figure a repris une expression meilleure ; les yeux sont moins excavés ; le regard est naturel; teint plus clair.

Langue nette, humide; l'enfant boit son eau de riz avec plaisir et ne vomit plus; la diarrhée est restée guérie et les envies d'aller ont disparu.

Chaleur normale; pouls toujours petit mais plus consistant.

Le pot de pommade est fini ainsi que la potion.

Prescription : On recommencera un nouveau pot de pommade comme devant, ainsi qu'une nouvelle potion.

Demain, immédiatement après la cuillerée de potion on fera prendre de temps en temps quelques cuillerées de crème de riz.

Le 2 août, l'amélioration est très-sensible; l'enfant est levé et vague par la chambre en se soutenant comme il peut.

Depuis hier au soir et ce matin surtout, il tourmente pour manger ; sa figure a une expression entièrement bonne, son teint est blanc, ses traits expriment l'enjouement.

Durant ces deux dernières nuits, il a dormi presque tout d'un somme, au grand contentement de sa mère ; pas de selle.

Le deuxième pot de pommade est fini ; il reste la moitié environ de la seconde potion.

Prescription : Tannate quinique. . . . . . 6 décigrammes.
A incorporer dans : sirop de kina jaune. 100 grammes
Trois demi-cuillerées à soupe dans le courant de la journée.

On finira la potion en en faisant prendre une cuillerée chaque fois et immédiatement avant de manger.

Pains cuits, crême de riz, le tout au beurre et peu à la fois.

Les 3, 4 et jours suivants, convalescence rapide exempte de rechute.

De ces deux observations et de maintes autres absolument semblables qu'il serait trop long de transcrire, il nous semble ressortir clairement que la médication employée a satisfait à deux indications fort distinctes, indications en rapport elles-mêmes avec deux éléments morbides distincts.

D'une part, l'efficacité du bismuth sur le phénomène diarrhée, en tant que modificateur de la muqueuse digestive irritée ne saurait être contestée. Sous son influence, les selles diminuent d'abord de fréquence, les coliques se calment, puis enfin la diarrhée s'arrête complètement, et le malade récupère ses fonctions digestives. C'est là, du moins, ce que nous avons vérifié un très-grand nombre de fois.

Dans les deux observations qui précèdent, les résultats dont nous parlons ont été, en effet, promptement obtenus, à cela près que le retour régulier des fonctions digestives est resté à l'état de tendance.

C'est que, dans ces deux cas, un autre élément morbide dominait l'état général et indirectement l'état local.

Cet autre élément, si on en juge par l'efficacité du moyen employé, sulfate quinique, ne pouvait être autre que l'élément miasmatique, élément sans cesse présent, et à l'action morbide duquel l'irritation gastro-intestinale avait servi de porte ouverte.

S'il était besoin d'autre preuve de la nature bien positivement miasmatique de cet élément, on la trouverait, sans contredit, dans la nature des accidents observés et qui se résument dans ceci, à savoir : *prostration générale, voisine de l'adynamie pernicieuse.*

L'action miasmatique pathogène est seule capable, en effet, de donner lieu à des phénomènes morbides d'une telle allure.

C'est pourquoi, sous l'influence de l'agent quinique mis en œuvre, on voit tous ces phénomènes graves se dissiper comme par enchantement, et la guérison de l'état local, jusque-là imminente, marcher désormais vers une consolidation définitive.

Quant à ceux qui nient l'*absorption cutanée*, nous voudrions pouvoir les rendre témoins, à l'occasion de la pommade quinique en particulier, et lorsque celle-ci est bien entendu indiquée, nous voudrions, disons-nous, les rendre témoins du changement rapide et vraiment prodigieux qui s'opère en pareil cas.

Ce changement, nous en avons été si souvent témoin, depuis tantôt dix ans que nous employons la pommade quinique, qu'il n'y a pas à nos yeux de fait plus positivement assuré.

Ce sont surtout les enfants, à cause sans doute de l'énergie des absorptions à cet âge, qui présentent avec plus d'évidence le changement dont nous parlons. Nous ne pouvons mieux le comparer (qu'on nous passe la comparaison), qu'à ce qu'on observe lorsque, à une lampe près de s'éteindre faute d'huile, on vient ajouter le liquide comburant.

De même que, chez cette dernière, on voit la flamme jusque-là vacillante et incertaine, acquérir tout à coup un éclat de plus en plus vif et assuré, de même chez les enfants dont la vie s'en va sous l'étreinte toxique du miasme, on voit (la quinine venant à être mise en contact convenable avec la peau), l'exercice vital aussitôt renaître de plus en plus fort et vigoureux.

Ajoutons que dans les cas morbides dont il s'agit en ce moment et à cause de l'intolérance stomacale et intestinale qui en forme comme le cachet particulier, la *forme pommade* est la seule sous laquelle la quinine puisse être employée avec facilité et sûreté.

Correspondance.

A M. le Rédacteur en chef de la GAZETTE MÉDICALE DE LYON.

Le 5 août 1854.

Mon cher confrère,

J'ai toujours pensé que, en toutes choses, à chacun doit revenir la responsabilité, le mérite de ses actes : partant de ce principe, veuillez me permettre quelques observations à propos d'un article du docteur Poyet, publié dans le dernier numéro de la *Gazette Médicale de Lyon*, sur le *Traitement du choléra-morbus par le sulfate de strychnine*, méthode que l'on pense devoir être attribuée à M. le docteur Abeille.

Malgré les succès annoncés, malgré les réclames qui se lisent de tous côtés, même dans les journaux politiques, je ne me prononcerai pas ici sur la valeur spéciale de ce moyen, bien qu'en 1832, à Paris, bien que depuis il m'ait été donné de l'expérimenter un très-grand nombre de fois. Je veux seulement établir que cette méthode de traitement par la strychnine, et désignée à tort sous le nom de *méthode du docteur Abeille*, n'est pas nouvelle, qu'elle n'appartient, en aucune manière, à ce médecin qui n'a fait qu'appeler sur elle, dans ces derniers temps, l'attention publique.

Voici les preuves : dans la première épidémie de choléra morbus à Paris, *en mars, avril et mai* 1832, j'étais attaché aux services médicaux organisés dans la capitale. L'impuissance ou du moins l'insuffisance trop souvent des moyens rationnels ordinaires, me porta à essayer l'emploi de la strychnine et de ses composés dans la première période du choléra. J'étais élève encore, ces essais furent d'abord tentés sous les yeux, avec l'approbation, les conseils de M. le docteur Grimaud, d'Angers, que j'eus l'honneur de rencontrer alors dans les ambulances.

Nos expériences, mes nombreuses observations personnelles furent soumises par moi à la Commission médicale envoyée à Paris par la ville de Lyon pour y étudier le choléra-morbus. Cette Commission, composée de MM. Trolliet, de Polinière et Bottex que j'assistai dans ses recherches, fut témoin de l'administration de la strychnine et de ses effets.

Les notes qui me furent demandées à cet égard, et que je remis à nos savants confrères, mes maîtres alors, ont été résumées dans *leur rapport publié en mai* 1832, et tiré à un très-grand nombre d'exemplaires. Elles se trouvent dans *la troisième partie de ce travail,* rédigée spécialement par le docteur Bottex, consacrée à l'exposition ou à l'analyse des divers traitements opposés au choléra durant cette épidémie ; *page* 127, article *Strychnine*. Je préférais la strychnine, l'acétate, l'hydrochlorate au sulfate qui est moins soluble. Je les donnais à la dose de trois à cinq centigrammes dans soixante ou cent grammes d'eau distillée par cuillerées à café ou à bouche, en même temps je faisais avaler des fragments de glace.

Une addition au traitement a été faite par M. Abeille, je dois la signaler : ce médecin emploie et conseille les évacuations sanguines, lorsque les phénomènes de réaction se sont produits dans la seconde période. Pour moi, je suis loin de partager encore l'opinion des médecins qui saignent dans ces cas, pour prévenir les congestions ou les accidents inflammatoires.

Agréez, etc.

A. POTTON,
D. M. de l'hospice de l'Antiquaille.

Revue de la Médecine lyonnaise.

Observations d'hydropisies ascites et d'hydropisies enkystées traitées par l'injection iodée. Thèse soutenue devant la Faculté de Paris, par Paul DARD, *interne des hôpitaux de Lyon.*

C'est une bonne fortune pour un jeune médecin que d'avoir à présenter pour thèse inaugurale une série de faits concluants sur un point de médecine sujet à controverse. Le docteur Dard a été dans ce cas. Aucun médecin ne doute aujourd'hui, à Lyon, des indications nombreuses et de l'efficacité de l'injection iodée dans la cavité péritonéale. Il n'en est pas de même à Paris. On peut en juger par les attaques auxquelles a été en butte le Mémoire que M. Humbert a publié dans la *Gazette médicale de Lyon* il y a deux ans, et par l'opposition formelle que certains professeurs éminents de la Faculté de Paris font à la généralisation de cette méthode.

La thèse du docteur Dard renferme des observations déjà connues, et les cas plus récents que l'auteur a pu observer dans le service de M. Teissier. Ces faits, revêtus de toute l'authenticité désirable, répondent, à notre avis, d'une manière victorieuse aux diverses objections émises contre la méthode des injections iodées dans la cavité péritonéale. Sept cas d'ascites, deux d'hydropisies enkystées observés en deux années par M. Dard, constituent un nombre assez imposant pour qu'il soit permis de tirer des conclusions. L'injection iodée n'a jamais été pratiquée qu'après que les moyens ordinaires, capables de favoriser la résorption de l'épanchement, ont été vainement employés. Voici les résultats définitifs obtenus : — Pour les ascites six guérisons, un cas de mort sur sept. Pour les hydropisies enkystées, deux guérisons radicales.. — Ces heureux résultats sont dus, nous n'en doutons pas, non seulement à la méthode excellente en elle-même, mais au soin avec lequel M. Teissier recherche les indications ou les contre-indications de l'opération dont il s'agit, aux précautions dont cet habile médecin entoure ses malades, avant, pendant et après l'injection. — M. Teissier a, en effet, établi qu'on doit laisser toujours un à deux litres de sérosité, que l'injection doit être plus ou moins riche en iode, selon que le liquide péritonéal est plus ou moins albumineux ou alcalin. Il serait nécessaire de reproduire en entier l'excellent travail de M. Dard pour en donner une idée complète. Nous ajouterons seulement, à ces quelques mots, que depuis M. Teissier a obtenu de nouvelles guérisons d'ascite par l'injection iodée, et que le docteur Chevandier de Die accroîtra bientôt le nombre des guérisons connues par la publication d'une observation très-concluante.

REVUE THÉRAPEUTIQUE.

Opération césarienne suivie d'un heureux résultat pour la mère et l'enfant.

Nous extrayons d'un journal espagnol *El Porvenir medico* l'observation suivante qui nous paraît digne d'intérêt ; — Le docteur *Jose Angulo* de Navia la raconte ainsi : Je fus appelé à trois lieues de ma résidence le 11 janvier 1854, pour donner mes soins à une nommée *Juana Ardunna*, âgée de trente-sept ans, qui était aux douleurs d'un premier enfantement ; je la trouvai dans un état d'affaiblissement et de maigreur extrêmes ; elle était chétive et avait à peine trois pieds de haut ; elle était dans un réduit obscur, soutenue par deux femmes pendant qu'une troisième faisait l'office d'accoucheuse. Cette dernière m'apprit que les douleurs avaient apparu déjà depuis quatre jours et que les eaux s'étaient écoulées la veille ; la malade m'assura que pendant tout le temps de la gestation, elle avait joui de la meilleure santé, qu'elle avait eu seulement une leucorrhée. Il me fut facile de reconnaître un vice de conformation du bassin, dont le col droit formait une saillie considérable pendant que le gauche était déprimé, la symphise du pubis était repoussée en dedans, et le diamètre antéro postérieur avait à peine deux pouces ; j'éprouvai une grande difficulté à introduire les doigts dans le bassin rétréci qui comprimait la tête du fœtus fortement engagée dans sa cavité ; le coté utérin était un peu dilaté ; les eaux s'étaient complètement écoulées. Les parties molles du crâne étaient considérablement tuméfiées, cette dernière disposition empêchait de reconnaître les fontanelles ; les douleurs se succédaient avec rapidité, les mouvements du fœtus que je pus constater et que la mère percevait me convainquirent qu'il était en vie. Avec tout cela je me gardai bien de dire qu'il ne pourrait pas moins faire que de naître mort ; et nonobstant, l'opération de l'embryotomie, cruelle en soi et dangereuse pour la mère elle-même, était formellement contre-indiquée par les signes de vie que donnait le fœtus ; je pensai que le seul moyen de sauver et la mère et l'enfant résidait dans l'opération césarienne, et, en conséquence, je fis connaître à la malade, ainsi qu'à ses parents et à son mari les dangers de la situation ; j'obtins non sans difficulté leur consentement à l'opération, et je demandai d'être assisté par un confrère. Ils ne m'accordèrent pas ce point, alléguant que leurs moyens pécuniaires étaient si modiques qu'ils ne pourraient parvenir à payer mes honoraires ; de plus ils dirent : « Nous avons une entière confiance en vous ; que la malade vive ou meure après l'opération, nous mettrons pour notre part votre réputation à couvert. » Le jour précédent, la malade avait reçu le sacrement de l'Eucharistie. En cet état elle me demanda si les douleurs seraient vives pendant l'opération : « Non, lui assurai je, à peine se feront-elles sentir si l'on verse quelques gouttes du liquide contenu dans ce flacon sur un mouchoir de poche et qu'on l'applique ensuite sous les narines ; elle s'y refusa en disant que ce n'était pas nécessaire, et qu'elle aurait assez de courage pour ne pas ouvrir la bouche pendant que je l'opérerais. Alors la malade étant horizontalement placée sur une table, je fis, dans la direction de la ligne blanche, une incision commençant à quatre lignes au-dessous de l'ombilic et s'étendant jusqu'à la symphise du pubis. Je coupai alors la couche musculaire sur mon doigt qui me servit de conducteur ; avec un bistouri boutonné je fis au péritoine une incision aussi grande que celle pratiquée aux parois abdominales ; à peine avais-je fait la moitié de cette incision qu'il s'écoula à peu près une once d'un liquide clair que je crus d'abord venir de la vessie ; je vis ensuite qu'il n'en était pas ainsi. La plaie faite aux téguments avait une sixaine de pouces, et, à travers cette ouverture, l'utérus se présentait avec une coloration rougeâtre ; je pratiquai à la partie inférieure de cet organe une petite incision à travers laquelle j'introduisis l'extrémité de l'indicateur gauche, et coupant de bas en haut je fis une incision de cinq pouces d'étendue à travers laquelle le fœtus présenta le dos et les fesses. Comme l'incision ne s'étendait pas jusqu'à l'insertion du placenta il ne survint pas d'hémorrhagie. Je pris alors l'enfant par les hanches, et je le sortis avec satisfaction de l'utérus.—Il était vivant, du sexe féminin, d'une force et d'une constitution moyennes. L'utérus se contracta au moment où l'arrière faix fut extrait, et, à l'aide d'une douce pression, je fis sortir par la plaie une certaine quantité de sang qui s'était épanchée dans l'abdomen, évitant la sortie des intestins par le rapprochement des lèvres de la solution de continuité. La malade qui n'avait proféré aucune plainte pendant toute la durée de l'opération était parfaitement tranquille ; je la pansai immédiatement ; les bords de la plaie furent réunis au moyen d'une suture dont chaque point fut soutenu par une bandelette agglutinative. La plaie fut recouverte de charpie et de compresses sèches, le tout maintenu par un bandage de corps. Ne pouvant visiter la malade tous les jours je donnai mes instructions au mari. Je n'allai la voir que huit jours après, et je la trouvai sans fièvre, les lochies s'écoulaient bien et les seins fournissaient assez de lait pour nourrir la petite fille. Le treizième jour la plaie était partout cicatrisée, excepté dans un point très-peu étendu ; elle fut abandonnée à elle-même après que les ligatures eurent été enlevées ; la cicatrisation se compléta; seulement en un seul point, des bourgeons fongueux durent être cautérisés, et, peu de jours après, la malade était parfaitement rétablie, avait beaucoup de lait et une petite fille qui se développait d'une manière très-satisfaisante.

Note historique et chirurgicale sur l'ex-colonel Evariste San Miguel, actuellement ministre de la guerre en Espagne et capitaine-général de Madrid, par le docteur Brée, médecin principal de l'hôpital militaire de Lyon (1).

Le 8 octobre 1823, 76 prisonniers espagnols, dont 25 environ blessés de coups de lances et de sabres, furent amenés à la chute du jour et par une pluie torrentielle à *la Venta de Valleriès*, hameau situé sur les confins de l'Aragon et de la Catalogne. Arrivé la veille en ce village avec un bataillon du 20e régiment d'infanterie légère auquel j'étais attaché en qualité de chirurgien-aide-major, je fus aussitôt prévenu. Tous les blessés avaient été placés dans deux grandes chambres sans meubles de l'auberge du lieu ; on me désigna de suite comme ayant besoin des secours les plus urgents un homme d'une quarantaine d'années, couché sur une mauvaise paillasse, la seule qui se trouvât là. D'une constitution robuste, d'une taille moyenne, il était couvert d'une veste ronde d'un gris bleu et d'un pantalon de même couleur, l'un et l'autre d'une étoffe de laine assez grossière. Ses vêtements étaient encore trempés par la pluie qui était tombée par torrents pendant une partie de la journée. Cet homme était le colonel Evariste San Miguel, naguère ministre des relations extérieures en Espagne, l'auteur de la note si fière adressée quelques mois auparavant aux puissances européennes. Il commandait encore la veille une partie des troupes constitutionnelles en Catalogne.

J'appris qu'il était sorti depuis quelques jours de Lérida avec 400 cavaliers, pour aller dans les environs faire des approvisionnements,

(1) La haute position à laquelle vient d'être appelé en Espagne le général Evariste San Miguel, fera sans doute lire avec intérêt la notice que M. le docteur Brée a bien voulu nous adresser et qui est relative à un épisode de la vie si agitée de cet illustre espagnol.

qui pussent le mettre à même de soutenir un long siége dans cette place forte, que pendant qu'il s'en retournait avec les ressources qu'il avait pu se procurer, il avait été rencontré par des escadrons des 3e chasseurs et 5e hussards et deux compagnies de mon régiment envoyées à sa poursuite, qu'il avait bravement accepté le combat, qu'il s'était rangé en bataille et avait attendu le choc de notre cavalerie, que le commandant Kleinenberg du 5e hussards qui commandait en chef et lui s'étaient aussitôt cherchés, avaient fondu l'un sur l'autre avec impétuosité et qu'après quelques instants d'un combat singulier, le colonel San Miguel était tombé frappé d'un violent coup de sabre à la partie supérieure de la tête. La cavalerie espagnole avait été enfoncée et mise en déroute, et, pendant que nos escadrons la poursuivaient, des bandes de l'armée de la foi étaient venues sur le champ de bataille, avaient dépouillé les mourants, frappé à coups de sabre et de lance les blessés qui n'avaient pu s'échapper, et, après avoir assouvi leur rage sur leur ennemi politique, le colonel San Miguel, ils ne l'avaient quitté que lorsqu'ils l'avaient cru mort ou qu'ils avaient vu déboucher un peloton du 5e chasseurs envoyé par le commandant Kleinenberg pour protéger les vaincus contre la fureur de leurs compatriotes.

Je m'empressai de donner au colonel et aux autres blessés tous les soins qu'exigeait leur triste position et qui étaient en rapport avec les faibles ressources dont je pouvais disposer. L'état du colonel étant des plus graves, il dut nécessairement, et abstraction faite de son grade, appeler d'abord toute ma sollicitude. Il parlait peu français, mais assez cependant pour qu'aidé du peu de castillan que j'avais été à même d'apprendre depuis trois mois que j'étais en Espagne, nous pussions nous comprendre. Tout son corps était glacé, ses vêtements grossiers encore froids et humides, il était plongé dans un état de torpeur et de somnolence. L'examen de ses blessures me fit reconnaître 1° à la partie supérieure du crâne deux plaies longues de 3 à 4 pouces, s'étendant parallèlement d'avant en arrière et pénétrant jusqu'à la table interne de l'os pariétal; elles avaient été évidemment produites par deux vigoureux coups de sabre ou tout autre instrument tranchant et contondant; 2° sur le reste du cuir chevelu, plusieurs autres plaies de même nature, au nombre de cinq ou six, mais d'une gravité moindre; 3° à la partie antérieure de la tête, un lambeau des téguments du front, ayant au moins deux pouces de diamètre et auquel était adhérente la table externe de l'os coronal, pendait sur la face à laquelle il tenait encore par un pédicule d'un demi-pouce au plus de largeur, se rattachant à la racine du nez entre les sourcils; 4° à la poitrine existaient trois coups de lance, mais aucun n'avait pénétré assez profondément pour léser les poumons.

La gravité de ses blessures et la fatigue extrême qu'il éprouvait, la somnolence qui était le résultat de l'une et de l'autre, le rendirent presque insensible aux opérations et aux pansements fort longs que nécessitèrent ses plaies. Celles de la tête, après avoir été nettoyées et rasées, furent réunies modérément; le lambeau frontal ayant été soigneusement abstergé, fut remis en place et maintenu par trois points de suture, et enfin les plaies de la poitrine furent recouvertes d'emplâtres adhésifs. Il n'avait pas proféré la moindre plainte pendant tout le temps qu'avaient duré mes soins, seulement il se récria quand je lui annonçai qu'il fallait que je les complétasse par une saignée, pour modérer les accidents déjà existants et prévenir ceux qui pourraient survenir. Cette dernière opération faite, il put enfin satisfaire le pressant besoin qu'il éprouvait de se livrer au sommeil. Il passa une nuit tranquille pendant laquelle je m'occupai des autres blessés.

Le lendemain matin, dès que le jour eut paru, je m'approchai du colonel, je le trouvai éveillé et dans un état assez satisfaisant sous le rapport de ses blessures, mais plongé dans un grand accablement moral, dû, moins encore peut-être à la gravité de ses plaies qu'au chagrin qu'il éprouvait de se voir prisonnier et de savoir entièrement perdue une cause à laquelle il avait tant sacrifié. Il m'entretint quelques instants de ses malheurs, de l'état de dénûment complet dans lequel il se trouvait, des mauvais traitements auxquels il avait été en butte de la part de quelques gens de l'armée de la foi qui l'avaient entièrement dépouillé et lui avaient enlevé 80 quadruples qu'il avait sur lui. Il me demanda quel était le général qui commandait, me priant de l'aller voir de sa part, de lui exposer sa triste position et de le solliciter de lui prêter quelque argent qui, sur sa signature, lui serait remboursé sur telle ville d'Espagne qu'il voudrait bien désigner. M. le lieutenant général Pécheux, commandant une division du 5e corps, se trouvait sur les lieux; il avait sous ses ordres les troupes qui avaient donné la veille. Je me rendis aussitôt chez lui, encore tout ému du triste spectacle que je venais de voir. Je fus aussitôt introduit. Je lui exposai avec simplicité, en peu de mots et avec cette éloquence qui part du cœur, la mission dont j'étais chargé. Quelques larmes qui mouillaient malgré moi mes paupières exprimaient assez l'intérêt que je portais à mon blessé. Le général lui-même visiblement ému me remercia avec effusion de m'être acquitté de cette commission, et me pria de retourner auprès du colonel San Miguel et de lui dire qu'il allait de suite s'occuper d'améliorer son sort. En effet, je fus bientôt suivi par un aide-de-camp chargé de remettre au colonel quelques pièces de linge extraites du porte-manteau de chacun, de lui offrir tout l'argent dont il pourrait avoir besoin et de l'assurer de l'appui du général et de la protection de la France.

Quelques heures plus tard, tous les prisonniers partirent pour Saragosse, distante de douze à quinze lieues, escortés de deux compagnies du 20e léger, plutôt pour les protéger contre la fureur des habitants des campagnes que pour prévenir une évasion qui aurait pu leur devenir funeste. Quelques charrettes avaient été mises en réquisition pour le transport des blessés les plus graves. Je fis remplir le fond d'une d'elles de paille hachée (la seule que l'on trouve en Espagne), je fis mettre dessus un matelas qu'on eut beaucoup de peine à se procurer, et, grâce à ces soins, le colonel put sans trop de difficultés arriver à Saragosse, où, placé à l'hôpital militaire, il fut confié aux soins des chirurgiens français.

Un mois plus tard, le 10 novembre 1823, repassant par Saragosse pour rentrer en France, j'eus la satisfaction de voir mon blessé en assez bon état. Le lambeau du front était parfaitement cicatrisé, et les autres plaies étaient la plupart guéries.

Le colonel San Miguel rentra en France quelque temps après, pour éviter les persécutions auxquelles il aurait été en butte dans sa patrie. Il se réfugia ensuite en Angleterre, d'où il partit pour rentrer en Espagne, lorsqu'à l'avènement au trône de la jeune Isabelle il put croire que ses services pourraient encore être utiles à son pays.

Les derniers événements de juillet 1854 l'ont replacé au pouvoir aux acclamations de ses compatriotes.

Puissent la vie active et agitée qu'il a menée et les émotions passionnées qu'ont dû enfanter les événements politiques auxquels il a presque toujours pris part, ne point lui être funestes en agissant prématurément sur son cerveau qu'ont déjà si violemment ébranlé les nombreux coups de sabre dont son crâne est sillonné et dont il doit porter les traces profondes!

VARIÉTÉS.

Société de médecine de Lyon. — Quoique l'épidémie cholérique qui existe depuis près de deux mois dans notre ville n'ait pas pris une grande intensité, la Société de médecine dont les vacances devaient s'ouvrir le 21 août, a décidé qu'elle se réunirait tous les huit jours, tant que des cas de choléra seraient observés dans l'agglomération lyonnaise, afin de recueillir tous les documents propres à connaître la marche et le traitement de la maladie. La Compagnie n'a pas eu à s'occuper de l'organisation à donner aux bureaux de secours et ambulances dans le cas où l'épidémie aurait pris de grandes proportions; c'est une question résolue depuis longtemps entre le Conseil de salubrité et M. le Conseiller d'Etat. Mais la Société, comme d'ailleurs les médecins des hôpitaux, s'est prononcée énergiquement contre la création de salles particulières ou d'hôpitaux spéciaux.

— Hôpitaux civils de Lyon. — M. Fayard a présenté au Conseil général d'administration, au nom de la commission des enfants, un second *Rapport sur l'amélioration de l'œuvre des enfants abandonnés et orphelins du département du Rhône*. Ce nouveau travail est, pour ainsi dire, le corollaire du premier que nous avons reproduit intégralement, et échappe à l'analyse tant il est hérissé de chiffres et de pièces justificatives. — Parmi les nombreuses et importantes mesures proposées par M. le rapporteur, il en est une que tous les médecins apprécieront et approuveront, c'est celle relative à la vaccination. Actuellement, dès que les enfants sont nés, on les vaccine, et on les remet aux nourrices qui les emportent à la campagne sans faire vérifier, quelques jours après, si la vaccine a reçu tous son développement. La commission a proposé, après l'avis préalable des médecins et chirurgiens de l'Hôtel-Dieu, de ne vacciner les enfants que de trois à six mois et de faire constater les effets de la vaccine par un certificat du médecin vaccinateur.

— Réorganisation de l'Académie de Lyon. — Conformément au décret qui organise les académies, l'Académie de Lyon comprendra désormais les départements de l'Ain, de la Loire, du Rhône, de Saône-et-Loire. M. l'abbé Noirot, inspecteur-général de l'enseignement secondaire, est nommé recteur de la nouvelle circonscription académique; sont nommés inspecteurs : en résidence à Bourg, M. Laville; à Montbrison, M. Collet ; à Lyon, M. Vivien ; à Mâcon, M. Milfaut.

— École préparatoire de médecine et de pharmacie. — L'année scolaire de 1853-54 a été close le 21 août par l'examen de fin d'année en exécution du réglement du 12 mars 1841, sur les études médicales.

Les examens ont eu lieu d'une manière brillante ; des prix savamment disputés ont été accordés, savoir :

Élèves en médecine.

1re Année. — 1er Prix : à M. Jautet (Alphonse), de Poncin.

2me Prix : à M. Cogniard (Joseph-Ferdinand), de Lyon.

2me Année. — 1er Prix : à M. Levrat-Perroton (François-Marie), de Lyon.

2me Prix : à M. Fargier (Emile-Scipion-Auguste), de la Palud (Vaucluse).

3me Année. — Prix unique : à M. Girerd (Luc), des Bouchages (Isère).

Élèves en pharmacie.

Prix unique : à M. Terrasson (Alphonse-Caprais), du Puy (Haute-Loire).

Ces prix seront distribués dans la séance solennelle de rentrée des Facultés et de l'École de médecine réunies.

L'ouverture des Cours pour l'année scolaire 1854-55, est fixée au vendredi 3 novembre.

Vingt inscriptions sont exigées dans cette école pour le temps d'étude des sciences médicales, huit inscriptions dans cette école équivalent à huit inscriptions de Faculté. Les inscriptions se prennent dans les neuf premiers jours de chaque trimestre; Le prix de chaque inscription est de 35 fr. pour les élèves en médecine.

Les élèves en pharmacie sont admis à faire compter, pour quatre ans de stage, deux années passées en même temps dans cette école et dans une officine. Le prix des inscriptions est pour eux de 36 fr. pour l'année.

La première inscription doit être prise au commencement de l'année scolaire, c'est-à-dire, du 2 au 9 novembre.

Pour obtenir la première inscription, les élèves doivent produire :

1° Leur acte de naissance, prouver qu'ils ont 16 ans accomplis ;

2° S'ils sont mineurs, le consentement de leurs parents ou tuteurs ;

3° L'indication de leur domicile à Lyon et de celui de leurs parents ou tuteurs.

—École impériale vétérinaire de Lyon.— Dans une revue des monuments de notre ville, la *Gazette de Lyon* a publié quelques détails intéressants sur notre École vétérinaire, et que nous croyons devoir reproduire :

La première École vétérinaire d'Europe fut fondée à Lyon en 1761, par Claude Bourgelat. Elle fut installée d'abord à la Guillotière, et ce ne fut qu'en l'an V qu'on la transféra à la place de l'ancien monastère du tiers-ordre de Sainte-Elisabeth où elle est encore. Ce monastère était appelé des *deux amants*, à cause d'un tombeau démoli en 1707 pour élargir la voie publique. Ce fut un acte de vandalisme, car ce monument, à en juger par les nombreuses dissertations auxquelles il donna lieu et par les gravures qu'en ont laissé Ménestrier et Brossette dans leurs ouvrages, était assez digne d'intérêt par son architecture et ses inscriptions pour être conservé.

L'Ecole vétérinaire est un ensemble de trois corps de bâtiments sans ornements, formant une cour avec des portiques et fermé sur le quai par une grille. Cet ensemble est de la plus pauvre simplicité, et à l'entrée d'une grande ville on désirerait quelque chose de mieux. Derrière, s'étendait un vaste clos en amphithéâtre, célèbre par la beauté de sa situation et de ses ombrages. Il a été morcelé par une route qui monte au cimetière, et qui laisse à découvert quelques maisons banales sur la colline et les batteries d'un fort.

L'Ecole a été depuis peu agrandie aux dépens de l'antique église. Les nouvelles constructions faites avec les beaux matériaux que l'on emploie à Lyon, sont sans aucun doute fort utiles ; mais elles sont d'un style d'architecture insignifiant et qui rappelle ces pauvres essais soi-disant dans le genre antique, que le peintre Landon publiait au commencement du siècle dans les *Annales du Musée*.

On peut en dire autant d'un édicule qui fait l'angle de la nouvelle route et qui reste inachevé ; on assure que c'est une église destinée à remplacer l'ancienne. Jusqu'à présent rien n'annonce la destination religieuse de ce bâtiment.

L'emplacement de l'Ecole avait appartenu, en partie du moins, aux Bellièvre, puis à Jacques Moyron, baron de Saint-Trivier, procureur-général de la ville, né le 15 février 1564, mort le 26 mai 1656, laissant son immense fortune aux pauvres de l'Aumône Générale.

Claude Bourgelat naquit à Lyon le 27 mars 1712 de Pierre Bourgelat, échevin, et de Geneviève Terrasson. Il fut d'abord directeur de l'Académie d'équitation établie sur le rempart d'Ainay, à l'endroit qu'occupe la rue qui porte son nom. Il composa un grand nombre d'ouvrages : le *Nouveau Newkastle*, publié en 1745; les *Eléments d'Hippiatrique*, Lyon 1750 ; l'*Anatomie comparée du cheval, du bœuf et du mouton*, Paris, 1766 ; la *Matière médicale*, Lyon, 1767 ; *Traité de la conformation extérieure du cheval*, Paris, 1769 ; *Eléments de l'art vétérinaire*, Paris, 1808, et rédigea les articles de médecine vétérinaire dans l'*Encyclopédie*.

L'Ecole vétérinaire de Lyon passa ensuite entre les mains de l'abbé Rozier. Bourgelat fut appelé en 1765, par le gouvernement, pour fonder celle d'Alfort, et mourut pauvre le 3 janvier 1779, ne laissant que des sœurs alliées aux du Gas, aux Prost de Grangeblanche et aux Fayard de Champagneux. Son buste fut exécuté par Boisot en 1780, et l'on trouve sur lui dans les biographies de la société Monthyon et Franklin une notice fort bien faite et un portrait ressemblant, je dis ressemblant à en juger d'après une excellente miniature venant de sa famille, dans laquelle il est représenté avec une figure ouverte, intelligente et d'un caractère que l'on ne pouvait inventer. Une de ses boucles d'oreilles représente un petit fer à cheval, et, en effet, Bourgelat, destiné à la magistrature, laissa le code pour se donner entièrement à l'étude de la race chevaline, pour laquelle il avait une vocation non douteuse.

— Internat des hôpitaux de Lyon. — Le prochain concours pour l'internat des hôpitaux civils de Lyon aura lieu le 20 novembre 1854. Le nombre des nominations à faire est de 9.

— Choléra de la Voulte (*Ardèche*). — Le choléra s'étant déclaré à la Voulte, sur la demande des Préfets de l'Ardèche et du Rhône, MM, Chadzinski et Boucaud, internes des hôpitaux, ont été envoyés sur les lieux. Aprés un séjour de quinze jours, ces jeunes médecins sont revenus ayant rempli leur mission heureusement et à la satisfaction de tous.

— Travail des enfants dans les manufactures du département du Rhône. — M. le Conseiller d'Etat vient d'instituer une commission de surveillance chargée d'assurer, dans le département du Rhône, l'exécution de la loi du 22 mars 1841, relative au travail des enfants dans les manufactures. Sont nommés membres de cette commission MM. les docteurs Arthaud, Brevard, Devay, Fraisse, Richard (de Nancy) et Rougier.

— Le choléra et les quarantaines. — La dernière épidémie du choléra qui vient de sévir si cruellement sur une grande partie de l'Europe vient de prouver une fois de plus la barbarie et l'inutilité du système quarantenaire. On sait que c'est à Naples que les quarantaines étaient maintenues dans leur plus grande rigueur, et c'est cette ville qui a été le plus cruellement frappée. Aussi, une des premières conséquences de l'invasion du choléra à Naples, a été de faire lever les quarantaines. Le conseil de santé, cependant, ne s'est pas incliné de bonne grâce devant cette nouvelle preuve de l'inefficacité de ces mesures soi-disant préservatrices : il voulait même redoubler de rigueur, au risque de donner l'exemple aux villes voisines de Naples qui auraient pu, elles aussi, avoir envie de s'isoler dans l'espoir d'éviter la maladie. Le roi a fait promptement justice de ces terreurs hors de propos, en déclarant que les communications entre Gaëte, Ischia et Naples ne seraient pas interrompues, ainsi que la proposition en avait été faite.

— Médecins cantonaux. — Le Gouvernement vient d'appeler l'attention des préfets sur l'organisation des médecins cantonaux par la circulaire suivante :

« Monsieur le préfet,

Les villes sont généralement dotées d'établissements charitables où l'ouvrier indigent et malade trouve des secours qui lui sont nécessaires ; mais les campagnes n'offrent à nos laboureurs aucune ressource de ce genre. L'ouvrier des champs n'est que trop souvent exposé à souffrir, isolé, sans médicaments ni médecin.

La charité, la justice, la bonne politique veulent un remède à cet affligeant état de choses : sous leur bienfaisante inspiration, l'institution des médecins cantonaux a été adoptée par plusieurs départements. Dans le Loiret, par exemple, sagement réglementée, elle rend depuis trois ans les plus touchants services, et partout où s'essaie cette organisation de la médecine gratuite, les bons effets en sont chaque jour constatés par la reconnaissance de nos populations rurales.

Le Gouvernement de l'empereur porte au développement de cette bonne œuvre un intérêt paternel ; appelez sur elle, M. le préfet, toute l'attention, toute la bienveillance de votre conseil général. Je désire vivement que, par un vote de subsides, il vous en permette l'organisation complète et efficace, ou que, du moins, si l'insuffisance des ressources départementales y fait obstacle, il en consacre dès aujourd'hui le principe par une première allocation, si faible qu'elle soit. Votre zèle, le dévoûment désintéressé des médecins, les secours du Gouvernement, la charité de tous, aideront à faire le reste. »

Le ministre de l'intérieur, Billault.

— Mortalité en France. — Un curieux travail de statistique établit qu'il meurt en France près de 800,000 individus par année ; et qu'à Paris notamment, suivant un calcul de M. Cochut, pendant la période de 1830 à 1840, la moyenne annuelle des décès a été de 25,000 personnes, c'est-à-dire qu'à Paris seulement, comme le remarque l'auteur, il s'éteint une existence toutes les 20 minutes à peu près.

Les calculs les plus précis établissent que la mortalité du monde entier est d'une personne par seconde, ce qui élève par année le nombre des décès à 31,536,000.

Bulletin bibliographique.

De la cure radicale des hernies inguinales et d'un nouveau moyen de l'obtenir, par A. D. Valette, chirurgien aide-major de l'Hôtel-Dieu, chirurgien en chef désigné de la Charité, etc. Mémoire couronné par l'Académie chirurgicale de Madrid, 1 vol. in-8, de 124 pages; à Lyon, chez Mel *Savy*, libraire, place Bellecour 11.

Etude sur la distinction des forces, par M. Jaumes, professeur de pathologie et de thérapeutique générales à la Faculté de Montpellier, 37 pages in-4.

Du goître à Strasbourg et dans le département du Bas-Rhin, par M. G. Tourdes, professeur à la Faculté de Médecine de Strasbourg, etc.

Du système cutané, au point de vue de ses fonctions.—De la mort aiguë par la peau et de la pathogénie chez l'homme, par A. Berne, interne des hôpitaux de Lyon, thèse inaugurale, 86 pages in-4.

De la grossesse extra-utérine, par A. Gailleton, interne des hôpitaux de Lyon, thèse inaugurale, 50 pages in-4.

Des phénomènes naturels des suites de couches et des soins qu'ils réclament par A. Doyon, interne des hôpitaux de Lyon ; thèse inaugurale de 24 pages in-4.

Observations d'hydropisies ascites et d'hydropisies enkystées, traitées l'injection iodée, par P. Dard, iterne des hôpitaux de Lyon; thèse inaugurale de 28 pages in-4.

Étude sur le perchlorure de fer, par B. Dupuy, interne des hôpitaux de Lyon ; thèse inaugurale de 28 pages in-4.

Lyon, — Imprimerie d'Aimé Vingtrinier, quai Saint-Antoine, 36.

SIXIÈME ANNÉE. N° 9. 30 SEPTEMBRE 1854.

GAZETTE MÉDICALE DE LYON

RECUEIL DES ACTES DE LA SOCIÉTÉ DE MÉDECINE

PUBLIÉE PAR LE DOCTEUR BARRIER,

MEMBRE DE LA SOCIÉTÉ DE MÉDECINE, CHIRURGIEN EN CHEF DE L'HÔTEL-DIEU.

Ce Journal est mensuel. — On s'abonne à Lyon : chez M^el SAVY, place Louis-le-Grand, 11; chez Mme PHILIPPE, rue St-Dominique, 7; — à Paris, chez V. MASSON. L'abonnement est de 10 f. par an pour Lyon, 11 f. pour le reste de la France.—Tout ce qui concerne la rédaction doit être adressé à M. BARRIER, p. de la Charité, 7.

BULLETIN.

Fin de l'épidémie cholérique. — Réorganisation de l'École de médecine.

Le choléra bat décidément en retraite; partout il se retire, et, à Lyon, la crainte d'une épidémie menaçante a fait place à une entière sécurité. C'est à peine si depuis le premier septembre quelques cas isolés sont venus témoigner encore de sa présence dans nos murs. Nos grands centres de population, la Croix-Rousse, la Guillotière, Vaise surtout et Perrache, qui avaient donné des inquiétudes passagères, sont restés à l'abri de toute explosion. L'Antiquaille, où vit une famille de quatorze cents personnes, a conservé intacte son immunité première. La Charité, un moment atteinte de manière à éveiller de sérieuses appréhensions, a promptement vu renaître son ordinaire salubrité. L'hôpital militaire, plus heureux qu'en 1849, n'a fourni à la mortalité qu'un petit nombre de victimes. Tout l'intérêt épidémique de ce mois s'est donc concentré sur l'Hôtel-Dieu; encore faut-il se hâter de dire que des 56 cholériques qui y ont été apportés, 30 environ sont venus du hameau de Crépieux, dont la presse a déjà entretenu le public. Il s'agissait d'un chantier du chemin de fer de Genève, situé sur la rive droite du Rhône au-dessous de la Pape et dans lequel les ouvriers, exposés aux ardeurs d'un soleil tropical, étanchaient inconsidérément leur soif à une source d'eau vive voisine de leurs travaux. Cette imprudence seule a développé le mal; car, en amont et en aval de ce lieu, des chantiers qui, moins la source, étaient dans des conditions identiques, ont continué de jouir d'une santé parfaite. Pas n'est besoin d'ajouter que M. le conseiller d'État a fait dissoudre immédiatement tous ces chantiers, et que l'influence morbide, qui s'y propageait avec tant de rapidité, s'est aussitôt évanouie.

En résumé, et nous pouvons, hors de péril aujourd'hui, parler sans réticence, le choléra, depuis le 10 juillet, jour de son début, a donné la statistique que voici :

Feuilleton.

De l'insuffisance des hôpitaux de Lyon et de l'opportunité de créer un hôpital nouveau,

par M. AILLAUD, *médecin de l'hospice du Perron. Mémoire présenté à la Société de médecine.*

Pendant que la Société de médecine de Lyon, composée presque entièrement de médecins appartenant à ses hôpitaux civils, et pouvant, en hommes essentiellement compétents, apprécier ses besoins nosocomiaux, pendant, dis-je, que cette Société savante se préoccupait vivement de l'insuffisance des maisons hospitalières, des hommes éminents par leur rang, leurs lumières, leur bienfaisance et leur dévoûment aux pauvres, soutenaient que le nombre de malades y augmenterait avec le nombre de lits et que les besoins seraient d'autant plus grands qu'on les satisferait davantage.

Pour les médecins, en dehors du bien que font actuellement les hôpitaux, et ce bien ils le croient très-grand, il est des souffrances qu'il faut encore soulager. C'est une question d'humanité devant laquelle tout doit fléchir.

Les économistes, qui mesurent les besoins des hôpitaux avec les ressources qu'ils possèdent, et qui trouvent que ceux-là sont déjà plus grands que celles-ci, prétendent qu'on ne peut pas satisfaire aux exigences actuelles.

Ainsi les uns ne voient qu'une question d'humanité et les autres qu'une question de finance. Cependant, lorsque des hommes supérieurs et animés du même désir de faire le bien résolvent une question semblable en sens opposé, c'est qu'il y a des raisons pour et des raisons contre. Examinons d'abord quelles sont ces raisons. Nous verrons ensuite s'il y a possibilité de les concilier.

Si les ressources des hôpitaux étaient indéfiniment extensibles, la question d'insuffisance serait bientôt tranchée affirmativement par tout le monde; car personne ne peut plus admettre aujourd'hui que ces édifices ne sont pas indispensables à notre civilisation. Malheureusement, il n'en est pas ainsi, et nous avons à considérer l'insuffisance sous plusieurs points de vue :

1° Est-on obligé de renvoyer quelquefois des personnes gravement affectées parce qu'il n'y a plus de place pour les recevoir? est-on

STATISTIQUE DES HÔPITAUX.

	CAS OBSERVÉS	GUÉRISONS.	MORTS.	MALADES EN TRAITEMENT.
Hôtel-Dieu	226	76	138	12
Charité	52	7	43	2
Hôpital militaire. . .	42	26	15	1
Total. . . .	320	109	196	15

Le nombre des cas observés en ville ne nous est pas exactement connu, mais nous avons tout lieu de penser qu'il a été inférieur à celui des hôpitaux.

Ces chiffres ont bien leur éloquence; ils montrent, d'une part, aux optimistes à tout prix, que le choléra a vraiment existé parmi nous; et, de l'autre, ils prouvent à ceux qui n'ont vu la réalité qu'à travers le prisme toujours grossissant de la peur, que Lyon n'a pas été précisément dépeuplé, et qu'il conserve encore presque vierge le prestige mystérieux devant lequel le fléau s'est déjà plusieurs fois arrêté.

Mais, à mesure qu'il s'est éloigné de nous, l'hôte importun dont nous essayons de retracer la marche à travers nos contrées, a remonté la large vallée du Rhône et a fait çà et là quelques irruptions subites dans les communes que longe le fleuve. C'est ainsi qu'après avoir frappé un très-petit nombre de victimes dans notre voisinage, on l'a vu s'appesantir sur deux ou trois villages du haut Rhône et atteindre à Montalieux, par exemple, près de 60 personnes, sur lesquelles plus de 40 ont rapidement succombé à de foudroyantes attaques.

Heureusement, tout est terminé aujourd'hui, et, dans les départements voisins comme dans le nôtre, l'état sanitaire a repris ses allures accoutumées. A Lyon, depuis plus de six jours, il n'est pas entré à l'Hôtel-Dieu un seul cholérique venant de la ville; et en ville, si quelques cas rares ont été signalés, il n'en faut tenir compte que comme d'un salutaire avertissement qui doit nous empêcher de reprendre prématurément toutes nos habitudes. Car il est digne de remarque que le choléra finit en général comme il a commencé, par des troubles digestifs plus ou moins nombreux, des dyspepsies, des indigestions, des diarrhées, qui n'ont le plus souvent rien de grave et ne sont que des ressouvenirs de la maladie dominante, mais qui méritent néanmoins des soins immédiats pour ne pas dégénérer par hasard en irréparables accidents.

Au point où en sont les choses, nous pouvons déjà jeter un coup d'œil d'ensemble sur l'épidémie légère dont nous venons d'être témoin, et marquer les principaux traits de sa physionomie.

Un fait capital qui tout d'abord a caractérisé cette épidémie, a été l'absorption de toutes les maladies aiguës ordinaires, au profit de la maladie régnante. Lorsqu'en juillet le fléau nous est apparu, les fièvres intermittentes, les fièvres typhoïdes, les fièvres muqueuses, bilieuses et dyssentériques se disputaient la constitution médicale du moment. Ces divers éléments pathologiques ont d'abord marché de front avec l'épidémie cholérique; mais la lutte n'a pas été longue. Le choléra a bientôt dominé la scène et imposé ses lois, ses manières d'être, son type

privé de lits de réserve en cas de réparation de salles ou d'augmentation de malades pendant une épidémie? il y a insuffisance de lits dans nos hôpitaux civils de Lyon.

2° Les maisons hospitalières sont-elles au-dessous des besoins de notre civilisation? le régime alimentaire n'est-il pas assez fortifiant? les remèdes ne sont-ils pas d'une nature et d'une qualité convenable? il y a insuffisance des choses nécessaires aux malades des hôpitaux de Lyon.

3° N'a-t-on pas, au contraire, ne peut-on pas avoir les ressources nécessaires pour faire face aux hôpitaux existants et à plus forte raison à ceux qui sont à créer? il y a insuffisance dans les ressources des hôpitaux civils de Lyon.

Comme on le voit, la question d'insuffisance peut être considérée sous plusieurs points de vue différents : 1° dans le nombre de lits; 2° dans les choses nécessaires aux malades; 3° dans les ressources possibles des hôpitaux. Ce n'est donc pas une question simple, absolue, mais complexe, relative. Sa solution ne peut se trouver que dans la pondération des dépenses et des recettes, des besoins et des moyens de les satisfaire et souvent dans l'emploi judicieux de ces moyens. Et cette solution ne peut venir que d'une entente parfaite entre les chefs de services médicaux, la charité chrétienne, la subvention de la ville, du département, de l'État, et l'administration. Elle est par conséquent très-difficile, pour ne pas dire impossible, et demande un examen sérieux et approfondi. Pour cela, nous allons reprendre successivement ces trois principaux aspects de l'insuffisance.

1° *De l'insuffisance de lits dans les maisons hospitalières de Lyon.*

Les preuves de l'insuffisance de lits dans nos hôpitaux et dans nos hospices peuvent être tirées :

a. Du grand nombre de malades qui ont besoin d'entrer dans ces maisons et qu'on ne peut y recevoir.

b. Des moyens que la charité chrétienne emploie pour venir au secours des malades.

c. Du jugement des hommes les plus compétents dans les questions nosocomiales de Lyon.

d. De la comparaison du séjour moyen des malades dans les maisons hospitalières de Paris et de Lyon.

e. Et de la comparaison du nombre de lits dans ces maisons.

a. L'insuffisance de lits, bien qu'à des degrés différents, existe dans les hôpitaux et dans les hospices de Lyon.

En effet, ne voit-on pas souvent des malades arriver de loin ne pouvant pas entrer dans nos hôpitaux faute de lits, quoique n'ayant ni feu, ni lieu, ni argent, ni aucun moyen d'attendre des secours pressants. Et combien de malades sont obligés de s'en retourner plusieurs fois avant de pouvoir être admis dans ces maisons, bien qu'en ayant également besoin sous beaucoup de rapports. Si l'on veut s'assurer de ces vérités, on n'a qu'à suivre pendant quelque temps les visites d'admission des malades à l'Hôtel-Dieu. Et si les lits actuels ne peuvent pas suffire aux services ordinaires, qu'adviendrait-il s'il nous arrivait une épidémie? Dire que nous n'avons pas de lits pour les services

en un mot à toutes les autres affections vaincues. C'est alors que les embarras gastriques, les cardialgies, les vomissements, les diarrhées colliquatives, bilieuses et séreuses, épiphénomènes habituels du choléra, sont venus compliquer les autres maladies, masquer leurs symptômes propres, dénaturer leur physionomie spéciale et donner le ton à la pathogénie. Mais l'unité pathologique artificielle, que constitue momentanément une épidémie, se brise quand le génie inconnu qui l'a fait naître vient à s'évanouir. Ainsi est-il arrivé du choléra; dès que sa puissance s'est affaiblie, les maladies ordinaires ont retrouvé leur indépendance, et le régime ancien a reparu. C'est ce qu'on peut voir aujourd'hui à l'Hôtel-Dieu; les éléments morbides qui, avant l'apparition du choléra, formaient la nosographie signalée plus haut, ont repris leur empire et les fièvres intermittentes, les fièvres typhoïdes et les affections intestinales variées régnent presque sans partage dans les rangs.

D'autres caractères à signaler dans l'épidémie qui nous occupe, c'est, en plusieurs localités, la soudaineté de ses apparitions et l'instantanéité de sa fuite; c'est presque partout la violence de ses attaques et la proportion considérable de ses victimes, malgré l'expérience des médecins et la diversité des traitements; c'est enfin çà et là la propagation du mal par soubressauts, par petits foyers aussi promptement allumés que promptement éteints, mais dont l'étrangeté stratégique a fait prononcer les mots d'infection et de contagion. Dans l'impossibilité de toucher à tous ces points, dans un article de Revue, bornons-nous au dernier; c'est le plus important.

Le choléra est-il contagieux?

S'il ne s'agissait que de répondre par le témoignage des auteurs, cette question serait bientôt résolue. Tous ceux qui ont observé le choléra sur une grande échelle, et pour ne citer que nos compatriotes, MM. de Polinière, Monfalcon et Candy, dans leurs savantes relations des épidémies de Paris et de Marseille (1832-1835-1849), sont unanimes à cet égard. Non, le choléra n'est pas contagieux; il ne se transmet pas par le contact des malades; il ne se communique pas par un virus directement inoculé ou apporté dans des hardes; et le service des hôpitaux, des ambulances ou des familles n'a pas appris que les médecins, les prêtres et les infirmiers qui touchaient sans cesse les cholériques et leur prodiguaient tous les soins avec un zèle infatigable, fussent beaucoup plus souvent frappés que les personnes qui n'avaient avec eux aucun rapport immédiat. C'est là un fait acquis par trop de preuves pour souffrir le moindre doute et ôter jamais aux malheureux la consolante pensée du secours au milieu des périls d'une épidémie.

Si le contact propageait le choléra, comment la maladie s'accommoderait-elle à ces changements de température et surtout comment cesserait-elle à peu près subitement quand tout semble conspirer pour l'étendre, quand l'accumulation des malades dans les hôpitaux et l'infection miasmatique des demeures paraissent devoir éterniser ses ravages. Qui ne sait d'ailleurs que si quelque lieu fait exception à la constitution générale du pays, on le voit en même temps à l'abri du fléau; qui ne sait que certaines contrées, la Suisse, par exemple, ont dû à la bonne qualité de leur sol, aux montagnes qui les coupent, au facile écoulement des eaux et aux grands mouvements de l'air,

---

ordinaires, n'est-ce pas dire que nous n'avons pas de salles d'attente? Cependant les salles d'attente sont un de nos premiers besoins. Comment assainir celles qui sont occupées si on ne peut en transporter les malades ailleurs, et où mettre les malades si on n'a pas de salles d'attente? Aussi, faute de cette ressource, les salles ne sont pas toujours purifiées. Elles restent souvent insalubres et les malades dans une atmosphère corrompue qui vient encore ajouter à leurs souffrances. Et puis, s'il nous venait tout à coup une épidémie grave, comment recevoir tous les malades qui en seraient affectés quand on ne peut pas admettre les malades ordinaires? On ferait comme on a toujours fait. On multiplierait les lits des salles; on en mettrait à côté d'elles, sous les dômes, etc. On diminuerait la quantité d'air que doit avoir chaque malade et on augmenterait encore l'insalubrité des milieux déjà bien impurs où ils seraient placés. Il me paraît plus qu'évident que des lits manquent à l'agglomération lyonnaise. Eh bien! je préférerais qu'on en diminuât encore le nombre que de ne pas avoir des salles d'attente, de salubrité, si je puis ainsi parler.

« Dans un hôpital, le nombre de lits doit être proportionné, dit M. le docteur Pointe dans son *Histoire de l'Hôtel-Dieu de Lyon*, aux besoins de la population à laquelle il est destiné, et dans celui d'une grande ville il doit y avoir des salles de réserve. A l'Hôtel-Dieu, il en faudrait deux ou trois d'une cinquantaine de lits chacune. Déjà, par malheur, les événements ont plusieurs fois démontré combien elles seraient utiles pour recevoir ce surcroît de malades qui se présentent dans les temps d'épidémie, ceux des autres salles lorsqu'elles sont en réparation, et enfin les blessés, aux mauvais jours de discorde civile. »

Les hôpitaux ne sont un bien qu'en tant qu'ils renferment de bonnes conditions hygiéniques, et Dieu sait si ces conditions sont toujours faciles à établir? Il ne faut donc pas seulement des lits pour recevoir les malades pauvres, mais encore des salles de lits de réserve comme moyen hygiénique indispensable.

Si, après avoir examiné les besoins de nos hôpitaux, nous tournons nos regards vers les hospices, que voyons-nous?

En 1851, Lyon avait 177,190 âmes; et, en 1852, après l'agglomération, 258,494. Il a par conséquent augmenté de 81,304 ou près d'un tiers. Lyon seul avait droit à ses hospices de vieillards, d'infirmes et d'incurables. Aujourd'hui toute l'agglomération lyonnaise a le même droit; 500 incurables attendaient des vacances pour entrer au Perron. Si l'agglomération datait de la fondation de cet hospice en 1844, nous aurions maintenant 450 demandes; car les villes ajoutées à Lyon n'ont pas moins de besoins que Lyon lui-même. En 1849, il y a eu 7 décès, 8 sortants et 16 admissions. Supposons qu'en moyenne le nombre d'admissions puisse être de 25, il faudrait 18 ans pour recevoir tous ces malades inscrits. Or, dans un travail fait en 1850, et encore inédit, on trouve que la vie moyenne de cet hospice a été de six ans. Si on réfléchit que les personnes qui arrivent au Perron sont usées et presque mourantes; qu'elles y gagnent promptement, sinon la santé parfaite, du moins de la force et de la vie; que dans les conditions où elles se trouvent, elles n'ont pas 6 ans d'exis-

la faveur d'échapper au choléra malgré le passage continuel des étrangers qui, de tous les pays malades, s'y sont rendus cette année et auraient dû porter avec eux mille germes de contagion. Si quelque chose prouve précisément l'impuissance de la contagion en même temps que la pernicieuse influence des foyers d'infection, c'est cette bizarrerie singulière de circonscription par laquelle le choléra se joue de toute prévision humaine, tant qu'on s'obstine à méconnaître ses véritables causes ; c'est surtout le phénomène fort remarquable de ces lieux privilégiés qui opposent victorieusement leur salubrité à la maladie, comme pour montrer à l'homme qu'un air sain et un sol pur peuvent mieux le défendre que toutes les garanties de l'isolement.

L'opinion commune, au contraire, est, que le choléra, comme toute grande maladie épidémique, naît par infection miasmatique et dépend de certaines conditions de sol et de climat difficiles à déterminer d'une manière rigoureuse, mais qu'on a toujours vu réunies, chaque fois que des épidémies pestilentielles ont dévasté le monde. C'est le plus souvent l'humidité du sol combinée à une certaine chaleur de l'atmosphère qui produit ces maladies meurtrières par la décomposition des matières organiques toujours si funeste à la vie de l'homme. Le choléra, cette année, n'a pas échappé à cette loi; c'est après les pluies torrentielles de mai, juin et juillet et lorsque les chaleurs de la canicule sont venues mettre en fermentation le sol profondément détrempé, que le choléra a éclaté partout, proportionnant ses effets destructeurs aux causes plus ou moins actives d'insalubrité. C'est aussi quand un soleil brûlant a desséché les plaines, dissipé les émanations fétides et rendu au sol sa salubrité native que nous le voyons disparaître, subissant du reste en chemin les variations que lui imprime l'état de l'atmosphère, augmentant par un temps humide et chaud, tandis qu'un vent sec et frais l'a fait constamment diminuer.

Après cela, que penser de ces histoires puériles qu'on répand, à chaque épidémie nouvelle de choléra, comme des preuves irrécusables de contagion et qui sont si frappantes, si certaines et affirmées avec tant de conviction, qu'il semble impossible de se refuser à l'évidence ou qu'on n'ait plus qu'à se réfugier dans une exception? Hélas, un examen attentif suffirait pour dissiper l'erreur ; mais le plus souvent l'examen ne se fait pas et l'erreur subsiste fâcheusement dans les esprits. Je n'en veux donner qu'un exemple récent, d'autant plus important à citer qu'il a fait sensation parmi nous et que le nom du médecin qui lui a donné créance est plus honorable et plus respecté.

« Au mois de juillet 1854, deux Marseillais, le mari « et la femme, fuyant l'épidémie, vinrent descendre à « l'hôtel de Milan, à Lyon. A peine installés, ils furent « tous deux atteints du choléra dont ils avaient apporté « le germe et moururent tous deux le 17 juillet. Quelques « jours après, le blanchisseur de l'hôtel qui habite Craponne, petit village à 12 kilomètres de Lyon, vint chercher, comme de coutume, les linges de l'hôtel. On lui « remit dans un paquet séparé les draps et les linges salis « par les déjections cholériques. Il les prit avec soin, les « isola dans sa voiture et les confia à une laveuse qu'il « occupe. Cette malheureuse s'acquitta trop bien de sa

---

tence; et qu'attendre 15 ou 20 ans quand on a une vie si courte, équivaut à une impossibilité d'entrer, on comprendra que, sans ces difficultés, le nombre des demandes serait bien autrement grand. La même pénurie existe à la Charité pour les vieillards et les infirmes. 400 jeunes filles incurables sont inscrites pour entrer à l'hospice spécial d'Ainay. Un nombre également très-considérable de malheureux se presse pour entrer, soit à l'hospice de la Guillotière, soit à l'asile des Brotteaux.

b. La promptitude avec laquelle de pauvres sœurs venant de Paris ont fondé, aux Brotteaux, dans un laps de temps extrêmement court, un hospice où elles soignent déjà 200 personnes âgées ou incurables, en ne faisant appel qu'à la Charité, ne peut s'expliquer que par une puissance bien grande de cette vertu chrétienne et par les besoins bien pressants que l'agglomération lyonnaise a de maisons hospitalières. Je ne sais si ces faits prouvent davantage les besoins des hospices que la puissance de la charité, mais il me semble que, quand de très-humbles filles, ne se recommandant à la société que par leur caractère religieux, font tant de bien et en si peu de temps, il ne devrait plus y avoir de misères sans soulagement et de questions de savoir s'il y aura des ressources pour assister ceux qui ont des besoins réels qu'ils ne peuvent satisfaire.

Indépendamment des quatre hospices qu'elles ont créés, la charité et la philanthropie lyonnaises, si ingénieuses pour calmer toutes les souffrances, semblent vouloir se multiplier sous mille formes différentes pour venir en aide à nos hôpitaux impuissants et prouver par là leur insuffisance. Avons-nous besoin de rappeler les Bureaux de Bienfaisance, le Dispensaire Général, l'Hospice des Dames du Calvaire, celui des Jeunes filles Convalescentes, la Société de Charité Maternelle, celles du Patronage des Jeunes Libérés, des Enfants Pauvres, des Jeunes Filles, etc. Toutefois, il est une œuvre qui est trop peu connue relativement au bien qu'elle fait pour que je n'en dise pas un mot, c'est le Dispensaire spécial. Avant 1841, les syphilitiques pauvres qui ne pouvaient entrer à l'Antiquaille, et c'était le plus grand nombre, n'avaient aucun moyen de guérison. Ce dispensaire est venu remplir cette grande lacune. Aujourd'hui, 1,200 vénériens environ, tous ouvriers et la plupart mariés, peuvent suivre un traitement gratuit et à domicile, et sauver ainsi leur famille, par la non interruption de leur travail, d'une misère imméritée. Le fondateur du dispensaire spécial, M. Munaret, sera rangé par l'histoire entre les bienfaiteurs de la ville de Lyon.

c. S'il pouvait rester quelques doutes sur la nécessité de créer un hospice, j'invoquerais le témoignage des meilleurs juges pour les dissiper : après avoir passé en revue tous les hôpitaux du département du Rhône, MM. de Polinière et Monfalcon s'exprimaient ainsi en 1846, dans leur *Traité de salubrité publique*, page 512 et suivantes : « Si nous embrassons maintenant d'un coup d'œil l'ensemble des hôpitaux civils et militaires du département du Rhône, nous arrivons à des conclusions d'une sérieuse attention. Trois mille sept à huit cents lits sont à la disposition des malades dans ces établissements réunis; ce chiffre doit être augmenté de trois cent cinquante lits environ fournis par les trois petits hôpitaux de la Guillotière, de Condrieu, de Villefranche, de Tarare, de Belleville, etc.; c'est donc en tout 4,000 à 4,100 lits

« mission, car elle fut bientôt après emportée par un « choléra foudroyant. Sa fille éprouva le même sort. On « n'a eu à déplorer aucun autre cas de choléra dans la « commune ni dans celles environnantes. Ce choix de « victimes dans un pays sain n'a pas besoin de commen- « taires; etc. » (Lettre de M. Gensoul au *Moniteur des Hôpitaux*, 29 août 1854).

Voilà un fait positif et dont le célèbre chirurgien que nous venons de nommer se fait un argument péremptoire en faveur de la théorie originale qu'il soutient sur la propagation du choléra, par les émanations des déjections, soit buccales, soit alvines des malades. Voici maintenant les renseignements exacts que nous avons recueillis sur les lieux mêmes et de la bouche des intéressés. Le sieur Vuldy, blanchisseur, a reçu le linge de l'hôtel, le 13 juillet et l'a remis le même jour à la femme Bouchard, laveuse, qui l'a lessivé de suite. Sa fille, qui a pu toucher au linge, mais qui ne l'a pas lavé, est tombée malade le 25 et est morte le 26; la laveuse elle-même a été prise de choléra le 28 et a succombé le 29. C'est donc douze et quinze jours après avoir reçu le germe pestilenciel des linges contaminés que ces deux femmes auraient été victimes de la contagion, et personne autour d'elles, ni les domestiques de l'hôtel de Milan qui ont les premiers recueilli les linges, ni celui qui les apportés à Craponne, ni le mari, ni le beau-frère, ni les voisines, ni le médecin qui ont donné des soins aux deux malades, qui les ont frictionnées sans relâche et sans égard pour les déjections, n'ont été atteints. Cela est vrai; mais *sept* autres personnes du même village, qui n'avaient eu aucun rapport avec le linge contaminé, ni avec les malades, ont également succombé à des attaques de choléra, sans qu'on puisse assigner à leur mort d'autres causes que l'influence de l'épidémie régnante, les grosses fatigues de la moisson et l'abus de fruits ou de boissons malsaines; sans qu'on puisse alléguer enfin d'autre raison que cette même influence qui a semé çà et là, dans les villages voisins de Lyon, à Pierre-Bénite, à Saint-Genis, à Rillieux, etc., des germes isolés d'infection et de mort.

Tels sont les faits. Il n'en restera pas moins établi, nous le savons, que la laveuse de Craponne a été victime de la contagion. Mais c'est pour nous un devoir d'autant plus impérieux de protester contre une doctrine surannée qui a fait son temps, et qui ne doit plus même trouver place dans la mémoire du peuple. Tandis que les quarantaines disparaissent de Naples, et que le Saint-Père, visitant sans crainte les cholériques, donne aux médecins de Rome un si auguste exemple de confiance et de charité, ne faisons pas dire qu'en France on croit encore à la contagion, et qu'on est prêt à recommander les inutiles et ridicules précautions qu'elle a fait naître.

Les méthodes les plus diverses de traitement ont été tentées tour à tour pendant la durée de l'épidémie dont nous dressons le bilan. La prophylaxie consistant dans une bonne hygiène et une diététique rationnelle, tant que l'organisme était intact, dans l'abstinence plus ou moins

---

tout au plus. Mais il faut distraire de ce nombre les 900 lits de l'hôpital militaire qui desservent la garnison et n'appartiennent pas à la population lyonnaise; il convient de défalquer encore tous les lits qui sont journellement occupés à l'Hôtel-Dieu et dans les hospices d'aliénés par des malades étrangers au département. En résumé, 2,500 lits à peine restent disponibles pour un département peuplé de plus de 500,000 âmes, non compris une population flottante très-considérable : c'est un lit pour 200 habitants.

Ainsi, première observation. *Les secours sont insuffisants, la nécessité de créer de nouveaux hôpitaux est donc démontrée.* — Puisque les communes de Vaise, de la Croix-Rousse, et de la Guillotière portent le nom de ville, n'est-il pas juste qu'elles possèdent l'établissement le plus utile dans une cité, un hôpital. Trois hôpitaux de 4 à 500 lits chacun devraient être élevés dans les communes suburbaines, etc.»

Après le témoignage que je viens d'invoquer, je pourrais me dispenser d'ajouter d'autres preuves de l'insuffisance de lits dans nos hôpitaux civils de Lyon. Toutefois, comme c'est la partie la plus essentielle de la question, celle qui est la plus controversée et où les preuves ne sauraient surabonder, je vais faire appel maintenant à la comparaison des malades et des lits de Paris avec ceux de Lyon.

d. La durée d'une maladie est, en général, d'autant plus longue qu'elle est plus vieille. On dirait qu'à mesure que le mal vieillit il prend des racines et que la profondeur de ces racines est en raison directe du temps qui s'est écoulé depuis son existence. Chacun sait combien les affections aiguës se dissipent vite, et combien, au contraire, les chroniques sont longues à guérir, à déraciner! Ainsi une maladie qui existe depuis six mois durera davantage, à intensité et à autres conditions égales, que celle qui n'existera que depuis 15 jours. Elle sera aussi plus grave; car la gravité de la maladie va ordinairement avec sa durée.

Eh bien, je crois que les maladies traitées dans les hôpitaux de Lyon qui, en 1849, ont duré en moyenne 27 jours, étaient plus graves que celles qui étaient traitées dans la même année à Paris où elles n'ont duré que 21 jours. Mais si elles étaient plus longues et plus graves c'est qu'elles n'avaient pas pu trouver, sans doute, un accès aussi facile dans les hôpitaux. Je ne fais appel à ces faits pratiques que pour prouver l'insuffisance des lits dans nos maisons hospitalières. Cependant on peut en tirer cette autre déduction : les maladies traitées à Lyon, ayant été plus longues et plus graves, ont dû être plus souvent mortelles; l'insuffisance des lits se traduit donc aussi par une plus grande mortalité (1).

(1) Années.	Durée moyenne du séjour.	Rapport des décès aux entrées.	Années.	Durée moyenne du séjour.	Rapport des décès aux entrées.
1816	40 jours	1 sur 4,57	1827	23 jours 56	1 sur 6,88
1817	40 —	1 — 4,42	1828	21 — 29	1 — 6,79
1818	36 — 50	1 — 5,35	1829	24 — 16	1 — 6,33
1819	29 — 25	1 — 6,07	1830	23 — 36	1 — 6,87
1820	26 — 54	1 — 6,05	1831	24 — 01	1 — 8,53
1821	26 — 06	1 — 7,10	1832	18 — 37	1 — 5,12
1822	25 — 22	1 — 6,82	1833	19 — 60	1 — 9,96
1823	26 — 96	1 — 6,54	1834	19 — 20	1 — 11,03
1824	28 — 50	1 — 7,11	1835	19 — 20	1 — 10,11
1825	23 — 73	1 — 6,95	1836	17 — 40	1 — 9,35
1826	26 — 01	1 — 6,81			

Les séjours moyens, en 1846, étaient de 40 jours, et les rapports entre

sévère et le traitement anti-diarrhéïque, dès que quelques symptômes prémonitoires se sont montrés, la prophylaxie, disons-nous, a eu à Lyon comme ailleurs les effets préservatifs les plus constants. Sa supériorité conservatrice, déjà si évidente par l'immunité presque complète des classes aisées, a été constatée de mille manières dans tous les rangs de la population, tantôt par la pratique exclusive d'un régime convenable, tantôt par la dispersion des malades, tantôt par l'éloignement momentané du siége de l'épidémie.

Quant aux traitements proprement dits du choléra confirmé, on peut les ranger sous trois chefs : traitements systématiques, traitements symptômatiques et traitements empiriques. 1° Ceux qui, à l'exemple du docteur Luppi (*sur le choléra morbus, sa nature et son traitement*, 1854) pensent que le choléra est une fièvre pernicieuse algide, et pour notre part nous ne voyons guère d'objection à cette théorie, ont employé le sulfate de quinine à haute dose, comme agent essentiel de traitement; ceux qui font consister le mal dans une certaine défaillance de la fibre musculaire et nerveuse, ont préconisé particulièrement la strychnine. Mais il faut avouer que ces moyens héroïques n'ont pas eu, en d'autres mains que celles de leurs auteurs, tous les succès qu'on en avait espérés, et que généralement il a fallu en rejeter l'usage.

2° La médecine des symptômes a fait arme de tout suivant les indications. C'est ainsi que l'ipécacuanha a débarrassé les malades des matières alibiles qui fatiguaient l'estomac; que la glace et l'eau gazeuse ont combattu les vomissements consécutifs opiniâtres; que le bismuth et le laudanum ont été dirigés contre les flux cœliaques extrêmes; que les toniques excitants, externes et internes, et les moyens calorificateurs de tous genres ont été accumulés pour favoriser la réaction; enfin que les tempérants ont ensuite été administrés pour modérer dans de rares occasions l'excès même du réveil vital.

3° Il serait trop long d'énumérer tous les moyens empiriques qui ont été préconisés contre le choléra. Le fond de toutes ces recettes, depuis le rhum pur et l'eau-de-vie à hautes doses, jusqu'aux formules venues *de loin* et publiées par les grands journaux, c'est toujours l'alcool associé à des infusions de plantes excitantes prises dans la famille des labiées. Nous ne parlons pas du massage chinois encouragé à Gênes et à Lisbonne par l'administration supérieure, et qui laissait aux opérateurs l'alternative complaisante d'une ou deux ampoules à crever sur l'épigastre, suivant que l'action réchauffante du massage était suivie de succès ou de revers. A une époque où sans voir on nie et on affirme tout avec une égale facilité, où sur parole l'on croit aux tables parlantes non moins qu'à des opérations de physique expérimentale, il est bon de réserver son opinion et d'attendre *de visu* les preuves démonstratives de tous ces miracles dont le récit ne sème le plus souvent qu'une amère déception.

Nous ne terminerons pas cette revue rétrospective du choléra sans payer un juste tribut d'éloges à l'administration supérieure qui, sans bruit alarmant, avait tout préparé pour faire face aux éventualités les plus graves; à l'administration de nos hôpitaux, qui a redoublé de zèle devant l'épidémie et qui a mis à la disposition des médecins

---

Le premier rang des puissances civilisées appartient à la France, et celui des villes de France à Paris. Aussi voyons-nous les autres pays imiter la France et toutes les grandes villes Paris. Nous avons souvent entendu dire, à propos de science, d'association, d'administration, de bienfaisance, etc., par des hommes éminents : nous ne pouvons pas avoir la prétention de faire mieux que Paris ; il faut imiter Paris et profiter de son savoir et de son expérience. C'est qu'en effet cette grande ville est un centre qui attire toutes les grandes intelligences, qui présente le plus grand nombre de sommités et de choses les plus parfaites. Paris est donc un modèle à suivre et c'est ce que je me propose de faire pour démontrer le besoin que Lyon a de lits. Mais avant d'aborder, à cet effet, la comparaison des lits des maisons hospitalières de Paris avec les lits des maisons hospitalières de Lyon, je dois dire quelques mots sur les ressources que ces villes offrent, établir leur population respective et faire quelques observations particulières.

e. En examinant les ressources que les classes inférieures trouvent à Paris et à Lyon, on voit que les choses de première nécessité ne sont pas plus chères dans l'une que dans l'autre de ces villes. Ce sont deux centres où aboutissent des voies nombreuses et puissantes et où l'agriculture, le commerce et l'industrie apportent tout ce qu'on peut désirer. Par des privilèges particuliers, Paris paye le pain, cette vie essentielle du pauvre, moins cher que partout ailleurs. D'un autre côté, pendant qu'un ouvrier gagne trois francs par jour à Lyon, il en gagne quatre ou cinq à Paris, et il y trouve plus facilement à utiliser son temps. Les classes ouvrières, qui sont celles qui affluent aux maisons hospitalières et qui les peuplent presque entièrement, ne peuvent pas plus s'en passer à Lyon qu'à Paris. Les besoins des hôpitaux ne sont donc pas plus grands dans l'une que dans l'autre de ces villes, toute proportion gardée.

En 1852, la population de la ville de Paris était de 996,067 habitants, et celle de Lyon de 258,494, c'est-à-dire, d'un peu plus d'un quart.

Dans la comparaison que je vais faire pour savoir le nombre de lits que doit avoir Lyon, d'après ceux que possède Paris, je dois dire d'abord :

1° Que j'établirai les proportions sur cette fraction et que quatre lits à Paris en donneront un à Lyon ;

2° Que je me servirai des comptes-rendus des hôpitaux de 1849, n'ayant pu en avoir de plus récents de Paris ;

3° Que je distinguerai les lits occupés ou effectifs, des non occupés ou de réserve, pour avoir le nombre de malades secourus et le nombre de malades que l'on aurait pu encore secourir, sans être obligé de faire de nouvelles constructions.

---

les décès et les entrées comme 1 est à 4,57. Les séjours moyens, en 1835, 20 ans après, étaient de 19 jours, et les rapports entre les décès et les rentrées comme 1 est à 10,11. Mais nous verrons plus loin que, d'après le même auteur, M. Bouchardat, en 1807, les hôpitaux de Paris, qui ont également fourni le tableau ci-dessus, ont reçu 37,743 malades ; qu'en 1817 ils en ont reçu 41,000 jusqu'en 1827, le nombre a été porté à 53,000 ; qu'ainsi plus les lits ont été nombreux et plus les malades sont entrés facilement dans des hôpitaux, moins leur séjour a été prolongé, moins la mortalité a été grande.

toutes ses ressources; aux médecins des hôpitaux qui ont multiplié leurs visites pour répondre aux nécessités du moment; enfin aux internes qui, non contents d'accomplir ici tous leurs devoirs, ont répondu au premier appel de nos magistrats et se sont disputés l'honneur et le péril d'aller dans les contrées voisines porter le secours de leur charité et de leurs lumières aux malheureux habitants des campagnes.

— Samedi, 23 septembre, a eu lieu à l'École de médecine une cérémonie administrative digne d'intérêt. M. l'abbé Noirot, nouveau recteur de l'Académie de Lyon, procédait à l'installation de la nouvelle École. L'éminent professeur de philosophie, que toute une génération d'hommes se glorifie ici d'avoir eu pour maître, a dû être heureux d'inaugurer en quelque sorte ses hautes fonctions par une fête de famille, et de retrouver, dans les rangs de ceux qu'il allait officiellement revêtir de la toge, plusieurs de ses anciens élèves devenus maîtres à leur tour, mais toujours pénétrés d'une vénération profonde et d'une reconnaissance inaltérable envers celui dont l'enseignement est resté pour eux un honneur et un bienfait.

La mission qu'il venait remplir au milieu d'eux avait aussi son importance. On sait que, par une dérogation spéciale à la loi du 13 octobre 1840, qui n'assigne que six chaires et six professeurs aux écoles préparatoires de médecine et de pharmacie, l'École de Lyon, a compté jusqu'à onze chaires, desservies par quatorze professeurs, dont onze titulaires et trois adjoints. Depuis cette époque, la mort a éclairci les rangs de nos maîtres; NICHET, DUPASQUIER, IMBERT, MONTAIN, ont laissé des places qui toutes n'ont pas été remplies; l'âge a obligé MM. JANSON et POINTE de prendre un repos auquel près de trente années d'enseignement leur donnaient tant de droits. Plusieurs chaires, celles de chimie et d'histoire naturelle, faisaient, avec les chaires correspondantes de la Faculté des sciences, un double enseignement facile à supprimer; enfin le cours de pathologie et de thérapeutique générales était de trop dans une école affectée aux études élémentaires. Une réorganisation était donc devenue indispensable. Nos lecteurs verront plus loin (*Variétés*) de quelle manière le décret du 13 août a pourvu à toutes ces réformes, et comment il a fait rentrer dans l'esprit de la loi l'enseignement médical de notre ville, tout en tenant compte des besoins particuliers de la première école préparatoire de l'Empire. Ce que nous voulons seulement constater ici, c'est l'excellence des choix qui ont été faits et la certitude que les nouveaux professeurs, dont le passé garantit l'avenir, donneront à l'enseignement qui leur est confié une nouvelle impulsion et un nouvel éclat.

J. GARIN.

De l'hydropisie et de la tympanite utérines en dehors de l'état de gestation; Mémoire présenté à la Société de Médecine par M. B. TEISSIER, médecin de l'Hôtel-Dieu, professeur adjoint de clinique interne à l'École de médecine.

Un débat qui n'est pas sans intérêt, car il touche à la fois à une question de nosologie et de médecine pratique,

Lits occupés. — Ces principes posés et ces observations faites, je vais commencer les comparaisons des lits occupés dans les maisons hospitalières de Paris et de Lyon.

HÔPITAUX. — *Comparaison des hôpitaux généraux.* — 1° Il y avait à l'Hôtel-Dieu, 756 lits; à Sainte-Marguerite, 282; à la Pitié, 559; à la Charité, 433; à Saint-Antoine, 248; à Necker, 233; à Cochin, 122; à Beaujon, 397; à Bon-Secours, 318; en tout 3,318.

2° L'hôpital général de Lyon en avait 990.

Avant d'établir le chiffre des lits que Lyon doit avoir dans son hôpital-général, il faut séparer les lits occupés par les habitants de Paris de ceux qui le sont par les étrangers et faire un double travail d'appréciation et de proportion.

a. Les hôpitaux généraux et spéciaux de Paris ont fait des dépenses, en 1847, de 4,232,085 fr. 57 c. pour les habitants de Paris, et de 770,208 fr. 93 c. pour les étrangers, dans la proportion de 5 fr. 49 c. à 1 fr. Cette proportion donne à très-peu de chose près 2/11 pour les étrangers. C'est cette fraction que je prendrai pour faciliter mes calculs.

Le même travail n'existant pas pour Lyon, je dois y suppléer par une estimation approximative : les rayons qui amènent les étrangers dans les hôpitaux de Paris et de Lyon, sont les mêmes, et les médecins distingués qui les attirent dans ces grands centres d'une valeur également très-grande. On pourrait supposer que le nombre d'étrangers est aussi grand dans les hôpitaux de Lyon que dans ceux de Paris. Toutefois, comme la population flottante de cette dernière ville est plus grande que celle qui est dans la première, je porterai les étrangers qui viennent dans les hôpitaux de Lyon aux deux tiers de ceux qui vont dans les hôpitaux de Paris. Cette appréciation faite, je reprends mon calcul.

Les hôpitaux généraux de Paris ont, dis-je, 3,348 lits, les 9/11 ou 2,740 occupés par les habitants de cette ville, et les 2/11 ou 608 par les étrangers. Mais le quart de ces 9/11 est 685 pour les habitants de Lyon, et les deux tiers des 2/11 405 pour les étrangers, soit 1,090. Or, l'Hôtel-Dieu n'a que 990 lits. Il manque donc dans l'hôpital général de Lyon 100 lits occupés.

Comparaison des hôpitaux spéciaux. — A Paris, les lits dans les hôpitaux spéciaux étaient de 781, à Saint-Louis, pour les maladies chroniques; de 275, à l'Hôpital du Midi, pour les vénériens; de 210, à l'hôpital de l'Oursine, pour les vénériennes; de 576, à l'hôpital des Enfants Malades, pour les enfants de 2 à 15 ans; de 272, à la maison d'accouchement, pour les femmes mères; et de 115, à l'hôpital des cliniques, pour différentes catégories de malades, en tout de 2,229 lits occupés.

A Lyon, ils étaient à l'Antiquaille de 180 pour les maladies cutanées, de 79 pour les vénériens, de 128 pour les vénériennes; à la Charité, de 101 pour les enfants de 2 à 12 ans, de 59 pour les filles-mères, et à l'Hôtel-Dieu de 30 pour les femmes-mères et leurs enfants, en somme, de 577 lits occupés.

Les hôpitaux spéciaux de Paris ont, dis-je, 2,229 lits, les 9/11 ou 1824 pour les habitants de cette ville, et les 2/11 ou 405 pour les étrangers. Mais le quart de ces 9/11 ou 456 pour les habitants de Lyon, et les deux tiers des 2/11 ou 270 pour les étrangers, soit 726.

s'est élevé, dans ces dernières années, entre M. Stoltz, l'honorable professeur de Strasbourg, et moi, au sujet de l'hydropisie et de la tympanite utérines. Ce débat remonte déjà à l'année 1844. A cette époque, M. Stoltz ayant publié un Mémoire dans lequel il niait l'existence et même la possibilité de ces deux affections, bien qu'elles soient admises et décrites dans la plupart des traités de pathologie interne, je crus devoir combattre les assertions émises par ce savant accoucheur, assertions qui me paraissaient erronées et contraires à des faits sur lesquels j'avais des renseignements authentiques et à d'autres assez nombreux qui se trouvent consignés dans les livres d'excellents auteurs (voyez *Gazette Médicale de Paris*, 16 février 1839).

Tout récemment encore, un interne distingué de nos hôpitaux inséra dans la *Gazette Médicale de Lyon* (mars 1854), un fait d'hydropisie utérine qu'il avait recueilli dans mon service et qui avait été regardé par moi et par quelques-uns de mes confrères, comme une observation fort intéressante qui mettait hors de doute l'existence de l'hydromètre en dehors de l'état de gestation et qui montrait que cette maladie pouvait être confondue avec la grossesse.

Ce fait a ramené M. Stoltz dans la lice; mon savant adversaire a envoyé à la *Gazette Médicale de Lyon* une lettre (nº de mai 1854), dans laquelle il s'attache à prouver que cette nouvelle observation n'est nullement convaincante, qu'elle manque de détails suffisamment rigoureux et que la malade était affectée non d'un hydromètre mais d'un catarrhe utérin, avec suintement séreux, sans distension de l'utérus; puis, revenant sur les faits que j'avais invoqués en 1844, il ne fait grâce à aucun, quelle que soit la source d'où il dérive, se plait à les considérer tous comme des contes et déclare qu'il ne peut avoir aucune confiance dans ce que je dis avoir vu, parce que je suis d'une *crédulité assez naïve* pour croire à la parole de Fernel, de Mauriceau, de Vésale, de J.-P. Frank, de Lisfranc, etc.

Ce reproche de *crédulité naïve* m'a paru d'autant plus étrange, que j'appartiens, en fait de diagnostic, à une école essentiellement anatomique, que j'ai l'habitude, quand je cherche à m'éclairer sur la nature d'une maladie, de me servir autant que possible de tous mes sens, et que pour les faits d'hydrométrie et de tympanite utérines que j'ai publiés, je n'en ai décrit les signes qu'après les avoir vus, touchés et même sentis.

Aussi bien ne puis-je consentir à accepter le reproche qui m'est adressé par M. Stoltz, précisément à cause de la haute position qu'il occupe, et si je me défends avec indépendance, malgré l'autorité de son nom, c'est que j'y suis encouragé par cette phrase qu'il a écrite lui-même à propos des auteurs célèbres dont j'invoquais le témoignage, phrase que j'accepte à mon tour comme un excellent précepte : « Je ne partage pas aveuglément les opinions d'un homme de science, quelque considéré qu'il soit, quand il s'agit de faits que je me crois capable d'observer et d'apprécier moi-même. Je me permets de nier quand je suis convaincu qu'on est dans l'erreur. »

Entrons donc immédiatement au cœur de la question, et puisque dans la réponse qu'il a adressée à M. Bar-

---

Or, les hôpitaux spéciaux de Lyon n'ont que 577 lits. Il manque donc dans les hôpitaux spéciaux de Lyon 149 lits occupés.

A Paris, il y a une maison particulière affectée aux malades payants.

A Lyon, il n'y a rien de semblable. Il est vrai qu'il y a aussi des malades payants, mais ils sont confondus avec les autres et ont été compris avec eux dans les rapports que je viens d'établir.

Maison de santé. — Cette maison de santé avait 85 lits, les 9/11 ou 70 pour les Parisiens et les 2/11 ou 15 pour les étrangers. Or, le quart de 70 est 17 pour Lyon et les deux tiers de 15 sont 10 pour les étrangers. Il manque donc encore aux hôpitaux de Lyon 27 lits occupés.

En comptant les lits qui nous manquent, nous en trouvons 100 de l'hôpital général, 149 des hôpitaux spéciaux et 27 de la maison de santé, en totalité 276 pour nos hôpitaux de Lyon.

Hospices. — *Comparaison des hospices.* — En faisant l'étude du tableau B, comme nous avons fait celle du tableau A, nous trouvons :

1° Que les hospices de Paris avaient à Bicêtre, 2,037 lits pour les vieillards et les infirmes, à la Salpétrière 2,730 pour les femmes âgées et infirmes, à l'hospice des hommes incurables 426, et à l'hospice des femmes incurables 556, en somme 5,749 ou 1,437 3/11 pour Lyon.

Que *les fondations* en avaient 12 à l'hospice Saint-Michel, 284 à l'hospice de la Reconnaissance et 32 à l'hospice Devillas, soit 328 ou 82 pour Lyon.

Que *les maisons de retraite* en comptaient 719 à l'hospice des Ménages, 214 à l'hospice de la Rochefoucauld et 153 à l'Institution de Sainte-Perrine, soit 1,086 ou 271 1/2 pour Lyon.

Qu'enfin *la fondation Monthyon*, pour les convalescents, a dépensé 267,235 fr. 14 c, en 1849; qu'en attribuant 1 fr. 20 c. par jour à chaque convalescent on peut en avoir 610 lits toute l'année ou 152 pour Lyon.

Si maintenant nous réunissons ces quatre catégories de lits, nous avons 7,775 lits occupés dans les hospices de Paris, c'est-à-dire 1,943 pour Lyon.

2° Que les hospices de Lyon en possédaient 460 à la Charité, 55 à l'Antiquaille et 114 au Perron pour les vieillards et les incurables, soit 629.

Qu'en ajoutant à ce nombre 100 lits des personnes soignées à l'hospice de la Guillotière, 110 des jeunes filles incurables qui sont à Ainay, 110 des filles qui sont à la providence de Vaise, et 150 à l'asile de vieillards des deux sexes aux Brotteaux, nous arrivons à avoir 1,099 lits occupés dans tous les hospices de Lyon. Mais nous avons vu que ceux des hospices de Paris nous en attribuaient 1,945. Il nous manque donc encore 844 lits occupés dans les hospices de Lyon.

En admettant que les besoins de Lyon soient proportionnels à ceux de Paris et que l'appréciation que j'ai faite de malades étrangers soit juste (1), pour satisfaire les mêmes besoins qu'a satisfaits Paris, Lyon

(1) Au moment de déposer mon Mémoire, je reçois cette note : En 1849 nous avons reçu à l'Hôtel-Dieu de Lyon 4,242 Lyonnais et

rier, à propos de l'observation d'hydromètre publiée par notre interne, M. Stoltz a cru devoir revenir à la fois sur la tympanite et sur l'hydropisie de l'utérus, voyons si vraiment, comme il le pense, les idées que j'ai admises sur ces deux maladies et qui sont généralement reçues, sont une erreur enfantée par l'imagination des anciens et acceptée par les modernes, sans contrôle rigoureux. Commençons par la tympanite utérine.

Je tiens à reproduire tout d'abord l'observation que j'ai insérée dans mon premier Mémoire, comme preuve irrécusable de l'existence de cette maladie, observation à laquelle M. Stoltz n'accorde aucune valeur et que je considère encore aujourd'hui, après dix ans de date, comme rigoureusement convaincante.

OBSERVATION I. — Mme Rey, tailleuse, rue Thomassin, 8, âgée de 43 ans, d'un tempérament éminemment nerveux, d'une constitution forte, entra à l'Hôtel-Dieu dans le service de M. Gubian, le 4 mai 1840, pour se faire traiter d'une métrite chronique compliquée d'hystérie.

Les symptômes principaux que présentait cette malade étaient : un engorgement du corps et du col de la matrice, facilement appréciable par le toucher, un écoulement leucorrhéïque datant de 15 ans, un retard des menstrues depuis deux mois et demi, des douleurs dans l'hypogastre et dans les reins, des accès hystériques assez fréquents.

Un mois plus tard, le ventre commença à se développer, et la perte blanche diminua d'une manière sensible.

A partir de cette époque, le volume du ventre devint chaque jour plus considérable, et comme les règles ne reparaissaient pas, la malade conçut le soupçon d'une grossesse. Je pratiquai le toucher par le vagin et par l'hypogastre; je reconnus parfaitement que l'utérus formait une tumeur volumineuse mais légère (comparativement bien entendu avec le poids qu'aurait la matrice développée au même degré par l'état de grossesse), car mon doigt indicateur la soulevait facilement. La percussion de l'hypogastre fournissait d'ailleurs un son clair, je puis même dire tympanique.

Il y avait au moins six mois que les règles étaient supprimées, l'utérus remontait presque jusqu'à l'ombilic; la femme persistait à se croire enceinte; elle prétendait même sentir quelquefois des mouvements analogues à ceux d'un fœtus (moi au contraire je pensais qu'elle était dans l'erreur et qu'elle était affectée d'une tympanite utérine); je basais mon opinion sur ce que l'auscultation ne faisait entendre ni bruit de souffle, ni battement du cœur fœtal, sur le météorisme du ventre, sur la légèreté de la tumeur utérine, quand tout à coup, à cinq heures du soir, la malade est prise de douleurs tout à fait semblables à celles de l'accouchement, partant des reins et de l'ombilic et se dirigeant vers l'excavation pelvienne, qui furent suivies de l'expulsion bruyante, par le vagin, d'une grande quantité d'un gaz très-fétide. A mesure que ce gaz s'échappait, le ventre diminuait sensiblement, et au bout de quelques heures il était tout à fait affaissé.

Je ferai observer qu'il ne sortit ni caillot, ni môle, ni aucun autre corps étranger, dont la putréfaction pût expliquer cette formation anormale de gaz dans l'utérus.

Depuis cette époque, c'est-à-dire depuis douze ans, bien que Mme Rey ne se soit jamais trouvée en état de gestation, le ventre s'est souvent ballonné de nouveau

---

doit avoir 276 lits occupés dans ses hôpitaux et 844 dans ses hospices, soit 1,120 lits occupés de plus dans ses maisons hospitalières. Il manque donc aux maisons hospitalières de Lyon 1.120 lits occupés.

Lits non occupés. — J'arrive à l'étude comparative des lits non occupés dans les maisons hospitalières de Paris et de Lyon, et je vais faire les mêmes opérations que pour les lits occupés.

HôPITAUX. — *Comparaison des hôpitaux généraux.* — Les hôpitaux généraux de Paris avaient à l'Hôtel-Dieu 54 lits non occupés, à Sainte-Marguerite 73, à la Pitié 65, à la Charité 61, à Saint-Antoine 72, à Necker 96, à Cochin 3, à Beaujon 41, à Bon-Secours 0, soit 465. Les 9/11 ou 381 pour les Parisiens et les 2/11 ou 84 pour les étrangers. Mais le quart de ces 9/11 est 95 pour les Lyonnais et les deux tiers des 2/11 ou 56 pour les étrangers, en tout 151. En supposant que notre Hôtel-Dieu ait 30 lits vides, il manque encore à l'hôpital général de Lyon 121 lits non occupés.

Les hôpitaux spéciaux avaient, à Saint-Louis 44 lits vides, à l'hôpital du Midi 46, à l'hôpital de l'Oursine 90, à l'hôpital des Enfants malades 24, à l'hôpital d'Accouchement 242, à l'hôpital des Cliniques 5, soit 451. Les 9/11 369 pour les Parisiens et 82 pour les étrangers. Mais le quart de ces 9/11 est 92 pour les Lyonnais et les deux tiers des 2/11 54 pour les étrangers, en tout 146. En supposant que nos hôpitaux eussent 20 lits vides, il manque encore aux hôpitaux spéciaux de Lyon 126 lits non occupés.

La maison de santé avait 65 lits non occupés, les 9/11 ou 53 par les habitants de Paris et les 2/11 ou 12 par les étrangers. Mais le quart des 9/11 est 13 pour les habitants de Lyon, et les deux tiers des 2/11 8 pour les étrangers, soit 21. Il manque donc encore aux hôpitaux spéciaux de Lyon 21 lits non occupés.

En supputant les lits non occupés qui manquent aux hôpitaux de Lyon, nous en trouvons 268.

HOSPICES. — *Comparaison des hospices.* — Les hospices de Paris ont 1,219 lits vides, ceux de Lyon doivent en avoir 304 3/4. En déduisant de ce nombre les 6 que nous leur supposons, il faut encore 298 lits vides dans les hospices de Lyon.

Les Fondations possédaient 35 lits. Pour ce nombre, Lyon doit avoir encore 8 lits vides dans ses hospices.

Les maisons de retraite offrent 126 lits vides. La proportion établie, il faut encore 31 lits non occupés dans les hospices de Lyon.

En somme, il manque 337 lits vides aux hospices de Lyon.

En résumé, pour être sur le même pied que Paris, il nous faut encore 268 lits vides dans nos hôpitaux et 337 dans nos hospices.

Il nous manque donc encore 605 lits non occupés ou de réserve dans les maisons hospitalières de Lyon.

9,681 étrangers. En 1847, Paris a reçu dans ses hôpitaux 67,497 Parisiens et 13,818 étrangers. Or, les 2/3 de ce dernier chiffre donnent à peu près le nombre d'étrangers reçus à l'Hôtel-Dieu de Lyon. Il est vrai qu'il y aurait en dehors les étrangers reçus à la Charité et à l'Antiquaille, ce qui prouve qu'en ne prenant que les 2/3 pour les étrangers, je n'ai pas assez pris et que les chiffres que j'ai obtenus sont plutôt faibles que forts, ce que je tiens à constater.

pour s'affaisser au bout de quelques jours par la sortie d'une certaine quantité de fluides gazeux.

Je tiens ce renseignement de M. le docteur Gubian, mon ancien maître, qui a souvent revu la malade et qui est venu tout récemment, au sein de la Société de médecine de Lyon, appuyer de son témoignage mon diagnostic.

Voilà le fait que j'ai observé moi-même et qui me semblait offrir des détails assez précis pour que les esprits les plus circonspects ne pussent douter de la nature de la maladie. Mais M. Stoltz est loin d'être de cet avis, et il affirme au contraire que sur cent accoucheurs, hommes habitués à voir les femmes dans les différentes conditions de leur vie, pas un ne se contenterait des détails de cette observation. J'avoue que cette assertion de la part d'un homme qui est considéré à juste titre comme un des accoucheurs les plus célèbres de l'Europe, m'a un instant étourdi et que j'aurais cru avoir été victime d'une illusion trompeuse si je ne m'étais rappelé que notre regretté maître Nichet, ancien chirurgien en chef de la maternité de Lyon, dont la compétence, en matière d'obstétrique, ne saurait être contestée, ne partageait nullement l'opinion de M. Stoltz. D'ailleurs, après y avoir mûrement réfléchi, je déclare avec franchise qu'il ne m'a pas été possible de comprendre les motifs de la condamnation sévère prononcée par M. Stoltz. Il peut blâmer quelques expressions impropres de la rédaction, regretter l'omission de quelques détails; mais il n'en sera pas moins toujours vrai que j'ai *vu* et *bien vu* une malade dont le ventre, pendant six mois, avait grossi comme celui d'une femme enceinte, qui croyait l'être, chez laquelle le toucher vaginal et la palpation de l'abdomen, pratiqués simultanément, faisaient reconnaître une distension énorme du col de l'utérus, dont le ventre s'affaissa un jour tout à coup, après l'expulsion, *par le vagin*, d'une grande quantité de gaz fétide, et chez laquelle après cette expulsion la distension de l'utérus disparut presque complètement.

Il est difficile d'observer un fait plus rigoureux, et fût-il le seul à ma connaissance, que je ne saurais douter de la possibilité de la pneumatose utérine, mais heureusement je puis en citer d'autres plus matériellement appréciables encore, et sans recourir à ceux qui ont été publiés par Franck et par Sauvage, que M. Stoltz considère comme non avenus.

En voici un second qui m'a été communiqué par mon honorable confrère, M. Pasquier, un des médecins les plus estimés de Lyon, et qui pendant de longues années s'est beaucoup occupé d'accouchements.

OBSERVATION II. — Une dame de Lyon, que je connais très-bien, dont les règles étaient supprimées depuis près de neuf mois, et qui avait vu son ventre augmenter progressivement de volume, se croyait enceinte et arrivée au terme de sa grossesse. Un jour qu'elle éprouvait de vives coliques dans la région des reins et dans le bas-ventre, coliques revenant par intervalles presque réguliers comme les douleurs de l'accouchement, elle envoya chercher son accoucheur, qui était M. Martin jeune, ancien chirurgien en chef de la maternité de notre ville. M. Martin, empêché dans ce moment, ne put s'y rendre de suite; il pria M. Pasquier de le remplacer et le rejoignit un peu plus tard. Or, ces deux médecins étant réunis près de la malade, voici ce qui arriva : M. Martin pratiqua le toucher. Il trouva le corps de l'utérus très-distendu et le col un peu

---

Je ne veux pas aller plus loin sans dire quelques mots sur les aliénés et les enfants trouvés de Paris et de Lyon. Ici nous ne pouvons pas établir des proportions entre eux. Les aliénés et les enfants trouvés n'appartiennent pas exclusivement à Paris et à Lyon, mais au département de la Seine et du Rhône et aux départements voisins; les hospices qui les reçoivent ne sont pas, à proprement parler, de Paris et de Lyon. Ils sont à Paris et à Lyon pour les besoins des départements. Ce n'est pas par oubli mais intentionnellement que je n'ai pas comparé entre eux les lits de ces deux catégories. En les comparant qu'en aurais-je pu déduire ?

En résumé, si nous mettons en regard et sous un même coup d'œil les chiffres des lits des maisons hospitalières de Paris et de Lyon, que nous ont donnés les comptes-rendus de 1849, leur comparaison et notre appréciation, nous trouvons :

Hôpitaux généraux. — 1° *a.* Que les hôpitaux généraux de Paris avaient 3,348 lits occupés, 465 non occupés, soit 3,813;

b. Que l'Hôtel-Dieu de Lyon devrait avoir 1,090 lits occupés, 151 de réserve, en tout 1,141;

c. Qu'il n'y a que 990 lits occupés et 30 lits de réserve ou 1,020 lits;

d. Qu'il manque encore 100 lits occupés, 121 non occupés, c'est-à-dire 221 lits à l'hôpital général de Lyon.

Hôpitaux spéciaux. — *a.* Que les hôpitaux spéciaux de Paris avaient 2,229 lits occupés, 451 non occupés, soit 2,680;

b. Que ceux de Lyon devraient avoir 726 lits occupés, 146 de réserve, en tout 872;

c. Qu'ils n'ont que 577 lits occupés, 20 lits de réserve, ou 597,

d. Qu'il manque encore 149 lits occupés, 126 de réserve, c'est-à-dire, 275 lits dans les hôpitaux spéciaux de Lyon.

Maison de santé. — *a.* Que la maison de santé de Paris a 85 lits occupés, 65 non occupés, en somme 150 lits.

b. Et que Lyon n'ayant rien de semblable, devrait avoir 27 lits occupés, 21 lits vides, soit 48 de plus dans ses hôpitaux.

Hôpitaux généraux, spéciaux et maison de santé. — *a,a,a.* Qu'en réunissant ces trois catégories de lits, les hôpitaux de Paris en ont 5,662 d'occupés, 981 de non occupés, soit 6,643;

b,b,b. Que les hôpitaux de Lyon devraient en avoir 1843 d'occupés, 318 de non occupés, soit 2,161;

c,c,c. Qu'ils n'en ont que 1,567 d'occupés, 50 de non occupés, en tout 1,617;

d,d,d. Et qu'il manque encore 276 lits occupés, 268 non occupés, c'est-à-dire, 544 lits dans les hôpitaux de Lyon.

Hospices. — 2. *a.* Que les hospices, les Fondations (y compris celle de Monthyon pour 610 lits) et les maisons de retraite de Paris avaient 7,773 lits occupés, 1,380 non occupés, soit 9,153;

b. Que les hospices de Lyon devraient en avoir 1,943 d'occupés, 345 de non occupés, en tout 2,288;

c. Qu'ils n'ont que 1,099 lits occupés, 6 lits de réserve, soit 1,105;

effacé. Croyant sa cliente réellement enceinte, et la voyant en proie à de vives douleurs, il voulut autant que possible s'assurer de la position de l'enfant, et, dans ce but, il introduisit son doigt dans l'ouverture du col, cherchant à le faire pénétrer dans la cavité du corps. Quel ne fut pas son étonnement, quand tout à coup, au moment où son doigt explorateur venait d'entr'ouvrir le museau de tanche, il sentit des gaz s'échapper en grande abondance de l'utérus. Ces gaz étaient si fétides qu'il fallut immédiatement ouvrir les fenêtres de l'appartement. L'expulsion continua pendant plusieurs heures, et à mesure qu'elle se faisait, le ventre et l'utérus revenaient sur eux-mêmes et diminuaient progressivement de volume. Et c'est ainsi que s'est terminée la prétendue grossesse de cette dame, sans qu'aucun fœtus, môle, caillot ait été rendu. Depuis cette époque la personne qui fait le sujet de cette observation et qui n'avait point encore eu d'enfant, est restée complètement stérile.

Je le demande, à mon tour, à tous ceux qui ont lu l'histoire de cette fausse grossesse, peut-il se trouver un seul accoucheur, tant habile soit-il, s'il n'est pas résolument décidé à nier tout ce qu'il n'a pas vu lui-même, qui ne reconnaisse que MM. Martin et Pasquier ont eu à faire dans ce cas à une tympanite utérine incontestable?

Mais ces preuves, plus que suffisantes, ne sont pas encore assez nombreuses; je tiens à montrer que le reproche de *crédulité trop naïve* que M. Stoltz m'a fait, se retourne contre lui en reproche d'incrédulité systématique, et pour cela je vais citer un troisième fait de physométrie démontrée par l'introduction d'un cathéter dans la cavité utérine.

OBSERVATION III. — Madame B...., de Dijon, âgée de 30 ans environ, d'un tempérament lymphatique nerveux, était sujette, depuis dix mois, à des malaises généraux de nature hystérique, avec quelques caractères particuliers qui semblaient indiquer que la matrice était le siége d'une affection toute spéciale. Elle éprouvait des maux de reins, de fréquentes palpitations, de l'insomnie, des rêves lubriques à l'approche des règles qui étaient régulières mais peu abondantes, du gonflement dans les seins, un sentiment de pesanteur et des spasmes dans le bas ventre, des borborygmes, une petite fièvre nerveuse presque constante, des défaillances, des contorsions dans les membres. Elle était beaucoup plus souffrante couchée que levée. Ainsi, au lit, elle ressentait des mouvements singuliers dans le bas-ventre, elle sentait dans cette région une boule plus grosse qu'un œuf, toujours agitée et elle rendait souvent et à volonté des gaz par la vulve, gaz qu'elle distinguait parfaitement de ceux qui viennent de l'intestin.

Dans cet état, elle vint consulter M. le professeur Bonnet, dont la première pensée fut de rattacher tous ces symptômes à une maladie de matrice. Pour s'en assurer il soumit madame B. à un examen par le toucher et par le spéculum, et constata les symptômes d'une inflammation chronique du col. En outre, comme le corps de l'utérus paraissait distendu, M. Bonnet introduisit dans le col un cathéter courbé à son extrémité, suivant la pratique de M. Simpson, et, au même instant, des gaz s'échappèrent avec bruit de l'intérieur de l'utérus, et M. Bonnet put faire pénétrer son instrument à une profondeur de plus de dix centimètres et le faire mouvoir à cette profondeur dans tous les sens, comme dans une cavité complètement vide.

---

d. Et qu'il manque encore 844 lits d'occupés, 339 de réserve, c'est-à-dire, 1,183 lits dans les hospices de Lyon.

Résumé général. — 3° Enfin, qu'en contractant tous ces calculs, pour avoir un résumé général, nous trouvons, disons-nous :

Lits que possédait Paris. — A. Que les maisons hospitalières de Paris ont 13,435 lits occupés, 2,361 lits de réserve, en tout 15,796 lits (1);

Lits que devrait posséder Lyon. — B. Que les maisons hospitalières de Lyon devraient avoir 3,786 lits occupés, 663 de réserve, soit 4,449 lits ;

Lits que possédait Lyon. — C. Qu'elles n'ont que 2,666 lits occupés, 56 non occupés, en tout 2,722 ;

Lits qui manquent à Lyon. — D. Et qu'elles ont encore besoin de 1,120 lits occupés, 607 de réserve, soit 1,727 lits pour que Lyon puisse soigner ses malades pauvres comme le fait Paris.

Conclusions. — Les différentes comparaisons que je viens de faire m'amènent donc à conclure qu'il y a insuffisance de lits dans les hôpitaux civils de Lyon.

Si maintenant nous comparons les conclusions qu'ont tirées MM. de Polinière et Monfalcon, de leur parfaite connaissance des lieux et des choses avec celles que j'ai déduites du parallèle des maisons hospitalières de Paris et de Lyon, nous voyons qu'elles sont les mêmes. En effet, selon ces Messieurs, il faut 1,500 lits pour satisfaire aux besoins de nos hôpitaux. Ils ne disent pas, c'est vrai, si dans ce nombre sont compris les lits de réserve. Mais je suppose qu'ils l'entendent ainsi; car ils savent mieux que personne tout ce qu'on doit à la salubrité et aux épidémies. Selon moi, il faut 1,120 lits occupés et 607 de réserve, soit 207 de plus (1). Mais ces auteurs écrivaient en 1846. Or, les besoins vont toujours croissant et s'ils écrivaient aujourd'hui, cette différence, si c'en est une, serait encore plus petite. Le nombre de malades reçus dans les hôpitaux de Paris, dit M. Bouchardat, était en 1807 de 37,743; en 1817 de 41,000; en 1827 de 53,000, etc. Aujourd'hui il dépasse 90,000. Si les augmentations ont été si sensibles avant les chemins de fer, que sera-ce lorsque ces voies fonctionneront bien et à Lyon et à Paris?

(La suite au prochain numéro.)

(1) Abstraction faite des lits d'aliénés et d'enfants trouvés.

(1) Dans les comptes-rendus de Paris nous trouvons 711 lits vacants à la Salpêtrière. Ce nombre est trop grand et dépasse les besoins. Il est dû à une mortalité extraordinaire. Mais si nous n'avions pas ces lits vacants nous les aurions occupés et le nombre de cette dernière catégorie aurait dû être plus grand. Quoi qu'il en soit, 407 lits de réserve pourraient nous suffire et les conclusions de MM. Monfalcon et de Polinière seraient absolument les mêmes que les miennes. M. Pointe porte les lits de réserve à 150 et les salles destinées à les recevoir à trois à l'Hôtel-Dieu de Lyon. Selon la comparaison que j'ai faite entre les hôpitaux généraux de Paris et de Lyon, le nombre de ces lits est de 151. Comme on le voit, il serait dificile de tomber mieux d'accord.

Bien plus, en appliquant sa main sur l'hypogastre, il put sentir très-facilement l'extrémité de son instrument au-dessus du pubis, à travers les parois du ventre. M. Bonnet conseilla à cette dame l'usage d'un traitement hydrothérapique qui améliora notablement sa santé.

Qui pourrait douter que M. Bonnet n'ait eu affaire dans ce cas à une tympanite utérine? On ne dira pas que l'illusion était possible chez cette malade, car les preuves matérielles les plus évidentes de l'existence de la maladie étaient toutes réunies. 1° Madame B. sentait une véritable boule qui roulait et s'agitait dans le ventre; 2° elle rendait à volonté des gaz par le vagin; 3° on a pu constater avec un cathéter la dilatation et la vacuité de l'utérus, et l'on a pu constater la sortie des gaz pendant que le spéculum était en place.

Ainsi, l'exhalation gazeuse à l'intérieur de l'utérus est une chose possible en dehors de l'état de grossesse et peut amener la dilatation tympanitique du corps de cet organe. Mais peut-être quelques médecins répugnant à admettre l'amincissement des parois épaisses de l'utérus sous l'influence d'une simple exhalation gazeuse, seront-ils disposés à croire que, même dans les cas que je viens de citer, il y a eu, suivant l'expression de M. Requin (*Eléments de pathologie médicale*, t. II, p. 687), ébauche de grossesse, pour clore l'orifice utérin et pour déterminer le développement excentrique des parois utérines. Je ferai remarquer que cette supposition n'est pas admissible, puisque la malade de l'observation troisième n'a pas cessé d'avoir ses règles et que chez elle l'exhalation gazeuse se faisait évidemment bien, sans qu'il y eût le moindre commencement de grossesse qui aurait laissé dans la matrice un faux germe.

Cette espèce de pneumatose avec distension de l'utérus et occlusion du col et pouvant simuler la grossesse, est certainement une chose rare et exceptionnelle, bien qu'on la trouve signalée dans un grand nombre d'auteurs et même dans les livres hippocratiques; mais l'exhalation gazeuse simple de la muqueuse utéro-vaginale ne l'est pas du tout, et les médecins qui ont l'occasion d'observer fréquemment des femmes hystériques, peuvent, en les interrogeant, facilement s'assurer qu'un bon nombre d'entre elles rendent des gaz par la vulve. Pour mon compte, j'ai reçu cette confidence bien des fois.

Je crois en avoir dit assez sur la tympanite utérine, il faut maintenant prouver que l'utérus qui peut exhaler des gaz peut sécréter un liquide ressemblant à de la sérosité, que ce liquide peut s'accumuler dans sa cavité, distendre ses parois et former une véritable hydropisie.

Nous pourrions, pour faire cette démonstration, invoquer encore comme nous l'avons fait dans notre premier Mémoire, l'autorité des nombreux auteurs qui ont décrit cette maladie; mais puisque M. Stolz n'a aucune confiance dans leur témoignage, nous ferons nos efforts pour nous en passer; nous admettrons pour un instant que Vésale, l'immortel anatomiste, a pu prendre un kyste de l'ovaire pour un utérus distendu par de la sérosité; que Mauriceau, un des plus célèbres accoucheurs du XVIIe siècle, a pu se tromper grossièrement quand il dit avoir connu une femme de 55 ans qui avait le ventre enflé depuis dix mois, à tel point qu'elle se croyait enceinte et disait sentir mouvoir son enfant, et qui tout à coup vida une grande quantité d'eaux et désenfla; que Jean-Pierre Franck n'a publié sur l'hydrométrie que des contes auxquels un esprit sérieux ne peut ajouter foi.

Je consens à ne faire entrer dans mon argumentation aucun de ces faits non plus que ceux de Blégny, Blancard, Nicolaï, Geoffroy, etc., comme manquant d'un contrôle rigoureux; mais je voudrais au moins, et ma prétention n'est pas déplacée, que M. Stoltz n'opposât pas une incrédulité obstinée et systématique aux faits qui ont été recueillis par des auteurs modernes, instruits, consciencieux et qui décrivent avec exactitude ce qu'ils ont observé.

Ainsi, il me semble impossible de ne pas considérer comme parfaitement authentique le cas d'hydromètre qui a été présenté par M. Dumas à l'Académie de médecine en 1839, et dont l'analyse a été reproduite dans les procès-verbaux de cette Compagnie. Voici la description de ce fait qui démontre, par la dissection d'une pièce anatomique importante, l'existence de l'hydropisie utérine.

OBSERVATION IV. — M. le docteur Dumas présente à l'Académie de médecine une pièce intéressante d'anatomie pathologique relative aux hydropisies de l'utérus. La personne qui était le sujet de cette observation était une dame de 73 ans. Elle portait depuis longtemps dans la fosse iliaque gauche une tumeur dure, volumineuse, et de forme sphéroïdale qui devenait parfois le siége de douleurs et d'élancements violents. Vers les premiers jours de novembre 1838, cette dame éprouva les symptômes généraux d'une péritonite bornée à la région hypogastrique. Frissons, malaise vague, nausées et vomissements fréquents, dureté et fréquence du pouls, tension et sensibilité vive de la partie inférieure de l'abdomen, tels sont les premiers accidents qui se déclarèrent.....

Au bout de huit jours, il survint par la vulve un léger suintement d'abord séreux, qui bientôt après devint extrêmement abondant. A mesure que la quantité de l'écoulement augmenta, il s'opéra dans sa nature et sa composition de très-graves changements : de séreux et modéré qu'il était d'abord, il devint successivement plus épais, rougeâtre, et exhala une odeur semblable à la gangrène. Après un mois de durée, pendant lequel la tumeur hypogastrique avait sensiblement diminué de volume, l'écoulement cessa entièrement pendant quelque temps. Dans les derniers jours de janvier 1839, l'écoulement reparut : il devint bientôt après roussâtre, puis sanguinolent, et la malade succomba le 4 février, après avoir présenté tous les symptômes d'une inflammation chronique de l'estomac et des intestins.

Dans la pièce placée sous les yeux de l'Académie, on distingue parfaitement bien l'utérus, dont les parois, uniformément distendues et amincies, ont acquis une ampleur suffisante pour contenir la tête d'un fœtus à terme. Le développement de cet organe a eu lieu principalement aux dépens de son corps et de son fonds, de sorte que les trompes et les ovaires conservent sur les côtés de la tumeur la position qu'ils ont ordinairement dans la grossesse. La dureté, la consistance et l'aspect fibreux de l'utérus ont entièrement disparu et ses parois sont transformées en une vaste poche analogue à une vessie légèrement hypertrophiée. La paroi externe de cette tumeur est d'une teinte brunâtre, très-légèrement ardoisée, et sa cavité d'un rouge livide, présente, de distance en distance, de nombreuses plaques rouges, comme des ecchymoses recouvertes de fausses membranes minces et jaunâtres; l'orifice interne de l'utérus est presque entièrement oblitéré; à peine si on y distingue une légère dépression, au centre de laquelle il existe une petite ouverture servant d'orifice à un canal étroit qui s'ouvre dans la partie supérieure et droite du vagin. Un stylet, engagé dans ce canal et le traversant sans obstacle, prouve que cette communication existait pendant la vie et avait servi à l'écoulement du fluide contenu dans la tumeur.

Les surfaces antérieure et postérieure du vagin étaient réunies au moyen de fibres celluleuses très-résistantes et couvraient entièrement l'orifice externe du col de l'utérus. Sur les côtés du vagin il existait deux ouvertures : l'une, placée à droite, formait l'ouverture extérieure du conduit étroit qui a été mentionné; et l'autre, située du côté opposé, communiquait à un canal étroit, n'ayant que deux à trois lignes environ de profondeur. Le vagin et la vessie, réunis à la tumeur, ne présentaient rien de particulier. Les trompes et les ovaires étaient également dans leur état normal. (*Gazette Médicale de Paris*, 16 février 1839).

La description de ce fait doit paraître à tout le monde claire et convaincante. Il a été présenté à l'Académie de médecine en 1839. M. Stoltz l'ignorait sans doute; s'il ne l'ignorait pas, comment peut-il hésiter à reconnaître la réalité de l'hydrométrie, alors qu'on lui montre un utérus distendu par un liquide. Il dira peut-être que cet organe était converti en une espèce de vessie et que le liquide était contenu dans un kyste. Cet argument ne pourrait être accepté, puisqu'il est noté dans l'observation qu'on distingue très-bien l'utérus et que les trompes s'insèrent sur les côtés de la tumeur. Et d'ailleurs, alors même qu'il se serait formé un kyste à l'intérieur de la matrice, qui aurait fini par occuper toute sa cavité et qui aurait renfermé le liquide, il n'en serait pas moins vrai qu'on ne pourrait pas, à moins de faire une misérable dispute de mots, donner à la tumeur un autre nom que celui d'hydropisie de l'utérus, hydropisie en dehors de l'état de gestation, puisqu'on n'a trouvé à l'intérieur de la matrice, ni môle ni caillot.

Il me semble encore impossible de ne pas être convaincu, quelqu'hésitation qu'on puisse avoir, par la lecture de l'observation qui a été insérée en 1851, dans la *Revue obstétricale allemande*, par M. Grandidier, de Cassel, observation dans laquelle on voit une jeune fille, chez laquelle les signes de la virginité étaient évidents, présenter pendant près de deux ans une tuméfaction énorme de l'utérus qui fut prise pour une ascite et rendre, après avoir fait usage du seigle ergoté, une quantité prodigieuse de liquide. Voici, d'ailleurs, cette observation.

OBSERVATION V. — La demoiselle D. F., âgée de 21 ans, d'une constitution scrofuleuse et appartenant à une famille dans laquelle les affections scrofuleuses sont habituelles, fut réglée à l'âge de 14 ans. En 1842, à la suite d'une violente ophthalmie et d'une éruption de furoncles sur tout le corps, elle perdit ses règles et fut prise de vives douleurs dans la région épigastrique. Absence d'appétit; vomissements de bile et de mucosités; constipation opiniâtre.

Au bout de six semaines, à la suite de l'usage de la valériane et de purgatifs salins, la malade se rétablit et les règles reparurent; mais, au mois de novembre de la même année, elles cessèrent de nouveau. Le ventre alors commença à se tuméfier, au point qu'au bout de trois mois il avait atteint le volume qu'il a ordinairement au neuvième mois de la grossesse. L'exploration de l'abdomen faisait découvrir une fluctuation obscure; on ne sentait pas l'utérus extérieurement, et par le toucher on trouva le col utérin fermé et le vagin à l'état normal. Le décubitus latéral était douloureux, le haut des cuisses très-enflé, la marche pénible. Les reins étaient tuméfiés et douloureux. Dérangements dans la digestion, malaise, vomissements, constipation; gêne de la respiration, rareté de l'urine.

Le médecin traitant, qui avait pris la maladie pour une ascite, administra sans succès plusieurs hydragogues et pratiqua la paracentèse. Alors seulement on s'aperçut qu'on avait à faire à une hydropisie de l'utérus. On fit prendre toutes les deux heures 50 centigrammes (10 gr.) de seigle ergoté, qui détermina pendant 24 heures des douleurs très-vives, semblables à celles que cause le travail de l'enfantement. Il fallut suspendre le médicament; mais, peu de temps après, la malade rendit par le vagin douze litres d'un liquide transparent. Les douleurs se calmèrent; l'abdomen diminua de volume. La malade se sentit beaucoup soulagée. Des pilules laxatives amenèrent d'abondantes selles; les règles reparurent. Cependant l'abdomen conservait encore un volume plus qu'ordinaire. L'écoulement par le vagin continuait à des intervalles de huit jours à trois semaines. La quantité de liquide expulsé s'élève à 36 litres.

Cet état persiste jusqu'au 1er juin de 1843, époque à laquelle la malade se rendit à Neundorf pour y prendre les eaux. L'auteur trouva l'abdomen développé comme au dernier mois de la gestation.

Le 14 juin, les règles se montrèrent en petite quantité, elle perdit avant et après cette époque 20 litres d'eau. Elle prit trente bains sulfureux et but de l'eau sulfureuse de la source, qui tint le ventre libre.

Le 23 août, écoulement de 14 litres.

Au mois de septembre, violents maux de tête, insomnie, syncopes fréquentes, écoulement très-copieux (78 litres jusqu'au 6 septembre), précédé, chaque fois qu'il a lieu, d'un mouvement particulier dans le flanc gauche, avec anxiétés et battements de cœur. A son départ des eaux, l'état de la malade s'était beaucoup amélioré. Menstruation régulière, mais faible, abdomen moins distendu ; digestions meilleures.

Elle revint aux eaux en 1844. L'écoulement qui avait beaucoup diminué, cessa tout à fait. Aujourd'hui cette personne est parfaitement rétablie.

Cette observation est importante à plusieurs chefs : 1° parce que, la jeune fille étant vierge, il n'est pas permis de supposer une grossesse et même une simple imprégnation ; 2° parce qu'elle démontre qu'il est possible de confondre une hydromètre avec une ascite, et que cette confusion expose à de fausses indications thérapeutiques ; 3° parce qu'on a parfaitement constaté la tuméfaction de l'utérus ; 4° parce que la première expulsion du liquide a eu lieu sous l'influence de l'administration du seigle ergoté ; 5° parce que la quantité du liquide a été énorme et qu'il n'est pas permis de le confondre avec un simple suintement catarrhal de la matrice.

OBSERVATION VI. — Comme troisième preuve, je puis encore citer le fait d'hydromètre qui a été publié par Lisfranc dans sa *clinique chirurgicale*, et que M. Stoltz connaît très-bien, quoiqu'il se soit abstenu d'en parler. Il s'agit d'une dame de 35 ans qui était soumise depuis longtemps à des anomalies menstruelles, et qui avait une tuméfaction du ventre causée par une distension de l'utérus, lequel s'élevait jusqu'à l'ombilic. Lisfranc diagnostiqua une hydromètre. Il employa d'abord les purgatifs drastiques qui échouèrent, puis l'émétique, les sternutatoires et puis les injections qui eurent le même sort. Il introduisit alors une sonde en gomme élastique dans le col utérin, et le liquide que contenait la matrice s'écoula complètement à l'extérieur. L'utérus perdit presqu'immédiatement les deux tiers de son volume. Au bout d'un mois, l'organe gestateur avait repris sa grosseur et sa forme ordinaires. On s'était assuré qu'il n'y avait pas de grossesse.

Bien que Lisfranc ne dise pas, dans cette observation, par quelles raisons il avait été conduit à diagnostiquer une hydromètre, il n'y a pas d'objection sérieuse à faire à la preuve matérielle qui en découle, relativement à l'existence de cette maladie. Lisfranc était un grand praticien, très-expérimenté dans la connaissance des affections utérines, et quand il affirme dans un traité de clinique, qu'il a introduit une sonde dans le col d'une matrice qui était augmentée de volume, qu'il s'en écoula du liquide et que l'organe revint à ses dimensions normales, à moins de croire avec conviction que Lisfranc a voulu en imposer, il faut nécessairement conclure que sa malade était affectée d'une hydropisie utérine en dehors de la gestation.

Enfin, je reproduirai comme dernière preuve le fait que j'ai observé moi-même, qui a été déjà publié (mai 1854) dans la *Gazette Médicale de Lyon*, par M. Dard, et, qui a eu le malheur, malgré son évidence pour tous ceux qui ont vu et interrogé la malade, d'être encore contesté par M. Stoltz, qui a pris définitivement le parti de nier l'hydrométrie, tant qu'il ne l'aura pas vue lui-même. Encore ne suis-je pas assuré qu'il voulût la reconnaître s'il la voyait, parce qu'il en a prononcé solennellement la radiation du cadre nosologique au nom de la théorie, et que cette théorie paraît lui être plus chère que les faits eux-mêmes.

OBSERVATION VII. — Bouillet Françoise, de Mâcon, âgée de 34 ans, habituellement bien portante, a eu trois enfants, le dernier il y a quatre ans ; elle a toujours conservé depuis des douleurs dans le bas-ventre et dans les reins. Il y a dix-neuf mois que son ventre a commencé à grossir, il a continué à se développer pendant neuf mois. Dans cet espace de temps elle a eu deux fois ses règles, mais pendant quelques heures seulement ; la première fois, un mois et demi après le début et la seconde trois mois après. La malade se croit enceinte, elle ressent des mouvements analogues à ceux du fœtus, ses seins sont gonflés, la sécrétion laiteuse est abondante. A l'apparition des premières douleurs, elle se rend à la Maternité de Mâcon. Une sage-femme, après l'avoir touchée, lui dit qu'elle n'est sans doute pas enceinte ; que, du reste, rien n'indique que le travail soit commencé. Les douleurs continuent et augmentent ; elle perd environ trois litres d'eau et son ventre diminue un peu. A partir de ce jour, il y a eu pendant trois mois un écoulement d'environ deux litres chaque jour ; son ventre a repris peu à peu son volume normal. Il n'y a jamais eu expulsion d'aucun corps étranger pouvant faire soupçonner l'existence d'une môle. Depuis cette époque, les règles reviennent régulièrement les premiers jours du mois, et, au milieu de chaque mois, pendant deux ou trois jours, elle perd chaque jour deux litres d'un liquide séreux. Pendant son séjour à l'Hôtel-Dieu, ses règles sont venues le premier du mois, et, le 15, elle a perdu un liquide alcalin analogue à la sérosité des ascites ; les linges et les draps qui en étaient imprégnés exhalaient une odeur analogue à celle des lochies. Le col largement entr'ouvert, avait environ trois fois le volume normal ; il était ainsi que le vagin tout lubréfié par le liquide qui sortait de l'utérus. Cet écoulement dura trois jours ; pendant ce temps, les seins étaient gonflés, douloureux et sécrétaient du lait. Ce phénomène se renouvelle tous les mois.

Il ne peut y avoir aucun doute sur la nature de cette affection, puisque nous avons assisté à l'écoulement du liquide. Cette observation présente, comme particularité remarquable, l'apparition des règles, en très-petite quantité il est vrai, sans écoulement du liquide de l'utérus, lorsque l'hydrométrie se forma la première fois. Elle n'a d'importance qu'au point de vue de la séméiologie, car la malade n'est restée qu'un mois à l'Hôtel-Dieu, temps nécessaire pour établir le diagnostic avec précision et exactitude, et, lorsqu'on aurait pu commencer un traitement, elle est sortie brusquement de l'hôpital.

Pour M. Stoltz cette observation n'est pas autre chose qu'un suintement séreux à la petite époque; il n'y avait ni distension de l'utérus, ni collection de liquide dans la cavité utérine. Cependant nous avons eu le soin de dire qu'au début le ventre avait grossi progressivement pendant neuf mois, que la malade se croyait enceinte et qu'elle était même entrée à la Maternité de Mâcon, se croyant arrivée au terme de sa grossesse; qu'alors elle avait pris des douleurs, qu'elle avait rendu plusieurs litres de liquide, que pendant trois mois elle en avait rendu chaque jour près de deux litres, et qu'au bout de ce temps le ventre était revenu à son volume normal. Mais toutes ces circonstances ne s'étant pas passées à l'Hôtel-Dieu de Lyon, sous nos yeux, M. Stoltz les déclare insignifiantes. J'en demande bien pardon à M. Stoltz; mais les commémoratifs ne sauraient être traités de contes, car ils nous ont été transmis par un honorable confrère de Mâcon qui avait vu la malade pendant qu'elle avait le ventre volumineux.

Enfin, à l'appui de l'opinion que je défens, je puis encore citer un fait qui me paraît avoir une assez grande valeur, quoiqu'il soit emprunté à la pathologie comparée. Je tiens, en effet, de M. Lecoq, directeur de l'École vétérinaire de Lyon, que, plusieurs fois, il a rencontré sur des juments et sur des vaches l'existence d'une véritable hydrométrie, c'est-à-dire une tumeur formée par l'utérus contenant une quantité assez considérable d'un liquide tantôt blanchâtre et lactescent, tantôt séreux, sans aucun vestige de gestation. Ce fait que j'ignorais a été cité par l'honorable M. Lecoq, dans la séance de la Société de médecine où j'ai lu ce Mémoire sur l'hydropisie de l'utérus.

Voilà, ce me semble, une série de faits assez nombreux pour ruiner les assertions émises par M. Stoltz. Ils n'ont pas été puisés, ceux-là, dans les œuvres d'anciens auteurs auxquels on puisse reprocher d'avoir eu des notions incomplètes en anatomie et d'avoir confondu des kystes de l'ovaire avec des hydropisies utérines, ou bien de s'être laissé abuser jusqu'à prendre le météorisme des intestins pour la tympanite de la matrice. Certes, je ne puis admettre que Vésale, Fernel, Mauriceau, Franck et tant d'autres auteurs célèbres aient commis des erreurs aussi grossières. Mais ce dont je suis sûr, c'est qu'aucun médecin ne pourra pousser l'esprit d'incrédulité jusqu'à penser que des observations dans lesquelles l'accumulation de gaz ou de liquides a été démontrée par l'anatomie pathologique, par l'introduction du doigt ou par le cathéter, aient pu être illusoires pour les hommes que j'ai cités et qui sont tous de notre époque. On peut apporter un contrôle sévère dans l'examen des faits qui paraissent impossibles; mais il faut savoir se rendre à l'évidence.

C'est à regret que je suis entré dans tous ces détails de longues et arides observations; mais je ne pouvais faire autrement, puisqu'il s'agissait avant tout d'une question de fait. La question théorique est bien moins importante quoique ce soit celle qui a dominé exclusivement l'esprit de M. Stoltz.

L'éminent professeur de Strasbourg ne veut pas que l'hydropisie utérine soit possible, parce que le tissu fibreux et musculaire de l'utérus oppose une résistance invincible à sa dilatation par de la sérosité; parce qu'il n'y a pas à l'orifice utérin d'obstacle capable d'empêcher la sortie du liquide, et parce que l'intérieur de l'utérus est tapissé par une muqueuse et non par une séreuse. Je ne veux pas rentrer dans l'examen de chacune de ces objections; je rappellerai seulement que, si le tissu du rein se distend et s'amincit, au point de ressembler à une vessie, comme on l'a observé dans l'hydronéphrose (hydropisie des calices et du bassinet), il n'y a pas de raison pour refuser d'admettre que les mêmes changements puissent se passer dans la matrice sous l'influence d'une accumulation de sérosité. Que si le col de la vessie peut s'obstruer et amener la rétention complète de l'urine, il est tout naturel d'admettre que l'inflammation, les ulcérations et les dégénérescences du col utérin puissent occasionner l'oblitération de ce conduit. Que s'il se produit des hydropisies dans le sinus maxillaire qui est tapissé par une membrane muqueuse, il peut bien aussi s'en produire dans la cavité de la matrice.

Puisque l'analogie permet d'admettre l'existence de l'hydromètre, pourquoi donc en nier avec autant d'insistance même la possibilité. M. Ristelhueber l'a dit avec raison: « parce que ces affections sont rares et qu'on peut exercer longtemps sa profession, sans en rencontrer, il n'en résulte pas que nos devanciers qui en ont fait connaître ont mal vu ou ne réunissaient pas toutes les conditions voulues pour bien voir et découvrir la vérité. » (*Gazette médicale*, janvier 1844).

La prudence exige au moins qu'on imite la réserve de Nœgelé, qui n'ayant jamais eu l'occasion d'observer de fait authentique de pneumatose ou d'hydropisie utérine, (c'est M. Stoltz qui nous l'apprend), les a cependant décrites comme possibles, dans son *Manuel des accouchements*. On ne doit pas se permettre d'assigner des bornes, sans raisons irréfragables et péremptoires, à ce que peut la nature dans la voie des phénomènes pathologiques.

(*Publié par décision de la Société de médecine*).

C'est à dessein que je n'ai pas parlé, dans le corps de cet article, de la question historique soulevée par M. Stoltz, question qui est d'une faible importance pour le fond même de la discussion. Tout ce que je puis répondre à mon savant confrère, au sujet de l'erreur qu'il m'attribue, c'est que j'étais parfaitement en droit de penser que Nœgelé professait la même opinion que M. Stoltz sur l'existence de l'hydrométrie et de la tympanite utérines, puisque le procès-verbal officiel de la séance du congrès de Strasbourg, où la question a été traitée, dit en termes formels : «M. Nœgelé déclare partager l'opinion de M. Stoltz, » c'est précisément parce que j'ai consulté les procès-verbaux que j'ai dû considérer la manière de voir de ces deux honorables confrères comme identique; et je ne puis comprendra pourquoi, par une singulière contradiction, après avoir reproduit ces paroles, on me blâme de ne pas avoir consulté la pièce qui les renferme et d'avoir cru à un fait qui est si nettement indiqué, alors que cette pièce est la seule qui ait pu me servir de guide.

Aujourd'hui je sais que M. Nœgelé n'a jamais nié l'existence de l'hydropisie et de la tympanite utérines, qu'il avouait seulement ne les avoir jamais observées et que même dans son *Manuel d'accouchements*, il en a parlé comme d'affections possibles. Je regrette d'avoir prêté au savant professeur de Heidelberg, dans mon premier Mémoire, une opinion qui n'était pas la sienne, mais je suis heureux d'avoir à rectifier cette erreur, car je peux ajouter un nom de plus à la liste des accoucheurs illustres qui ont admis la possibilité de l'hydrométrie et de la tympanite utérines. M. Stoltz est donc aujourd'hui le seul défenseur de l'opinion qui rejette l'authenticité de l'hydrométrie et de la tympanite utérines, hors l'état de gestation.

Note sur l'inoculation lacto-variolique,

par M. Diday.

Sans vouloir rentrer dans une discussion dont j'espère fermement qu'on nous épargnera toute occasion nouvelle, je viens aujourd'hui discuter un article de M. Brachet, inséré dans le numéro de juin de la *Gazette médicale de Lyon*. L'insistance que l'honorable professeur met à présenter son idée dans chaque journal, chaque réunion scientifique, servira, j'ose le penser, à faire comprendre aux lecteurs, comme elle m'a appris à moi-même, que malgré un aussi long retard, mon intervention actuelle dans ce débat peut encore avoir quelque opportunité.

M. Brachet, partisan très-déclaré de l'inoculation lacto-variolique, appuie sa foi sur l'identité qu'il admet entre le virus vaccin et le virus variolique. Pour prouver ce théorème, voici l'argument qu'il juge décisif.

Un enfant fut inoculé par quatre piqûres avec du pus de pustule lacto-variolique, et par deux autres avec du vaccin pur. Le neuvième jour, il eut une éruption varioleuse générale. La veille (le huitième jour) on avait pris chez lui du pus résultant de l'inoculation du vaccin, et on l'avait inoculé à un second enfant. — Celui-ci prit une variole générale bien caractérisée.

Voici maintenant les conséquences que M. Brachet déduit de ce fait ;

« L'enfant vacciné avec le virus provenant des pustules qui s'étaient développées par l'inoculation du vaccin pur a transmis la variole; ce fait est significatif. Il parle plus haut que tous les raisonnements. Le virus vaccin est devenu virus variolique; il est retourné à son état primitif lorsqu'il a reçu l'influence de la variole chez l'enfant qui l'a fourni. Il prouve ce que nous ne faisions que présumer, l'identité de la variole et de la vaccine, par conséquent la transformation de la variole en vaccine lorsqu'elle est mitigée par le lait ou tout autre modificateur, et le retour de la vaccine à l'état variolique, lorsqu'elle est développée chez un sujet atteint en même temps de la variole. »

Je m'arrête à cette phrase; car l'assimilation qu'elle donne comme *prouvée* me semble dépasser les bornes de l'analogie admise en saine logique. Que, chez un varioleux, toutes les sécrétions purulentes de la peau, y comprise celle résultant de l'insertion d'un virus différent, prennent la propriété varioleuse, c'est ce qui ne saurait étonner personne (1). Que, d'autre part, le vaccin inoculé durant les prodromes de la variole pût étouffer celle-ci, donnât à toutes les pustules qui écloraient alors sa bienfaisante vertu préservatrice, s'il arrivait un jour qu'on l'obtînt, nul ne le trouverait inexplicable; car beaucoup d'auteurs croient déjà avoir réalisé cet effet à moitié, et pensent atténuer par une vaccination même tardive l'intensité de la variole subséquente. Mais dans l'un comme dans l'autre cas, c'est par l'intermédiaire d'un travail accompli au sein de l'économie tout entière que cette métamorphose se serait opérée.

Maintenant, au lieu de l'organisme, supposez un creuset; en place de l'intime et complexe élaboration où chaque molécule du corps humain joue son rôle, mettez non pas même une dissolution, mais un simple mélange; prenez une goutte de lait froid pour tenir lieu du sang, de la lym-

(1) Ce phénomène, si vraisemblable pour qui a étudié le mode d'action des virus, compte effectivement d'autres exemples que celui dont il est ici question. M. Labarthe ayant vacciné un enfant vit, au bout de cinq à six jours, apparaître sur diverses parties de son corps, des boutons de varioloïde; et le vaccin pris sur cet enfant et transmis à trente-cinq autres détermina chez vingt-sept la varioloïde. (*Compte-rendu de la Commission de vaccine de Paris pour l'année* 1834). — Sur 40 cas bien circonstanciés où il a étudié les caractères de l'éruption vaccinale développée coïncidemment avec la variole, M. Clérault (*Thèse de Paris du* 28 *août* 1845) a constaté que cinq fois seulement la vaccine a marché d'une manière régulière. — M. Centomo (*Giornale per servire ai progressi*, *janvier* 1841) a vu un homme qui éprouvait depuis trois ou quatre jours les symptômes avant-coureurs de la variole, se faire vacciner avec du vaccin dont l'efficacité avait été éprouvée sur d'autres personnes. Des cinq piqûres aucune ne donna lieu à une pustule. — M. Verger (*Revue médicale* mars 1849) cite le cas d'une enfant qui fut vaccinée durant les prodromes de la variole. Le vaccin parut au cinquième jour, mais il fut bientôt *étouffé* par la variole. Ces faits, qu'il serait aisé de multiplier, montrent que, inoculé chez les varioleux, le vaccin se voit souvent ou transformé ou annihilé.

Il peut paraître naturel de penser que cette lutte où l'un des deux virus succombe, ne s'achève pas sans affaiblir le vainqueur; ou, sans figures, que le vaccin, même lorsqu'il est arrivé trop tard pour empêcher la variole, l'atténue du moins. Cette opinion, qui tend à prévaloir malgré la haute autorité de M. Bousquet, exprime le seul mode selon lequel il me semble légitime d'admettre une action mitigatrice exercée sur le virus varioleux. Mais celle-ci serait toute physiologique et non mécanique.

phe, des humeurs vivantes, et vous aurez, selon M. Brachet, réalisé le second terme de cette comparaison dont la justesse lui paraît telle qu'elle parle en faveur de sa cause, dit-il, *plus haut que tous les raisonnements*.

En deux mots, puisque le vaccin inséré chez un varioleux devient pus variolique, il est clair que le pus variolique mitigé par le lait se transforme en vaccin... Tel est l'argument de notre confrère. Ne suffit-il pas de le montrer dans sa nudité, pour en faire juger la valeur?

Je parlais de l'impossibilité d'obtenir par une mixion mécanique quelconque la transformation en vaccin du virus varioleux. L'expérience a déjà prouvé combien cette assertion est fondée; car, dans les essais faits à la Charité, une variole incontestable a été la suite d'une inoculation faite avec du pus varioleux qu'on croyait avoir dépouillé, par le mélange du lait, de ses propriété offensives. Voulant expliquer cet insuccès, M. Brachet a écrit ailleurs (*Revue médicale de Paris*, du 15 août, p. 150) : « Qui peut répondre que le mélange du virus avec le lait ait été bien complet? » — Et, qui peut répondre, lui dirons-nous à notre tour (car il est temps de ramener aux réalités de la pratique cette discussion dont l'objet y touche par tant de points délicats), qui peut répondre de mieux réussir? Si l'opération offre de telles difficultés, de tels hasards qu'un chirurgien en chef de la Charité, de Lyon, y puisse échouer, et que, y échouant, il soit exposé à donner aux enfants la variole *hic et nunc*, au lieu de les en préserver, quelle témérité n'y aurait-il pas à vouloir proposer, pour le commun des cas et le commun des praticiens, une méthode qui peut, à un moment donné, mettre en défaut l'habileté chirurgicale la plus consommée, et changer alors en calamité le bienfait qu'elle avait promis?

De la présence du manganèse dans le sang et de sa valeur en thérapeutique, par M. Burin du Buisson, pharmacien à Lyon.

Le manganèse existe-t-il dans le sang?

Le manganèse a-t-il une valeur réelle en thérapeutique?

Ces deux questions que nous avions précédemment abordées viennent d'être traitées contradictoirement; nous allons, en conséquence, essayer de les rétablir dans leur véritable sens.

Le manganèse accompagne presque toujours le fer dans ses minerais. — Il fait partie des terres arables, et, comme ce dernier, il paraît indispensable à la nutrition et au développement d'un grand nombre de plantes. — On rencontre le manganèse dans les cendres de la plupart des végétaux qui servent à la nutrition de l'homme et des animaux.

M. Herapoth (*Archiv. des pharm.*, t. LXIII, p. 51) a trouvé le manganèse dans les cendres du chou-fleur et des pommes de terre, — dans celles de la rave commune, de la rave de Suède, de la bette-rave et de la carotte.

M. Richardson (*Journal für prakt chemie*, t. XLII. p. 319) donne une analyse des cendres du sucre brut, de la canne à sucre et de la mélasse où figure le manganèse. — D'après le duc de Salm Hortsmar (ouv. cité, t. XLVI, p. 193), le manganèse est indispensable à la végétation de l'avoine. — Les cendres du fourrage ordinaire renferment constamment le manganèse à côté du fer.

« Comme boissons, dit M. Liebig (dans sa 35e *Lettre sur la chimie*, p. 250, année 1852), le thé et le café sont remarquables en ce qu'ils renferment du fer et du manganèse. Lorsqu'on évapore à siccité une infusion limpide de thé pékoe ou souchong, et qu'on incinère le résidu, on obtient des cendres, souvent colorées en vert par du manganate de potasse, et dégageant par conséquent du chlore au contact de l'acide chlorydrique. La présence du fer et du manganèse est d'autant plus intéressante, que les réactifs les plus sensibles n'accusent pas le fer dans le thé.

« Une infusion de 70 grammes de thé pékoe contenait 0, 104 grammes de sesquioxide de fer et 0, 20 grammes de protoxide de manganèse (Fleitmann). — M. Lehmann, de son côté, a trouvé 0, 71 grammes d'oxide de manganèse sur 100, 77 grammes de cendres de thé souchong.

« Les parties incombustibles ou les sels du sang, dit le célèbre chimiste allemand (ouv. cité, pag. 152, 153 et 154), sont les médiateurs des fonctions organiques par lesquelles les aliments plastiques, comme les aliments de respiration sont rendus aptes à entretenir la vie. Et leur concours étant indispensable pour l'assimilation des aliments de l'économie, il est clair qu'aucune substance où manquent ces corps ne saurait entretenir la vie.

« Les pommes, les navets et en général les plantes mangées par les herbivores contiennent les mêmes éléments incombustibles, et presque dans les mêmes proportions que le sang de ces animaux. Les cendres du sang des granivores ont la même composition que les cendres des graines qu'ils mangent; les éléments incombustibles du sang de l'homme et des animaux qui prennent une nourriture mixte, sont également contenus dans les cendres du pain, de la viande et des légumes. Le carnivore contient dans son sang les éléments de la chair qu'il mange. »

Et plus loin : « Le sang de tous les animaux présente invariablement une réaction alcaline due à la présence d'un alcali libre incombustible. — C'est à cet alcali libre que le sang doit la propriété de dissoudre les oxides de fer qui font partie de sa matière colorante, *ainsi que d'autres oxides métalliques*, de manière à donner avec eux des liqueurs entièrement limpides (ouv. cité, p. 156). »

L'exposé qui précède du célèbre chimiste de Giessen, ne justifie pas seulement la présence du manganèse dans le sang de l'homme et des animaux, mais il démontre de plus *a priori* que le manganèse se trouvant dans les cendres des aliments de l'homme, il doit forcément se trouver dans son sang.

Et, en effet, Vauquelin assure avoir toujours trouvé le manganèse à côté du fer, dans les poils et les cheveux (*Chimie gén.* de Pelouze et Frémy, t. III, p. 817) — Berzélius (dans son *Traité de chimie*, t. VII, p. 474) dit que le résidu de la calcination des os renferme des traces d'oxide de fer et d'oxide de manganèse (ouv. cité, p. 152); le même chimiste signale le manganèse dans le résidu du suc gastrique desséché, toujours en compagnie du fer. — Gmelin fait, de son côté, la même remarque; — John le signale dans l'épiderme.

Dans le rachitisme, les os, d'après de Bibra, contiennent toujours du fer et du manganèse; — ce chimiste a, en effet, constaté la présence de ces deux métaux dans le crâne, le radius, le fémur et la rotule (Pelouze et Frémy, t. III, p. 822).

M. Marchand a également trouvé le manganèse à côté du fer dans le fémur d'un homme sain (*Annuaire de chimie*, année 1848, p. 467).

Le fer et le manganèse se trouvent également presque toujours dans le résidu des cendres de l'urine de l'homme et des animaux. MM. John et Lassaigne l'ont trouvé dans l'urine d'un cheval diabétique; — Sprengel et de Bibra dans l'urine de bœuf.

Il nous serait facile de trouver un beaucoup plus grand nombre de citations semblables et tout aussi authentiques, mais en nous bornant à celles qui précèdent, nous n'en sommes pas moins autorisé à dire que, pour que tant d'éminents chimistes aient trouvé le manganèse dans les os, les poils, les cheveux, l'épiderme et l'urine, il faut nécessairement que ce métal existe dans le sang, par lequel il a fallu que ce corps passe forcément pour se rendre dans les os, les poils, les cheveux, l'épiderme et l'urine.

Or c'est, en effet, ce qui arrive : — Burdach, après avoir parlé de la présence de la silice et du manganèse dans nos organes (*Physiologie*, t. VIII, p. 26), ajoute que si la silice et le manganèse n'ont pas encore été découverts dans le sang, il faut s'en prendre à leur petite quantité (*Ibid.*, p. 463). Toutefois, Wurser, en 1830, signala catégoriquement ce dernier métal dans le résidu de la calcination du sang (*Gaz. méd. de Strasbourg*, 1849, p. 177). — En 1844, M. Marebessaux indique le manganèse parmi les éléments chimiques du sang (*Anatomie gén.*, p. 159) — D'après Berzélius, Wurser assure avoir trouvé dans l'oxide de fer provenant des cendres du sang de bœuf un tiers de son poids d'oxide manganique ; — le célèbre chimiste suédois trouve pourtant cette quantité trop élevée (*Traité de chimie*, t. VII, p. 60).

Enfin, dans l'année 1848, M. E. Millon adressa à l'Institut un Mémoire ayant pour titre : *De la présence normale de plusieurs métaux dans le sang de l'homme*; *et de l'analyse des sels fixes contenus dans ce liquide* (*Comptes-rendus des séances de l'Académie des sciences*, t. XXVI, p. 41). — Dans ce travail, M. Millon donne l'exposé d'une nouvelle méthode analytique, qui permet, dit-il, d'isoler avec la plus grande facilité la partie saline incombustible du sang; « et à l'aide de laquelle on constate, en effet, que le sang de l'homme contient constamment de la silice, du manganèse, du plomb et du cuivre. — Dans 100 parties de résidu insoluble des cendres du sang, il a trouvé que

la silice varie de 1 à 3 pour % ;
le plomb — de 1 à 5 ;
le cuivre — de 0,5 à 2,5 ;
le manganèse de 10 à 24.

Comme on le voit, le manganèse figure ici en beaucoup plus grande quantité que les deux autres métaux et la silice.

M. Millon continue en donnant le détail de diverses opérations qui lui ont permis d'établir que le manganèse se fixe avec le fer dans les globules. Le travail de M. Millon fut l'objet d'un article critique d'un membre de l'Académie, M. Melsens, sous ce titre : *De l'absence du plomb et du cuivre dans le sang* (*Annales de chimie et de physique*, 3e série, t. XXIII, p. 358), « dans lequel ce dernier dit *qu'il passerait volontiers le manganèse à M. Millon*, s'il lui avait prouvé qu'il ne s'était servi ni de vases de porcelaine, ni de verre; mais, quant au cuivre et au plomb, qu'il niait de la manière la plus absolue. »

Observons pourtant en passant, *à titre de réflexion et de renseignement*, qu'après la négation si nette de M. Melsens à l'égard du plomb et du cuivre, M. Deschamps déclare que le dernier métal existe dans les cendres du sang, et de plus, que MM. Malagutti, Durocher et Sarzeaud, dans un travail sur le sang de bœuf, sont arrivés au même résultat (voir leur travail intitulé : *De la présence du cuivre, du plomb et de l'argent dans les eaux de la mer, et sur l'existence de ce dernier métal dans les êtres organisés* (*Comptes-rendus*, t. XXIX, p. 780, et *Annales de chimie*, 3e série, t. XXVIII, p. 129).

Après M. Millon, le docteur Hannon, de Bruxelles, constata de nouveau par l'analyse la présence du manganèse dans les globules du sang humain, et il partit de ce fait scientifique pour proposer le manganèse comme succédané du fer dans les cas de chlorose, où ce dernier métal reste souvent impuissant.

De notre côté, et sur la demande de M. le docteur Pétrequin, qui employait aussi avec succès, depuis près de deux années, les préparations de manganèse dans la chlorose, nous reprîmes en juin 1851 les analyses de MM. Millon et Hannon ; et, comme eux, nous trouvâmes du manganèse en quantité notable dans le caillot du sang humain.

Les mêmes essais, tentés par M. Glénard, l'ont conduit à nier l'existence normale du manganèse dans le sang, par cette raison que ce professeur n'a trouvé qu'une seule fois, dit-il, nettement ce métal dans le sang humain, bien qu'il ait analysé, par divers procédés le sang de 40 individus d'âge, de sexe et de tempérament divers.

Le travail de M. Glénard se divise en deux parties : la première comprend l'analyse des faits chimiques qui ont motivé, d'après lui, l'emploi thérapeutique du manganèse, nous y reviendrons plus loin; dans la deuxième partie, M. Glénard donne l'exposé d'un travail chimique qui, nous nous empressons de le dire, nous a paru fait avec toute la bonne foi désirable, bien que nous ne puissions pas en accepter les conclusions. Nous n'aurons à faire ici qu'une seule observation : M. Glénard, dans son argumentation contre les faits allégués par MM. Millon, Hannon et nous, s'appuie surtout sur l'autorité de M. Melsens pour démontrer que le sang ne contient pas habituellement du manganèse. Or, ainsi que nous l'avons démontré plus haut en répétant ses propres paroles, M. Melsens n'a jamais nié positivement la présence du manganèse dans le sang. Quant au cuivre et au plomb, les chimistes qui se souviennent de cette discussion devant l'Institut, n'ont certainement pas oublié en quels termes énergiques M. Mulsens nia la présence normale ou même fréquente de ces deux métaux dans le sang.

Or, M. Glénard répétant aujourd'hui les mêmes essais analytiques que M. Melsens et dans le même but que ce dernier, arrive à une conclusion toute différente, car tandis qu'il ne trouve qu'une fois et à grand peine le manganèse, il trouve, au contraire, toujours ou presque toujours et très-nettement le plomb dans ses nombreux essais analytiques. — Ce résultat est intéressant au point de vue scientifique d'abord, et, d'autre part, parce qu'il donne *raison à M. Millon contre M. Melsens*; mais, en ne lui accordant pas une attention plus grande et en glissant si rapidement dessus, M. Glénard ne semble-t-il pas avoir craint d'enlever la plus grande partie de leur valeur aux arguments qu'il emprunte au Rapport académique de M. Melsens ?

Nous avons lu avec la plus grande attention le travail de M. Glénard et les critiques qu'il nous adresse comme à tous ceux qui croient à l'existence normale du manganèse dans le sang humain, et nous avouons tout d'abord que cette lecture, pas plus que les faits sur lesquels reposent les arguments de M. Glénard, n'a ni changé, ni modifié notre manière de voir. — Pour nous, le manganèse, en petite quantité il est vrai, n'a pas cessé de faire partie des principes constituants du sang.

C'est là un point sur lequel nous reviendrons, du reste, un peu plus tard.

L'essai analytique fait par M. Glénard sur le sang d'un homme de Romanèche (où il existe, comme on le sait, des mines de manganèse) ne pouvait apporter aucune lumière dans la question, au point de vue où elle est placée à nos yeux ; car, en effet, si le sang dans lequel M. Glénard a trouvé du manganèse eût appartenu à l'homme de Romanèche, il se serait certainement cru autorisé à s'appuyer sur ce fait, pour nous dire que le manganèse n'était qu'un accident dans le sang, à l'exemple d'une foule d'autres substances qui peuvent s'y trouver après avoir été fortuitement, ou de tout autre manière, introduites dans l'économie ; or, c'est là ce que nous ne saurions admettre.

Nous ne sommes pas seuls, du reste, en opposition avec les conclusions du travail de M. Glénard.

Ainsi, par exemple, la *Gazette médicale de Milan*, dans son numéro du 14 août 1854, « reproche à M. Glénard d'avoir omis de citer à point les expériences analogues aux siennes publiées depuis douze années par l'illustre professeur de Kramer, dans un Mémoire spécial qui a pour titre : *Ricerche per discoprere nel sangue, nell'urina ed in varie altre secrezioni animali le combinazioni minerali somministrate per Bocca* (1). »

M. de Kramer expose « comment il a, quoiqu'à petites doses, toujours pu trouver le manganèse dans le sang d'un grand nombre d'individus, et il en conclut *que le sang normal contient constamment ce métal en petite quantité.* »

L'opinion de M. de Kramer, chimiste très-distingué de Milan, est d'autant plus importante, qu'il a une très-grande habitude de semblables travaux, dans lesquels il a acquis depuis longtemps une habileté extrême, ainsi que le prouve son remarquable travail fait en commun, en 1842, avec l'illustre professeur Panizza, sur l'absorption des poisons.

Dans la première partie de son travail, M. Glénard, ainsi que nous l'avons dit plus haut, commence par donner l'exposé analytique des travaux de MM. Millon, Hannon et des nôtres ; puis il continue ainsi :

« Voilà l'origine, l'explication de l'espèce de célébrité qu'a acquise tout à coup le manganèse en médecine. Telles sont les causes qui ont tiré ce métal de l'obscurité où on le laissait depuis longtemps, pour l'élever au rang de principe nécessaire à l'organisation animale, et lui faire jouer dans le sang un rôle que le fer remplissait seul jusqu'ici.

« Mais le manganèse conservera-t-il cette importance récente ? s'installera-t-il définitivement dans la place qu'on lui assigne ? Peut-on admettre comme parfaitement établie l'idée de M. Millon, comme suffisamment concluants les faits qui lui servent de base ? »

M. Glénard se plaint de voir le manganèse élevé au rang de l'un des principes constituants de l'organisation animale ; nous serons très-empressé, pour notre part, à effacer ici notre individualité, mais M. Glénard est-il bien certain d'avoir suffisamment établi les preuves contraires, en face de l'autorité de chimistes, tels que Fourcroy, Vauquelin, Berzélius, Gmelin, John, Bibra, Marchand, Lassaigne qui déclarent d'une part, que le manganèse se trouve à côté du fer dans presque toutes les parties constituantes de l'économie animale et de la plupart de nos sécrétions, et, de l'autre, de Burdach, Wurser, Marchessaux, de Kramer qui le signalent parmi les éléments du sang ?

Pourrait-on admettre *a priori* que la présence du manganèse dans nos organes et dans nos fluides, ainsi constatée par tant d'hommes illustres, n'est due qu'à des causes fortuites et que ce métal ne se trouve là que comme par hasard ?

Mais, pour soutenir cette thèse avec quelque apparence de raison, il faudrait d'abord que nous fussions plus avancés dans la connaissance des phénomènes physiologiques

(1) Ce travail du professeur de Kramer se trouve dans le t. Ier des Mémoires de l'*Institut Lombard* (Milan 1842), recueil, ajoute le journaliste, que le chimiste de Lyon aurait bien fait de consulter.

et chimiques qui président à l'entretien de la vie et au développement de nos organes. —Ainsi, par exemple, le fer existe en quantité très-notable dans la matière colorante des globules sanguins, c'est là un fait acquis; hé bien! M. Glénard pourrait-il nous dire quel est le rôle que ce métal (rôle exclusif selon lui) joue dans le sang, et de quelle manière il concourt à l'entretien de la vie? et sait-on même seulement sous quel état chimique le fer réside dans les globules du sang?

On nous a dit, d'autre part, et puisque l'occasion s'en présente nous allons y répondre : mais le fer et le manganèse ont une très-grande affinité l'un pour l'autre, ce sont deux inséparables; ne serait-il pas possible que le fer de l'économie ne fût que du fer impur contenant du manganèse? — Certes, la question ainsi posée pourra paraître un peu paradoxale aux yeux des chimistes, mais cela n'est pas notre faute, et nous répondrons simplement :

Il est impossible d'admettre que nos organes (nous ne parlons pas de certains de nos fluides) puissent s'accommoder d'une substance étrangère à leur état constitutif sans en être troublés dans leurs fonctions vitales et normales ; le contraire ne saurait être admis sérieusement en face de cette admirable harmonie qui constitue la vie normale, mais que la moindre cause, de l'ordre physique comme de l'ordre psychologique, suffit pourtant pour troubler. — Lorsqu'une substance quelconque, plomb, manganèse ou tout autre existe ordinairement dans une partie quelconque de l'organisme à l'état de santé, c'est que sa présence y est nécessaire et qu'elle y concourt d'une manière ou d'une autre aux phénomènes vitaux.

Sous ce rapport donc, si le rôle physiologique de la petite quantité de manganèse, relativement au fer, que contient l'économie, est loin d'être établi, il est vrai de dire que l'on ne connaît pas mieux le mode d'action de ce dernier et que l'avenir seul pourra nous fixer à cet égard.

Suivant M. Martens, encore d'autre part, le manganèse n'entrant dans la constitution des globules sanguins qu'en quantité infiniment petite, il ne paraît point être nécessaire à la sanguification, et, sous ce rapport, il est inutile de s'en préoccuper.

Mais que voyez-vous donc de commun entre les merveilleux arcanes qui président à la vie et nos idées de poids, de quantité, de volume, etc.?

Si les petites quantités, les quantités infinitésimales ont souvent peu d'importance dans le règne inorganique, il ne saurait en être ainsi dans le règne organique. Quel est donc, avant la gestation, le poids de l'embryon qui doit donner naissance à l'animal de la plus forte espèce, et que croyez-vous que soit le poids des éléments qui le constituent? Jugez pourtant du parti que la nature saura en tirer.

Quel est le volume d'une goutte d'eau; et pourtant examinez-la au microscope solaire, et vous réfléchirez alors au poids des principes constituants de cette myriade d'êtres vivants, divers de forme et de taille, qu'elle renferme, et qui s'y agitent en tous sens suivant leurs propriétés instinctives; et dont la curieuse existence se relie très-certainement par des liens mystérieux à celle des animaux de l'ordre supérieur jusqu'à celle de l'homme lui-même.

Pour en revenir au travail de M. Glénard, nous nous résumerons de nouveau (sans entrer plus avant, pour le moment, dans sa partie purement expérimentale), en disant comme précédemment :

1° Que le sang contient toujours du manganèse, en petite quantité, mais en quantité nettement appréciable;

2° Qu'il ne saurait y avoir d'état chlorotique ou anémique par *défaut de fer, de manganèse ou de toute autre substance élémentaire des globules du sang*; mais seulement, que le sang des chlorotiques et des anémiques renferme moins de globules qu'à l'état de santé, sans que la constitution chimique de ces derniers en paraisse modifiée en rien.

Mais supposons pour un instant que les choses soient ainsi que M. Glénard les a vues et raisonnons dans cette hypothèse. Serait-on autorisé pour cela à mettre en doute la valeur thérapeutique du manganèse? et M. Glénard n'a-t-il pas obéi à son insu à un sentiment étranger, lorsqu'il a écrit ces mots: « Voilà l'origine, l'explication de l'espèce de célébrité qu'a acquise tout à coup le manganèse en médecine; et en ajoutant après, mais le manganèse conservera-t-il toujours cette importance récente? »

Mais de ce que nous nous serions réellement trompé, après tous nos illustres devanciers, et que le manganèse ne se trouverait jamais dans le sang humain, ce métal serait-il devenu pour cela incapable de guérir la chlorose, ainsi que cela découle *forcément et logiquement* de vos appréciations écrites?

Evidemment, non,

Notre premier Mémoire sur l'existence du manganèse dans le sang, est là pour prouver que, pour notre part, nous n'avons jamais cru aux chloroses par défaut de fer ou par défaut de manganèse. Nous avons appuyé notre argumentation à cette époque, il est exact de le dire, sur la théorie de l'assimilation directe du fer et par contre du manganèse dans les globules du sang. Mais ce n'est là qu'une théorie, séduisante il est vrai, mais qui, examinée de plus près, n'a pas tardé à laisser naître des doutes dans notre esprit, comme cela est arrivé pour un grand nombre de chimistes et de physiologistes.

Pour démontrer avec quelque raison que, du moment où le manganèse n'existe pas dans le sang, il ne peut pas, il ne doit pas guérir la chlorose, il faudrait d'abord commencer par bien établir ce que c'est que la chlorose, et quel est le point de départ des désordres morbides qu'elle détermine. La chlorose, en un mot, est-elle une maladie du sang, ou bien une maladie des organes de la digestion et des sécrétions qui y concourent? — Le fer est jusqu'à ce jour le véritable spécifique de la chlorose; or, pourrait-on nous dire comment ce métal s'y prend pour la guérir? Nullement. Car nous ne sommes pas même certain que le fer, administré dans la chlorose et l'anémie, soit assimilé de manière à concourir directement à la régénération des globules du sang.

Ce n'est que sous toutes réserves que notre savant confrère, M. Quevenne, hasarde sur ce point, par déduction de ses belles et patientes observations, une théorie nouvelle, dans le plus intéressant travail qui ait jamais été publié sur la médication ferrugineuse. (Voir l'analyse de ce travail, *Gazette médicale de Paris*, n° du 26 août, p. 517).

Pour démontrer combien il est difficile de résoudre la question de l'assimilation directe du fer, il nous suffira de rappeler que ce métal n'est capable de guérir la chlorose que sous la condition que le malade reçoit, en même temps que la médication ferrugineuse, une nourriture abondante, azotée et réparatrice; or, en supposant l'état chlorotique le plus exagéré, la quantité de fer contenue dans les aliments absorbés par un malade adulte dans l'espace de deux mois, par exemple, en supposant qu'elle eût servi tout entière à former des globules sanguins, serait suffisante pour avoir fait passer dans ce même espace de temps le même malade à l'état phlétorique le plus complet, — et comme il est hors de doute que l'administration du fer coïncide avec le développement de nouveaux globules sanguins, on est forcé de se demander, dans l'état actuel de la science, quel est ici le fer qui va se fixer dans les globules générés; est-ce celui que l'on administre directement au malade, mélangé à ses aliments, ou bien est-ce le fer contenu dans les aliments eux-mêmes? Beaucoup de médecins physiologistes croient aujourd'hui que c'est le dernier, tandis que le premier agirait surtout sur l'appareil digestif comme tonique, excitant et corroborant.

Mais, à côté de ces raisonnements théoriques, toujours discutables, il y a des observations cliniques plus difficiles à renverser et même à mettre en doute.

Or, si le manganèse ne mérite pas, comme le dit M. Glénard, l'importance qu'il a acquise en médecine, il faudra forcément en conclure que M. Pétrequin a mal vu et mal observé; et que son travail si remarquable sur l'emploi thérapeutique du manganèse n'est qu'une erreur, un jeu de l'esprit.

Il faudra dire également que MM. Célestin Perrin, Bonnaric, Delorme, qui ont publié des observations médicales remarquables, se sont trompés en croyant avoir guéri leurs malades avec du manganèse; e même que MM. Richard de Nancy, Gensoul, Desgaultières, Gubian, Gromier, Leriche, Keisser, Bouchet, Brévard, Châtin, Guichon, Coutagne, qui tous ont employé avec succès, les uns, les préparations de manganèse, les autres, les préparations ferro-manganiques, se sont trompés de même, pour être agréables aux partisans de la médication manganifère.

En dehors de Lyon, il faudrait en dire autant de M. H. Gintrac, de Bordeaux, qui a vu un cas d'anasarque et d'ascite très-grave, compliqué de chlorose et d'anémie, céder en peu de jours à l'emploi du sulfate de manganèse; — de M. le professeur Stœber, de Strasbourg, qui parle d'une chlorose rebelle à l'action du fer administré sous toutes les formes, et qui céda très-facilement à l'administration du manganèse.

Aux noms qui précèdent, nous aurions encore à ajouter ceux d'un très-grand nombre de praticiens distingués de la province, qui tous nous ont assuré avoir eu à se louer des préparations ferro-manganiques.

Aux Etats-Unis d'Amérique, les préparations ferro-manganiques et manganiques sont très-employées, et les médecins déclarent en tirer d'heureux résultats.

Enfin, dans un Mémoire lu dernièrement à la Société de médecine de Bordeaux par M. Costes (*sur l'action thérapeutique des préparations de fer*), nous lisons ceci: « Il est des cas, mais que je ne saurais déterminer par avance, où l'appauvrissement du sang ne se laisse pas réparer par les préparations martiales seules, et qui indiquent d'une manière plus spéciale des combinaisons avec le manganèse. (*Journal de médecine de Bordeaux*). »

Ecoutons encore M. le docteur Delarue, médecin de l'hospice des vieillards, à Bergerac; certes, on ne saurait rien dire de mieux que ce que son expérience lui inspire :

« Le manganèse, dit-il, vivement recommandé à l'attention médicale, par MM. Hannon et Martin-Lausser, a été pour M. Pétrequin l'occasion d'une heureuse et féconde initiative. —Empreints d'une expérience sûre et raisonnée, les travaux du savant professeur de Lyon sont appelés à combler bien des lacunes en thérapeutique. L'emploi du manganèse, comme adjuvant du fer, aura bientôt, nous le croyons, conquis tous les suffrages, malgré les obstacles si nombreux qui tendent sans cesse à empêcher la propagation de la vérité.

« Quant à nous, nous avons déjà plusieurs fois constaté, au lit des malades, l'exactitude des assertions de notre honorable confrère: un certain nombre de chloroses notamment, qui avaient résolûment résisté tant que nous ne leur opposions que le fer, ont disparu comme par enchantement sous l'influence du fer et du manganèse associés ensemble. »

M. Delarue cite ensuite une observation intéressante de chlorose confirmée, datant de six mois : « Après un grand mois de tentatives infructueuses par les ferrugineux, dit M. Delarue, nous prescrivîmes le manganèse avec le fer, suivant les prescriptions de M. Pétrequin. En moins de huit jours tous les syptômes s'amendèrent; bientôt la guérison fut entière. » (*Revue de thérap. médico-chirurg.*, n° du 15 septembre 1854) (1).

Nous terminerons donc en disant que si M. Glénard se

(1) Pour les observations de M. Perrin, voyez *Revue médicale*, 15 février 1853. — Pour celles de M. Bonnaric, voyez *Revue thérapeutique médic.-chirurg.*, 1er novembre 1853. — Pour le Mémoire de M. le professeur Gintrac, voyez *Journal de médecine de Bordeaux*, avril 1853, et *Bulletin de thérap.* juillet 1853.

croit suffisamment autorisé à nier l'existence normale du manganèse dans le sang, en mettant à néant ce qui avait été établi, même avant M. Millon, par les hommes les plus compétents, il est libre de prendre cette responsabilité ; mais, quant à vouloir partir de cette opinion pour donner à douter de la valeur thérapeutique du manganèse, nous dirons que cela n'est pas possible, parce qu'il est incontestablement et définitivement acquis aujourd'hui à l'art de guérir, que son administration dans l'anémie et la chlorose facilite la régénération des globules sanguins, et que, sous ce rapport, rien ne saurait faire déchoir le manganèse du rang thérapeutique où l'ont placé les travaux remarquables de MM. Hannon et Pétrequin, appuyés par les observations pratiques, recueillies depuis par un grand nombre de praticiens distingués de tous les pays.

Revue de la Médecine lyonnaise.

De la grossesse extra-utérine par le docteur GAILLETON, *interne des hôpitaux de Lyon.*

S'il est rare de rencontrer des thèses originales, traitant d'un sujet nouveau, on ne trouve pas moins d'intérêt à parcourir celles dans lesquelles on cherche à élucider les points obscurs de la science, et à donner au monde médical le fruit d'une observation soutenue et d'un travail consciencieux. Celle dont nous donnons l'analyse aujourd'hui doit être placée dans cette catégorie. L'auteur traite la question si débattue et si difficile de la grossesse extra-utérine, et en rapporte un exemple fort remarquable. Le fœtus était parvenu jusqu'au neuvième mois, lorsqu'il survint une gangrène spontanée d'une large partie de la paroi abdominale antérieure. L'enfant fut extrait mort, et la mère aurait pu recouvrer la santé, si, pendant une longue maladie consécutive, elle n'avait fait imprudence sur imprudence, et fini par succomber à une pleurésie intercurrente.

Des observations de ce genre sont essentiellement propres à diriger le chirurgien prudent qui étudie les moyens employés par la nature pour arriver à la guérison des maladies. L'auteur en a compris toute l'importance, et, après avoir traité avec une érudition rare et une logique sévère, le siége, les causes, le diagnostic de la grossesse extra-utérine, il cherche à poser des règles de traitement pour éclairer les accoucheurs qui, jusqu'au dernier moment, ne savent ni quand il faut agir, ni ce qu'il convient de faire. Ces règles sont entièrement calquées sur la marche naturelle du cas qui est rapporté dans la thèse; et, dans le fait, cette observation est précieuse et par le mode et par la rapidité de la terminaison.

Voici les conclusions que l'auteur propose : 1° dans les grossesses extra-utérines, il faut laisser agir la nature ; 2° s'il y a tendance manifeste à l'expulsion du fœtus d'une manière ou d'une autre, il faut intervenir promptement et énergiquement ; l'instrument tranchant est trop dangereux, la pâte de chlorure de zinc remplit beaucoup mieux les indications ; il importe, en un mot, de déterminer artificiellement une eschare aussi étendue et aussi profonde que dans le cas de gangrène spontanée ; 3° enfin, il est impossible de cautériser, à cause de la situation profonde du fœtus qui tend à s'échapper par l'anus, le vagin, etc., il faut, et seulement dans ce cas, agir avec l'instrument tranchant.

Ces conclusions sont précises, et si la femme dont il s'agit fût entrée plus tôt à la Charité, il eût peut-être été possible de sauver et la mère et l'enfant.

Cette analyse, bien incomplète, donne à peine une idée de la thèse de M. le docteur Gailleton. Quoi qu'il en soit, il n'y a que justice à dire qu'elle est l'œuvre d'un esprit logique et observateur, et le fruit d'un travail mûrement approfondi.

VARIÉTÉS.

RÉORGANISATION DE L'ÉCOLE DE MÉDECINE DE LYON.

I. — RAPPORT A L'EMPEREUR.

Sire,

Les circonstances ont rendu nécessaire la réorganisation de l'école préparatoire de médecine et de pharmacie de Lyon, qui, placée dans les conditions les plus favorables, doit répondre complètement aux espérances que son installation a fait concevoir. Cette réorganisation, en raffermissant la discipline et en assurant le progrès des études, mettra fin à un état de malaise qui tenait moins aux personnes qu'à la distribution même des cours et à des conditions locales dont mon administration, d'accord avec l'autorité municipale, est parvenue à détruire l'influence.

Les moyens d'études médicales que présente la population de notre plus grand centre industriel avaient porté le gouvernement à dépasser, dès l'origine, pour cette école, le cadre de l'enseignement donné dans toutes les autres, et elle compte aujourd'hui dix chaires; mais, dans le nombre, il s'en trouve deux dont l'objet doit rentrer en partie dans l'enseignement des Facultés des sciences, tandis qu'une troisième, qui n'a donné que des résultats douteux, et qui semble condamnée par l'expérience, sera avantageusement remplacée par un cours plus spécial et plus positif.

Le conseil impérial de l'instruction publique, dans sa délibération du 11 juillet 1854, a adopté le projet de réorganisation que je lui avais soumis, et par lequel l'enseignement sera réparti désormais entre huit professeurs titulaires et trois professeurs adjoints, assistés de quatre professeurs suppléants. Le cours de pathologie et de thérapeutique générale est supprimé. Le cours de chimie et de pharmacie est reconstitué sous le titre de *chaire de pharmacie et de notions toxicologiques*; celui d'histoire naturelle et de matière médicale, sous le nom de *chaire de matière médicale et thérapeutique*.

Les éléments de la chimie et de l'histoire naturelle qui sont compris dans le programme de l'enseignement secondaire, et qui sont d'ailleurs exposés dans les Facultés des sciences, ne doivent plus être considérés comme une partie essentielle de l'enseignement des écoles préparatoires de médecine et de pharmacie. Cette réforme aura pour effet de diriger exclusivement l'enseignement pharmaceutique vers l'application et vers la pratique, tandis que les élèves trouveront dans la Faculté des sciences, dont l'enseignement sera donné aussi en vue des applications les plus usuelles, le complément d'instruction qui pourra leur être nécessaire.

Il est à désirer que, conformément au vœu exprimé par le conseil impérial de l'instruction publique, cette organisation puisse être appliquée immédiatement à l'école préparatoire de médecine et de pharmacie de Bordeaux, et ultérieurement à toutes les écoles préparatoires de médecine placées près des Facultés des sciences; mais le concours des autorités locales est ici indispensable, et à mesure qu'elles seront disposées à subvenir aux dépenses de cette installation, j'aurai soin de proposer à Votre Majesté de les faire profiter des avantages qui doivent en résulter.

Si Votre Majesté veut bien approuver les mesures inspirées par la nécessité de consolider un établissement digne de toute sa sollicitude, et par les besoins même de l'intéressante population au milieu de la quelle il est placé, je la prierai d'apposer sa signature au projet de décret ci-joint.

J'ai l'honneur d'être,

Sire, de Votre Majesté,

Le très-humble et très-obéissant serviteur,

Le ministre de l'instruction publique et des cultes,

H. Fortoul.

II. — DÉCRET,

Napoléon,

Par la grâce de Dieu et la volonté nationale, empereur des Français,

A tous présents et à venir, salut :

Sur le rapport de notre ministre secrétaire d'État au département de l'instruction publique et des cultes ;

Vu les ordonnances des 13 octobre 1840, 18 mars et 18 avril 1841, relatives aux écoles préparatoires de médecine et de pharmacie ;

Vu l'ordonnance du 13 juin 1841, qui constitue l'école préparatoire de médecine et de pharmacie de Lyon ;

Vu l'ordonnance du 10 avril 1842, qui crée dans l'école préparatoire de Lyon une chaire de pathologie et de thérapeutique générales ;

Vu l'ordonnance du 12 novembre 1843, relative au nombre des professeurs-adjoints dans ladite école ;

Le conseil impérial de l'instruction publique entendu,

Avons décrété et décrétons ce qui suit :

Art. 1er. L'école préparatoire de médecine et de pharmacie de Lyon est réorganisée de la manière suivante :

L'enseignement comprendra :

1° Anatomie et physiologie ;

2° Pathologie externe et médecine opératoire ;

3° Clinique externe ;

4° Pathologie interne ;

5° Clinique interne ;

6° Accouchements, maladies des femmes et des enfants ;

7° Matière médicale et thérapeutique ;

8° Pharmacie et notions de toxicologie.

Ces chaires sont confiées à huit professeurs titulaires.

Art. 2. Le nombre des professeurs-adjoints de ladite école est fixé à trois, qui seront attachés :

A la chaire de clinique externe,

A la chaire de clinique interne,

A la chaire d'anatomie et de physiologie.

Art. 3. Le nombre des professeurs-suppléants est de quatre, qui seront attachés :

Aux chaires de médecine proprement dite,

Aux chaires de chirurgie et d'accouchements,

A la chaire d'anatomie et de physiologie,

Aux chaires de matière médicale, thérapeutique, pharmacie et toxicologie.

Art. 4. Il est également attaché à l'école préparatoire de médecine et de pharmacie de Lyon :

Un chef des travaux anatomiques,

Un prosecteur,

Un préparateur de pharmacie et de toxicologie.

Art. 5. Notre ministre secrétaire d'État au département de l'instruction publique et des cultes est chargé de l'exécution du présent décret.

Fait à Biarritz, le 13 août 1854. Napoléon.

Par l'empereur ;

Le ministre secrétaire d'État au département de l'instruction publique et des cultes,

H. Fortoul.

III. — NOMINATIONS.

Sont nommés,

Professeurs titulaires :

MM. Richard, anatomie et physiologie ;

Pétrequin, pathologie externe et médecine opératoire ;

Bonnet, clinique externe ;

Sénac, pathologie interne ;

Devay, clinique interne ;

Colrat, accouchements, maladies des femmes et des enfants ;

Brachet, matière médicale et thérapeutique ;

Glénard, pharmacie et notions de toxicologie.

Professeurs adjoints.

MM. Bouchacourt, clinique externe ;

Teissier, clinique interne ;

Foltz, anatomie et physiologie ;

Davallon, professeur adjoint, hors cadre, attaché à la chaire de pharmacie.

Professeurs suppléants.

MM. Gromier, pour les chaires de médecine proprement dite ;

Barrier, pour les chaires de chirurgie et d'accouchements ;

Socquet, pour les chaires de sciences accessoires.

M. Foltz, professeur adjoint, est nommé chef des travaux anatomiques.

M. Richard, professeur d'anatomie et de physiologie, est nommé directeur de l'école.

CIRCULAIRE DU PRÉFET DU RHÔNE RELATIVE AU CHOLÉRA.

Lyon, le 13 septembre 1854.

Monsieur le maire,

Le choléra qui avait malheureusement envahi un assez grand nombre de communes de l'Empire, est aujourd'hui en pleine décroissance, et il est permis d'espérer que nous en serons bientôt complètement délivrés. Toutefois, l'administration doit persister dans ses efforts pour combattre l'épidémie partout où elle se produit encore ; je crois donc utile de vous faire part de la communication que vient de m'adresser à ce sujet M. le ministre de l'agriculture, du commerce et des travaux publics.

Beaucoup de personnes sont encore persuadées que le choléra est une maladie subite, se déclarant tout à coup et dont on ne saurait arrêter le développement. C'est une erreur grave et d'autant plus fâcheuse qu'outre la frayeur qu'elle produit et qui suffirait à elle seule pour prédisposer aux atteintes du fléau, elle porte au découragement et détourne de se soigner.

Loin d'être une maladie subite, le choléra s'annonce toujours, ou presque toujours, par différents accidents ou dérangements dans la santé.

Le principal de ces dérangements est la diarrhée, qui peut être regardée comme l'avant-coureur constant du choléra et dont la signification est surtout importante lorsqu'elle est accompagnée de courbature, de malaise général et d'envies de vomir.

En soignant bien cette indisposition, en s'empressant de l'arrêter, on a les plus grandes chances et pour ainsi dire la certitude d'éviter le choléra, en la négligeant, au contraire, on court le plus grand danger d'être atteint de la maladie.

Ces vérités sont aujourd'hui démontrées, elles ressortent avec évidence des faits les plus nombreux, très-soigneusement observés, des rapports adressés de toute part au gouvernement, et des renseignements qu'il a fait prendre dans les pays atteints, tant en France qu'à l'étranger.

Des contrées tout entières et de nombreux établissements ont été préservés par la seule précaution prise de rechercher et de traiter la diarrhée.

Ainsi, d'un côté, le choléra, au lieu d'attaquer soudainement, prévient, le plus souvent, de son approche, et, d'un autre côté, il s'arrête également quand on sait mettre à profit les avertissements qu'il donne et remédier à la diarrhée qui le précède.

D'après cela, on ne saurait trop recommander à tout le monde, à la moindre apparence de l'épidémie, de bien surveiller sa santé, de se soigner promptement, de remédier sans retard aux plus petits dérangements et en particulier aux dérangements d'entrailles.

Les moyens à employer sont, d'ailleurs, très-simples : *cesser de manger, se reposer, se coucher, prendre des boissons chaudes et légèrement aromatiques : du tilleul par exemple, ou du thé; chercher à transpirer ; au besoin employer des lavements de décoction de pavots, boire de l'eau de riz, etc.* Ces moyens suffisent le plus ordinairement pour arrêter les accidents et conjurer le mal ; ils permettent du moins d'attendre l'arrivée du médecin, qu'il convient toujours d'appeler au plus tôt.

Je vous recommande, monsieur le maire, si le cas venait à s'en présenter dans votre commune, de faire l'application des indications qui font l'objet de la présente communication.

Agréez, Monsieur le Maire, l'assurance de ma considération très-distinguée.

Le Conseiller d'État chargé de l'administration du département du Rhône,

VAÏSSE.

CIRCULAIRE DU DIRECTEUR DE L'ÉCOLE DE MÉDECINE DE LYON.

M. le ministre de l'instruction publique et des cultes, par un arrêté du 8 septembre, a décidé que le temps passé par MM. les étudiants en médecine et en pharmacie, à titre de réquisition temporaire, dans le service des hôpitaux militaires ou des ambulances de l'armée, leur sera compté pour l'obtention de leurs inscriptions comme s'ils n'avaient pas quitté la Faculté de médecine ou l'Ecole préparatoire dans laquelle ils étudiaient.

M. le ministre a voulu ainsi que leur dévoûment ne fût en rien préjudiciable à leur avenir, avec d'autant plus de raison que la nature du service qu'ils remplissent ne peut que profiter à leur instruction.

— SOCIÉTÉ DE MÉDECINE DE LYON. — Dans une de ses premières séances, le Conseil général du Rhône, tout en maintenant l'allocation annuelle de 600 fr. de la Société de médecine, avait exprimé le regret de n'avoir point reçu communication des publications faites par cette compagnie. M. le secrétaire-général de la Société s'est empressé d'écrire à M. le Conseiller d'état qu'un exemplaire des *Annales* avait été déposé à la Préfecture, et que c'était sans doute par un oubli involontaire de l'Administration que cet exemplaire n'avait pas été mis sous les yeux du Conseil. Il paraît que cette lettre a été prise en considération, car dans le procès-verbal du 31 août on trouve la rectification suivante : « Le Conseil remercie M. le secrétaire de la Société de médecine; l'importance qu'il attache aux travaux de cette Société savante l'avait fait seul regretter de ne pouvoir apprécier lui-même cette utile et intéressante publication. »

— HYGIÈNE DE LYON. — Depuis plusieurs mois on travaille activement aux deux grandes entreprises qui doivent modifier profondément les conditions sanitaires de notre ville. Les démolitions nécessitées par le percé de la rue Impériale ont déjà fait disparaître quelques-unes de ces rues noires et infectes, qui faisaient de Lyon une des villes les plus malpropres de France, et l'année 1855 ne se passera pas sans que tous les quartiers ne soient abondamment pourvus d'une eau claire, fraîche et limpide, comme il est facile de s'en assurer en examinant le grand réservoir des petits Brotteaux. Enfin, nous apprenons qu'une cité ouvrière va s'élever à l'instar de celles de Paris, de Londres et de Mulhouse. Cette cité sera composée de 400 maisons et construite dans la banlieue de Lyon, dans la plaine de Montchat, en dehors de l'octroi.

A ces trois projets, dont les deux premiers sont déjà en cours d'exécution, il faut en ajouter un quatrième qui, à peine enfanté, a déjà des partisans et des adversaires passionnés. Ce projet, qui autrefois aurait paru irréalisable, est d'une simplicité extraordinaire, à côté des difficultés soulevées et vaincues pour l'ouverture de la rue Impériale. Il consisterait à vendre le périmètre sur lequel sont construits l'hospice de la Charité et l'hôpital militaire, et qui est compris entre la rue Sala, le quai, la rue et la place de la Charité. On espère, grâce à la valeur de ce périmètre, pouvoir réaliser une somme de plusieurs millions qui permettrait de construire ailleurs et dans de meilleures proportions un hospice d'aliénés, un hospice pour la vieillesse, un pour les filles-mères et les enfants et enfin un hôpital militaire ; des constructions modernes remplaceraient les établissements hospitaliers et communiqueraient une vie plus active à tout le quartier dit de Bellecour. Ce projet, ou la spéculation joue un plus grand rôle que l'hygiène, nous rappelle la proposition faite il y a quelques années de construire deux vastes hôpitaux fort simples, en pisé, par exemple, dans la plaine de la Part-Dieu, d'affecter l'Hôtel-Dieu à toutes les branches de l'administration lyonnaise et de louer la Charité à des particuliers. Cette proposition ne fut prise au sérieux que par son auteur, et en effet, elle ne méritait pas qu'on s'y arrêtât. Le nouveau projet au contraire est très-pratique et surtout très-séduisant, puisqu'il permet la création sans frais pour la ville et le département d'établissements urgents. Malgré ces avantages, la démolition de l'hospice de la Charité inspirera de sincères regrets. Les médecins pourront se demander pourquoi de deux hôpitaux on fait disparaître le plus salubre et le mieux conçu, tandis que l'autre éminemment impropre à sa destination est conservé. Quant aux Lyonnais, ils regretteraient un monument qui atteste à la fois la charité et l'intelligence de leurs pères.

— MM. Delore et Guillaud, internes des hôpitaux civils, envoyés à Charette et à Montalieu, (Isère), pour y soigner les cholériques, sont de retour de leur mission, l'épidémie ayant cessé ses ravages dans ces localités.

— M. Brevet, interne des hôpitaux civils, est également de retour de Rillieux, où il a été envoyé dans le même but. Nous avons le regret de dire que dans ce village, la population égarée par les menées d'un malfaiteur, qui est entre les mains de la justice, a mis M. Brevet et le docteur Chiara, de Miribel, dans la nécessité de se retirer.

Bulletin bibliographique.

CHOLÉRA-MORBUS. — *Guide du médecin praticien dans la connaissance et le traitement de cette maladie*, suivi d'un Formulaire de thérapeutique appliquée au Choléra-Morbus et d'un Formulaire spécial, par le docteur FABRE, in-8 de 376 pages; chez M[el] *Savy*, libraire, place Louis-le-Grand, n° 11. — Prix : 5 fr.

ERRATUM du dernier numéro. — Page 247, 1re colonne, ligne 24, après ces mots *chirurgiens de l'Hôtel-Dieu*, ajoutez : *et de la Charité.*

LYON. — Imprimerie d'AIMÉ VINGTRINIER, quai Saint-Antoine, 36.

SIXIÈME ANNÉE. Nº 10. 31 OCTOBRE 1854.

GAZETTE MÉDICALE DE LYON

RECUEIL DES ACTES DE LA SOCIÉTÉ DE MÉDECINE

PUBLIÉE PAR LE DOCTEUR BARRIER,

MEMBRE DE LA SOCIÉTÉ DE MÉDECINE, CHIRURGIEN EN CHEF DE L'HÔTEL-DIEU.

Ce Journal est mensuel. — On s'abonne à Lyon : chez Mel SAVY, place Louis-le-Grand, 11 ; chez Mme PHILIPPE, rue St-Dominique, 7; — à Paris, chez V. MASSON
L'abonnement est de 10 f. par an pour Lyon, 11 f. pour le reste de la France.—Tout ce qui concerne la rédaction doit être adressé à M. BARRIER, p. de la Charité, 7.

BULLETIN.

Académie impériale de médecine; discussion sur le cancer.

L'Académie impériale de médecine a récemment consacré plusieurs séances à une discussion sur le cancer. A l'occasion d'un rapport de M. Jobert, de Lamballe, sur un cas de sarcocèle encéphaloïde observé sur un enfant de trois ans et opéré avec un succès qui date maintenant de huit années, par M. Pamard, d'Avignon, le docteur Robert a émis des doutes sur la nature vraiment cancéreuse de la tumeur et sur la curabilité du cancer en général. Cette question a paru, et c'est à bon droit, assez importante à l'Académie pour devenir l'objet d'une discussion générale dans laquelle ont été entendus MM. Leblanc, Velpeau, Barth, Gerdy, Cloquet et Robert.

Cette discussion a déjà montré et montrera de mieux en mieux, si elle se prolonge, que, malgré le progrès que ces dernières années ont vu s'effectuer dans l'art d'observer à l'aide du microscope, malgré les découvertes que l'on doit à l'emploi de cet instrument dans les recherches d'anatomie pathologique, il n'y a pas actuellement lieu de modifier les principes de la thérapeutique médico-chirurgicale du cancer d'après les indications de la microscopie.

Si l'on écoutait avec complaisance les partisans exagérés du microscope, on n'admettrait comme cancéreuses que les lésions organiques dans lesquelles cet instrument permet de constater la cellule cancéreuse, et l'on ferait une classe à part des tumeurs épithéliales et fibro-plastiques. Au point de vue purement anatomo-pathologique, cette concession pourrait encore être faite et n'aurait pas de fâcheuses conséquences. Mais, pour le pathologiste et le praticien, ces tumeurs sont de la même famille et réclament en général le même traitement. Les unes et les autres récidivent le plus souvent, soit sur place, soit dans d'autres régions. Qu'il y ait sous le rapport de la fréquence

Feuilleton.

De l'insuffisance des hôpitaux de Lyon et de l'opportunité de créer un hôpital nouveau,

par M. AILLAUD, *médecin de l'hospice du Perron. Mémoire présenté à la Société de médecine.*

(*Suite et fin.*)

2° *De l'insuffisance des choses nécessaires aux malades de Lyon.*

Le nombre de lits étant résolu, je ne m'occuperai ici que de l'architecture convenable aux établissements hospitaliers, je dirai ensuite quelques mots sur les aliments, les médicaments, les habillements, etc.

a. Si, par des besoins quelconques, des constructions devenaient nécessaires à côté du superbe monument de l'Hôtel-Dieu de Lyon, il faudrait bien qu'elles fussent en harmonie avec lui. Je sais qu'il est des personnes qui ne voient, en cela, qu'une question d'humanité et de dépenses et pour lesquelles, l'hygiène satisfaite, il n'y a plus à s'occuper que d'économie. Je les ai entendues quelquefois formuler à ce sujet des reproches que je crois bien sévères. Si, à côté d'un monument comme celui de l'Hôtel-Dieu, ces personnes voyaient des constructions mesquines qui lui appartinssent et qui le déparassent; si, à côté de somptueuses maisons bourgeoises, elles voyaient de misérables constructions hospitalières faites plutôt pour inspirer du dégoût aux malades que pour les y attirer, elles seraient les premières à les trouver insuffisantes et à s'en plaindre. Ici, comme partout, il faut mettre en harmonie les choses entre elles. Il est vrai que telle construction qui paraîtrait trop pauvre à côté de l'Hôtel-Dieu de Lyon peut présenter de bonnes conditions hygiéniques et convenir à la campagne.

b. Comment doit-on soigner les malades indigents des hôpitaux? Ici se présente une grave question: l'homme riche qui, par exemple, dépense 1,200 fr. par an pour sa nourriture, vivra-t-il plus longtemps, plus heureusement que le pauvre qui n'aura jamais pu y affecter que 200 francs et même moins? Le premier guérira-t-il plus sûrement, plus promptement avec les médicaments les plus recherchés, les plus chers, que le second avec les plus simples et les plus économiques? Le riche, obligé de vivre comme le pauvre, vivra-t-il moins longtemps,

de cette récidive quelques différences, c'est possible ; mais une différence de degré ne constitue pas un caractère assez distinctif pour changer la classification ordinaire de ces tumeurs, et surtout pour modifier les principes de la pratique.

Jusqu'à quel point le microscope sera-t-il utile un jour pour le diagnostic des lésions organiques? On ne peut aujourd'hui le savoir et le préciser. Mais l'utilité de cet instrument examinée à ce point de vue n'est pas actuellement très-grande et n'est pas toujours incontestable. Dans la plupart des cas, l'inspection anatomique ordinaire suffit pour la détermination de la nature des tumeurs et dans les cas douteux, équivoques, l'examen microscopique ne lève pas toutes les difficultés. Il y a souvent divergence et contradiction dans les résultats obtenus par divers observateurs d'une égale autorité. Il est arrivé plusieurs fois qu'un micrographe n'a point trouvé la cellule cancéreuse là où un autre l'a reconnue. Si donc le diagnostic anatomique est incertain le pronostic l'est aussi, et, sous ce rapport, le microscope n'a pu encore rendre de grands services.

Quant à la question de la curabilité du cancer en général, rien n'indique qu'elle doive faire un pas décisif par suite de la discussion ouverte dans le sein de l'Académie. Aucun praticien ne pourra sans doute avancer et surtout prouver que le cancer guérit souvent d'une manière définitive et radicale. Tous avoueront que cette guérison est peu commune ; mais les uns la diront très-rare, tandis que d'autres y croiront encore quelquefois. C'est la mesure exacte de cette rareté qui fera défaut et la conclusion à tirer de ce débat sera probablement conforme au vague qui règne encore dans la science sur ce point.

Parvînt-on, d'ailleurs, à prouver que toute lésion vraiment et évidemment cancéreuse ne peut guérir, c'est-à-dire est infailliblement suivie de récidive, on aurait bien de la peine à démontrer que les chirurgiens doivent s'abstenir de pratiquer l'ablation des tumeurs carcinomateuses. Jusqu'à nouvel ordre, les praticiens ne devront reculer devant ces opérations que dans le cas de cachexie prononcée ou d'autres contre-indications tirées de l'état local et général des malades. Sans doute, il n'y a pas d'illusion à se faire sur le succès de la médecine opératoire dans ce cas. Il est même difficile à un chirurgien, éclairé par l'expérience, d'opérer le cancer sans une extrême répugnance. Mais il y a là un devoir à remplir, devoir dont l'anesthésie artificielle diminue le poids pour le chirurgien et dont elle rend la rigueur moins douloureuse pour le malade.

Pour faire renoncer les chirurgiens à l'opération du cancer, il faudrait non seulement prouver que la récidive est infaillible, mais aussi qu'elle constitue pour le malade une aggravation de son état antérieur. Il faudrait établir que l'affection cancéreuse, en se manifestant de nouveau, devient plus douloureuse et amène plus rapidement la mort que si on l'avait abandonnée à sa marche naturelle sans contrarier l'essor de sa première manifestation. Or, des statistiques bien faites manquent encore pour résoudre ces questions, et, dussent-elles le faire dans un sens fâcheux, il faudrait encore regarder comme une compensation d'une certaine valeur l'intervalle de santé qui s'écoule entre l'opération et la récidive, et l'espérance, tout illu-

---

moins heureusement ; et le pauvre, vivant comme le riche, vivra-t-il plus longtemps et plus heureusement, surtout lorsque l'habitude de ces différentes positions aura été bien contractée?

Ne voit-on pas des maisons qui ne peuvent pas subvenir à leurs dépenses avec 12,000 fr. de rente, tandis que d'autres, ayant le même nombre de personnes, font des économies, des épargnes avec 6,000 fr. et même avec beaucoup moins, et vivent tout autant et tout aussi bien?

Supposons que 40,000 fr. sont affectés annuellement aux dépenses des incurables du Perron, et qu'on ne peut pas y affecter davantage, si par un luxe de confortable, d'aliments, de remèdes, de linges, etc., on les dépense pour 50 seulement, il faudra renvoyer les 50 autres. Et si l'Hôtel-Dieu, la Charité et l'Antiquaille agissent de même, les premiers auront le superflu et les derniers n'auront pas le nécessaire. Et le superflu, en pareille circonstance, serait une chose plus qu'injuste; car les premiers n'ont pas plus de droits que les derniers. Le bien qu'on aurait fait aux uns serait fort douteux, fort contestable, et le mal qu'on aurait fait aux autres certain, positif. Je soumets ces réflexions à ceux qui ont vu de près les riches et les pauvres, les vicissitudes de leur fortune, et qui les ont comparés entre eux dans ces différents états. Pour moi, je ne crois pas qu'il soit possible d'établir des règles, et de tirer des conclusions générales de pareils faits que chacun possède par devers soi. Toutefois, si j'étais obligé de résumer mon opinion sur ce sujet, voici ce que je dirais : 1° Il faut se pénétrer des besoins individuels pour les satisfaire convenablement ; 2° Il faut tâcher de faire tout le bien possible avec une somme donnée ; 3° et enfin créer des ressources suffisantes pour subvenir, au moins, au strict nécessaire des malades pauvres.

3° *De l'insuffisance des ressources des hôpitaux de Lyon.* — S'il était prouvé qu'il y a insuffisance absolue des ressources des hôpitaux civils de Lyon, toute la question tomberait ou n'aurait pas d'effet. Examinons donc ce que pourraient être ces ressources et ce qu'elles sont :

Sous le nom d'assistance publique, une administration générale gouverne, à Paris, tout ce qui a trait aux maisons hospitalières et aux secours à domicile. C'est une imitation heureuse de distribution naturelle. C'est le centre circulatoire qui, à l'aide de vaisseaux qui lui sont propres, porte la nourriture à toutes les molécules organiques, sans qu'il y ait jamais ni excès, ni défaut nulle part. Aussi les besoins de cette unité de distribution sont-ils sentis par tous ceux qui se sont occupés de la répartition des ressources des pauvres. C'est l'avis des médecins de la ville de Lyon qui ont le plus spécialement écrit sur les hôpitaux, de MM. Pointe, Monfalcon et de Polinière. C'est l'opinion de l'Administration des hôpitaux de Lyon, puisqu'elle a imité Paris, en réunissant les quatre établissements hospitaliers principaux, et qu'elle a le projet, dit-on, d'augmenter encore cette réunion depuis l'agglomération lyonnaise. Et n'est-ce pas sous l'influence de cette pensée d'unité, de force, d'ordre et d'harmonie que la Société de médecine de Lyon a posé la question qui fait le sujet de ce Mémoire. Pour arriver au système général dont il s'agit, il n'y a donc plus qu'à généraliser davantage et qu'à suivre la voie de progrès dans laquelle marche l'administration des hôpitaux civils de Lyon. Après

soire qu'elle est, rendue au malade pendant un laps de temps plus ou moins considérable.

En résumé, nous dirons : 1° que les travaux des micrographes modernes ont fourni des résultats dignes d'intérêt et d'une certaine utilité, mais ne sont pas encore de nature à justifier toutes les prétentions de la jeune école, ni à changer les bases de la thérapeutique du cancer, 2° que jusqu'à nouvel ordre l'incurabilité du cancer n'étant pas démontrée d'une manière absolue, l'opération reste encore indiquée dans un grand nombre de cas, et d'une manière presque aussi positive pour les tumeurs à cellules cancéreuses que pour les tumeurs fibro-plastiques et épithéliales.

F. BARRIER.

Documents sur l'origine et la propagation du choléra à Beaujeu, par M. P. DIDAY.

Chaque localité envahie par le fléau offre à l'observateur attentif des données propres à éclairer la question de la contagion du choléra; c'est donc un devoir pour chacun de nous de raconter fidèlement ce qu'il a pu apprendre à ce sujet. Travailler à cette enquête sans parti pris, avec la consciencieuse impartialité de l'historien est un rôle que nul médecin ne doit refuser lorsqu'il peut le remplir avec quelque profit pour la vérité.

Un marchand, le sieur D., demeurant à Vaise (1), venait toutes les semaines à Beaujeu, pour son commerce. Il y arriva le mardi soir, 29 août 1854. Agé de 72 ans, mais vigoureux et doué d'une bonne santé, il soupa comme à l'ordinaire; mais, vers deux heures du matin, il fut pris de choléra. M. le docteur Robat, appelé, en reconnut les symptômes. — Le 30, à 10 heures du matin, on le transporta de son auberge à l'hôpital de la ville, où il fut couché salle Saint-Roch, n° 10. Mais, au bout de deux ou trois heures, il fut placé dans une autre salle, pour le moment, inoccupée. Il y mourut le même jour, à 9 heures du soir.

Une idiote, âgée de 15 ans, atteinte depuis huit jours de perte d'appétit et de diarrhée (2), fut prise du choléra, le samedi 2 septembre (trois jours après l'entrée du sieur D.). Il y eut cyanose et algidité complètes et très prononcées. Cependant la réaction fut obtenue; mais elle succomba à ses suites, quinze jours après le début de la maladie. — On remarqua que son lit formait l'un des côtés d'un passage par lequel le sieur D. avait été porté de la première à la deuxième salle, passage que traversaient constamment les personnes qui soignaient ce cholérique. — On remarqua aussi que cette idiote qu'on était obligé de faire boire et manger, subissait des contacts plus fréquents, plus intimes de la part des sœurs mêmes qui en avaient eus avec le cholérique.

Revenons. Le sieur D., avons-nous dit, fut d'abord couché salle Saint-Roch, n° 10. Les n°s 8 et 9 étaient occupés par deux malades qui, tous les deux, aidèrent à le soigner. Celui du n° 8, homme de 65 ans, affecté d'ané-

(1) Quartier de Lyon où le choléra a sévi.

(2) Ainsi qu'une certaine partie du personnel de l'Hôpital, à cette époque.

l'avis de ces savants médecins, après les actes accomplis de cette administration éclairée, et surtout après l'exemple que nous donne Paris, il me paraît inutile d'insister plus longuement sur les avantages de réunir entre les mains de l'administration actuelle des hôpitaux de Lyon tout ce qui a trait à l'assistance publique.

Je ne voudrais pas que cette administration générale embrassât seulement toutes les charges des pauvres; je voudrais qu'elle pût avoir aussi toutes les ressources possibles pour bien les supporter, et c'est pour cela que quelques modifications pourraient devenir nécessaires. Qu'il me soit permis d'exprimer ma manière de voir sur ce sujet.

Dans l'état actuel des choses, chaque membre de l'administration des hôpitaux civils de Lyon a une spécialité utile dans la délibération et dans l'exécution des affaires importantes. C'est un médecin éminent par les qualités d'esprit et du cœur qui dirige le service médical avec une intelligence parfaite de la matière et avec un sentiment exquis des convenances. C'est un jurisconsulte qui est chargé du contentieux et qui plaide les intérêts des pauvres avec ce zèle infatigable que l'humanité seule peut inspirer. Ce sont des négociants habiles et honorables qui président à l'achat, à la conservation et à l'emploi des marchandises qui ont fait l'objet de leurs études de toute la vie. Ce sont des banquiers, des financiers, de riches propriétaires, etc., qui apportent le concours volontaire et désintéressé de leur spécialité aux besoins de l'administration des hospices. Quand un administrateur se retire, l'administration elle-même en choisit un autre pour le remplacer, avec ce tact heureux qui la caractérise. Aussi le nouvel élu est parfaitement apte au service qu'elle lui confie, et elle conserve toujours dans sa constitution cette homogénéité et cette harmonie nécessaires à l'entente et à la gestion des grandes affaires. Chaque administrateur consacre ses connaissances particulières et étendues, une bonne partie de son temps, et quelquefois de sa fortune, au profit de la chose publique. Et la société, juste appréciatrice de ce noble dévoûment, l'entoure de cette haute distinction qui n'appartient qu'aux plus grands mérites. C'est dire combien j'apprécie les services que rend l'administration actuelle des hôpitaux civils de Lyon : personne ne désirera plus que moi qu'elle continue une mission qu'elle remplit si bien, sans toucher essentiellement à son organisation. Toutefois, ses ressources sont bornées et elle ne peut se suffire. Elle est obligée de faire appel aux subventions du gouvernement et à la charité chrétienne; et n'est-il pas convenable que ceux qui les représentent d'une manière plus particulière fassent partie du conseil de cette administration, voient de près ses besoins pour pouvoir travailler plus efficacement à les satisfaire? Déjà un haut fonctionnaire de l'État a été admis dans son sein et est venu compléter la représentation de tous les intérêts matériels. Mais il me semble qu'une lacune existe et qu'on ferait bien de la remplir. Sans doute, l'administration entière est animée des meilleurs sentiments religieux. Cependant, les intérêts spirituels ne sont pas représentés spécialement dans ces maisons qui ont été fondées par la charité chrétienne et qui ne sont souvent entretenues que par elle. Des conflits regrettables ont eu lieu quelquefois entre l'administration et des aumôniers ses subordonnés. Avec un ecclésiastique au conseil, je suis convaincu que

vrysme du cœur, mais étant alors peu gravement atteint, offrit les symptômes du choléra le jeudi 7 septembre, à 10 heures du matin. A 5 heures du soir, il avait succombé à la violence de l'attaque.

L'administration, de concert avec les médecins, ordonna alors l'évacuation de l'hôpital. Sur quarante malades on n'y en garda que dix. Il n'y eut pas, depuis lors, de nouveaux cas de choléra parmi les restants.

Quant à la ville, la maladie se déclara, le dimanche 10 septembre, chez une fille; sa mère la prit bientôt après elle; et elles moururent toutes deux, à deux jours d'intervalle, en huit ou dix heures. Il y eut, peu de temps après, deux autres cas, dont un seul se termina par la mort. Et jusqu'à présent l'épidémie a borné là ses ravages. — On a fait l'observation que la partie de la localité, la seule atteinte, a été la *ville basse*, rue plus large cependant et mieux aérée que les autres, mais construite sur un terrain qui, contrairement aux autres parties de la ville, contient dans sa composition de la roche calcaire.

Avant le mardi 29 août, jour de l'arrivée du sieur D., à Beaujeu, il n'y avait eu aucun cas de choléra dans cette ville, non plus qu'à l'hôpital. Et celui de la jeune idiote est le premier qui y ait eu lieu (1).

Tels sont les faits qui m'ont été racontés par deux hommes aussi compétents qu'honorables, tous deux internes ayant laissé des souvenirs dans nos hôpitaux, M. le docteur Robat, administrateur, et M. le docteur Clément, médecin de l'hôpital de Beaujeu. Après les avoir écrit en quelque sorte sous leur dictée, j'ai eu soin de leur lire ma rédaction, qu'ils ont reconnue exacte. J'ai voulu visiter les lieux, et ai pu recueillir, de la bouche même de la respectable supérieure, les renseignements les plus précis sur ces circonstances.

(1) La chambre où le sieur D. avait passé les premières heures fut soigneusement désinfectée, ainsi que les latrines de l'auberge.

Après cette relation, qu'il me soit permis de quitter le rôle de rapporteur. Je ne pourrais, en effet, cacher plus longtemps l'impression que ces faits ont produite sur moi. Comme beaucoup de mes confrères, sans doute, je commence à ne plus trouver tout à fait aussi *puériles* qu'un rédacteur de ce journal veut bien l'affirmer, ces histoires de contagion qui semblent se multiplier à mesure qu'on est mieux prévenu de leur possibilité; et la doctrine *surannée* de la contagion, quelque zèle qu'on mette à en réfuter les preuves, ne laisse pas, ce me semble, que de gagner du terrain dans beaucoup de bons esprits.

Ces invasions du fléau qui s'opèrent, dans des lieux indemnes jusque-là, à l'occasion d'un émigrant de lieu infecté, ne seraient-elles que de fortuites coïncidences? — On l'a soutenu: et voici les cinq considérations principales sur lesquelles les non-contagionistes s'appuient pour infirmer tous les faits de ce genre :

1° *Le temps écoulé entre la cause et son prétendu effet est trop long, disent-ils, pour qu'on soit en droit de le considérer comme une incubation. A Craponne, il a été de douze jours: à Beaujeu, de huit. Le germe du choléra pourrait-il donc sommeiller aussi longtemps?* — Ma réponse sera courte. Quand vous voyez l'incubation de la gale être de huit à vingt jours, celle de la variole de six à vingt, celle de la syphilis constitutionnelle de un à six

---

cela ne fût pas arrivé. D'ailleurs, ce serait, peut-être, le meilleur moyen de terminer à l'avantage des hôpitaux le différent qu'a fait naître un grand legs. Je forme donc des vœux pour qu'un de Messieurs les curés de Lyon entre au conseil, y apporte aussi son contingent de lumières particulières, sa spécialité religieuse, si je puis ainsi parler, et appelle sur les hôpitaux cette charité vive qui a fait tant de bien et qui peut en faire tant encore dans une ville où elle a pris de si profondes racines, et où elle se traduit par tant de manifestations diverses. Dans l'état actuel, l'élément religieux, vivifiant des maisons chrétiennes ou hospitalières agit dans des sphères, je ne dirai pas plus ou moins élevées que celle de l'administration, mais différentes, et ne prend pas, selon moi, une part assez active dans la direction temporelle et spirituelle de nos hôpitaux. Je voudrais aussi que le préfet et l'archevêque de Lyon ne fussent pas seulement des présidents de noms, mais de fait; qu'ils présidassent réellement quelquefois; qu'ils étudiassent de près d'une manière toute particulière les besoins de l'administration; et qu'ils travaillassent directement à lui procurer toutes les ressources qui lui sont nécessaires. Les trois présidents représenteraient, l'un les ressources proprement dites de l'administration, l'autre, celles de la ville, du département, de l'État, et le troisième celles de la charité chrétienne. Dans le cas où Lyon imiterait Paris et déposerait toutes ses ressources dans les mains de l'administration actuelle pour les charges de tous les établissements hospitaliers et de tous les secours à domicile, ce qui est désirable, les trois présidents confondraient leur action dans un seul et même centre. Dans le cas où les choses resteraient comme elles sont, ils seraient trois centres différents, trois sources fécondes qui, réunies par une entente parfaite, constitueraient, en quelque sorte, l'assistance publique et générale et pourraient donner une juste satisfaction aux besoins légitimes des hôpitaux et des secours à domicile, sans qu'il y eût ni trop, ni trop peu nulle part.

Voilà comment je désirerais que les choses fussent. Mais il s'agit maintenant de les considérer comme elles sont et de voir si actuellement l'administration peut trouver des ressources suffisantes pour satisfaire aux besoins que nous avons constatés.

Dans la comparaison des chiffres budgétaires des hôpitaux de Paris et de Lyon, nous trouvons :

1° Que les revenus fixes de Lyon, qui ne devraient être que de 684,503 fr. 99 c., en prenant pour bases la population et les revenus fixes de Paris, sont de 1,103,142 fr. 22 c., soit de 418,878 fr. 23 c. de plus.

2° Que les dépenses gén. de Lyon, qui seraient de 3,501,282 fr. 11 c. si elles étaient proportionnelles, ne sont que de 2,481,169 fr. 83 c., soit de 1,040,112, fr. 28 c. de moins, qu'ainsi nous avons d'un

côté . . .	418,838 fr.	23 c.	de plus sur les revenus fixes,
Et de l'autre.	1,040,112	28	de moins sur les dép. proportion.

En totalité . 1,458,950 fr. 51 c. à dépenser dans les hôpitaux de Lyon, pour que les revenus fixes et les dépenses générales soient proportionnels à ceux de Paris. Et puisque Paris complète son budget pour faire face à ses besoins, pourquoi Lyon n'en ferait-il pas autant?

mois, au nom de quel rationalisme prétendriez-vous, au mépris de toutes les analogies, assigner pour les besoins de votre cause, des limites plus étroites à la période de développement d'un principe morbide encore si mal connu?

2° *Dans les localités qu'on croit envahies par voie de contagion, la cholérine existait déjà avant le moment où le prétendu germe est venu du dehors.* — Même en admettant le fait exact pour tous les cas, même en donnant à l'objection qu'il constitue sa plus grande extension, il n'en resterait pas moins avéré que la prédisposition avait jusque-là été impuissante à réaliser la maladie dans sa plénitude d'action. L'arrivée d'un émigrant ne remplirait que l'office du levain; mais encore faut-il du levain pour décider la fermentation. Et empêcher le levain de toucher la pâte resterait toujours une précaution capitale à prendre.

3° *Dans les cas allégués comme preuve de la contagion, on voit souvent* (et les faits de Beaujeu en offrent un bel exemple), *deux individus, en apparence également exposés au contact d'un cholérique, ne fournir cependant qu'une victime. Un principe contagieux ne devrait-il pas frapper tous ceux qu'il touche?* — L'objection a été faite: mais je n'y répondrais, si elle m'était adressée, qu'en renvoyant son auteur à l'étude des éléments de la pathologie des virus ou principes contagieux.

4° *Certaines contrées demeurent éternellement vierges du choléra, malgré l'affluence des émigrants cholériques que leur réputation même de salubrité y attire. Qui donc y empêche la propagation d'un germe qui s'y trouve accumulé, pour ainsi dire, à pleines mains?* — Mal déterminée encore, cette influence préservatrice du sol et des lieux paraît réelle. Oui, de même que quelques individus affrontent impunément les chances de contagion où leur prédécesseur et leur successeur immédiats vont succomber, de même certaines conditions telluriques paraissent braver la diffusion du principe cholérique. Mais l'immunité que la vaccine confère doit-elle empêcher les non-vaccinés de redouter la variole et de prendre leurs mesures pour en éviter la transmission? Influence du sol, d'une bonne constitution, d'un moral affermi, de la sobriété, d'une attention vigilante aux moindres prodrômes, ce sont là autant d'excellentes garanties contre le fléau indien. Mais, encore une fois, de ce qu'elles peuvent suffire à neutraliser le germe, en conclurez-vous que le germe ne se communiquera point à ceux chez qui elles manquent?

5° *Comment, s'il était contagieux, le choléra cesserait-il, alors que l'accumulation des malades semble au contraire conspirer à l'étendre?* — Il y aurait beaucoup à dire sur le pouvoir *de circonscription*, dévolu à la nature. Mais je me bornerai à demander, à mon tour : comment le chancre vénérien primitif s'arrête-t-il dans des tissus homogènes de texture? Et comment les épidémies de variole s'arrêtaient-elles, avant la découverte de la vaccine?

Il est une classe spéciale d'opposants qui mérite aussi d'être mentionnée. Ce n'est plus la réalité des exemples de contagion que l'on conteste; c'est l'opportunité de les mettre en lumière. « J'aurais la main pleine de preuves de

---

Indépendamment des subventions officielles qui doivent être les mêmes à Lyon qu'à Paris proportionnellement, je ne pourrais laisser supposer que la charité lyonnaise se laissât dépasser par celle de la Capitale. Les proportions étant gardées, Lyon a donc 1,727 lits de moins et 1,458,950 fr. 51 c. de plus selon Paris, c'est-à-dire, 847 fr., par lit afin d'élever les constructions nécessaires pour les recevoir et pour en alimenter 1,120. Je puis donc conclure qu'il n'y a pas insuffisance dans les ressources des hôpitaux civils de Lyon.

II.

Cette partie peut être considérée sous deux points de vue différents :

a. De l'opportunité de créer les lits qui manquent.

b. De la préférence à donner à une ou à plusieurs maisons hospitalières pour les y recevoir.

a. Si j'ai bien apprécié la première partie de la question; s'il est bien vrai que la ville de Lyon ait des besoins hospitaliers et qu'elle puisse les satisfaire, ce que je crois avoir démontré, la question de l'opportunité doit être résolue par l'affirmative; il faut bâtir. Jamais moment ne fut plus favorable. L'ordre est rétabli, le gouvernement est stable, le commerce prospère. L'industrie prend un essor tout particulier. Des voies ferrées se construisent; elles vont aboutir à Lyon de différents pays et apporter dans ses hôpitaux un plus grand nombre de malades étrangers. L'agglomération lyonnaise va devenir bientôt un centre plus considérable et grossir encore le nombre de malades qui ne peuvent plus entrer dans nos hospices. Si par opportunité, on doit entendre la nécessité de créer des hôpitaux, cette partie de la question n'est plus qu'un corollaire, qu'une conséquence de la première; il faut bâtir. Dans un pays civilisé, le malade pauvre a droit à l'assistance. Que l'on considère les besoins hospitaliers en eux-mêmes, besoins qui demandent à être satisfaits et qui le demanderont bien davantage encore sous peu, ou que l'on désire que ces besoins ne soient ni la cause, ni le prétexte dont pourraient s'armer quelques fauteurs de troubles publics pour semer la discorde, je dis qu'il faut bâtir, et qu'il ne faut pas attendre la pression que pourraient exercer ces circonstances. Il n'y a pas seulement nécessité, il y a urgence. L'humanité en fait une loi, la politique une obligation, et la religion un devoir.

b. Il s'agit maintenant de savoir si l'on doit créer un hôpital nouveau ou des succursales. Pour résoudre cette importante question, je vais considérer l'organisation hospitalière de Paris et la prendre pour modèle. Dans cette ville les établissements hospitaliers sont disposés de telle sorte, et composés de telle manière qu'ils offrent des avantages incontestables de plus d'un genre, avantages sanctionnés par une longue expérience.

Les hôpitaux destinés à recevoir les malades qui guérissent assez vite, qui demandent des soins prompts, qui ont besoin de voir souvent leurs parents et amis, qui ne pourraient être transportés au loin sans inconvénients, et dont le nombre s'est élevé à 91,946 et a occupé 7,713 lits en 1849, sont dans des conditions que réclament ces exigences, c'est-à-dire, dans l'intérieur de Paris, mais ils coûtent plus cher et sont moins salubres.

ce genre — me disait l'un des confrères que j'estime le plus, — je me garderais bien de l'ouvrir ! » Cette conduite a reçu le nom de prudence. On craint que le péril d'approcher des cholériques étant connu, ils ne manquent de soins. Et, en ceci comme en tant d'autres matières, on se croit habile en traitant le peuple comme un enfant à qui la vérité doit se mesurer goutte à goutte.

L'école des capitulations n'est point la mienne. A mes yeux, au contraire, le vrai et l'utile sont si nécessairement, si profondément connexes que je ne puis même discuter de sang-froid de telles assertions, de tels blasphèmes contre le saint auteur de toute vérité. Je ne rappellerai donc point à mes adversaires les ressources infinies de la charité et de la philanthropie, que le péril a l'infaillible privilége de décupler. Non, je veux leur parler le langage qu'ils savent entendre, en cédant la parole *à un économiste*, de mes amis, qui, mis par moi au courant de la discussion, voulut bien me transmettre son avis en ces termes :

« Partons de cette hypothèse qu'un cholérique restera privé de secours dès qu'on saura son mal contagieux. Il s'agit uniquement de déterminer si instruire le peuple du danger, serait augmenter ou diminuer le nombre total des victimes.

« Or, qu'un malade soit délaissé, qu'il meure sans soins, c'est un malheur sans doute, mais un malheur individuel. — Est-il, au contraire, entouré d'hommes ignorant le danger? Alors il devient l'agent de transmissions morbides dont la somme doit se calculer, non pas seulement sur le chiffre des personnes directement compromises par son contact, mais d'après les foyers secondaires d'infection que chacune va ensuite créer autour d'elle.

« Il n'y a donc nulle proportion entre les conséquences de l'*isolement* et celles de la *fréquentation*. C'est par unités que la mortalité se compterait dans le premier cas ; par centaines, dans le second.

« Mais ce n'est pas tout. J'ai dû jusqu'ici, calculateur rigoureux, supposer que priver de secours un malade c'est lui coûter la vie. Mais, en fait, lorsqu'un cholérique sera assez subitement ou assez gravement atteint pour éloigner de lui la population effrayée, alors déjà, on peut le dire, son état serait sans remède, et les soins les mieux entendus n'aboutiraient qu'à prolonger ou à adoucir ses derniers instants. Nouvelle considération qui diminue d'autant le nombre des décès à imputer au système de l'isolement. »

Telle peut être la conclusion logique de la science sèche et froide par excellence; mais tel n'est pas le dernier mot de la médecine. Tout en admettant l'exactitude de ces calculs, jamais elle ne laissera la question se discuter sur des bases pareilles. Déjà son dévoûment a prouvé que le *système de l'isolement* ne deviendra une réalité que là où elle ne compterait aucun représentant. Déjà ses efforts persévérants font entrevoir, en même temps que le mode de transmission le plus ordinaire, le moyen d'y obvier par l'emploi des substances désinfectantes. Entrons franchement dans cette voie. Et si la vérité est au bout, ayons le courage de la reconnaître, la sagesse de la dire avant que le sens public éclairé par l'expérience journalière ne nous enlève le mérite de la découverte.

Les hospices, au contraire, construits pour admettre des malades pour toujours ou pour longtemps, des malades qui ont des affections chroniques ou incurables, qui n'ont pas de rapports fréquents avec les habitants de la ville, qui peuvent être transportés sans le moindre inconvénient, et dont le nombre a occupé 10,685 lits (1) en 1849, sont en dehors de la ville et dans les meilleures conditions d'hygiène et d'économie.

Dans ces établissements hospitaliers, les maladies sont classées d'après leur nature : ici ce sont des blessures, là des fièvres, ailleurs des syphilis, ailleurs encore des maladies incurables, etc. Les hommes sont séparés des femmes, les payants des non payants et les maladies contagieuses ou mentales des autres.

Au moyen de cette disposition des établissements hospitaliers et de cette classification des malades de Paris, au moyen d'un bureau central qui en est le complément indispensable, les services médicaux sont si bien organisés qu'il y a un avantage réel pour les malades eux-mêmes, pour les médecins, pour les étudiants en médecine, pour la science et pour l'administration des biens des pauvres.

a. La similitude de souffrances est une cause de sympathie, de bonne intelligence et de confiance mutuelle. Les malades se comprennent mieux, causent plus volontiers de leurs maux. Ils ont une répugnance moins grande les uns pour les autres. Un instinct conservateur les porte à craindre moins une maladie qu'ils ont qu'une maladie qu'ils pourraient encore prendre. D'ailleurs, les soins qu'ils reçoivent sont plus éclairés, plus puissants, parce que les médecins sont plus compétents, plus habiles et leurs moyens thérapeutiques plus nombreux, plus variés et plus économiques.

b. Les maladies identiques étant rassemblées dans le même service, le médecin peut les étudier d'une manière très-circonstanciée et très-approfondie et se créer une spécialité précieuse. La médecine est si vaste que celui qui l'embrasse en entier n'acquerra jamais sur une de ses branches quelconque autant de savoir et d'expérience que celui qui concentrera sur cette seule branche tout son temps et toute son intelligence. Tel médecin qui a acquis une juste célébrité en s'occupant seulement des maladies mentales, syphilitiques, utérines, etc., fût resté inconnu s'il ne se fût pas livré toute sa vie à une de ces spécialités.

c. Les élèves en médecine qui suivent de pareils chefs de service font de rapides progrès en peu de temps. Indépendamment de l'excellent guide qu'ils ont, ils possèdent une richesse de faits identiques dont l'étude est facile et prompte. S'ils veulent ne s'occuper que d'une spécialité, ils peuvent devenir bientôt fort habiles. Si leur position future les force à tout embrasser, ils feront auprès d'un second chef de service le même travail qu'ils ont fait avec le premier et ainsi de suite pour toutes les branches de l'enseignement. Pour acquérir du savoir, il faut juger; pour juger, il faut comparer et pour bien comparer, il ne faut pas que les objets soient en petit nombre et dans des lieux et dans des temps différents. Eh bien ! c'est ce qui arriverait sans cette organisation de service.

d. Jamais la science médicale n'a possédé autant et de si bons ou-

(1) Dans ce nombre sont compris les aliénés et les enfants trouvés.

Névropathie convulsive extraordinaire survenue à la suite de l'administration d'une faible dose de conicine, par le docteur Al. Chavanne, chef de clinique d'accouchements à l'École de médecine.

Mme G., âgée de 30 ans, d'un tempérament lymphatico-nerveux, de petite taille, et d'une constitution délicate. Mariée fort jeune, à 16 ans, elle a eu dans les quatre années qui suivirent son mariage, quatre couches à terme, sans accidents. Sa santé a toujours été en général satisfaisante. Cependant elle fut atteinte, il y a six ans environ, d'une diarrhée qui dura 18 mois, et sur laquelle je ne pus obtenir que quelques détails vagues et insuffisants. Enfin, en 1852, je lui donnai des soins pour un engorgement peu étendu du col utérin, avec granulations, leucorrhée, etc., qui fut combattu efficacement par des moyens appropriés.

A cette époque déjà, Mme G. était affectée d'une petite tumeur abdominale dont elle ne se plaignait pas. Elle en faisait remonter l'apparition à deux ans environ.

Cette petite tumeur a été, de temps en temps, le siège de douleurs variables s'irradiant dans différents points de la cavité abdominale, mais sans entraver notablement les fonctions digestives; elle a le volume d'une orange moyenne, aplatie, mais n'a rien de régulier dans sa forme. Elle est très mobile, se déplace d'elle-même, suivant la position qu'affecte la malade; elle occupe ainsi tantôt le flanc droit, des fausses côtes à la crête iliaque, tantôt la ligne médiane au niveau de l'ombilic, tantôt les points intermédiaires. On peut avec la main lui faire subir les mêmes déplacements; elle est le plus souvent indolore au toucher, et d'autres fois la palpation en est très-sensible; elle ne s'est jamais accompagnée de fièvre, n'a produit ni vomissements ni ictère. La malade se plaint d'une constipation habituelle qui l'oblige à recourir souvent à des lavements. La menstruation est régulière; les autres fonctions n'offrent rien de notable.

Au mois de janvier dernier, la tumeur devint le siége de douleurs très-vives, d'apparence névralgique, s'irradiant dans tout l'abdomen, et en arrière jusque dans la région dorsale, sans symptôme de réaction fébrile.

MM, Bouchacourt et Devay, appelés alors en consultation, constatèrent les signes principaux que je viens d'énumérer, et nous pensâmes enfin que cette tumeur siégeait dans le mésentère, et était constituée par des ganglions lymphatiques. Mais quelle était sa nature? Il était difficile de se prononcer à cet égard. Le tempérament lymphatique du sujet, le fait de la diarrhée antérieure et le peu de détérioration de la santé générale portaient à croire que ces ganglions mésentériques réunis n'étaient qu'engorgés, hypertrophiés, indurés. Néanmoins nous fûmes d'avis de soumettre la malade à une médication fondante générale et locale (huile de foie de morue, huile iodée, à l'intérieur; exutoire par la potasse caustique sur les parois de l'abdomen au niveau de la tumeur, et autour du cautère frictions avec le baume de conicine brômuré; plus tard, s'il est besoin, préparations de conicine à l'intérieur, douches minérales sur la tumeur).

Pendant près de trois mois, la malade suivit avec exactitude la première partie de ce traitement sans amélioration locale appréciable. Cependant les douleurs étaient

vrages didactiques qu'à présent. Mais la plupart embrassent toutes les maladies qu'on est convenu d'appeler externes ou internes et ne s'étendent pas très-longuement sur chacune d'elles. Quand nous voulons faire une étude approfondie de cette science et surtout d'une maladie donnée, nous sommes obligés de recourir aux monographies. Or, les monographies nous viennent des spécialités, et les spécialités du classement des malades dans les hôpitaux. C'est le seul moyen de reculer les bornes de la médecine, d'agrandir le domaine de cette science et de faire le plus de bien possible à l'humanité. Et ce moyen Paris le possède mieux qu'aucune autre ville. Aussi produit-il le plus grand nombre de monographies, et contribue-t-il à l'avancement de la science plus qu'aucun autre pays.

e. Une certaine thérapeutique devant être appliquée à chaque classe de maladies, on a approprié à Paris tels moyens à tel établissement. Mais comme ces maladies se trouvent réunies dans des établissements spéciaux et non disséminées dans tous indifféremment, on n'a pas été obligé de les répéter comme on aurait été obligé de le faire sans ce classement, et on sait combien cela finit par devenir coûteux. Eh bien! avec la construction d'un seul hospice, tout cela est facile à organiser à Lyon. En serait-il de même avec plusieurs succursales? c'est ce que j'examinerai bientôt. Si à ces avantages on ajoute ceux que donne l'administration d'une maison seule sur plusieurs, on aura réalisé tout le bien possible, évité bien des dépenses inutiles, et résolu la question de savoir s'il faut bâtir une ou plusieurs maisons hospitalières.

En organisant les établissements hospitaliers de Lyon sur le modèle de ceux de Paris, voici ce que l'on ferait : l'Hôtel-Dieu de Lyon serait le pendant de *l'Hôtel-Dieu de Paris*, de *ses succursales* et de *l'hôpital de clinique*. L'Antiquaille le serait de *l'Hôpital Saint-Louis*, de *l'Hôpital du Midi*, de *l'Hôpital de Lourcine*, de *Bicêtre* et de *la Salpêtrière* pour les aliénés et les aliénées. La Charité le serait de *l'Hôpital des Enfants malades*, de *l'Hôpital des Accouchements* et de *l'Hôpital des Enfants trouvés et orphelins*. Enfin l'hospice à créer recevrait les malades analogues à ceux de Bicêtre, de la Salpétrière et des hospices d'incurables. Lyon aurait alors un hôpital général, deux hôpitaux spéciaux et un hospice.

Les dispositions des maisons hospitalières, et les classements des malades dans chacune d'elles étant calqués sur Paris, Lyon aurait les mêmes avantages. Les trois hôpitaux seraient assimilés aux hôpitaux de Paris et l'hospice à créer à ses hospices.

a. En évacuant sur cet hospice les 460 vieillards et incurables de la Charité, les 55 de l'Antiquaille et 150 convalescents de ces hôpitaux et de l'Hôtel-Dieu, nous avons 665 lits à donner dans nos trois hôpitaux. Or, nous avons vu qu'il y en manquait 266, nombre porté à 416 avec les convalescents que nous en avons fait sortir. Il nous y restera donc encore 249 lits de réserve au lieu de 318 que nous en attribue la comparaison que nous avons faite, et, avec ce nombre, nous pouvons parer à bien des éventualités. Par cet arrangement, nos hôpitaux seraient pourvus des lits nécessaires et tous nos besoins seraient concentrés sur l'hospice.

b, Voyons actuellement à combien s'élèvera le nombre de lits de cet hospice. Nous venons de dire que 665 y seront transportés. Nous

moins fréquentes et moins fortes. Je mis alors Mme G. (28 mars) à l'usage des pilules de conicine no 1 (0,01 centigramme par pilule). Pendant les six premiers jours elle en prit une le matin et une le soir, et, les deux jours suivants, une troisième pilule à midi. Elle commença alors à ressentir de petits tremblements dans la jambe droite et le bras droit. Les règles étant survenues (5 août), la malade interrompt d'elle-même l'usage des pilules, mais la jambe et le bras continuent à trembler. Le même phénomène se manifeste à un moindre degré dans le bras gauche. Ces tremblements n'étaient ni douloureux, ni continus ; le mouvement les réveille facilement. Les règles ayant cessé le 10, Mad. G. reprit deux pilules par jour.

Le 13, je constatai ce qui suit : La malade étant assise sur un fauteuil, la jambe droite demi-fléchie exécute des mouvements involontaires très-rapides de va et vient, d'avant en arrière et d'arrière en avant dans une étendue de 0m,04 à 0m,05 centim. environ. Si l'on tente avec la main de maintenir la jambe immobile, les mouvements augmentent instantanément d'intensité, de rapidité et d'étendue (0m,12 à 0m,15 centim.). Mêmes phénomènes au membre supérieur, mais moins marqués et moins fréquents. Ces mouvements convulsifs ne sont pas continus, ils reviennent à des moments variables, douze ou quinze fois dans les vingt-quatre heures, durant chaque fois quinze à trente minutes. Ils sont moins fréquents la nuit, et permettent à la malade de dormir. Du reste, pas de douleur, pas de fièvre ; la tumeur n'est pas sensible. Appétit. État général satisfaisant.

MM. Devay et Guilliermond, dans leur excellent travail sur la conicine, ont signalé ce phénomène comme un des signes principaux d'intoxication par ce puissant alcaloïde. J'attribuai donc à la conicine les accidents survenus chez ma malade, bien que celle-ci n'en eût pris qu'une faible quantité. En conséquence, j'en diminuai la dose (une pilule seulement par jour), et j'eus recours en même temps au moyen vanté par les auteurs que je viens de nommer, contre ce défaut de tolérance du médicament. Je prescrivis le sirop suivant : tannin bien pur 7 gram. Eau distillée 250 gram. Sucre 500 gram. F. S. A. quatre cuillerées à bouche dans la journée.

Le lendemain aucune amélioration ne s'étant manifestée, je suspendis tout à fait l'usage des pilules de conicine, et j'augmentai la dose du sirop tannique ; une cuillerée toutes les deux heures.

Les mouvements convulsifs, loin de s'amender, prirent une intensité croissante, et, le 15, ils avaient envahi les quatre membres. Les extrémités inférieures et les supérieures n'étaient pas d'ordinaire agitées simultanément; tantôt les membres pelviens étaient seuls convulsés, tantôt le bras d'un côté et la jambe de l'autre. Dans les moments de calme qui étaient devenus très-rares, le moindre mouvement volontaire, la plus légère pression avec le doigt sur un muscle de la cuisse, par exemple, faisaient éclater les tremblements dans ce membre. Mad. G. ne pouvait plus se tenir debout ; dans cette position, des mouvements violents et rapides de flexion et d'extension alternatives des membres inférieurs projetaient littéralement la malade en l'air ; on la retenait avec peine, et le décubitus horizontal seul amenait un peu de calme. Aussi la malade ne dut plus

avons vu que 844 nous y manquaient et que nous en avions 115 au Perron. Il nous faut donc 1624 lits occupés dans le nouvel hospice et 337 de réserve, soit 1961. Je ne crois pas qu'il soit possible, avec un autre arrangement, de satisfaire aussi bien à ces deux conditions essentielles : *humanité* et *économie*.

Nous venons de voir les choses au point de vue d'un seul hospice. Examinons-les maintenant au point de vue des trois succursales.

Située dans le delta du Rhône et de la Saône, franchissant à l'est ce fleuve, et à l'ouest cette rivière, et s'étendant au nord sur la montagne, une grande masse de maisons, quoique continues, formait quatre villes différentes avant 1852. C'était Lyon, la Croix-Rousse, la Guillotière et Vaise. Chacune avait son conseil municipal et s'administrait séparément. Les hospices de Lyon ne recevaient que les habitants de cette ville. Mais depuis que l'on a aggloméré toutes ces communes pour ne faire plus qu'une seule et même cité, chacune d'elles a les mêmes droits. On ne peut donc plus demander pour les villes de la Croix-Rousse, de la Guillotière et de Vaise trois hôpitaux particuliers, trois succursales, puisqu'elles ne sont plus que des faubourgs, des quartiers, des arrondissements de Lyon, et que Lyon a tous ses hospices ouverts pour en recevoir les malades. On ne peut guère plus invoquer que la convenance de rapprochement. Les avantages de cette convenance seront-ils plus grands que ses inconvénients? Si on réfléchit à ce que je viens de dire sur la disposition des maisons hospitalières et sur le classement des malades avec un seul hospice, il est permis d'en douter. Cependant, voyons ce que seraient les trois succursales des maisons hospitalières de Lyon, si elles venaient à être créées : chacune d'elles aurait 500 lits environ, et serait moins un hôpital qu'un hospice ; car j'ai démontré qu'il manquait 100 lits à l'hôpital général, 149 aux hôpitaux spéciaux et 844 aux hospices. Ce qui me porte à croire que cette démonstration est juste, c'est que (indépendamment de ce que j'ai dit), en fondant une maison hospitalière à la Guillotière, une à Ainay, une à Vaise et l'autre aux Brotteaux, la charité lyonnaise, toujours vigilante, toujours empressée à soulager les véritables besoins, n'est pas venue au secours des hôpitaux, mais des hospices, et cela, parce que leurs besoins étaient, sans doute, plus pressants. En distribuant les 500 lits aux malades qui doivent les occuper, chaque succursale en aura de 15 à 20 pour les blessés, autant pour les fiévreux, une cinquantaine pour les femmes en couche, les syphilitiques, les dartreux, les teigneux, les galeux, etc., et environ 300 pour les vieillards et les incurables.

Quel avantage aura-t-on de faire en quelque sorte un hôpital et un hospice dans chacune de ces maisons, d'en créer trois et d'y réunir tant de malades différents? Comment organiser, pour eux, un service médical satisfaisant? Nommera-t-on un médecin pour soigner les 300 vieillards et incurables? Soit. Mais les autres malades par qui seront-ils soignés ; par un médecin ? Et les blessés; par un chirurgien? Et les fiévreux? Ils seront soignés, me dira-t-on peut-être, par un médecin, par un chirurgien, par un accoucheur, par un homme spécial et universel. A la bonne heure! Et croit-on qu'en réunissant tant de maladies diverses dans un seul service, le médecin sera également apte à les soigner comme le feraient les chirurgiens en chef des hôpitaux actuels, chacun dans sa spécialité, et comme le feraient les

quitter son lit. Du reste, rien de nouveau du côté de l'état général : les fonctions de la vie organique semblent s'accomplir sans entrave; pas de trouble des sens, ni de l'intelligence. Pas de céphalalgie. (0,08 centig. d'extr. thébaïque en potion.) — Un vésicatoire le long du côté droit de la colonne vertébrale. — Orangeade.

Le 16, pas d'amélioration. (0,10 centig. d'extr. d'opium et 0,05 centig. d'extr. de belladone en potion).

Le 17, même état ; de plus, céphalalgie, somnolence, tendance à la lipothymie et aux vomissements, effets du médicament opiacé. (Sirop de limons et eau gazeuse, légères inspirations d'éther pendant les accès).

Le 18, les accidents convulsifs persistent, il s'y joint un peu de dysurie; cependant les accès sont moins prolongés; mais l'amélioration n'est pas suffisante. (Valérianate de zinc 0,20 centig., et sirop d'éther 40 gramm. dans une potion. — 2e vésicatoire semblable au premier sur le côté gauche du rachis).

Le 19, le narcotisme est dissipé, mais non les tremblements; ils sont moins fréquents la nuit, et dans l'intervalle la malade peut dormir tranquille. L'appétit qui était nul ces deux derniers jours a reparu. La constipation habituelle a cessé. (Même potion).

Le 20, même état. La tumeur, qui n'a changé ni de volume, ni de forme, est devenue douloureuse. (Frictions le long de la colonne vertébrale, au-dessous des vésicatoires et en différents points des membres, avec le liniment suivant : Huiles de belladone et de jusquiame, ãã 30 gr. chloroforme 20 gram.)

Le 21, hier, les frictions ont calmé un moment les secousses convulsives, mais aujourd'hui elles n'ont plus la même action, et le contact seul de la main qui frictionne, même avec la plus grande douceur, provoque le tremblement. (Je prescris : 0,50 centig. de musc dans un demi-lavement d'infusion de valériane, tilleul et feuilles d'oranger).

Le 22, hier soir, à neuf heures, une demi-heure environ après l'administration du lavement, crise plus violente que les précédentes, qui dure une heure et demie environ, et est suivie d'une espèce d'affaissement général, de perte de connaissance, de mort apparente. Cet état inquiétant persiste un temps presque aussi long que l'accès convulsif, et va peu à peu en diminuant d'intensité. La malade est revenue à elle-même, elle se sent bien, n'accuse qu'une sensation de fatigue, de courbature dans tous les membres. Les tremblements ont cessé; il y a un peu de sommeil, et le matin, à ma visite, la malade ne se plaint que de céphalalgie. La peau est chaude, le pouls accéléré mais peu développé ; langue naturelle ; soif. (Je prescris : toutes les trois heures, une pilule de 0,05 centig. de musc).

Le 23, hier à dix heures du matin, un moment après l'ingestion de la première pilule, accès violent ; les muscles des quatre membres sont fortement convulsés, mais moins qu'après le lavement ; il n'y a pas perte de connaissance, l'affaissement général est moindre. — A une heure, deuxième pilule, et, une demi-heure après, nouvel accès semblable au précédent. Mad. G. redoute une troisième pilule, et ne peut se résigner à la prendre. Néanmoins grande amélioration. Depuis ce moment jusqu'au lendemain

---

savants médecins de ces hôpitaux? S'il n'est pas chirurgien, enverra-t-il les opérations graves, les accouchements laborieux à l'Hôtel-Dieu, à la Charité, c'est-à-dire, les cas qui peuvent le moins se transporter, le moins attendre? Mais alors à quoi serviront les succursales si elles ne servent pas en pareilles circonstances? Sera-t-il aussi chirurgien? Mais pourquoi un chirurgien pour si peu de cas chirurgicaux?

Je ne voudrais pas, moi non plus, que chaque chef de service eût un trop grand nombre de malades à soigner et qu'il fût placé dans l'alternative d'en être accablé ou de les négliger. Mais 12 à 15 lits dans chacun des quatre services de l'Hôtel-Dieu ne les surchargeraient pas, et pour arriver à ce nombre, il faudrait recevoir 12 à 15 cents malades dans nos établissements hospitaliers.

D'ailleurs, ou les malades seraient reçus au bureau central, ou ils seraient admis directement dans les succursales. Dans le premier cas, après être venus de la Croix-Rousse, de la Guillotière et de Vaise au bureau central, ils seraient obligés de s'en retourner et de faire un double trajet. Dans le second, ils seraient privés d'une institution précieuse qui fait tant de bien à Paris, où chaque malade est adressé aux spécialités les plus compétentes et là où se trouvent à la fois et les hommes de l'art et les moyens thérapeutiques les mieux appropriés au traitement de la maladie qu'ils présentent.

Mais les difficultés d'organiser les services médicaux n'existeront pas seulement pour les médecins et pour les admissions des malades. Créera-t-on aussi les mêmes moyens thérapeutiques qui sont à l'Hôtel-Dieu, à la Charité, à l'Antiquaille pour chaque succursale? Ce sera tripler les dépenses, et, si on ne le fait pas, se priver des remèdes nécessaires et faire regretter aux malades un état de choses bien meilleur.

Je comprends qu'il convient de resserrer les liens de famille plus que jamais ; mais il faut pourtant que ce ne soit pas au détriment des malades, ce qui arriverait infailliblement. Du reste, l'Hôtel-Dieu et la Charité, étant au centre de l'agglomération lyonnaise, se trouvent assez à la portée de tous les malades et de tous les parents et amis qui voudront les visiter.

Certes, s'il était possible de multiplier indéfiniment les maisons hospitalières avec tout le confortable qu'elles réclament, il vaudrait mieux, pour les malades qui y ont recours, qu'elles se trouvassent rapprochées d'eux. On comprend qu'il est parfois des cas particuliers, exceptionnels qui s'en trouveraient très-bien : c'est une pneumonie, une péritonite puerpérale, une fracture comminutive, une contusion violente, une hémorrhagie traumatique, une attaque d'apoplexie cérébrale qui ne se transportent pas, qui n'attendent pas sans inconvénients. Le froid nuit aux premiers, les secousses aux seconds, l'attente aux troisièmes. Mais je crois qu'on peut obvier plus facilement à ces inconvénients qu'à beaucoup d'autres plus graves par les médecins des bureaux de bienfaisance des lieux désignés pour les succursales. Ces médecins donneraient les premiers soins, puis feraient l'office du bureau central, en envoyant, à l'aide de moyens de transport convenables, prompts et faciles qui seraient à leur disposition, les malades dans les maisons où ils pourraient être le mieux soignés. Ainsi les anciennes communes suburbaines n'auraient pas grand chose à regretter, et elles n'auraient pas au milieu d'elles un établissement qu'on peut

matin, il ne s'est manifesté que deux tremblements peu intenses, de cinq à dix minutes seulement, dans la jambe gauche, pendant la nuit. La malade se sent bien ; elle a appétit ; va à la garderobe tous les jours sans difficulté. Elle accuse une douleur auprès du sacrum ; c'est un furoncle qui commence à se développer en ce point.

Le 24, le mieux continue. Aucun mouvement convulsif. De peur de troubler de nouveau ce calme de l'organisme, nous suspendons tout remède.

Le 25, même état.

Le 26, à onze heures du matin, tremblement de la jambe droite pendant trente minutes. Je prescris de nouveau le musc à dose moindre. (Trois pilules de 0,025 mill. chacune dans la journée).

Le 27, pas de tremblement.

Le 28, aujourd'hui, sans cause déterminante appréciable, accès convulsif plus violent que ceux qui ont précédé ; les muscles des membres ne sont pas seuls agités de tremblements ; tous les autres muscles y prennent part, et vibrent à l'unisson. La mâchoire inférieure s'abaisse et s'élève avec une rapidité incroyable ; grimaces horribles à la face ; les yeux roulent littéralement dans leur orbite et sont tirés alternativement en haut, en bas, à droite, à gauche ; le cuir chevelu s'agite sur le crâne ; les muscles de la cage thoracique convulsées rendent la respiration difficile, effet produit encore par les vibrations du diaphragme et des muscles des parois abdominales. La parole est impossible. Cet état, fort alarmant, persiste pendant près d'une heure et est suivi de rigidité dans plusieurs muscles, surtout dans ceux de la région postérieure du tronc. (Opisthotonos et contracture des muscles extenseurs des extrémités des membres, extension forcée des orteils et des pieds, des doigts et de la main). Ces contractures sont douloureuses. Cette nouvelle phase dure vingt minutes.

Mad. G., femme de beaucoup d'intelligence, a conservé, au milieu de cette scène tumultueuse, tout son sang froid, toute sa présence d'esprit ; elle nous explique avec précision les sensations pénibles qu'elle vient d'éprouver ; elle n'a perdu connaissance qu'au moment de la contracture des muscles et des vives douleurs qui en étaient la conséquence. Elle se sent actuellement toute brisée, anéantie ; un cercle de fer lui semble étreindre la tête, avec une pression plus forte aux tempes; sa vue est altérée, et l'ouïe troublée par des sifflements aigus. La peau est couverte de sueur, le pouls accéléré, comme après un exercice violent. (Prescription : Toutes les deux heures une pilule de 0,025 millig. de musc. Pastille de potasse à la nuque au centre d'un vésicatoire).

Le 29, hier, après la cinquième pilule, mieux marqué ; il n'y a pas eu d'accès complet. Mais les tremblements des membres qui reviennent encore de temps en temps, (six fois dans les vingt-quatre heures), sont suivis de contractures douloureuses. Ce phénomène morbide se remarque surtout à la jambe droite. Il se manifeste une douleur vive le long du nerf cubital du bras gauche, jusqu'aux doigts auriculaire et annulaire de la main. (Même presciption : de plus, potion avec 15 gouttes d'acide prussique médicinal).

A la même heure qu'hier (deux heures après midi) accès tétanique général semblable au précédent, accompagné et suivi des mêmes symptômes, mais il dure moins longtemps. Deux heures après, même accès ; à six heures troisième accès ; à huit heures quatrième accès, mais diminuant de

---

classer à bon droit parmi les insalubres. Dans un hôpital bien organisé, il doit y avoir des salles pour les affections contagieuses, telles que la variole, la rougeole, etc., afin qu'elles ne se communiquent pas aux autres salles, qu'on ne garantit pas toujours ainsi ; car la contagion ne s'opère pas seulement d'un lit à un autre, mais d'une salle à une autre : elle se fait même quelquefois d'un hôpital aux maisons environnantes. C'est sans doute pour cette raison, et d'autres semblables, que Paris a placé presque tous ses hospices et la plupart de ses hôpitaux en dehors de ses boulevards ou loin de son centre, qu'aujourd'hui même son Hôtel-Dieu diminue le nombre de ses malades et fait des dépenses considérables pour pouvoir entourer ceux qui y restent de bonnes conditions hygiéniques. Si les maisons hospitalières ont besoin d'un air pur, les villes aussi en ont besoin et elles doivent éloigner de leurs murs les établissements insalubres, excepté ceux qui sont d'une absolue nécessité comme les hôpitaux. Encore dans ce cas doivent-elles en diminuer le nombre autant que possible, et c'est ce que fait tous les jours Paris.

Mais, dira-t-on peut-être : plus un hôpital est petit plus il est salubre. Il vaut donc mieux créer trois succursales que d'élever un seul hospice. Oui, sans doute, si les lieux étaient les mêmes. Mais si l'hospice est bâti hors de l'agglomération lyonnaise et dans un endroit parfaitement pur ; si cet endroit offre des conditions hygiéniques bien meilleures que ceux où les succursales seraient créées, il devra être préféré quoique contenant trois fois plus de malades. Je ne suis pas, moi non plus, partisan des grands hôpitaux avec de grandes salles, mais un hospice de 1,600 lits n'est ni Bicêtre, ni la Salpétrière qui en ont 4 à 5,000 chacun, et qui sont pourtant très-bien administrés. D'ailleurs, il ne serait pas indifférent pour les services des administrateurs d'avoir trois établissements de plus à surveiller. Pour que la surveillance d'une grande maison soit efficace, on ne laisse jamais qu'une seule porte pour l'entrée et la sortie. Croit-on que l'on ouvrirait, sans inconvénients, trois portes de plus?

Quant aux hôpitaux existants, grâce à la sollicitude paternelle et éclairée de l'administration actuelle, des améliorations si grandes y ont été faites qu'ils présentent aujourd'hui de très-bonnes conditions hygiéniques, qui deviendront encore meilleures sous les efforts persévérants de ces hommes de bien. A part la Croix-Rousse, les lieux désignés pour les succursales ne vaudraient pas mieux que les quais de l'Hôpital et de la Charité et vaudraient beaucoup moins que Saint-Just.

Ainsi, sous le rapport de l'hygiène comme sous celui de la thérapeutique; sous celui de l'humanité comme sous celui de l'économie, il y a des avantages réels à donner la préférence à l'hospice sur les succursales. Toutefois, si un hôpital devait s'élever dans les trois anciennes villes, il conviendrait que ce fût à la Croix-Rousse, par cette triple raison que c'est le lieu le plus éloigné de nos hôpitaux, le plus difficile à aborder, et surtout le plus salubre.

(Publié par décision de la Société de médecine.)

durée. Cependant la nuit est bonne ; la malade a pu dormir, et n'a eu qu'un tremblement de quinze minutes dans le bras droit et la jambe du même côté.

Le 30, à sept heures du matin, après avoir reçu les secours de la religion, nouvel accès, moindre que ceux de la veille. Trois nouveaux furoncles se développent à côté des précédents. La tumeur abdominale, qui a été violemment percutée en quelque sorte par les muscles abdominaux convulsés, est devenue très-douloureuse. Toutes les attaches des muscles sont fortement endolories. La malade qui, depuis trois jours, n'a pris que quelques bouillons, se sent, dit-elle, anéantie. (Ce matin même, administrer un demi lavement de 0,30 centig. de valérianate de quinine, 1 gram. d'extrait de quina et 12 gouttes de laudanum de Sydenham dans l'infusion de quina et valériane).

Le 1er mai, aucun accès n'a eu lieu. Quelques tremblements de peu de durée, sans contracture, à la jambe droite et au bras gauche. (Ce matin, même lavement).

Le 2, tremblement de la mâchoire et de la jambe droite. Pas d'accès général. (Troisième lavement). Le ventre est moins douloureux.

Le 3, l'amélioration continue. Un seul tremblement de la jambe droite pendant dix minutes, aujourd'hui à onze heures du matin. État général satisfaisant ; appétit. Trois nouveaux furoncles qui amènent un peu de réaction fébrile. La malade va quatre fois à la garderobe dans les vingt-quatre heures ; matières fécales moulées et dont l'abondance n'est pas en rapport avec les aliments ingérés. Urines faciles et naturelles. (Nouveau lavement, sans extrait de quina, ni laudanum. Un grand bain tiède prolongé).

Le 4, la malade a pris hier son bain sans fatigue, elle y est restée une heure et demie, et n'a eu qu'un tremblement de quelques minutes dans la jambe droite. Aujourd'hui nouveau bain. Un moment après léger tremblement dans les mêmes muscles. Les règles ont apparu. On suspend l'emploi du lavement.

Le 5, le mieux persiste. Règles faciles.

Le 6, à deux heures du soir, nouvel accès tétaniforme général. La mâchoire seule n'y participe pas. Pas de contracture ni de perte de connaissance. (On revient au premier lavement).

Le 7, pas de tremblement. Les règles ont cessé, elles ont flué comme d'habitude. (Lavement *ut supra*).

Le 8, même état. Même prescription. Je permets à la malade de se lever. Les matières fécales continuent à être abondantes, faciles, sans douleur, de couleur grisâtre, bien liées. Appétit. (Lavement avec la décoction de quina et l'infusion de valériane seulement).

Le 9, la malade est restée levée quatre heures, a marché un peu dans sa chambre, sans que des tremblements se soient manifestés dans les membres. La tumeur est indolore. Elle paraît avoir diminué un peu de volume.

Le 10, le 11, l'amélioration se maintient.

Jusqu'au 17, la santé semble parfaite ; Madame a de la force, fait chaque jour un peu de promenade, vient me voir dans mon cabinet. Elle mange avec appétit. Mêmes abondance et caractères des selles. D'autres furoncles se sont développés en différents points de la région lombo-sacrée. Ils sont en voie de guérison. Tout médicament est suspendu depuis cinq jours.

Mais aujourd'hui la malade, après une promenade un peu plus longue que d'habitude, se sent une tendance au tremblement. Elle la reconnaît à de petits frémissements, à des vibrations sourdes et profondes dans les muscles de la cuisse droite, et dans le ventre sur le trajet des psoas-iliaques, à des douleurs passagères et vagues dans le nerf cubital du bras gauche.

Le lendemain 18, tremblement de la jambe droite et de la mâchoire durant une demi-heure, sans que l'état général s'en ressente. (La malade prendra deux pilules par jour contenant chacune 0,06 centig. de valérianate de quinine).

Mad. G. continue l'usage de ce moyen pendant huit jours. Aucun mouvement convulsif ne reparaît ; la santé générale est excellente, et, si ce n'était la présence de la tumeur abdominale qui l'inquiète, Madame se croirait complètement guérie de tous ses maux. Les matières fécales conservent les mêmes caractères et la même abondance. La tumeur qui est insensible paraît réellement diminuée de volume. Elle est toujours mobile.

Madame part, suivant mon conseil, pour les eaux thermo-minérales de la Motte.

Les accidents survenus chez Mad. G. doivent-ils être attribués à la conicine ? Pour résoudre cette question, il faut considérer la nature de ces accidents, l'époque de leur apparition, leur marche, leur durée, leur terminaison, et, enfin, les effets du traitement.

Les symptômes d'intoxication par la cigüe sont en général ceux que déterminent les poisons stupéfiants, narcotico-acres : assoupissement, stupeur, délire, nausées, vomissements, gêne de la respiration, syncopes, refroidissement (Orfila) ; à un moindre degré, légers vertiges, obnubilation, céphalalgie, anxiété, nausées. MM. Devay et Guilliermond, qui ont expérimenté sur les séminoïdes de cette plante, parce qu'ils ont reconnu que la plus grande partie du principe actif (conicine) y était renfermée, ont produit sur des animaux des phénomènes plus violents, plus caractéristiques, et aussi plus constants : convulsions tétaniques revenant par crise, raideur extrême des membres convulsés, paralysie du train de derrière, abolition plus ou moins complète de la vue, de l'ouïe, de la sensibilité générale.

Chez quelques malades soumis au traitement par la conicine, ces auteurs ont noté trois sortes d'effets physiologiques qui sont : de la céphalagie, de la lourdeur de tête, des coliques, des tremblements légers de tout le corps, et surtout des membres inférieurs. « Nous n'avons observé, disent-ils, que quatre fois ce dernier phénomène chez des malades qui étaient arrivés à prendre six à huit pilules du n° 2 ; il dénote pour nous le premier indice de l'intoxication. (Page 122). »

MM. Devay et Guilliermond ont eu de plus l'occasion d'observer une fois des symptômes bien plus prononcés d'intoxication qui confirment ceux offerts par les animaux. Ils survinrent chez une dame, âgée de cinquante-quatre ans, atteinte d'un cancer récidivé du sein droit. Éprouvant du nouveau remède une amélioration notable, soit pour l'intensité des douleurs, soit pour l'aspect de l'ulcération dont les bords s'affaissaient et la surface se détergeait, elle eut l'imprudence d'outrepasser la dose des pilules ; elle arriva à en prendre jusqu'à seize par jour, du n° 2.

« A ce moment, elle fut saisie de tremblements des membres supérieurs, mais sans autres symptômes. Nous lui fîmes suspendre immédiatement le remède, et, au bout d'une huitaine de jours, elle reprit, une par une, les pilules n° 2, avec ordre de ne point dépasser le nombre six. Elle fut jusqu'à douze ; mais, deux jours après, elle fut en proie à des vomissements ; bientôt succédèrent des éblouissements, des vertiges. Les jours suivants, il y eut des spasmes des membres, la face devint cyanosée et le délire fut continu. A la photophobie succéda bientôt une cécité complète.

« On devait croire que ces symptômes, s'ils ne s'aggravaient point, et n'amenaient point la mort, iraient en progression décroissante, comme on l'observe généralement dans l'empoisonnement par la belladone, l'aconit, etc. ; ils n'en fut rien ; ils persistèrent en grande partie pendant quinze jours. Les vomissements, les spasmes, le délire, eurent lieu durant ce laps de temps. » (Ouvrage cité page 47).

Si nous comparons maintenant les phénomènes éprouvés par Mad. G., dont nous avons rapporté ci-dessus l'histoire, et ceux qu'ont permis de noter et l'expérimentation physiologique et l'observation clinique, nous voyons que notre malade n'a pas parcouru toute la série des accidents que produit, d'après MM. Devay et Guilliermond, l'intoxication par la conicine. Les tremblements des membres arrivés peu à peu au degré de convulsions, de raideurs tétaniques générales, ont occupé presque exclusivement la scène. On aurait dit plutôt d'un empoisonnement par la strychnine, la brucine, la noix vomique. Les troubles de la vue et de l'ouïe ont été peu marqués et de peu de durée. Pas le moindre délire ne s'est manifesté, mais il y a eu perte de connaissance au plus fort des crises. Pas de paralysie, pas de symptômes morbides évidents du côté des voies digestives, à moins qu'on veuille regarder comme tels cette excrétion facile de selles abondantes, bien liées, grisâtres, remplaçant une constipation habituelle et se prolongeant longtemps après la disparution des accidents. N'était-ce point là quelque phénomène critique ? Les furoncles dont nous avons parlé et qui coïncidaient avec l'amélioration mériteraient plus sûrement ce titre.

Quant au narcotisme développé même à un haut degré chez notre malade, nous n'avons pas à en accuser la conicine ; il a été produit par certaines substances médicamenteuses (opium, musc, etc.) administrées à forte dose pour combattre les accidents.

Bien que tout le cortége des symptômes qui dénotent l'empoisonnement par la conicine, ne se soit pas offert chez Mad. G., on ne peut se refuser à reconnaître que les plus caractéristiques, c'est-à-dire les convulsions, se sont montrés à un degré de violence extrême, et qu'ils ont pour la forme, pour la marche, une analogie frappante avec ceux observés par MM. Devay et Guilliermond sur les animaux qu'ils ont mis en expérience. De plus, la persistance remarquable des accidents, et même leur accroissement longtemps après la cessation du remède, ont été signalés par eux, et l'observation que nous avons empruntée à leur ouvrage, en est un exemple frappant. Nous regrettons que les auteurs n'aient pas rapporté ce fait avec plus de détails, et n'aient rien dit des moyens qu'ils ont dû opposer au mal, et de la manière dont celui-ci s'est dissipé. Nous aurions trouvé là, sans doute, d'autres points de comparaison.

Les phénomènes toxiques, dans les différents cas qui ont été cités, ne se sont produits qu'à la suite d'une dose progressivement élevée de conicine (6, 8, 16 pilules n° 2 par jour, c'est-à-dire 30, 40, 80 centigram.) Notre malade, au contraire, au moment où les accidents éclatèrent, n'avait pris en huit jours que 18 pilules n° 1 (18 cent.). Après cinq jours d'interruption, à cause de l'apparition des règles, elle ne reprit que six pilules en quatre jours. Certes, il y a lieu de s'étonner qu'une quantité relativement si faible ait pu donner lieu à des effets aussi formidables. C'est là un fait exceptionnel qui devait échapper à toute prévision. Mais n'existe-t-il pas des exemples semblables relatifs à d'autres substances médicamenteuses plus ou moins énergiques ? Quel médecin n'a pas rencontré dans sa pratique des sujets qu'un centigramme d'opium jette dans le narcotisme le plus complet, et d'autres chez lesquels la même dose provoque des phénomènes différents, mais non moins intenses (vomissements instantanés, etc.)? Tous ceux qui ont été foudroyés par le chloroforme, n'avaient absorbé de cette substance qu'une quantité insignifiante pour la plupart des sujets.

Le tannin, entre autres astringents, qui est l'antidote par excellence des alcaloïdes végétaux, n'a rien produit chez notre malade, tandis qu'il a réussi merveilleusement, entre les mains de MM. Devay et Guilliermond, à arrêter les accidents et à rappeler à la vie des animaux auxquels ils avaient fait avaler d'un coup une dose énorme de conicine. Il n'y a là rien de contradictoire, rien qui infirme le fameux axiôme : *Naturam morborum curationes ostendunt.* Tout dépend en effet du moment où on l'administre. « Nous avons administré, disent nos honorables compatriotes, nous avons administré, à un fort lapin, 50 centigrammes d'extrait de semences, dose qui avait amené une mort excessivement rapide chez plusieurs. *Deux minutes après*, nous avons fait avaler 1 gramme de tannin. Il y a eu de la stupeur, mais les convulsions ne se sont pas déclarées, et la mort n'a pas eu lieu. Le lendemain, nous avons sacrifié cet animal qui était redevenu dispos et vigoureux, en lui faisant avaler 50 centigrammes, mais sans lui administrer le tannin immédiatement après. Nous avons répété plusieurs fois la même expérience, et nous avons obtenu les mêmes résultats. » (Page 39).

C'est donc, comme on le voit, *deux minutes après* l'ingestion du poison, c'est-à-dire à un moment où il n'était pas encore absorbé en totalité que le tannin a été donné, et qu'il a pu, en partie du moins, neutraliser chimiquement, sur place, les effets du poison. Notre malade n'était point dans de telles conditions, la substance toxique avait été absorbée ; elle avait eu le temps d'imprimer au système nerveux ces modifications profondes et même durables qui se manifestent par des symptômes violents. Il s'agissait donc alors de détruire ces modifications funestes dont la nature est inconnue. L'observation cadavérique des animaux tués par la conicine ne nous a fourni aucune donnée pour des indications thérapeutiques. Il est vrai que MM. Devay et Guilliermond ont négligé d'examiner les centres nerveux, et c'est encore un regret à exprimer, bien que nous sachions qu'une substance qui agit sur ces parties dynamiquement, comme force, c'est le cas de la conicine, en puisse perturber mortellement les fonctions, sans y laisser de traces spécifiques.

Nous avons donc été réduits à combattre en tâtonnant, mais avec énergie. Nous avons eu recours simultanément ou successivement à l'opium, aux antispasmodiques divers à haute dose (musc, belladone, valérianate de zinc, acide prussique médicinal, etc.), aux dérivatifs étendus ou profonds (vésicatoire, cautère) ; et on a vu le peu de succès de ces moyens. Le musc seul, après avoir augmenté l'énergie de tous les symptômes, a paru amener une sédation marquée : elle ne fut pas de longue durée. Cette excitation vive, produite de prime abord par les calmants ordinaires, tenait peut-être à une susceptibilité individuelle, primitive ; elle expliquerait un peu le développement et la violence des phénomènes observés chez Mad. G. Ne pourrait-on pas l'attribuer aussi à l'état nouveau dans lequel se trouvait actuellement plongée la malade. L'expectation, pendant deux ou trois jours, n'a servi qu'à nous montrer l'absence de bonne volonté de la part de la nature à triompher du mal. C'est alors que nous nous confiâmes au valérianate de quinine. Dès ce moment la décroissance des accidents devint manifeste. A deux reprises ayant suspendu son emploi, nous vîmes chaque fois réapparaître les phénomènes morbides avec tous les caractères que nous leur avons assignés. C'était un trait de lumière, une indication. Aussi, pendant dix ou douze jours encore après la cessation des accès convulsifs tînmes-nous la malade à l'usage journalier de ce sel organique. N'oublions pas d'ajouter que l'apparition spontanée de plusieurs furoncles a bien pu contribuer à ce résultat favorable, ou au moins à le consolider.

Est-ce à dire que le valérianate de quinine doive être considéré, d'après ce fait, comme l'antidote du poison végétal dont nous nous occupons ? Telle n'est point notre pensée. Si nous lui attribuons une large part dans la guérison de Mad. G., c'est à un autre point de vue. La conicine, après avoir produit sur tout l'organisme et sur les centres nerveux en particulier son impression toxique spéciale, peut laisser tout ou partie des organes centraux de l'innervation en proie consécutivement à un état névrosique, ataxique, qui persiste comme individualité morbide, et contre lequel la thérapeutique nous offre alors ses moyens ordinaires. Ainsi, pensons-nous, les choses se sont passées dans le cas qui nous occupe.

Quoi qu'il en soit, le fait d'une action aussi violente, produit par une faible dose de conicine, ne peut être attribué qu'à une de ces prédispositions individuelles, singulières, exceptionnelles, que rien, dans l'état actuel de la science, n'est capable de faire prévoir ou soupçonner. Nous avons cru néanmoins en rapporter l'histoire détaillée comme fait curieux, et aussi comme avertissement à la prudence. La conicine n'en restera pas moins dans la pratique, et à juste titre, au nombre des médicaments précieux. Nous n'avons pas craint de l'administrer depuis, et nous avons eu plus d'une fois à nous en louer.

Du sang considéré comme remède et comme aliment. Mémoire présenté à la Société de médecine par M. Rimaud, membre correspondant à Saint-Étienne.

Les habitants du pôle boréal boivent le sang chaud des veaux marins et des rennes. Une telle nourriture les aide à supporter les rigueurs de leur climat.

Depuis quelques années, j'ai quelquefois recours dans ma pratique à l'emploi de ce moyen, les avantages que j'en ai retirés m'engagent à le recommander.

Et d'abord on ne peut nier l'heureuse influence sur l'économie des substances nutritives encore vivantes. Le lait passant directement du sein maternel dans l'estomac de l'enfant est bien mieux supporté, est bien plus salutaire que celui qui a séjourné hors de son réservoir naturel, encore que l'analyse n'y reconnaisse aucune différence.

A Montpellier, les médecins assez souvent font prendre aux malades qui, pour des affections de poitrine ou de larynx, vont passer l'hiver dans le midi, des colimaçons qu'ils exigent être pris vivants. J'en ai vu obtenir de très-bons effets.

Les huîtres, plus nutritives que ne l'avait fait croire leur facile digestion, sont prises en très-grande quantité sans fatiguer l'estomac, sans rassasier. Souvent il m'arrive d'en donner à des malades, à des convalescents qui peuvent à peine supporter du bouillon ou de légers potages. L'huître passe avec facilité, elle ouvre l'appétit et bientôt un aliment plus substantiel est demandé et digéré sans peine. Malheureusement on ne peut en avoir toujours à sa disposition. On sait quelle quantité d'huîtres on peut absorber sans nuire au repas qui va suivre. Dira-t-on que cela tient seulement à ce qu'elles sont peu nutritives, mais pourrait-on ingérer sans inconvénient une aussi grande quantité d'herbages qui, certes on l'avouera, sont inférieurs à ces mollusques en principes nutritifs. Il faut donc croire que cela tient surtout à ce que les huîtres descendent vivantes dans l'estomac.

On obtient souvent de bons résultats de la viande crue et hachée, chez les enfants atteint de lienterie. Sans l'habitude, il est probable que la viande crue se digérerait plus facilement que la viande cuite. En effet, l'eau avec addition d'un demi-millième d'acide chlorydrique suffit pour dissoudre les substances albumineuses, tandis que pour dissoudre la fibrine cuite, c'est-à-dire s'éloignant davantage de la vie, l'eau étendue d'acide ne suffit plus, il faut y ajouter du suc gastrique qui devient indispensable (1).

Bien mieux que ces diverses substances, le sang chaud réunit tous ces avantages, toutes ces qualités. Il est certain que cette chair coulante, possédant sa chaleur naturelle, est encore douée de vie, puisque en la transvasant dans des veines étrangères, elle va stimuler les organes, les réparer, y continuer la vie qui allait s'éteindre.

En buvant le sang sortant de la veine, il s'opère pour ainsi dire une espèce de transfusion médiate dont nous verrons les heureux effets.

Si l'homme ne pouvait vivre exclusivement de chair, vu le peu de matériaux qu'elle contient en aliments de la respiration produisant la chaleur animale, il n'en serait pas de même du sang qui contient du sucre, de la graisse : comme le lait, il suffirait seul à entretenir la vie pendant longtemps.

Les analyses, tous les jours plus exactes, qui se font de ce liquide, tendent à confirmer l'opinion de ceux qui croient que le sang contient tout formés les principes si divers, si nombreux de l'organisme animal.

Un médecin a injecté du sang dans un cadavre déjà frappé de rigidité et y a réveillé la vie presque éteinte, car il a pu de nouveau lui imprimer des mouvements sous l'influence du fluide électrique. Ce qui tend à prouver que tant qu'une chair n'a pas subi un commencement de putréfaction, de décomposition, elle a encore un reste de vie à l'état latent.

Nous avons vu que plus un aliment conserve de vie, plus son assimilation est facile et profitable, pourvu néanmoins qu'il soit en rapport avec l'estomac qui le reçoit. Si la chair des animaux carnassiers nous répugne, c'est qu'elle a trop de vie, qu'elle ne convient qu'à des estomacs plus robustes que les nôtres.

Le sang encore vivant est donc à la fois une substance extrêmement réparatrice et d'une digestion facile. Ce fait bien établi, cherchons par l'observation et l'induction le parti qu'on peut en tirer en médecine.

Rien n'est moins rare que de rencontrer dans la pratique de ces malades qui, minés sourdement par des excès de tout genre, ou par la misère, par des travaux prolongés, des chagrins, voient leur embonpoint disparaître, leurs forces diminuer. Cet état arrive d'abord insensiblement, sans que le malade y prête beaucoup d'attention ; mais bientôt les fonctions digestives se dérangent, puis arrivent des palpitations nerveuses, une grande irritabilité, des sueurs nocturnes générales. Quelquefois survient une gastrite, mais le plus souvent une gastralgie avec son cortége de symptômes variables et bizarres. A l'aide d'un traitement et d'un régime convenables vous ramènerez bien la santé, mais que de soins, que de temps, que de dégoûts, que de rechutes, que d'ennuis pour le médecin et pour le malade. Dans ces cas, le sang administré avec précaution est un remède prompt et efficace.

Il réussit surtout chez les femmes, alors que les ferrugineux, le manganèse, les toniques sont mal supportés, que l'estomac ne peut reprendre ses fonctions. Si vous pouvez vaincre la répugnance des malades pour ce liquide, vous verrez bientôt les joues se colorer, la langueur se dissiper et les forces revenir.

La manière dont s'exécute la digestion est pour beaucoup dans le changement qu'éprouve la sécrétion urinaire. Toutes les personnes malades de l'estomac savent que le lendemain d'un écart de régime, leurs urines changent de nature, elles se décomposent rapidement ; à peine émises elles deviennent jumenteuses et laissent bientôt déposer une grande quantité d'acide urique (1).

MM. Henry et Soubeiran se sont assurés que le sang des diabétiques contient un quart moins de fibrine et d'albumine que Berzélius et Darcet n'en ont trouvé dans le sang des individus en santé.

Il faut donc reconnaître, dans cette maladie, une altération profonde du sang et des humeurs. Or, qui est-ce qui peut mieux rendre compte de cet état qu'une digestion viciée ? Aussi, avec plusieurs pathologistes (Rollo et Dezeimeris), je pense qu'on doit placer le siége primitif du moins du diabète dans l'estomac et les intestins. La gastro-entérite a été peut-être, suivant M. Andral, la cause première du diabète. C'est maintenant, je crois, l'opinion la plus généralement admise : gastro-entérite d'une forme particulière, puisqu'elle donne lieu à des phénomènes spéciaux et qu'elle réclame un traitement spécial. Dans ces derniers temps, appuyée sur l'aphorisme : *naturam morborum ostendunt curationes*, la réaction a peut-être été trop forte contre la gastrite. Pourquoi donc n'y aurait-il pas des gastrites qui demanderaient un traitement spécial, différent de celui de la gastrite ordinaire? Ne trouve-t-on pas des pneumonies qui réclament les unes les émissions sanguines, les autres l'antimoine, celle-ci les purgatifs, celle-là le musc, les toniques. Parce que le

(1) Si on augmente la quantité d'acide la fibrine n'est plus dissoute : ce phénomène ne rendrait-il pas compte, dans certaines affections de l'estomac, du mode d'agir de la magnésie, des alcalis, des eaux de Vichy qui ramèneraient l'acide au titre voulu pour la digestion.

(1) L'urée est une substance des plus azotées ; dans les exacerbations de la gastrite chronique, l'azote des aliments ingérés, au lieu de profiter aux organes, est éliminé par les voies urinaires. Dans la gastralgie franche, les urines sont claires, limpides, souvent abondantes.

traitement a changé, la nature de la maladie est-elle différente? L'aphorisme précédent admet donc des exceptions.

Pour revenir au diabète; bien mieux que le lard, les graisses, le bœuf rôti qui finissent bientôt par épuiser l'estomac, vu le travail pénible qu'ils lui imposent, le sang, élément réparateur s'il en fut, remplira les indications d'un traitement rationel, puisqu'il contient, comme nous l'avons remarqué, tous les principes de l'organisme. Ainsi qu'on l'a dit, quelque pressante que soit l'indication d'introduire une grande quantité d'azote dans l'estomac, elle ne peut passer avant celle de procurer de bonnes digestions (*note sur le diabète sucré*, par le docteur Devay).

Dans certaines chloroses où le fer est mal supporté, le sang réussit très-bien, et ce serait toujours un précieux adjuvant si son administration n'offrait pas quelques inconvénients.

Voici la manière dont j'ai pris moi-même le sang et celle dont je l'ai administré aux malades. On doit le prendre à jeun ou loin des repas. On commence par une petite quantité, tout au plus par un quart de verre, par la suite on va jusqu'à un demi-verre. Autant que possible le malade doit se rendre à l'abbatoir et boire le sang sortant de la veine, avant la formation du caillot.

Le sang de veau est préférable à tout autre, parce qu'il doit être plus léger, moins substantiel que celui d'un animal adulte, parce que le veau est abattu à un âge où il n'a pas encore contracté de maladies. On sait qu'il n'est pas rare de rencontrer des affections organiques chez les animaux que l'on abat dans nos boucheries, surtout chez les moutons; si on peut sans danger se nourrir de leur chair, il n'en serait peut-être pas de même de leur sang (1).

Il n'est pas toujours facile de vaincre la répugnance des malades, mais une fois le premier pas fait, on s'habitue vite à ce liquide. Au reste, il est sans mauvais goût, il semble qu'on boit du lait chaud, seulement il laisse un arrière-goût alcalin qu'on évite en mettant immédiatement après avoir bu un morceau de sucre dans la bouche.

De même que les huitres, lorsqu'on en a pris pendant quelques jours, le sang est si promptement digéré, que loin de remplacer le repas qu'il précède, il rend l'appétit beaucoup plus vif.

Si le boudin est un aliment indigeste, on se rappellera, outre que c'est un sang mort, que c'est un liquide privé de fibrine, qu'il n'est guère qu'un mélange de sérum et de matière colorante.

Puisque le sang cède avec tant de facilité aux forces digestives, d'où vient que, lorsque dans une opération, le patient en avale, il provoque pour l'ordinaire des vomissements? Pourquoi n'est-il pas digéré dans l'hématémèse? Chez l'enfant, rien qui doive surprendre, le sang est un aliment qui n'est pas en rapport avec la faiblesse de son estomac. Mais chez l'adulte...... serait-il vrai qu'on ne peut digérer sa propre substance? On sait qu'il est faux que, dans la diète prolongée, le suc gastrique ronge les parois stomacales, ainsi que cela a été avancé.

Pourquoi, après l'usage du sang, de même qu'après celui des ferrugineux, les selles deviennent-elles noires? Serait-ce dû à la minime quantité de fer qu'il contient?

Dans les petites villes, même à Saint-Étienne, le sang des abbatoirs est perdu, car on ne l'emploie pas encore comme engrais. Ne serait-ce pas un service rendu au peuple que de l'utiliser pour son alimentation, au moins dans les temps de disette. Les cuisinières se gardent bien de rejeter le sang des lièvres et de la volaille, elles le recueillent au contraire avec soin. Je ne vois pas pourquoi celui des autres animaux n'aurait pas autant de valeur. J'ai plusieurs fois fait cuire le caillot du sang de veau et je l'ai toujours mangé avec autant de plaisir qu'une autre partie de sa chair.

Les voyageurs nous apprennent que plusieurs hordes de Tartares boivent le sang de leurs animaux domestiques. On trouve ce vers dans les Géorgiques de Virgile (III liv.):

Et lac concretum cum sanguine potat equino.

La Mortraye raconte qu'un de ses guides, après avoir longtemps erré dans les déserts, fit une saignée à son cheval et en but le sang.

Souvent les armées manquent de vivres, tout en trouvant du fourage pour les chevaux; plutôt que de les tuer et de dévorer leur chair, ne vaudrait-il pas mieux leur faire de petites saignées répétées. Un cavalier pourrait ainsi vivre longtemps sans altérer la santé de sa monture. Quels services n'aurait pas pu rendre une pareille méthode dans plusieurs désastreuses retraites.

OBSERVATIONS.

I. Par suite de fatigues, tant de corps que d'esprit, inséparables d'un début en médecine, je tombai peu à peu dans un grand état d'épuisement. Fièvre hectique, insomnie, sueurs nocturnes générales, irritabilité excessive, appétit d'abord dévorant, obligé de manger même la nuit et maigrissant néanmoins avec rapidité. Plus tard, anorexie et quelquefois faim se faisant sentir brusquement; le plus souvent pesanteur à l'épigastre après avoir mangé.

Une bronchite m'étant survenue, je gardai longtemps une toux sèche, accompagnée de palpitations violentes au moindre exercice. Condamné par les médecins dont j'avais demandé les conseils, j'allai passer l'hiver à Montpellier; j'y essayai de l'homéopathie, et, malgré tout, je revins plus fatigué qu'à mon départ.

Je me mis alors à prendre du sang de veau, par le conseil d'un malade qui disait avoir été guéri par ce moyen. Après quinze jours de son usage, j'entrais en convales-

(1) Il doit être pris trois à quatre fois par semaine, pendant un temps qui varie de un à trois mois, suivant la gravité de la maladie pour laquelle il est administré.

cence ; deux mois après, je reprenais l'exercice de la médecine.

Frappé de mon prompt rétablissement, je résolus d'essayer ce qui m'avait si bien réussi, lorsque j'en trouverais l'occasion ; ce qui ne devait pas tarder à se présenter.

II. Une jeune fille, depuis longtemps dans un état d'anémie profonde, avec gastralgie, dysménorée, chez laquelle les ferrugineux, les amers avaient eu peu de succès, fut assez promptement guérie en se soumettant à ce remède.

III. Un militaire du génie, en jetant un pont de bateaux sur le Rhône, se laissa tomber dans le fleuve ; quoique il fût alors couvert de sueur, il ne prit aucune précaution contre cet accident. Depuis, sa santé s'altéra, il dépérit et tomba dans un état de marasme incroyable. N'ayant vu ce jeune homme que guéri, et tenant de lui ces détails, je ne pus préciser sa maladie. Après quelque temps de l'usage du sang chaud il a pu reprendre son service.

IV. J'ai quelquefois eu recours à cette médication pour prolonger la vie de malades dont je n'espérais pas la guérison. C'est ainsi que je l'ai administré à un jeune homme phthisique avec caverne constatée au sommet d'un poumon. En interrogeant le malade, j'appris qu'il transpirait autrefois abondamment des pieds. Afin de rétablir cet émonctoire naturel, je fis prendre à ce jeune homme des souliers en caoutchouc qu'il devait garder même la nuit. Les sueurs revinrent. Pour fortifier le malade, pour remplacer autant que possible l'oxigénation incomplète dans le poumon tuberculeux, je le mis à l'usage du sang qu'il buvait abondamment. L'embonpoint et les forces revinrent, à tel point que le malade passa l'hiver à la campagne, à chasser dans la neige, à courir par monts et par vaux. Je ne cessais de lui recommander des précautions et surtout de ne pas quitter sa chaussure imperméable. Mais, se croyant guéri, il fit avec des bottes minces une course à cheval par un temps froid ; sa transpiration des pieds fut suspendue, le lendemain il cracha le sang. Il succomba quelques mois après aux progrès du mal.

V. J'ai, dans ce moment, deux malades soumis à ce traitement. M. C., âgé de 60 ans, atteint d'asthme humide qui le tourmente chaque mauvaise saison. Cet hiver, il tousse peu, mais les fonctions digestives se sont dérangées tellement qu'il peut à peine supporter des bouillons ou de petites soupes. Son amaigrissement est considérable, son ventre plat n'offre aucune tumeur, l'épigastre est sensible à la pression. Je lui propose d'essayer le sang chaud ; le malade dont le moral est fortement atteint saisit avec avidité cette planche de salut. Il ne pouvait prendre que des bouillons ou de légers potages, cependant il a supporté sans peine, la première fois, les trois quarts d'un verre de sang ; j'ai été obligé de l'arrêter, de lui faire diminuer la dose, dans la crainte qu'il n'en fût fatigué une fois et qu'il ne s'en dégoûtât. Peu de temps après, il fut en état de faire un bon repas, dont il fut bien un peu tourmenté mais qui passa sans trop de malaise.

VI. C. A., jardinier, 35 ans, constitution forte, tempérament nerveux. Cet homme chez lequel, malgré un examen minutieux, je n'ai pu découvrir aucune lésion, a vu depuis quelque temps ses forces et son embonpoint disparaître. Au moindre exercice, il est baigné de sueur, il transpire dans son lit quoique légèrement couvert, il est d'une grande faiblesse, il mange passablement, il n'a pas de soif, le pouls conserve une certaine force, il transpirait des pieds, mais cette transpiration ne s'est pas arrêtée ; il est sans douleur, il a honte, dit-il, de se dire malade. Les urines n'offrent rien d'extraordinaire. Je vais soumettre ce malade au traitement précédent, j'ai tout lieu de croire qu'il lui soit favorable.

L'indication d'administrer le sang se présente souvent, mais on ne peut pas toujours surmonter la répugnance qu'éprouvent de prime abord les malades pour ce liquide ; il faut pour l'ordinaire qu'ils soient convaincus que les autres remèdes sont impuissants : ce qui fait que ce remède ne sera jamais administré que dans les cas d'absolue nécessité et chez les individus à volonté énergique. L'embarras de se le procurer est encore un autre obstacle à son administration.

Malgré tout, les cas où il sera possible d'avoir recours au sang chaud sont assez nombreux pour que j'aie cru pouvoir signaler cette médication.

(*Publié par décision de la Société de Médecine.*)

Lettre à M. Diday, sur l'inoculation lacto-variolique, par M. Brachet.

Mon cher confrère,

Je tiens la plume et j'hésite encore, tellement votre diatribe spirituelle me paraît émaner d'une opiniâtreté inconcevable à poursuivre l'inoculation lacto-variolique.

Vous m'accusez d'être le partisan de cette innovation. Y avez-vous bien songé ? J'en serais le partisan, parce que j'ai eu le bonheur de préserver trois enfants dans une salle infectée, parce que le récit que j'en ai fait à la Commission de vaccine lui a paru d'une haute importance, et qu'il l'a portée à tenter des expériences propres à l'éclairer ! J'en serais le partisan, parce qu'après des succès réels, je me suis révolté contre des revers mensongers ! J'en serais le partisan, parce que je lutte avec énergie contre les agressions de la croisade ! Eh bien ! soit, j'en suis le partisan. Mais quel mal y a-t-il ? Ne l'êtes-vous pas aussi et même plus que moi ? Car vous ne voudriez pas accepter l'application du proverbe, qu'on n'est jamais trahi que par les siens. Je vais donc révéler ce que vous avez fait en faveur de l'inoculation en question. Vous nous avez fait connaître deux faits remarquables, et qui font voir le fond de votre pensée. Sans vous, je n'y aurais pas pris garde. Sur les trente expérimentations avec le mélange lacto-variolique, aucun enfant n'est mort ; bien loin de là. Sur deux seuls qui ont été inoculés avec le vaccin, deux sont morts ! Vous l'avez dit, mon cher confrère, je vous prends au mot. Vous voilà partisan, très-chaud partisan. Vous avez compromis la vaccine. Si vous aviez le malheur de suspecter l'habileté de l'opération pratiquée par M. Bouchacourt, nous vous dirions : *Qui peut répondre de mieux réussir? Si l'opération offre de telles difficultés de tels hasards qu'un chirurgien en chef de la Charité, de Lyon y puisse échouer, et que, y échouant, il soit exposé à donner aux enfants la mort hic et nunc?* Pauvre vaccine! te voilà assommée par un de tes plus ardents défenseurs en apparence. Hélas! je n'en demandais pas tant.

Vous me reprochez d'appuyer ma foi dans l'inoculation lacto-variolique sur l'identité du virus vaccin et du virus variolique. Merci, mon cher confrère! vous me faites connaître une chose dont je ne me doutais pas. J'avais cru jusqu'à ce jour tout le contraire. Mais vous le démontrez si spirituellement que je ne saurais trop vous en remercier, et je n'ai pas le courage de vous refuser.

Mais voici un bienheureux creuset dans lequel vous me faites opérer le mélange du virus et du lait. Je ne me doutais pas en vérité d'avoir autant d'esprit. Que dis-je? Il est votre création, votre enfant. Creuset charmant! non, je n'aurai pas la cruauté de vous en ravir la paternité. Je vous l'abandonne tout entier.

Je suis obligé de m'arrêter : car, en vérité, je vous le dis, je ne puis pas vous suivre dans les considérations transcendantes que vous abordez. Mon faible esprit s'y perd et n'y comprend rien. Il est trop modeste pour quitter le terrain qui lui est familier, celui du simple bon sens et de l'observation. Il ne s'élance point avec vous, il vous laisse planer seul dans les région supérieures; il n'a ni les yeux ni le vol de l'aigle, il reste attaché à son terre-à-terre accoutumé.

Vous n'avez pas toujours dit, mon cher confrère, que l'inoculation lacto-variolique était une *calamité*, puisque, dans votre seconde attaque, après avoir cité les paroles de notre honorable confrère, M. Bouchacourt, qui pensait qu'*une épidémie de variole pourrait seule légitimer de nouvelles expérimentations avec le mélange lacto-variolique*, vous ajoutez : « C'est la conclusion la plus philosophique de ce débat. » Vous voyez que j'ai bonne mémoire.

Oui, mon cher confrère, je persiste et je persisterai dans mon opinion jusqu'à démonstration du contraire, parce que je la crois vraie; parce que les faits sont en sa faveur, même ceux que vous invoquez; parce que, je le crois du moins, elle sera une conquête pour la science, et un bienfait pour l'humanité. N'y eût-il que les trois enfants que j'ai sauvés, ils seraient suffisants pour justifier ma confiance et ma foi dans l'avenir.

J'ai l'honneur d'être, mon cher confrère, votre très-humble et très-obéissant serviteur,

BRACHET.

Lyon, le 15 octobre 1854.

Observations pratiques sur la pommade et l'Alcoolat de concombres; *par* Emile MOUCHON, *pharmacien à Lyon.*

La pommade aux concombres, cosmétique par excellence, excipient essentiellement utile de divers liparolés journellement formulés par les médecins, ne jouit vraiment d'une faveur méritée, d'une confiance légitime, que depuis que la formule de Baumé et celle de MM. Henry et Guibourt ont fait place à celles de MM. Page, Buron, Thévenot et autres, surtout depuis que quelques hommes habiles et justement estimés de la capitale ont eu l'heureuse idée d'en faire l'objet d'une spécialité, d'une véritable exploitation, aussi profitable à la réputation, à la bonne confection du produit qu'à leurs intérêts privés. De là cette habitude prise par la masse des pharmaciens de presque toutes les localités de puiser à ces sources communes la pommade aux concombres qu'ils peuvent consommer, et qu'il leur convient d'autant moins de préparer eux-mêmes que cette consommation n'est nullement en rapport avec les difficultés à vaincre pour atteindre le degré de perfection qui, jusqu'à ce jour, n'a appartenu qu'à ces spécialistes.

Blessé dans mon amour-propre de pharmacien de province, et ne voulant pas rester tributaire des quelques parisiens qui nous exploitent, honorablement il est vrai, avec un certain sentiment de supériorité que justifie pleinement l'excellence de leur produit, je me suis évertué avec d'autant plus de raison à chercher le moyen de m'affranchir de ce tribut, que le procédé de M. Page et autres du même genre offrent des complications qui expliquent suffisamment aussi la suprématie des honorables exploiteurs de la capitale.

M. Buron, mu par le même motif et par le même sentiment, a fait faire un grand pas à la question, a rendu un véritable service à la pharmacie, en introduisant l'usage de l'alcoolat de concombres dont il a proposé le procédé. Sa pommade, dans laquelle figure cet utile produit, résulte bien d'un mode aussi simple que facile; elle possède bien quelques qualités, mais elle n'est pas ce qu'elle devrait être, lorsqu'on la compare à celle qui nous vient de Paris; elle est loin de posséder au même degré cette blancheur parfaite, cet arôme et cette légèreté qui caractérisent le produit parisien.

En partant du même principe que lui, c'est-à-dire en remplaçant le suc par l'alcoolat, on peut arriver à constituer une pommade d'aussi bonne nature, presque aussi blanche, aussi légère, plus agréablement aromatique et de meilleure conservation que celle que les parisiens nous ont si bien appris à apprécier.

Pour donner au liparolé toutes ces qualités réunies, il s'agit d'opérer de la manière suivante, soit pour la préparation de l'alcoolat, soit pour celle du liparolé lui-même.

ALCOOLAT DE CONCOMBRES.

Prenez : Concombres de moyenne grosseur . 16,000 grammes.
Alcool rectifié, à 36° . . . . . 1,000 —

Réduisez les concombres en pulpe, sans en rien supprimer; incorporez dans leur masse le liquide alcoolique, placez le tout sur le diaphragme d'une cucurbite, lutez l'appareil et recueillez, vingt quatre heures plus tard, mille grammes d'alcoolat, marquant dix-neuf degrés à l'aréomètre.

Bien que je fasse figurer l'alcool dans une proportion à peu près double de celle que prescrit M. Buron, l'alcoolat est aussi fortement aromatique que le sien, dont le titre alcoolique ne va pas à 14 degrés. Cette différence de densité tient, d'une part, à la proportion relative des concombres et de l'alcool, de l'autre, à l'emploi d'un menstrue plus dense que celui dont on se sert ordinairement. (36° au lieu de 34°).

Les 1000 grammes d'alcoolat ne représentant qu'une partie de l'alcool employé, et les concombres ne cédant pas à ce produit tout leur arôme, on peut continuer avec profit la distillation, pour recueillir encore 1000 grammes de liqueur alcoolique marquant 16 degrés, passablement aromatique et très-propre à recevoir une application ultérieure, surtout après rectification au bain-marie. Il est facile de comprendre, en effet, que non seulement on recueille par là une quantité considérable de liquide, qu'il serait dommage d'abandonner dans le résidu de la distillation, mais aussi que l'emploi de ce second produit doit remplacer avantageusement l'alcool, lorsqu'il s'agit de procéder à une nouvelle préparation d'alcoolat de concombres, l'arôme dont il est pourvu lui donnant la faculté d'ajouter une qualité de plus à celui qu'il doit produire par son action sur la masse de concombres à employer.

POMMADE AUX CONCOMBRES.

Prenez : Axonge officinale benzinée (1). . . . 375 grammes.
Stéarine . . . . 125 —
Alcoolat de concombres . . . . . 60 —

Divisez la stéarine, faites la fondre au bain-marie, avec l'axonge benzinée ; versez ce corps gras fondu dans un grand mortier de marbre ou de pierre polie ; battez-le vigoureusement pendant le refroidissement ; ajoutez-y l'alcoolat et continuez à battre de la même manière, jusqu'à ce que le produit ait acquis la plus grande blancheur et la plus grande légèreté possibles (2).

Préparée dans de telles conditions, la pommade aux concombres n'est pas seulement pourvue des qualités que présente celle de Paris, notamment celle de M. Chardin-Hadancourt, qui passe généralement pour la plus belle, mais elle a aussi pour elle la faculté de se conserver longtemps dans le même état d'intégrité, grâce à la présence des principes aromatiques qui se trouvent dans l'axonge benzinée résultant de la mise en pratique de mon procédé, principes qui paraissent contribuer d'ailleurs à la beauté du produit, en facilitant l'interposition moléculaire du gaz atmosphérique dont elle a besoin pour acquérir le degré de perfection qu'il faut lui donner.

M. Pottier, pharmacien à Auxerre, publia, dans le Répertoire de pharmacie de 1847, à la page 310, un procédé qui aurait l'avantage de substituer un hydrolat de concombres à l'alcoolat de M. Buron, mais qui ne permettrait pas au produit de se conserver aussi longtemps en bon état, bien que l'hydrolat lui-même jouisse de la faculté de se maintenir pendant plusieurs mois dans une parfaite intégrité. En lui appliquant le procédé d'Appert, on lui donnerait la faculté de se conserver beaucoup plus longtemps.

L'adoption de cet hydrolat répondrait parfaitement à un principe d'économie, mais elle blesserait les préceptes d'une saine pratique, attendu qu'il faut, autant que possible, éviter d'introduire de l'eau dans les corps gras que l'on veut affranchir des chances d'altération ; aussi est-il avantageux, sous plus d'un rapport, d'affecter de l'alcool d'un titre très-élevé à la préparation de l'alcoolat. Il est pourtant à remarquer que l'objection élevée contre l'hydrolat perd de sa force en présence de l'axonge benzinée, car les chances de conservation ou d'altération ne sont plus ce qu'elles seraient avec le saindoux ordinaire.

A ceux de mes confrères qui pourraient arguer de la présence de l'alcool dans une pommade telle que celle-ci, j'aurais à répondre, pour faire cesser cet honorable scrupule, qu'après avoir vigoureusement battu ce produit, on ne trouve aucune trace de ce liquide spiritueux dans la masse, attendu que cette masse n'est que la représentation exacte du poids fourni par l'axonge et la stéarine réunies, par suite de la vaporisation totale de l'alcoolat.

Quant au Benjoin, je ne pense pas qu'il puisse motiver la moindre contestation, le fait initial de son fréquent emploi, à titre de cosmétique (le lait virginal), ne permettant pas d'attribuer à ce corps, ainsi étendu, d'autres propriétés que celles qu'on lui attribue généralement, d'autant plus qu'il figure ici dans une proportion extrêmement minime, et d'ailleurs telle qu'il ne pourrait y avoir rien d'irrationnel dans son emploi, le benjoin fut-il considéré comme irritant. Je ne vois donc en lui qu'un auxiliaire dont la double utilité me paraît incontestable.

(1) Préparée d'après mon procédé.

(2) La blancheur et la légèreté de cette pommade dépendant beaucoup de son prompt refroidissement, il est essentiel de la plonger dans un bain de glace dès qu'on a cessé de la battre, et de l'y laisser séjourner pendant plusieurs heures. Cette recommandation est également applicable à la préparation de l'axonge officinale.

Revue de la Médecine lyonnaise.

Etude sur le perchlorure de fer, par le docteur B. DUPUY, *interne des hôpitaux de Lyon*, in-4, 28 pages.

Dans ce travail, M. Dupuy, après un historique succinct, mais complet et exact, aborde l'étude scientifique du perchlorure de fer. Dans un premier chapitre il examine les divers modes de préparation de cet agent thérapeutique, et reconnaît que le procédé de M. Burin Dubuisson et celui de M. Gobley ont à peu près la même valeur, que ni l'un ni l'autre ne permet d'avoir une solution de perchlorure neutre et absolument fixe, parce que l'acidité de la liqueur tient à la constitution même du sel ferrique dont toutes les réactions sont acides.

Le chapitre II est consacré à l'examen des réactions du sel ferrique mis en contact avec l'albumine, le sang et la surface des plaies. L'albumine, comme on le sait, est coagulée avec une grande énergie par le perchlorure, et cette coagulation résulterait, suivant M. Burin Dubuisson, d'une véritable combinaison de ces deux corps. L'action sur le sang est plus complexe à cause de la multiplicité des éléments qui entrent dans la composition de ce liquide. Ainsi, la fibrine et l'albumine sont coagulées ; quant aux globules sanguins, ils ne sont qu'emprisonnés et ne paraissent nullement désorganisés, si l'on s'en rapporte aux observations microscopiques. Sur le vivant, le caillot sanguin formé dans un vaisseau ou dans une poche variqueuse ou anévrysmale, à la suite d'une injection, est constitué par le coagulum chimique et par un caillot périphérique résultant du contact du premier avec le sang et de l'arrêt de la circulation. Plus tard, il y a résorption partielle, parfois ramollissement, et le plus souvent enkystement du caillot, lorsque le vaisseau s'est oblitéré du côté du cœur et des capillaires. Enfin, si l'injection a été faite à trop haute dose, les vaisseaux s'enflamment, les tissus voisins participent à la phlogose et la suppuration éliminatrice survient avec toutes ses conséquences variables suivant les cas.

Si au lieu d'être mise en contact avec un liquide coagulable, la solution de perchlorure est déposée sur une surface dépourvue d'épiderme, à moins qu'elle ne soit très-étendue, elle produit une véritable cautérisation. On ne comprend pas l'opinion de M. Velpeau, disant que cet agent, tel qu'il a été employé dans les opérations, n'est pas caustique, puisque, dit ce professeur, on peut impunément l'appliquer sur la peau et s'en laver les mains. Il y a bien d'autres agents éminemment caustiques qui ne peuvent entamer l'épiderme de la peau ni celui des muqueuses. Nous le répétons, la solution de perchlorure, peut être même au-dessus de 15 à 20°, est caustique, et l'on comprend que dans les injections des varices ou des anévrysmes, si une suffisante quantité de liquide coagulable n'absorbe la totalité de perchlorure, les tissus vasculaires sont plus ou moins cautérisés; de là une source d'accidents.

Dans les chapitres suivants, M. Dupuy étudie les applications du perchlorure à la cure des anévrysmes et des varices et à l'hémotasie chirurgicale. L'appareil instrumental, le choix du liquide, les précautions préliminaires, le manuel opératoire, les suites de l'opération sont très-convenablement exposés et judicieusement appréciés. M. Dupuy ne doute pas que cette méthode ne doive rester dans la pratique, mais il en pose les contre-indications dans les termes suivants : « Et d'abord on se gardera bien d'agir sur des sacs anévrysmaux qui ne présenteront pas les conditions de vitalité nécessaires à l'accomplissement du travail dont ils doivent être le siége. Ainsi, un certain degré d'inflammation, l'amincissement et la tension extrême du sac, la présence d'une plaie suppurante (obs. de M. Alquié), à plus forte raison d'une plaie pénétrante, sur un de ses points (2e obs. de M. Soulé), sont autant de contre-indications de l'opération; on pourrait peut-être y ajouter l'ossification des artères. « On respectera les tumeurs qui par leur position, leur volume (obs. de M. Dufour de Lectoure), sont réfractaires à toutes les méthodes, et celles enfin dans lesquelles la compression ne pourra pas être établie d'une façon plus ou moins efficace, au moins d'un côté. »

Dans les varices, les résultats de l'observation, dit M. Dupuy, « autorisent à conclure que l'injection de perchlorure de fer est une méthode aussi innocente au moins que les méthodes rivales, et qu'elle a de plus, sur la plupart d'entr'elles, l'avantage de n'être pas douloureuse, de ne pas produire de cicatrices et d'oblitérer une longue portion de la veine injectée. Est-ce à dire qu'elle guérisse radicalement? Si on entend par guérison radicale l'impossibilité de toute dilatation variqueuse ultérieure dans le membre opéré, sans doute la récidive est toujours possible, probable même dans les veines voisines, et aucune méthode n'échappe à cette loi, si clairement énoncée par M. Velpeau. Veut-on savoir, au contraire, si le caillot ferro-albumineux oblitère définitivement le vaisseau injecté? la théorie l'avait fait présumer, les faits nombreux publiés jusqu'à ce jour ne permettent pas d'en douter. »

Nous devons savoir gré à M. Dupuy d'avoir choisi pour sujet de sa thèse de doctorat une question importante en elle-même et qui offre un intérêt tout spécial pour l'Ecole de Lyon. Imaginé par Pravaz, l'emploi du perchlorure de fer en chirurgie a été, de la part de plusieurs chirurgiens de Lyon, Paris, Montpellier, Bordeaux, etc., l'objet de travaux et d'essais qui ont fixé l'attention des hommes de science. Il était donc utile d'examiner le résultat des expépriences tentées dans cette voie, et de savoir quelle opinion on doit définitivement avoir de cette médication. Les conclusions de M. Dupuy nous paraissent à cet égard satisfaisantes et formulées avec une réserve et une mesure qui ne peuvent qu'ajouter une garantie de plus à la solidité de son jugement.

REVUE THÉRAPEUTIQUE.

Études sur l'action du caustique de Vienne et du chlorure de zinc, employés au lieu du bistouri dans quelques opérations chirurgicales, par le docteur Girouard, de Chartres.

M. le docteur Girouard, de Chartres, préfère le caustique au bistouri pour détruire et enlever les tumeurs du sein, de nature cancéreuse, fibreuse, etc., il a eu l'idée de pédiculer la tumeur, afin de n'avoir à appliquer le caustique que sur le pédicule; il se sert à cet effet d'un appareil composé de deux tiges d'acier légèrement courbées pour embrasser la mamelle à sa base par leur partie moyenne. Elles sont réunies aux deux bouts par des vis qui les écartent et les rapprochent à volonté. L'opérateur achève quelquefois de sectionner avec le bistouri le pédicule en partie détruit par le caustique.

Les substances caustiques auxquelles M. Girouard donne la préférence, sont la poudre de Vienne et le chlorure de zinc, le premier pour attaquer les téguments, et le second pour détruire les parties sous-jacentes. Son Mémoire contient surtout deux chapitres fort intéressants sur l'action comparée de ces deux caustiques. Ces expériences concordent assez bien avec celles que nous avons vu faire, il y a longtemps déjà, à l'Hôtel-Dieu de Lyon, par M. le professeur Bonnet, et que nous savons avoir été consignées en détail dans le Mémoire de notre compatriote et ami le docteur Philipeaux, travail couronné dernièrement par la *Société des sciences médicales et naturelles* de Bruxelles.

M. Girouard ne nous paraît pas avoir tiré de ses expériences toutes les conclusions qui en découlent. Depuis de longues années, dans les hôpitaux de Lyon, on a étendu singulièrement l'usage en chirurgie des deux caustiques dont il s'agit. C'est ainsi qu'on attaque, soit par l'action combinée de la poudre de Vienne et du chlorure de zinc, soit par le chlorure de zinc seul, les varices, le varicocèle, les tumeurs érectiles, certains anévrysmes, certains goîtres cystiques, les loupes diverses du cuir chevelu, les tumeurs dégénérées, quand leur fonction et leur volume le permettent, les ulcères et des plaies de mauvaise nature, certaines collections purulentes en communication avec l'air extérieur, et où le pus subit cette fermentation putride, point de départ d'une pyohémie trop souvent mortelle, etc.; car le chlorure de zinc n'agit pas seulement comme caustique puissant, mais encore comme coagulant du sang et comme désinfectant.

M. Girouard a, en effet, reconnu, en comparant les résultats des opérations qu'il a pratiquées avec le caustique de Vienne et le chlorure de zinc à ceux des opérations qu'il a faites avec l'instrument tranchant, qu'il est survenu moins d'accidents graves dans les opérations de la première catégorie que dans les autres. Il n'a jamais vu ces caustiques donner lieu à des accidents nerveux ni à des troubles dangereux des fonctions. Convenablement appliqués, dit-il, ils n'occasionnent jamais d'hémorrhagie, jamais de fièvre, peu de réaction; les douleurs qu'ils produisent ont toujours été bien plus facilement supportées que celles occasionnées par l'instrument; et enfin le cancer détruit de cette façon ne récidive que très-rarement à l'endroit opéré.

Le nouveau travail de M. Girouard, uni à ceux de M. le professeur Bonnet et de quelques-uns de ses élèves, est bien propre à répandre une pratique qui a déjà produit tant de résultats remarquables.

(*Revue médico-chirurgicale de Paris, janvier* 1854).

Du danger de l'ictère chez les femmes enceinte, par M. Carpentier, de Roubaix.

M. Carpentier rapporte quatre cas, sur onze qu'il a observés, d'ictère survenu chez des femmes enceintes, vers la fin de la grossesse. Un ou deux jours après l'accouchement, quand celui-ci eut lieu pendant le cours de la maladie, la mort est survenue invariablement au milieu des phénomènes cérébraux les plus graves. M. Carpentier n'affirme pas que l'ictère ait été par lui-même la cause de cette issue funeste. Il est porté à croire que la cause, souvent inconnue (ordinairement secousse morale violente), sous l'empire de laquelle l'ictère s'est développé, a porté une perturbation profonde et mortelle dans tout le système nerveux. Peut-être, ajouterons-nous, quelque influence épidémique a-t-elle dominé ces résultats, puisque tous ces faits ont été observés à une époque où de nombreux cas d'ictère, bien que sans gravité hors d'état de gestation, se faisaient remarquer dans ces contrés. Quoiqu'il en soit, c'est un avertissement utile pour les accoucheurs. Voici une des observations rapportées par M. Carpentier ; elles ont toutes entre elles la plus grande analogie.

« Le 18 septembre 1853, Mme Boyaval, sage-femme, fut mandée auprès de Marie Duthoit pour la délivrer ; chemin faisant, elle apprend par le mari qui l'accompagnait, que cette femme avait la jaunisse depuis cinq jours, et qu'elle n'était qu'au septième mois de sa grossesse. Se rappelant de suite le cas malheureux dont elle venait d'être témoin (observation qui précède), et ceux dont je lui avais parlé, elle fait ressortir auprès du mari tout le danger que sa femme va courir, et réclame immédiatement l'intervention d'un accoucheur. On s'adressa au docteur G., lequel se rendit aussitôt sur les lieux. A son arrivée, Marie D. était déjà délivrée, et le docteur parut très-étonné qu'on le dérangeât pour un accouchement aussi naturel. Mme Boyaval lui en expliqua le motif et lui fit part de ses craintes ; elle lui fit observer que, depuis quelques mois, plusieurs femmes atteintes d'ictère étaient mortes après le travail de l'accouchement. Le docteur G. ne put s'empêcher de rire ; il persuada la sage-femme que ses craintes n'étaient point fondées, et on se retira donc complétement rassuré sur le sort de Marie D. Le lendemain, à dix heures du matin, ils la revirent ensemble : on leur dit que la malade avait dormi profondément toute la nuit, ce qui fut jugé de bon augure par le docteur G., qui prescrivit une panade, et qui de nouveau rassura la sage-femme sur ses craintes de la veille. Deux heures après leur départ, on s'aperçut que ce prétendu sommeil n'était que de l'assoupissement. Marie D. ne connaissait plus personne, et ne répondait plus aux questions qu'on lui adressait. On rappela le docteur G., qui, cette fois, n'avait plus le sourire sur les lèvres, et parut vivement impressionné d'un pareil changement ; il recourut de suite à une médication énergique ; mais, en dépit de tous ses efforts, les symptômes continuèrent à s'aggraver, et la pauvre femme succomba dans la nuit au milieu des phénomènes cérébraux les plus alarmants. »

(*Revue médico-chirurgicale de Paris, mai* 1853).

Bibliographie.

Chirurgie pratique complète, divisée en sept monographies, par P. N. Gerdy, *professeur de pathologie chirurgicale à la Faculté de Médecine de Paris, etc.*

L'espérance de voir se succéder rapidement les différentes parties de ce grand ouvrage nous a fait apporter du retard dans l'analyse que nous avons dû en faire. Le premier volume a paru en 1851, la première partie du second en 1852 et la deuxième partie en 1853. Cette lenteur de publication, dont la mauvaise santé de l'auteur est vraisemblablement la cause, nuit toujours à l'intérêt et à la portée d'un ouvrage scientifique quelle que soit d'ailleurs sa valeur intrinsèque, et il faut convenir que, sous ce rapport, plusieurs de nos maîtres, de l'Ecole de Paris, se mettent parfois très à leur aise pour remplir leurs engagements vis à vis du public. Combien d'ouvrages, dont la publication traine depuis plusieurs années et dont les dernières parties ne seront guères en harmonie avec les premières !

Les deux premiers volumes du traité de M. Gerdy sont un spécimen suffisant pour juger le plan de l'ouvrage, la méthode de l'auteur et le caractère spécial de ses idées.

Au fond, le plan de ce livre n'est pas absolument différent de celui qui a été suivi par la plupart des auteurs classiques. Presque tous commencent par les questions générales et finissent par les questions de plus en plus spéciales et locales. De même le professeur Gerdy, divisant son traité de chirurgie en une série de monographies, nous offre, dans la première, une pathologie générale, plus spécialement appliquée, dit-il, à la chirurgie que celles que l'on a faites jusqu'à ce jour. La deuxième comprend les maladies générales : l'inflammation et ses suites, suppuration, abcès, ulcération, ulcères et fistules ; la gangrène ; les maladies organiques ; les affections constitutionnelles ; les plaies. Ces deux premières monographies ont seules paru jusqu'à ce jour. La troisième embrassera toutes les maladies de l'appareil locomoteur en général et des membres en particulier. La quatrième, les affections des sens et du système nerveux ; les lésions de la tête et du rachis. La cinquième, les maladies des voies aériennes, du cou et de la poitrine. La sixième celle des organes digestifs et du ventre. La septième, celle des organes génito-urinaires et du bassin.

Comme on le voit, cette série de monographies nous présente l'ensemble de la chirurgie dans un cadre connu et généralement suivi de nos jours. Cependant, la première de ces monographies, qui forme à elle seule un fort volume, constitue, par les développements que l'auteur a donnés à son sujet, une véritable et heureuse innovation. Dans aucun de nos grands traités de chirurgie la pathologie générale n'a été abordée d'une manière aussi complète dans ses applications à la pathologie externe, et les élèves retireront un grand profit de cette exposition des principes généraux de la science et des préceptes fondamentaux de la pratique. Une analyse aussi succincte que doit l'être celle-ci, ne nous permet pas de faire ici de longues citations qui seraient cependant nécessaires pour donner une idée exacte de cette pathologie générale. Le sujet comportait de fréquents rapprochements entre la médecine et la chirurgie, et l'on doit reconnaître que l'auteur n'en a point omis d'importants. En chirurgien sincèrement passionné pour son art, M. Gerdy ne néglige aucune occasion de signaler les côtés brillants de cette branche de l'art de guérir, dont l'utilité est tellement avérée qu'il n'est pas nécessaire de la démontrer. Quant à la difficulté comparée des études que réclament la chirurgie et la médecine, l'auteur s'arrête avec complaisance sur cette question, non, dit-il, par puérile vanité professionnelle, mais parce qu'il importe beaucoup de le savoir pour l'étude que l'on veut faire des deux arts. Il n'a pas de peine à démontrer que le chirurgien a besoin de connaissances plus nombreuses et plus précises en anatomie que le médecin ; que le diagnostic en chirurgie doit être bien plus rigoureux qu'en médecine, où il suffit souvent d'avoir une idée générale, pour ne pas dire approximative de la maladie, quant à sa nature et à son siége. Les indications thérapeutiques sont moins variées en médecine ; les méthodes de traitement s'y réduisent à quelques médications très-générales, tandis que la chirurgie se sert habituellement, même pour les maladies purement chirurgicales, des moyens de la médecine, et, en outre, d'opérations et de pansements qui lui appartiennent exclusivement.

« Si à ces considérations, poursuit l'auteur, vous ajoutez que la médecine, étant parfois impuissante à reconnaître les maladies médicales, ne peut saisir qu'imparfaitement des indications rarement manifestes, vous concevrez combien souvent elle devra s'abstenir ; or, l'art de s'abstenir me paraît moins difficile que celui de se décider et d'agir.

« Quoique je regarde la chirurgie, ou, si l'on veut, la thérapeutique chirurgicale, comme supérieure à la thérapeutique médicale, ou à la médecine proprement dite, par son efficacité ; quoique je regarde la chirurgie comme un art plus étendu et plus difficile encore que la médecine, par les connaissances précises et par les qualités qu'il réclame, ainsi que le prouve la rareté plus grande des bons chirurgiens que des grands médecins ; quoique je la regarde comme un art plus évident par l'évidence même des indications qui en réclament les secours, comme un art, enfin, plus sûr dans ses résultats ; je n'en aurais rien dit, si les médecins ne paraissaient en juger autrement, et si les élèves, partageant le même préjugé, ne négligeaient l'étude de la chirurgie pour se livrer exclusivement à celle de la médecine, qui leur paraît beaucoup plus difficile et même plus honorable. »

Nous voudrions pouvoir multiplier des citations de ce genre. Ce serait facile, car M. Gerdy ne laisse passer aucune occasion de combattre les préjugés, c'est-à-dire les erreurs du passé qui encombrent encore la route du progrès dans le présent et dans l'avenir. La critique du chirurgien de la Charité est parfois sévère, animée, mais toujours juste et souvent féconde. Toutefois, l'auteur ne nous saura pas mauvais gré de lui reprocher de mettre quelquefois trop en avant sa personnalité et celle des hommes qu'il attaque. Un grand ouvrage didactique ne comporte que la critique des idées et doit exclure toutes ces formes de polémique qui conviennent aux journaux. C'est dans ce sens que nous n'approuvons pas la reproduction de certains discours prononcés à l'Académie, de certains articles insérés autrefois dans les journaux, tels que la réponse à Risueno d'Amador sur la statistique, le discours sur la syphilis, etc.

C'est pour l'acquit de notre conscience que nous croyons devoir reprendre l'auteur sur ces points accessoires ; car, s'il s'agit de juger le fond même de son travail, nous ne pouvons en contester l'excellence. M. Gerdy est érudit, mais il l'est encore plus qu'il ne le paraît, tant il évite cet étalage de citations, de noms propres, de dates historiques, qui dans certains auteurs modernes ressemble à la montre d'une boutique et cache souvent, derrière un luxe inutile, la pénurie des idées et l'absence du jugement. M. Gerdy sait tenir l'équilibre entre la théorie et la pratique ; il ne sacrifie jamais l'une à l'autre, et son but avant tout est d'instruire complètement. A chaque page l'écrivain se souvient qu'il est professeur et parle du haut de sa chaire. Il en résulte que l'élève et le praticien l'écoutent avec le même intérêt et avec un égal fruit.

Nous nous bornons à regret à cette appréciation sommaire de l'œuvre de M. Gerdy. Pour donner un aperçu des idées particulières de l'auteur sur une foule de points, il faudrait entrer dans des détails et faire des citations que nous sommes obligé de nous interdire. Nous ne pouvons que signaler à l'attention spéciale des lecteurs les chapitres du tome second consacrés à l'inflammation rétractive, à l'infection purulente, aux inflammations diffuses et déclives, à la syncope à propos de laquelle M. Gerdy émet des considérations originales de physiologie pathologique, aux polypes, aux tumeurs vaso-capillaires, aux anévrysmes, etc. Nous nous promettons de suivre avec un égal intérêt les parties de cet ouvrage qui paraîtront successivement, et nous aurons ainsi l'occasion d'entretenir de nouveau les lecteurs de ce journal des utiles travaux d'un professeur qui compte parmi les plus consciencieux et les plus savants de la Faculté de Paris, et dont le souvenir est inséparable, dans notre mémoire, des excellentes leçons qu'il nous a été donné de recueillir dans le cours de nos études médicales. F. Barrier.

Traité des eaux d'Ax (Ariége), *par* Alibert (Constant), *médecin-inspecteur.*

Ax (Ariége) est bien la ville des eaux par excellence. Aussi l'étymologie de son nom n'est pas douteuse (acquæ ou acquas, acqs, Ax). Elle ne possède pas moins de cinquante-huit sources thermales. Ces sources ont des températures variées. Il en est une qui marque 24 degrés centigrades, une autre qui en marque 77 ; entre les deux, il existe une échelle de sources à thermalité progressive. On estime que l'ensemble de ces sources débite plus de 2,000 mètres cubes d'eau chaque jour.

L'élément qui minéralise surtout la plupart d'entre elles, et qui revendique la plus large part dans leur action médicale est le sulfure de sodium. M. Alibert (Constant), au moyen de la méthode facile de notre compatriote Dupasquier, a pu apprécier le pouvoir sulfureux de ces eaux. Toutes ne sont pas sulfureuses de la même manière. Il en est qui perdent leur principe sulfureux avec une grande rapidité ; d'autres le conservent plus longtemps. Quelques-unes, enfin, ne contiennent aucune trace de ce principe minéralisateur.

De là la division des eaux d'Ax en trois familles distinctes ayant les caractères suivants :

Première famille. — 1° Elles n'ont pas d'odeur ;

2° Elles louchissent en blanc par l'acétate de plomb ;

3° Elles ne déposent pas de barégine.

Deuxième famille. — 1° Elles dégagent une odeur hépatique ;

2° Elles noircissent par l'acétate de plomb ;

3° Elles déposent de la barégine.

Troisième famille. — 1° Elles dégagent une odeur hépatique très-marquée ;

2° Elles noircissent par l'acétate de plomb ;

3° Elles ne déposent pas de barégine, et ne laissent sur leur passage que du soufre en nature.

D'où il faut conclure que les eaux de la première famille ne contiennent pas de soufre et ne renferment pas le principe nécessaire pour que la sulfuraire et subséquemment la barégine se produisent ; que les eaux de la deuxième famille contiennent du soufre combiné, laissant naître la sulfuraire et naître la barégine ; qu'enfin les eaux de la troisième contiennent du soufre libre, peut-être, ou un composé capable de se résoudre aisément, et qu'à l'exemple des premières, elles ne permettent pas à la barégine de se former.

S'appuyant sur la tradition d'une part, d'autre part sur l'expérience des médecins-inspecteurs, ses devanciers, et sur la sienne propre, M. Alibert range en quatre catégories les affections contre lesquelles les eaux, dont il s'est fait le judicieux et élégant historien, peuvent être employées avec le plus d'avantage. Ce sont 1° les affections rhumatismales ; 2° les maladies de la peau ; 3° les affections catarrhales ; 4° les affections scrofuleuses. Mais, pour chacune de ces grandes catégories d'états morbides, M. Alibert précise nettement les espèces que ces eaux peuvent plus spécialement modifier, et celles des trois familles thermales qui leur sont plus particulièrement applicables.

Le rhumatisme chronique succédant à l'état aigu, le rhumatisme rémittent sont modifiés avantageusement, souvent même guéris par les eaux d'Ax employées sous forme de bains, de douches, de vapeurs ou de boisson. Mais le rhumatisme chronique d'emblée, l'erratique, celui qui laisse des difformités dans les articulations, n'en retirent que des effets douteux.

Les douleurs musculaires de nature rhumatismale, les névralgies qui sont sous la dépendance du même principe morbide, atteignent le plus souvent une guérison complète.

Le rhumatisme chronique, enfin, quelles que soient ses variétés, est, suivant M. Alibert, modifié seulement par la chaleur et par l'eau. Le principe sulfureux n'entrerait pour rien dans ce résultat. Toutes ces variétés, traitées par les eaux de la première ou de la deuxième famille se conduisent de la même manière, et les résultats statistiques sont semblables. D'où l'auteur tire la conséquence que le principe sulfureux est indifférent dans le traitement de ces maladies; peut-être cependant, pris à l'intérieur, a-t-il l'avantage de pousser à la peau, de déterminer une diaphorèse plus active, et de concourir ainsi à la guérison.

Le rhumatisme goutteux, la goutte confirmée, et la gravelle, au contraire, sont constamment aggravés par le principe sulfureux, et ne se trouvent bien que des eaux de la première famille.

Celle de la troisième famille font merveille contre la raideur des articulations consécutive aux luxations, aux entorses.

Passant en revue les différents groupes des maladies cutanées, M. Alibert fait remarquer qu'au point de vue de la pratique hydrominérale on doit distinguer soigneusement d'abord les deux conditions étiologiques suivantes : 1° la maladie de la peau est essentielle ; 2° elle dépend d'une affection générale dont elle est un des symptômes ; qu'on doit noter aussi deux circonstances bien différentes de sa physionomie, à savoir : 1° elle repose sur une base enflammée ; 2° elle est parfaitement dépourvue d'inflammation. On peut dire, en général, que les eaux de la première famille conviennent seules dans les dermatoses essentielles et dépourvues d'inflammation locale. Elles sont toujours aggravées par les bains des autres familles Quand elles sont symptômatiques d'un état morbide général, on a recours aux mêmes sources et aux sources sulfureuses prises à l'intérieur. Ces dernières conviennent de préférence soit en boisson, soit en bains dans les dermatoses chroniques sans inflammation locale.

Les affections catarrhales, c'est-à-dire les maladies chroniques des membranes muqueuses, considérées seulement dans leur état de simplicité, retirent les plus grands avantages des eaux de la deuxième et de la troisième famille, prises surtout en boisson, quelquefois en bains, rarement en douches.

Il en est de même des affections scrofuleuses, dans ces cas, le principe constitutionnel réclame impérieusement et à hautes doses les eaux de la deuxième famille à l'intérieur ; mais le symptôme, quel qu'il soit, se trouve quelquefois très-bien de l'application de l'une ou de l'autre des eaux d'Ax, sous la forme topique de bains ou de douches.

Nous ne suivrons pas l'auteur dans les chapitres où il traite longuement de l'aménagement thermal, des réglements administratifs des eaux dont il est le médecin-inspecteur. Ces détails intéresseraient moins directement nos lecteurs. Disons cependant que nous en avons pu conclure que, sous ces rapports, comme sous le point de vue de leur action thérapeutique, les eaux d'Ax ne le cèdent en rien aux autres sources du même genre. Dr Alibert Th.

Le choléra à Lyon.

M. le docteur Gensoul nous prie de faire remarquer, relativement au passage de l'article de M. Garin, inséré dans notre dernier numéro, qui concerne les cas de choléra observés à Craponne, qu'à l'époque où il a écrit sa lettre au *Moniteur des hôpitaux*, il n'y avait eu, à sa connaissance, dans cette localité, aucun autre cas que ceux mentionés dans cette lettre. M. Gensoul affirme que les autres cas dont M. Garin a parlé ont été postérieurs à la date de sa publication.

Il s'est glissé une erreur dans le relevé des cas observés à l'hospice de la Charité, qui figure dans le tableau présenté par M. Garin dans son article de notre dernier numéro. MM. Bouchacourt, chirurgien en chef, et Peyraud, médecin de la Charité, nous adressent une rectification qui réduit de 52 à 40 le nombre des cas observés dans cet hospice.

Le nombre des cas observés à l'Hôtel-Dieu, depuis le 30 septembre dernier, n'a été que de 18. Il est évident que l'influence épidémique peut être considérée comme éteinte dans la ville de Lyon.

VARIÉTÉS.

DÉCRET SUR LES RÉTRIBUTIONS UNIVERSITAIRES ET SUR LES NOUVELLES ATTRIBUTIONS DES ÉCOLES PRÉPARATOIRES DE MÉDECINE ET DE PHARMACIE. — Un décret a paru dans le *Moniteur* du 28 août, qui modifie le régime des établissements d'enseignement supérieur, surtout en ce qui concerne les sciences, les lettres et la théologie. Le titre III est relatif aux dispositions applicables aux Facultés de médecine, aux Écoles supérieures de pharmacie et aux Ecoles préparatoires de médecine et de pharmacie.

Au lieu d'en reproduire le texte, nous nous bornerons à en résumer les conséquences principales. Le total des rétributions pour le doctorat en médecine s'élevait à 1,100 fr., le décret l'augmente de 160 fr. Le droit d'inscription a été abaissé de 50 fr. à 30 fr. ; les examens de fin d'année, pour lesquels on ne percevait aucune rétribution, sont soumis à un droit de 30 fr. chaque ; le prix des examens de fin d'études a été porté de 30 à 50 fr. pour compenser l'abaissement du droit d'inscription.

Des innovations non moins importantes ont été introduites dans les tarifs des Ecoles supérieures de pharmacie, quoique la somme totale des sacrifices imposés aux étudiants n'ait pas été sensiblement augmentée.

Le certificat d'aptitude à la profession d'officier de santé, de pharmacien de deuxième classe, d'herboriste et de sage-femme, au lieu d'être délivré par les jurys médicaux, le sera par les professeurs de l'enseignement médical ou pharmaceutique.

Le certificat d'études médicales justifiant que le candidat au titre d'officier de santé a suivi pendant six ans la pratique d'un docteur en médecine est aboli comme ne donnant qu'une garantie illusoire; et il est remplacé par douze inscriptions dans une Faculté de médecine ou par quatorze inscriptions dans une école préparatoire de médecine.

TITRE III.

DISPOSITIONS SPÉCIALES AUX FACULTÉS DE MÉDECINE, AUX ÉCOLES SUPÉRIEURES DE PHARMACIE ET AUX ÉCOLES PRÉPARATOIRES DE MÉDECINE ET DE PHARMACIE.

Art. 12. Les étudiants des Facultés de médecine ne sont admis à prendre la cinquième, la neuvième et la treizième inscription qu'après avoir subi avec succès un examen de fin d'année. Ils ne sont admis aux examens de fin d'études qu'après l'expiration du dernier trimestre de la quatrième année d'études.

Les douze premières inscriptions dans la Faculté de médecine peuvent être compensées par quatorze inscriptions prises dans une Ecole préparatoire de médecine et de pharmacie, moyennant un supplément de 5 fr. par inscription. Les élèves des Ecoles préparatoires ne peuvent convertir plus de quatorze inscriptions de ces Ecoles en inscriptions de Facultés.

Art. 13. Les droits à percevoir dans les Facultés de médecine sont fixés ainsi qu'il suit :

RÉTRIBUTIONS OBLIGATOIRES.

Doctorat en médecine : Inscriptions (seize à 30 fr.), 480. — Trois examens de fin d'année (30 fr. par examen), 90 fr. — Cinq examens de fin d'études (50 fr. par examen), 250 fr. — Cinq certificats d'aptitude (40 fr. par certificat) 200 fr. — Thèse, 100 fr. — Certificat d'aptitude, 100 fr. — Diplôme, 100 fr. — Total : 1,300 fr.

Certificat de sage-femme : Deux examens (40 fr. par examen), 80 fr. — Certificat d'aptitude, 40 fr. — Visa du certificat, 10 fr. — Total : 130 fr.

RÉTRIBUTIONS FACULTATIVES.

Conférences, exercices pratiques et manipulations pour les aspirants au doctorat en médecine ; rétribution annuelle, 150 fr.

Pharmaciens. — Art. 14. Les Ecoles supérieures de pharmacie confèrent le titre de pharmacien de 1re classe et le certificat d'aptitude à la profession d'herboriste de 1re classe.

Elles délivrent, en outre, mais seulement pour les départements compris dans leur ressort, les certificats d'aptitude pour les professions de pharmacien et d'herboriste de 2me classe.

Les pharmaciens et les herboristes de 1re classe peuvent exercer leur profession dans toute l'étendue du territoire français.

Art. 15. Les aspirants au titre de pharmacien de 1re classe doivent justifier de trois années d'études dans une Ecole supérieure de pharmacie et de trois années de stage dans une officine.

Il ne sera exigé qu'une seule année d'études dans une Ecole supérieure de pharmacie des candidats qui auraient pris dix inscriptions aux cours d'une Ecole préparatoire de médecine et de pharmacie. La compensation aura lieu moyennant un supplément de 5 fr. par inscription d'Ecole préparatoire.

Les aspirants au titre de pharmacien de 1re classe ne peuvent prendre la première inscription, soit dans les Ecoles supérieures, soit dans les Ecoles préparatoires de médecine et de pharmacie, que s'ils sont pourvus du grade de bachelier ès-sciences.

Art. 16. Les droits à percevoir dans les Ecoles supérieures de pharmacie sont fixés ainsi qu'il suit :

RÉTRIBUTIONS OBLIGATOIRES.

Titre de pharmacien de 1re classe : Inscriptions (douze à 30 fr.), 360 fr. — Travaux pratiques pendant les trois années (100 fr. par année), 300 fr. — Cinq examens semestriels (30 fr. par examen), 150 f. — Les deux premiers examens de fin d'études (80 fr. par examen), 160 fr. — Le troisième examen de fin d'études, 200 fr. — Trois certificats d'aptitude (40 fr. par certificat), 120 fr. — Diplôme, 100 fr. — Total : 1,390 fr.

Certificat d'herboriste : Examen, 50 fr. — Certificat d'aptitude, 40 fr. — Visa du certificat d'aptitude, 10 fr. — Total : 100 fr.

RÉTRIBUTIONS FACULTATIVES.

Conférences, exercices pratiques et manipulations pour les aspirants au titre de pharmacien de 1re classe ; rétribution annuelle, 150 fr.

Art. 17. Les jurys médicaux cesseront leurs fonctions au 1er janvier prochain, en ce qui concerne la délivrance des certificats d'aptitude pour les professions d'officier de santé, sage-femme, pharmacien et herboriste de 2me classe.

A partir de cette époque, les certificats d'aptitude pour la profession d'officier de santé et celle de sage-femme seront délivrés, soit par les Facultés de médecine de Paris, Montpellier et Strasbourg, soit par les Ecoles préparatoires de médecine et de pharmacie, sous la présidence d'un professeur de l'une des Facultés de médecine.

A partir de la même époque, les certificats d'aptitude pour les professions de pharmacien et d'herboriste de 2e classe seront délivrés, soit par les Ecoles supérieures de pharmacie, soit par les Ecoles préparatoires de médecine et de pharmacie, sous la présidence d'un professeur de l'une des Ecoles supérieures de pharmacie.

Art. 18. Un arrêté du ministre de l'instruction publique, délibéré en Conseil impérial de l'instruction publique, déterminera la circonscription des Facultés de médecine, Ecoles supérieures de pharmacie et Ecoles préparatoires de médecine et de pharmacie, chargées de la délivrance des certificats d'aptitude pour les professions mentionnées en l'article précédent, la composition des jurys d'examen, l'époque de leur réunion, la répartition des droits de présence entre les professeurs, et généralement tous les moyens d'exécution dudit article.

Art. 19. En exécution des articles 29 et 34 de la loi du 19 ventôse an XI et de l'art. 24 de la loi du 21 germinal an XI, les officiers de santé, les pharmaciens de 2e classe, les sages-femmes et les herboristes de 2e classe, pourvus des diplômes ou certificats d'aptitude délivrés, soit par les anciens jurys médicaux, soit d'après les règles déterminées par les art. 17 et 18 ci-dessus, ne peuvent, comme par le passé, exercer leur profession que dans les départements pour lesquels ils ont été reçus. S'ils veulent exercer dans un autre département, ils doivent subir de nouveaux examens et obtenir un nouveau certificat d'aptitude.

Art. 20. Les aspirants au titre d'officier de santé doivent justifier de douze inscriptions dans une Faculté de médecine, ou de quatorze inscriptions dans une Ecole préparatoire de médecine et de pharmacie. La compensation entre les inscriptions dans les Facultés et celles prises dans les Ecoles préparatoires aura lieu moyennant un droit de 5 fr. par inscription.

Cette condition de scolarité ne sera pas imposée aux aspirants qui auront subi avec succès, à l'époque de la promulgation du présent décret, le premier des examens exigés des officiers de santé.

Les aspirants au titre de pharmacien de 2e classe doivent justifier :

1° De six années de stage en pharmacie ;

2° De quatre inscriptions dans une Ecole supérieure de pharmacie, ou de six inscriptions dans une Ecole préparatoire de médecine et de pharmacie.

Deux années de stage pourront être compensées par quatre inscriptions dans une Ecole supérieure de pharmacie, où moyennant un supplément de 5 fr. par inscription, par six inscriptions dans une Ecole préparatoire de médecine et de pharmacie, sans que le stage puisse, dans aucun cas, être réduit à moins de quatre année.

Art. 21. L'excédant des frais d'examen, prélèvement fait des droits de présence des examinateurs, qui étaient antérieurement perçus au compte des caisses départementales, le sera à l'avenir, soit au compte du service spécial des établissements d'enseignement supérieur, pour les examens passés devant les Facultés de médecine et les Ecoles supérieures de pharmacie, soit au profit des caisses municipales, pour les examens passés devant les Ecoles préparatoires de médecine et de pharmacie.

Indépendamment de ces frais, qui restent fixés aux mêmes taux que précédemment, il sera perçu, pour le compte du service spécial des établissements d'enseignement supérieur, les droits ci-après :

RÉTRIBUTIONS OBLIGATOIRES.

Officiers de santé : Inscriptions de la Faculté de médecine (douze à 30 fr.), 360 fr. — Trois certificats d'aptitude (40 fr. par certificat), 120 fr. — Total : 580 fr.

Pharmaciens de 2e classe : Inscriptions à l'Ecole supérieure de pharmacie (quatre à 30 fr.), 120 fr. — Epreuves pratiques, 120 fr. — Trois certificats d'aptitude (40 fr. par certificat), 120 fr. — Diplôme, 100 fr. — Diplôme, 100 fr. — Total : 560 fr.

Herboristes : Certificats d'aptitude, 40 fr. — Visa du certificat, 10 f. — Total : 50 fr.

Sages-femmes : Certificat d'aptitude, 20 fr — Visa du certificat, 5 f. — Total : 25 fr.

— JURY MÉDICAL DU RHÔNE. — La session de 1854 a eu lieu du 3 au 7 octobre, sous la présidence de M. EHRMANN, professeur d'anatomie à la Faculté de Strasbourg, assisté de MM. MONFALCON et POTTON, docteurs en médecine, et de MM. DAVALLON, PARRAYON, PONCET et VEZU, pharmaciens.

Cette session n'a rien présenté de particulier; ce sont toujours des aspirants en quantité variable et en qualité plus ou moins médiocre. Les candidats au grade d'*officier de santé* n'ont jamais mieux mérité le titre de médecins de second ordre. Le jury, si sévère ordinairement pour cette espèce de candidats, a montré, dit-on, cette fois, plus de tolérance. Il est vrai de dire que les candidats ne se présentaient pas pour la première fois et qu'ils ont été admis à l'ancienneté

Le titre de *pharmacien* n'avait tenté qu'un seul aspirant, vétéran de la précédente session ; une année de travail, en complétant son instruction, a rendu son admission facile. — Les aspirants *herboristes* ont fait preuve comme de coutume de plus d'instruction que la loi n'exige d'eux. La profession mal définie à laquelle ils se destinent et les relations qu'elle leur crée dans le peuple leur permettent des excursions fréquentes dans le domaine de la médecine et de la pharmacie.

Les élèves *sages-femmes* ont obtenu, comme l'année dernière, les honneurs de la session, et parmi elles, celles de Lyon ont conquis sans conteste le premier rang. Depuis 1850, époque à laquelle, sur les instances réitérées du chirurgien en chef actuel, l'internat obligatoire a été établi, la maternité de Lyon a marché constamment dans la voie du progrès et peut actuellement rivaliser avec les meilleurs établissements de ce genre que la France possède. La division de l'enseignement entre le chirurgien en chef et son aide-major est de nature à modifier encore heureusement cette intéressante institution.

Cette session dont nous venons de faire connaître les résultats est la dernière. Le décret du 22 août mutile les jurys médicaux et confie aux écoles préparatoires de médecine et de pharmacie la collation des certificats d'aptitude qui leur était dévolue par la loi de germinal an XI. Sans doute le corps médical, comme il résulte des actes du congrès de 1845, aurait désiré quelque chose de plus que cette transformation qui conserve, en les modifiant, deux ordres de médecins et de pharmaciens, comme s'il y avait deux ordres de malades. On ne saurait trop rappeler que la loi réparatrice du Consulat fut exclusivement l'œuvre de la nécessité; le pays voyait refluer dans son sein une foule de médecins improvisés qui revenaient des champs de bataille sans titre scientifique; on créa le titre d'officiers de santé. L'histoire nous apprend que les institutions qui laissent le plus à désirer ne disparaissent jamais subitement; ce n'est que par des transitions successives qu'elles se modifient et font place à d'autres, c'est ce qui explique l'hésitation du gouvernement à détruire une institution dont les circonstances justifient l'origine, mais que le temps a transformée en une source incessante d'abus et d'injustices. Le nouveau décret est une transition très-acceptable par les conditions qu'il impose aux aspirants au titre d'officier de santé. Ainsi il supprime le certificat de pratique médicale, seule garantie exigée dont il était impossible de vérifier la sincérité, et remplace cette scolarité illusoire par une scolarité réelle, constatée par des inscriptions.

— Création de médecins cantonaux proposée aux conseils généraux du Rhône et de la Loire. — Un des grands arguments qu'on a fait valoir pour la conservation des deux ordres de médecins, c'est la crainte de l'abandon des campagnes. L'objection n'est pas sérieuse, puisque les officiers de santé sont moins nombreux hors des villes que les docteurs. D'ailleurs, le meilleur moyen pour remédier à ce prétendu abandon des campagnes, serait d'instituer, à l'exemple de plusieurs départements, entr'autres de l'Arriége et du Bas-Rhin, des médecins cantonaux. Cette institution qui fonctionne si bien partout où elle a été établie sérieusement, a éveillé la sollicitude du gouvernement, comme le prouve la circulaire du ministre de l'intérieur publiée à l'ouverture des conseils généraux et que nous avons reproduite intégralement dans notre dernier numéro. Plusieurs de ces assemblées ont accueilli avec faveur la pensée du ministre, nous nous bornerons à faire connaître les délibérations émises à Lyon et à Montbrison; nous regrettons de dire que le conseil général de la Loire a été plus sympathique à la création des médecins cantonaux que le conseil du Rhône. Voici le texte de la délibération prise dans la séance du 30 août de notre assemblée départementale :

« M. le conseiller d'Etat a communiqué au Conseil une proposition relative à la création de médecins cantonaux. Cette institution, dit M. le rapporteur, existe déjà dans plusieurs départements. Le gouvernement l'a recommandée à l'attention des conseils généraux.

« Tout en reconnaissant tout ce qui peut résulter de bien dans une telle institution, M. le rapporteur fait remarquer que sa nécessité est beaucoup moins apparente dans les départements riches pourvus de médecins, que dans d'autres où il sont plus rares. Que tout le monde connait le zèle et le dévoûment des médecins, et qu'en général on peut dire que dans nos cantons les pauvres ne manquent pas plus que les riches des secours de l'art; cependant il croit qu'il serait bon de faire un essai dans un ou deux de nos cantons où les médecins sont moins nombreux ; il propose donc une allocation pour cet objet.

« Plusieurs membres, pensant que le Conseil ne doit voter aucun crédit pour une institution dont la bonté est, suivant eux, fort contestable, ils craignent qu'on arrive à un résultat contraire à celui désiré. Que cette présence d'un médecin, pour ainsi dire officielle, ne nuise au dévoûment des autres. Ils voient aussi des difficultés nombreuses d'application. Ils estiment donc que la demande doit être repoussée. Il ne faut point se dissimuler que si le Conseil inscrit aujourd'hui un article pour cet objet, il y figurera désormais toujours.

« Un membre voit dans cette création une mesure qui prouvera aux masses que tout ce qui les touche est un objet de sollicitude pour l'autorité. Ce point de vue seul lui suffirait pour accueillir l'idée proposée.

« M. le conseiller d'État croit que la création de médecins cantonaux peut produire de bons résultats ; il reconnaît que des essais doivent être tentés avant de se prononcer définitivement; mais si nos essais sont infructueux, si nos espérances ne se réalisent pas, on pourra, l'année prochaine, supprimer ce crédit.

« La discussion étant résumée par M. le rapporteur,

« Le conseil général,

« Vu le rapport de M. le conseiller d'État ;

« Sa Commission entendue ;

« Arrête :

« Un crédit de 500 fr. sera porté au budget de 1855 pour être mis à la disposition de M. le préfet pour aider à la création de médecins cantonaux dans un ou deux cantons ainsi qu'il avisera. »

Nous n'avons pas sous les yeux le texte de la délibération du conseil général de la Loire, mais la circulaire en date du 4 octobre, publiée par le préfet de ce département, suffit pour nous en faire connaître l'esprit. Par cette circulaire : « Les conseils municipaux ont été invités à dresser les listes des indigents qui seraient admis à recevoir gratuitement les soins des médecins nommés pour cet objet dans les cantons. Dans l'état actuel, à cause de l'éloignement des médecins, un grand nombre d'habitants des communes rurales ne peuvent recevoir en temps opportun les secours nécessaires. Beaucoup d'entre eux aussi, sans être dans la misère, ne sont pas toujours en mesure de faire les sacrifices qu'entraîne le déplacement des médecins des villes. Ces médecins, d'ailleurs, ne peuvent connaître leurs malades éloignés, surveiller la maladie et l'exécution de leurs ordonnances : le succès est difficile.

« Il résulte de tous ces inconvénients réunis et du découragement occasionné par les difficultés ou l'insuccès, qu'on n'a pas recours au médecin, ou qu'il est appelé auprès du malade seulement à la dernière extrémité, lorsque le plus souvent la science et le zèle de l'homme de l'art doivent être impuissants.

« L'institution du service médical gratuit, qui fonctionnera dès le 1er novembre de cette année, aura pour conséquence nécessaire d'amener l'établissement de médecins dans les localités qui en sont dépourvues; elle remédiera à l'état de choses fâcheux que nous signalons, et sera utile à tous. La reconnaissance publique est acquise aux mesures pleines d'humanité et de sagesse qui nous en assurent le bienfait. »

— Service médical du dépôt de mendicité. — Par suite de la démission de M. le docteur Répiquet, médecin titulaire de cet établissement, le service médical a été partagé entre MM. les docteurs Sibert et Lavirotte.

— Institut orthopédique et pneumatique Pravaz. — Une *salle de respiration de vapeurs résineuses et balsamiques* vient d'être créée dans l'établissement Pravaz, par les soins de M. Gillebert-d'Hercourt. Nous nous empressons de l'annoncer à nos confrères qui ne manqueront pas d'apprécier, comme elle le mérite, cette utile institution.

Lyon. — Imprimerie d'Aimé Vingtrinier, quai Saint-Antoine, 36.

SIXIÈME ANNÉE. N° 11. 30 NOVEMBRE 1854.

GAZETTE MÉDICALE DE LYON

RECUEIL DES ACTES DE LA SOCIÉTÉ DE MÉDECINE

PUBLIÉE PAR LE DOCTEUR BARRIER,

MEMBRE DE LA SOCIÉTÉ DE MÉDECINE, CHIRURGIEN EN CHEF DE L'HÔTEL-DIEU.

Ce Journal est mensuel. — On s'abonne à Lyon : chez M.l SAVY, place Louis-le-Grand, 11 ; chez Mme PHILIPPE, rue St-Dominique, 7 ; — à Paris, chez V. MASSON. L'abonnement est de 10 f. par an pour Lyon, 11 f. pour le reste de la France.—Tout ce qui concerne la rédaction doit être adressé à M. BARRIER, p. de la Charité, 7.

BULLETIN.

Rentrée des Facultés et de l'École préparatoire de médecine et de pharmacie de Lyon. — Arrêté ministériel relatif aux frais d'étude.

Le 15 novembre a eu lieu la séance de rentrée des cours des Facultés de Théologie, des Sciences, des Lettres et de l'École de médecine. Nous n'avons pas à nous occuper des discours prononcés dans cette solennité par les Doyens des Facultés, et nous ne pouvons ici qu'analyser d'une manière bien incomplète celui du Directeur de notre école. Cette année, le docteur Richard de Nancy a tracé l'histoire des écoles préparatoires, et spécialement de celle de Lyon. Bien des vicissitudes ont signalé leur développement. Plusieurs lois et décrets les ont successivement modifiées. Leur existence repose sur le concours de la ville et de l'État. Si la ville, pour soutenir cette institution, s'impose des sacrifices, du moins ces sacrifices ne sont pas sans compensation, et les familles ont la satisfaction de pouvoir conserver près d'elles, à la sortie du collége, les jeunes élèves qu'un séjour immédiat à Paris, et la liberté trop complète qui en résulte, exposent à des dangers trop connus. Un décret récent limite le nombre des certificats de scholarité que les écoles préparatoires pourront désormais délivrer chaque année ; mais, d'un autre côté, la loi appelle aux cours de ces écoles les élèves qui aspirent au titre d'officiers de santé. M. Richard, de Nancy, exprime ici sa sympathie pour ces hommes modestes qui vont fixer leur résidence dans les campagnes, et là, seuls représentants de la science et de la raison, chassent loin d'eux ou combattent le charlatanisme et les maximes superstitieuses, et se consacrent à appliquer les règles essentielles de l'hygiène et de l'art de guérir, au milieu des classes les plus ignorantes et les plus malheureuses de la société. Espérons que cette sympathie, nos modestes confrères en seront désormais encore plus dignes, par suite de l'attention sévère qu'apporteront les écoles secondaires à la délivrance des certificats d'aptitude.

Feuilleton.

De l'esprit de la clinique médicale.

Discours prononcé à l'ouverture du cours de clinique médicale, le 14 novembre, par M. le professeur DEVAY.

Messieurs,

La clinique c'est la médecine en action, c'est l'œuvre après la réflexion, c'est la lutte après le conseil ; c'est le but suprême de l'art, la guérison ou le soulagement des souffrances humaines. Après avoir étudié la nature morte qui vous a éclairés sur le mécanisme des fonctions, après avoir recueilli les notions les plus substantielles touchant le mode d'action des agents naturels sur l'économie, vous allez assister à un spectacle nouveau pour vous, un combat de l'art salutaire avec les maux qui assiégent la nature vivante. Mais vous savez que là où existe un ennemi, c'est-à-dire un être qui ne se met pas toujours à découvert, qui est rempli d'embûches, il ne suffit pas d'avoir des armes bien fourbies, un arsenal bien monté, il faut encore de l'adresse, de la mise en œuvre. De même en clinique, (pourquoi ne le dirions-nous pas ?) il faut de la stratégie, en empruntant ce terme à une autre science. Et cette stratégie médicale n'est autre que la science des mouvements de l'organisme, et des règles d'application des procédés de différente nature, propres à guérir l'économie vivante des altérations dont elle est susceptible.

Vous entrevoyez, par cette comparaison, empruntée à l'art militaire, un nouvel horizon pour la clinique médicale. Vous voyez qu'elle diffère, par sa nature, des sciences en quelque sorte techniques, que vous avez étudiées jusque-là. Mais si nous pressons encore la même comparaison, nous rencontrerons de nouvelles analogies entre la stratégie militaire et la stratégie médicale. L'une et l'autre ont pour théâtre des faits où souvent rien n'est prévu ; où il faut prendre conseil des circonstances, du péril lui-même. Rien n'égale la mobilité des actes de l'organisme.

Vous aurez souvent l'occasion de vérifier la justesse de ces paroles d'un grand maître, Zimmermann : « La médecine n'est à la rigueur que l'art de considérer rapidement un grand nombre d'événements présentés au hazard, d'en saisir la liaison, de tirer de là des conséquences lumineuses. »

M. l'abbé Noirot, nouveau recteur de l'Académie, et qui, en cette qualité, présidait la séance, a prononcé un discours remarquable que nous avons le regret de ne pouvoir reproduire, et dans lequel il a mis en relief tous les services que le haut enseignement est en mesure de rendre à la population de notre cité, en même temps que le talent des hommes qui en sont chargés. « Renouvelée par une organisation récente, a dit M. le Recteur, l'École préparatoire de médecine et de pharmacie de Lyon offre à ses nombreux élèves un enseignement au niveau de tous les progrès de la science. Les immenses ressources qu'elle présente à l'art de guérir, la multiplicité des observations, source toujours féconde des grandes découvertes, la vieille et brillante renommée de ses professeurs, ne nous laissent qu'un désir à former : celui de la voir bientôt en possession d'un titre plus digne de son importance. »

La séance a été close par la distribution des récompenses annuelles aux jeunes gens qui se sont distingués dans les cours de l'École de médecine.

M. le ministre de l'instruction publique vient de prendre une décision relative aux frais d'étude, qui était vivement attendue. Voici la circulaire qu'il a adressée dernièrement à ce sujet aux recteurs des Académies :

« Paris, le 25 novembre 1854.

« Monsieur le recteur, le décret du 22 août dernier, qui, en fixant les frais d'études des élèves en médecine au prix total de 1,260 fr., a reporté aux examens passés à la fin des cours une partie des rétributions précédemment exigées pour les inscriptions prises en cours d'études, devra être appliqué de manière que les sommes acquittées désormais par les élèves au compte de l'enseignement supérieur, ne puissent, en s'ajoutant à celles qu'ils ont versées déjà dans les caisses du Trésor public, dépasser le prix déterminé par le décret.

« Ce principe d'équité, l'administration n'a donné à personne le droit de mettre en doute sa ferme intention de le maintenir. Cependant, comme il n'y aura lieu de le pratiquer qu'à partir du 1er janvier prochain, terme assigné pour la mise à exécution du règlement du 22 août, elle a dû prendre le temps d'examiner quel serait le moyen le plus sûr d'atteindre le but qu'elle se propose.

« Il eut peut-être été souhaitable, pour simplifier cette opération assez difficile, d'étendre uniformément les nouveaux tarifs à tous les étudiants, à partir du 1er janvier prochain, en se réservant, aussitôt que les droits acquittés s'élèveraient à la somme de 1,260 fr., d'accorder la gratuité des actes qui resteraient à accomplir.

« Mais, ne voulant point aggraver dans le présent, pour l'unique avantage de la comptabilité, les sacrifices que les familles ont dû s'imposer, j'ai décidé que les élèves en cours d'études obtiendraient une remise proportionnellement répartie sur leurs inscriptions et sur leurs actes, à dater du 1er janvier prochain, et établie de telle sorte que les sommes déboursées par eux n'excèdent pas le maximum de 1,260 fr., fixé par le décret du 22 août.

« Les épreuves qu'il faudrait recommencer continueraient toutefois à avoir lieu après le délai d'ajournement prescrit par les règlements en vigueur, moyennant la nouvelle consignation d'une somme égale à la première. Veuillez donc faire dresser immédiatement, au dossier de chacun des étudiants, les calculs nécessaires pour opérer, de la manière la plus équitable, en même temps que la moins compliquée, les dégrèvements successifs que je viens d'ordonner.

« Comme les jeunes gens qui commencent aujourd'hui leurs études médicales pour les suivre régulièrement, auront dû les terminer dans quatre années, et qu'il est impossible de prolonger indéfiniment une situation transitoire, je fixe au 1er janvier 1859 l'époque à laquelle les tarifs seront appliqués sans réduction.

« Recevez, etc. »

La mesure prise par M. le ministre de l'instruction pu-

Cet appel que je viens de faire, non à vos connaissances spéciales, mais à votre bon sens, à votre logique, ne doit-il pas vous convaincre déjà que pour embrasser fructueusement la clinique médicale, il faut avoir une disposition intérieure qui facilite la conception de la vérité ? C'est cette disposition qui constitue ce que je nomme l'esprit de la clinique médicale. — Qu'entend-on par l'esprit d'une science, l'esprit d'une institution ? On entend ce qui les différencie d'une autre science, d'une autre institution, ce qui constitue leur essence propre, leur manière d'être. Saisir l'esprit d'une chose c'est comprendre aussi la manière dont on doit procéder pour son étude. Car lorsqu'on parle de l'esprit d'une chose, on signale deux points de vue : l'un relatif à la chose elle-même, l'autre relatif au mode suivant lequel l'activité intellectuelle de l'individu doit s'exercer vis-à-vis de cette science. Il est donc bon de savoir où nous tendons : voyons d'abord ce que nous voulons être, quel genre de vie nous voulons embrasser ; rien de si difficile que de bien prendre son parti, *in primis constituendum est, quod nos, et quales esse velimus, et in quo genere vitæ : quæ deliberatio est omnium difficillima.* Ainsi, la connaissance de l'esprit d'une chose implique la manière d'y entrer soi-même.

Les conditions de tout bon travail intellectuel, de toute logique, se résument en ceci : la recherche d'un point de départ, les conséquences à en tirer. Vous devez les appliquer à la clinique, et vous verrez souvent, à votre grande satisfaction, ces deux points du problème s'enchaîner l'un l'autre rationnellement ; vous assisterez alors à un des spectacles les plus propres à satisfaire vos cœurs et à agrandir vos espérances : la lutte efficace de l'art, de l'intelligence armée, prévoyante, contre un mal irrémédiable avec les seules forces de la nature. Rien ne sera plus propre à affermir vos convictions touchant la certitude d'un art qui, dans son sein même, trouve des détracteurs.

Si vous écoutiez ces bruits qui se propagent dans le monde, si vous n'étiez justement prémunis contre leurs fauteurs, vous délaisseriez sans regret vos travaux pénibles ; vous auriez garde de fréquenter ces asiles de la douleur où vos cœurs ressentent des émotions pénibles, où vos sens sont rebutés. Il vous serait plus commode de vous livrer, dans votre cabinet, à des spéculations subtiles, de traiter vos malades à distance avec des arcanes presqu'invisibles... Mais ces cures merveilleuses célébrées quelquefois par des personnages recommandables, mais fort incompétents, s'évanouissent toujours devant une enquête sérieuse. Vous croyez tenir un miracle, vous rencontrez une mystification. Dans nos cliniques où existe le contrôle sévère d'une véritable publicité, où les pièces du procès sont exposées à tous les yeux, si vous ne voyez pas toujours des cures merveilleuses, vous pouvez apprendre du moins pourquoi elles n'ont point été effectuées ; vous pouvez suivre au moins les traces de déductions logiques. Dans nos cliniques on recherche des faits saisissables, on les transforme en indications thérapeutiques, et cela au moyen de ce que l'homme peut fournir de mieux, l'exercice complet des facultés de son esprit.

L'indépendance de tout lien systématique, la réflexion (*perceptio*

blique, conforme au principe de la non-rétroactivité, rassurera un grand nombre d'élèves auxquels il aurait été injuste d'appliquer, dans toute sa rigueur, le décret du 22 août dernier.

Au nombre des conséquences de ce décret, il faut mentionner l'obligation, pour les élèves, de réduire à quatorze le nombre des inscriptions qu'ils auront à prendre dans les écoles préparatoires, et de passer une année entière dans une Faculté pour y prendre les quatre inscriptions qui leur manqueront, sans compter le temps nécessaire pour les examens. Cette obligation sera gênante pour la plupart des élèves appelés à remplir les fonctions d'internes dans les hôpitaux de province. Il est à désirer que l'attention de M. le ministre soit appelée sur cette circonstance, et nous émettons le vœu qu'une exception de faveur soit accordée aux élèves placés dans les conditions dont nous venons de parler, comme elle l'est, si nous sommes bien informé, aux élèves que le service médical de l'armée tient éloignés des Facultés pendant le cours de leurs études.

— Nous croyons être l'interprète fidèle du corps médical de Lyon en disant que la nomination de MM. Janson et Pointe au titre de professeurs honoraires de notre Ecole de médecine, a été accueilli avec une satisfaction générale. C'est une faible récompense des services rendus par deux professeurs éminents, mais c'est un hommage bien mérité auquel s'associent les élèves nombreux de plusieurs générations. Après avoir suivi avec empressement les utiles leçons de ces deux maîtres vénérés, nous les accompagnerons de notre reconnaissance dans leur honorable retraite. F. BARRIER.

Crétinisme. — Surdi-mutité: — Goître cystique guéri par la ponction et l'injection iodée. — Amélioration de l'état intellectuel.

Observation recueillie à l'asile de l'Antiquaille, par le docteur Arthaud, médecin en chef, et présentée à la Société de médecine.

Ce n'est point un chapitre de l'histoire du goître et du crétinisme que j'ai l'intention d'écrire. Un fait, rare dans le département du Rhône, et qui peut donner lieu à plus d'une réflexion intéressante pour la science, s'est présenté à mon observation : j'ai cru devoir ne pas le laisser dans l'oubli.

Claude T....., entré à l'asile de l'Antiquaille le 28 décembre 1846, à l'âge de 33 ans, est né à Monsol, chef-lieu de canton, à peu de distance de Beaujeu, qui ne présente rien de remarquable quant à l'état sanitaire de ses habitants, et aux accidents de terrain qui sont les mêmes que dans presque tout le haut Beaujolais.

Les père et mère de Claude T.... jouissaient d'une bonne santé. Des renseignements, dont je ne puis garantir la parfaite authenticité, m'ont appris qu'un de ses cousins avait eu six enfants dont cinq étaient sourds-muets et idiots, mais non goîtreux. J'ajoute, pour compléter le petit nombre de commémoratifs que j'ai pu me procurer, que chez le sujet de cette observation, le goître s'est développé lentement, longtemps après la naissance.

Examiné à l'époque de son admission, le malade présente l'état suivant.

Sa taille est de 1 mètre 47 centimètres. Le torse, à peu près aussi grand que celui d'un homme d'une taille élevée, est supporté par des membres inférieurs excessivement

---

cum reflexione conjuncta, Leibnitz), et la persévérance dans les recherches constituent les qualités fondamentales de celui qui veut embrasser l'esprit de la clinique médicale. Peut-être est-ce un bonheur pour vous, Messieurs les élèves, de vivre dans un temps où nul système médical en renom, oppresseur à force de bruit, n'enchaîne en quelque sorte votre liberté morale scientifique, où vous pouvez observer librement la nature à l'abri du despotisme de l opinion. Il est des époques où cet asservissement a été tel que l'esprit des générations entières a été faussé : le bon sens a fait naufrage pour un temps. Mais ajouterai-je aussi, notre époque médicale fait apparaître trop peut-être le défaut de ses qualités! Son indifférence pour le dogmatisme, son activité qui s'éparpille sur des sujets divers, imprime à notre génération un caractère de tolérance qui ôte le nerf à nos efforts. On se sent moins vivre scientifiquement que sous un système tyrannique, où les vainqueurs et les vaincus, également échauffés de l'ardeur de leurs convictions, communiquaient l'enthousiasme à toute une génération. Les systèmes, comme on l'a remarqué avec raison, sont autant de rayons de lumière qui viennent frapper successivement les différentes faces d'un objet, pour les éclairer et nous en faire apercevoir les moindres circonstances. En sorte que tous les systèmes réunis et réduits à ce qu'ils ont de positif, peuvent nous offrir la collection des notions les plus précises et les plus complètes que nous possédions sur cet objet. Les hommes supérieurs qui se trompent, dit le docteur Foissac, laissent presque toujours tomber sur la route quelque brillante vérité qui devient l'héritage de l'avenir.

Mais gardons-nous, Messieurs, de nous laisser refroidir à cet examen de la médecine contemporaine. Si notre époque médicale est un peu indécise, si on peut lui appliquer ce que Cicéron disait de son temps : « Je vois les destinées de ce temps-là incertaines pour ainsi dire de la route qu'elles prendront, *sed ejus temporis ancipitem video quasi fatorum viam,* » nous trouverons dans ce mélange des éléments assez féconds pour augurer favorablement de l'avenir. Les recherches sont plus profondes, la critique est plus indépendante, l'amour de la vérité exerce plus d'influence. Si, d'un côté vous voyez des travailleurs chercher encore dans les sciences accessoires des bases solides à la science des indications, vous voyez d'une autre part des travaux d'érudition accueillis avec une faveur prononcée. De nouvelles éditions des œuvres d'Hippocrate, de Galien, d'Oribase, etc., enrichies de savants commentaires, nous invitent à renouer avec les pères de notre art des relations trop longtemps interrompues. Ainsi, vous le comprendrez, Messieurs, il est facile pour un esprit droit et réfléchi de tirer le meilleur parti de ces travaux un peu confus de la médecine moderne.

Celui qui veut entrer dans l'esprit de la clinique médicale, qui veut y faire quelques progrès, doit être pénétré d'abord de la spécialité des lois qui dirigent le corps vivant, et qu'on ne peut deviner par des hypothèses empruntées aux sciences accessoires. « Lorsqu'il s'agit, dit Newton, de fixer le nombre des forces de la nature, on doit avoir égard à la différence des phénomènes; et lorsqu'on trouve cette différence essentielle, il est aussi nécessaire d'admettre des causes ou

courts. Les pieds et les mains sont petits, les genoux gros. La poitrine supporte deux mamelles volumineuses et pendantes, l'abdomen est saillant, les organes génitaux sont bien conformés et très-développés.

La tête offre un volume assez considérable. Le front est petit, les bosses frontales sont presque nulles. Les yeux, de couleur rousse, sont enfoncés dans leurs orbites, et sans expression. Le nez est court et épaté, les narines sont assez largement dilatées. La bouche reste habituellement entr'ouverte, et la lèvre inférieure est épaisse et pendante. Des poils noirs et rares sont dispersés sur la peau de la face qui est bouffie et assez colorée ; plusieurs rides irrégulières s'y remarquent aussi. Le *facies* porte l'empreinte de la stupidité ; il semble d'ailleurs appartenir à un jeune garçon de 18 ans, plutôt qu'à un homme de 33.

La conformation du crâne mérite de fixer l'attention. La partie antérieure ou frontale de cette boîte osseuse est peu développée, la supérieure est très-élevée, la postérieure assez large, mais aplatie. Sa demi-circonférence mesurée de la racine du nez à la protubérance occipitale, en passant par le sommet de la tête, est de 0m,33. La demi-circonférence bi-latérale allant d'un trou auditif à l'autre, aussi par le sommet de la tête, est de 0m,36. Enfin, la circonférence entière, passant par la racine du nez, les trous auditifs et la protubérance occipitale, présente un développement de 0m,54.

Un cou extrêmement volumineux et un peu court supporte cette tête. Il a, à sa partie postérieure, à peu près la même largeur que la région occipitale dont il semble être la continuation. En avant, il est déformé par une tumeur considérable dont je m'occuperai plus tard.

La tête est habituellement inclinée en avant. Les bras sont pendants. La progression est lente et saccadée ; elle a toujours lieu les jambes étant très-écartées, et s'accompagne d'une respiration sifflante qu'on entend à une grande distance.

Claude T.... est sourd-muet, et n'a reçu aucune instruction. Mais indépendamment de l'infériorité intellectuelle à laquelle le condamne cette infirmité, une observation attentive ne tarde pas à donner la certitude qu'il est dans un état mental voisin de l'idiotie la plus complète. Les signes les plus simples ne paraissent avoir pour lui aucune signification. Il porte à sa bouche et mange assez proprement les aliments qu'on lui présente ; mais il mourrait de faim plutôt que d'aller chercher sa nourriture à quelques pas du lieu où il se trouve. Il est d'une maladresse extrême pour tous les exercices musculaires ; s'il veut frapper une personne immobile devant lui, il est rare que sa main ne dévie à droite ou à gauche au point de manquer son coup. Longtemps après son entrée à l'asile, on a pu à peine lui apprendre à lever son bonnet, et toute son éducation semble devoir se borner là. Il passe la plus grande partie de son temps debout ou assis, immobile, dans une sorte de stupeur, promenant un regard éteint autour de lui.

Cependant, il montre encore dans certaines occasions quelques lueurs d'intelligence. Il sait trouver son lit, pourvu qu'il y aille toujours exactement par le même chemin. Il s'habille et se déshabille seul, mais avec une lenteur et une gaucherie vraiment risibles. Il a grand soin de ses vêtements ; s'il vient à les déchirer, sa figure prend une singulière expression de tristesse. et il montre du

---

des forces différentes. » Le corps de l'homme possède en lui-même la cause ou la raison de toute son activité ; il y a en lui une spontanéité d'actions et de mouvements qui est le principe de tous ses actes et l'origine de ses maladies. Les sciences accessoires elles-mêmes déposent de cette spécialité d'action, en nous enseignant que le système nerveux est, à beaucoup d'égards, un instrument plus délicat que les plus subtils appareils des physiciens modernes. Laplace l'a remarqué avec raison, parmi tous les instruments que nous pouvons employer pour reconnaître des agents de la nature d'ailleurs imperceptibles, les nerfs sont les plus sensibles. L'esprit de la clinique médicale n'admet point le morcellement des propriétés vitales, leur isolement, comme on est obligé de le faire dans les livres. Elle ne confond point en quelque sorte la nature des choses avec les moyens de les étudier. Mais l'observation de l'homme souffrant ne voit point cet isolement ; le vrai clinicien voit les maladies se produire, se développer, marcher, se terminer sous l'empire de la vie. Ce sont des actes de l'organisme qui s'accomplissent comme des fonctions insolites, et qui conservent toujours dans leurs anomalies une régularité qui s'accorde avec la coordination de toutes les fonctions, et qui se régit par les mêmes lois physiologiques ; de là la nécessité d'admettre toujours l'intervention des forces vitales dans tous les changements qui surviennent ou qu'on peut déterminer dans ces maladies. Ces derniers doivent toujours être calculés sur le mode de réaction de l'individu.

On a fait un grand pas dans la clinique médicale lorsque, d'accord avec les données qui précèdent, on a reconnu qu'il peut exister dans l'état maladif autre chose qu'excès ou défaut d'action. La vérité la plus dure à admettre, si je puis m'exprimer ainsi, celle qui choque le plus de médecins, est celle qui démontre qu'outre les lésions dans la quantité des forces, il existe des perversions de l'action organique. La clinique, malheureusement, se chargera bientôt de vous démontrer qu'il existe des modes vicieux des forces, qui doivent être corrigés. Vous verrez aussi, comme conséquence de ce qui précède, que les causes des maladies ne se bornent point à agir en augmentant ou en diminuant les propriétés vitales, mais qu'elles ont une action particulière qui altère ces propriétés.

Comme nous nous proposons, dans la clinique, d'obtenir trois intuitions, celle de la nature du mal, celle de l'avenir de ce mal et celle de son traitement, nous scruterons, autant que possible, la personne malade. Aussi je vous prie de ne point être scandalisés, si j'appelle souvent votre attention sur deux choses qui furent longtemps jugées suspectes et surannées, sur la distinction de la *maladie* de *l'affection*, sur les *éléments morbides*. Je ne vous demanderai que du bon sens pour juger vous-mêmes si on peut faire autrement de la médecine pratique. Nous conviendrons de ceci d'abord : la maladie est une représentation phénoménale résultant du concours de plusieurs symptômes. L'affection est cette modification de l'organisme vivant qui constitue la nature réelle de la maladie, en établit le caractère et peut seule être la source des indications thérapeutiques fondamentales. L'affection est l'état intérieur, la maladie est l'état apparent. On a dit : mais cela est bien subtil, cela ressemble à de la scolastique. Savez vous ce

doigt la cause de son chagrin. D'autres fois, au contraire, il lui arrive de témoigner par un sourire niais qu'il prend plaisir à voir qu'on s'occupe de lui.

Son caractère est constamment doux ; c'est à peine si de vives contrariétés ont pu provoquer une ou deux fois un accès de colère de courte durée.

J'ai dit que la partie antérieure du cou était le siége d'une tumeur volumineuse, d'un bronchocèle. J'ai dit aussi que cette tumeur n'était point congéniale, et même n'avait commencé à se développer que longtemps après la naissance. A l'époque où j'ai pu l'observer, j'ai reconnu qu'elle formait en avant du cou, et un peu plus à droite qu'à gauche, une saillie du volume du poing d'un adulte au moins, qu'elle était lisse, arrondie, sans douleur, sans changement de couleur à la peau avec laquelle elle n'avait contracté aucune adhérence.

La tumeur donnait dans la plus grande partie de son étendue la sensation d'une fluctuation profonde, mais évidente. Un point dur existait à sa partie inférieure.

En haut et à droite, elle se portait jusque sous l'angle de la mâchoire. Là, une sorte de sillon ou dépression semblait la séparer d'une espèce d'appendice charnue, moins saillante mais plus allongée, se prolongeant jusque sous le lobule de l'oreille. A gauche, elle s'étendait jusqu'à une iligne tirée du côté gauche du menton à l'union du tiers nterne et du tiers moyen de la clavicule. En bas, elle retombait sur le sternum à peu près à la hauteur de la quatrième côte.

L'examen de cette tumeur me porta à la regarder comme formée dans sa plus grande partie par un kyste probablement multiloculaire, développé soit en avant, soit aux dépens du tissu de la glande thyroïde, et tout à fait à droite par un état hypertrophique d'un des lobes de cette glande.

Depuis longtemps cette tumeur était stationnaire et ne paraissait pas déterminer d'inconvénient grave pour le malade, sinon peut-être le caractère sifflant de la respiration; elle devait d'ailleurs, par sa nature, rester réfractaire à l'emploi des topiques ordinairement dirigés contre le goître, lorsque tout à coup, sans cause appréciable, elle prit en quelques semaines, au commencement de 1851, et sans cesser d'être indolente, un accroissement rapide d'où résultèrent des symptômes sérieux dus à la compression de la trachée-artère et des gros vaisseaux veineux du cou. La face devint rouge, vultueuse, les yeux s'injectèrent de sang, la respiration fut presque impossible, le plus léger effort de la part du malade donna lieu à une menace d'asphyxie, et il fallut recourir au seul moyen de salut qui se présentât, la ponction de la tumeur suivie de l'injection irritante pour obtenir une cure radicale.

Le 24 janvier 1851, je procédai à l'opération, assisté de M Bron, interne du service, qui a recueilli les détails de cette observation. Un trocart ordinaire, de petit calibre, perfora la tumeur dans le point le plus déclive de sa portion fluctuante, immédiatement au-dessus du point induré situé à sa partie inférieure, et donna issue à une quantité, d'abord très-petite, d'un liquide trouble, de couleur marron foncé. Puis, à l'aide d'injections d'eau tiède poussées dans le kyste et de pressions très-fortes exercées sur lui avec les mains, le liquide s'échappa en plus grande abondance, mélangé de grumeaux de même couleur paraissant formés par des débris de cloisons celluleuses.

Ces manœuvres durent être répétées plusieurs fois.

---

que répond un physiologiste qui a autant d'esprit que de profondeur le professeur Lordat : « Il faut distinguer la maladie de l'affection. » C'est ici la même distinction que celle que l'on fait dans le monde moral entre le *sentiment* et la manifestation qui peut en être faite, et qui constitue la pathognomonie de ce sentiment. Ainsi, autre est la fièvre qui accompagne l'inflammation, autre est la fièvre des prisons, autre est la fièvre de la diathèse bilieuse. Qu'il y ait des gens qui viennent dire que ce n'est point cela; que la fièvre est identique, et que toute la différence est dans son degré d'intensité, qu'elle ne diffère que mathématiquement, qu'il y a peu de fièvres dans un cas et beaucoup dans un autre? On doit faire autant d'estime d'eux que de celui qui viendrait dire que le rire est partout le même, et qu'il ne diffère qu'en ce qu'on peut rire un peu plus ou un peu moins. Que voit-on de semblable dans le rire de gaîté, le rire ironique, le rire malin, le rire sanglant? Il n'y a de ressemblance, dans tout cela, que l'acte de tendre les lèvres et de laisser les dents à découvert; cependant se trompe-t-on et prend-on le rire de dédain pour un rire de bienveillance? Celui qui dans les maladies ne distingue pas les caractères propres à faire reconnaître les diverses affections qui leur donnent lieu, ressemble à l'homme qui confondrait ces sortes de rire. » Nous ne l'oublierons donc point, l'esprit de la clinique médicale a moins pour but d'arriver à la connaissance des formes superficielles et générales des maladies, que de pénétrer leur caractère essentiel.

Pour parvenir à ce résultat, nous nous trouverons dans l'obligation de remettre souvent sous vos yeux cette doctrine si ancienne et si compromise des éléments morbides. Mais pour qu'elle ne le soit plus pour vous, nous n'aurons besoin que de faire appel à votre bon sens, à votre raison de jeune homme éclairé. Il ne vous faudra pas une longue habitude de l'observation pour reconnaître que les maladies, le plus ordinairement, ne sont point simples; qu'elles sont le plus souvent compliquées. Elles sont alors formées de parties constituantes ou d'*éléments*. Ceux-ci ne sont donc que des séries ou des groupes de symptômes qui, en pratique, ont leur signification et leur valeur propres et qui sont toujours autant de sources d'indications thérapeutiques. La clinique pourrait, à la rigueur, être définie ainsi : l'art de distinguer les maladies, pour appliquer à chacune d'elles le traitement convenable.

Mais d'où vient que, dans l'enseignement, cette doctrine si vraie et si féconde des éléments n'a jamais été populaire, qu'elle s'est transmise en quelque sorte comme une science occulte parmi les praticiens? Et cependant, Messieurs, n'avez-vous jamais fait cette réflexion?..... Les travaux de Bichat qui ont eu pour but de démontrer les éléments constitutifs de nos organes, qui ont mis au jour une science nouvelle, l'anatomie générale, ont joui d'une immense popularité, et ont exercé une action décisive sur la médecine contemporaine. On a reconnu l'utilité de l'analyse appliquée à l'anatomie, à la connaissance des tissus élémentaires de l'organisme et si on n'a point voulu appliquer franchement une pareille méthode à la clinique, où elle a une bien autre portée. Nous admettons comme une vérité incon-

Elles ne parurent développer aucune douleur, et ne donnèrent en définitive qu'environ 60 grammes de liquide, déduction faite de l'eau injectée dans la tumeur.

Immédiatement après, je poussai dans le kyste une injection préparée avec :

Teinture d'iode . . . 8 grammes.
Iodure de potassium. . 2 —
Alcool camphré . . . 60 —

Le premier effet produit par la présence de ce liquide, ne différa pas de celui qu'avait déterminé l'eau tiède. Le patient ne manifesta aucun signe de douleur ; il paraissait tout occupé à satisfaire la curiosité que faisait naître en lui un spectacle si nouveau.

Quelques minutes après, je laissai écouler une partie du liquide ; la canule du trocart retirée, la piqûre fut pansée avec du diachylon, le malade mis au lit, à la diète et à l'usage de boissons délayantes. Dès ce moment, la respiration fut plus libre, la face prit un meilleur aspect.

25 janvier. — Pas de traces d'inflammation. La tumeur n'a pas repris le volume qu'elle avait avant l'opération, elle est surtout beaucoup plus molle. On la recouvre de compresses trempées dans l'alcool camphré.

26. — La tumeur est plus volumineuse et plus dure ; elle est un peu douloureuse au toucher. La partie non enkystée qui s'étend jusqu'à l'oreille droite, est toujours restée molle et indolente.

27. — La tumeur augmente ; elle a acquis le volume d'une boule à jouer. La contraction des traits de la face indique la violence des douleurs auxquelles le malade est en proie. Il y a de la fièvre. — Le soir, application de 12 sangsues et d'un cataplasme émollient sur la tumeur.

28 et 29. — La fièvre a diminué. La tumeur est toujours volumineuse, sans que la respiration soit gênée. Le malade paraît plus gai. — On remplace les cataplasmes par des compresses imbibées de la liqueur iodée formulée plus haut, et l'on permet un peu de nourriture.

Les jours suivants, l'amélioration se prononce de plus en plus ; la tuméfaction diminue progressivement ; la résolution de l'inflammation s'opère ; la fièvre a cessé ; la suppuration des parois du kyste n'est plus à redouter.

Il serait superflu de prolonger ces détails. Qu'il me suffise de dire qu'aucun accident n'est venu entraver la marche de la maladie vers la guérison, et que trois mois après l'opération, la tumeur enkystée était réduite à un noyau induré de la grosseur d'une noisette, appréciable seulement au toucher, et que l'engorgement hypertrophique, annexe de la tumeur principale, réduit à la moitié au plus de son volume primitif, avait été entraîné sous le muscle sterno-cléïdo-mastoïdien sous lequel il restait caché en le soulevant un peu.

Depuis cette époque, le volume de cet engorgement a été variable, sans jamais dépasser celui d'un œuf de pigeon. Plusieurs fois, je l'ai fait frictionner pendant assez longtemps avec la pommade à l'iodure de potassium sans pouvoir en obtenir la résolution complète.

Quant aux symptômes de congestion cérébrale et d'asphyxie, ils ont complètement disparu avec la cause matérielle qui leur avait donné naissance.

D'heureuses modifications dans l'état mental de Claude T..... paraissent aussi avoir été la conséquence de l'amélioration obtenue dans son état physique. J'ai remarqué avec tous ceux qui vivent habituellement avec le malade,

---

testable, que l'estomac, le poumon, ont pour tissus constituants, le cellulaire, le vasculaire, le musculaire, le nerveux, etc., et nous répugnons presque à admettre que, dans une maladie, il y a des actes constitutifs qui peuvent être simultanés et qui sont la pléthore, la douleur, le spasme, la fièvre, etc.? Qu'ils peuvent se combiner de mille manières entr'eux ou avec d'autres éléments qui sont la fluxion, l'inflammation, l'éréthisme nerveux, la malignité ; former des composés où l'œil et l'attention du véritable clinicien les reconnaîtront toujours ! Cette inconséquence tient sans doute plus à la paresse de notre esprit qu'à la conviction où nous sommes du peu d'importance de l'étude des éléments morbides appliqués à la clinique. L'attention et les sens suffisent à la démonstration des faits anatomiques ; le concours de toutes nos facultés est nécessaire pour l'interprétation des actes que la vie suscite dans les maladies. C'est ce qu'il faut comprendre pour entrer tout à fait dans l'esprit de la clinique. C'est d'elle aussi, que l'on peut dire que sa voie est difficile et son sentier étroit.

N'en doutez pas, l'heure sonnera bientôt où cette doctrine des éléments deviendra classique, car elle peut satisfaire à la fois les exigences de notre raison et les nécessités de la pratique. Trop souvent, hélas ! en médecine, nous nous trouvons fluctuants entre deux écueils, ou un positivisme trop absolu, ou un jargon bizarre qui non seulement ridiculise la profession, mais vient encore compliquer par l'incohérence des termes les caractères déjà si incertains et si multipliés des maladies. Un esprit droit répond au localisateur qui, montrant du doigt une lésion, lui dit : « Ce n'est que çà ; » — « c'est trop beau ! — » Au médecin qui se perd dans les théories organico-chimico-vitalistes : — « C'est trop confus. » C'est alors qu'on est près de dire avec Bichat, qui, peut être, selon la remarque de Bérard de Montpellier, aurait eu la gloire de s'appliquer plus tard à lui-même le terrible anathème qu'il lançait alors contre les théoriciens qui l'avaient précédé : « On dit que la pratique de la médecine est rebutante ; je dis plus, elle n'est pas, sous certains rapports, celle d'un homme raisonnable, quand on en puise les principes dans la plupart de nos matières médicales. »

Nous avons vu que la clinique était l'acte culminant de la médecine, eh bien ! la recherche de l'indication est l'acte culminant de la clinique. L'indication, selon l'expression très-juste de Galien, est ce qui conseille d'agir : *est agendi insinuatio..... omnis medendi methodus per indicationem fit.* Le jugement, cette induction qui porte à agir de la manière la plus convenable, par rapport à la maladie, doit se puiser dans un ensemble de données que Galien a déduites ; et en cela, nous ne pouvons mieux faire que de l'imiter. Il recommande d'avoir égard, en thérapeutique : 1° A la fonction lésée ; 2° à la cause de cette lésion ; 3° aux causes qui ont précédé la cause immédiate ; 4° aux symptômes. D'après lui, l'indication doit être déduite, non seulement de l'examen de la maladie elle-même, de ses symptômes, mais encore des circonstances qui l'ont amenée, excitée ; du tempérament, de l'âge, du sexe, de la manière de vivre du malade. Galien a vu, tous les grands médecins ont vu, et nous-mêmes devons voir, comme lui, sous peine d'efforts vains et puérils, que ce qui constitue l'homme ma-

que son regard est plus intelligent, qu'il est plus attentif à ce qui se passe autour de lui. Ses mouvements sont un peu moins lents, l'expression de stupidité peinte sur son visage a diminué d'une manière sensible. Enfin, il a pu apprendre à faire de la charpie, à rouler des bandes, à piquer des cardes. La vue d'un animal qu'il n'est pas habitué à voir, d'un aliéné se livrant à quelques excentricités, provoque parfois des éclats de rire. En un mot, sa sphère d'activité morale, quoique très-bornée, est aujourd'hui bien plus étendue qu'autrefois.

Cette observation peut donner lieu à plusieurs ordres de considérations.

Et d'abord, au point de vue exclusivement chirurgical, nous y trouvons un exemple remarquable de goître en grande partie cystique, acquérant à la longue un volume suffisant pour gêner la circulation veineuse, comprimer la trachée, déterminer un état de congestion habituelle du côté du cerveau, et plus tard des symptômes d'asphyxie tels que la vie du malade est sérieusement compromise, et qu'on demanderait vainement sa guérison, ou même un soulagement momentané, aux médications ordinairement dirigées contre le goître.

Sans me préoccuper de la partie de la tumeur formée par le corps thyroïde hypertrophié, et qui était à peu près étrangère aux accidents graves que je viens de rappeler, je dûs m'arrêter à l'idée de vider le kyste par une ponction, et d'y injecter un liquide irritant. Les heureux résultats obtenus par MM. Velpeau et Bonnet, dans le traitement de diverses maladies des cavités closes, normales ou anormales, par les injections irritantes, et plus spécialement les faits nombreux et concluants consignés dans divers mémoires sur le goître cystique publiés par mon ami le docteur Bouchacourt, m'encourageaient à suivre la voie ouverte par ces excellents praticiens. Moins qu'eux, d'ailleurs, je devais être retenu par la crainte des accidents consécutifs. Abandonné à lui-même, Claude T.... ne devait pas tarder à succomber ; opéré, son état intellectuel et les modifications profondes de la sensibilité générale qui accompagnent ordinairement cet état, devaient me rassurer sur les conséquences de l'inflammation qui, maintenue dans certaines limites, devait être une des conditions du succès.

Mes prévisions n'ont pas été trompées, et le résultat que M. Bouchacourt regarde aujourd'hui comme la règle, — la guérison sans suppuration — a été promptement obtenu.

Quant à la portion hypertrophiée de la glande thyroïde, elle a successivement diminué de volume ; plus tard, les frictions iodurées sont venues favoriser sa résolution qui n'a pourtant pas été obtenue d'une manière complète.

« Non seulement, dit le chirurgien en chef de la Charité de Lyon, la guérison du goître cystique fait disparaître pour toujours une hideuse difformité, mais elle prévient ou arrête souvent des lésions plus graves, qui en sont la conséquence presque nécessaire, je veux dire la compression de la trachée-artère et des gros troncs vasculaires. Lorsque la lésion locale a été modifiée ou guérie, les organes voisins cessent d'être distendus et comprimés, et la disparition ou la diminution d'une tumeur appartenant à une glande dont la vie est aussi obscure que celle de la thyroïde se fait sentir dans tout le système. » Il est inutile de faire remarquer, dans le cas dont il s'agit, avec quelle

---

lade, ce n'est pas l'altération d'un fluide ou d'un solide ; que c'est sa personnalité physiologique qui est atteinte elle-même par la maladie ; que l'indication thérapeutique doit tenir compte de toutes les circonstances qui ont modifié l'homme malade.

Ce sera donc au nom du véritable esprit de la clinique médicale que vous m'entendrez protester souvent contre une maxime célèbre qui a eu, de notre temps, une prodigieuse fortune; cette maxime est celle-ci : « Qu'est l'observation si on ignore le siége du mal ? » En médecine pratique, elle serait supportable, si au mot siége on substituait le mot nature. Mais pour les esprits qui ne se payent pas de mots retentissants, que fait la notion plus ou moins exacte du siége de la maladie, pour établir l'indication curative? Réfléchissez-y : est-ce parce que je connais bien le lieu où des infiltrations s'établissent que j'espérerais les tarir en le bouchant? Non, c'est plus haut, c'est au lieu même de l'émergence que j'irai établir une dérivation salutaire. Vous verrez bientôt du reste, Messieurs les élèves, que le diagnostic local auquel nous devons tendre, que cette précision que nous devons apporter dans sa détermination, soit pour notre satisfaction personnelle, soit pour augmenter le faisceau de nos lumières, tient rarement ses promesses. Et vous verrez, d'une autre part, que nous avons souvent le bonheur de guérir des maladies dont le siége nous est totalement inconnu. Mais nous prisons bien plus alors les données expérimentales qui nous ont fourni l'entente de la nature de ces maladies, que les méthodes qui nous eussent permis de dévoiler leur siége. Sous ce rapport, vous aurez occasion de juger la valeur des indications thérapeutiques en présence de certaines névroses, de maladies *incertæ sedis*, *mali moris*, que vous ne pouvez pas caractériser autrement que par ces termes bizarres. Le traitement de toutes les diathèses de la plupart des maladies chroniques se fait en dehors de toute notion de siége.

Plus vous serez pénétrés du véritable esprit de la clinique, plus votre expérience grandira, moins vous demeurerez satisfaits de vues bornées touchant l'étiologie et le siége des maladies, vous deviendrez plus sévères pour l'interprétation des causes assignées d'ordinaire à l'origine d'un mal. Vous reconnaîtrez que pour qu'une chose puisse être regardée comme la cause d'une autre, il ne suffit pas que la présence ou l'absence de la première amène avec elle la présence ou l'absence de l'autre ; il faut encore qu'elle contienne la raison suffisante de son existence actuelle et que l'effet soit proportionné à l'intensité de la cause. Il est nécessaire que ce que l'on regarde comme cause ait une force suffisante pour produire l'effet qu'on lui attribue. Un homme, remarque avec justesse Sauvages, qui voit cingler un vaisseau à pleines voiles, et qui le voit s'arrêter lorsqu'on les abbat, aurait tort de regarder la tension des voiles comme la cause de son mouvement, vu que par elle-même elle est incapable de le produire. Vous ne pouvez choisir de meilleurs préceptes de vraie philosophie médicale que ces réflexions de Galien; elles s'appliquent en entier à l'esprit qui doit vous guider, soit pour la connaissance, soit pour la pratique de votre art. Lorsqu'on rencontre, dans les œuvres de ce puissant génie, tant de conceptions fortes et ingénieuses, on est moins

rapidité la respiration et la circulation sont revenues à leur état normal.

Je n'insiste pas davantage sur le côté chirurgical de cette observation. D'autres considérations des plus importantes ressortent des circonstances particulières dans lesquelles se trouvait Claude T..... En effet, j'ai décrit plus haut les points les plus saillants de son organisation physique, et il est facile de voir qu'en rapprochant de cette description l'état de ses facultés intellectuelles et morales, surtout avant l'opération, on retrouve le tableau exact de l'état bien connu depuis de récents travaux, qui constitue le crétinisme.

Pour rendre cette analogie plus frappante, je ne puis résister au désir de citer la description des crétins résumée dans un Mémoire lu en 1851 à l'Académie nationale de médecine, par un savant dont le nom doit faire autorité, M. le docteur Ferrus.

« La taille des crétins est communément très petite ; j'ai vu, dans les montagnes du Valais et de la Maurienne, plusieurs de ces malheureux chez lesquels elle n'excédait pas trois pieds. Leurs jambes sont courtes et proportionnellement très-grosses ; leur ventre est proéminent ; leur crâne, à l'opposé de celui d'une partie des idiots, est notablement volumineux. La peau du corps, en particulier celle du visage, est rugueuse, épaisse, plissée ; les pommettes sont saillantes ; les yeux, remarquablement petits, sont enfoncés dans les orbites et cachés sous des paupières tuméfiées et chassieuses ; les narines sont largement échancrées, les lèvres épaisses et pendantes, surtout l'inférieure, ainsi que la face où se retrouvent les abajoues remarquées chez certaines espèces d'animaux, et qui présente de nombreux rapports avec celle que les naturalistes ont attribuée à la race jaune ou mongolique. Ils ont le visage sillonné, non de rides, qui supposent en général quelque activité musculaire, mais de plis flasques et profonds ; leurs traits sont bouffis au lieu d'être accusés, et gardent, jusqu'à un certain point, la physionomie de l'enfance.

« On doit ajouter à cette réunion de signes caractéristiques une dépression sus-orbitaire signalée par l'observation judicieuse de M. Cerise, et qui, à mon avis, leur est commune avec les idiots ; un thorax étroit, une respiration rauque, sifflante, gutturale, une parole confuse, grimacée, convulsive, des membres sans ressort, presque sans usage ; des organes génitaux entourés de poils courts et rares, d'une grosseur ou d'une éxiguité insolites ; un ventre tombant vers les cuisses, et une telle laxité des téguments qu'ils peuvent à peine soutenir les intestins dans la cavité abdominale. »

Plus loin, M. Ferrus citant le docteur Trombotto, établit « que le diamètre antéro-postérieur de la tête du crétin, depuis la racine du nez jusqu'à la protubérance occipitale, est constamment plus court que celui latéral, pris du trou auditif d'une oreille, à celui de l'oreille opposée, en passant par le sommet de la tête. Le premier est toujours, dit la commission, entre 28 et 32 centimètres, et le second, entre 32 et 36. Le diamètre circulaire, du nez aux trous auditifs, et des trous auditifs à la protubérance occipitale, reste entre 47 et 52. Ainsi, la tête présenterait la forme d'un cône dont la pointe se trouverait en haut, à la place même où les sutures sagittale et lambdoïde viennent se joindre et se réunir. »

Que le lecteur veuille bien comparer ce résumé substan-

étonné de l'influence en quelque sorte omnipotente qu'il a exercée pendant des siècles sur la médecine ; et l'on peut prévoir que les livres de ce grand homme, mieux étudiés de nos jours, ne seront pas encore sans influence sur les destinées de la science que nous appliquons :

« Celui qui refuse de se rendre à l'évidence manque de jugement ; celui qui décide promptement de choses douteuses, est un téméraire ; celui qui doute de choses qui sont claires à cause de quelques difficultés qu'il y rencontre, est un sceptique ; mais celui qui non seulement doute mais cherche à détruire des principes clairs, à cause de quelques difficultés qu'il ne peut lever, n'est point sage. (*De motu muscul.* 986).

Le but de la clinique est d'élever des praticiens, son esprit, comme j'ai essayé de vous le faire entrevoir, consiste à agrandir les horizons de l'intelligence de ceux qui la cultivent, de mieux concevoir les réalités. Cet esprit est éminemment progressif, car il n'a pas contracté par avance l'obligation de restreindre ou de multiplier le nombre des maladies ; il veut qu'il soit en harmonie avec l'ensemble des données pathologiques, résultant de l'étude approfondie des causes, des symptômes, des lésions cadavériques, etc., et avec les besoins d'une thérapeutique rationnelle (Caizergue). Mais je ne puis vous le dissimuler, Messieurs, la médecine ainsi présentée est fort difficile à apprendre, ἡ δε τεχνὴ μαχρὴ. Comme le disait un homme illustre dans ses cours, j'ai toujours cru qu'il ne pouvait y avoir rien de plus funeste dans l'enseignement de la médecine, que de donner aux choses une simplicité qu'elles n'ont point par elles-mêmes. J'ai même toujours ambitionné de me mériter de la part de mes élèves l'éloge que Boileau se donnait à l'égard de Racine, quand il lui disait qu'il lui avait appris à faire *difficilement* les vers ; il n'est pas, en effet, de disposition plus fâcheuse pour les sciences, et peut être même pour les individus, que cette facilité lâche et efféminée qui ne soupçonne pas même les difficultés de la chose tant elle est loin de les surmonter.

Messieurs, j'ai hâte de courir au-devant d'un reproche que vous seriez peut-être disposés à m'adresser. Si j'ai la conviction que les méthodes d'observation enseignées par une école célèbre et par nos pères, sont encore les meilleures, je proclame aussi hautement que dans la pratique ds choses humaines, il faut être de son temps. Or le nôtre a réalisé des progrès en dehors de ces méthodes, et en fait entrevoir bien d'autres possibles encore. La physiologie expérimentale, la chimie organique, l'hygiène, ont fourni des faits nouveaux que la clinique médicale doit accueillir, car, ne l'oubliez pas, elle repose sur l'universalité des faits donnés par l'observation. Lorsque vous lisez les leçons justement classiques d'un savant physiologiste qui porte un si haut intérêt à notre école (1), vous demeurez frappés de ces rapports réciproques qui existent entre la clinique et la physiologie. Tantôt c'est la première qui éclaire celle-ci ; tantôt c'est un problème pendant qui, pour sa solution, ne peut se passer du contrôle

(1) M. l'inspecteur général Bérard.

tiel à l'observation de Claude T.... et qu'il prononce.

Le crétinisme de Claude T.... une fois établi, adoptant d'ailleurs le classement en trois catégories indiqué par plusieurs aliénistes distingués et admis par la commission sarde chargée d'élucider la question du crétinisme, savoir : les *crétineux* ou *pesants*, les *semi-crétins* et les *crétins complets*, je crois devoir ranger Claude T..., à l'époque de son admission à l'Antiquaille, parmi les *semi-crétins*. L'obtusion de ses sens, l'inertie de sa sensibilité, l'impossibilité d'obtenir de lui quelques services, et d'un autre côté, son aptitude à porter lui-même à la bouche des aliments qu'il n'aurait pas su demander et encore moins aller chercher, le soin constant qu'il prenait de ses vêtements, et son amour pour la propreté, formaient un ensemble de caractères qui n'auraient pas permis de le reléguer au nombre des crétins complets, appartenant plus en apparence *à la vie végétative qu'à la vie humaine* (Ferrus), tout en l'excluant des crétineux susceptibles de recevoir une certaine éducation, de se livrer à quelques travaux très-simples, etc.

Si maintenant nous analysons les conditions dans lesquelles le crétinisme a pris naissance chez Claude T...., nous ne trouvons pas de circonstance d'hérédité ou de localité indiquant une prédisposition évidente à cet état. Nous avons vu cependant que cinq cousins de notre crétin sont signalés comme sourds-muets et idiots. On aurait tort de ne pas tenir compte de ces faits ; ils ont une grande valeur au point de vue de la surdi-mutité; ils ne sont point indifférents non plus quant à l'idiotie, quoique, de l'avis d'observateurs éminents, la similitude entre l'état intellectuel de l'idiot et du crétin soit loin d'être complète ; mais enfin, ils ne rendent pas compte du crétinisme proprement dit, c'est-à-dire de ces dispositions générales de l'économie dont l'ensemble se fait remarquer à un si haut degré chez Claude T...., et qui ne paraît pas avoir existé chez ses collatéraux.

Je dois aussi formuler un doute au sujet de ces cinq cas d'idiotie coïncidant avec la surdi-mutité. Je n'ai pu vérifier l'exactitude des renseignements qui m'ont été fournis sur ce fait. Peut-être une observation attentive aurait-elle fait connaître que ces prétendus idiots n'étaient autre chose que de malheureux sourds-muets, privés par l'incurie ou la misère de leurs parents du bienfait d'une éducation spéciale, et chez qui, par conséquent, les manifestations intellectuelles et les sentiments moraux étaient restés singulièrement obscurcis.

Toujours est-il que Claude T..., offre un cas remarquable et assez rare de crétinisme sporadique, tout à fait semblable au crétinisme endémique qui a servi de type à la description de cet état extraordinaire.

J'ai dit plus haut quelles avaient été les conséquences physiologiques immédiates de l'opération pratiquée sur Claude T..... Je termine par l'un des points de vue les plus intéressants de cette observation, les modifications survenues dans l'état intellectuel du malade.

Rien n'est changé dans le milieu où il se trouve ; il n'est l'objet de soins ni plus assidus, ni plus intelligents ; après comme avant l'opération, et privé des relations importantes qui s'établissent au moyen du langage, on s'est borné à agir sur cette intelligence incomplète, par *imitation*; et cependant, l'on a obtenu quelques résultats nouveaux. Claude T.... prête une attention plus soutenue à ce

---

de l'une et de l'autre. Je n'ai pas besoin de vous dire qu'un clinicien qui, de nos jours, négligerait sciemment les investigations fournies par la chimie organique, la physique, pour éclairer le diagnostic de certaines maladies devrait être considéré par les personnes sensées comme en dehors du véritable esprit de son art. Celui de la clinique médicale est large et conciliant. Il met fin à ces disputes des humoristes et des solidistes qui tendent à s'éterniser dans les livres ; il ne méconnaît pas l'harmonie avec laquelle marchent communément les phénomènes corrélatifs dans les solides et dans les fluides. Il ne peut admettre une cause expérimentale unique pour l'explication des faits multipliés ou divers dont se compose la science de l'homme (Lordat). Si je ne craignais de trop allonger ce discours, j'aurais du plaisir à vous entretenir de la perfectibilité de la clinique médicale sous un point de vue tout nouveau, celui de la connaissance plus approfondie du rapport des maladies générales entre elles ; sur leur antagonisme et sur leur compatibilité. Questions à l'ordre du jour, mais qui ne peuvent obtenir une solution que par les lumières fournies par l'esprit de la clinique. Le perfectionnement des agents pharmaco-dynamiques, pour les mettre plus en rapport avec l'objet des indications, constitue une des parties les plus perfectibles de la clinique médicale. Nous nous en occuperons activement.

L'observation sérieuse et réfléchie des maladies vous rendra clairvoyants mais non crédules, touchant certains faits étonnants qui se passent dans l'organisation humaine. Vous verrez souvent l'imagination intervertir en quelque sorte la biologie ; ici déterminer une affection insolite; là produire une révolution salutaire que l'art lui-même voulait provoquer. L'étude des influences morales, au point de vue étiologique et au point de vue curatif, vous est donc commandée par l'esprit de la clinique. Vous admirerez ces merveilles qu'opère sur le corps humain l'énergie morale, une volonté droite, ferme, bien dirigée : elle se répand, pour ainsi parler, dans tout le corps, et le met dans un état d'activité qui repousse toutes les influences nuisibles. Vous utiliserez au profit de votre malade, par la persuasion, ce puissant levier. Bien souvent vous aurez l'occasion de vérifier la justesse de ces belles paroles de l'éloquent Vicq-d'Azyr : « Sait on tout ce que peuvent sur nos organes, les douces émotions de l'âme et les battements d'un cœur satisfait ? » Mais je ne puis qu'effleurer, ici, ce beau sujet.

L'esprit de la clinique médicale exige deux grandes qualités, le sang-froid et la persévérance. Les études au lit du malade qui doivent conduire à des réalités et non à des utopies, qui doivent montrer ce qui est et non ce qui existe dans l'imagination de celui qui observe, réclament beaucoup de retenue. Il faut savoir ajourner un diagnostic ; il est sage de savoir douter à propos dans un cas difficile. Aussi nous garderons-nous d'imiter ces téméraires cliniciens qui croient leur honneur perdu vis-à-vis des élèves, s'ils ne peuvent en leur présence étaler *hic et nunc* une affirmation. Exposer devant eux les motifs du doute, discuter les raisons pour et les raisons contre, débattre longuement un problème pathogénique, c'est non seulement mieux entrer dans l'esprit de la clinique, mais encore dans celui de la probité.

Sous ce dernier point de vue, permettez-moi, messieurs, de vous

qui se passe autour de lui, et montre par ses gestes qu'il le comprend en partie ; son regard est moins éteint ; son attitude et son rire de bon aloi témoignent d'une certaine sagacité ; il vient à bout de se livrer à une sorte de travail ; il est toujours lent et maladroit, mais à un moindre degré. En un mot, il est évident qu'il doit être déclassé, et que, de *demi-crétin* qu'il était, il est devenu seulement un *crétineux* ou un *pesant*. Je choisis de préférence cette dernière expression, peu scientifique à la vérité, mais qui fait image et qui résume à merveille l'état actuel du malade.

Et maintenant, serait-ce trop forcer les déductions que de mettre sur le compte de la surdi-mutité ce que l'amélioration observée a offert d'incomplet? Sans doute il serait téméraire d'affirmer qu'il en est ainsi, en face du cachet incontestable de crétinisme présenté par Claude T..... Je me borne à rappeler ici l'opinion généralement admise par les hommes spéciaux en matière d'éducation des sourds-muets, que ces malheureux arrivés à l'âge adulte sans avoir reçu d'instruction, sont devenus à peu près incapables d'en recevoir.

Quoiqu'il en soit, je constate un fait qui ne saurait être nié, l'amélioration survenue dans les conditions physiques et intellectuelles d'un crétin à la suite de la guérison d'un goître volumineux. Loin de moi cependant la pensée d'en tirer la conséquence que la guérison du goître doive être regardée comme un moyen de traitement du crétinisme. J'admets bien que si le goître et le crétinisme sont fréquemment réunis chez le même individu, à tel point que le premier ait pu être regardé comme un des caractères du second, ils ne sont en réalité, dans les cas nombreux où existe cette coïncidence, que comme deux expressions différentes de causes identiques qui paraissent présider au développement de l'une et de l'autre de ces affections. Je crois seulement qu'en faisant cesser la congestion passive dont la masse encéphalique était évidemment le siége, l'opération qui a eu pour résultat de faire disparaître la tumeur du cou, a placé indirectement le cerveau dans des conditions plus favorables aux manifestations intellectuelles dont il est l'instrument, et qu'en pourra espérer un effet analogue toutes les fois qu'un bronchocèle apportant par son volume ou par sa situation exceptionnelle une gêne notable à l'exercice des fonctions de cet organe, sera susceptible de guérison.

Je crois aussi, sans vouloir discuter une grave question dont la solution appartient de droit à ceux qui ont observé un grand nombre de crétins, que les faits consignés dans ce travail viendraient à l'appui de la démarcation établie par M. Ferrus entre l'idiotie et le crétinisme. Il n'est point irrationnel d'admettre que, dans le cas dont il s'agit, l'obstacle apporté à la circulation veineuse, en produisant la stase du sang dans les vaisseaux du cerveau, avait déterminé, ou tout au moins augmenté dans cet organe une suffusion séreuse qui est devenue moins abondante lorsque l'obstacle a cessé. Ce serait une preuve de plus de la justesse de l'opinion émise par le savant aliéniste que je viens de nommer, qui définit le crétinisme : une *hydrocéphalie œdémateuse chronique.*

(*Publié par décision de la Société de Médecine.*)

---

faire une promesse. Vous ne devez pas toujours venir à la clinique, soit pour enregistrer une guérison, soit pour voir s'éteindre un individu atteint d'une affection nécessairement mortelle. Lorsqu'une maladie qui ne l'est pas nécessairement, marchera rapidement vers une terminaison funeste, malgré l'emploi d'agents thérapeutiques très-actifs, nous ne chercherons pas à nous faire illusion ; nous avouerons avec franchise que le traitement a été insuffisant ou inutile, s'il n'a pas été nuisible, et nous nous demanderons comment nous pourrions le modifier utilement dans des cas analogues. En un mot, nous ne négligerons rien pour tirer quelque instruction de nos revers comme de nos succès. Autrement, l'expérience en médecine ne serait qu'un vain mot (Cayol). Nous nous souviendrons qu'un des plus grands cliniciens du siècle dernier, de Haën, avec une bonne foi qui lui fait honneur, rend compte de ses insuccès dans un chapitre intitulé : *De non nullis infortuniis nostris*, et qui n'est point le moins instructif de ses œuvres.

Enfin, nous avons à parler de la persévérance comme qualité du Clinicien.

Une des parties les plus négligées de la clinique, et qui porte le plus grand préjudice à l'éducation du jeune médecin, c'est le peu de suite qu'il met à épier les phénomènes successifs des maladies, à surveiller leurs phases. Il s'imagine trop que les maladies sont des êtres réels et distincts comme les objets d'histoire naturelle ; qu'il suffit d'avoir nettement constaté une lésion quelconque, d'avoir groupé dans sa mémoire quelques phénomènes apparents pour se promettre d'en tirer profit. On passe alors à de nouveaux faits, à de nouvelles explorations comme si on étudiait la botanique ou la minéralogie. Or, cette méthode, qui serait à peine supportable pour les maladies chirurgicales, est tout à fait contraire à l'esprit de la clinique interne. La véritable médecine consiste à suivre la chaîne des désordres de l'action organique pour porter successivement remède à chacun d'eux. Il faut, à tout prix, que l'élève suive attentivement pendant des jours, même des semaines le tableau mouvant qu'on nomme la maladie et qui se compose d'une suite souvent disparate de métamorphoses. Avec un peu de persévérance on finit par s'attacher à ces merveilleux phénomènes de la physiologie en action ; à comprendre toute l'importance de la *semeïotique*, partie de la clinique qui est presque totalement abandonnée de nos jours, et touchant laquelle les anciens nous surpassaient : La semeïotique est en quelque sorte la transformation des symptômes en signe indicateur, c'est leur appréciation rationnelle, celle de la mesure des forces vitales pour déduire de leur ensemble des notions touchant son avenir.

Le peu d'assiduité des élèves au lit du malade, les met dans l'impossibilité de voir les effets du traitement, d'apprécier l'action du remède, et d'étudier fructueusement la matière médicale. Comment, en agissant ainsi, peut-on se mettre au courant des maladies régnantes, des constitutions atmosphériques? Quelques bons esprits vous l'ont dit bien souvent : rien n'est plus nécessaire pour de saines études cliniques que d'observer avec un soin particulier les rapports des maladies avec leurs causes productrices et les lois qui naissent de ces rap-

De l'huile iodée dans le traitement des affections scrofuleuses et de la phthisie pulmonaire, par le docteur Frène, médecin de l'Hôtel-Dieu.

L'emploi de l'iode et des iodures dans le traitement des maladies nombreuses où son efficacité a été démontrée, présente quelquefois des difficultés et des obstacles qui obligent le praticien à en suspendre l'usage ou à l'abandonner entièrement. Et pourtant faire l'abandon de ce précieux agent dans certaines maladies, c'est faire l'abandon de son malade; c'est pourquoi j'ai cherché s'il n'y aurait pas moyen d'en continuer l'emploi sans altérer l'économie qui au contraire en éprouve toujours de l'avantage quand le médicament est supporté, et l'idée m'est venue de le faire absorber par la peau.

La facilité avec laquelle l'iode se dissout soit dans l'huile d'amandes douces, soit dans l'huile d'olives ou l'axonge, m'a permis de l'introduire dans l'économie à l'aide de frictions plus ou moins répétées sur différentes parties du corps. Les essais tentés dans ma pratique particulière et dans l'hôpital ont complètement répondu à mes désirs, et j'ai retrouvé l'iode dans les urines de tous les malades qui ont pris ce médicament par le moyen des frictions.

Mes expériences étaient déjà commencées quand M. le docteur Leriche fit paraître quelques observations démontrant les avantages des frictions avec la teinture d'iode dans certaines maladies de poitrine. Je me proposai dès lors de faire observer que peut-être les résultats obtenus pouvaient être la conséquence de la révulsion opérée sur la peau à l'aide du médicament plutôt que par son absorption, car nous savons tous que l'action répétée de la teinture d'iode sur la peau a pour résultat de produire une inflammation locale et la destruction de l'épiderme.

Il n'en est pas de même pour l'huile iodée; les frictions peuvent être pratiquées matin, midi et soir, plus souvent et plus ou moins longtemps si le praticien le désire, et jamais la peau ne devient douloureuse, l'absorption s'opère toujours et le médicament est toujours retrouvé dans les sécrétions.

Un grand avantage de ce procédé est de faire que les malades se trouvent environnés d'une atmosphère de vapeurs d'iode qui se dégagent continuellement du surplus de la partie de l'huile iodée qui n'a pas été absorbée pendant l'opération, et que par le fait des frictions cette absorption par la respiration, loin d'être pénible, n'est pas appréciable par les malades; seulement si une personne étrangère pénètre dans l'appartement, elle perçoit l'odeur de la vapeur d'iode immédiatement, et après un instant ne s'en aperçoit plus.

C'est assez faire ressortir les avantages de cette manière d'administrer ce médicament en faisant observer que les frictions sont utiles toutes les fois que les voies digestives sont en mauvais état; toutes les fois que la répugnance fera renoncer le malade à faire usage de l'iode et de ses préparations; enfin chez les enfants chez lesquels presque toujours on éprouve de la difficulté pour leur faire prendre soit l'huile de foie de morue, soit l'huile iodée de M. Personne, soit enfin une préparation iodée quelconque, les frictions avec l'huile iodée remplaceront avantageusement, j'ose le dire, ces médicaments qui n'ont rien de bien attrayant pour eux.

Il n'est peut-être pas superflu d'ajouter que cette

---

ports. Et il faut au premier rang de ces causes (surtout pour les maladies aiguës) mettre l'état et les vicissitudes de l'atmosphère. C'est dans cette étude que nous puisons, dans bien des cas, la donnée fondamentale du traitement, celle qui est relative au choix de la médication; c'est par elle que nous pouvons souvent déterminer, dans le traitement des fièvres, l'opportunité de la saignée, de l'émétique, de l'opium ou du quinquina; en un mot, de toutes les médications héroïques quel que soit d'ailleurs l'organe ou l'appareil organique primitivement affecté. L'observation des maladies doit être faite avec cette espèce de candeur dont parle Sydenham, et qu'il a toujours mise en pratique: le médecin, dit ce grand homme, doit observer avec attention les phénomènes clairs et naturels des maladies quelque peu intéressants qu'ils lui paraissent. Il doit, en cela, imiter les peintres qui, lorsqu'ils font un portrait, ont soin de marquer jusqu'aux signes et aux plus petites taches naturelles qui se rencontrent sur le visage de la personne qu'ils peignent.

Il faut vous attacher, au moyen d'une sage analyse, à discerner les maladies simples, celles qui doivent avoir une heureuse terminaison, des maladies compliquées, celles où l'art doit rester immobile, et celles où il doit agir. Croyez, quoi qu'en dise le vulgaire, que l'inertie raisonnée du médecin est une preuve d'habileté. Ce sera donc un devoir pour moi de vous signaler ces nombreuses maladies aiguës dans lesquelles on voit la transition à la santé s'effectuer d'une manière spontanée. Je rechercherai toutes les occasions de vous démontrer qu'il faut bien se mettre en garde contre ce que nous pourrions appeler l'impétuosité thérapeutique, que rien ne serait plus ridicule, si ce n'était souvent funeste. La médecine à outrance est toujours une preuve d'inhabileté, lorsqu'elle n'est point une vile spéculation sur les intérêts les plus chers de l'humanité. Vous observerez souvent un assez grand nombre de fièvres sur lesquelles on n'a pu avoir que des données fort incertaines et qui doivent être traitées par la méthode expectante: « *Febre nondum determinatâ*, dit Stoll, *ab usu remediorum heroicorum abstineto... indicatione incertâ, maneas in generalibus*. La clinique, et c'est un des plus grands avantages qu'elle possède sur l'enseignement de la pathologie interne, démontre qu'il faut presque toujours agir dans le sens de la nature, étudier ses déterminations :

« S'il attaque le mal, il fait un homme sain,
« Et du malade un mort, s'il frappe la nature. »

Il y a plus, messieurs, il faut apprendre encore à respecter des maladies que l'on pourrait guérir, mais que l'on ne doit point guérir, et cela pour l'avantage du patient. Le vulgaire vous saura souvent peu de gré de cette abstention réfléchie et volontaire, mais vous serez absous par vos lumières et votre conscience. Vous reconnaîtrez journellement qu'il y a des maladies qu'on doit considérer comme un *bien respectif*, selon l'expression des Sauvages, en tant qu'elles guérissent ou qu'elles préviennent d'autres maladies plus dangereuses, quoiqu'elles soient un *mal absolu* considérées en elles-mêmes. C'est sur le théâtre de la clinique médicale que vous puiserez cette sûre appréciation des mouvements secrets et délicats de l'organisme qui ont pour

manière d'administrer l'iode occasionne tous les effets physiologiques produits par son absorption par les voies digestives. Aussi, et je l'ai déjà fait observer, chez tous les malades on retrouve l'iode dans les urines, chez un grand nombre la diurèse est augmentée, les fonctions digestives s'exécutent d'une manière plus parfaite, une excitation générale survient au bout de quelques jours, et je ne doute pas qu'il ne soit possible, en augmentant le nombre des frictions, d'obtenir l'*ivresse iodique* de M. Lugol ; mais l'avantage le plus grand c'est de pouvoir obtenir ces résultats sans fatiguer la muqueuse gastrique.

Bordeu, dans ses recherches sur les maladies chroniques, dit (t. 2, p. 845) : « Le médecin doit, si les forces du malade, le degré et le caractère des maladies le permettent, changer les chroniques en aiguës, les invétérées en récentes, les particulières en générales. »

En suivant le précepte du savant prédécesseur de Bichat, ou plutôt guidé par sa propre expérience, M. le docteur Bonnet a cherché à surexciter l'organisme chez les scrofuleux par l'emploi de l'iode à l'intérieur et par les pansements fréquents des cautères ou des moxas, avec la charpie imbibée de teinture d'iode ; mais nous sommes convaincu que le savant professeur de clinique a dû être souvent arrêté dans ses efforts, soit par l'état des voies digestives, soit par la douleur occasionnée par ces mêmes pansements.

L'usage de l'huile iodée dans ces circonstances et dans ces maladies rendra certainement le plus grand service, car c'est spécialement pour le traitement des affections strumeuses, soit des glandes, soit des articulations que l'iode absorbé par ce procédé, peut modifier sans danger et sans douleur l'économie. C'est d'après des essais assez nombreux dans ma pratique, toujours suivis d'une sensible amélioration et souvent de guérison, que je me permets de conseiller cette méthode.

Mais il est une maladie contre laquelle les efforts de l'art échouent malheureusement trop souvent, et qui s'en trouve modifiée d'une heureuse manière, je veux parler de la phthisie pulmonaire ; je pourrais citer un certain nombre d'observations de malades qui certainement auraient succombé depuis longtemps sans l'emploi des frictions iodées à l'Hôtel-Dieu même où ces malades sont loin d'être placés dans des conditions favorables à leur position ; tous les sujets soumis à ce traitement s'en sont bien trouvés et sont les premiers à reconnaître les bons effets produits par l'huile iodée.

La vie végétative est profondément modifiée par l'absorption du médicament, l'assimilation est plus complète, la vie de relation subit cette puissante influence, et l'espoir renaît chez les malades avec les forces.

La préparation de l'huile iodée est extrêmement simple, la formule que j'emploie ordinairement est la suivante :

Huile d'amandes douces. . . . . 120 grammes.
Iode . . . . 4 grammes.

Faire dissoudre l'iode dans l'huile à l'aide d'une douce chaleur, et la préparation est conservée pour l'usage. L'huile pourrait probablement dissoudre une plus grande quantité de ce métalloïde ; mais il n'est pas nécessaire d'augmenter la dose, attendu qu'on peut suppléer à la concentration par le nombre des frictions. Un seul inconvénient est le résultat de ce genre de médication, c'est celui de l'huile qui imprègne le linge. On peut y obvier,

---

but d'amener des changements morbifiques, qui en faisant un mal moindre succédait à un pire. Ici, comme dans le cas de maladies incurables compatibles avec l'existence, votre mission a pour but de donner au malade une direction utile, de substituer l'hygiène à la thérapeutique.

Mais ces qualités que je viens d'énumérer vous les acquerrez ; vous vivez d'ailleurs sur un sol où fleurit la médecine-pratique.

Si, dans le sein de notre école, la clinique chirurgicale a toujours été dans une voie brillante et prospère ; si des maîtres éminents ont contribué par l'éclat de leur enseignement à augmenter la faveur de cette partie de l'art si populaire pour l'élève ; gardons-nous d'oublier les belles traditions qui se rattachent à l'enseignement de la clinique médicale. Deux grands noms, deux noms consacrés déjà par l'histoire forment le premier anneau de cette tradition. Nous avons nommé Emmanuel Gilibert et Dumas. Gilibert, professeur au collége de médecine, le fondateur de cliniques régulières faites dans notre Hôtel-Dieu, fut traité d'égal à égal par la plupart des renommées médicales d'alors. C'est tout vous dire, messieurs, lorsque parmi elles on compte Haller. Dumas, dont nous nous proposons d'utiliser à votre profit les grandes vues concernant la connaissance et le traitement des maladies chroniques, fit une bien courte apparition parmi nous, mais sa présence a suffi pour illustrer ces mêmes salles qui sont livrées à vos études. Les souvenirs des contemporains nous parlent encore avec admiration, de ces conférences cliniques, faites il y a vingt-cinq ans par un de ces médecins conformes à l'institution hippocratique, réunissant en lui la pratique et la philosophie (1). Animé de chaleureuses convictions, pénétré du sentiment de dignité professionnelle, ce professeur savait, chose rare, par l'élégance et la netteté de sa parole, inculquer les vérités-principes. A une époque difficile, sous le règne d'une doctrine exclusive et ombrageuse, ce savant, digne d'une plus longue carrière dans l'enseignement, a su faire surnager des dogmes médicaux, des notions pratiques qui aujourd'hui sont en plein honneur. Plus tard, l'élève a pu suivre avec fruit ces visites où il voyait à l'œuvre un praticien de renom (2), un homme sage appliquant avec discernement les données d'une saine pratique. A cette chaire se trouve également attaché le nom de ce physiologiste (3) que l'école de Lyon compte parmi ses illustrations. Aussi n'avons-nous point la présomption d'inaugurer, en cette école, l'enseignement de la clinique médicale. Nous avons la prétention de le continuer, de le vivifier s'il est possible par notre zèle et l'intérêt que nous portons aux progrès des élèves. Nous prenons possession de cette chaire, pénétré de l'importance de l'enseignement qui en émane ; c'est à nos forces et à votre assiduité d'en donner la plus utile démonstration. Vous trouverez dans notre collaborateur (4), qu'une raison solide et de bons travaux cliniques ont déjà signalé à votre estime, le même zèle et le même dévoûment.

(1) M. Richard de Laprade.
(2) M. Pointe.
(3) M. Brachet.
(4) M. Teissier, professeur-adjoint.

si on le juge convenable, en essuyant les parties après les frictions ; mais je préfère laisser le linge sur les malades, attendu que l'émanation continuelle et insensible des vapeurs d'iode entre pour beaucoup dans les bons effets qu'en retirent les malades.

Note en réponse à M. Gensoul, sur la prétendue contagion du choléra de Craponne,

Par M. J. Garin, médecin de l'Hôtel-Dieu.

Il y a deux mois, en discutant dans ce journal, (nº de septembre), la question de la contagion du choléra, que M. Gensoul avait en quelque sorte remise à l'ordre du jour, nous avons dû contester l'exactitude d'un fait sur lequel l'honorable chirurgien avait assis son opinion.

Dans le nº suivant, M. Gensoul a réclamé. Il a fait insérer une note par laquelle il maintient tout ce qu'il a avancé dans sa lettre du 27 août au *Moniteur des hôpitaux*, sur l'épidémie de choléra qui a régné à Craponne. Dans cette lettre, après avoir raconté la mort de la femme Bouchard, blanchisseuse, et de sa fille, qu'il attribue à la contagion, notre confrère ajoutait : « *On n'a eu à déplorer aucun autre cas de choléra dans la commune, ni dans celles environnantes.* » Dans la note à laquelle nous voulons répondre aujourd'hui, M. Gensoul *affirme que tous les autres cas dont nous avons parlé ont été postérieurs à la date de sa publication.*

Puisque M. Gensoul insiste, (et il aurait raison d'insister s'il était dans le vrai), qu'il nous soit permis à notre tour de citer en preuve de notre dire, la liste *officielle* des décès de choléra enregistrés à Craponne, avant le 27 août, date de la lettre de notre honorable contradicteur. Voici cette liste :

1º Marguerite Bouchard, décédée le 26 juillet, âgée de 20 mois ;

2º Jeanne Bouchard, blanchisseuse, décédée le 29 juillet, âgée de 29 ans ;

3º Marie Berger, journalière blanchisseuse, décédée le 1er août, âgée de 49 ans ;

4º Jeanne Martin, décédée le 6 août, âgée de 21 mois ;

5º Antoinette Colomb, blanchisseuse, décédée à l'Hôpital de Lyon, le 17 août, âgée d'environ 50 ans ;

6º Pierre Colomb, fils de la précédente, décédé le 19 août, âgé de 22 ans ;

7º Pierre Trouillon, de Lyon, décédé à Craponne, où il était en nourrice, le 20 août, âgé de 10 mois ;

8º Jacques Chalamel, décédé le 22 août, âgé de 4 ans.

Il y a eu, dit-on, deux autres cas mortels de choléra à Craponne ; mais nous ne mentionnons que ceux qui nous ont été explicitement notifiés par MM. les docteurs Félix et Casseti qui ont donné des soins aux victimes, et par M. le curé de la commune qui les a enterrées ; car nous ne tenons compte que des décès, et nous laissons en dehors de notre appréciation les cas nombreux de cho-

Enfin vous savez, messieurs, que l'organisation actuelle de la clinique pourvoit à la continuité de son enseignement à Lyon. Si des circonstances indépendantes de la volonté des deux professeurs, venaient à les contraindre à suspendre momentanément leurs leçons semestrielles, elles seraient continuées par un médecin de l'Hôtel-Dieu, nommé professeur suppléant (1), et qui unit à cette ardeur que l'on connaît les souvenirs d'un commerce intime avec un médecin célèbre. Pour ce qui me concerne, des mesures seront prises pour que les élèves assidus à la clinique trouvent à chaque heure un aliment pour leur instruction.

L'intervention de M. le directeur de l'Ecole, si zélé pour vos intérêts, la bienveillance de l'administration des hôpitaux nous permettent d'espérer que justice nous sera faite ; que la clinique médicale qui, après tout, est un service public, possédera des salles plus dignes de vous et du sanctuaire de la science.

Au sein de ces matériaux répandus avec tant de profusion pour votre instruction, dans cet hôpital servi par une succession de médecins aussi recommandables, vous n'oublierez pas que vous avez à soutenir et à perpétuer la réputation de vos devanciers : Lyon est une cité médicale. Si, comme on en a fait la remarque pour un autre ordre de faits, son heureuse topographie, sa situation qu'envient les plus importantes capitales, fixe en quelque sorte sa prospérité matérielle, ne peut il pas être permis d'attribuer à la même cause quelqu'influence sur ses destinées scientifiques ? Si le génie qui caractérise les médecins lyonnais semble consister dans une alliance heureuse du dogmatisme et de l'empirisme ; s'ils peuvent se rendre cette justice d'avoir toujours faiblement trempé dans les égarements des systématiques, c'est que, placés sur la grande voie du Nord et du Midi, nous subissons deux influences. Si l'Ecole de Paris nous tient en éveil et nous enrichit des faits qui sortent de son vaste laboratoire, si elle nous apprend à mieux connaître le *substratum*, une autre influence rayonne sur nous. Beaucoup de nos élèves, après un séjour dans cette Faculté méridionale, où de tout temps ont fleuri des praticiens et des sages, reviennent l'esprit charmé, l'intelligence nourrie des choses nouvelles qu'ils ont entendues. Ces doctrines qui, de loin leur paraissaient si subtiles, sans rapport direct avec la pratique, ne leur semblent plus de simples spéculations, lorsqu'ils ont entendu les maîtres qui ont pour mission de perpétuer et de développer leur enseignement. Grâce à cette initiation dont l'action se fait de plus en plus sentir, nous prenons l'habitude, dans nos recherches cliniques, d'aller du phénomène extérieur au phénomène intérieur, du symptôme à la modification organico-vitale dont il dépend, de l'effet à la cause, sans pour cela remonter au-delà des causes expérimentales ; nous nous efforçons d'aller au-delà des cures syptômatiques et palliatives, fruits précaires de la médecine localisatrice.

Vous le voyez, nos destinées médicales sont des plus favorables, pour des progrès futurs. C'est à vous, messieurs les élèves, de vous pénétrer de cette heureuse conviction, et d'offrir au plus noble et plus utile but de l'activité humaine, l'étude de la médecine-pratique, ce que vous avez de mieux : votre jeunesse, vos facultés et votre persévérance. Quant à moi, j'ai la conscience d'une bien grande responsabilité vis à vis de vous, pour répondre dignement à la confiance d'une école si éminente et à la sympathie d'un auditoire au milieu duquel j'aperçois des collègues, des condisciples et des amis.

(1) M. Gromier.

lérine ou de choléra qui ont régné partout épidémiquement dans la commune, mais qui n'ont pas fini d'une manière funeste.

Si l'on induisait quoi que ce soit de favorable à la théorie de la contagion en voyant sur cette liste que les trois femmes décédées, étaient toutes les trois blanchisseuses, nous ferions remarquer qu'il n'y a rien là qui doive étonner, parce que le blanchissage du linge étant, à Craponne, l'industrie de tout le monde, il n'y a presque pas de femmes qui ne soient laveuses ou qui ne s'occupent, à quelque titre, des apprêts d'une lessive.

Pour ce qui est de l'immunité complète dont auraient joui les communes voisines, il est certain qu'à Grézieux, Vaugneray, Ecully, Brindas, Francheville, St-Genis-Laval, Pierre-Bénite, etc., la cholérine a régné d'une manière épidémique et que quelques choléras graves ou même mortels ont été çà et là bien et dûment constatés.

Nous n'aurions rien de plus à répondre à M. Gensoul, si nous voulions simplement maintenir les faits qu'il repousse; mais puisqu'il nous offre l'occasion de rentrer dans l'appréciation même de ces faits, nous ajouterons quelques renseignements nouveaux qui nous sont parvenus de source certaine sur l'événement qui a servi de texte à sa lettre.

C'est Bouchard, blanchisseur, mari de la laveuse, qui a reçu le linge provenant des cholériques de l'hôtel de Milan; c'est lui qui l'a reconnu et qui l'a manié ; sa femme l'a à peine touché. C'est lui qui l'a distribué indistinctement avec d'autres hardes entre toutes ses laveuses ; il n'a pas été le moins du monde indisposé, et parmi ces dernières, dont sa femme ne faisait point partie, le jour du lavage, aucune n'a été atteinte de la maladie. Quant à ses enfants, qui auraient contracté le choléra en se roulant sur les draps contaminés par les déjections des cholériques de l'hôtel de Milan, ils se sont seulement assis sur un sac de linge exempt de tout principe contagieux, mais entreposé, il est vrai, sur un couvre-pied taché par les vomissements des cholériques, et, du reste, parfaitement sec. Il est possible, il est même probable qu'en s'amusant sur le sac, les enfants ont dû rouler sur le couvre-pied ; mais on n'est pas en droit de conclure que ce contact a été le mode de propagation du choléra dont ils ont été atteints. En effet, les enfants avaient la diarrhée depuis plusieurs jours avant l'entrée du linge suspect dans la maison, et ce n'est que treize jours après qu'ils ont été l'un et l'autre frappés de la maladie, à laquelle un seul a succombé.

La mère qui, je le répète, avait à peine touché ce linge, était aussi affectée de diarrhée avant sa livraison. Elle a soigné ses enfants nuit et jour sans les quitter. Après la mort de celui qui a péri, la diarrhée, sous l'influence de la fatigue et du chagrin, a augmenté. Le choléra a été confirmé le 28 juillet et s'est terminé par la mort le 29. Cette femme a été soignée avec beaucoup de dévoûment par son mari, par son beau-frère et par sa sœur, qui ont été, comme le dit Bouchard lui-même, couverts de ses déjections ; aucun n'a eu le plus léger malaise. La femme Bouchard a été placée dans le linceul par son mari et *cousue* par une voisine nommée Marie Berger, celle-là même qui, dans la liste, est morte du choléra trois jours après. M. Gensoul aurait pu étayer son opinion de cette coïncidence; mais il a ignoré ce décès comme il a ignoré tous les autres. Pour nous, nous n'avons qu'à l'expliquer. Cette voisine, antérieurement atteinte de diarrhée et très-misérable, était en proie, le jour de l'ensevelissement, à une violente indigestion d'eau sale et froide qu'elle avait bue pendant une grande sueur. De plus, sa répugnance pour la petite opération qu'on lui confiait, était extrême. A peine la besogne terminée, les voisins l'ont effrayée en lui disant qu'elle allait prendre le choléra. Ils ne disaient que trop vrai, car l'émotion morale et l'indigestion se sont vite transformées en accidents cholériques, et la pauvre femme est morte en neuf heures, le 1er août, trois jours après celle à qui elle avait rendu les derniers devoirs.

Nous en sommes fâché pour la thèse ingénieuse de M. Gensoul, mais dans l'analyse des faits précédents, nous ne voyons pas motif à admettre que le choléra se propage par voie de contagion ou d'infection comme il l'entend, c'est-à-dire par les émanations des déjections soit buccales, soit alvines. Nous y voyons bien plutôt la preuve du contraire.

De quoi s'agit-il, en effet, dans l'observation qui a paru à M. Gensoul si concluante qu'elle n'avait pas besoin de commentaires? D'une laveuse qui était déjà malade quand le linge suspect de contagion a été déposé chez elle ; qui a tout au plus touché quelques pièces de ce linge ; qui ne l'a pas lavé elle-même ; qui vivait dans un hameau où l'influence épidémique était notoire ; qui, en un mot, a échappé à tout principe de contagion directe et qui cependant est accusée d'avoir succombé à ce principe.

Si les déjections alvines ou buccales étaient la voie la plus commune de transmission du choléra, comme le soutient l'honorable chirurgien que nous combattons, comment cette transmission ne serait-elle pas plus fréquente, alors qu'on ne peut soigner un cholérique sans être exposé, si non au contact des matières rejetées, du moins aux émanations qu'elles répandent? M. Diday qui est entré dans le débat avec des faits d'une contestable importance, nous renvoie sommairement à l'étude des éléments de la pathologie des virus ou des principes contagieux. Nous eussions mieux aimé qu'il nous l'eût exposé lui-même; cela nous eût épargné d'aller aux sources. Sans doute, en sa qualité de spécialiste, notre spirituel syphilographe a voulu faire allusion à ces exceptions singulières en vertu desquelles certains individus bravent impunément le virus vénérien là où d'autres, avant ou après eux, ont infailliblement succombé. Soit. Mais dans cet exemple, c'est le plus grand nombre qui est frappé et qui prouve *pour* la contagion de la vérole ; tandis que dans le choléra, c'est le plus grand nombre qui résiste et qui, à nos yeux, prouve *contre* cette même contagion. S'il n'en était pas ainsi, autant vaudrait dire que l'exception ne confirme plus la règle, et qu'au contraire l'exception, c'est la loi. Dès lors, il serait tout aussi raisonnable de soutenir que la vérole n'est pas contagieuse puisque quelques uns ne la prennent jamais, que de prétendre que le choléra est contagieux parce que quelques uns l'auraient contracté directement du contact des malades ou de leurs émanations excrétoires. C'est là, si nous ne nous trompons, ce qu'en bonne logique, on appelle une preuve par l'absurde.

Un autre motif de repousser l'idée de la contagion dans le choléra, c'est que cette idée longtemps admise pour la fièvre jaune et pour la peste, a tellement perdu de son autorité dans les pays mêmes où elle devrait avoir conservé tout son prestige, que l'on y a abandonné complètement toutes les précautions minutieuses qu'elle a fait naître. Ce qui est arrivé pour la peste et pour la fièvre jaune, arriverait certainement pour le choléra, si l'opinion contagioniste venait jamais à l'emporter parmi nous. Les épidémies, en effet, ont de tout temps donné lieu à l'idée de la contagion; mais cette idée s'est affaiblie et a disparu à mesure que l'observation sévère des temps modernes en a voulu faire le contrôle. Le choléra ne saurait se soustraire à la loi générale de ces grands fléaux de l'humanité; il dépend d'un ensemble de circonstances, extérieures ou propres à l'homme, qui sont encore impossibles à déterminer mais qui ne sauraient se résumer dans les émanations fécales des malades.

Il ne suffirait donc pas de détruire ces émanations pour prévenir les causes essentielles de la propagation du mal. « Dieu, dit M. Gensoul, a donné aux animaux l'instinct « qui leur apprend à couvrir de terre leurs excréments; ce « n'est pas trop présumer, ajoute-t-il, de l'intelligence hu- « maine, que d'espérer qu'elle servira à faire comprendre la « nécessité d'opérer la décomposition de matières qui por- « tent avec elles des germes de mort. » Sans examiner si toutes les bêtes s'acquittent de ce soin, nous voulons bien admettre que celles qui le prennent nous donnent un exemple de propreté; mais nous n'allons pas jusqu'à croire qu'elles nous enseignent la thérapeutique. Nous aimons mieux penser que le remède au choléra, comme à toutes les pestes qui ont ravagé le monde, est dans la pratique de plus en plus large de l'hygiène publique et privée et dans l'accroissement de toutes les ressources de la richesse des nations. En cela, nous sommes heureux d'être d'accord avec notre adversaire distingué, lorsque, dans une espérance qui cependant dépasse de beaucoup la nôtre : « Il voit le jour, « moins éloigné peut-être qu'on ne suppose, où les hom- « mes réunis dans une sainte coalition, tariront la source « du choléra et de la fièvre jaune, en assainissant les « bouches du Gange et du Mississipi. »

SOCIÉTÉ DE MÉDECINE.

Présidence de M. Bonnet.

De l'épidémie cholérique qui a régné à Lyon pendant les mois de juillet, août et septembre 1854. (*Extrait des procès-verbaux des séances des 17, 24 juillet, 7, 21, 28 août et 16 octobre*).

Séance du 17 *juillet.* — M. Roy a observé, conjointement avec M. Valette, deux cas de choléra à l'hôtel de Milan. Il s'agissait d'un sicilien et de sa femme récemment arrivés de Marseille. Le mari, déjà indisposé au départ, présentait en arrivant les symptômes d'une surcharge bilieuse de l'estomac. Quelques grammes de carbonate de magnésie amenèrent une amélioration immédiate. Mais la nuit suivante, tous les symptômes reparurent : vomissements et selles bilieuses, froid intense des extrémités, insensibilité, pas de cyanose, mort à 7 heures du matin. La femme qui n'était pas malade, mais d'un tempérament nerveux et très-impressionnable, est prise à son tour des mêmes accidents; diarrhée, selles grumeleuses, riziformes, vomissements bilieux, réfrigération, pas de cyanose, mort quelques heures après. Toutefois M. Roy fait observer que ces deux cas ne présentaient pas tous les phénomènes caractéristiques du choléra et que l'origine marseillaise de la maladie seule ne permet pas de douter de la nature du mal auquel ont si brusquement succombé ces deux étrangers. — Quant au traitement, il a consisté dans l'emploi des frictions sèches et aromatiques, des corps réchauffants, des toniques diffusibles et du quinquina.

M. Frêne communique un cas analogue observé par lui à la Croix-Rousse. Il s'agit d'un homme de 50 ans environ, pusillanime et maladif, qui a été pris subitement de réfrigération générale, de cyanose, d'oppression extrême et de sueurs profuses considérables. Il n'y a eu ni vomissements, ni selles; mais la prostration, l'angoisse précordiale, la réfrigération, les sueurs, la suppression des urines et la cyanose ont fait admettre que c'était là une attaque de choléra. Le quinquina à haute dose en lavement et les toniques sous toutes les formes à l'intérieur, les frictions stimulantes tout a été inutile et le malade, privé de pouls, est mort au bout de quelques heures de maladie.

M. Devay cite à son tour une observation de choléra asiatique qu'il a recueillie à la clinique de l'Hôtel-Dieu. C'est un ouvrier tailleur de pierre de 39 ans, en proie depuis quelques temps au chagrin et à de mauvaises conditions hygiéniques de tous genres. Le 10 juillet, il est pris de coliques et de diarrhée abondante blanchâtre; il entre à l'hôpital sans connaissance et avec une cyanose complète. Il a des vomissements bilieux, sans selles et meurt à 11 heures du soir, 5 heures après son admission. L'autopsie faite 24 heures après le décès, ne montre pas l'extérieur d'un cholérique, la cyanose a disparu, l'émaciation est presque nulle. Mais l'intestin est rosé et épaissi et l'estomac contient quelques matières grumeleuses en petite quantité. Le cœur est petit, rétracté, plein d'un sang noir et poisseux, analogue à de la gelée de groseille. La vessie est rétractée et vide. M. Devay reconnait là un cas foudroyant de choléra asiatique ; il ne le regarde pas comme une preuve de l'existence de l'épidémie à Lyon, mais comme une projection épidémique et une tendance cholérique.

M. Rambaud, chargé en ce moment de l'admission des malades à l'Hôtel-Dieu, annonce 1° qu'il a reçu dans la journée un cholérique venant du département de la Haute-Saône et présentant tous les symptômes de la maladie au plus haut degré ; 2° que le service de la porte n'offre que des renseignements satisfaisants sur la santé publique ; la plupart des malades admis à l'Hôtel-Dieu ne sont atteints que de maladies chroniques et aucun d'affections du ventre, ni d'accidents prodromiques du choléra.

M. Bouchet, médecin des épidémies, rend compte des faits dont il a été témoin ou qui sont arrivés à sa connaissance. Ainsi, il a fait deux voyages à Condrieu : dans le premier, du 3 au 4 juillet, une femme mourut des symptômes du choléra après avoir reçu, dit-on, des vêtements qui venaient du midi ; puis, sept cas mortels se sont déclarés de jour en jour ; la période prodomique a été généralement d'un jour, et les malades sont morts en 36 ou 48 heures. — Dans un deuxième voyage, M. Bouchet a vu trois cas de choléra en voie de guérison. — Depuis, les médecins du pays ont écrit qu'il n'en était pas survenu de nouveau. — M. Bouchet fait remarquer que la plupart des malades ont été des vieillards et que la maladie a sévi sur un petit hameau, la Malardière, dépendant de Condrieu, situé sur les bords du Rhône. Quoi qu'il en soit de ces causes, M. Bouchet voit dans ces cas de choléra répété, une irradiation semblable à celles qui ont eu lieu en 1835, 1837 et 1849, et qui propageait par rayonnement la maladie du midi vers le nord. — L'auteur de cette communication n'a rien à ajouter à ce qui a été dit sur les cas de choléra observés à l'Hôtel-Dieu ; il annonce qu'à l'hôpital militaire il y a eu, du 27 juin jusqu'à ce jour, six cas de l'épidémie régnante, trois mortels, deux en voie de traitement et un cas douteux. — De tous ces faits, M. Bouchet conclut 1° qu'on ne peut pas dire encore que l'épidémie est déclarée à Lyon ; 2° qu'il y a une irradiation méridionale vers notre cité qui doit faire prendre des mesures. Déjà, dit-il, il a adressé un rapport à l'autorité supérieure sur ce sujet, et il est chargé, comme doyen des médecins de l'Hôtel-Dieu, de fournir à l'administration un bulletin sanitaire quotidien de l'hôpital.

Séance du 24 juillet. — M. le président pense que la discussion pourrait se concentrer utilement sur les trois points suivants :

1° La Société doit-elle conseiller à l'Administration quelques mesures hygiéniques et sanitaires propres à préserver notre ville de l'invasion du fléau cholérique ?

2° Où en est vraiment l'épidémie dans notre cité, et quels sont les faits aujourd'hui connus ?

3° Quels sont les moyens thérapeutiques les plus convenables à opposer au choléra ?

En ce qui concerne la première question, M. le conseiller d'État, préfet du Rhône, s'en est déjà vivement préoccupé, et il a demandé à M. Rougier, président du conseil d'hygiène et de salubrité, un rapport qui lui est déjà parvenu, et qui contient les conseils les plus sages et les plus complets. Dans ce rapport, que son auteur fera certainement connaître plus complètement, si la Société le désire, M. Rougier conseille, si l'épidémie éclate, de partager la ville en dix sections, à chacune desquelles seraient attachés seize médecins du quartier, un pharmacien, deux élèves en médecine et des infirmiers pourvus de brancards et de tous les ustensiles convenables.

Dans chacune de ces sections serait organisé un local propre à recevoir des malades, qui y seraient traités, en attendant qu'on pût les diriger sur un hôpital, et deux des seize médecins désignés seraient présents en permanence dans ces hôpitaux provisoires. Plus, on instituerait des commissions pour faire des visites à domicile et traiter tous les accidents diarrhéiques, comme cela s'est fait récemment en Angleterre. Et en attendant que l'invasion décisive du fléau, autorise ces graves mesures, M. Rougier demande avec instance qu'on remette énergiquement en vigueur toutes les ordonnances de la police sanitaire des marchés et des maisons.

M. Rougier, dit M. Bonnet, a répondu à l'avance à la première question que la Compagnie aurait dû se poser, on peut donc immédiatement s'occuper des deux autres points qu'il signalait au début. En conséquence, il invite chacun des membres présents à faire connaître ce qu'il sait des faits relatifs au choléra.

M. Bouchet annonce qu'il y a eu depuis le premier juillet jusqu'à ce jour, à sa connaissance, 30 cas de choléra dans le département du Rhône, 12 à Condrieu et 18 à Lyon même. De ces 18, 11 ont été admis à l'Hôtel-Dieu, et, sur ces 11, 3 ont survécu et 8 sont morts en huit ou vingt-quatre heures. Ces faits, dit M. Bouchet, prouvent évidemment qu'il y a eu une véritable irradiation de l'influence épidémique qui règne au nord et au midi de notre département, mais que cette influence est encore infiniment légère, que suivant toutes les probabilités la semaine qui va s'écouler sera décisive, et qu'on peut légitimement espérer que le fléau nous épargnera, car hier il n'y a pas eu de nouveaux cholériques admis à l'Hôtel-Dieu, et aujourd'hui au lendemain d'une journée toujours signalée par des excès de tout genre, il n'y a eu de constaté qu'un seul cholérique déjà mort et une indigestion cholériforme. Il termine en annonçant que les médecins de l'Hôtel-Dieu, sur la demande de l'Administration, ont rédigé une formule à l'usage des internes et des sœurs, pour les soins les plus urgents à administrer aux cholériques.

MM. Rougier et Rambaud font observer que la plupart

des cas constatés viennent du quartier de Perrache et de la Quarantaine et notamment des employés des bateaux à vapeur du Rhône.

M. Teissier confirme ces assertions par deux nouveaux cas à ajouter à ceux relatés par MM. Rougier et Rambaud.

M. Potton annonce qu'il a été appelé aujourd'hui même pour donner ses soins à une jeune fille atteinte d'un choléra rapidement confirmé, grande rue de la Guillotière, nº 52; il pense que la malade succombera cette nuit.

M. de Polinière demande à M. Potton si sa malade, avant l'invasion du mal, était atteinte de diarrhée depuis plus ou moins de temps.

M. Potton répond que le matin même elle était parfaitement bien portante.

M. de Polinière prend occasion de cette réponse pour constater que la diarrhée dite prémonitoire peut manquer quelquefois, et que sa présence n'est pas une règle absolue.

M. Roy pense qu'elle précède le plus ordinairement, et que ce fait solidement établi aujourd'hui, il l'a observé déjà en 1832 à Paris, où les médecins dès cette époque même l'admettaient généralement, mais il ne nie pas que, comme l'a dit M. de Polinière, elle ne puisse manquer quelquefois.

M. Rougier dit que c'est surtout dans le cours des épidémies bien établies qu'on voit cette diarrhée prémonitoire, tandis qu'au début, au contraire, on la voit faire défaut.

M. Peyraud signale la fréquence et l'opiniâtreté des diarrhées qu'il observe actuellement dans son service d'enfants, et à la consultation gratuite de la Charité. Il pense que cette disposition tient à l'abus des fruits et des bains de rivière pris trop souvent, et surtout, à des époques trop rapprochées des repas. Il eut désiré que le conseil d'hygiène et de salubrité publiât, par voie d'affiches, des instructions sur la manière la plus convenable de vivre en ce temps de menace; il est convaincu que cette mesure aurait de salutaires effets et n'effrayerait personne.

M. Rougier pense que les mesures conseillées sont suffisantes et que de pareilles prescriptions émanant de l'administration causeraient une véritable panique.

M. de Polinière partage cette opinion, il ne voit rien de pressant dans l'état sanitaire actuel, et ne croit pas que les faits cités autorisent à proclamer l'existence de l'épidémie et puissent justifier une terreur déjà universelle et profonde, dont il cite un exemple frappant.

M. de Laprade croit qu'il y a tout à gagner à dire la vérité, parce qu'elle engendre moins de peur qu'un silence toujours mal interprété; et pour son compte il proteste contre la qualification de cas de choléra sporadique qu'on a donnée aux faits observés; il pense qu'il y a là une influence épidémique certaine et incontestable qui pourra, certainement, comme l'a dit M. Bouchet, ne pas se développer davantage, mais qu'on ne saurait nier actuellement en l'imputant aux abus de fruits et de régime.

M. Bouchacourt annonce qu'il n'y a rien d'inquiétant dans l'état sanitaire de ses salles à la Charité : chez les vieillards comme chez les enfants il ne voit pas de dérangements des voies digestives; aux femmes en couches commencent à apparaître des accidents de diphthérite; mais à la consultation gratuite de dimanche dernier il a été frappé de la grande quantité d'enfants affectés de diarrhées qu'on lui a présentés.

M. Arthaud remarque qu'aucun des sujets frappés n'appartient à la classe aisée de la société, et il pense qu'il faut en induire que les mauvaises conditions hygiéniques, dans lesquelles vivent en général les gens de la classe ouvrière, ont été la cause de ce choix; d'où il conclut qu'il y aurait utilité notable à éclairer les populations pauvres sur la meilleure manière de vivre dans ce moment.

Sur la troisième question relative au traitement de la maladie, la parole est à M. Bonnet.

Après avoir rappelé qu'il a assisté comme interne de M. Récamier, à l'épidémie de 1832 à Paris, notre collègue passe en revue les diverses prescriptions recommandées par tous les auteurs pour se préserver en temps de choléra. Ces moyens : l'éloignement de l'humide, des fruits, des émotions, des abus de tous genres, sont précisément ceux que l'expérience des siècles a consacrés dans toutes les épidémies, et même dans les endémies palustres ; c'est donc, sans aucun doute, que le choléra est engendré par un miasme inconnu, que l'organisme, quand il est bien disposé et suffisamment fort, élimine, neutralise ou digère, d'où il suit qu'on peut formuler toutes les prescriptions tendant à la préservation par le précepte de *mens sana in corpore sano.*

Comme M. Roy, il pense que la diarrhée précède à peu près toujours le choléra confirmé; dans les divers modes de traitement préconisés, les uns jugeant que cette diarrhée doit être arrêtée à tout prix, l'attaquent dès le début avec les purgatifs ou les opiacés; les autres plus inquiets de l'état des forces et de la nécessité de la réaction, la négligent, en conseillant à son apparition les cordiaux, les aromatiques et le repos au lit; pour M. Bonnet, pénétré de l'idée qu'il faut dans cette maladie une élimination, et que le plus grave danger dérive de la réfrigération, et de l'anéantissement des forces de réaction, il croit qu'il faut respecter dans une certaine mesure cette diarrhée prémonitoire, et pourvoir, aussitôt que possible, à la restauration des forces menacées dans leurs sources; pour atteindre ce double but, suivant lui, l'ipécacuanha à dose vomitive est le meilleur moyen.

Dans le choléra algide il condamne absolument tous les moyens de calorification artificiels, parce qu'ils agissent énergiquement à l'encontre même du but qu'on se propose, en déprimant les forces du malade et sa puissance de réaction. Il frappe de la même réprobation les saignées et les injections veineuses heureusement presque abandonnées aujourd'hui, il réprouve également dans cette période l'ammoniaque employé comme diaphorétique, parce que cet alcali a une influence des plus fâcheuses sur les globules du sang qu'il détruit. A tous ces moyens il préfère de beaucoup tous les excitants diffusibles légers, le thé, les alcooliques, etc., donnés à petites doses.

Dans la période de réaction, continue l'orateur, les divergences sur la nature des accidents et sur les moyens de les combattre, ont été encore plus grandes ; pour lui, l n'hésite pas à déclarer qu'on a abusé des saignées, et même dans la réaction il les repousse absolument. Il pense qu'alors, de toutes les médications, la plus utile et la mieux justifiée, est celle qui consiste dans l'emploi des excitants amers, le quinquina, le colombo, etc.

M. Diday, à l'appui de la proscription des saignées dans cette période du choléra, par M. Bonnet, rappelle que la méthode de M. Worms, méthode qui a survécu à toutes les critiques, et qui consiste à appliquer des révulsifs sur la tête préalablement rasée, repousse et condamne également les évacuations sanguines.

Séance du 7 août. — M. de Laprade, écrit pour provoquer la Société à faire une enquête au sujet de deux blanchisseuses de Craponne, qui seraient dit-on mortes, frappées du choléra, après avoir lavé les linges provenant des deux cholériques morts à l'hôtel de Milan. Il profite de l'occasion pour affirmer de nouveau que les cas de choléra observés récemment dans notre ville, sont bien certainement des cas de choléra indien, et non des choléras sporadiques.

A propos de cette lettre, M. Bouchet dit qu'il doit, sur les instances du maire de Craponne, faire cette enquête demandée par M. de Laprade, et qu'il sera heureux de la faire en même temps que la commission que désignera la Société. M. le président désigne immédiatement pour faire droit à la demande de M. de Laprade, MM. Rougier, Roy, Bouchet, Devay et Guilliermond.

M. Finaz, de Charbonnières, membre correspondant, annonce qu'il a observé un cas de choléra sans cyanose, qu'il a guéri par l'opium à hautes doses, l'acétate d'ammoniaque et les frictions stimulantes. Il a également donné ses soins à une femme de Craponne, morte de la maladie indienne en 30 heures. M. Diday fait remarquer que cette femme est peut-être une des deux signalées par M. de Laprade, et que M. Finaz pourra sans doute aider utilement dans ses recherches la commission qui vient d'être désignée.

M. de Polinière rappelle que M. Girin a publié récemment, sur les maladies régnantes, un article dans la *Gazette Médicale de Lyon* (31 juillet); rend pleine justice au mérite de l'article et aux sentiments qui l'ont inspiré, mais il ne peut partager l'opinion émise que le choléra indien et le choléra indigène soient une seule et même maladie, comme le prétend M. Girin. Il y a entre ces deux maladies plus qu'une différence du plus au moins, il n'y a pas d'idendité. Le choléra nostras décrit par les auteurs, même celui sévissant épidémiquement et dont Cullen et sydenham ont donné la description, ne présente jamais, et n'a jamais présenté ces symptômes significatifs qui caractérisent le choléra-morbus indien. Ce dernier seul produit ces soudaines et effroyables transformations de l'individu, qu'on a vues surtout en 1832 et qui frappent le plus souvent sans prodrômes.

M. Girin maintient qu'il n'y a pas de distinction certaine à établir entre les deux choléras admis par M. de Polinière. Il ne voit pas de symptômes dans le choléra asiatique qu'on ne retrouve dans le choléra *nostras*, il demande, pour se rendre à l'opinion émise, qu'on lui signale des caractères distinctifs, qui ne soient pas l'épidémicité et l'intensité.

M. de Polinière remarque que les descriptions de Sydenham se rapportent précisément à des épidémies cholériques, et que cependant il ne signale pas les symptômes caractéristiques du choléra indien.

M. Girin répond que Sydenham et tous les anciens ont donné des descriptions sommaires des maladies, qui laissent souvent beaucoup à désirer pour les détails ; et qu'il ne lui paraît pas qu'il soit possible d'admettre entre ces deux choléras une autre différence, que celle admise entre la fièvre intermittente simple et la fièvre intermittente pernicieuse.

M. Diday dit que les signes distinctifs sont les selles rizziformes et la rapidité de la mort.

M. Girin réplique que l'intensité des symptômes ne change en rien la nature des maladies, une pneumonie qui tue étant de la même nature que celle dont on peut guérir.

M. Barrier annonce qu'il a eu l'occasion de connaître par lui-même les détails de la soudaine et effrayante épidémie qui s'est abattue sur un petit village, près de la Grand-Croix, à la Bachasse, département de la Loire. En quatre jours 40 personnes sur 200 âmes ont été frappées du choléra, 26 sont déjà mortes et les 14 restantes sont dans un état des plus graves. Non seulement tous les villages voisins n'ont encore présenté aucun cas, mais dans le village même si violemment frappé, la maladie n'a sévi que dans quelques maisons, et à ce qu'il semble, après le passage dans l'une d'elles d'un individu qui est mort bientôt après à Rive-de-Gier d'un choléra confirmé. M. Barrier ne sait comment expliquer cette soudaine et redoutable atteinte du fléau ; mais il remarque que tout le village et surtout les maisons frappées, sont sous le poids d'une misère qui a frappé d'horreur tous ceux qui les ont visitées.

M. de Polinière dit que cette hydothèse ne peut pas expliquer cette soudaine invasion de la maladie.

Séance du 21 août. — M. de Polinière signale le charlatanisme de certains médecins homéopathes, charlatanisme qui s'était déjà montré en 1835, et dont M. Monfalcon avait fait justice, sans pouvoir le décourager, puisqu'il vient encore de s'afficher dans tous les journaux de Lyon, sous forme d'une réclame coupable. Comme ce charlatanisme porte le trouble dans les familles, M. de Polinière demande que la Société de médecine de Lyon écrive à celle de Marseille, pour lui demander sur les faits incroyables si audacieusement avancés par M. Chargé, des éclaircissements certains qui puissent servir à démasquer la fourberie.

M. de Laprade appuye la proposition tout en craignant qu'elle ne remplisse pas le but que se propose M. de Polinière. Il profite de l'occasion pour proposer à la Société de demander à l'Administration : 1° de ne plus admettre les cholériques au milieu des autres malades de l'Hôtel-Dieu ; la contagion étant certaine, la continuation de cette manière de faire ne peut avoir que des conséquences désastreuses ; 2° de créer dans un lieu convenable un hospice provisoire pour y admettre les cholériques.

M. Teissier appuie la proposition de M. de Polinière, mais il craint qu'elle n'aie pas les résultats espérés ; il pense que le meilleur moyen de démasquer l'imposture et l'indignité, serait de confier dans les hôpitaux les cholériques à quelques médecins homéopathes honorables.

M. de Polinière repousse la proposition de M. Teissier, en rappelant les refus que les homéopathes ont autrefois opposé à des offres semblables, faites, par lui à Lyon et par M. Monfalcon à Marseille, en 1835 ; il s'élève contre le scandale que causerait l'entrée officielle des médecins homéopathes dans les hôpitaux.

La Société, après un léger débat, adopte la proposition de M. de Polinière et charge en conséquence son secrétaire d'écrire à la Société de médecine de Marseille en son nom.

M. Peyraud annonce que le choléra a fait son apparition à l'hospice de la Charité. Depuis lundi dernier on a compté déjà 21 cas aux vieilles femmes et chez les vieillards, plus 3 sœurs ; ce qui porte à 24 le nombre des cas observés dans l'intérieur de l'hospice en huit jours. Sur la demande des médecins de la maison, l'Administration s'est empressée d'apporter au régime de ses pensionnaires toutes les modifications propres à enrayer la marche du fléau.

M. de Laprade pense que la communication de M. Peyraud rend plus urgente l'adoption de sa proposition.

M. Gromier combat formellement cette proposition, en s'appuyant sur ce qui se fait à Paris, en se fondant sur l'appréciation des cas développés dans l'intérieur de l'Hôtel-Dieu, et qui ne sont nullement favorables aux opinions contagionistes ; et surtout en montrant que cette mesure développerait, outre mesure, une terreur déjà suffisante en certains lieux, pour éloigner tout secours des malades ; si la Société demandait quelque chose, il lui semble qu'il vaudrait mieux réclamer pour les salles de l'Hôtel-Dieu des infirmiers à demeure.

MM. Barrier, Desgranges, Girin appuyent par diverses explications les oppositions de M. Gromier.

M. de Laprade retire sa proposition.

M. Gromier dit, qu'il a essayé récemment toutes les médications préconisées, que le sulfate de strychnine, ne lui a donné aucun résultat satisfaisant ; et que, de toutes les méthodes, celle qui lui a parue jusqu'à présent la meilleure, est celle qui emploie les évacuants ; l'ipécacuanha à fortes doses entremêlées de quelques préparations d'opium, par la bouche et par l'anus, et les frictions avec la glace ; si les déjections persistent le lendemain, il donne les sels neutres. Par ces moyens il est parvenu à déterminer de violentes réactions.

M. de Polinière rapporte qu'un médecin d'Anse a réussi dans un cas très-grave, à provoquer une réaction au-delà de ses espérances, au moyen de la noix vomique à l'intérieur, associée aux opiacés, et aidée par des frictions stimulantes avec l'essence de térébenthine, énergiquement continuées et presque sans interruption pendant vingt heures.

Séance du 28 août. — M. Bouchacourt annonce que le choléra, jusqu'à ce jour, a frappé 32 personnes à la Charité, 21 sont mortes, 8 ont été guéries, 3 sont encore en traitement. Sur ces 32 personnes il y a eu 5 sœurs, dont une de 25 ans, qui a été prise des premiers symptômes à huit heures du matin et qui a succombé le même jour à minuit. Le fléau a surtout frappé les vieillards ; les salles d'enfants n'ont fourni qu'un nombre relativement restreint de victimes, et ce qu'il y a eu de remarquable, c'est que sur deux de leurs salles, dont une infiniment mieux installée, et plus salubre, c'est celle qui était le moins bien organisée qui a fourni le plus d'accidents cholériques. Au total, depuis trois jours il y a une décroissance marquée dans le nombre des individus frappés ; et on peut espérer que le fléau qui débutait d'une manière si inquiétante, disparaîtra bientôt complètement de l'enceinte de l'hospice de la Charité.

M. Teissier annonce qu'il est heureux de donner de l'Hôtel-Dieu des nouvelles aussi satisfaisantes ; il y a eu cette semaine une décroissance marquée dans les chiffres des entrées cholériques, un ou deux par jour et quelquefois point. Seulement les cas observés sont toujours aussi graves, et presque tous les malades succombent. Il a cru devoir essayer la strychnine conseillée par M. Abeille : une de ses malades, après une dose d'un centigramme dans la journée, a succombé avec des accidents tétaniques ; et de ses tentatives, il lui est resté la conviction que, la strychnine n'était certainement pas aussi avantageuse que l'a prétendu M. Abeille.

M. Viricel remarque, à propos de la strychnine, qu'elle produit physiologiquement un grand ébranlement dans le système nerveux, et qu'à cause de cela, elle lui paraît fort peu indiquée dans le choléra ; d'après ce qui vient d'être dit par M. Teissier, il se croit encore plus fortement autorisé à la proscrire.

M. Brée, chirurgien en chef de l'hôpital militaire, bien qu'il ne soit pas directement et personnellement chargé des cholériques militaires, dit, qu'il peut donner sur eux des renseignements. La garnison a fourni de 30 à 32 cas de choléra certains et incontestables ; sur ces 32 cas il y a eu 12 ou 13 morts, et aujourd'hui la salle affectée aux cholériques est complètement vide. Le traitement qui a été mis en usage a consisté spécialement en évacuations provoquées par l'ipécacuanha, en frictions excitantes et en divers moyens de calorification artificielle, le tout combiné avec l'usage à l'intérieur des boissons diaphorétiques et de l'opium.

M. Roy dit que depuis les deux malheureux voyageurs morts du choléra à l'hôtel de Milan, il n'a plus eu occasion d'en observer en ville; que depuis quelques jours il voit un certain nombre de fièvres typhoïdes, et que la réapparition de ces affections qu'on ne voyait plus depuis quelque temps, annonce certainement un changement dans la constitution médicale cholérique qui a régné pendant ces dernières semaines.

M. Teissier confirme les dires de M. Roy, en ce qui concerne le retour des fièvres typhoïdes, et pense comme lui, que ce fait est d'un heureux augure, parce qu'on l'a toujours vu, surtout dans ces derniers temps, à Paris et dans le midi de la France, coïncider avec la disparition du choléra.

M. Diday demande à sés anciens collègues de l'Antiquaille, s'ils ont eu des cholériques dans leurs services, et si les syphilitiques de Lyon ont été préservés du fléau, comme on l'avait vu à Paris, de manière à autoriser la croyance que les vénériens en traitement jouissent d'une heureuse immunité.

M. Potton répond, qu'effrayé au début, par un certain nombre de cholérines graves qui éclataient en grand nombre dans les salles, il a cru devoir cesser momentanément tout traitement spécifique, que depuis il n'a plus eu de cholérine et qu'aucun de ses malades n'a eu le choléra.

M. Rougier dit qu'il tient, de personnes en position d'être bien informées, qu'il n'y a eu aucun cas de choléra, ni dans les prisons, ni au dépôt de mendicité.

M. Lavirotte rectifie la communication de M. Rougier, en disant que trois personnes ont été atteintes à la prison de Roanne, un jeune détenu, le concierge et son enfant; toutes trois ont été promptement rétablies.

MM. Teissier et Rougier pensent que la rectification de M. Lavirotte constate précisément l'immunité des prisons.

M. Brée, sans vouloir se prononcer sur la contagion ou non contagion du choléra, question sur laquelle il n'a pas encore d'idée arrêtée, livre à l'appréciation de ceux qu'il intéressera, le fait suivant :

Dans le cours de la dernière épidémie de Marseille, le service de l'hôpital militaire était fait par 150 infirmiers : 100 dans les salles ordinaires et 50 dans la salle des cholériques. Ces 150 infirmiers ont fourni 27 morts par le choléra, dont 25 appartenant aux 50 infirmiers affectés aux cholériques et deux seulement pour les cent autres.

M. Rougier dit que dans ce cas il y avait infection manifeste, et que ce fait ne peut rien prouver pour la contagion.

M. de Laprade déclare ne pas comprendre la distinction qu'on a voulu établir entre l'infection et la contagion ; suivant lui, dès que le miasme morbigène émane d'un corps malade, il y a contagion ; il croit positivement à la contagion du choléra, en reconnaissant cependant qu'il n'est pas toujours et nécessairement contagieux. A cette occasion il revient sur sa proposition naguère abandonnée, de séparer les cholériques des autres malades, affirmant qu'il n'a pas été convaincu par les motifs qu'on lui a opposés, et que sa proposition aurait peut-être entraîné plus d'adhésions, si l'autorité administrative n'avait pas témoigné à plusieurs reprises et hautement, une vive répugnance pour toute mesure constatant l'existence d'une épidémie.

M. Barrier annonce que dans le but de publier, dans la *Gazette* qu'il dirige, des renseignements authentiques sur l'épidémie régnante, il a écrit à un grand nombre de médecins des villes voisines; que M. Barraud, de Mâcon, le seul confrère qui ait encore répondu à son appel, lui écrit de Mâcon, à la date du 21 août, que cette ville a eu environ 40 à 45 cas de choléra disséminés dans la cité ; mais que déjà cette influence cholérique a notablement diminué, et qu'on voit apparaître des dyssenteries et des fièvres intermittentes, qui font présager sa disparition définitive.

A la Bachasse l'épidémie n'a pas eu d'autres conséquences que celles que la Société connaît déjà; mais son influence s'est étendue à quelques communes voisines, où elle a fait quelques victimes; au total, cette petite région a compté environ 60 décès dont 40 pour le village des Bachasses.

M. Pasquier dit, qu'il tient d'une sœur de Saint-Vincent de Paul, qui a séjourné récemment à Chalon-sur-Saône, que cette ville aurait eu environ 60 décès cholériques et à peu près le double d'individus frappés par le fléau.

Séance du 4 septembre. — M. Lacour regrette la fausse interprétation donnée en ville et dans les journaux, à la lettre que la Compagnie a fait écrire à Marseille, à propos de M. Chargé, et il demande s'il ne serait pas convenable que M. le secrétaire-général rectifiât ces bruits fâcheux. Il demande, en outre, où en est l'enquête ordonnée par la Compagnie sur les faits de choléra observés à Craponne ; ces faits ayant reçu une grande publicité, et ayant été présentés comme des exemples de contagion, il serait important qu'ils fussent complètement éclaircis.

Sur la première proposition de M. Lacour M. de Laprade pense qu'il est convenable d'attendre la réponse de la Société impériale de médecine de Marseille.

M. Diday croit qu'on peut et qu'on doit, sans attendre cette réponse, rétablir les faits altérés, en disant nettement ce qu'a voulu la société, et il propose de donner lecture d'un projet de réponse qu'il a préparé.

M. Peyraud appuie la proposition de M. Diday.

M. Rougier demande l'ordre du jour.

Après une courte discussion, la Société consultée décide qu'elle passe à l'ordre du jour.

Sur la seconde proposition de M. Lacour, M. Rougier dit qu'il s'est écoulé douze à quatorze jours entre le blanchissage du linge qui aurait été la cause de la contagion et la maladie et la mort de la femme Bouchard et de sa fille ; il ne pense pas qu'il soit possible d'admettre la contagion dans de telles conditions.

M. Girin pense que cette enquête de Craponne ne saurait conduire à aucune notion précise, parce qu'il est bien certain que cette commune est placée au centre d'un foyer épidémique, et qu'il est impossible dans ce cas de faire la part de la contagion et celle du foyer épidémique.

M. Peyraud annonce que, depuis lundi dernier, il n'y a eu que trois cas nouveaux de choléra à la Charité, deux jeudi et un vendredi ; deux terminés rapidement par la mort, tous trois survenus à la suite d'écart de régime chez de vieilles femmes. Les malades en traitement lundi sont à peu près tous guéris aujourd'hui ; les salles d'enfants n'ont présenté aucun accident imputable au fléau, et on commence même à y voir abonder des maladies diverses tout à fait étrangères à la constitution médicale si intense ces jours derniers.

M. Bouchet annonce que des trois chantiers du chemin de fer de Genève, situés au voisinage de Lyon, un seul a fourni ce nombre proportionnellement considérable de cholériques, qui a ému l'autorité ces jours derniers. Ce chantier, placé au-dessous du château de la Pape, dans une localité exposée à une chaleur torride, avait pour mission de combler un bras du Rhône, au moyen de terres enlevées sur les îles de Miribel : les malheureux terrassiers employés à ce travail, excités par l'extrême chaleur, ont fait abus d'une source très-froide, située au voisinage, et c'est certainement à cet écart grave d'hygiène, qu'il faut attribuer les vingt-deux cas de choléra qu'on a constaté parmi eux. Les soins assidus du médecin de la Compagnie et ses expresses recommandations n'ont pu prévenir cette fâcheuse explosion. Aujourd'hui ce chantier est dissous, et, pour prévenir autant que possible les mêmes accidents dans les autres centres de travail, les ingénieurs, d'accord avec les entrepreneurs, ont fait donner aux travailleurs des boissons plus convenables, et ont, en outre, décidé que le travail serait suspendu de onze heures à trois heures, pendant la plus forte chaleur du jour.

M. Rambaud apprend à la Société que pendant cette semaine l'Hôtel-Dieu n'a reçu que vingt-six cholériques du dehors, dont vingt de l'atelier dont vient de parler M. Bouchet.

M. Gubian fait remarquer que la localité de la Pape et Crépieux ont toujours fourni chaque année, dans cette saison, un grand nombre de fièvres intermittentes, et que cette insalubrité patente, constatée par le docteur Gabillot, a bien pu, s'ajoutant aux causes signalées par M. Bouchet, contribuer à cette soudaine explosion du choléra.

M. Brée dit qu'il n'est pas entré un seul cholérique cette semaine à l'hôpital militaire.

M. Teissier demande à M. Lecoq si l'on observe dans ce moment quelques épizooties analogues au choléra qui sévit sur l'homme en tant de localités.

M. Lecoq répond qu'on a vu quelques péripneumonies contagieuses, dans le voisinage de Lyon ; mais rien qui rappelle en quoi que ce soit le choléra.

M. Bouchet disant qu'il a lu récemment l'histoire d'une sorte d'épizootie cholérique qui frappait les poules dans le département de la Meurthe ; M. Lecoq répond que cette relation a peut-être été imprimée récemment, mais qu'elle s'applique à un fait qui remonte à 1832 ; qu'il n'a jamais rien observé de semblable, et qu'il ne saurait ni infirmer ni confirmer par son observation ce qui a été dit dans la relation rapportée par M. Bouchet.

Séance du 16 *octobre*. — M. le Président, après avoir fait observer que dans les séances consacrées au choléra, on n'a peut-être pas assez insisté sur le traitement de la maladie, propose de revenir sur ce sujet et de le soumettre aux discussions de la Société. Il invite en conséquence les membres de la Société et les médecins de l'Hôtel-Dieu en particulier à prendre la parole.

M. Teissier commence par expliquer l'hésitation qu'il éprouve à entrer dans la discussion. Je n'ai, dit-il, que des résultats négatifs à produire, et cependant j'ai tenu compte de toutes les assertions. J'ai soumis à l'expérience les substances dont l'homœopathie avait retiré, disait-on, à Marseille des résultats si miraculeux. J'ai d'abord employé le *veratrum* en solution. J'avais choisi des cas graves pour rendre la démonstration sérieuse ; les effets ont été nuls ; les malades sont morts malgré l'homœopathie, comme ils meurent, dans les cas extrêmes, malgré toute méthode. C'est qu'en général les malades des hôpitaux (et ceci justifie une mortalité plus grande), ne sont pas des malades qui vont à pied au dispensaire chercher des remèdes contre des accidents légers de diarrhée prémonitoire ; ils sont apportés au contraire dans l'état le plus fâcheux et la plupart à la période algide de la maladie ; aussi succombent-ils en grand nombre. Le veratrum ne peut donc pas être regardé comme le spécifique du choléra grave. Il ne mérite pas davantage d'être considéré comme un préservatif de cette maladie ; rien ne prouve, en effet, qu'il agisse mieux dans la diarrhée prodromique que les moyens habituels ou même que les simples soins de l'hygiène. Il est au contraire à ma connaissance, dit M. Teissier, que la teinture de veratrum, prise par mesure de précaution, a été nuisible et qu'elle a déterminé parfois des accidents assez graves. On avait beaucoup vanté le *cuprum* contre les crampes qui torturent les malades ; je l'ai employé dans des cholérines moyennes, accompagnées de crampes plus ou moins fortes, et je n'ai pas même eu la satisfaction de conclure d'après le principe : *Post hoc ergo propter hoc* ; aucun malade n'a été soulagé. J'ai voulu voir si je serais plus heureux avec la strychnine également si vantée. Je l'ai donnée dans des cas d'algidité complète, je n'ai eu aucun succès. Une femme qui avait pris ce médicament est morte dans un état de rigidité tétanique. Ce fait ne viendrait pas à l'appui de la thèse, d'ailleurs si remarquablement soutenue par M. Duchaussoy, que, dans la période d'algidité, l'absorption intestinale n'a plus lieu et rend tout médicament interne inefficace. Quoi qu'il en soit, ajoute M. Teissier, dans toutes ces expérimentations thérapeutiques, j'ai agi sans prévention et sans arrière-pensée, mais avec le seul désir de découvrir le vrai. Ma conscience était tranquille ; j'agissais dans des cas extrêmes où les moyens ordinaires échouent aussi d'habitude et pour rendre les chances le plus favorables possibles, j'entourais les malades de tous les moyens révulsifs et calorifiques (sinapismes, vésicatoires, bouillotes, couvertures), capables de coopérer au résultat du traitement que j'employais. Cependant, encore une fois, il n'y a eu aucun succès, et je suis obligé de conclure que les assertions dont j'ai voulu apprécier la valeur sont illusoires, inexactes, et qu'en s'obstinant dans cette voie, on risque de se priver des moyens plus connus de la médecine symptomatique qui est encore la meilleure et que j'ai plus généralement suivie.

Invité à faire connaître les résultats de la médecine symptomatique, M. Teissier dit que, vu la gravité des cas soumis à son observation, il ne saurait être très-affirmatif sur les succès de cette méthode; mais que les moyens qui lui inspirent le plus de confiance sont ceux qu'il va indiquer. Il a employé la glace dans tous les cas sans exception, parce que les boissons glacées étaient les seules ardemment désirées par les malades et les seules dont ils parussent éprouver quelque soulagement. L'acétate d'ammoniaque comme diaphorétique, est entré aussi dans toutes les potions, mais il a souvent été au-dessous de son but. — Quant aux indications particulières, M. Teissier a donné l'ipecacuanha, surtout au début du mal, soit pour débarrasser l'estomac et répondre aux tendances de la nature, soit pour exciter une diaphorèse calorificatrice. L'opium sous diverses formes, mais le laudanum principalement, et le magistère de bismuth lui ont servi à combattre les vomissements opiniâtres et les diarrhées de toute nature. M. Teissier considère même l'opium comme le véritable spécifique des accidents prodromiques du choléra, et toutes les fois qu'il a pu l'administrer à temps le mal a été arrêté dans son cours. Une seule contr'indication lui semble condamner l'usage de ce précieux remède; c'est la congestion du cerveau. Aussi a-t-il cessé d'y avoir recours, ou même a-t-il renoncé à l'employer dès le début quand il s'est trouvé en face de ce symptôme. La saignée n'a été pratiquée dans aucun cas ; et s'il a appliqué parfois quelques sangsues à l'épigastre, l'honorable membre ne saurait dire qu'il en ait retiré aucun effet digne de remarque.

M. Girin divise le choléra en deux périodes : 1° la diarrhée prodromique; 2° le choléra confirmé. Dans la diarrhée prodromique, les opiacés en lavement et en potion, les émollients, les cataplasmes, le régime lui ont suffi, comme à tous ses collègues, pour la généralité des cas. Dans le choléra confirmé, M. Girin pense qu'on ne peut compter sur aucun traitement spécifique. Le choléra, bien que toujours identique par sa nature intime, a comme toutes les maladies épidémiques divers modes de manifesfestation. Aussi, M. Girin a-t-il eu recours à des moyens différents, et ces moyens, il les divise en quatre classes : 1° Moyens généraux ; 2° moyens de la période algide; 3° moyens de la période de réaction ; 4° moyens rationnels ou symptomatiques.

A presque tous les malades, M. Girin a administré la glace et l'eau gazeuse, et chez tous il a employé les moyens calorifiques ordinaires, les frictions, les bouillotes, les sinapismes ; ces moyens si souvent accessoires dans le traitement des maladies, deviennent alors essentiels. Dans la période algide, il a généralement fait usage d'une potion composée d'eau de menthe, d'eau de canelle, de musc et de 6, 8, 10 grammes d'acétate d'ammoniaque. Ce médicament, joint aux moyens généraux, avait pour but de déterminer la réaction. Dans les cas graves, il a malheureusement trop souvent échoué, et dans les cas où il a réussi à réchauffer l'organisme, la guérison n'en a pas toujours été la conséquence définitive. Avec la réaction survenaient en effet la congestion du cerveau et le coma ; ni excitants internes ni excitants externes ne parvenaient plus à tirer les malades de leur torpeur, et ils mouraient plus ou moins vite dans un état de prostration générale. Quelques-uns, en qui la réaction avait été vive et prompte, ont bien pu échapper, grâce à une saignée opportune ; mais pour le plus grand nombre, la congestion cérébrale était le signe avant-coureur de la mort.

M. Girin a presque constamment évité l'emploi des vomitifs. La glace, l'eau gazeuse et au besoin le magistère de bismuth et la poudre de valériane lui ont le plus souvent suffi pour arrêter les vomissements ; et plusieurs malades même ont guéri après des déjections gastriques très-prolongées. Quant à la diarrhée, M. Girin l'a combattue par les lavements amylacés et laudanisés. Il lui est même arrivé d'avoir à la provoquer au moyen de vingt ou trente grammes de sulfate de magnésie, lorsqu'en son absence le ventre distendu par des gaz et des liquides était le siége de borborygmes incessants et pénibles. Dans un certain nombre de cas, il a fait usage du café, soit pour réchauffer le malade dans la période algide, soit pour le ranimer dans la période de réaction extrême et d'adynamie ; mais il ne saurait préciser le degré d'efficacité de cette boisson excitante et diffusible.

M. Devay a observé seulement huit cas de choléra ; il ne peut discuter en conséquence sur une très-large base le traitement de cette maladie. L'ipécacuanha lui a été favorable au début du mal, comme évacuant et agent sudorifique. La strychnine qu'il a employée deux fois, sans conviction et aussi sans succès, ne lui paraît pas mériter les éloges exagérés de M. Abeille ; c'est un médicament que ni le raisonnement ni l'expérience ne peuvent maintenir dans la thérapeutique du choléra. M. Devay donne la préférence à la méthode rationnelle de traitement d'après les symptômes ; c'est ainsi que les boissons excitantes, les potions ammoniacales, les préparations opiacées sous toutes les formes, lui ont donné des résultats, sinon toujours définitifs, au moins d'une efficacité passagère, suffisante pour le rendre plus ferme dans cette voie de traitement. A l'exemple de M. Legroux, il a dû renoncer aux moyens calorificateurs externes trop souvent imparfaits dans les hôpitaux, pour s'en tenir aux sinapismes multipliés qui lui ont paru d'un effet plus constant et d'un emploi plus certain.

M. Th. Perrin a vu dans son quartier des cholérines plus ou moins fortes, mais pas de choléras graves. La potion anti-émétique de Rivière, additionnée de 20 centigr. d'extrait de jusquiame, des *matefaims* sur l'estomac, des sinapismes aux mollets ont toujours et rapidement amené la guérison. Il employait la jusquiame de préférence au laudanum pour éviter la congestion cérébrale et pour agir plus efficacement sur le système nerveux.

M. Teissier revenant sur l'usage de l'ipecacuanha dont il n'a eu qu'à se louer se demande si, comme le croient quelques modernes, partisans de la théorie miasmatique dans le choléra, il n'y aurait pas plus d'avantages à se servir des purgatifs salins dans le but de débarrasser l'économie par des déjections alvines, et il résout la question d'une manière négative. Selon lui, l'administration des sels neutres, au début de la maladie, est toujours suivie de refroidissement, de crampes et de perte des forces, c'est-à-dire d'effets diamétralement opposés à l'indication générale du traitement, l'ipéca au contraire n'a jamais produit rien de semblable ; il provoque la calorification et la sueur, et par le mouvement anti-péristaltique qu'il détermine, il combat la diarrhée en même temps qu'il met le plus souvent un terme aux vomissements. A ce point de vue, dit M. Teissier, la théorie du miasme est dangereuse, et il n'est point indifférent, dans le cas même où elle serait fondée, d'expulser le principe morbide par les évacuations alvines ou par les déjections stomacales.

M. Devay appuie l'observation de M. Teissier de cette remarque que, dans le choléra comme dans toute maladie grave, le vomitif, dès le début, est préférable au purgatif, parce que le premier provoque une diaphorèse souvent salutaire, tandis que le second débilite mal à propos l'économie. Il ne peut s'empêcher toutefois de rappeler le conseil de M. J. Guerin qui a si bien signalé l'importance de la diarrhée prodromique et le moyen de la guérir par l'eau de Sedlitz.

M. Rougier montre par quelques exemples tirés de sa pratique l'utilité du vomitif au début des maladies graves. Il n'a pas vu de choléra ; mais pendant l'épidémie cholérique il a vu trois cas de fièvre typhoïde imminente chez des jeunes filles. Il y avait fièvre continue, délire, embarras gastrique dans les trois cas ; il a donné un vomitif qui, en expulsant en quelque sorte le principe morbide, a jugé la maladie ; aux symptômes alarmants ont succédé des fièvres intermittentes tierces dont le quina a fait prompte justice, et la guérison a été complète en huit jours.

M. Girin dit qu'il y a dans ce moment, il est vrai, un grand nombre de fièvres typhoïdes ; mais en même temps beaucoup de fièvres intermittentes marquées de différents types, avec délire, vomituration, embarras gastrique. Il a pris en considération principalement le redoublement fébrile qui avait presque toujours lieu le soir, et sans vomitif, sans purgatif ; mais simplement par l'usage du quinquina donné d'emblée, il a obtenu dans tous ces cas une guérison facile. C'étaient des cas de fièvres intermittentes masquées par quelque apparence de fièvre typhoïde ; il se demande si les exemples cités par M. Rougier ne seraient pas semblables ; ce qui le confirmerait dans ce doute, c'est que dans les typhoïdes véritables les mêmes moyens n'ont pas réussi.

M. Rougier répond que dans les cas soumis à son observation il s'agissait réellement de fièvres continues, durant depuis plusieurs jours, et qui n'ont été caractérisées par des accès périodiques qu'après l'administration du vomitif. Ce qui prouve que ces affections n'étaient point de simples fièvres intermittentes larvées, mais bien des fièvres de nature grave et continue, c'est qu'après l'emploi des moyens qui en ont interrompu le cours, la convalescence, comme il arrive alors a été aussi longue que si la maladie eût parcouru toutes ses phases et eût eu sa durée ordinaire.

Les secrétaires : J. GARIN et RAMBAUD.

Lettre sur l'inoculation lacto-variolique.

Au Rédacteur en chef.

Mon cher confrère,

N'ayant pas eu le bonheur d'être compris par M. Brachet, je n'ose me flatter d'avoir été plus heureux auprès de vos autres lecteurs. Je vous demande donc la permission de reproduire sous une nouvelle forme l'argumentation qui, malgré mes efforts, est demeurée obscure pour mon habile contradicteur.

Un enfant avait été inoculé avec du vaccin. Il contracta d'autre part, et presque en même temps, la variole. La veille du jour où cette dernière affection se déclara, on recueillit du pus des boutons dus à la vaccination (qui étaient, à ce moment, en plein développement), et on l'inocula à un second enfant. Celui-ci prit la variole.

M. Brachet juge ce fait très-favorable à l'inoculation lacto-variolique : « Il prouve, dit-il, ce que nous ne faisions que présumer, l'identité de la variole et de la vaccine, parconséquent la transformation de la variole en vaccin, lorsqu'elle est mitigée par le lait ou tout autre modificateur, et le retour de la vaccine à l'état variolique, lorsqu'elle est développée chez un sujet atteint en même temps de la variole. » (*Gazette Médicale de Lyon*, juin 1854, p. 177, 2e colonne, ligne 12).

Moi, je trouve défectueuse l'analogie qui suffit à M. Brachet. De ce que l'influence d'une variole concomitante a donné à la vaccine, développée chez le même sujet, les propriétés du pus variolique, je refuse de conclure que le pus variolique, à son tour, deviendra vaccin quand on l'aura mélangé avec du lait. Et lorsque je vois assimiler l'action réciproque des virus au sein de l'organisme vivant, avec le mélange fait par l'expérimentateur, dans un véhicule et un vase inertes, j'ai quelque peine, je l'avoue, à comprendre que l'argument émane du physiologiste illustre qui vient justement de revendiquer avec une autorité si persuasive les droits du principe immatériel contre l'envahissement des théories physico-chimiques.

Voilà où en est la question entre nous; j'ajoute que la dernière lettre de M. Brachet l'a laissée parfaitement intacte.

Pour tous ceux qui l'ont lue, en effet, il a dû rester évident que l'honorable professeur, pour cette fois, n'a pas voulu discuter. Epigrammes, ironie, saillies ingénieuses, exclamations redoublées, piquantes allusions, font tous les frais de cette passe d'armes. Il pose, en se jouant, pour vérités, les assertions les moins acceptables; m'appelle, par exemple, ennemi de la vaccine, se qualifie lui-même d'esprit terre-à-terre, et chante une strophe tout entière sur l'air: « *Creuset charmant* !·..» Ceux qui ne croyaient ni le sujet si plaisant, ni le savant professeur si jovial, se sont demandés non sans quelque inquiétude, d'où lui vient cet accès imprévu d'hilarité. Est-ce dédain pour son adversaire? Non, je l'espère humblement. Serait-ce que la supériorité de son procédé favori est désormais, à ses yeux, un article de foi au-dessus de la controverse? Pas davantage. Tout simplement, M. Brachet se sera rappelé l'adage populaire: « Tu te fâches, donc tu as tort! » et il en aura tiré, pour son usage, la conséquence que celui qui rit bien haut ne saurait manquer d'avoir raison.

Agréez, etc. P. Diday.

Note du Rédacteur. Nous avons hésité à prolonger le débat qui fait l'objet de la lettre de M. Diday en lui donnant place dans nos colonnes. Ce débat nous paraît terminé et nous espérons que notre honorable confrère, le docteur Brachet, pensera comme nous.

VARIÉTÉS.

École préparatoire de médecine et de pharmacie de Lyon. — Par arrêté du ministre de l'instruction publique et des cultes, MM. Janson, ancien professeur de pathologie chirurgicale, et Pointe, ancien professeur de clinique interne à l'Ecole de médecine de Lyon, sont nommés professeurs honoraires de ladite école. Les deux places de chefs de clinique interne et d'accouchement sont vacantes. M. le docteur Chavanne a été nommé chef de clinique externe (création nouvelle). M. le docteur Jacquemet, ancien prosecteur, a été admis comme candidat au concours de l'agrégation de la Faculté de Montpellier.

— Concours pour l'internat des hôpitaux civils de Lyon. — Le concours a eu lieu les 20, 21 et 22 novembre, sous la présidence de M. A. de Pommerol, délégué du Conseil d'administration. — Le Jury était composé de MM. Barrier, Bouchacourt, Desgranges, Devay, Gromier, Lacour et Rodet. — Les *candidats inscrits* étaient au nombre de dix-neuf; seize parmi lesquels figuraient deux élèves de Montpellier, un de Paris et cinq fils de médecin, ont subi toutes les épreuves. Ont été nommes MM. Levrat-Perroton, Larguier, Bédos, Nyd, Gauthier, Vissaguet, Sordet, Fargier et Barraud.

Les *questions* posées par le jury ont été les suivantes:

1re Epreuve. *Dissection des nerfs de l'avant-bras et des mains; description orale du cœur et de ses fonctions.*

2e Epreuve. *Mémoire sur les plaies par armes à feu.*

3e Epreuve. (Réponse extemporannée aux trois questions suivantes): *A quels organes peuvent se rapporter les diverses tumeurs siégeant à la région épigastrique? Des signes du cancer du pylore. — Comment dans le cathétérisme franchit-on l'obstacle offert par l'engorgement de la prostate? — Etablir le diagnostic différentiel de la varicelle, de l'acné et de la syphilide vésiculo-pustuleuse.*

— Hôpital militaire de Lyon. — *Mutations*. — M. Moncoq, médecin principal de 1re classe à l'hôpital de Lyon, est désigné pour l'armée d'Orient.

M. Bossart, médecin aide-major de 1re classe à l'hôpital de Toulon, est désigné pour l'hôpital de Lyon.

M. Alix, pharmacien-major de 2e classe au corps de la Baltique, est désigné pour l'hôpital de Lyon.

— Hygiène de Lyon. — Sociétés alimentaires. — Nous avons parlé à plusieurs reprises des projets en voie d'exécution ou à l'étude, pour améliorer l'hygiène publique de notre industrieuse cité. Aujourd'hui nous sommes heureux d'annoncer l'importation, dans la population ouvrière, d'une institution qui rend de grands services dans d'autres centres manufacturiers et entr'autres à Paris et à Grenoble; nous voulons parler des *Sociétés alimentaires*. Grâce à cette institution, l'ouvrier pourra obtenir, à un prix modique, les subsistances alimentaires de première nécessité qui sont si souvent altérées ou falsifiées. La création des Sociétés alimentaires a été très-favorablement accueillie dans notre ville, comme on en peut juger par le chiffre des souscriptions déjà obtenues.

— Aliénés. — La *Gazette de Lyon* annonçait, il y a quelques jours, que les aliénés *furieux* renfermés à l'Antiquaille, devaient être transférés à l'hospice du Perron, mieux approprié à cette destination. Ce journal a été mal renseigné. Depuis plus de deux ans, sur la demande du médecin en chef du service, un certain nombre d'aliénés paisibles sont envoyés, chaque semaine, dans la propriété du Perron, où ils se livrent sous la surveillance de leurs gardiens, à des travaux de culture que le peu d'étendue de l'enclos de l'Antiquaille ne permet pas d'y développer sur une assez vaste échelle. Inutile de dire que le succès a pleinement justifié, sous tous les rapports, un essai appelé à prendre chaque année plus de développements, et auquel n'ont manqué ni les encouragements de l'Administration départementale, ni ceux de l'Administration hospitalière.

Quant aux aliénés dits *furieux*, il ne peut être question de les placer dans un établissement où rien n'a été organisé en vue des exigences d'un pareil service. Ils sont d'ailleurs en trop petit nombre pour nécessiter une semblable mesure.

Bulletin bibliographique.

Physiologie élémentaire de l'homme, par J.-L. Brachet; 2e édition, revue, corrigée et considérablement augmentée. A Lyon, chez Ml Savy, libraire, place Bellecour, 11; 2 vol, in-8.— Prix: 15 fr.

Eléments de chirurgie opératoire ou Traité pratique des opérations, par Alphonse Guérin, chirurgien des hôpitaux de Paris, etc., avec 250 figures intercalées dans le texte, in-12. (La première partie seule a paru). A Lyon, chez Ml *Savy*, libraire.

Considérations sur quelques affections scrofuleuses observées chez le vieillard, par le docteur Auguste Dumoulin. A Lyon, chez Ml *Savy*.

Lyon. — Imprimerie d'Aimé Vingtrinier, quai Saint-Antoine, 36.

SIXIÈME ANNÉE. Nº 12. 31 DECEMBRE 1854.

GAZETTE MÉDICALE DE LYON

RECUEIL DES ACTES DE LA SOCIÉTÉ DE MÉDECINE

PUBLIÉE PAR LE DOCTEUR BARRIER,

MEMBRE DE LA SOCIÉTÉ DE MÉDECINE, CHIRURGIEN EN CHEF DE L'HÔTEL-DIEU.

Ce Journal est mensuel. — On s'abonne à Lyon : chez Mel SAVY, place Louis-le-Grand, 11 ; chez Mme PHILIPPE, rue St-Dominique, 7 ; — à Paris, chez V. MASSON.
L'abonnement est de 10 f. par an pour Lyon, 11 f. pour le reste de la France. — Tout ce qui concerne la rédaction doit être adressé à M. BARRIER, p. de la Charité, 7.

A partir du 15 janvier prochain la GAZETTE MÉDICALE DE LYON paraîtra deux fois par mois.

Prix de l'abonnement :

Pour Lyon................................ 15 fr.
Pour le reste de la France et l'étranger......... 17 fr.

BULLETIN.

De l'organisation du service chirurgical de l'Hôtel-Dieu de Lyon.

L'organisation du service chirurgical de l'Hôtel-Dieu de Lyon a subi, depuis 1788, époque de l'institution du concours pour la nomination du chirurgien en chef, des modifications importantes sur lesquelles il est intéressant de jeter un regard rétrospectif pour montrer que chacune de ces modifications a été profitable à la science et utile aux malades. Une délibération récente du Conseil d'Administration des hospices nous en fournit l'occasion, elle nous en fait presque une loi ; et si la position particulière du Rédacteur en chef de la *Gazette médicale de Lyon* ne lui avait, par un sentiment de convenance, imposé une certaine réserve à cet égard, il y a déjà plusieurs mois que ce journal aurait pu entretenir ses lecteurs de cette question délicate. Aujourd'hui qu'elle a franchi l'enceinte administrative, ému le corps médical et éveillé l'attention publique, il ne nous est plus permis de garder le silence.

Le concours du *majorat* fut institué, avons-nous dit, en 1788. On sait que cette ère nouvelle fut inaugurée avec le plus grand éclat par le célèbre Marc-Antoine Petit. Toutefois, ce serait une injustice de prétendre qu'avant cette date mémorable, la place de chirurgien-major ne fût pas dignement occupée. Ce poste, déjà fort convoité, était accordé par les recteurs à celui des *compagnons* chirurgiens qui avait donné le plus de preuves de zèle et de capacité ; et c'est à ce mode d'élection que la chirurgie dut, jusqu'à la fin du XVIIIe siècle, ses représentants les plus distingués, dont les derniers furent Laurès, Flurant, Pouteau, Guérin, Pierre Bouchet, Dussaussoy et Rey. Le concours ne fut pas institué, comme on le croit communément, pour donner plus de prestige au majorat ; il fut établi à la suite des luttes incessantes suscitées par la communauté des chirurgiens de la ville contre le privilége que les *lettres-patentes* de 1618 accordaient au chirurgien-major de gagner maîtrise, sans l'intermédiaire de la docte corporation. M. Pé-

Feuilleton.

Revue de la Médecine lyonnaise.

I. — *Physiologie élémentaire de l'homme*, Par J.-L. BRACHET, *chevalier de la Légion-d'Honneur, professeur de matière médicale et de thérapeutique à l'Ecole de médecine de Lyon, etc., etc. Deuxième édition, revue, corrigée et considérablement augmentée.* (2 *vol. gr. in-8°, chez* Mel SAVY, *à Lyon*).

Il y a vingt-trois ans, M. Brachet, que des travaux justement remarqués sur le système nerveux ganglionnaire mettaient au premier rang des physiologistes de cette époque, publia un *Traité de physiologie élémentaire.* La vogue était alors acquise à l'ouvrage de Richerand, si recommandable par la beauté du style, et par la lucidité avec laquelle se trouvaient exposés les éléments de cette science ; toutefois, s'il présentait cette branche de la médecine de manière à nous en donner une idée générale exacte, on ne trouvait pas assez de détails pour en avoir des notions positives et étendues; aussi devint-il bientôt insuffisant pour tous les esprits sérieux.

L'ouvrage de M. Brachet, destiné à combler les lacunes de celui de Richerand, eut un succès complet. Dès son apparition il devint le traité classique, le guide pour ainsi dire obligé de l'étudiant en médecine. Les savants l'accueillirent même avec faveur, parce qu'il contenait des découvertes nouvelles, fruits d'une série de nombreuses expériences, entreprises dans le but d'étudier certaines fonctions jusqu'alors ignorées du système nerveux de la vie animale.

Depuis la publication de cet ouvrage, la physiologie psychologique si admirablement enseignée par le professeur Lordat, de Montpellier, a pris un très-grand développement et la physiologie expérimentale dont le champ s'est successivement étendu par les recherches intéressantes de plusieurs savants tels que Flourens, Magendie, Muller, etc., a pris, dans ces dernières années, une importance des plus grandes, par les travaux et les découvertes si remarquables d'une des plus grandes célébrités de notre époque, je veux parler de M. Claude Bernard.

Le traité de M. Brachet n'étant plus au courant de la science, avait besoin, pour reconquérir la place qu'il occupait auparavant, d'être

trequin, le patient et consciencieux annaliste de nos hôpitaux, a retracé avec autant de lucidité que d'intérêt la polémique ardente et passablement embrouillée, soulevée, à cette occasion, entre les chirurgiens citadins et les recteurs de l'Hôtel-Dieu. Ceux-ci tenaient beaucoup à rester en dehors du droit commun et à conserver le privilége de leur chirurgien. « Ils regardaient, dit M. Pétrequin, le poste du majorat, comme trop important pour être exposé aux chances incertaines d'un concours et rejetaient ce mode de nomination comme donnant trop à la mémoire et à l'art de la parole, sans faire apprécier suffisamment l'habileté du chirurgien. » Le concours triompha, et la faveur est restée à ce mode de nomination qui, malgré les inconvénients signalés par les recteurs, est celui qui offre le plus de garanties. Mais le concours n'aurait pas suffi pour jeter tant de lustre sur la chirurgie lyonnaise moderne, si le décret de l'an III, par l'unité du grade, ne l'avait élevé, en l'émancipant, au niveau de la médecine.

Le règlement de 1788 resta en vigueur pendant plus de quarante ans, sans subir d'autre altération que quelques changements admis en 1816 et en harmonie avec la loi sur l'organisation médicale. En résumé, il assignait au service du chirurgien nommé une durée de douze années, divisée en deux périodes de six ans chacune. Pendant la première, le nouvel élu, avec le titre d'aide-major, employait deux ans à se faire recevoir docteur, car il pouvait ne pas l'être au moment du concours, et à se perfectionner auprès des grands maîtres de l'École de Paris; les quatre dernières années, il était initié, sous la tutelle du chirurgien-major, à la pratique des opérations. Pendant la deuxième période, devenu chirurgien-major, il avait la totalité du service jusqu'à l'arrivée de l'aide-major, et ne lui en cédait alors qu'une très-faible partie. Cette division du service était à peu près illusoire, bien que l'accroissement graduel du nombre des malades rendît les fonctions du chirurgien-major au-dessus des forces d'un seul homme.

Il était indispensable de remédier à un état de choses qui devenait de plus en plus préjudiciable aux malades. Mais les hommes honorables chargés par dévoûment de la gestion des établissements hospitaliers sont de leur nature peu novateurs. Liés par la communauté des idées et des intérêts à leurs devanciers, ils ne touchent qu'avec la plus grande circonspection à ces règlements, véritables chartes qui ont pour elles la sanction de l'expérience en même temps qu'elles rappellent la sagesse et l'intelligence de leurs auteurs. Et d'ailleurs, l'Administration, réorganisée en 1802, avait tant à réparer, qu'elle se serait bien gardée de toucher à la seule chose restée debout, après la tourmente révolutionnaire, l'organisation du service chirurgical. L'administration de la Restauration entra plus avant encore dans cette voie réparatrice; à force d'habileté et de patience, elle reconstitua le patrimoine des pauvres et agrandit l'Hôtel-Dieu. Cet agrandissement, aidé par la munificence du duc d'Angoulême, permit d'augmenter encore le nombre des lits consacrés aux maladies externes; mais il ne fut nullement question de modifier le service chirurgical.

Il faut arriver jusqu'à la Révolution de 1830 pour voir surgir la réforme si désirée. A cette époque, l'Administration présidée avec une grande distinction par M. Delphin, se

---

refondu et considérablement augmenté. Telle est la tâche que vient d'accomplir son auteur. Si l'on réfléchit un instant à la quantité de travaux qui ont été entrepris dans ces dix dernières années, et qu'il a fallu que M. Brachet, non seulement analyse, mais classe et apprécie, on comprendra combien cette œuvre nouvelle a dû être pénible et offrir de difficultés.

Avant d'aller plus avant dans l'analyse de cet ouvrage, résolvons une conjecture qui pourrait peut-être se présenter à la pensée de quelques médecins.

A quoi bon un nouveau traité de physiologie? ne sommes-nous pas assez éclairés par les ouvrages récents des Muller, Longet, Bérard, etc? Sans doute ces ouvrages sont fort bons et d'une incontestable utilité, on y trouve des aperçus nouveaux, des recherches de savants très-estimés, mais à côté de ces qualités précieuses, ils ont, par le fait même de l'esprit qui a présidé à leur confection, des défauts qu'il est facile de mettre en évidence.

L'absence de tout lien qui montre l'enchaînement successif des phénomènes physiologiques, les uns à la suite des autres, ne permet pas de s'en tenir uniquement au traité de Muller, pour bien comprendre la physiologie; d'ailleurs, cet ouvrage est si abstrait que la lecture en est très-pénible et même souvent insupportable. On y trouve des recherches très-intéressantes, mais parfois les grands principes de physiologie y sont négligés, ou du moins se trouvent perdus au milieu de découvertes fournies par l'expérimentateur.

La physiologie de Bérard excelle surtout par une érudition profonde et une critique judicieuse. On a dit avec raison que cet ouvrage était la physiologie de Haller mise au courant de la science; mais cette œuvre du plus grand mérite a dépassé les bornes d'un ouvrage élémentaire, et d'ailleurs, elle n'est pas finie et l'on ne sait même lorsque son auteur la terminera.

Le traité de M. Longet, encore inachevé, se recommande par des recherches sérieuses sur les fonctions du système nerveux et des nerfs en particulier; mais cet auteur a donné un peu trop de développement au côté expérimental et ne s'est pas assez appesanti sur les autres parties de la physiologie.

M. Brachet ne s'est pas tenu à exposer avec ordre et dans leur ensemble les éléments de la science, il a apporté des matériaux nouveaux et s'est efforcé de montrer, toutes les fois que l'occasion lui en était offerte, les relations incessantes qui existent entre les faits physiologiques et les faits pathologiques.

Quel est l'esprit médical qui a présidé à la coordination de tant de matériaux? C'est l'organo-vitalisme dont M. Brachet s'est fait l'ardent défenseur.

« Dégagé de toute prévention, dit-il, nous n'avons adopté aucune « doctrine absolue; ainsi, nous ne sommes ni solidiste, ni vitaliste, « ni humoriste pur. Nous avons étudié l'homme tout entier, et comme « nous l'avons trouvé composé de solides et de liquides vivants, opé- « rant en commun une foule d'actes, nous avons fait à chaque organe, « à chaque tissu, à chaque liquide, la part qu'il avait dans ces actes; « nous avons surtout cherché l'agent incitateur de chacun d'eux, ce

retira, et fut remplacée intégralement le 19 octobre par des partisans du régime nouveau; c'était l'élément libéral substitué à l'élément traditionnel et conservateur. Autrefois les notaires et les médecins étaient ordtnairement exclus du scrutin de présentation. Un notaire et sept médecins prirent place dans le nouveau Conseil. Parmi ces derniers, Antoine Bouchet, qui avait laissé de si brillants souvenirs à l'Hôtel-Dieu, fut chargé de la direction générale de ce grand établissement. Désireux de marquer son passage par d'utiles réformes, son attention se porta aussitôt sur le service chirurgical dont il connaissait mieux que ses collègues les inconvénients, et, en 1832, il en proposa la réorganisation sur des bases nouvelles. Cette réforme eut beaucoup de détracteurs et tout bas on accusa son promoteur d'avoir voulu amoindrir le poste élevé qui avait été le théâtre de sa carrière chirurgicale et la source de ses succès ultérieurs. Les intentions droites et le noble caractère de Bouchet auraient dû éloigner de pareilles insinuations dont la postérité a fait du reste pleine justice.

Le règlement de 1832 n'était ni absurde ni mal fait, comme l'a écrit un de nos confrères qui paraît en avoir beaucoup souffert; par un principe essentiellement bon il répartissait entre trois chirurgiens un service trop considérable pour un seul, et il confiait 120 malades à l'Aide-Major pendant ses six années d'expectation, et le même nombre à l'Aide-Major de la Charité. Malheureusement, ce règlement avait un vice originel qui en a gêné de tout temps l'application : c'était de n'avoir pu être conçu en dehors de tout engagement antérieur. En effet, il avait fallu tenir compte des droits acquis par M. Bajard, dont la nomination au majorat remontait à sept années, et ce fut bien plus pour atténuer les effets de la rétroactivité, que pour maintenir l'unité du service, que le chirurgien-major eut le droit et l'obligation de faire deux fois par semaine l'inspection des salles confiées aux aide-majors. Cette espèce de direction fut rigoureusement mise en vigueur, de 1833 à 1838. L'essai ne fut pas heureux, et il faut en avoir été témoin pour comprendre combien cette disposition réglementaire était contraire à la considération et à l'autorité des chefs de service. Aussi, M. Bonnet s'empressa-t-il de renoncer à ce privilége que n'ont point revendiqué ses deux successeurs.

Le règlement, dont l'une des clauses principales était ainsi abandonnée, avait en outre l'inconvénient d'introduire tous les six ans deux jeunes chirurgiens à l'Hôtel-Dieu, et d'enlever au chirurgien-major, sans aucune compensation, une grande partie des immenses avantages que ses fonctions comportaient auparavant. En effet, si ces fonctions ne duraient que six ans, au moins il avait la totalité du service. Or, le règlement de 1832 lui en enlevait environ les deux tiers, et on ne lui confiait le service que pour douze ans, y compris la durée de l'aide-majorat. Il aurait fallu, par une juste compensation, donner au chirurgien-major dix-huit ans de service. De cette façon, la totalité des avantages de la place était maintenue, puisqu'en perdant les deux tiers du service, la durée de celui-ci devenait trois fois plus longue.

Le règlement de 1832 avait à peine atteint quelques années d'existence, que la plupart de ses dispositions étaient, ou tombées en désuétude ou contestées. Les conflits fréquents qu'il faisait naître avaient plus d'une fois

---

« lien commun qui établit les connexions et les rapports de l'économie « tout entière. De cette manière nous serons *organo-vitaliste*, c'est-à- « dire que nous admettons des liquides et des solides mis en action « par un principe animateur, et constituant, par une association indis- « soluble, une véritable trinité. »

De tout temps on avait senti, en physiologie, le besoin d'une classification méthodique dans l'exposition des fonctions, afin de rendre leur étude moins aride et plus facile en montrant leur analogie, leur enchaînement et leurs dépendances. Cette classification a paru si difficile à trouver à la plupart des physiologistes, qu'ils se sont contentés d'éluder la difficulté en commençant l'étude des fonctions sans indiquer la raison qui les faisait commencer par l'une plutôt que par l'autre. De ce nombre se trouvent Haller, Burdach, Muller, etc. Bichat avait bien établi deux classes de fonctions, selon qu'elles appartiennent à l'individu ou à l'espèce. Mais cette classification ne nous faisait pas connaître le lien qui les unit, ou l'organe moteur sous l'influence duquel elles s'exercent. M. Brachet a comblé cette lacune en admettant trois classes de fonctions : 1° Fonctions s'exerçant sous l'influence du système nerveux ganglionnaire ; 2° fonctions s'exerçant sous l'influence du système nerveux cérébral ; 3° fonctions s'exerçant sous l'influence combinée de ces deux systèmes.

« A la première classe, dit-il, appartiennent les fonctions communes « à tous les êtres organisés. Sous ce rapport, elles mériteraient la dé- « nomination de fonctions organiques que leur avait donnée Bichat : ce « sont l'innervation ganglionnaire, l'absorption, le cours de la lym- « phe, la circulation sanguine, la nutrition et les sécrétions. Ces « fonctions commencent avec la vie et ne finissent qu'avec elle ; elles « s'exercent sous l'influence directe et exclusive du système nerveux « ganglionnaire.

« Dans la seconde classe sont comprises toutes les fonctions qui ap- « partiennent aux animaux, qui servent à les caractériser et qui les « distinguent des végétaux. Elles correspondent aux fonctions animales « de Bichat ou relatives de quelques autres auteurs ; ce sont l'innerva- « tion cérébrale, les sensations externes, les fonctions intellectuelles, « la locomotion, la voix et la parole. Le système nerveux cérébral « préside à toutes ces fonctions, elles s'exécutent par lui et pour lui ; « elles sont véritablement des fonctions cérébrales ; elles n'entrent en « exercice qu'après la naissance.

« Enfin, dans la troisième, nous ferons entrer les fonctions que « nous avons vu s'ajouter à l'animal à cause de sa destinée locomo- « tive, et pour remplacer les appareils analogues des végétaux. Ce « sont la digestion, la respiration, la génération et l'excrétion uri- « naire. Nous les appellerons *fonctions mixtes*, parce qu'elles ne peu- « vent s'exécuter que sous l'influence combinée des deux systèmes « nerveux. »

Un appendice est ajouté à cette classification ; il comprend l'étude des rapports et des connexions des fonctions entre elles, les sympathies, l'habitude, l'influence des modificateurs sur l'économie et les fonctions, tels que l'âge, le sexe, les tempéraments et les climats, etc Cette classification toute imparfaite qu'elle est, de l'aveu même de.

attiré l'attention de l'Aministration. M. Delahante, qui succéda à M. Terme à la présidence du Conseil, tout en avouant son incompétence sur les défauts de l'organisation actuelle, n'hésitait pas à se prononcer énergiquement contre deux de ses clauses : le célibat imposé aux chirurgiens et le peu de durée de leurs fonctions. La première lui semblait monstrueuse et immorale, et la seconde, éminemment contraire à l'intérêt des malades. Homme de bien et doué d'une grande aptitude, il savait, par une longue expérience, que la vie de famille ne nuit point à l'exercice de la charité, et que le moment où un homme débute dans une carrière, n'est pas précisément celui où il rend le plus de services. Vers la fin de 1846, M. Delahante communiqua ses vues à celui de ses collègues que sa profession et ses talents rendaient plus particulièrement propre à les développer et à les compléter. Au commencement de 1847, une commission spéciale fut chargée d'examiner les réformes à introduire. La Commission nommée le 22 janvier se composait, outre le président, de MM. Delore, de Saint-Didier, Rémond et de Polinière. Cette Commission, pour mieux étudier toutes les faces de la question, appela dans son sein tous les chirurgiens en chef passés et présents de l'Hôtel-Dieu et de la Charité. En 1848, par suite de la démission de M. Delahante et de la retraite de quelques autres administrateurs, une seconde Commission fut choisie et composée de MM. Faure, nouveau président, Thollon, Joly, de Saint-Didier et de Polinière. Cette seconde commission eut de nouvelles conférences avec les chirurgiens-majors et aide-majors des trois hôpitaux, qui furent unanimes, sauf un, dit-on, sur les transformations à faire subir à l'organisation chirurgicale.

Les résultats de ces conférences furent consignés dans un rapport, et sa rédaction confiée à M. le docteur de Polinière. Ce travail remarquable, dont quelques fragments ont été livrés à la publicité, allait être mis en délibération lorsque la révolution de 1848 éclata. On pouvait craindre, qu'à l'exemple de ce qui s'était passé en 1830, la direction des hôpitaux ne passât en d'autres mains. Contre toute attente, le personnel administratif resta le même, et les émotions du dehors ne vinrent point influencer l'esprit conservateur qui animait ses décisions. Le rapport fut soumis au Conseil, qui en adopta à l'unanimité les conclusions, le 19 juillet, après trois séances de discussions.

Le nouveau règlement, applicable le 1er janvier 1856, modifie profondément et heureusement l'exercice de la chirurgie à l'Hôtel-Dieu. Il assure la responsabilité en la rendant personnelle pour chacun des chirurgiens ; il améliore leurs relations en substituant entre eux *l'assistance* de médecins égaux en grade à *l'inspection*, qui suppose une suprématie incompatible avec les usages de la confraternité professionnelle ; il rend homogène le personnel chirurgical de l'Hôtel-Dieu, en replaçant à la Charité l'aide-major de cet hospice ; il remédie aux désavantages d'une double entrée, tous les six ans, de chirurgiens nouveaux, et fixe à dix-huit ans la durée de la carrière chirurgicale. Par cette dernière mesure, le chirurgien-major ne quitte plus, comme autrefois, l'Hôtel-Dieu, au moment où son talent mûri par douze années de pratique, était arrivé à son summum de vigueur et d'habileté. Cette perspective n'est point du domaine de la théorie ; elle est réalisée, depuis 1844, dans les salles affectées au professeur de

---

son auteur, nous paraît bien supérieure à toutes celles qui ont eu cours jusqu'ici dans la science ; elle enlève à l'étude de la physiologie son aridité, et nous fait bien saisir comment tout s'enchaîne et se lie dans les actes de notre économie. Par elle on sort de ce vague dans lequel s'embarrassait la physiologie lorsqu'elle voulait faire connaître les dépendances des fonctions. L'innervation, la sensibilité et la contractilité se déroulent avec simplicité, parce qu'elles ne sont plus regardées comme des fonctions ou des propriétés générales et que dans leur manière d'être, chaque système nerveux réclame ses droits et donne la mesure de ce qu'il opère.

Nous ne suivrons pas M. Brachet dans la description de toutes les fonctions, cette étude nous entraînerait trop loin ; nous dirons que fidèle au cadre qu'il s'est tracé, il examine dans chacune : 1° l'organe qui en est l'agent ; 2° la cause excitante qui détermine l'organe à agir ; 3° l'opération par laquelle le phénomène est produit ; 4° l'influence nerveuse sous laquelle il s'exécute ; 5° la cause finale ou le but de la fonction.

Il est cependant quelques parties de cet ouvrage qui méritent d'être signalées d'une manière toute spéciale.

Les fonctions du système nerveux ganglionnaire y sont traitées avec un soin particulier ; l'auteur a accumulé preuves sur preuves, et a fait connaître de nouveaux faits destinés à corroborer l'opinion déjà ancienne qu'il avait émise à propos des usages de ce centre nerveux.

On sait que dès l'apparition de son premier traité de physiologie, ses idées à ce sujet furent accueillies avec faveur, mais que bientôt après elles furent repoussées et vivement combattues ; la vérité devait sortir victorieuse de cette lutte où souvent la passion égara plus d'un physiologiste. Après des attaques nombreuses, son opinion finit enfin par prévaloir dans l'esprit de ceux qui l'avaient critiquée, et M. Brachet a dû être heureux de voir ses adversaires, notamment Longet « *l'embrasser comme la seule vraie et la seule qui s'appuie d'arguments plausibles.* »

Le chapitre consacré à la génération a reçu un développement considérable. On ne trouve dans aucun autre ouvrage une exposition aussi claire et aussi méthodique. Sans doute il restera toujours quelque chose de mystérieux dans cette fonction, il y a des points qu'il sera très-difficile sinon impossible d'expliquer, mais en mettant à profit les découvertes modernes, et sans se perdre surtout dans des détails futiles, cet auteur a su embrasser cette question dans son ensemble, et nous en décrire toutes les phases avec un rare bonheur. Ce que l'on est obligé d'aller chercher dans plusieurs ouvrages, se trouve réuni dans ce chapitre, que nous ne craignons pas de citer comme un des mieux conçus de ce traité.

Si nous n'avions pas craint de dépasser les bornes assignées à un simple article de bibliographie, nous serions entré dans une foule de détails qui auraient bien fait ressortir la valeur de cet ouvrage Le jugement porté par M. Brachet sur les expériences modernes aurait surtout fixé notre attention ; il est bon, en effet, de savoir comment une intelligence si élevée comprend, apprécie, les résultats fournis par l'expérimentation et les fait concourir au progrès de la science. C

clinique externe. Nous sommes sûr de ne point blesser le chirurgien éminent qui remplit cette chaire avec tant de supériorité, en comparant les douze premières années de sa vie hospitalière aux dix dernières. Il y a la différence qui sépare la jeunesse de la maturité, l'audace de la prudence, l'expérimention de l'expérience.

Quant au célibat, dont l'obligation répugnait tant à M. Delahante, repoussé par l'exposé des motifs, il ne pouvait figurer dans les conclusions du rapport. Cette interdiction du mariage, empruntée aux habitudes cénobitiques du moyen-âge, n'était plus conforme aux mœurs de notre époque.

Le règlement de 1848 ne provoqua, à son origine, aucune opposition dans la presse médicale lyonnaise. Cette adhésion tenait, d'une part, aux vues généreuses qui avaient inspiré cette grande mesure ; d'autre part, à ce que, prise en dehors de tout intérêt particulier, elle ne lésait aucun droit. Rien donc ne devait entraver son application, lorsque, dans le cours de l'année qui vient de s'écouler, cette organisation nouvelle, malgré les garanties de stabilité dont elle avait été entourée, et avant même d'avoir été soumise à l'épreuve de l'expérience, fut vivement attaquée.

Il était impossible que le rapport de la commission qui avait provoqué la régénération de l'exercice de la chirurgie a l'Hôtel-Dieu, fût discuté sans que son auteur n'eût sa part dans les récriminations, tant il est difficile à la critique de séparer l'homme de ses œuvres. M. de Polinière, comme Antoine Bouchet, a donc été mis en cause, et, comme lui, il a pu s'entendre reprocher d'avoir voulu abaisser le majorat. Par une coïncidence, probablement fortuite, c'est lorsque déjà hors du Conseil, notre honorable confrère ne pouvait plus défendre la réforme dont il avait été un des instigateurs, qu'il a été en butte à cette tactique rajeunie de vingt ans. L'opinion le justifiait de ces insinuations désobligeantes, l'intérêt que comme administrateur il avait porté de tout temps au corps médical, ne pouvait point laisser croire qu'il eût voulu porter atteinte au prestige d'une institution qui a tant contribué à la célébrité de l'école lyonnaise. Les élèves de nos hôpitaux ne se sont point contentés de ces justifications tacites ; l'un d'eux a voulu, au nom de ses camarades, rendre un témoignage éclatant à l'ancien directeur de l'Hôtel-Dieu. Dans un mémoire plein de cœur et de droiture, et, avec le tact que lui commandait un sujet où ses maîtres se trouvaient mêlés, M. P. Viguier a rétabli les faits dans toute leur sincérité.

L'administration sollicitée de revenir sur la détermination qui était la cause de tant d'émoi, a bien voulu soumettre la question à un nouvel examen. Après mûre élibération, cette assemblée n'a fait que confirmer sa décision solennelle de 1848, montrant par là que, sans se préoccuper des intérêts particuliers, mais uniquement mue par le bien-être des malades, elle maintenait une mesure dont l'avenir montrera, nous en sommes certains, la sagesse et l'utilité.

A. Lacour.

Coup d'œil sur les maladies régnantes,

par M. L. Girin, médecin de l'Hôtel-Dieu.

Aussitôt que l'influence cholérique se fut éteinte à Lyon, vers le milieu de septembre, tandis que les ateliers de terrassement de la Pape et de Sainfonds envoyaient encore

que nous n'avons pu faire, le lecteur, nous n'en doutons pas, s'empressera de l'accomplir ; cette tâche ne lui sera point pénible, parce que la clarté et l'élégance de l'exposition s'ajoutent au mérite de cet ouvrage pour en rendre la lecture agréable et l'intelligence facile.

Dr Philipeaux.

II. — *Des rétrécissements commençants de l'urètre et de la blennorrhée qui les accompagne*, par M. Rollet, *chirurgien-major désigné de l'Antiquaille.*

Voici un travail qui, depuis plus de deux ans, a ouvert à son auteur les portes de la Société de médecine. Publié cette année dans la *Gazette Hebdomadaire*, il y a longtemps qu'il aurait pris sa place dans cette revue de la médecine lyonnaise, si chaque chose venait toujours en son temps ; mais ce mémoire est heureusement de ceux que l'oubli respecte et qui par la nature du sujet comme par le mérite de l'écrivain ne sauraient perdre beaucoup à attendre.

La blennorrhée, en effet, est une entité pathologique toujours subsistante et qui par son opiniâtreté met chaque jour à l'épreuve la patience du médecin non moins que celle du malade.

Quelle est la cause de cette résistance aux agents curatifs ordinaires? Quels sont les moyens de la reconnaître? Quels sont enfin les moyens de la guérir? Tels sont les trois points capitaux que M. Rollet a développés avec une sagacité d'observation consciencieuse, avec une clarté remarquable et un talent de rédaction qui font de son mémoire une œuvre à part et comme un chapitre complet d'un traité spécial de syphilographie. Ce sont ces trois points que nous allons examiner avec lui.

De tout temps la *blennorrhée*, vulgairement appelée *suintement urétral*, *goutte militaire*, a été signalée comme la conséquence fréquente d'un rétrécissement plus ou moins considérable de l'urètre. Bien plus, depuis dix ans, quelques spécialistes ont considéré cette relation comme constante, et ont posé pour axiome qu'il n'y a point de suintement chronique de l'urètre qui ne soit produit et entretenu par un rétrécissement du canal. Sans aller si loin, M. Rollet admet qu'il en est souvent ainsi, et il se borne à étudier dans leur mécanisme, leur diagnostic et leur traitement, ceux de ces suintements chroniques qui ont pour point de départ un rétrécissement commençant du canal.

A quel signe reconnaît-on un rétrécissement? En général, le soupçon ne commence à naître dans l'esprit du malade et du médecin qu'avec la difficulté d'uriner, la lenteur, l'étroitesse et la déformation du jet de l'urine. Que le malade affecté de blennorrhée pisse librement, largement, et jamais le médecin ne soupçonnera que son canal soit rétréci ; il insistera sur les injections, le copahu, les révulsifs, les sulfureux, les dépuratifs, etc., sans fin, comme sans résultat. M. Rollet s'applique à combattre cette donnée d'une fausse observation. Il montre que l'urètre avec les renflements et les étranglements alternatifs et

à l'Hôtel-Dieu les derniers malades que le fléau ait atteints autour de nous, la constitution médicale reçut un caractère tout particulier de la périodicité presque universelle des phénomènes pathologiques. Cette nouvelle influence se manifesta par la production rapide d'un grand nombre de fièvres intermittentes de tous les types et de tous les degrés et par le cachet de rémittence qu'elle imprima aux affections le plus souvent continues. Née pendant les variations extrêmes et les brusques alternatives de chaleur et de froid qu'on observa pendant la dernière moitié de septembre, elle sembla prendre plus de force malgré le temps sec et beau d'octobre et des premiers jours de novembre. Elle s'est beaucoup affaiblie depuis que la mauvaise saison a multiplié les affections catarrhales qu'on voit d'habitude au commencement de l'hiver.

Les fièvres intermittentes, produit direct de cette influence périodique, ont attiré l'attention par leur fréquence inaccoutumée et par la variété des formes qu'elles ont revêtues. La plupart étaient simples, légères et franchement accusées par les intervalles d'apyréxie complète à type quotidien, tierce ou quarte; mais quelques-unes étaient masquées par un appareil de symptômes assez graves et assez prolongés pour faire craindre l'irruption de fièvres générales et continues. Ainsi des malades se présentaient avec une céphalalgie intense, du délire, une chaleur brûlante, de l'adynamie, parfois des vomissements et de la diarrhée; mais comme des redoublements très-prononcés indiquaient, entre autres moyens, l'usage immédiat du quinquina, on voyait avec satisfaction tout cet ensemble d'accidents disparaître dès les premières doses de sulfate de quinine et guérir presque aussi vite que les accès de fièvres bénignes à types réguliers. Lorsque le même traitement s'appliquait au début de véritables typhoïdes, qu'il n'était pas toujours facile de distinguer de ces états pseudo-continus, on obtenait bien quelque soulagement, mais la maladie n'en suivait pas moins son cours ordinaire.

Nous ne doutons pas que si, dans des états semblables, l'intermittence n'attirait pas suffisamment l'attention du médecin, et que le traitement ne fût dirigé que contre l'apparente continuité des symptômes, des accès ainsi méconnus ne devinssent assez violents pour être mortels. On voyait encore beaucoup de récidives chez des individus précédemment atteints de fièvres intermittentes, particulièrement chez des malades qui avaient été soumis à l'intoxication paludéenne, soit en Bresse, soit en Algérie. Les fièvres de cette dernière contrée surtout impriment à l'économie une tendance des plus marquées et des plus durables au retour des mêmes accidents. L'irruption si subite de tant de phénomènes périodiques, immédiatement après l'épidémie cholérique, doit-elle venir à l'appui de l'opinion qui regarde le choléra comme une fièvre pernicieuse? Cette question, que nous résoudrions sans doute par la négative, malgré la marche évidemment rémittente de quelques cas isolés, mérite d'être discutée ailleurs que dans la trop courte énumération d'un bulletin improvisé.

En même temps que les maladies périodiques à physionomie si diverse apparaissaient dans les hôpitaux, les embarras gastriques, les diarrhées simples ou cholériformes, si nombreux pendant l'épidémie, faisaient place à des affections gastro-intestinales d'un caractère plus in-

---

normaux de son canal, peut offrir dans ses portions plus larges un rétrécissement qui suffit pour entretenir des suintements muqueux d'une manière indéfinie, sans que le jet de l'urine ait changé de forme ou de diamètre. Quant à la force de projection, qui se brise intérieurement contre un ou plusieurs obstacles, son affaiblissement n'est pas toujours assez notable pour que le malade sache en rendre compte ou pour que le médecin, dans son ignorance du degré normal d'impulsion urinaire du sujet, puisse apprécier par comparaison la diminution de sa puissance excrétoire.

Les signes rationnels du rétrécissement commençant manquent donc d'une manière absolue, ou du moins le seul qui existe, l'affaiblissement de la force expulsive de l'urine, peut entretenir une perfide sécurité et encourager le médecin dans une voie de traitement sans issue. C'est à d'autres preuves qu'il faut recourir pour affirmer l'existence de ces coarctations urétrales, source d'intarissables suintements. M. Rollet, après une discussion trop longue pour que nous l'y suivions, sur l'origine anatomique et la structure des rétrécissements, arrive à cette conclusion, qu'un tissu inodulaire rétractile, conséquence d'un ulcère plus ou moins profond, ou simplement d'une érosion superficielle de la muqueuse urétrale, constitue toujours et à tous les degrés le rétrécissement récent ou ancien, commençant ou définitif, du canal de l'urètre. Ce fait acquis ou admis, l'auteur fait voir que toutes les fois qu'une sonde traversera le canal, elle réveillera dans le siége du rétrécissement commençant, une douleur plus vive qu'ailleurs et reviendra chargée d'un mucus puriforme ou sanguinolent. Cette douleur et cette excrétion morbide sont à ses yeux les deux signes pathognomoniques d'une ulcération plus ou moins avancée de la muqueuse de l'urètre, et par suite d'un rétrécissement à son début.

Mais reconnaître l'existence d'une ulcération du canal et par suite celle d'un rétrécissement originel de son calibre, ce n'est pas déterminer le siége précis, l'étendue et le diamètre de cette dernière lésion. Or, un diagnostic exact n'a lieu qu'à ce prix, et c'est à bien en exposer les conditions que s'applique dorénavant M. Rollet. Comme il le fait remarquer lui-même, la sonde ordinaire est impropre à signaler un rétrécissement qui commence; le soubresaut léger qui le fait reconnaître n'a pas lieu, parce que la coarctation cède et se déprime aisément sous la pression uniforme d'un instrument cylindrique. La sonde métallique à *bec olivaire*, et mieux, la bougie de gomme *à boule*, donnent au contraire à l'opérateur cette sensation caractéristique de ressaut, quand elle traverse la portion rétrécie du canal. « Avec elles, dit un juge compétent, M. Diday, l'exploration est d'autant plus aisée que leur tige, étant très-ténue, ne frotte point contre les parois du canal, et que tout l'effort, comme toute l'attention du médecin, s'exerce et se concentre sur l'extrémité; elle seule met en jeu le tact de celui qui en tient le pavillon. » — « De plus, dit à son tour M. Rollet, la bougie boutonnée a une double disposition instrumentale éminemment favorable au cathétérisme, et l'on peut dire presque voisine de la perfection : avec sa tête conique, elle a comme les grosses

flammatoire et plus rebelle, et se transformaient souvent, après un début d'une trompeuse bénignité, en fièvres bilieuses ou catarrhales dont la terminaison, quoique ordinairement heureuse, se faisait attendre plusieurs semaines, comme celle de toutes les pyréxies générales. Les véritables typhoïdes, qui avaient disparu depuis longtemps, se montraient de nouveau et devenaient une des maladies les plus communes de la constitution médicale. Outre l'existence à peu près constante de redoublements périodiques, quelle que fût, d'ailleurs, l'intensité des symptômes ordinaires nerveux et abdominaux, ces fièvres offraient toutes, comme caractère commun, une grande tendance à se compliquer des broncho-pneumonies moitié inflammatoires, moitié hypostatiques qui ajoutent, quand elles surviennent, beaucoup de gravité à ces maladies. Toutefois, malgré cette complication, les typhoïdes qui ont régné depuis le mois de septembre ont été proportionnellement moins funestes que dans d'autres circonstances. On voyait, en effet, la plupart des malades, à travers les accidents les plus variés, atteindre une guérison longtemps inespérée.

A côté des typhoïdes, les affections varioleuses, qu'on ne voyait plus que de loin en loin, ont repris, pendant quelque temps, une assez remarquable fréquence. Plusieurs cas se sont déclarés dans les hôpitaux mêmes, autour de malades venus du dehors. Parmi ces cas, un jeune garçon de 14 à 15 ans nous a offert l'occasion assez rare de voir le développement simultané de la variole et de la vaccine. Entré dans notre service pour être traité d'un rhumatisme articulaire très-léger, deux jours après une vaccination qu'il avait instamment réclamée, il fut pris d'une fièvre ardente, et une éruption très-confluente de boutons varioleux ne tarda pas à paraître sur la face et sur tout le reste du corps. La variole suivait son cours ordinaire pendant que les pustules vaccinales, au nombre de six, prenaient aussi un accroissement régulier et très-prononcé. Du septième au huitième jour, les pustules de la face se sont desséchées comme dans la varioloïde. Celles des membres, au contraire, continuant à se développer, mais sans dépression ombilicale, se sont élevées, pour la plupart, jusqu'au onzième et douzième jour sous forme de bulles très-grosses et remplies d'un liquide séro-purulent qui, en s'écoulant par l'ouverture et l'affaissement des vésicules, n'a laissé ni les croûtes épaisses ni les cicatrices de la variole ordinaire.

Ainsi cette vaccination, quoique tardive et probablement postérieure à l'infection générale, a pu modifier cette maladie presque aussi puissamment que si le virus préservateur eût pénétré d'avance toute l'économie. Nul doute que sans l'action bienfaisante de cette inoculation vaccinale, ce jeune garçon n'eût succombé à l'intensité de la variole confluente, qu'il semblait pressentir.

Depuis un mois environ, la physionomie des maladies a complètement changé sous l'influence du temps variable, des pluies incessantes, de l'atmosphère humide et brumeuse dans laquelle nous vivons.

Les typhoïdes ont disparu de nouveau ; les varioles ne se renouvellent presque plus. Les fièvres intermittentes deviennent beaucoup plus rares. La mauvaise saison a ramené tout le cortége accoutumé des phthisies, des catarrhes pulmonaires aigus et chroniques, des pneumonies, des rhumatismes, etc. Parmi ces maladies des voies res-

---

sondes, l'avantage de déplisser le canal et de s'y faire une large voie, en même temps qu'avec sa tige souple et mince, elle s'accommode à ses courbes comme les petites bougies, et le suit dans toutes ses directions. »

Si la sonde boutonnée est le meilleur, le seul moyen de déterminer l'existence, le siége, l'étendue et le diamètre des rétrécissements au début, (et l'auteur en fait ressortir les avantages pratiques par des exemples concluants), la véritable et parfois la seule indication du traitement des blennorrhées chroniques qui en sont la conséquence, est le rétablissement intégral du calibre de l'urètre. Dans ce but, M. Rollet examine d'une manière générale la valeur des trois méthodes principales de traitement de l'angustie uréthrale, la *cautérisation*, l'*incision* et la *dilatation*, et il définit la part que chacune d'elles peut avoir dans la cure des rétrécissements commençants qui font le sujet spécial de son mémoire.

Après avoir rejeté la cautérisation comme méthode exclusive, et en avoir simplement retenu quelques applications utiles à la cicatrisation des érosions ou des ulcères du canal, il fait le procès à peu près complet à la méthode par incision. Il fait voir les dangers de l'incision profonde qu'il réserve à ces cas exceptionnels, où la gravité du mal balance la gravité du traitement et l'autorise ; il considère l'incision superficielle comme un diminutif insuffisant de la méthode absolue et comme tout au plus bonne à favoriser la dilatation passagère des rétrécissements anciens. Cette critique, faite avec toute la réserve qui convient à un praticien modeste et éclairé, n'empêche pas l'auteur de se prononcer nettement contre les principes trop exclusifs d'urètrotémie qui ont pris cours dans la science, et que des revers encore plus éclatants que les succès ont fait abandonner de tous les chirurgiens prudents et expérimentés.

La dilatation simple et temporaire est la méthode que M. Rollet met exclusivement en œuvre contre les rétrécissements simples dont il écrit l'histoire. Cette dilatation, il l'opère à l'aide des bougies ordinaires, de cire ou de gomme, d'une grosseur progressive et maintenues dans l'urètre pendant un temps variable et à des intervalles assez éloignés, jusqu'à ce que le canal ait repris ses dimensions naturelles.

Souvent il suffit de recalibrer ainsi complètement l'urètre, pour faire disparaître définitivement la blennorrhée. Lorsque l'écoulement persiste, malgré ce moyen puissant de guérison, il faut rechercher avec la bougie boutonnée quelle est la partie malade du canal et diriger contre elle des moyens spéciaux. C'est presque toujours derrière le rétrécissement et surtout dans la région prostatique que se trouve la lésion d'où procède l'écoulement. La cautérisation locale au moyen d'un porte-caustique de forme variée, quelquefois utile, est loin d'être toujours nécessaire : des injections simplement cathérétiques suffisent fréquemment, et c'est alors le nitrate acide de mercure ou le chlorure de zinc qui en forme l'élément thérapeutique. A ce traitement local l'auteur unit parfois des moyens généraux ; et il fait remarquer que ces moyens qui étaient pour le moins inutiles, avant la dilatation, gué-

piratoires, on remarque surtout une affection qui attaque beaucoup de personnes, et surtout des enfants : c'est une irritation simultanée des muqueuses de l'arrière-gorge, du voile du palais, des fosses nasale et du larynx. Elle débute par des frissons, une courbature générale, une céphalalgie intense, au point d'être inquiétante, pendant quelques heures, chez de jeunes sujets. En même temps ou peu après surviennent des éternuements, des douleurs de gosier, de l'enrouement ou la raucité de la voix.

Tout cet appareil de symptômes légers disparaît après trois à quatre jours, souvent plus tôt, avec l'aide seule des boissons émollientes et sudorifiques, à moins que l'influence périodique, qui s'affaiblit sans cesser complètement, ne détermine des accès fébriles assez prononcés pour exiger l'intervention du quinquina. Dans ces cas, l'indisposition est un peu plus longue; mais comme les accès sont en général peu rebelles, la guérison s'obtient souvent après la première administration du remède. En somme, pour le moment, il y a peu de maladies étrangères à l'influence de la saison, et nous pouvons nous estimer heureux de cet état de choses, après les appréhensions si vives qui nous ont poursuivis pendant tout le cours des deux saisons précédentes.

Note sur l'efficacité d'un nouveau mode de traitement de la blennorrhagie, par le docteur Levrat-Perrotton, ancien médecin titulaire de l'hospice de l'Antiquaille de Lyon, etc.

Depuis plus de quarante ans que je fais de la médecine pratique, j'ai mis à contribution, tour à tour, toutes les recettes empiriques ou rationnelles vantées dans le traitement de la gonorrhée, et, après cette longue période d'essais j'ai enfin trouvé une formule à laquelle je me suis exclusivement arrêté parce qu'elle me réussit au moins dix fois sur douze.

Fidèle aux habitudes de toute ma vie et dans l'espoir d'être utile à mes semblables, je me fais un devoir de donner de la publicité à cette nouvelle médication d'une des variétés de la syphilis qui, soit dit en passant, se présente très-fréquemment dans nos cabinets et qui bien souvent est désespérante par sa durée, et, partant ennuyeuse autant pour le malade que pour le médecin appelé à la traiter.

Je n'irai pas fouiller de nouveau dans les auteurs anciens ou modernes tout ce qui a été dit sur la blennorrhagie depuis son apparition en Europe jusqu'à nos jours, envisagée sous le point de vue de son étiologie et de sa thérapeutique. Un travail pareil ne peut entrer dans le cadre d'une simple note; il m'entraînerait trop loin. Je me réserve d'y revenir plus tard, si Dieu m'en donne le temps et la force, dans un ouvrage que je compte publier sur la syphilis, et qui sera un recueil de faits pratiques sur cette maladie, si bizarre dans ses accidents consécutifs par la variété des lésions morbides qui plus d'une fois en ont imposé à des hommes de l'art très-habiles. Si ce travail n'ajoute pas grand chose à la syphilographie, il prouvera du moins mon amour pour ses progrès.

Aujourd'hui je me bornerai donc à soumettre à l'appréciation de mes confrères les quelques formules qui forment maintenant la base presque définitive de mon traitement de la gonorrhée :

1° Prendre trois bols le matin et autant le soir de ceux

rissent habituellement avec une promptitude et une sûreté remarquables après l'effacement de l'obstacle, et lorsque l'écoulement a été dégagé de sa cause productrice.

Ici se termine la tâche de l'historien; ici devrait commencer celle du critique. Nous avons été sobre d'observations contradictoires, car la part de la vérité nous a paru grande dans ce travail sérieux que l'expérience éclaire et que font ressortir une franchise et une netteté d'exposition dignes d'éloge. Cependant, nous aurions pu, chemin faisant, demander si toutes les fois qu'on sonde un malade affecté d'urétrite chronique et qu'il y a douleur et saignement, on est vraiment en droit de conclure à une érosion ancienne du canal ou à une coarctation commençante? si vraiment tous les suintements chroniques, même ceux qui dépendent d'une lésion locale de la muqueuse, ne peuvent se passer de guérir par la dilatation? si vraiment enfin, les rétrécissements, commençants, mais bien constatés, guérissent toujours par le moyen qu'il préconise, sans que les pauvres malades, comme disait Voltaire du malheureux Rousseau, ne prennent leurs vessies pour des lanternes et n'adoptent l'habitude de se recalibrer le canal de temps en temps? Et après avoir discuté avec l'auteur ces questions auxquelles il nous semble avoir fait des réponses un peu trop péremptoires, nous aurions pu lui faire des interrogations qu'il aurait dû prévoir peut-être et qu'il ne s'est pas adressées. Pourquoi, par exemple, le calibre de l'urètre offre-t-il alternativement des resserrements et des renflements dont M. Rollet connaît si bien les diamètres? Quelle est l'utilité et l'inconvénient de cette inégalité de dimension dans l'état de santé et dans l'état de maladie? Quelle est la forme normale du jet de l'urine et pourquoi ce jet subit-il telle ou telle modification, sous l'influence des rétrécissements? Pourquoi devient-il plat, tournoyant, en gerbe, bavant ou bifurqué, et quelle est la valeur pathognomonique de ces diverses conformations? L'interprétation qu'on en trouve dans les livres est-elle suffisante, et n'est-il pas possible de donner une signification plus précise à ces différents signes? Ce sont là, sans doute, des questions intéressantes qui touchaient directement au sujet choisi par notre confrère, et que nous voudrions effleurer ici nous-mêmes, si le temps et l'espace ne nous manquaient, mais que surtout nous aurions voulu voir traitées par le chirurgien futur de l'Antiquaille. Nous nous contentons de les poser, avec le désir de les lui voir résoudre un jour. Du reste, ces désidérata n'ôtent rien au mérite incontestable de son mémoire; nous nous plaisons à le reconnaître; ils témoignent seulement de l'intérêt que nous avons pris à ce travail hors ligne et du profit que nous y avons fait; car la marque de toute œuvre sérieuse, c'est de susciter dans l'esprit du lecteur une foule d'idées corrélatives.

J. Garin.

ci-après (ou bien encore deux le matin, deux à midi et deux le soir).

Copahu. . . . . 16 grammes.
Extrait alcoolique de cubèbe . . . . 8 —
Camphre . . . . 12 décigr.
Poudre de Cubèbe . . . . Q. S.

F. S. L. — 48 bols. Les rouler dans la magnésie afin d'empêcher leur agglomération. Ces bols peuvent être administrés à toutes les périodes de la maladie, même à l'état le plus aigu. Le malade ne change rien à son régime de vie habituel, seulement il convient qu'il boive peu pendant ce traitement. Quelquefois, au bout de deux ou trois jours, les douleurs, qui étaient excessives pendant l'émission de l'urine, cessent presque entièrement ; il est bien rare qu'elles dépassent le huitième jour, et, dans la plupart des cas, l'écoulement a disparu complètement ; et, si la blennorrhagie s'est présentée sans complication, la guérison ne se fait pas attendre plus de quinze jours.

Lorsque la gonorrhée se montre avec d'autres symptômes syphilitiques tels que : chancres ou bubons, je fais entrer dans la composition de mes bols 16 ou 24 et même 32 centigrammes, suivant l'indication et l'idiosyncrasie du malade, de proto-iodure de mercure, de telle façon que le malade prendra ainsi chaque jour, 2, 3 ou 4 centigrammes de ce sel mercuriel, puis je fais boire par-dessus chaque prise de bols une verrée de tisane de salsepareille et de réglisse. Si ce sont des chancres qui se sont développés dans le cours de la blennorrhagie, je les fais panser avec une dissolution de 5 centigrammes d'azotate d'argent par gramme d'eau distillée d'abord, et, si ce topique échoue, je le remplace par le cérat mercuriel ou l'onguent napolitain. Dans les cas où des ganglions lymphatiques de l'aine se mettent de la partie, s'engorgent et deviennent douloureux, je les attaque par des frictions pratiquées quatre ou cinq fois par jour avec la pommade d'albano, composée de 44 grammes d'axonge lavée et 4 grammes de deuto-phosphate de mercure à laquelle j'associe, depuis quelque temps, et avec avantage, 2 grammes de phellandrine. Depuis que j'emploie ces frictions, je ne vois plus dans ma pratique de ces bubons énormes de l'aine qui soulèvent souvent une grande étendue des téguments de cette région. Lorsque je n'ai pu les résoudre complètement, je n'ai le plus ordinairement qu'une fort petite tumeur à ouvrir et qui guérit assez rapidement ; c'est presque toujours avec le caustique de Vienne que je pratique cette opération de manière à faire une escarhe très-exiguë que je fends avec la pointe d'une lancette ; de cette manière on n'a pas le désagrément de voir les lèvres de la plaie se recoller comme cela arrive quelquefois lorsqu'on a ouvert ces abcès avec une lancette ou un bistouri.

Aussitôt que la blennorrhagie a cessé de couler, j'abandonne les bols et poursuis le traitement spécifique de la vérole jusqu'à l'extinction de tous les symptômes qui s'étaient montrés dans le cours de la gonorrhée. Dans quelques cas, rares à la vérité, j'ai vu la blennorrhagie et ces mêmes symptômes s'évanouir simultanément.

Le traitement de la blennorrhagie est secondé par l'injection suivante faite trois ou quatre fois par jour. Et, si parfois quelques malades refusent de s'y soumettre, et ne veulent prendre que les bols, ils guérissent également très bien, mais moins promptement :

Eau distillée de roses. . . . . . 250 grammes.
Sulfate de zinc . . . . 1 —
Laudanum liquide de Syd.. . . . 80 gouttes.
Extrait de Saturne. . . . . . . 60 —
Mêlez.

Si des érections pénibles et douloureuses pendant la nuit fatiguent trop le malade, je lui prescris, à prendre, au moment de se coucher, 4 pilules composées avec 75 centigrammes de lupuline, 3 centigrammes d'extrait gommeux d'opium et 5 centigrammes de camphre et un lavement d'eau presque froide s'il y a constipation.

Si contre mon attente, des symptômes inflammatoires, par trop intenses, se manifestaient sous l'influence de cette médication, chose que j'ai vue toutefois très-rarement survenir, il conviendrait alors de les combattre par l'emploi des boissons émollientes, la saignée du bras si le sujet est pléthorique, les sangsues au périnée, les injections mucilagineuses laudanisées, les bains domestiques et locaux, et, dans les cas où cet état se compliquerait d'orchite, faire sur les bourses des applications froides fréquemment renouvelées avec une compresse, pliée à plusieurs doubles, et imbibée du mélange suivant :

Eau de Goutard très-saturée. . . . 250 grammes.
Laudanum liquide de Syd. . . . . 30 —
Mêlez.

Ces applications faites au début de l'orchite calment toujours promptement les douleurs excessives auxquelles ce fâcheux accident de la blennorrhagie donne lieu. Puis lorsque ces douleurs ont à peu près disparu, je fais recouvrir le testicule malade d'un emplâtre de vigo-cum mercurio qui le ramène à son état normal ; telle est en quelques mots la marche que j'ai suivie depuis plusieurs années dans le traitement de la blennorrhagie exempte de toute complication, et à laquelle je dois de nombreuses guérisons ; mais si cette médication échoue et que la maladie traîne en longueur, il est prudent, alors, ainsi que je l'ai déjà dit, de s'adresser aux modificateurs spécifiques de la syphilis et appropriés aux symptômes si variés de cette maladie dont le point de départ a bien souvent été un chancre dans le canal de l'urètre, dont le diagnostic n'a pas démontré l'existence en temps opportun.

Un des grands avantages du traitement que je viens de faire connaître, est de pouvoir être fait clandestinement, attendu que le malade n'est pas obligé de suivre un régime particulier, surtout lorsqu'on a affaire à une simple gonorrhée.

Quant le moment viendra, ainsi que je l'ai dit plus haut, où je pourrai traiter cette importante question dans ous ses détails, je ferai ressortir aussi l'inutilité sinon les inconvénients qu'il y a de faire boire abondamment les malades atteints de blennorrhagie ; les médecins qui donnent cette prescription oublient que, les boissons rendant le volume des urines plus considérable, la fréquence de leur passage à travers le canal de l'urètre, devient un surcroit d'irritation, et, ici on doit se rappeler cette loi générale admise en pathologie, que le repos d'un organe malade est une des premières conditions du traitement auquel on l'a soumis.

Enfin, je termine en affirmant que pas un de mes malades traités d'après ma méthode, ne m'a présenté de ces rétrécissements de l'urètre si fâcheux et qui réclament souvent des opérations qui n'ont pas toujours été sans danger pour les malades sur lesquels on les a pratiquées.

Je n'ai parlé que de la blennorrhagie chez l'homme. Cette maladie chez la femme a ordinairement son siége dans le vagin ; mais, il arrive néanmoins quelquefois que la muqueuse de l'urètre est simultanément prise. Lorsque la chose se passe ainsi, des douleurs assez vives en urinant se font sentir. Si au contraire le vagin seul est atteint, ce qui a lieu dans le plus grand nombre des cas, ces douleurs sont nulles ou peu intenses ; c'est malheureusement à cause de l'absence de ces douleurs que cette affection, le plus souvent négligée et mal traitée chez la femme, passe à l'état chronique et devient l'origine d'une foule d'accidents : tels que ces hypersarcoses de l'utérus si rares dans nos campagnes et si communes dans nos grandes villes, auxquelles succombent tant de femmes souvent aussi malheureusement après avoir donné le jour à des enfants chétifs et qui bientôt après leur naissance, présentent des stigmates de l'inconduite des auteurs de leurs jours.

Hors le cas d'urétrite, le copahu ainsi que tous les térébenthinés et le cubèbe lui-même n'ont pas ou presque pas de prise sur la gonorrhée chez la femme. Les boissons adoucissantes émulsionnées et nitrées, les injections émollientes laudanisées, ces dernières rendues progressivement astringentes par l'addition de l'extrait de Saturne, du zinc, du tannin, de l'alun, etc., sont d'abord indiquées ; si ces premiers moyens échouaient on aurait encore recours à une dissolution d'azotate d'argent à la dose de 25 à 50 centigrammes sur un litre d'eau administrée en injections ou bien portée à travers un spéculum, au fond du vagin, au moyen d'une petite éponge retenue par un fil.

Enfin si, sous l'influence de cette médication énergique et variée, la blennorrhagie ne guérissait pas et que des symptômes de la vérole se manifestassent, la conduite du médecin serait ici la même que chez l'homme, c'est-à-dire qu'il aurait alors recours aux spécifiques de cette maladie tels que les mercuriaux, l'iodure de potassium, suivant le degré de la maladie et la nature de ses symptômes. Il est des cas qui, rebelles aux médications hydrargyriques et iodurées, ont cédé ensuite à l'emploi de l'oxide d'or précipité par la potasse à la dose de 3 à 5 centigram. par jour en frictions sur la langue. C'est surtout dans quelques cas d'hypersarcose de l'utérus, que feu J.-A. Chrestien, de Montpellier, a obtenu d'admirables succès de l'emploi de ce dernier médicament, peut être trop délaissé par les praticiens de nos jours.

Pour mon compte, j'avoue lui devoir quelques guérisons de syphilis constitutionnelles, devant lesquelles étaient venus échouer les mercuriaux, l'iodure de potassium et tous les dépuratifs possibles. Lorsque ces cas exceptionnels se présentent dans ma pratique, j'associe à l'usage de l'oxide d'or une décoction concentrée de racine d'astragale (*astragalus exscapus*) à la dose d'un litre par jour, décoction à laquelle j'accorde depuis longtemps une confiance très-grande, parce que je lui ai attribué des propriétés supérieures à celle de la salsepareille dans les affections chroniques de la vérole.

Considérations sur les eaux iodées de Coise, de leur action dans le traitement du goître endémique, la dyssenterie et la lienterie des enfants; Mémoire présenté à la Société de Médecine par M. Dubouloz, membre correspondant, médecin à Montmeillan.

L'étude des principes qui minéralisent les eaux de Coise a été faite avec trop de soin par le savant chimiste de Genève, M. Pirame Morin, successivement par M. O. Henry de Paris, (voir son Rapport inséré dans le *Bulletin de l'Académie de médecine de Paris* en date du 13 février 1852), pour que je puisse avoir à y ajouter. Je veux seulement soumettre à l'appréciation de la Société de médecine de Lyon, une transformation particulière qu'elles subissent lorsqu'elles sont soumises à certaines influences de l'atmosphère et du calorique, et parler du parti que la thérapeutique semble devoir en tirer ; je dirai ensuite deux mots de leur action sur le goître endémique.

En faisant exécuter quelques travaux à la source principale pendant les chaleurs de l'été de 1851, je fus frappé de l'odeur safranée qu'exhalait une mare formée par le croupissement de ces eaux. Quelques débris de papier que j'y rencontrai avaient aussi pris une teinte bleuâtre très-sensible. Ces deux circonstances jointes aux observations des habitants du lieu qui avaient constaté que les légumes farineux, le gruau, le riz se coloraient en violet lorsqu'ils étaient soumis à une ébullition prolongée dans l'eau de Coise, me portèrent à croire que le sel iodique contenu dans cette eau pouvait se décomposer et l'iode devenir libre.

Pour mener à bonne fin cette découverte due au hasard, je fis remplir trois flacons contenant chacun quinze litres d'eau et je les fis transporter dans ma chambre. Un des flacons fut laissé débouché, un autre fut bouché avec un bourdonnet de papier amidonné et le troisième fut bouché soigneusement avec un fort liége. La température était élevée et variait entre 22 et 25° Réaumur. Le quatrième jour, le flacon débouché donnait une odeur de safran très-appréciable et qui alla en progressant jusqu'au dixième jour; le sixième jour, le papier du second flacon était piqué de bleu et répandait aussi cette odeur caractéristique. Le troisième flacon fut débouché et répandait une odeur bitumineuse, ammoniacale, telle qu'elle a été décrite par le chimiste de Genève. Ce flacon fut bouché de nouveau et gardé trente jours, sans que la moindre odeur safranée se fît sentir. Abandonné à cette époque comme les deux premiers aux influences de l'air, le dégagement de l'iode commença et suivit les mêmes phases.

J'ai répété plusieurs fois ces expériences à Aix-les-Bains. en présence de tous les médecins présents à ces thermes; à Paris, à l'hôpital du Roule en présence de MM. Boudin et Wahu, et toujours les mêmes phénomènes se sont présentés.

Le dégagement de l'iode dans les eaux de Coise, est sensible pendant deux mois si le goulot du vase est étroit. Si, au contraire, une grande surface d'eau est soumise à l'air, le dégagement est plus rapide; deux flacons de quinze litres remplis aux trois quarts suffisent pour donner à l'air d'une chambre une odeur d'iode pendant plusieurs jours. Si on met en bouteilles l'eau qui a subi cette transformation, elle conserve cette odeur et prend un goût particulier que je ne puis mieux comparer qu'à celui que l'on éprouve lorsqu'on suce la carapace d'une écrevisse ou d'un crabe. Ce goût et cette odeur se conservent pendant des années. Si j'insiste longuement sur cette singulière propriété, c'est que je suis persuadé que la thérapeutique pourra en tirer parti dans le traitement de certaines affections. Par ce moyen, rien ne sera plus facile que de faire respirer de l'iode à doses infiniment petites et incapables de fatiguer la poitrine des malades. Dans ce but, je me propose de faire construire une piscine à Coise même, qui servira non seulement à cet usage, mais encore dans laquelle les malades absorberont de l'iode à l'état moléculaire dans cette eau imprégnée d'iode libre.

Le dégagement de l'iode dans ces eaux, constaté d'une manière si évidente, confirme à mon avis les belles recherches de M. Chatain, sur la présence de ce métalloïde dans l'air atmosphérique, les plantes, le lait des animaux, les terres, etc. J'espère aussi qu'elle servira à jeter quelque lumière sur l'étiologie et la prophylaxie du goître endémique et même du crétinisme, dernier degré de cette scrofule de nos vallées, qui abaisse l'espèce humaine au-dessous de la brute.

Dans une Notice publiée en 1849 sur le goître et le crétinisme de la vallée de l'Isère, j'avais avancé que cette question ne ferait pas un pas tant que l'on se bornerait à des théories plus ou moins ingénieuses, qu'il fallait avant tout faire une analyse non seulement qualitative, mais quantitative de toutes les eaux potables; de celles qui passent pour occasionner le goître, comme de celles qui le guérissent.

La commission formée en 1846, sous les auspices du gouvernement sarde, avait compris toute l'importance de l'influence des eaux, mais malheureusement elle s'est bornée à faire étudier les eaux par les syndics et les curés des communes, et c'est sur cette donnée incomplète qu'elle a rejeté prématurément la prépondérance des eaux dans la production de cette maladie. L'exemption du goître et du crétinisme dans certaines localités, dans certaines familles soumises aux mêmes influences atmosphériques et hygiéniques doit avoir une cause chimique appréciable. Ainsi le village de Saint-Jean-pied-Gauthier, celui de Longe-Mâle, qui puisent quelquefois l'eau qui sert aux usages domestiques à la source iodée de Coise, sont exempts du goître et du crétinisme. Des observations qui m'appartiennent me mettent à même d'avancer qu'il n'est pas même nécessaire de boire de l'eau iodée pour guérir les personnes atteintes de goître qui viennent se fixer dans ces localités. J'ai vu dernièrement chez un propriétaire de Longe-mâle, une jeune servante gratifiée d'un goître énorme, guérir après trois mois de séjour, bien qu'elle m'ait affirmé n'avoir bu que de l'eau puisée au puits qui dessert cette ferme. Mais, poursuivons cette thèse.

En tirant une ligne que l'on supposerait partir d'Albert-Ville jusqu'à Domaine près de Grenoble, sur un parcours de 90 kilomètres, on trouve que toutes les communes qui longent la rive gauche de l'Isère, sont atteintes de goître et de crétinisme à l'exception des communes de Villard'héry, Saint-Jean-pied-Gauthier, Saint-Pierre-de-Souci, les Molettes, Saint-Hélène du lac et le petit village de Longe-Mâle dont j'ai parlé plus haut et quelques villages épars le long d'un marais formé par le croupissement des eaux d'un ruisseau appelé Coisin et qui reçoit les sources iodées dont il est question dans ce Mémoire. Pourquoi cette exemption en faveur de ces localités qui sont, sous le rapport hygiénique, plus défavorablement placées que les hameaux élevés situés sur la colline médiane qui sépare le vallon de Coise de la grande vallée de l'Isère? Ces derniers sont exposés au midi, battus par les vents sur une hauteur qui varie entre 120 et 80 mètres au-dessus du niveau de l'Isère; tandis que les premiers sont bâtis dans des bas-fonds, marécageux, humides, abrités par une végétation qui y entretient une humidité presque constante. Je vais tâcher de donner à mon point de vue une explication de cette différence aussi marquée.

Les sources de Coise fournissent au moins 50,000 litres d'eau par jour qui se répandent au moyen d'un ruisseau, le Coisin, dans un marais de 8 kilomètres de longueur sur une largeur qui varie entre 5 hectomètres et 1 kilomètre. Cette quantité d'eau donne une moyenne, d'après les analyses, de 500 grammes d'iode par jour qui sont absorbés par ce marais; comme on le voit, cette dose est énorme. Eh bien! à mon avis, c'est à cette unique circonstance que les communes citées jouissent d'une complète immunité, que les populations que l'on y rencontre tranchent d'une manière si frappante par leur vigueur, leur force et leur type avec celles des autres communes situées sur le versant opposé, toutes rabougries, étiolées, goîtreuses, enfin dégénérées.

Le marais dont il est question commence au-dessous du hameau de Longe-mâle et finit brusquement près de la frontière française par un canal qui reçoit toutes ses eaux et qui se jette dans l'Isère en face de Pont-Charra. Qu'on le remarque bien : où commence le marais disparaissent le goître et le crétinisme, qui se montrent de nouveau où finit le marais. Je suis persuadé que des recherches chimiques faites dans le sens indiqué par M. Chatain démontreraient la présence de l'iode dans les plantes, le lait, les viandes des animaux de ces localités. Ce que je puis affirmer, c'est que par des expériences nombreuses, je me suis assuré que l'iode se retrouvait dans des proportions fort sensibles, dans les eaux croupissantes du marais, dans le ruisseau de Coisin, et enfin dans les eaux du petit lac de Sainte-Hélène enclavé dans ces marécages. Si donc l'absence du goître et du crétinisme dans les communes qui touchent ce marais, tient uniquement à la présence de l'iode dans ces eaux, quel parti ne pourrait-on pas retirer des eaux iodées de Coise, dans le traitement de cette affection en les faisant arriver par de petits canaux très-faciles à établir et distribuer convenablement dans les eaux crues du pays qui servent aux usages domestiques? Un filet presque imperceptible d'eau iodée rendrait ces eaux malfaisantes plus riches en iode que les eaux les plus favorisées sous ce rapport.

Il me reste à dire deux mots de la puissance curative des eaux de Coise dans le traitement du goître endémique, dans quelles proportions on doit l'administrer pour empêcher son développement et pour éviter les récidives.

Les habitants des environs qui veulent se guérir du goître, ce qui n'arrive guère que lorsqu'il devient trop volumineux et par conséquent embarrassant, vont puiser une certaine quantité d'eau iodée qu'ils emportent à domicile et qu'ils boivent à grandes gorgées une fois ou deux par jour, pendant quinze ou vingt jours. Cette pratique est fort commune chez les personnes du sexe jusqu'à leur mariage; les jeunes gens s'en privent jusqu'à ce qu'ils aient satisfait aux réglements sur le recrutement. Cela me rappelle deux anecdotes singulières et qui peuvent trouver place ici. Un villageois de Rubeau, commune de Coise, que je connais personnellement, fut réformé pour un goître énorme qu'il portait depuis son enfance. L'année suivante, il s'éprit d'amour pour une jeune fille qui refusait obstinément de s'allier à un goîtreux. Deux mois de régime à l'eau de Coise, qu'il buvait avec la rage dont un amoureux seul est capable, suffirent pour faire disparaître toute trace de goître. Il conduisit donc sa belle à l'autel; mais dénoncé aux autorités et convaincu de parfaite guérison, il fut enrôlé l'année suivante et il fit six ans de service. Cet homme est aujourd'hui fermier de M. d'Aviernon et se nomme Jean Émery. Cette anecdote est d'ailleurs de notoriété publique dans la commune. Un père de famille qui habitait une maison de campagne où cette maladie est endémique, voyait avec peine le cou de ses enfants prendre des dimensions peu gracieuses. Pour lutter contre cette tendance, il envoyait puiser de l'eau à Coise par un demi-crétin et goîtreux, qu'une fondation obligeait à entretenir chez lui. Ce Ganimède d'une nouvelle espèce parcourait environ deux kilomètres avec sa charge, aussi ne se faisait-il pas faute de boire à même, soit à la gourde, soit à la fontaine. Ce crétin perdit son goître sous l'influence de cette boisson et finit par faire un domestique assez intelligent qui a servi plus de vingt ans dans cette même maison.

Rien n'est plus facile que de guérir et d'arrêter le développement du goître chez les familles où il règne, il suffit d'ajouter quelques verrées d'eau de Coise à l'eau qui sert aux usages domestiques. J'ai traité par ce moyen une foule de goîtres avec un succès qui ne s'est jamais démenti lorsqu'il n'est pas compliqué d'une autre altération, et je puis affirmer que jusqu'à l'âge de trente ans cette affection ne résiste pas à cette eau. Pour réussir, il faut en continuer l'usage pendant plusieurs mois, toujours même si le malade est soumis aux influences des pays infestés. Il est bien entendu, je le répète, que je ne parle que du goître endémique et non des différentes tumeurs et dégénérescences de la thyroïde, avec lesquelles il est facile de confondre le goître proprement dit. La résolution se fait quelquefois avec une rapidité incroyable et qu'il est facile d'apprécier en mesurant la tumeur tous les jours. J'ai vu dernièrement un goître volumineux chez une fille de 35 ans, disparaître en un mois; jour par jour, il était facile de voir la peau du cou se rider et se flétrir sous cette influence. Mais, cette personne ayant cessé brusquement ce régime, avait en deux mois perdu tout le bénéfice obtenu en un mois. Je suis persuadé que, si docile à mes avis, elle avait ajouté une verrée d'eau de Coise à sa boisson ordinaire et journalière, cette affection ne se serait pas renouvelée. J'ose même dire que sans l'apathie proverbiale des gens de la campagne, le goître et le crétinisme disparaîtraient de ces belles contrées. Déjà en popularisant l'usage de ces eaux, le nombre des goîtreux a sensiblement diminué dans les environs.

L'eau de Coise doit entrer dans des proportions très-minimes dans les eaux qui servent aux usages d'une nombreuse famille, une verrée ou deux par jour suffisent. Ce moyen a l'avantage d'être tout à fait innocent, ce qui ne se passe pas toujours ainsi en traitant le goître avec des sels iodiques à doses très-minimes; il arrive que l'on est obligé de suspendre le traitement en face des accidents d'intoxication qui se présentent. Cet accident est fréquent à Genève, comme on a pu le voir dans la note de M. Rilliet, insérée dans ma notice sur les eaux de Coise. Le traitement par les eaux de Coise est sans danger, car bien qu'elles puissent causer l'intoxication iodique, il faut en général plusieurs mois pour arriver à ce résultat et il suffit d'en discontinuer l'usage pour voir cesser tous les accidents. Il n'en est pas de même quand on agit avec les sels iodiques. Cette intoxication avec des doses minimes de cet agent est incontestable, elle a été observée très-souvent à Genève et par moi, elle surprendra grand nombre de praticiens habitués à administrer les sels iodiques à des doses énormes; il n'en est pas un d'entre nous qui n'ait eu l'occasion d'en faire autant impunément dans sa pratique. Cependant ce fait est certain, bien que M. le professeur Trousseau, lors de mon voyage à Paris, m'ait répondu par une négation absolue, lorsque je lui ai parlé de ce phénomène. Cette négation m'a paru peu philosophique, aussi je suis convaincu que l'illustre professeur reviendra de cette idée préconçue.

Lorsque je prenais des renseignements auprès des habitants du hameau de Longe-Mâle sur les propriétés qu'ils attribuent à l'eau de Coise; tous insistaient sur celle qu'elle avait de guérir la dyssenterie qu'ils désignent sous le nom de *flux de sang*, et la lienterie des enfants. Je n'ai pas même consigné ces données dans mon opuscule, pensant qu'il y avait au moins exagération. Depuis cette époque M. le docteur Carret, chirurgien distingué de l'Hôtel-Dieu de Chambéry, et M. Guilland, d'Aix, constatèrent que cette eau régularisait les selles, soit en faisant cesser la diarrhée lorsqu'elle existait, soit la constipation.

Dans le courant de l'été dernier, après les grandes chaleurs, une épidémie de dyssenterie très-grave a régné parmi les populations campagnardes. Appelé auprès de plusieurs malades, j'avoue qu'en face d'une affection aussi redoutable, je n'ai jamais osé avoir recours à ce moyen si simple et que j'ai constamment joint à l'usage de cette eau des remèdes plus actifs suivant les indications. J'ai cependant pu m'assurer qu'une foule de malades, qui n'ont réclamé les soins d'aucun médecin, comme cela arrive souvent au sein des populations pauvres, se sont guéris par l'usage exclusif de cette eau, qu'ils buvaient pure ou dont ils se servaient pour faire leur tisane.

Tous les praticiens savent combien la lienterie des enfants se présente sous des formes redoutables, combien surtout il est difficile de soumettre ces petits malades à un régime approprié à cette affection. Quoique tourmentés par une soif inextinguible, ils refusent de prendre toutes les boissons qui leur sont offertes, et pour les tromper, il n'est pas de médecin qui n'ait conseillé aux parents de se servir des ustensiles qui servent à contenir l'eau ordinaire. Je n'en ai jamais rencontré qui aient refusé l'eau de Coise, qui, je le déclare s'est montrée très-héroïque dans des cas même désespérés. Je prie mes confrères de faire des expériences dans ce sens.

Je termine ce Mémoire par l'histoire d'un malade, que je livre sans commentaires :

Jean-Pierre Gérard, de la commune des Marches, âgé de 26 ans, soldat dans le régiment de Savoie, fut atteint pendant l'été de 1849 de fièvres miasmatiques qui ont si cruellement sévi sur l'armée sarde, pendant sa première campagne en Lombardie. Évacué sur Turin, il fut admis à l'hôpital militaire où il passa deux mois pour se guérir. De retour sous ses drapeaux, il fit la courte campagne de Novarre et revint malade à Novarre; reçu de nouveau à l'hôpital, il y est resté jusqu'au mois de janvier 1850, soit pour combattre des accès qui se présentaient tous les quinze jours, soit pour être traité d'un engorgement splénique accompagné d'une ascite avec œdème des extrémités qui résistèrent à tous les moyens employés pour les dissiper. Il fut renvoyé chez lui au commencement de mars; à cette époque l'ascite avait fait des progrès très-sensibles. Ce malheureux se rendit à l'hôpital civil de Chambéry, où il fut soumis à une série de médicaments qui tous échouèrent. Il fut renvoyé de nouveau chez ses parents, soit qu'il fut regardé comme incurable, soit qu'on jugeât à propos de lui faire respirer l'air de la campagne.

Au commencement de mai 1851, ses parents le conduisirent à Montmeillan, pour me consulter. A cette époque il présentait les symptômes suivants : la face est bouffie, les lèvres sont violettes, le ventre est distendu par une masse de sérosité, les testicules, les cuisses et les jambes sont infiltrés, la respiration est courte et haletante au moindre mouvement. Cependant les bruits du cœur sont à leur état normal, la poitrine est sonore et ne présente de la matité qu'à sa base, matité que j'attribue au refoulement du diaphragme. Ce jeune homme doué d'une bonne constitution et d'un excellent appétit, ne me parut pas dans une position désespérée. Je commençai le traitement par les pilules de Dupuis, modifiées par quelques grains de calomel. Je lui prescrivis le jus d'herbes tous les matins, préparé avec le pissenlit et le cresson des fontaines. Cette médication laxative et diurétique modifiait sensiblement cette hydropisie; l'œdème de la face, des bourses et des jambes disparut rapidement, le moral du malade était excellent, il se croyait en pleine voie de guérison. Cependant l'ascite n'avait ni augmenté ni diminué. Pour la combattre, j'eus souvent recours aux drastiques, aux diurétiques, à la scille, à la digitale, aux sels de potasse et de soude, enfin aux frictions iodées sur les parois du ventre sans succès aucun. Dans le courant d'octobre, je lui conseillai de manger du raisin blanc, il vendangea ainsi une vigne; désespérant de ce malade je cessai de le voir. Enfin, au commencement de septembre 1852, une personne charitable vint me prier de me transporter de nouveau auprès de Gérard, qui étouffait; il était gros, disait-elle, comme un tonneau. Je me rendis auprès de lui et je lui fis la ponction abdominale qui produisit 18 litres de sérosité jaunâtre mêlée à quelques flocons albumineux. Un mois après cette opération il existait déjà 8 à 10 litres de sérosité et j'annonçai que l'on serait bientôt forcé d'avoir recours à une seconde ponction. Consulté par cette même honorable personne, sur les moyens à prendre pour soulager ce malade, je lui conseillai de faire puiser 100 bouteilles d'eau à Coise et de les mettre à sa disposition; ce qui fut fait le lendemain. Ce moyen a réussi au-delà de toute espérance; la résorption s'est faite de jour en jour et trois mois après, soit au commencement de janvier, il ne restait plus qu'une quantité de sérosité encore très-appréciable au ballottement, mais tellement minime que Gérard se regarde comme sauvé.

(*Publié par décision de la Société de médecine*).

Encore un mot sur le sirop iodo-tannique,

PAR A. GUILLIERMOND.

La formule de notre sirop iodo-tannique a été, de la part de M. Mouchon, l'objet d'une critique que nous ne croyons pas fondée. Ce savant pharmacien prétend que nous nous sommes trompés, M. le docteur Socquet et moi. Il affirme que pour faire disparaître l'iode dans son véhicule aqueux de ratanhia, il faut que la proportion de celui-ci soit au moins doublée. Il ajoute que notre procédé est trop compliqué et qu'il convient de l'abréger en introduisant tout simplement dans un sirop de ratanhia formulé par lui la quantité d'iode préalablement dissoute dans l'alcool. Si, au lieu de nous faire parvenir ses conseils par l'intermédiaire de la presse médicale, M. Mouchon nous eût fait l'honneur de se joindre à nous pour répéter nos expériences, il aurait vu que l'erreur n'était pas de notre côté, et que non-seulement la proportion indiquée était suffisante, mais qu'elle pourrait être encore moins forte. Nous nous serions aussi empressés de communiquer à notre confrère les observations suivantes, que sa formule nous a suggérées :

1° Le sirop qu'on obtient en s'y conformant est beaucoup trop chargé en ratanhia, et son action astringente empêche de l'employer dans tous les cas.

2° Son goût est alcoolique et désagréable, sa couleur presque noire ; si on le fait chauffer pour en séparer l'alcool, il s'y forme un dépôt très-abondant.

3° Pour dissoudre deux grammes d'iode, il faut au moins quarante grammes d'alcool. Cette quantité, ajoutée à un kilogramme de sirop, ne peut être indifférente lorsqu'il s'agit d'administrer la préparation aux enfants.

4° Cette addition directe d'iode ou de teinture d'iode dans un sirop de ratanhia, ne nous paraît pas devoir constituer un médicament préférable à la teinture d'iode elle-même, parce que nous doutons fort que l'iode puisse être combiné suffisamment, dans ce cas, avec le principe astringent, et que pour arriver à sa neutralisation, du moins apparente, il faudrait, en suivant le procédé de M. Mouchon, des quantités de ratanhia trop considérables.

En suivant exactement notre formule, on est sûr d'obtenir un sirop d'un très-beau rouge-groseille, et inaltérable. En s'en écartant, au contraire, on s'expose à faire des combinaisons qui se troublent et se conservent mal.

Notre formule offre aussi l'avantage de donner un sirop dans lequel l'iode est parfaitement combiné, manière d'être qui s'oppose à son action irritante sur les membranes de l'estomac, tandis que la préparation de M. Mouchon ne saurait présenter la même sécurité.

Un autre avantage de notre sirop, c'est qu'on y retrouve intégralement l'iode qu'on y a introduit ; car le dépôt abondant qui se forme dans les solutions n'en retient point, si on a eu soin de le laver suffisamment.

M. Mouchon préconise un sirop de noix de galle dont il a aussi donné la formule, sous le prétexte qu'il serait moins cher. Nous différons encore complètement d'avis sur ce point. M. le professeur Soubeiran donne la préférence, sans hésiter, au ratanhia pour l'usage interne. Nous n'avons rien à ajouter à l'appréciation de ce pharmacologiste distingué, qu'il vient de justifier de nouveau dans sa première leçon à la Faculté de médecine de Paris.

Rapport sur une demande d'association avec la société d'hydrologie médicale du midi,

fait à la Société de médecine, par M. RÉROLLE, *inspecteur adjoint des eaux de Bourbon-Lancy.*

Obéissant au courant irrésistible qui, dans la science comme dans l'industrie, porte tous les hommes vers l'association, quelques médecins de Toulouse et de Bordeaux, se sont réunis, et ont formé deux Sociétés consacrées spécialement à l'étude de l'hydrologie médicale; bientôt ces deux Sociétés sentirent la nécessité de se réunir, et aujourd'hui elles ne forment plus que deux sections d'une assemblée unique.

Cette association a envoyé à la Société de médecine une brochure faisant connaître la cause et le but de son origine et le programme de ses travaux. A ce travail est joint une lettre du président et du secrétaire de la section de Bordeaux, qui demandent un rapport motivé, plutôt sur le but de cette Société que sur le travail qu'elle envoie, rapport qui puisse lui venir en aide et favoriser son développement.

Pour remplir convenablement la tâche qui m'a été imposée, j'aurai donc à rendre compte sommairement de cette brochure, et ensuite, à proposer quelques résolutions qui puissent répondre directement à la demande qui est adressée à la Compagnie.

Cette brochure de la Société d'hydrologie du midi renferme 1° Une introduction par le secrétaire de la section de Bordeaux ; 2° le discours prononcé par le professeur Louis Boyer à l'ouverture du premier congrès, le 10 mai 1853 ; 3° Enfin, le résumé de cette séance, et une analyse des ouvrages adressés au congrès. Mais comme tous ces travaux sont congénères et à peu près identiques, tendant tous à démontrer et l'importance de l'hydrologie médicale, et la difficulté et le nombre des problèmes qu'elle présente à résoudre, et par conséquent l'absolue nécessité de l'association pour donner à cette branche importante de l'art de guérir le rang et la place qu'elle doit occuper, dans la thérapeutique, une analyse séparée et un peu complète de chaque partie de ce travail m'exposerait à des répétitions trop nombreuses; je m'occuperai surtout du discours du professeur Boyer qui, par son étendue, par l'élégance et la facilité du style, et par le talent avec lequel sont groupées et mises en relief les preuves en faveur de l'association hydrologique, est sans contredit le fait capital et le plus important de cet ouvrage.

L'hydrologie médicale n'a pas besoin d'être définie, on sait qu'elle comprend dans son étude tous les problèmes que l'action de l'eau, employée soit extérieurement soit intérieurement, peut déterminer dans l'état de santé et dans l'état de maladie, en tenant compte de toutes les modifications dépendantes de sa température, de son administration (bains et douches) et de sa composition; et comme si cette question ainsi envisagée n'était point encore assez vaste, on rattache encore à l'hydrologie la connaissance de toutes les circonstances hygiéniques et climatériques qui entourent les malades dans les établissements hydrologiques. L'hydrologie médicale a donc une portée bien plus grande qu'on ne pourrait le croire après un examen superficiel; elle présente les problèmes les plus variés et les plus difficiles, et il ne faut point s'étonner de voir les partisans et les détracteurs de cette science d'accord seulement sur ce point d'hydrologie, que tout ou presque tout est encore à faire dans cette partie de l'art de guérir. Quand une opinion est ainsi généralement admise, on peut glisser rapidement sur les preuves et les citations destinées à la prouver.

Si l'on arrive à une conclusion si triste, après tant de travaux pour lesquels les hommes remarquables n'ont pas manqué, il faut bien reconnaître que c'est aux difficultés de la question, à la multiplicité et à la diversité des problèmes qu'elle embrasse, que sont dus ces insuccès.

« J'ai vu de près ces difficultés (dit le professeur Boyer dans le dis- « cours); depuis 20 ans je rassemble des matériaux pour un ouvrage « de ce genre; j'ai lu un grand nombre de livres français et étrangers « sur l'hydrologie; j'ai visité et visite encore les principales sources « de l'Allemagne, de la Belgique et de la France; j'ai vécu longtemps « dans quelques-unes avec les malades qui les fréquentaient, cachant « souvent mon titre pour observer de plus près; j'ai eu de longs entre- « tiens avec les notabilités hydrologiques, et j'ai compris pourquoi « la plupart d'entr'elles ne pouvaient se décider à entreprendre seules « une pareille œuvre. »

Si l'histoire de l'hydrologie générale est hérissée de tant de difficultés, il ne faut pas croire que les traités particuliers soient d'une exécution bien facile. L'histoire médicale d'une eau simplement sulfureuse, par exemple, exige la réunion complète de toutes les connaissances dont nous avons parlé en définissant l'hydrologie. Aussi, il faut bien le reconnaître, jusqu'à ce jour presque tous les traités d'hydrologie médicale sont en partie le fruit de l'association. Les médecins sont obligés de reproduire les analyses plus ou moins antérieurement faites, ou de créer des associations passagères et très-difficiles à former; l'analyse de l'eau minérale la moins compliquée exigeant des connaissances chimiques profondes et une habitude de manipulations que peu de médecins peuvent réunir.

Ces associations si difficiles à créer existent tout naturellement dans les réunions hydrologiques. Chaque médecin inspecteur saura profiter des nouveaux éléments qu'il trouvera dans ces réunions, pour refaire l'histoire des eaux confiées à sa surveillance; on ne verra plus reparaître éternellement ces analyses presque aussi anciennes que les eaux pour lesquelles elles ont été faites, et les traités d'hydrologie, tout naturellement dédiés à l'association d'hydrologie, reprendront la forme et le caractère scientifiques dont ils n'auraient jamais dû se dépouiller. Cette heureuse transformation sera un des grands bienfaits des associations hydrologiques.

Si l'association est absolument nécessaire pour compléter l'histoire physico-chimique de l'hydrologie, elle n'est pas moins indispensable pour compléter l'observation clinique; aussi, je ne saurais trop donner mon assentiment à ces paroles du docteur Cuigneau (un des secrétaires de la Société) :

« Ce que nous demandons, ce que nous voulons, ce que demandent « MM. Pouget et Boyer, c'est l'association, non pas seulement des « médecins hydrologistes entre eux, c'est leur union avec leurs con- « frères éloignés, c'est une commune solidarité d'observations et « d'études. Si les médecins hydrologistes se communiquaient leurs « observations suivies faites sur les individus, avant, pendant et après « l'administration des eaux, est-ce que la science et la médication n'y « gagneraient pas en appréciations sûres et en judicieuses déductions ? »

Combien de fois pour ma part j'ai eu à gémir de cette fausse position médicale dans laquelle il ne m'était possible, ni de connaître la nature des premiers symptômes, ni de pouvoir juger des effets secondaires de la médication thermale; et lorsque j'avais à remplir les deux colonnes, destinées à ces indications, qui se trouvent dans les tableaux que nous demande l'Académie de médecine, je me trouvais placé entre une impossibilité ou une assertion fausse. Connaissant avec exactitude la médication suivie, le médecin ordinaire pourra juger si le traitement a été dirigé avec la sagesse et la prudence exigées par la constitution de son malade ou par la nature de la maladie. Il pourra ainsi faire la part de la médication et du médicament, et réclamer avec connaissance de causes un système différent dans l'administration des eaux.

La bonne observation clinique est impossible dans de telles conditions. Aussi, Messieurs, ces associations hydrologiques ne produiraient-elles que la cessation de cette situation anormale et du médecin ordinaire et du médecin hydrologue, que ce résultat serait immense pour le malade, immense pour la thérapeutique.

La crainte d'être trop long m'aura peut-être jeté dans un excès contraire; vous me reprocherez de ne pas avoir rappelé quelques-uns de ces passages où vous auriez pu admirer avec quel art et quel élégance de style le professeur Boyer sait démontrer la nécessité et les avantages de l'association, mais il me semble que c'était moins un rapport sur la manière dont la question était traitée que sur la question elle-même que la Société du midi appelait votre attention; la brochure était la forme, le fonds de la question est la lettre qui vous demande une adhésion sincère et active à la formation et au succès de cette nouvelle Société.

La tâche qu'elle a entreprise est hérissée de difficultés et d'obstacles de toute nature; vous élèverez vos encouragements à la hauteur de ces difficultés; vous créerez, ainsi qu'elle vous le demande par la lettre de son président et de son secrétaire, *une Commission spéciale permanente devant s'occuper de tout ce qui se rattache aux études hydrologiques.* Vous imiterez en cela l'Académie impériale de médecine de Paris; une ou deux séances consacrées chaque année à cette partie importante de l'art de guérir, n'apporteront aucun dérangement à vos travaux habituels, et, par votre adhésion officielle, vous soutiendrez et encouragerez les efforts de ces hommes zélés. Et si toutes les espérances des Sociétés hydrologiques ne sont point réalisées, on ne pourra vous reprocher votre indifférence. En ouvrant d'une manière officielle les portes de la Société aux travaux publics sur les eaux, dans la mesure de votre pouvoir vous aurez fait rentrer les traités particuliers d'hydrologie dans la voie de la science et de l'observation médicale pure et sévère dont ils n'auraient jamais dû s'éloigner.

J'ai donc l'honneur de proposer à la Société :

1° De remercier la Société d'hydrologie du midi de la communication de ses travaux;

2° De créer dans votre sein une Commission d'hydrologie médicale de trois membres chargés de vous présenter chaque année un rapport sur les travaux d'hydrologie qui vous auront été présentés.

3° Ce comité sera renouvelé tous les deux ans; les mêmes membres pourront être réélus.

Après avoir adopté les conclusions de ce rapport, la Société de médecine a institué une *Commission d'hydrologie* composée avec le président et le secrétaire-général de MM. Glénard, professeur de pharmacie et de toxicologie à l'Ecole préparatoire de médecine, Gromier, médecin de l'Hôtel-Dieu et Rérolle, inspecteur adjoint des eaux de Bourbon-Lancy.

SOCIÉTÉ DE MÉDECINE.

Présidence de M. Bonnet.

Extrait des procès-verbaux des séances des 17, 24 juillet, 7, 21 28 août, 16 octobre et 20 novembre.

La Société a reçu :

De MM. Rilliet et Barthez, le troisième volume de la deuxième édition du *Traité des maladies des Enfants*.

Le compte-rendu des travaux de la Société de médecine de Toulouse pour 1853-1854.

La *Revue Médicale de Paris*.

La *Gazette Médicale de Lyon*.

La *Revue du Lyonnais*.

Un mémoire intitulé : *Quelques mots en réponse au livre de M. de Polinière*, par M. Delphin, ancien président de la Commission administrative des hôpitaux de Lyon.

Compte-rendu de la séance annuelle de l'Association des médecins du Rhône.

Le premier semestre du deuxième volume des *Annales de la Société de médecine de Lyon*.

Une lettre du secrétaire du congrès scientifique de Dijon, qui demande un acte d'adhésion et d'association dont le prix est de 10 fr. pour les frais d'organisation et de publicité.

Un mémoire de M. Lavagnant *sur le cancer et le rhumatisme* avec la demande du titre de membre correspondant. — Rapporteur M. Pétrequin.

Un mémoire de M. Amable Cade, *sur la cataracte*, avec une demande du même titre. — Rapporteur M. Devay.

Une brochure de M. Liégey de Rambervilliers, *sur la fièvre pernicieuse commençante*.

Le *Journal de la Société de médecine de la Loire Inférieure*, n° 152.

M. Lecoq présente à la Société le *Traité de la vieillesse étudiée comme maladie et des moyens de la combattre*, par M. le docteur Turck; un *Mémoire sur la production chevaline en France et de l'intervention de l'État*, par M. Tisseraud, professeur à l'école vétérinaire de Lyon ; un *Rapport sur le concours agricole fait à la Société d'agriculture de Lyon*, par le même.

Une lettre de M. Hubert Valleroux qui demande qu'on veuille bien lui accorder le titre de membre correspondant ; il envoie à l'appui un certain nombre d'ouvrages sur les maladies de l'oreille. — Rapporteur M. Barrier.

De M. le docteur Liegey de Rambervilliers, membre correspondant, deux mémoires, l'un intitulé : *Mémoire sur la constitution médicale d'une contrée des départements de la Meurthe et des Vosges et sur les névroses fébriles*; l'autre : *Quelques cas de fièvres cholériques, ou du choléra modifié et d'essence périodique*.

M. Barrier présente le mémoire de M. Valette sur la *Cure radicale des hernies inguinales*. M. Valette demande un rapport et annonce qu'il se mettra en règle prochainement pour demander le titre de membre titulaire. — Rapporteur M. Barrier.

Une brochure de M. Abeille *sur l'emploi du sulfate de strychnine dans la période algide du choléra*.

L'Éloge de Ch. Pravaz, par M. Rougier.

Le rapport sur les mémoires envoyés au concours ouvert par la Société de Médecine de Nîmes.

Une lettre de M. le Conseiller d'Etat administrateur du département du Rhône pour soumettre à la Société la formule d'un remède secret contre le choléra;

Une lettre de M. Chargé de Marseille sur le traitement homœopathique du choléra;

Une lettre de M. le docteur Leriche sur la moralité médicale des homœopathes.

La Société est d'avis de ne pas donner suite à ces deux derniers envois.

Une lettre de M. le docteur Martin de Roquebunne ou *Quelques mots à M. Chargé*, sur les prétendus succès de l'homœopathie dans le traitement du choléra. M, le secrétaire-général fait ressortir le mérite du travail de M. Martin qui repose sur l'interprétation sérieuse des faits cliniques. — Rapporteur M. le docteur Roy ;

Une lettre de M. le docteur Scheving qui remercie la Société de sa nomination de membre correspondant ;

Une observation de M. Ripault de Dijon, relative, à une balle de fusil qui a séjourné pendant plus de cinquante ans dans la région fessière droite ;

Une brochure du même auteur sur l'*Extension du frein de la langue pour faire disparaître sa brièveté congéniale ;*

Une *Notice archéologique du même auteur sur les restes des ducs de Bourgogne de la deuxième race ;*

Etude botanique et médicale du genre viola, par M. Lagrave, pharmacien de Toulouse ;

Traitement rationnel des maladies chroniques, par M. le docteur Chardon.

Une lettre de M. le Conseiller d'État qui demande avis à la Société sur un *Projet d'association des pharmaciens pour la fabrication uniforme et le tarif des produits pharmaceutiques*.

M. le Président, après avoir expliqué le retard de cette lettre, qui est du 11 octobre dernier, désigne pour examiner le projet en question une commission composée de MM. de Polinière, Rougier et Mouchon.

Compte-rendu de l'Administration des hospices civils de Lyon pour l'exercice de 1853.

De l'influence du traitement par les bains térébenthinés sur le rhumatisme et le catarrhe, par M. le docteur Chevandier, de Die. — Rapporteur, M. Gillebert d'Hercourt.

De l'intoxication tellurrique, par M. Lacroix. —Rapporteur, M. Roy.

Une lettre de M. Frédéric Cruchet *Sur les prétendus miracles de l'homœopathie dans la dernière épidémie de choléra de Marseille*.

Histoire et thérapeutique de la syphilis des nouveaux-nés, par M. Puteguat, de Luneville.

Des aliénés dans les prisons et devant la justice, par M. Vingtrinier. — Rapporteur, M. Lacour;

Nouvelles considérations sur le perchlorure de fer, par M. Burin du Buisson ;

Collection de la Gazette hebdomadaire, depuis son origine jusqu'à ce jour, don fait par M. Masson, éditeur et Dechambre, rédacteur en chef.

Nouvelle méthode de compression par les appareils élastiques, avec quelques-uns de ces appareils à l'appui du mémoire, par M. Bourgeaud, médecin français, résidant à Londres. Rapporteur, M. Diday.

M. le Président présente à la Société, la 2e édition de la *Physiologie élémentaire de l'homme*, par M, Brachet, ouvrage en deux volumes, dont il fait ressortir le mérite au double point de vue de la science et de la typographie. Il adresse ensuite à l'auteur les félicitations et les remercîments de la Compagnie.

Comité de publication. — M. Lacour a la parole pour une demande du comité de publication. La Société, dit-il, a l'habitude de faire l'éloge de ses membres décédés. Mais il arrive souvent que nos confrères appartiennent en même temps à d'autres compagnies savantes, et que ces éloges sont prononcés ailleurs que dans le sein de la Société de médecine. Sous peine de paraître indifférente à la gloire de ses membres les plus distingués, la Compagnie ne devrait-elle pas entendre à son tour la lecture de ces éloges ou au moins en autoriser l'insertion dans ses *Annales*, afin que cette place officielle donnée au panégyrique de ceux que la mort lui enlève, témoignât aux yeux de tous sa reconnaissance et son admiration. C'est à ce titre que l'éloge de Pravaz prononcé à l'Académie par M. Rougier, devrait recevoir cette destination, et que M. Lacour, au nom du comité de publication, en fait la demande formelle.

M. Rougier répond qu'il est très-honoré de cette réclamation et qu'il s'empressera d'y répondre si les usages de l'Académie ne s'y opposent pas et si la Société approuve la proposition de son comité.

La Société adopte à l'unanimité cette proposition.

Concours et Prix, — M. le président fait part du succès que vient de remporter l'un de ses membres, M. Desgranges, qui a obtenu le prix au concours que la Société de chirurgie de Paris avait institué sur la question de l'*emploi du perchlorure de fer dans le traitement des varices et des hémorrhoïdes*. M. Valette a été récompensé dans le même concours d'une mention honorable. M. le président est heureux, pour la médecine lyonnaise, de la voir ainsi descendre dans la lice et soutenir partout l'éclat de son antique célébrité.

M. Desgranges remercie de l'honneur qui vient de lui être fait et dit qu'il demandera prochainement à la Société la faveur de lui lire le mémoire couronné.

DE LA RUPTURE DE L'ANKYLOSE DE LA HANCHE.

Dans ce mémoire, M. Bonnet, après avoir établi que l'ankylose de la cuisse est toujours accompagnée de la flexion du membre, combinée tantôt avec l'abduction et la rotation en dedans, et par suite avec raccourcissement, tantôt avec l'abduction et la rotation en dehors, et par suite avec alongement, montre que la difficulté du traitement mécanique de cette difformité, même en employant la méthode de Dieffenbach, qui consiste à rompre l'ankylose en exagérant d'abord le mouvement de flexion, et celle de M. Palasciano, qui rend cette rupture plus aisée par la section sous-cutanée des muscles retractés, vient, ou de l'ancienneté des lésions anatomiques qui opposent une trop grande résistance, ou des chances de fracture du col du fémur pendant les efforts de l'opération. Ces considérations qui expliquent le peu de succès des tentatives qui ont été faites ont obligé M. Bonnet à modifier son procédé ordinaire. Cette modification consiste : 1° dans l'emploi d'une espèce de double étau propre à assujettir solidement le bassin sur les côtés et en avant pendant les manœuvres ; 2° dans un mouvement de va et vient que l'opérateur imprime à la cuisse suivant la direction de son axe, et qui a pour but de détruire peu à peu toutes les adhérences fibreuses avant d'en venir aux mouvements de flexion, de rotation et de circumduction par lesquels il termine l'opération et rend au membre sa mobilité. Cela fait pendant le sommeil anesthésique du malade, le membre opéré est fixé dans l'extension à l'aide d'un bandage amidonné doublé d'atelles en fil de fer, d'où on ne le retire qu'après une quinzaine de jours pour le soumettre à des mouvements artificiels gradués, dans l'intervalle desquels un grand appareil en gouttière embrassant le corps entier du malade prévient toute mauvaise position et tout retour de la difformité. Ce n'est que quatre ou cinq semaines après l'opération que la marche à l'aide de béquilles ou de tuteurs particuliers devient possible et que la guérison progressive peut atteindre son terme.

Ce mémoire se termine par la comparaison de la doctrine classique avec celle de l'auteur touchant les causes, le diagnostic et le traitement de l'ankylose de la hanche.

Suivant les traditions de la science, il y a deux sortes de coxalgie; l'une avec alongement du membre, l'autre avec raccourcissement ; l'allongement dépendant de l'expulsion de la tête du fémur hors de sa cavité, le raccourcissement de la luxation de cette tête sur la fosse iliaque externe. Le moyen de reconnaître cet alongement ou ce raccourcissement est de mettre le tronc dans une bonne ligne verticale avec le bassin et de placer les deux membres dans un état de parallélisme parfait pour juger de leur différence. Quant au traitement mécanique, les plus avisés ont conseillé, pour rétablir l'égalité de longueur, de tirer sur le membre malade, quand il était raccourci ; sur le membre sain, si son congénère était plus long. Cette apparence de logique dans l'interprétation des faits est malheureusement démentie, dit M. Bonnet, par les résultats pratiques et la doctrine ancienne est forcée d'avouer son impuissance.

L'auteur de la théorie nouvelle prétend au contraire que la difformité de l'ankylose ne vient pas des rapports défectueux du bassin avec le rachis, mais des rapports anormaux du fémur avec le bassin ; c'est la flexion de la cuisse sur le bassin, combinée avec l'adduction et la rotation du membre en dedans qui fait paraître la jambe plus courte, et c'est cette même flexion combinée avec l'abduction et la rotation en dehors qui la fait paraître plus longue. De sorte qu'après avoir établi la rectitude du rachis sur le bassin, il faut examiner et mesurer les angles que forme le fémur avec le bassin, pour se faire une idée juste du degré de flexion combinée avec l'adduction ou l'abduction du membre et par suite du raccourcissement ou de l'allongement qui en est résulté ; de sorte encore que pour obvier à ce raccourcissement ou à cet allongement, il faut dans les deux cas faire cesser la flexion du membre, mais il faut de plus faire disparaître dans le premier cas l'adduction et dans le second l'abduction, éléments générateurs de la difformité à vaincre.

La similitude des deux systèmes est parfaite au point de vue logique, c'est-à-dire quant à la coordination de l'idée théorique, avec les moyens d'investigation et les procédés de traitement; mais l'avantage, comme le démontre M. Bonnet, par des faits tirés de sa pratique, reste à la méthode nouvelle; le succès mécanique y est en effet assuré, dit l'auteur, et il n'y a d'autres contr'indications que les cachexies, les caries, les abcès, les fistules anciennes ou la fusion complète du fémur avec l'iléum.

A l'appui de ces conclusions M. Bonnet relate plusieurs observations importantes dont voici l'analyse :

Obs. I. — *Ankylose complète de la hanche avec luxation spontanée et ulcération des surfaces osseuses ; raccourcissement de dix-neuf centimètres ; rupture de l'ankylose ; redressement complet avec retour partiel de la mobilité et rétablissement de la marche.*

Sous l'influence du séjour dans une habitation humide, Marie Perron avait contracté, vers l'âge de 6 ans, une coxalgie chronique avec flexion, douleurs vives, difficulté de la marche, etc. Six mois environ après le début de sa maladie, elle était venue à Lyon, se confier à aux soins de M. Bonnet. La marche n'était alors possible qu'avec des béquilles; la cuisse raccourcie était dans la flexion et l'adduction; la hanche était très-douloureuse. Pendant l'éthérisation notre collègue imprima à la cuisse des mouvements en divers sens; et sans violents efforts, il réussit à lui rendre sa rectitude et sa longueur normales; la malade fut placée immobile pendant trois semaines, dans une grande gouttière. Au bout de ce temps, on imprima à la cuisse, deux ou trois fois par jour et pendant une durée croissante, des mouvements artificiels au moyen d'une corde réfléchie par une poulie. Pendant le second et le troisième mois elle suivit un traitement général par l'huile de foie de morue et les frictions une fois par jour avec le drap mouillé, immédiatement après une transpiration de deux heures dans la couverture de laine. Le traitement local consista dans la précaution de coucher toujours dans la grande gouttière, dans l'exercice des mouvements artificiels et des essais de marche avec des auxiliaires graduellement décroissants. A la fin du troisième mois, l'enfant quitta Lyon bien portante, marchant sans canne et sans claudication.

Cependant on eut soin de recommander aux parents d'éviter le retour dans une maison humide, de faire coucher l'enfant dans sa gouttière pendant plusieurs mois encore, et de continuer les mouvements artificiels. La sécurité dans laquelle les laissa l'état de leur enfant les empêcha de tenir compte de ces recommandations; rentrés chez eux, ils ne continuèrent aucun traitement.

Un an et demi environ après la guérison obtenue, dans le printemps de 1853, il se développa dans la hanche une inflammation aiguë d'une telle intensité, que pendant deux mois la pauvre enfant ne put souffrir le plus léger mouvement ni goûter un instant de repos. Quand les douleurs se calmèrent la cuisse était pliée à angle droit sur le bassin et ankylosée dans cette position. Après plusieurs essais infructueux, les parents ramenèrent leur enfant; alors absent, M. Bonnet ne rentra qu'un mois et demi après l'arrivée de la malade à Lyon. Il reconnut une ankylose complète; aucun mouvement n'était possible, dès que le bassin était solidement fixé. Lorsque le tronc était étendu, que les deux épines iliaques étaient au même niveau, et que la colonne vertébrale reposait complètement sur un lit, le talon du côté malade touchait la partie supérieure du mollet du côté sain, on constatait un raccourcissement de dix-neuf centimètres. Ce raccourcissement mesuré entre les genoux, lorsque les deux cuisses étaient également fléchies, étaient de six à sept centimètres.

En présence de ces lésions, entées sur une maladie qu'à la rigueur on pouvait faire remonter à plus de deux années, M. Bonnet refusa longtemps de faire aucune tentative; il se décida cependant, et le 8 novembre 1853 il opéra. Le bassin étant solidement fixé, les mouvements de va et vient exécutés dans la direction vicieuse où se trouvait le fémur furent suivis, après sept ou huit secousses, d'un léger frottement; la sensation de deux corps durs et rugueux frottant l'un contre l'autre ne tarda pas à être très-évidente, et après cinq minutes d'efforts, le fémur jouait sur l'acétabulum dans l'étendue de 1 à 2 centimètres. L'ankylose ainsi rompue, l'habile chirurgien ne craignit plus de fléchir la cuisse sur le bassin et de faire des efforts pour l'entraîner dans l'abduction. Ces tentatives produisirent graduellement le résultat désiré, et après douze à quinze minutes d'efforts en divers sens, le membre inférieur put être redressé, et les deux pieds ramenés au même niveau pendant que des tractions énergiques étaient faites avec les mains; quand ces tractions étaient suspendues, le raccourcissement, la colonne vertébrale reposant bien sur le lit, n'était pas plus d'un à deux centimètres. Les craquements et la persistance d'une partie du raccourcissement faisaient passer à l'état de certitude la présomption qu'on avait eue d'une ulcération des surfaces articulaires. L'enfant fut placée dans le bandage amidonné et on la fit lever avec des béquilles, le quinzième jour.

Le 29 novembre, vingt-un jours après l'opération le bandage amidonné étant dérangé depuis plusieurs jours, et la cuisse étant un peu revenue à sa direction vicieuse, on fit une nouvelle séance de tractions et de mouvements, suivie de l'application du bandage; on s'efforça, comme la première fois, de porter la cuisse dans l'abduction.

Le 20 décembre, un peu plus de cinq semaines après la rupture de l'ankylose, le bandage amidonné fut remplacé durant la nuit par la double gouttière et durant le jour par le double tuteur et l'on commença, peu de jours après, l'usage des mouvements artificiels. Chaque jour la sensibilité de la hanche diminua, quoique la mobilité restât toujours extrêmement douteuse. A partir du commencement de janvier l'enfant quitta peu à peu les béquilles, et vers le 10 elle put se promener dans la maison, tout en boitant, au moyen de son tuteur. Le 31 janvier, lorsqu'elle partit, le raccourcissement, quand elle était debout, était à peine de deux centimètres; et quoique le mouvement ne fût rétabli que dans l'étendue de quelques degrés, l'enfant pouvait ramasser des objets à terre et se promener avec une claudication assez légère, soit dans la maison, soit au dehors, et cela pendant plus d'un quart d'heure de suite.

L'amélioration obtenue ne s'est point démentie.

Obs. II. — *Ankylose de la cuisse avec flexion presque à angle droit et raccourcissement de dix-huit centimètres; rupture de l'ankylose; redressement; rétablissement imparfait de la marche.*

Au commencement de 1853, A. Z., âgée de sept ans, d'une grêle constitution, éprouva les symptômes d'une coxalgie qui prenant chaque jour plus d'intensité, produisit des douleurs très-vives, et rendit la marche impossible. Au deuxième mois de la maladie, M. Bonnet redressa le membre qui était fléchi, et l'assujettit dans un bandage amidonné et cartonné; les douleurs disparurent immédiatement, et trois semaines après, grâce au traitement général et aux mouvements artificiels, la petite fille put se remettre à marcher quoique avec peine et avec un peu de claudication. Au mois de juin, les parents conduisirent leur enfant à Aix, pour compléter la cure qui semblait très-avancée; mais au retour des eaux, il survint une inflammation aiguë extrêmement douloureuse, dans laquelle la cuisse se fléchit de nouveau. Cette inflammation éteinte, la marche était complétement impossible. Pendant quatre mois, l'enfant ne fut soumise à aucun traitement, ou du moins n'en subit qu'un insignifiant par des tractions graduées dans un établissement d'orthopédie, où elle passa un mois et demi. A la fin de décembre, elle fut confiée de nouveau à notre collègue. La cuisse, fléchie presque à angle droit, était inclinée et tournée en dedans et le raccourcissement était de dix-huit centimètres; le talon du côté malade atteignait seulement le sommet du mollet du côté sain, lorsque le tronc parfaitement droit reposait sur le lit dans toute sa longueur et que le membre sain était allongé. L'enfant était maigre, étiolée, sujette à de fréquents accès de fièvre, et on a su, depuis, qu'elle avait de funestes habitudes que les remontrances les plus sévères et les moyens physiques n'ont pu faire cesser. C'est à cette fâcheuse influence qu'il est permis d'attribuer l'altération de la santé à laquelle les moyens internes n'ont pu mettre un terme.

Le 30 novembre 1853 l'opération fut pratiquée. Avant d'agir, on s'assura de nouveau que l'ankylose était complète; quatre à cinq minutes suffirent pour rompre les principales adhérences par le mouvement de va et vient. Des craquements rudes, indices de l'absorption des cartilages, et peut être d'une ulcération des surfaces osseuses se firent entendre. Après une manœuvre d'un quart d'heure à peu près, le membre put être ramené et maintenu dans une parfaite rectitude et avec un raccourcissement d'un à deux centimètres à peine.

Les suites de l'opération furent simples, mais la santé générale laissa toujours à désirer. L'enfant était souvent en proie à une fièvre brûlante; elle était sans appétit; et un mois et demi après l'opération il survint dans la fesse un grand abcès froid. Cependant la marche avec des béquilles fut possible dans le cours du second mois de traitement; et lorsque, dans le cours du troisième mois, l'enfant quitta Lyon, la rectitude du membre était parfaitement conservée, et quelques pas étaient possibles avec le tuteur double. Depuis cette époque, c'est-à-dire pendant huit mois à peu près, la rectitude s'est maintenue; quelques pas sans aucun moyen contentif ont été possibles; mais la santé est restée languissante, l'abcès stationnaire, et si le but a été atteint sous le rapport physique, il n'y a pas eu, comme dans le cas précédent, une guérison véritable.

Obs. III. — *Ankylose de la hanche avec allongement du membre malade; rupture de l'ankylose.*

Marie Gerlat, agée de neuf ans et demi, souffrait dans la hanche, depuis plusieurs mois; l'opération fut pratiquée le 6 avril, et l'enfant est sortie de chez M. Conche, le 2 mai. Elle a été vue de temps à autre pendant les mois de mai, juin, juillet, août.

Revue le 9 novembre 1854, les deux jambes sont parfaitement égales à un demi centimètre près; le bassin est parfaitement bien, la cuisse très-bien étendue, la marche possible sans béquille au moins pendant un kilomètre, avec très-peu de claudication; la cuisse est amaigrie de cinq centimètres au niveau du pli de l'aine.

Obs. IV. — *Ankylose solide des deux hanches et des deux genoux; rhumatisme goutteux avec ulcération des cartilages et gonflement des deux épaules, des deux coudes, des deux poignets, de la plupart des articulations des doigts et d'une partie des vertèbres du cou; rupture dans une première opération des ankyloses de la hanche et du genou du membre droit fléchi et incliné en dedans; rupture, dans une seconde opération, des ankyloses de la hanche et du genou du membre gauche, qui était incliné en dehors; redressement complet.*

Il s'agit d'une personne de vingt-huit ans atteinte d'un rhumatisme aussi généralisé que possible, qui date depuis plus de dix ans, et qui a déterminé des lésions dans les deux épaules, les deux coudes, les deux poignets et toutes les articulations des doigts et des pieds. Mais c'est surtout sur les hanches et les genoux qu'il a produit les altérations les plus graves. Les deux genoux, pleins de corps étrangers, se sont soudés presque à angle droit, tout en conservant quelques légers mouvements au voisinage de cet angle; et les deux cuisses, dirigées à gauche et presque horizontalement en travers du bassin, se sont soudées dans cette direction. Des douleurs constantes, des frissons, une disposition fébrile et des digestions pénibles se joignent à toutes ces lésions articulaires. La malade a conservé, du reste, de l'embonpoint et une apparence extérieure de santé.

L'histoire de toutes les phases par lesquelles a passé cette maladie nous entraînerait trop loin; il nous suffira de dire qu'après un séjour dans une maison neuve et une année de douleurs vagues, Mlle G... fut prise, à l'âge de dix-neuf ans, en 1845, d'un rhumatisme articulaire aigu fixé spécialement sur la hanche droite. Après une amélioration momentanée, les accidents reparurent sous forme de rhumatisme chronique généralisé dans toutes les articulations. De 1846 à 1854, c'est-à-dire, pendant huit ans, la malade passa la plus grande partie de son temps au lit, ne put marcher sans béquilles; des lésions persistantes et devenues chaque jour plus graves se sont étendues à toutes les jointures des membres et même à celles de la colonne vertébrale dans la région du cou, qui est le siége de craquement. La malade a été soumise, pendant longtemps, à tous les traitements usités dans le rhumatisme chronique: préparations mercurielles portées jusqu'à la salivation, iodure de potassium, huile de foie de morue, purgatifs, bains de mer artificiels, bains de marc de raisin, bains de vapeurs, vésicatoires multipliés, frictions de toute nature, etc. Elle est allée successivement aux eaux d'Enghien, de Baréges, de Bourbon-l'Archambault (deux fois), d'Aix-en-Savoie (deux fois), et d'Allevard. Elle a reçu pendant un temps plus ou moins long les soins de MM. Chomel, Gendrin, Ricord, Maisonneuve, Bouvier, Amussat, Rayer et Pétroz. Elle a été vue en consultation par MM. Marjollin, Roux, Andral, Récamier, Cruvelhier, Cloquet, etc. Cette simple énumération suffit assez pour dire que sa famille n'a négligé aucune des ressources que peut offrir la science actuelle.

M. Bonnet consulté le dernier, soumit la malade le 8 septembre jusqu'au 15 octobre 1854, aux transpirations dans la couverture de laine suivies de frictions avec le drap mouillé, et aux mouvements artificiels du genou, de la hanche et de l'épaule, à l'aide des appareils qui servent à cet effet. Ces manœuvres n'étaient qu'une préparation à un traitement plus efficace.

Après avoir réfléchi longtemps à l'ordre dans lequel il fallait faire ces ruptures, M. Bonnet s'arrêta à l'idée d'agir avant tout sur le genou et la hanche du côté droit, c'est-à-dire sur le membre qui était incliné en dedans et qui reposait sur l'autre. Cette marche était impérieusement commandée, car le membre droit pouvait être redressé isolément, tandis que le gauche ne pouvait être ramené à sa place normale, tant que cette place serait prise par son congénère.

Incertain, du reste, sur le résultat qu'il obtiendrait, notre collègue voyait l'avantage, s'il ne pouvait réussir à détacher le fémur de l'os des îles, de renoncer dès le principe à un traitement désormais inutile.

Le 16 octobre l'opération fut pratiquée. La malade étant éthérisée, le bassin solidement fixé dans l'étau et les jambes pendantes sur le bord du lit, il fut constaté de nouveau que des mouvements de flexion s'exécutaient dans l'étendue de 8 à 10 degrés, au voisinage de l'angle droit que la cuisse formait avec le bassin; au delà de ce point, toute trace de mobilité avait disparu; il en était de même pour toute espèce de mouvement dans le sens de la rotation et de l'abduction. Saisissant avec force la partie inférieure de la cuisse au moyen du genou qui ankylosé à angle droit fournissait en arrière du mollet un point d'appui solide, l'opérateur imprima à la cuisse un mouvement de va et vient dans la direction de l'axe du fémur. Lorsque M. Bonnet fut fatigué, il se fit remplacer par un aide; au premier en succéda un second, puis un troisième; et lorsque, après un quart d'heure d'efforts successifs, il prit la manœuvre, le mouvement de va et vient s'exécutait librement d'avant en arrière, dans l'étendue de deux centimètres environ; des craquements perceptibles au toucher et à l'oreille nue se faisaient entendre à chaque frottement du fémur sur le bassin. On passa alors aux mouvements de flexion et d'extension, qui commençaient à être très-libres. Ces mouvements imprimés de nouveau par chacun des aides qui avaient besoin de se succéder, on put essayer de porter la cuisse en dehors, en même temps qu'on exerçait des tractions sur elle; peu à peu on vit paraître la peau de la face interne des cuisses et celle du côté droit de la vulve, qui, en contact depuis huit ans, étaient rouges et couvertes d'un suintement muqueux. A ce temps de l'opération, l'écartement parut manifestement empêché par les muscles adducteurs qui formaient au-dessous de la peau une corde extrêmement résistante, ils furent coupés à leur insertion au pubis; immédiatement la cuisse céda et put être amenée dans la rectitude; des mouvements de circonduction furent exécutés, et l'opérateur ne s'arrêta que lorsqu'ils se firent presque aussi librement que dans l'état normal, il va sans dire qu'ils s'accompagnaient des craquements les plus rudes.

M. Bonnet passa ensuite au genou qui offrait pour le moins autant de résistance, et où les craquements ne furent ni moins rudes ni moins constants qu'à la hanche; l'impossibilité de faire cesser complétement la flexion et l'adduction de la jambe le décida à couper le biceps et le tenseur de l'aponévrose, on appliqua ensuite le bandage amidonné avec les attelles en fil de fer. Quand le pansement fut terminé, il s'était écoulé une heure et demie depuis le commencement des manœuvres; les suites de cette opération furent telles qu'on devait le présumer; les douleurs furent vives et continues pendant les deux premiers jours; elles s'affaiblirent graduellement ensuite, et après une semaine dépassèrent à peine celles qui étaient habituelles. La malade eut une fièvre presque constante dans la première semaine avec des intermittences dans la seconde; mais dans le cours de sa maladie elle avait éprouvé tant de fois et spontanément des symptômes semblables, qu'il était difficile de discerner ce qui appartenait à la rupture des ankyloses et à l'affection rhumatismale.

Le 30 octobre, c'est-à-dire quinze jours après la première opération, M. Bonnet en fit une seconde sur le membre du côté gauche, qui était dans l'abduction et la rotation en dehors. La résistance qu'il éprouva fut peut-être plus grande que du côté droit, et les manœuvres furent du reste à peu près les mêmes. Il est bon de noter qu'on ne pût jamais sentir aucun craquement dans la hanche : ce qui prouve que les surfaces articulaires étaient beaucoup moins malades que du côté opposé, et ce qui était en rapport avec les phases de la maladie, qui de ce côté n'avait jamais eu de caractère d'acuité. On ne fit à cette hanche aucune section tendineuse, non plus qu'au genou, qui, tout en offrant moins de résistance dans les muscles que celui du côté opposé, en présentait peut-être davantage dant l'articulation elle-même. Cette absence de section tendineuse raccourcit le temps de l'opération, qui, réunie au pansement, ne dépassa pas une heure et quelques minutes.

Dans les deux jours qui suivirent, les souffrances furent très-vives et l'agitation très-grande.

Le 1er novembre, la malade fut placée dans le grand appareil ; elle eut encore de l'agitation pendant quarante-huit heures ; mais dès le quatrième jour après la seconde opération, le calme était assez complet pour qu'elle pût écrire et prendre un peu de nourriture.

Le secrétaire général : P. DIDAY.
Les secrétaires du bureau : J. GARIN et RAMBAUD.

VARIÉTÉS.

SOCIÉTÉ DE MÉDECINE DE LYON. — La séance publique annuelle aura lieu dans le courant du mois de janvier 1855. Le programme se composera : 1° d'une allocution de M. BONNET, président ; 2° de la lecture du compte rendu, par M. DIDAY, secrétaire général ; 3° de l'éloge de Prunelle, par M. POTTON ; 4° du rapport de la Commission permanente de vaccine du département du Rhône, par M. ROY.

— ACADÉMIE DE LYON. — M. le docteur Théodore PERRIN, médecin de l'Institution des sourds-muets et de l'hospice des incurables d'Ainay, vice-président de la Société de médecine, a été élu membre titulaire en remplacement de M. le docteur R. de Laprade, nommé membre honoraire. Ce succès non contesté de notre confrère est dû autant à l'honorabilité de son caractère qu'à la valeur vraiment littéraire de ses travaux.

— ÉCOLE PRÉPARATOIRE DE MÉDECINE ET DE PHARMACIE DE LYON. — MM. les docteurs Bossu et CHATAIN ont été nommés chefs des cliniques internes et d'accouchement. Ces deux nominations ainsi que celle de M. le docteur CHAVANNE à la clinique externe, ont été faites par les professeurs titulaires, adjoints et suppléants à l'unanimité.

— SERVICE CHIRURGICAL DE L'HÔTEL-DIEU. — Dans sa séance du 13 décembre dernier, le conseil d'administration des hôpitaux de Lyon a confirmé et maintenu la décision déjà prise en 1848, en vertu de laquelle le service des chirurgiens de l'Hôtel-Dieu doit désormais durer dix-huit ans au lieu de douze. Cette mesure, comme l'avait arrêté le Conseil, il y a déjà plus de six ans, sera mise en vigueur à partir du 1er janvier 1856. Par conséquent, à cette époque, M. Barrier, chirurgien-major sortant, deviendra pour six ans titulaire externe, et MM. Desgranges et Baumers, nommés sous l'empire du même règlement, seront successivement appelés à six ans de distance à remplir les mêmes fonctions.

— HOSPICE DE L'ANTIQUAILLE. — M. le docteur RODET, chirurgien en chef, termine son majorat avec la présente année ; il sera remplacé, à partir du 1er janvier 1855, par M. le docteur Rollet dont l'installation a eu lieu en séance publique, le samedi 30 décembre. M. Rodet, chirurgien sortant, a lu le *compte rendu* de ses six années de pratique de l'Antiquaille. Son successeur, M. ROLLET, a lu un travail inédit sur les *différents modes de contagion*.

— EXERCICE ILLÉGAL DE LA MÉDECINE PENDANT LE CHOLÉRA DE RILLIEUX. — SÉDITION FOMENTÉE CONTRE UN INTERNE DE L'HÔTEL-DIEU DE LYON, ENVOYÉ AU SECOURS DES CHOLÉRIQUES. — Les lecteurs de la *Gazette* se rappellent qu'au mois de septembre le choléra sévit sur la commune de Rillieux, située aux environs de Lyon. En l'absence d'un médecin dans cette localité, M. le conseiller d'Etat Vaïsse se hâta, de concert avec M. le président de l'administration des hôpitaux et M. le chirurgien en chef de l'Hôtel-Dieu, d'envoyer un élève interne, M. BREVET. A peine installé, ce jeune médecin dut se retirer devant une émeute en règle, provoquée par un espèce de charlatan qui a eu à rendre compte de sa conduite, le 13 décembre, devant le tribunal correctionnel de Trévoux.

Le prévenu, le nommé Berthier, est un de ces visionnaires, un de ces empiriques qui surgissent de la foule pour s'en proclamer les bienfaiteurs, cachant ainsi sous les dehors les plus humains le vil mobile de leur intérêt. A l'époque où le choléra sévissait avec le plus d'intensité dans la commune de Rillieux, et qu'alors, nonobstant les efforts de la science et le dévoûment de la charité, le fléau y faisait, comme dans bien d'autres localités, un trop grand nombre de victimes, Berthier arriva au milieu des cholériques, auprès desquels il se posa aussitôt en sauveur. Il avait en son pouvoir le moyen de guérir tous les malades, ceux même dont le traitement était resté jusqu'alors au-dessus des ressources des médecins, qui, à son dire, s'entendaient entre eux et avec l'autorité pour empoisonner le pauvre peuple et propager l'épidémie. Une telle fable fut bientôt accréditée. Les soins médicaux furent dès lors obstinément rejetés. Toute cette population mourante et fanatisée n'avait plus confiance qu'en la panacée de l'audacieux charlatan, et, une véritable sédition, comme nous l'avons dit plus haut, se produisit dans la commune, où le médecin acrédité crut prudent de ne plus se présenter, dans la crainte de se voir lapider par les habitants égarés et furieux.

Dans un habile réquisitoire, M. le substitut du procureur impérial a fait ressortir toutes les conséquences fâcheuses que pouvait entraîner pour la santé publique, cette aveugle confiance de nos campagnes pour ces charlatans, dont le prestige semble devoir se perpétuer malgré l'esprit de progrès de notre siècle et la vigilance de la justice. Des renseignements authentiques, produits par ce magistrat, ont démontré que tous les malades soumis au traitement de Berthier avaient succombé.

Le sieur Berthier avait donc à répondre à trois chefs d'accusation : 1° exercice illégal de la médecine ; 2° excitation à la haine d'une classe de citoyens contre l'autre ; 3° publication de fausses nouvelles de nature à troubler l'ordre public.

Reconnu coupable de ces trois délits, il a été condamné à un an d'emprisonnement, à 500 fr. d'amende et aux frais.

— ÉCOLE IMPÉRIALE VÉTÉRINAIRE DE LYON. — Les constructions commencées il y a dix ans à ce magnifique établissement, touchent presque à leur terme. L'énumération des crédits successifs alloués dans ce but et les améliorations introduites donneront une idée de l'importance des travaux de restauration de cette école, fondée la première en France. Le premier crédit alloué par la loi du 6 avril 1845 a été de 170,000 fr. Par une autre loi de 1846, il a été accordé un nouveau crédit de 65,000 fr. D'autres crédits s'élevant à environ 100,000 fr. ont été alloués depuis la révolution de février, et les dépenses faites jusqu'alors s'élèvent ainsi à 900,000 fr. environ. A l'aide de ces différents crédits, les bâtiments des infirmiers, les salles de dissection, la salle de clinique, l'amphithéâtre de physique et de chimie, et de grandes réparations dans le grand bâtiment des élèves ont été exécutés. En dernier lieu, on a créé le grand amphithéâtre soudé au bâtiment des élèves. Cette construction, une des plus intéressantes de la ville, a été traitée avec beaucoup de recherche ; elle est décorée convenablement et disposée pour contenir, outre les 200 élèves, 300 ou 400 personnes dans des tribunes disposées de la manière la plus heureuse. Il existe au premier étage de grandes salles et un beau vestibule suivi de l'une des tribunes.

Mais la partie la plus imposante de cette œuvre de restauration, ce sont les travaux de terrassement et de soutènement exécutés pour donner de l'air et de l'espace à toutes les nouvelles constructions, notamment en vue d'établir un beau jardin de botanique. Pour ce dernier service tout n'est pas terminé ; il manque une serre pour recevoir les plantes médicinales qui ne peuvent être élevées et conservées qu'à l'aide d'une certaine température.

— NÉCROLOGIE LYONNAISE. — Les sciences médicales vétérinaires, déjà cruellement éprouvées par la mort de M. RAINARD, vient de faire une nouvelle perte dans la personne de M. BREDIN, ancien directeur de l'Ecole vétérinaire et membre de l'Académie.

Lyon, imprimerie d'Aimé VINGTRINIER, quai Saint-Antoine, 35.

www.ingramcontent.com/pod-product-compliance
Lightning Source LLC
LaVergne TN
LVHW080956230826
846092LV00006B/1049

* 9 7 8 2 3 2 9 7 4 0 0 7 2 *